Pharmakologie kompakt

Pharmakologie kompakt

Allgemeine und Klinische Pharmakologie, Toxikologie

Ernst Mutschler, Frankfurt/Main
Gerd Geisslinger, Frankfurt/Main
Sabine Menzel, Bad Soden
Peter Ruth, Tübingen
Achim Schmidtko, Frankfurt/Main

Mit 61 Abbildungen und 99 Tabellen

WVG
Wissenschaftliche
Verlagsgesellschaft
Stuttgart

Zuschriften an
lektorat@dav-medien.de

Anschrift der Autoren
Prof. Dr. Dr. Drs. h. c. Ernst Mutschler
Johann Wolfgang Goethe-Universität
Pharmakologisches Institut für Naturwissenschaftler
Max-von-Laue-Str. 9
60438 Frankfurt/Main

Prof. Dr. med. Dr. rer. nat. Gerd Geisslinger
Klinikum der Johann Wolfgang Goethe-Universität
Institut für Klinische Pharmakologie
Theodor-Stern-Kai 7
60590 Frankfurt/Main

Dr. rer. nat. Sabine Menzel
Apothekerin
65812 Bad Soden

Prof. Dr. rer. nat. Dr. med. habil. Peter Ruth
Pharmakologie, Toxikologie und
Klinische Pharmazie
Institut für Pharmazie
Eberhard-Karls-Universität Tübingen
Auf der Morgenstelle 8
72076 Tübingen

Prof. Dr. med. Dr. phil. nat. Achim Schmidtko
Johann Wolfgang Goethe-Universität
Pharmakologisches Institut für Naturwissenschaftler
Max-von-Laue-Str. 9
60438 Frankfurt/Main

Bibliografische Information der Deutschen Nationalbibliothek
Die Deutsche Nationalbibliothek verzeichnet diese Publikation in der Deutschen Nationalbibliografie; detaillierte bibliografische Daten sind im Internet unter https://portal.dnb.de abrufbar.

1. Auflage
ISBN 978-3-8047-3551-4 (Print)
ISBN 978-3-8047-3594-1 (E-Book, PDF)
ISBN 978-3-8047-3595-8 (E-Book, EPUB)

Birkenwaldstraße 44, 70191 Stuttgart
www.wissenschaftliche-verlagsgesellschaft.de
Printed in Germany

Satz: abavo GmbH, Buchloe
Druck und Bindung: Kösel, Krugzell
Umschlagabbildung: Agri Cola
Umschlaggestaltung: deblik, Berlin
Indexer: Ines Reinhardt, Dr. Angelika Fallert-Müller, verantwortlich: Walter Greulich, Publishing and more
Grafiken: Dr. Eltahmash Israr für Agonist media, Frankfurt/M. Bearbeitungen von Angelika Kramer auf Grundlage des Grafikkonzepts von Dr. E. Israr

Vorwort

Das für das Fachgebiet Pharmakologie relevante Wissen hat sich in den letzten Jahren infolge vieler innovativer Neueinführungen von Arzneimitteln, aber auch wegen zusätzlicher Erfahrungen mit altbewährten Substanzen sowie der Aufklärung von Wirkungsmechanismen rasant vermehrt. Dementsprechend wurde der Umfang der pharmakologischen Lehrbücher immer größer und die Studierenden der Medizin und Pharmazie fragen unseres Erachtens zurecht, was davon in Bezug auf die Staatsexamina und berufliche Tätigkeit wirklich wichtig ist. Hiermit übereinstimmend ergab eine Umfrage bei Studierenden der Medizin und Pharmazie, dass die Medizinstudierenden mehrheitlich ein Kompakt-Lehrbuch bevorzugen, während sich die meisten Pharmaziestudierenden sowohl ein kompaktes als auch ein ausführliches Pharmakologie-Lehrbuch wünschen. Aufgrund dieser klaren Aussagen und Erwartungen unseres Leserkreises entschlossen wir uns – zusätzlich zu unserem „großen" Lehrbuch und auf dessen Basis – zu einer Kompaktversion mit dem Ziel, das relevante Wissen der allgemeinen und klinischen Pharmakologie sowie der Toxikologie knapp und übersichtlich zusammenzufassen.

Besonderen Wert legten wir dabei wiederum auf ein schlüssiges didaktisches Konzept, klaren Duktus, einheitliche Gliederung der Kapitel, prägnante Darstellung und gute Verständlichkeit des Textes sowie unter Berücksichtigung der evidenzbasierten Medizin und der aktuellen Leitlinien klinischer Fachgesellschaften die kritische Wertung des Arzneimittelschatzes auf aktuellem Stand.

Es war und ist unsere Intention, mit diesem Kompendium den Studierenden den Zugang zu den pharmakologischen Grundlagen und zur praktischen Pharmakotherapie zu erleichtern sowie den im Beruf Stehenden, insbesondere Ärztinnen und Ärzten, Apothekerinnen und Apothekern, die Möglichkeit zu bieten, im Rahmen der eigenen Fort- und Weiterbildung das erforderliche Wissen der Pharmakotherapie rasch aufzufrischen. Bewusst verzichteten wir dabei auf Strukturformeln und weiterführende Literatur, bei den Handelspräparaten wurde in der Regel nur das Erstanbieterprodukt genannt.

Wir sind davon überzeugt, dass mit diesem Kompaktlehrbuch sowohl eine effektive Vorbereitung auf die medizinischen und pharmazeutischen Staatsexamina möglich ist, als auch pharmakologische Therapieentscheidungen in der Praxis evidenzbasiert getroffen bzw. nachvollzogen werden können.

Erneut haben wir dem Verlag – und hier besonders Herrn Dr. Eberhard Scholz, Frau Luise Keller und Herrn Reiner Blankenhorn – für die sehr fruchtbare und vertrauensvolle Zusammenarbeit zu danken.

Über konstruktive Kritik aus dem Leserkreis würden wir uns freuen.

Frankfurt am Main und
Tübingen im Juni 2016

Ernst Mutschler,
Gerd Geisslinger,
Sabine Menzel,
Peter Ruth,
Achim Schmidtko

Inhaltsverzeichnis

Abkürzungsverzeichnis

A

AC	Adenylylcyclase
ACE	Angiotensin-Konversionsenzym
ADP	Adenosindiphosphat
AGS	Adrenogenitales Syndrom
AIDS	Aquired Immuno-Deficiency Syndrom
AK	Antikörper
AMD	Altersabhängige Makuladegeneration
AMG	Arzneimittelgesetz
AML	Akute myeloische Leukämie
AMP	Adenosinmonophosphat
APZ	Antigenpräsentierende Zellen
ARAS	Aufsteigendes retikuläres Aktivierungssystem
ASS	Acetylsalicylsäure
ATP	Adenosintriphosphat

B

BfArM	Bundesinstitut für Arzneimittel und Medizinprodukte
BMI	Body-Mass-Index
BPS	Benignes Prostata-Syndrom
BTM	Betäubungsmittel

C

cAMP	Cyclisches Adenosinmonophosphat
CD	Cluster of differentiation
CD	Clostridium difficile
cGMP	Cyclisches Guanosinmonophosphat
CLL	Chronisch lymphatische Leukämie
CML	Chronisch myeloische Leukämie
CMV	Zytomegalievirus
COMT	Catechol-*O*-Methyltransferase
COPD	Chronic Obstructive Pulmonary Disease
COX	Cyclooxygenase
CRH	Corticotropin- Releasing-Hormon
CYP	Cytochrom-P450-Enzyme

D

DA	Dalton
DAG	Diacylglycerol
DHEA	Dehydroepiandrosteron
DHT	Dihydrotestosteron
DMARDs	Disease Modifying Antirheumatic Drugs
DNA	Deoxyribonucleic acid; Desoxyribonucleinsäure
DPP-4	Dipeptidyl-Peptidase-4

E

ECL	Enterochromaffine-like cell
ED	Einzeldosis
EDHF	Endothel-abhängiger hyperpolarisierender Faktor
EEG	Elektroenzephalogramm
EGF	Epidermaler Wachstumsfaktor
EKG	Elektrokardiogramm
EMA	European Medicines Agency
ENS	Enterisches Nervensystem
EPO	Erythropoetin
ESBL	Extended spectrum betalactamases, Breitspektrum-Betalactamasen

F

Fab	Antigen-bindendes Fragment
FAD	Flavin-Adenin-Dinucleotid
FCKW	Fluorkohlenwasserstoffe
FDA	Food and Drug Administration
FMN	Flavinmononucleotid
FSH	Follikel-stimulierendes Hormon
FSME	Frühsommer-Meningoenzephalitis

G

GABA	Gamma-Aminobuttersäure
GCP	Good Clinical Practice
GCPRs	G-Protein-gekoppelte Rezeptoren
GDP	Guanosindiphosphat
GFR	Glomeruläre Filtrationsrate
GLUT	Glucosetransporter

H

HER2	Human epidermal growth factor 2
HIT	Heparin-induzierte Thrombozytopenie
HIV	Humanes Immundefizienz-Virus
HLA	Human Leukocyte Antigen, humane Leukozytenantigene
HRT	Hormone Replacement Therapy
HSV	Herpes-simplex-Virus
HWZ	Halbwertszeit, hier meist Plasmaeliminationshalbwertszeit

I

IE	Internationale Einheiten
IFN	Interferon
Ig	Immunglobulin
IL	Interleukin
INN	International Nonproprietary Name
INR	International Normalized Ratio
ISA	Intrinsische sympathomimetische Aktivität

J

Jak	Just Another Kinase

K

kDa	Kilodalton
KHK	Koronare Herzkrankheit

L

LD	Letale Dosis
LH	Luteinisierendes Hormon
LT	Leukotriene

M

MAO	Monoaminoxidase
MAP-Kinase	Mitogen-aktivierte Proteinkinase
MHC	Major Histocompatility Complex
MRGN	Multiresistente gramnegative Bakterien
MRSA	Methicillin-resistente Staphylococcus-aureus-Stämme
MRT	Magnetresonanztomographie
MS	Multiple Sklerose
mTOR	Mammalian Target of Rapamycin
MTX	Methotrexat

N

NANC	Non-adrenerges-non-cholinerges Nervensystem
NAT	*N*-Acetyltransferase
NMDA	*N*-Methyl-D-Aspartat
NMH	Niedermolekulares Heparin
NOS	NO-Synthetase
NRI	Noradrenalin-Reuptake-Inhibitoren
NSAIDs	Non-Steroidal Anti-Inflammatory Drugs

O

OATP	Organische Anionentransporter
OCT	Organische Kationentransporter
OTC	Over the counter

P

PASI	Psoriasis Area and Severity Index
pAVK	Periphere arterielle Verschlusskrankheit
PDE	Phosphodiesterase
PG	Prostaglandin
P-gp	P-Glykoprotein (Transporter)
PK	Proteinkinase
PKA	Proteinkinase A
PLC	Phospholipase C
PPI	Protonenpumpeninhibitor
PSA	Prostata-spezifisches Antigen

R

RA	Rheumatoide Arthritis
RAAS	Renin-Angiotensin-Aldosteron-System
REM	Rapid eye movement
RNA	Ribonucleic acid, Ribonucleinsäure

S

SCF	Stammzellfaktor
SLE	Systemischer Lupus erythematodes
SSRI	Selektive Serotonin-Reuptake-Inhibitoren
STIKO	Ständige Impfkommission

T

T_3	Triiodthyronin
T_4	Thyroxin
TDM	Therapeutisches Drugmonitoring
TGF	Transforming growth factor
THC	Tetrahydrocannabinol
TLR	Toll-like-Rezeptoren
TNF	Tumornekrosefaktor
t-PA	Gewebeplasminogen-Aktivator
TRP	Transient Receptor Potential
TTS	Transdermales Therapeutisches System
TXA_2	Thromboxan A_2

U

UAW	Unerwünschte Arzneimittelwirkung
UGT	UDP-Glucuronyltransferase

V

VEGF	Vascular Endothelial Growth Factor

Z

ZNS	Zentralnervensystem

1 Definitionen

Wirkstoffe sind Substanzen, die in lebenden Organismen eine biologische Wirkung hervorrufen.

Als **Wirkung** wird die Gesamtheit der durch einen Wirkstoff hervorgerufenen Veränderungen in einem biologischen System bezeichnet.

Arzneistoffe sind Wirkstoffe, die zur Vorbeugung, Linderung, Heilung oder Erkennung von Erkrankungen dienen. Arzneistoff ist somit im Gegensatz zu Wirkstoff ein wertender Begriff.

Unter **Arzneimitteln** versteht man bestimmte Zubereitungsformen von Arzneistoffen. Die englische Bezeichnung „drug" ist identisch mit Arzneimittel, entspricht also nicht dem deutschen Begriff Droge.

Die **Wirk(ungs)stärke** einer Substanz ist ein Maß für die Dosis bzw. Konzentration, die zum Erreichen einer bestimmten Wirkung erforderlich ist: Je größer die Wirkstärke, desto niedriger die notwendige Dosis (Konzentration).

Die **intrinsische Aktivität** (Wirkaktivität) gibt den in einem biologischen System erreichbaren Maximaleffekt an.

Wirksamkeit bezeichnet die mit einem Arzneimittel zu erreichende Linderung, Besserung, Heilung oder Prophylaxe einer Erkrankung.

Der Ausdruck **Pharmakon** wird im allgemeinen Sprachgebrauch gleichbedeutend mit Arzneistoff bzw. Arzneimittel verwendet.

Die **Pharmakologie** ist im engeren Sinne die Lehre von den Wirkungen der Arzneimittel an gesunden oder kranken Organismen.

In der **allgemeinen Pharmakologie** werden anhand von Ergebnissen pharmakokinetischer und pharmakodynamischer Untersuchungen allgemeingültige Gesetzmäßigkeiten abgeleitet und damit die theoretischen Grundlagen geschaffen.

Die **Pharmakokinetik** befasst sich mit den Konzentrationsveränderungen von Pharmaka im Organismus in Abhängigkeit von der Zeit.

Die **Pharmakodynamik** ist die Lehre von den Wirkungen eines Arzneistoffs am Wirkort: Wo, wie, wie stark und warum kommt ein pharmakologischer Effekt zustande?

Die **Molekularpharmakologie** beschäftigt sich mit der Aufklärung der Arzneistoffwirkung auf molekularer Ebene: Welche Rezeptoren, Signaltransduktionskaskaden etc. sind involviert?

Die **Pharmakogenetik** und die **Pharmakogenomik** – beide Begriffe werden häufig synonym verwendet – befassen sich mit dem Einfluss von Erbanlagen auf die Wirkung von Arzneimitteln. Die Pharmakogenetik untersucht den Einfluss individueller genetischer Variationen auf Wirksamkeit und Nebenwirkungen von Arzneimitteln, bei der Pharmakogenomik (-omik = Gesamtheit aller Gene) steht die Entwicklung neuer Wirkstoffe und die Frage nach den komplexen Wechselwirkungen zwischen Wirkstoffen und Genen im Vordergrund.

Die **klinische Pharmakologie** umfasst alle Aspekte der Anwendung von neuen oder bereits im Handel befindlichen Arzneimitteln am Menschen (z. B. auch die Pharmakoepidemiologie oder -ökonomie). Sie stellt eine Brückendisziplin zwischen der allgemeinen Pharmakologie und der klinischen Medizin dar.

Die **Toxikologie** ist die Lehre von den für Menschen und Tiere schädlichen Eigenschaften chemischer Substanzen.

2 Pharmakokinetik

Die Wirkung eines Arzneimittels ist das Ergebnis zahlreicher, meist sehr komplexer Vorgänge im Organismus. In der Regel liegt ihr eine Reaktionskette zugrunde (o Abb. 2.1), die in drei Phasen, die pharmazeutische, pharmakokinetische und pharmakodynamische Phase unterteilt wird.

Die **pharmazeutische Phase** umfasst – bei den am meisten verwendeten festen Arzneiformen (z. B. Tabletten, Dragees, Kapseln) – die Applikation und Freisetzung (einschließlich Auflösung) der Arzneistoffe. Sie wird dementsprechend vorwiegend von den galenischen Eigenschaften des Arzneimittels bestimmt.

Die **Pharmakokinetik** beschreibt den zeitlichen Verlauf von Arzneistoffkonzentrationen im Organismus. Zur Pharmakokinetik gehören die Teilprozesse Resorption, Verteilung und Elimination: „Was macht der Organismus mit dem Pharmakon?"

Unter **Resorption** (s. u.) versteht man die Aufnahme eines Arzneistoffs in den Organismus. Die **Verteilung** beschreibt den Stofftransport vom Blut in die Gewebe. Als **Elimination** werden alle Prozesse bezeichnet, die zu einer Konzentrationsabnahme des Arzneistoffs im Organismus führen (Biotransformation, Ausscheidung).

Die **Pharmakodynamik** befasst sich mit den Interaktionen der Arzneistoffe mit deren Targets (Zielmolekülen) und den hieraus sich ergebenden Wirkungen: „Was macht das Pharmakon mit dem Organismus?"

2.1 Stofftransport durch biologische Membranen

Da Resorption, Verteilung und Elimination ohne einen Transport durch Membranen nicht möglich sind, werden diese Vorgänge vorab beschrieben.

Für einen membranären Stoffdurchtritt stehen hauptsächlich zwei sich prinzipiell unterscheidende Membranstrukturen zur Verfügung: Die **Lipidschicht** insbesondere für die Aufnahme lipophiler Stoffe und durch Proteine gebildete wassergefüllte **Poren** für die Penetration hydrophiler Substanzen.

Der Substanzdurchtritt durch die Membran erfolgt im Wesentlichen als passive Diffusion, als Carrier-vermittelter Transport oder als primär bzw. sekundär aktiver Transport.

2.1.1 Diffusion

Bei der passiven Diffusion ist die Diffusionsgeschwindigkeit direkt proportional dem Konzentrationsgefälle zwischen der Arzneistoffkonzentration auf der Membranaußenseite und der Innenseite, der Membranfläche sowie dem substanzspezifischen Diffusionskoeffizienten (abhängig von Molekülgröße- und -struktur, Lipo-

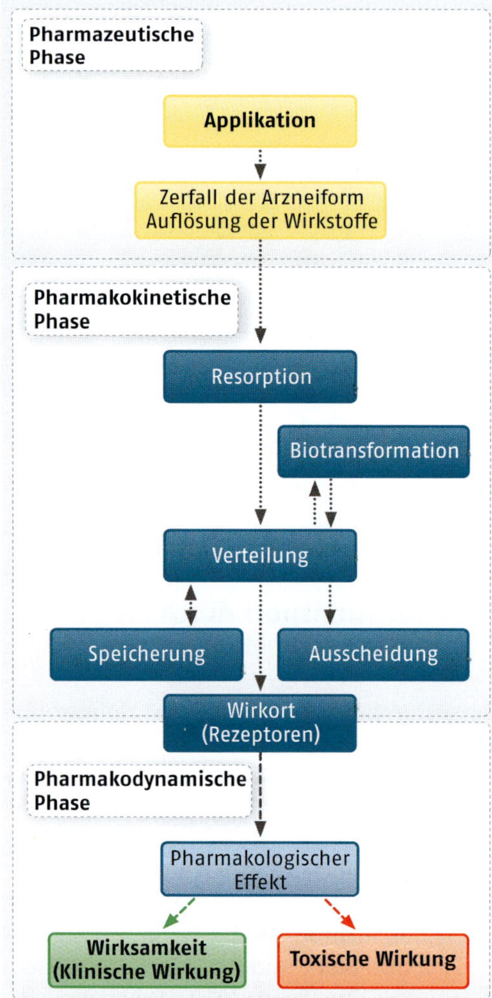

Abb. 2.1 Bei oraler Gabe eines Arzneimittels im Organismus ablaufende Vorgänge

philie, Ladung) und umgekehrt proportional zur Membrandicke. Der Diffusionsprozess ist durch Struktur-analoge Verbindungen nicht hemmbar.

Da die Diffusion durch die Lipidmatrix im Vordergrund steht, kommt der Lipophilie der Substanz dabei eine dominierende Bedeutung zu. Organische Säuren und Basen diffundieren bevorzugt im nichtionisierten und damit lipophileren Zustand durch Lipidmembranen, daher spricht man von **nichtionischer Diffusion**.

Für die Resorption schlecht lipidlöslicher Nichtelektrolyte sowie ionisierter Stoffe mit relativ niedriger Molekularmasse sind dagegen die in den Membranen enthaltenen Poren bedeutsam.

2.1.2 Membrantransport durch Transportproteine

2.1.2.1 Carrier-vermittelter Transport

Carrier („Schlepper") sind **Transportproteine**, die eine **erleichterte Diffusion**, d.h. einen beschleunigten Substanztransport insbesondere von hydrophilen Molekülen durch Bildung eines Substanz-Transporter-Komplexes, ermöglichen. Wie bei der Diffusion ist der Carrier-vermittelte Transport ein passiver Prozess, dessen treibende Kraft der Konzentrationsgradient zwischen verschiedenen Kompartimenten, z.B. zwischen Extra- und Intrazellularraum, darstellt. Carrier-vermittelte Transportprozesse sind durch hohe Strukturspezifität, Sättigung des Transportsystems bei hohen Substanzkonzentrationen sowie Hemmbarkeit durch Inhibitoren charakterisiert.

2.1.2.2 Aktiver Transport

Bei dieser Transportform wird zwischen primär und sekundär aktivem Transport unterschieden. Wichtige **primär aktive Transportproteine** stellen die als **Pumpen arbeitenden ATPasen** dar. Hierzu gehören die praktisch in allen Zellmembranen vorkommende Na^+/K^+-ATPase, ferner die Ca^{2+}-ATPase und die H^+/K^+-ATPase sowie die weiter unten beschriebenen **Transporter**. Diese Proteine hydrolysieren an der Innenseite der Membran ATP zu ADP und anorganischem Phosphat und nutzen die dabei frei werdende Energie zum aktiven Transport, bei dem eine Substanz entgegen dem Konzentrationsgefälle durch eine Membran transportiert wird. Der primär aktive Transport ist durch Substanzen mit ähnlicher chemischer Struktur kompetitiv hemmbar.

Beim **sekundär aktiven Transport** wird zunächst durch eine ATPase ein Konzentrationsgradient aufgebaut, der nachfolgend zu einem Carrier-vermittelten Transport führt. Ein wichtiges Beispiel hierfür sind mit **Natriumionen gekoppelte Transportprozesse**, wobei die Natriumionen und die mit diesen zu befördernde Substanz, z. B. Glucose, in dieselbe Richtung transportiert werden. Es entsteht ein **ternärer Komplex** zwischen der zu transportierenden Substanz, dem Carrier und den Natriumionen. Da die intrazelluläre Natriumionen-Konzentration durch die Na^+/K^+-Pumpe niedrig gehalten wird, besteht ein Konzentrationsgefälle für Natriumionen von außen nach innen. Durch den Natriumionen-Bergabtransport wird die zu transportierende Substanz gleichzeitig „bergauf" transportiert.

Zu den Substanzen, die primär oder sekundär aktiv transportiert werden, gehören u. a. Aminosäuren, Zucker sowie teilweise auch wasserlösliche Vitamine und Pharmaka.

2.1.2.3 Transportproteine

Für die Pharmakokinetik von Arzneistoffen von besonderem Interesse ist der gerichtete Transport (vektorieller Transport) über zelluläre Barrieren, z. B. in Leber, Niere oder Intestinaltrakt. Dafür sind im Wesentlichen zwei Proteinfamilien verantwortlich, nämlich die Transportproteine vom SLC-Typ (**So**lute-**C**arrier-Familie) sowie die ABC-Transporter (**A**TP-**B**inding-**C**assette).

Transportproteine vom SLC-Typ sind am Transport zahlreicher kationischer (z. B. organic cation transporter, OCT), anionischer (z. B. organic anion transporting polypeptides, OATP) oder ungeladener endogener Substrate sowie von Fremdstoffen beteiligt. Die etwa 360 verschiedenen Proteine wurden aufgrund ihrer Aminosäuresequenz in 48 Familien unterteilt. Sie können ihre Substrate sowohl von extrazellulär nach intrazellulär als auch von intrazellulär nach extrazellulär transportieren, fungieren aber hauptsächlich als **Aufnahmetransporter**. In der apikalen Membran von Enterozyten ermöglichen sie z. B. die Resorption von Nahrungsbestandteilen und Arzneistoffen, in der basolateralen Membran der Leber den Zugang zu metabolisierenden Enzymen, in der apikalen Membran des Nierentubulus die Rückresorption renal ausgeschiedener Stoffe. Auch am Übertritt von Arzneistoffen aus dem Blut in andere Organe und Gewebe sind Transporter beteiligt, sodass sie die Verteilung von Arzneistoffen im Körper maßgeblich mitbestimmen. Bestimmte Transporter finden sich auch in der Blut-Hirn-Schranke (▸ Kap. 2.4.2).

Bei den **Transportproteinen vom ABC-Typ** wurden bisher mehr als 50 Vertreter identifiziert, die in sieben Familien unterteilt sind (ABCA bis ABCG). Alle Transporter dieses Typs haben ATP-bindende Sequenz-Motive, an die ein oder zwei ATP gebunden werden und an denen die energieliefernde ATP-Hydrolyse stattfindet. Sie fungieren als **Effluxpumpen** für zahlreiche endogene Substrate und viele Arzneistoffe und deren Metaboliten.

Ein pharmakologisch besonders relevanter Effluxtransporter der ABC-Familie ist **P-Glykoprotein** (ABCB1; **P-gp**), ein membranständiges Protein, das u. a. in der Lage ist, bestimmte Zytostatika aus dem Inneren der Tumorzelle herauszupumpen und so die Konzentration in der Tumorzelle zu reduzieren. P-gp ist für die Pharmakokinetik zahlreicher Substanzen sehr wichtig, weil es in vielen Geweben (z. B. im Darm oder Gehirn → Barrierefunktion) physiologisch exprimiert wird und an der Elimination zahlreicher Arzneistoffe beteiligt ist (Clearancefunktion in Leber, Darm, Niere).

Das Verständnis der beschriebenen Transportvorgänge ist für die Pharmakotherapie besonders wichtig. So kann es zu Wechselwirkungen zwischen Arzneistoffen kommen, wenn diese um denselben Transporter mit limitierter Transportkapazität konkurrieren. Digoxin z. B. weist infolge der Kompetition um P-gp mit vielen anderen Arzneistoffen klinisch relevante Interaktionen auf (z. B. mit Ciclosporin, Propafenon, Verapamil). Auch die gesteigerte Expression der Transporter durch bestimmte Pharmaka – z. B. von P-gp durch Rifampicin oder Johanniskraut – sowie die gleichzeitige Gabe von Transporter-Inhibitoren (z. B. P-gp-Inhibitoren wie Amiodaron oder Itraconazol) führen zu Wechselwirkungen mit Arzneistoffen, die Transporter-Substrate sind.

2.2 Applikation

Applikationsort und Applikationsart (◘ Tab. 2.1) richten sich nach den physikalischen und chemischen Eigenschaften des Arzneistoffs, dem gewünschten Wirkungseintritt und der gewünschten Wirkdauer, nach dem Ort, an dem das Pharmakon wirken soll, und dem Zustand des Patienten (z. B. i. v. Gabe bei Bewusstlosigkeit).

◘ **Tab. 2.1** Applikationsarten (Auswahl)

Applikationsort	Applikationsart
Applikation auf Haut oder Schleimhaut	
Mund- und Zungenschleimhaut	Bukkal, lingual, sublingual
Magen- und Darmschleimhaut	Enteral = peroral (p. o.)
Rektumschleimhaut	Rektal
Nasenschleimhaut	Nasal
Bronchial- und Alveolarepithel	Pulmonal, per inhalationem
Schleimhäute der Genitalorgane und ableitenden Harnwege	Intravaginal, intraurethral
Haut	Epikutan
Applikation in das Körperinnere	
Herz	Intrakardial
Arterie	Intraarteriell (i. a.)
Vene	Intravenös (i. v.)
Lendenwirbelkanal	Lumbal
Liquorraum	Intrathekal
Haut	Intrakutan, subkutan (s. c.)
Muskel	Intramuskulär (i. m.)
Bauchhöhle	Intraperitoneal (i. p.)
Gelenk	Intraartikulär (i. art.)

Eine **lokale** oder **topische Applikation** auf oder in bestimmte Körperstellen ist dann indiziert, wenn die Wirkung auf den Applikationsort beschränkt sein soll, sodass der Gesamtorganismus möglichst wenig beeinflusst wird. Wird dagegen eine **systemische** Wirkung angestrebt, muss der Arzneistoff entweder direkt in die Blutbahn injiziert oder in resorbierbarer Form z. B. peroral appliziert werden.

Topische (lokale) Applikation. Beispiele für eine topische Applikation sind u. a. die Lokalbehandlung von Augen- und Hauterkrankungen sowie die pulmonale Anwendung von Arzneistoffen in Form von Aerosolen (z. B. Broncholytika). Der Vorteil einer topischen Applikation besteht vor allem darin, dass die erforderliche therapeutische Dosis niedriger liegt als bei einer anderen, z. B. der p. o. Gabe, und daher systemische Wirkungen in geringerem Umfang auftreten.

Parenterale Applikation. Von **parenteraler Applikation** spricht man, wenn die Resorption unter Umgehung des Magen-Darm-Trakts erfolgt (z. B. i. v., i. m., s. c.).

Die intravasale, meist **intravenöse** (i. v.), seltener intraarterielle (i. a.) Injektion bzw. Infusion ist dadurch gekennzeichnet, dass exakt dosiert werden kann (die Bioverfügbarkeit beträgt in der Regel 100 %, s. u.) und der Arzneistoff sehr rasch den Wirkort erreicht.

Bei **intramuskulärer** (i. m.) oder **subkutaner** (s. c.) Injektion ist im Gegensatz zur intravenösen Injektion ein Resorptionsprozess erforderlich. Lokale Unverträglichkeitsreaktionen, wie z. B. Schmerzen und u. U. auch Nekrosen können insbesondere dann auftreten, wenn nicht auf Isohydrie und Isotonie der Injektionslösung (gleicher pH-Wert bzw. gleicher osmotischer Druck wie Körperflüssigkeiten, Gewebe) geachtet wurde.

Orale Applikation. Am häufigsten werden Arzneimittel peroral (p. o.) verabreicht, da die dafür geeigneten Arzneiformen (Tabletten, Dragees, Kapseln u. a.) relativ leicht hergestellt werden können und der Patient sie außerdem meist bevorzugt.

Rektale Applikation. Eine rektale Applikation weist eine sehr unterschiedliche und im Vergleich zur oralen Gabe meist auch niedrigere Resorptionsquote (s. u.) auf. Dennoch ist bei Säuglingen und Kleinkindern die rektale Anwendung z. B. von Antipyretika sinnvoll. Außerdem werden bei Patienten, die zu Erbrechen oder Magenstörungen neigen (z. B. bei Migräne), rektale Arzneiformen eingesetzt.

2.3 Resorption

Unter der Resorption (Absorption) eines Stoffs versteht man dessen Aufnahme von der Körperoberfläche – hierzu gehört auch die Schleimhaut des Magen-Darm-Kanals – in die Blutbahn oder in das Lymphgefäßsystem, von wo aus die Verteilung in den Gesamtorganismus erfolgt.

Um resorbiert werden zu können, muss der Arzneistoff in gelöster Form vorliegen. In der Regel bestimmt die Geschwindigkeit, mit der sich der Wirkstoff (z. B. im Gastrointestinaltrakt oder in einem intramuskulären Depot) auflöst, auch die Resorptionsgeschwindigkeit. Diese wird außer von den Substanzeigenschaften (z. B. Teilchengröße) von den Eigenschaften der Arzneiform (d. h. den verwendeten Hilfsstoffen, Überzügen u. a.) bestimmt.

Bei organischen Arzneistoffen ist die Resorptionsquote von ihrem Verteilungskoeffizienten (z. B. Octanol/Wasser) abhängig: Die Resorbierbarkeit steigt zunächst mit zunehmendem Verteilungskoeffizienten bis zu einem Maximum, um dann wieder abzunehmen. Der Grund hierfür liegt darin, dass vorwiegend hydrophile Stoffe die Lipidmembranen schlecht durchdringen können, andererseits aber hoch-lipophile Substanzen sich nicht in ausreichender Konzentration in dem wässrigen Milieu, das die resorbierenden Flächen umgibt, lösen.

Saure und basische organische Arzneistoffe werden bevorzugt in der nichtionisierten und damit lipidlöslichen Form aufgenommen. Da der Dissoziationsgrad vom pK_a-Wert der Substanz und dem pH-Wert des jeweiligen Milieus abhängt, werden schwache Säuren besser im sauren bis neutralen Milieu, schwache Basen besser bei pH-Werten ≥ 7 resorbiert. Änderungen des pH-Werts, z. B. durch Antazida, können die Resorptionsquote teilweise dissoziierter Pharmaka daher stark verändern. Die Aufnahme quartärer Ammoniumverbindungen und anderer vollständig ionisierter Substanzen erfolgt sehr langsam und nur in geringem Umfang, z. T. werden sie in Form von Ionenpaaren resorbiert.

Resorption bei oraler Applikation. Nach oraler Gabe findet die Resorption im Wesentlichen im oberen **Dünndarm** statt, der durch Schleimhautfalten, -zotten und -krypten sowie Mikrovilli eine besonders große resorbierende Oberfläche aufweist. Der pH-Wert reicht von schwach sauer im Duodenum bis zu schwach alkalisch in tieferen Dünndarmabschnitten, daher liegen sowohl von schwachen Säuren als auch von schwachen Basen ausreichende Anteile in nichtionisierter und damit resorbierbarer Form vor.

Die Verweilzeit des Arzneistoffs im Magen ist vom Füllungszustand und den im Magen befindlichen sonstigen Inhaltsstoffen abhängig: Rasche Entleerung bei Gabe des Arzneimittels in den leeren Magen, verzögerte Abgabe bei gleichzeitiger Nahrungszufuhr.

Nach der Resorption aus den verschiedenen Darmabschnitten gelangen oral applizierte Wirkstoffe über die Pfortader in die **Leber**. Dort kann bei entsprechenden Substanzeigenschaften ein erheblicher Anteil metabolisiert werden (First-Pass-Effekt, ▸ Kap. 2.5.5). Hoch lipophile Stoffe können auch zusammen mit Lipiden (z. B. Cholesterol) in Form von Chylomikronen in das Lymphsystem aufgenommen werden.

Stoffe, die mit der Galle in den Zwölffingerdarm ausgeschieden werden, können in tieferliegenden Darmabschnitten teilweise oder ganz rückresorbiert werden. Man spricht dann von einem **enterohepatischen Kreislauf**.

Ein **enterogastraler Kreislauf** liegt vor, wenn basische Substanzen aus dem Blut in den Magen übertreten und dann im Dünndarm teilweise rückresorbiert werden.

Orale Arzneiformen mit modifizierter Wirkstofffreisetzung. Säureempfindliche Stoffe müssen vor der Einwirkung der Magensäure geschützt werden. Dies gelingt durch Arzneiformen mit säurefesten (**magensaftresistenten**) Überzügen, die sich erst im leicht alkalischen Milieu des Dünndarms auflösen. Magensaftresistente Tabletten dürfen nicht geteilt, zerkleinert oder zerkaut werden, da sonst die Schutzwirkung des Überzugs verloren geht. Die Dragierung von Tabletten mit unlöslichen Filmbildnern oder Diffusionsüberzügen führt zu einer verzögerten Wirkstofffreigabe, wodurch eine Wirkungsverlängerung erzielt wird (**Retardformulierungen**). Neuere Depotarzneiformen auf Basis von **Matrixsystemen** oder Pelletformulierungen (**Multiple-Unit-Systeme**, in Kapseln oder Tabletten) zeichnen sich durch eine gleichförmige Freisetzung des Wirkstoffs über einen längeren Zeitraum (von mehreren Stunden bis zu einem Tag) aus. Eine kontrollierte Wirkstofffreigabe ist außerdem durch sog. orale osmotische Systeme (**Oros-Systeme**) möglich, bei denen die Freisetzung mit konstanter Geschwindigkeit durch osmotischen Druck erfolgt.

Depot- bzw. Retardarzneiformen dürfen in der Regel nicht zerkleinert oder zerkaut werden, um ein sog. **Dose dumping** (Überdosierung durch plötzliche Freisetzung der gesamten Dosis) zu vermeiden. Neuere Systeme sind oft teilbar, Tabletten mit Retardüberzügen dagegen nicht.

Ein besonders schneller Wirkungseintritt wird mit sog. **Schmelztabletten** (Oral dispersible tablets, ODT, z. B. mit Loperamid, Lorazepam) erzielt. Es handelt sich dabei in der Regel um Lyophilisate, die bereits in der Mundhöhle innerhalb von Sekunden zerfallen und ohne Wasser geschluckt werden können. Bei sehr lipophilen Arzneistoffen kann dabei bereits eine beträchtliche Arzneistoffmenge über die Mundschleimhaut (s. u.) resorbiert werden.

Resorption bei rektaler Applikation. Bei der rektalen Applikation liegt die Resorptionsquote in der Regel deutlich niedriger als bei p. o. Gabe und ist außerdem stärkeren intra- und interindividuellen Schwankungen unterworfen. Die primäre Leberpassage wird großenteils umgangen, da die in den unteren zwei Dritteln des Rektums resorbierten Anteile direkt in die untere Hohlvene und damit nicht in die zur Leber führende Pfortader gelangen.

Resorption bei bukkaler bzw. sublingualer Applikation. Die gut vaskularisierte Schleimhaut der Mund- und Rachenhöhle besitzt für lipophile, nicht ionisierte Stoffe gute Resorptionseigenschaften (bukkale, sublinguale Applikation). Günstig ist, dass die Einwirkung von Verdauungssäften des Magen-Darm-Kanals entfällt und der Arzneistoff nicht unmittelbar nach der Resorption die Leber passiert. Wegen der relativ geringen Resorptionsfläche kommt jedoch eine bukkale oder sublinguale Applikation nur bei leicht resorbierbaren Substanzen und bei niedrigen erforderlichen Dosen in Betracht. Verschiedene Arzneiformen stehen dafür zur Verfügung. Glyceroltrinitrat z. B. wird in Form von **Zerbeißkapseln** oder als **Spray** zur Anwendung in der Mundhöhle bei Angina-pectoris-Anfällen eingesetzt. Buprenorphin, das nach oraler Applikation wegen ausgeprägter First-Pass-Metabolisierung nicht systemisch bioverfügbar ist, kann in Form von **Sublingualtabletten** zur Substitutionstherapie bei Opiatabhängigkeit angewandt werden. **Orodispersible Filme (ODF)**, z. B. mit dem Analgetikum Fentanyl, zerfallen innerhalb von Sekunden im Mund und der Arzneistoff kann rasch über die Mundschleimhaut resorbiert werden.

Resorption bei nasaler Applikation. Die Nasenschleimhaut besitzt ähnlich wie die Mundschleimhaut gute Resorptionseigenschaften. Die Resorption durch die Nasenschleimhaut wird z. B. genutzt bei der Anwendung von Peptiden, die bei oraler Applikation im Magen-Darm-Kanal durch Proteasen zerstört werden würden (z. B. Desmopressin-Lösung zur Therapie des Diabetes insipidus). Auch Fentanyl erreicht in Form eines Nasensprays – ähnlich wie bei bukkaler Applikation – einen raschen Wirkungseintritt.

Pulmonale Resorption. Die Lunge ist mit ihrer großen Alveolaroberfläche von 70–100 m^2 zur Resorption von gasförmigen Stoffen (z. B. Narkosegasen), Flüssigkeiten und Feststoffen befähigt. Bei lokaler Therapie im Bereich der Atemwege (z. B. Therapie des Asthma bronchiale), kann es daher – wenn auch heute selten – zu systemischen Wirkungen kommen.

Resorption bei Applikation auf die Haut. Die Resorbierbarkeit durch die intakte Haut, die physiologischerweise keine resorptiven Aufgaben besitzt, ist gering. Das nicht kapillarisierte Stratum corneum mit einem sehr niedrigen Wassergehalt (ca. 10 %) und einer hohen Konzentration apolarer Lipide stellt die hauptsächliche Resorptionsbarriere dar. Die höchste Resorptionsquote bei kutaner Applikation besitzen vorwiegend lipidlösliche Substanzen, die gleichzeitig noch eine gewisse Wasserlöslichkeit aufweisen. Hydrophile Stoffe, aber auch Fette und Öle, werden dagegen kutan nur wenig resorbiert.

Durch Erhöhung der Hauttemperatur, ferner durch einige Lösungsmittel (z. B. Dimethylsulfoxid), sowie durch verstärkte Hydratation (Wassereinlagerung, z. B. mit Harnstoff-haltigen Zubereitungen), kann die Hautresorption verbessert werden. Auch in entzündeten Hautgebieten ist die Resorptionsquote erhöht. Durch mechanische, chemische oder thermische Schädigung der Hautoberfläche, z. B. bei Verletzungen oder Verbrennungen, wird das Stratum corneum und damit die Resorptionsbarriere beseitigt.

Transdermale therapeutische Systeme (TTS), die als Pflaster auf die Haut geklebt werden, stellen für einige Substanzen mit niedriger Dosierung (Tagesdosen bis ca. 10 mg) eine Alternative zur oralen Gabe dar. Durch die gleichmäßige Wirkstoffabgabe können mit dieser Applikationsform annähernd konstante Plasmaspiegel über einen relativ langen Zeitraum (mehrere Tage) erreicht werden, auch lässt sich eine präsystemische Elimination umgehen. Derzeit sind solche Zubereitungen z. B. mit Glyceroltrinitrat, Sexualhormonen, Opioiden (Buprenorphin, Fentanyl) und Nicotin im Handel.

Resorption bei subkutaner und intramuskulärer Applikation. Die Resorptionsgeschwindigkeit hängt hierbei in hohem Maß vom Konzentrationsgradienten und damit von der Durchblutung des resorbierenden Gewebes ab: Je stärker die Durchblutung, desto höher ist der Konzentrationsgradient wegen des raschen Stoffabtransports mit dem Blut. Da die Muskulatur sehr stark vaskularisiert ist, erfolgt die Resorption nach i. m. Applikation normalerweise sehr rasch. Die Unterhaut ist dagegen weniger gut durchblutet, die Wirkstoffe werden daher nach s. c. Gabe in der Regel langsamer resorbiert.

Auch lipidunlösliche, hydrophile Substanzen können vielfach schnell transkapillär diffundieren, da bei einem Teil der Kapillaren die Resorption durch ein Porenendothel erleichtert ist. Selbst bei Verbindungen mit höherer Molekularmasse ist dies möglich (z. B. s. c. Injektion von Insulin!).

Parenterale Depotarzneiformen (z. B. in Form von öligen Lösungen oder Kristallsuspensionen) können intramuskulär (z. B. Benzylpenicillin-Benzathin, Glucocorticoide) oder subkutan (z. B. Insuline) appliziert werden. Die Wirkstoffe werden aus den Gewebedepots über einen längeren Zeitraum freigesetzt, wirksame Plasmaspiegel können z. T. über mehrere Tage bis Wochen erreicht werden.

2.4 Verteilung

Die Verteilung (Distribution) ist als reversibler Substanztransport von einem Teil des Körpers in einen anderen definiert. Sie hängt von zahlreichen Variablen ab, z. B. von der Durchblutung der Organe und Gewebe, der Durchlässigkeit der Membranen und der pH-Differenz von Plasma und Gewebe. Von den Stoffeigenschaften ist neben der Molekülgröße und Löslichkeit insbesondere die Bindung an Plasma- und Gewebeproteine bedeutsam.

Ist ein Pharmakon in die Blutbahn gelangt, wird es im Gefäßsystem mit dem Blutstrom weitertransportiert. Infolge des Konzentrationsgefälles vom Blut zum Gewebe verlässt es die

Blutbahn und verteilt sich im Organismus so lange, bis die freien, Protein-ungebundenen Plasma- und Gewebekonzentrationen gleich sind (passive Diffusion vorausgesetzt). Dann ist das **Verteilungsgleichgewicht** erreicht, d.h. es diffundiert pro Zeiteinheit genauso viel Arzneistoff aus dem Plasma in das Gewebe wie umgekehrt aus dem Gewebe zurück ins Plasma, von wo aus dann die Elimination erfolgt. Fällt beispielsweise die freie, Protein-ungebundene Konzentration im Plasma aufgrund von Metabolisierung und/oder Ausscheidung auf die Hälfte ab, sinkt sie auch im peripheren Gewebe auf die Hälfte des Ausgangswerts.

Vor Erreichen des Verteilungsgleichgewichts wird die Verteilung in hohem Maß von der Durchblutung der Organe und Gewebe bestimmt. Das bedeutet, dass stark kapillarisierte Organe (z.B. Leber, Gehirn) zu Anfang des Verteilungsprozesses eine größere Arzneistoffmenge aufnehmen als schlecht durchblutete Bereiche (z.B. Fettgewebe). Im Verlauf des Verteilungsprozesses stellt sich das Verteilungsgleichgewicht dann aber unabhängig von der Stärke der Durchblutung ein.

Unter funktionellen Gesichtspunkten kann der Organismus in verschiedene **Verteilungsräume** (Kompartimente) eingeteilt werden.

Zum **Intrazellularraum** (ca. 75 % des Körpergewichts) gehören die intrazelluläre Flüssigkeit und die festen Zellbestandteile. Der **Extrazellularraum** (ca. 25 % des Körpergewichts) wird weiter unterteilt in das Plasmawasser (ca. 4 % des Körpergewichts), den interstitiellen Raum (ca. 16–20 % des Körpergewichts) und die transzelluläre Flüssigkeit (ca. 1,5 % des Körpergewichts). Unter der Bezeichnung **Gesamtkörperwasser** versteht man die gesamte Flüssigkeit des Organismus (bei einem Patienten mit 70 kg Körpergewicht etwa 42 l).

Die Konzentration eines Stoffs im Plasma (**Plasmaspiegel**) ist eine wichtige Kenngröße, da Plasmaspiegelwerte oft eng mit der pharmakologischen Wirkung korrelieren und mit analytischen Methoden exakt bestimmbar sind.

Die Verteilung zwischen Plasmaraum und interstitiellem Raum wird vom Kapillaraufbau in dem jeweiligen Gebiet bzw. Organ beeinflusst. Besonders leicht erfolgt der Austausch dort, wo das Kapillarendothel Poren aufweist (z.B. in der Leber, dem Pankreas) oder wo die Basalmembran fehlt (z.B. in der Leber). Erschwert ist dagegen der Durchtritt in Kapillargebieten mit lückenlosen Endothelien und Basalmembranen (z.B. bei der Blut-Hirn-Schranke, s.u.).

2.4.1 Proteinbindung

Ein wesentlicher Faktor für die Verteilung eines Arzneistoffs ist ferner die Bindung an Eiweiße, insbesondere Plasma-, Gewebe- und Erythrozytenproteine. Im **Humanserumalbumin** konnten zwei verschiedene Bindungsstellen nachgewiesen werden, einige Arzneistoffe binden selektiv nur an eine der beiden Bindungsstellen, andere dagegen an beide. Bei basischen Substanzen, z.B. Propranolol, trägt zur Plasmaeiweißbindung außerdem auch das saure **α_1-Glykoprotein** bei.

Entsprechend der chemischen Struktur der Wirkstoffe können an der Proteinbindung Ionen-, Wasserstoffbrücken- und Dipol-Dipol-Bindungen sowie hydrophobe Wechselwirkungen beteiligt sein. Die Bindung an Proteine ist reversibel, d.h. es stellt sich ein Gleichgewicht zwischen gebundenem und nicht gebundenem Arzneistoff ein. Das Ausmaß der Proteinbindung ist für einen Wirkstoff im therapeutischen Plasmakonzentrationsbereich relativ konstant und hängt vor allem von seiner Affinitätskonstante zu dem jeweiligen Protein ab.

Der an Plasmaprotein gebundene Anteil eines Pharmakons kann Membranen nicht penetrieren, d.h. er kann in der Regel nicht an seinen Wirkort gelangen, und er unterliegt in der proteingebundenen Form auch nicht der Biotransformation und der Ausscheidung.

Veränderungen des Gehalts an Albumin bzw. saurem α_1-Glykoprotein, die bei verschiedenen Erkrankungen (z.B. verminderte Albuminkonzentration bei Leberzirrhose, Niereninsuffizienz oder Verbrennungen) vorkommen, können zu einer Änderung des freien Wirkstoffanteils und damit zu einer Änderung von Wirkstärke und Wirkdauer führen.

Außerdem kann sich der freie, nichtgebundene Anteil ändern, wenn gleichzeitig mehrere proteingebundene Pharmaka im Blut vorhanden sind und um die gleichen Bindungsstellen konkurrieren (klinisch relevant vor allem bei einer Proteinbindung >80–90 %). Die Substanz mit der höheren Affinität bzw. Konzentration kann den anderen Arzneistoff aus der Proteinbindung verdrängen und damit dessen freien Anteil sowie als Folge davon seine Wirkung erhöhen.

2.4.2 Spezielle Verteilungsräume

Blut-Hirn-Schranke. Hirnkapillaren bestehen aus einem Endothel, umgeben von einer Basalmembran mit eingelagerten Perizyten und aufgelagerten Astrozytenfortsätzen. Die eigentliche Diffusionsbarriere zwischen Blut und Extrazellularraum des ZNS stellt das Kapillarendothel dar, bei dem die Zellen durch sog. **Tight junctions** lückenlos miteinander verbunden sind. An der Ausbildung dieser interzellulären Verbindungen sind Transmembranproteine (z. B. Claudine) beteiligt, die ein Permeationshindernis darstellen bzw. die Permeation kontrollieren. Aufnahmetransporter ermöglichen andererseits den Übertritt verschiedener Substanzen z. B. von Glucose oder Aminosäuren in das ZNS. Auch eine Reihe von ABC-Transportproteinen wurde identifiziert, die wiederum einen aktiven Auswärtstransport von Pharmaka bewirken und so zum Schutz des ZNS beitragen.

Lipidlösliche Stoffe können die Blut-Hirn-Schranke im Allgemeinen gut, lipidunlösliche dagegen schlecht überwinden, sofern keine aktiven Transportmechanismen (▸ Kap. 2.1.2) bestehen. Bei entzündlichen Prozessen nimmt die Integrität der Blut-Hirn-Schranke ab und ihre Permeabilität zu, sodass dann auch solche Stoffe in das ZNS eindringen, welche die Barriere normalerweise nicht überwinden können.

Plazentaschranke. Strukturen, die den Blutkreislauf der Mutter von dem des Kindes trennen, werden unter dem Begriff Plazentaschranke zusammengefasst. Der erforderliche Stoffaustausch zwischen dem fetalen und mütterlichen Blut findet über sog. Synzytiotrophoblasten statt, die eine Reihe von SLC- und ABC-Transportern (▸ Kap. 2.1.2) exprimieren. Die Plazentaschranke hat eine gewisse Barrierefunktion. Manche Stoffe werden von ihr zurückgehalten (z. B. viele Bakterien und Viren), manche können sie aber auch penetrieren, z. B. auch zahlreiche Arzneistoffe, Alkohol, Nicotin oder Rötelnviren.

2.5 Biotransformation (Metabolisierung)

Da lipophile Substanzen nach der glomerulären Filtration in den Nierentubuli weitgehend rückresorbiert werden, können sie nur langsam renal ausgeschieden werden. Daher müssen lipophile Xenobiotika in hydrophilere, leichter ausscheidbare Stoffe umgewandelt werden. Diese Umwandlungsprozesse von Fremdsubstanzen im Organismus werden als Biotransformation oder Metabolisierung bezeichnet. Sie erfolgen vor allem in der Leber, aber auch in anderen Organen z. B. im Darm, in der Niere, der Lunge, der Milz, der Muskulatur, der Haut oder im Blut.

Die an der Biotransformation beteiligten Enzyme sind strukturgebunden hauptsächlich in den Membranen des endoplasmatischen Retikulums (z. B. Monooxygenasen, Glucuronyltransferasen) und z. T. auch in den Mitochondrien lokalisiert. Daneben kommen sie strukturungebunden als lösliche Enzyme (z. B. Esterasen, Amidasen, Sulfotransferasen) vor. Sie sind häufig wenig substratspezifisch, d. h., dass sie Substrate unterschiedlicher chemischer Struktur umsetzen. Sie sind außerdem an Stoffwechselprozessen körpereigener Substanzen (z. B. von Steroidhormonen, Gallensäuren, Häm) beteiligt. Neben körpereigenen Enzymen leistet auch die Darmflora, insbesondere durch Reduktion und Hydrolyse, einen Beitrag zur Biotransformation.

In ○ Abb. 2.2 sind die wichtigsten Vorgänge bei der Biotransformation schematisch wiedergegeben.

2

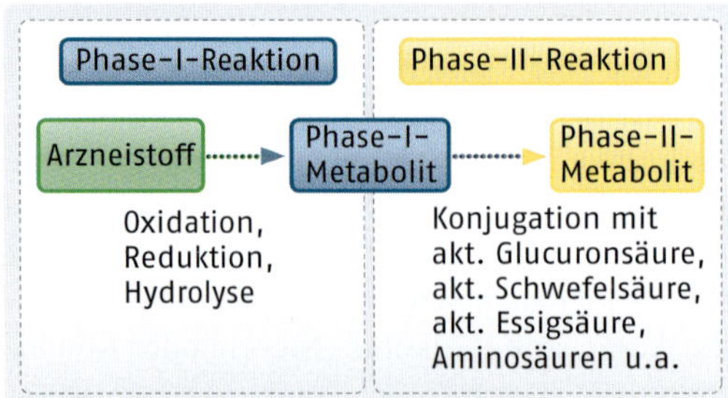

Abb. 2.2 Die wichtigsten Vorgänge bei der Biotransformation

2.5.1 Phase-I-Reaktionen

Als Phase-I-Reaktionen werden die Biotransformationsreaktionen bezeichnet, bei denen das Pharmakonmolekül oxidativ, reduktiv oder hydrolytisch verändert wird.

2.5.1.1 Oxidationsreaktionen

Von besonderer Bedeutung für die Biotransformation sind Oxidationsreaktionen, an denen **Oxidasen**, **Monooxygenasen** und **Dioxygenasen** beteiligt sind. Oxidasen oxidieren durch Entzug von Wasserstoff bzw. Elektronen. Durch Monooxygenasen wird ein Sauerstoffatom von einem Sauerstoffmolekül in den Fremdstoff eingebaut und das andere zu Wasser reduziert. Dioxygenasen führen dagegen beide Atome eines Sauerstoffmoleküls in das Xenobiotikum ein.

Cytochrom P450. Die weitaus größte Bedeutung für die oxidative Biotransformation von Pharmaka besitzen mikrosomale Monooxygenasen, die **Hämproteine** vom Typ Cytochrom P450 enthalten. Die Bezeichnung Cytochrom P450 beruht auf der starken Absorption von Licht der Wellenlänge 450 nm (nach Reduktion mit Natriumdithionit und Equilibrierung mit CO).

Es gibt eine Vielzahl solcher Cytochrom-P450-Enzyme (CYP), die sich hinsichtlich ihrer Substratspezifität, der am jeweiligen Expressionsort vorhandenen Menge sowie weiterer Charakteristika (z. B. Induzierbarkeit, genetische Polymorphismen) unterscheiden. Anhand ihrer Aminosäuresequenzen werden die verschiedenen CYPs in Familien eingeteilt, die durch eine arabische Zahl charakterisiert sind (für die Metabolisierung von Fremdstoffen sind insbesondere die Familien 1–3 wichtig). Die Familien enthalten mehrere, mit einem Buchstaben gekennzeichnete Subfamilien, deren Einzelvertreter mit einer weiteren Zahl bezeichnet werden. In Tab. 2.2 sind die für den Arzneimittelstoffwechsel im Menschen wichtigen CYP-Enzyme und Substrate zusammengestellt. Das quantitativ wichtigste CYP-Enzym ist CYP3A4, das an der Oxidation einer Vielzahl häufig eingesetzter Arzneistoffe beteiligt ist.

Die größte Menge an CYP-Enzymen kommt in der Leber vor. Aber auch in vielen anderen Organen (z. B. Gastrointestinaltrakt, Lunge, Gehirn) konnten CYP-Enzyme nachgewiesen werden, wobei insbesondere das Vorkommen im Dünndarm (Lokalisation im apikalen Bereich der Enterozyten) die Bioverfügbarkeit oral verabreichter Substanzen limitieren kann. Die Menge an einzelnen CYP-Enzymen ist interindividuell sehr unterschiedlich. Hierfür werden zwei Phänomene verantwortlich gemacht: Zum einen kann die Aktivität durch Erbfaktoren bestimmt sein. Solche **genetische Polymorphismen** wurden z. B. für CYP2D6 und CYP2C19 beschrieben. Zum anderen gibt es CYP-Enzyme (z. B. CYP1A2, CYP2B6, CYP3A4), deren Aktivität unabhängig von Erbfaktoren durch **Induktion** (Modulation des Expressionsniveaus) reguliert wird (▸Innenseite des hinteren Umschlagdeckels).

Cytochrom-haltige Monooxygenasen katalysieren aliphatische und aromatische Hydroxylierungen, die Epoxidierung olefinischer und aromatischer Doppelbindungen, die oxidative Desalkylierung von N-, O- und S-Alkylverbindungen, die oxidative Desaminierung und die Oxidation von Thioethern und Aminen zu Sulfoxiden bzw. Hydroxylaminen.

Flavinmonooxygenasen. Neben den Cytochrom-P450-haltigen Monooxygenasen gibt es auch Flavin-haltige Monooxygenasen (FMO), die z. B. sekundäre Amine in Hydroxylamine und tertiäre Amine in N-Oxide umwandeln. Insgesamt gibt es sechs FMO-Familien, von denen FMO3 besonders wichtig ist, weil sie in der

Tab. 2.2 Wichtige Cytochrom-P450-Enzyme (CYP) und ausgewählte Substrate

Enzym	Substrat
CYP1A2	Amitriptylin, Clomipramin, Clozapin, Coffein, Estradiol, Fluvoxamin, Haloperidol, Imipramin, Naproxen, Olanzapin, Ondansetron, Propranolol, Ropivacain, Tizanidin, Theophyllin, Verapamil, Zolmitriptan
CYP2A6	Nicotin
CYP2B6	Bupropion, Cyclophosphamid, Efavirenz, Ifosfamid, Methadon, Sorafenib
CYP2C8	Paclitaxel, Repaglinid, Sorafenib
CYP2C9	Amitriptylin, Celecoxib, Diclofenac, Fluoxetin, Fluvastatin, Glibenclamid, Glimepirid, Ibuprofen, Irbesartan, Losartan, Meloxicam, Naproxen, Phenprocoumon, Piroxicam, Phenytoin, Tamoxifen, Voriconazol, Warfarin
CYP2C19	Amitriptylin, Citalopram, Clomipramin, Clopidogrel, Cyclophosphamid, Diazepam, Voriconazol, Imipramin, Indometacin, Lansoprazol, Moclobemid, Nelfinavir, Omeprazol, Pantoprazol, Phenobarbital, Phenytoin, Primidon, Progesteron, Propranolol, Rabeprazol, Warfarin
CYP2D6	Alprenolol, Amitriptylin, Aripiprazol, Carvedilol, Clomipramin, Codein, Dextromethorphan, Flecainid, Fluoxetin, Fluvoxamin, Haloperidol, Imipramin, Metoprolol, Duloxetin, Nebivolol, Nortriptylin, Ondansetron, Paroxetin, Perphenazin, Propafenon, Risperidon, Tamoxifen, Thioridazin, Timolol, Tramadol
CYP2E1	Ethanol, Isofluran, Sevofluran, Theophyllin
CYP3A4	Alprazolam, Alfentanil, Amlodipin, Apixaban, Atorvastatin, Buspiron, Clarithromycin, Chinidin, Ciclosporin, Coffein, Dextromethorphan, Diazepam, Diltiazem, Docetaxel, Domperidon, Eplerenon, Erythromycin, Estradiol, Felodipin, Fentanyl, Haloperidol, Imatinib, Indinavir, Irinotecan, Lercanidipin, Lidocain, Lovastatin, Methadon, Midazolam, Nelfinavir, Nifedipin, Nisoldipin, Nitrendipin, Ondansetron, Paclitaxel, Progesteron, Propranolol, Ritonavir, Rivaroxaban, Saquinavir, Sildenafil, Simvastatin, Sirolimus, Tacrolimus, Tamoxifen, Terfenadin, Testosteron, Triazolam, Verapamil, Vincristin, Zolpidem

Leber stark exprimiert wird und zum anderen Arzneistoffe wie z. B. Ranitidin oder Clozapin metabolisiert. Im Gegensatz zu den Cytochrom-P450-Enzymen werden FMO nicht induziert. Ihre Substratspezifität ist im Vergleich zu den CYP-Enzymen generell weniger ausgeprägt.

Sonstige oxidierende Enzyme. Weitere wichtige oxidierende Enzyme sind die **Alkohol-Dehydrogenase**, die Alkohole (z. B. Ethanol) zu Aldehyden dehydriert, die **Aldehydoxidase**, die Aldehyde in Säuren überführt, und die **Monoaminoxidase**, die vor allem biogene Amine (z. B. Catecholamine) oxidativ biotransformiert.

2.5.1.2 Reduktionen

Im Vergleich zu Oxidationen spielen Reduktionen nur eine untergeordnete Rolle. Beispielsweise werden Carbonylverbindungen zu den entsprechenden Alkoholen, Azoverbindungen zu den primären Aminen reduziert.

Toxikologisch bedeutsam ist die reduktive Dehalogenierung von aliphatischen Halogenhaltigen Substanzen, z. B. von Tetrachlorkohlenstoff.

2.5.1.3 Biohydrolysen

Wichtige biohydrolytische Reaktionen sind die Spaltung von Estern durch **Esterasen**, von Amiden durch **Amidasen**, bzw. die Hydrolyse von

Glykosiden durch **Glykosidasen** und von Glucuroniden durch **Glucuronidasen**.

Da auch **Darmbakterien hydrolytische Enzyme** besitzen, bewirken sie insbesondere eine Spaltung von Phase-II-Metaboliten (s. u.) in den tieferen Darmabschnitten. Sofern der freigesetzte Wirkstoff dort resorbiert werden kann, tritt ein enterohepatischer Kreislauf auf (▸ Kap. 2.3).

2.5.2 Phase-II-Reaktionen

Bei Phase-II-Reaktionen erfolgt eine Kopplung (Konjugation) des Arzneistoffmoleküls bzw. eines bereits durch eine Phase-I-Reaktion entstandenen Metaboliten mit einer körpereigenen Substanz. In vielen Fällen wird erst durch eine Phase-I-Reaktion die Voraussetzung für eine Konjugationsreaktion geschaffen.

Zu den wichtigsten Konjugationsreaktionen, die unter Beteiligung von meist spezifischen Transferasen ablaufen, gehören die Konjugationen mit aktivierter Glucuronsäure, aktiviertem Sulfat und Aminosäuren, insbesondere Glycin.

Die Bildung von Mercaptursäure-Derivaten mit Glutathion, Acetylierungen und Methylierungen sind weitere Phase-II-Reaktionen.

Die hydrophilen Konjugate werden rasch – auch mittels aktiver Prozesse – renal oder/und biliär ausgeschieden. Konjugationsreaktionen haben somit in der Regel den Charakter von Bioinaktivierungs- bzw. Entgiftungsreaktionen, da die Konjugationsprodukte meist biologisch inaktiv sind. Allerdings gibt es auch biologisch aktive Phase-II-Metaboliten wie beispielsweise die C-17-Glucuronide von Estrogenen und Androgenen oder das analgetisch wirksame Morphin-6-Glucuronid.

Konjugation mit aktivierter Glucuronsäure. Glucuronsäure ist eine verhältnismäßig starke Säure, die zusätzlich alkoholische OH-Gruppen enthält und daher sehr hydrophil ist. Sie wird durch membrangebundene **Glucuronyltransferasen** (Uridin-5′-diphosphat-Glucuronyltransferasen; **UGT**) vor allem der Leber, daneben der Niere und des Darmes in Form von aktivierter Glucuronsäure (UDP-Glucuronsäure) übertragen. Es gibt zwei Familien der UDP-Glucuronyltransferasen (UGT1, UGT2) mit insgesamt 19 Enzymen, die sich hinsichtlich ihrer Substratspezifität und ihres Expressionsortes unterscheiden. Die ausgeprägte interindividuelle Variabilität in der Aktivität der einzelnen Enzyme kann, ebenso wie bei den Cytochrom-P450-Enzymen, genetisch oder durch Induktion bedingt sein. Die UGT sind in der Lage, ein großes Spektrum strukturell sehr unterschiedlicher Arzneistoffe und endogener Substrate zu glucuronidieren. Sie leisten damit einen wesentlichen Beitrag zur Elimination.

Konjugation mit Schwefelsäure. Vor allem Phenole bilden Konjugate mit aktiviertem Sulfat (3′-Phosphoadenosin-5′-Phosphosulfat), das durch zytosolische **Sulfotransferasen** (SULT) unterschiedlicher Substratspezifität übertragen wird. Beschrieben sind heute drei Familien von SULT (SULT1, 2 und 4), wobei die SULT1-Familie für den Abbau von Arzneistoffen bedeutsam ist. Es entstehen hydrophile Schwefelsäurehalbester, die mit dem Urin ausgeschieden werden.

Konjugation mit Glycin. Nicht weiter oxidativ abbaubare Carbonsäuren können Konjugate mit Glycin bilden. Hierzu gehören am α-C-Atom substituierte sowie aromatische Carbonsäuren, z. B. Benzoesäure. Klassische Beispiele für solche Konjugate sind die aus Benzoesäure gebildete **Hippursäure** und die aus Salicylsäure entstehende **Salicylursäure**. Die Reaktion wird durch eine Transacylase katalysiert.

Bildung von Mercaptursäure-Derivaten. Die Konjugation mit Glutathion (Tripeptid aus Glutaminsäure, Cystein und Glycin) stellt einen wichtigen Eliminationsweg elektrophiler Verbindungen dar. Von den primär gebildeten Glutathion-Konjugaten (Bindung über SH-Gruppe von Cystein) werden Glutaminsäure und Glycin abgespalten und durch N-Acetylierung von Cystein entstehen als Endprodukte sog. **Mercaptursäuren** (*N*-Acetylcystein-Derivate).

Acetylierung. Substanzen mit Aminogruppen, die nicht oxidativ abgebaut werden können, werden häufig mittels zytosolischer *N*-**Acetyltransferasen** acetyliert. Man kennt zwei Isoenzyme dieses Typs, die ubiquitär vorkommende **NAT1** und die überwiegend im Gastrointestinaltrakt und in der Leber exprimierte **NAT2**. Zu den Substraten gehören die aromatischen Amine und Alkylamine, bei denen sich die Aminogruppe an einem tertiären Kohlenstoffatom befindet. Die Acetylierung der Sulfonamide und von Isoniazid sind Beispiele für eine derartige Konjugation, die im Allgemeinen zu einer Abnahme der Hydrophilie führt. Dies kann Komplikationen, z. B. eine Kristallurie, wie sie als Nebenwirkung von Sulfonamiden beschrieben wurde, auslösen. Weitere Substrate sind z. B. Aminosalicylsäure, Coffein, Clonazepam und Metamizol.

Für beide NATs ist eine Vielzahl genetischer Varianten beschrieben, wobei nur die NAT2-Polymorphismen mit dem Acetyliererstatus assoziiert sind (vgl. schnelle und langsame Acetylierer ▸ Kap. 6.1).

Methylierung. Methylierungen kommen im Rahmen von Biotransformationsreaktionen verhältnismäßig selten vor. Man findet in einigen Fällen eine N-Methylierung, Methylierungen ungesättigter heterocyclischer Verbindungen oder eine Methylierung phenolischer OH-Gruppen, z. B. von Catecholaminen (katalysiert durch Catechol-O-Methyltransferase; COMT).

2.5.3 Induktion von Arzneistoff transportierenden und metabolisierenden Proteinen

Seit langem ist bekannt, dass einige Arzneistoffe sowie andere Xenobiotika in der Lage sind, ihre eigene Elimination zu beeinflussen. Substanzen, die durch eine vermehrte Bildung von Enzymen, die an der Biotransformation beteiligt sind, ihren eigenen Stoffwechsel beschleunigen, bezeichnet man als **(Enzym-)Induktoren**. Neben metabolisierenden Enzymen können auch Transportproteine induziert werden.

Der zu Grunde liegende Mechanismus ist für alle Induktoren ähnlich: Die induzierende Substanz bindet entweder an einen zytosolischen oder nukleären Rezeptor, der nach der Bindung mit einem zweiten Protein ein Heterodimer bildet. Dieses bindet an regulatorische Elemente der DNA, wodurch u. a. Gene stimuliert werden, die für Cytochrom P450-Enzyme bzw. Transportproteine kodieren.

Dieser molekulare Induktionsmechanismus wurde zuerst für polycyclische aromatische Kohlenwasserstoffe (polycyclic aromatic hydrocarbons; PAH) aufgeklärt, für die ein **zytosolischer Ah-Rezeptor** (Ah, aryl hydrocarbons) beschrieben wurde. Zwei weitere zytosolische Proteine, die für die konstitutive Expression von Arzneistoff metabolisierenden und transportierenden Proteinen wichtig sind, sind **Nuclear Factor E2** (NFE-2) und **Hepatocyte Nuclear Factor 1α** (HNF1α), die die Expression von CYP-Enzymen, UGT und Transportern beeinflussen können.

Nukleäre Rezeptoren, die für die Pharmakokinetik wichtig sind, gehören zur Superfamilie der Steroidrezeptoren (**Nuclear Receptor Family 1**; NR1), z. B. der **Konstitutive-Androstan-Rezeptor** (CAR), der **Pregnan-X-Rezeptor** (PXR), der **Farnesoid-X-Rezeptor** (FXR), die **Peroxisomen-Proliferator-aktivierten Rezeptoren α** und **γ** (PPARα und γ) sowie der **Vitamin-D-Rezeptor** (VDR). Für alle diese Rezeptortypen ist der Induktionsmechanismus wiederum gleichartig: Nach Bindung des Substrats kommt es, wie oben beschrieben, zur Bildung eines Heterodimers, in diesem Fall mit dem **9-cis-Retinolsäurerezeptor** (RXR). Die gebildeten Heterodimere binden dann an definierte DNA-Sequenzen und stimulieren so die Transkription von Genen für Stoffwechselenzyme und Transportproteine.

Für die medikamentöse Therapie ergeben sich aus der Enzyminduktion wichtige Konsequenzen. Bei einer längerdauernden Medikation mit Enzyminduktoren kommt es zu einer Erniedrigung der zu Beginn der Behandlung mit einer bestimmten Dosis erreichbaren Arzneistoffkonzentration im Plasma. Sind die Abbauprodukte weniger aktiv als die Ausgangssubstanz, wird die Wirkung vermindert, besitzen sie stärkere Effekte (z. B. bei Prodrugs), nimmt sie zu (s. u.). Bei der gleichzeitigen Verordnung mehrerer Medikamente besteht die Gefahr von u. U. gefährlichen Arzneistoffwechselwirkungen.

Manche CYP-Enzyme (z. B. CYP1A1 und CYP1A2) sind außerdem in der Lage, chemische Karzinogene zu bioaktivieren, sodass eine Induktion zu einem erhöhten Tumorrisiko führen kann. Induktoren dieser Enzyme werden in der Arzneimittelentwicklung daher besonders kritisch betrachtet.

2.5.4 Enzyminhibition

Zahlreiche Arzneistoffe können Transport- und Biotransformationsprozesse hemmen, sie werden daher als Enzyminhibitoren bezeichnet. Die Enzyminhibition ist die Ursache zahlreicher Arzneimittelinteraktionen und beruht meistens darauf, dass es zwischen zwei oder mehreren Pharmaka zu einer Konkurrenz um die Bindungsstelle am Transporter oder am Enzym und damit zu einer kompetitiven Hemmung des Transports bzw. Abbaus kommt.

2.5.5 First-Pass-Effekt

Das gesamte venöse Blut des Magen-Darm-Kanals (mit Ausnahme der distalen zwei Drittel des Rektums) und damit auch alle darin enthaltenen Substanzen gelangen in die Pfortader und durch diese in die Leber. Bevor also ein durch die Magen- oder Dünndarmschleimhaut resorbiertes Pharmakon das Herz und von dort aus den Lungen- und Körperkreislauf (und ggf. seinen Wirkort) erreicht, muss es die Leber passieren.

Der **First-Pass-Effekt** ist durch den Anteil eines Stoffs charakterisiert, der bei dieser ersten Leberpassage metabolisiert und/oder ausgeschieden wird. Substanzen mit ausgeprägtem First-Pass-Effekt sind z. B. der Betablocker Propranolol und das Koronartherapeutikum Glyceroltrinitrat, das nicht nur wegen des schnelleren Wirkungseintritts, sondern auch wegen des ausgeprägten First-Pass-Effekts perlingual gegeben wird.

Neben dem Abbau durch Leberenzyme kann eine ausgeprägte Metabolisierung auch bereits im Lumen oder in der Wand des Gastrointestinaltrakts erfolgen (**prähepatischer First-Pass-Effekt**). Im Darm finden neben Oxidationsreaktionen durch Cytochrom-P450-abhängige Monooxygenasen (z. B. bei Verapamil oder Ciclosporin) insbesondere Konjugationsreaktionen statt. Eine ausgeprägte präsystemische Elimination kommt z. B. auch bei Sexualhormonen und Morphin vor. Eine Induktion der Enzyme des Gastrointestinaltrakts, z. B. durch Rifampicin, kann zu einer starken Zunahme des First-Pass-Effekts führen.

2.5.6 Bioaktivierung

Die Biotransformation von Arzneistoffen führt in der Regel zu einer Wirkungsabschwächung bzw. vollständigen Inaktivierung, bei Prodrugs kommt es dagegen zu einer Bioaktivierung.

Prodrugs. Unter Prodrugs versteht man Substanzen, die selbst biologisch weitgehend inaktiv sind, die aber im Organismus – enzymatisch oder nichtenzymatisch – in eine aktive Form umgewandelt werden. Die Entwicklung von Prodrugs kann beispielsweise bei unzureichender Resorption des Wirkstoffs, hohem First-Pass-Effekt, kurzer Wirkdauer oder ungenügender Verteilung in Zielorgane sinnvoll sein. Meist wird bei der Entwicklung von Prodrugs so vorgegangen, dass eine im Wirkstoff vorhandene funktionelle Gruppe (z. B. eine OH- oder Aminogruppe) mit einer geeigneten Verbindung (z. B. einer Carbonsäure) umgesetzt wird, die dann im Organismus wieder abgespalten werden kann.

Werden im Rahmen der Biotransformation toxische Metaboliten gebildet, spricht man von **Biotoxifizierung**. Toxische Metaboliten von Arzneistoffen treten insbesondere dann auf, wenn infolge von (zu) hohen Dosen die Kapazität der Biotransformationsreaktionen (Glucuronidierung, Sulfatierung), die in der Regel zu untoxischen Abbauprodukten führen, nicht mehr ausreicht (vgl. Paracetamol-Intoxikation, ▸ Kap. 12.1.3.2).

2.6 Ausscheidung

Die Ausscheidung (Exkretion) eines Pharmakons bzw. seiner Metaboliten führt – wie die Biotransformation – zur Abnahme der Wirkstoffkonzentration im Körper. Sie hängt zum einen von den physikalisch-chemischen Eigenschaften (z. B. Molekularmasse, pK_a-Wert) der auszuscheidenden Substanz, zum anderen vom Vorhandensein spezifischer Transportproteine (s. o.) ab und erfolgt im Wesentlichen intestinal (mit den Fäzes), biliär (ebenfalls mit den Fäzes) und/oder renal (mit dem Urin). Der Ausscheidung von Pharmaka über die Lunge (pulmonal) oder durch die Haut kommt eine deutlich geringere Bedeutung zu.

2.6.1 Ausscheidung über den Gastrointestinaltrakt

Oral applizierte Arzneistoffe werden entweder passiv durch Diffusion oder durch Transportproteine vom SLC-Typ in die Enterozyten des Gastrointestinaltrakts aufgenommen. Dabei besteht in einigen Fällen die Möglichkeit, dass ein in die Enterozyten aufgenommener Wirkstoff (oder sein Metabolit) durch **ABC-Transporter** (u. a. P-gp, MRP2 oder BCRP) wieder in das Darmlumen zurücktransportiert und mit dem Stuhl ausgeschieden wird. Dieser Eliminationsweg kann durch Enzyminduktoren stimuliert werden. Der Enzyminduktor Rifampicin führt beispielsweise nicht nur zu einer verstärkten intestinalen Expression von CYP3A4, sondern auch zur vermehrten Bildung der Effluxtransporter P-gp und MRP2, d. h. dass die in verstärktem Maß gebildeten Metaboliten auch entsprechend schneller in das Darmlumen transportiert werden.

Der Organismus verfügt also bereits im Intestinaltrakt durch die Kombination von Biotransformationsreaktionen und Transportvorgängen über ein komplexes Eliminationssystem, das dafür sorgt, dass bei einer Reihe von Arzneistoffen nur ein Teil einer applizierten Dosis in die Pfortader übertritt und damit systemisch verfügbar ist.

2.6.2 Hepatische Ausscheidung

Nach intestinaler Resorption werden die Arzneistoffe über die Pfortader zur Leber transportiert und dort mehr oder weniger stark verstoffwechselt. Vor dem Metabolismus ist eine Extraktion aus dem Blutstrom durch einen Transfer in die Hepatozyten notwendig. Dieser hängt primär von den biophysikalischen Eigenschaften des Arzneistoffs ab. Außerdem spielen blutseitig (basolateral) vorkommende hepatische **Aufnahmetransporter**, die zur SLC-Familie gehören (▸ Kap. 2.1.2), eine wesentliche Rolle. Mittels einer Vielzahl dort exprimierter Transportproteine kann ein breites Substanzspektrum in die Leber aufgenommen werden. Zu diesen Transportern gehören u. a. **organische Anionentransporter** (OATP) und **Kationentransporter** (OCT). Am besten untersucht ist die Aufnahme von Arzneistoffen durch den organischen Anionentransporter OATP1B1. Genetische Varianten oder gleichzeitig gegebene Hemmstoffe dieses Proteins (z. B. der Lipidsenker Gemfibrozil) können die hepatische Aufnahme von Substraten (z. B. die von Pravastatin) deutlich reduzieren und damit die Metabolisierung hemmen.

In den Hepatozyten werden dann viele Arzneistoffe durch die oben beschriebenen Phase-I- und -II-Biotransformationssysteme metabolisiert. Die dabei gebildeten hydrophilen Metaboliten werden durch kanalikulär vorkommende Effluxtransporter, die der ABC-Familie angehören, in die Galle transportiert. Hierbei sind ABCB1 (P-gp) und ABCC2 (MRP2) besonders wichtig. Eine eingeschränkte Funktion dieser Proteine durch gleichzeitig gegebene Arzneistoffe oder durch genetische Varianten führt dazu, dass die in der Leber gebildeten Metaboliten nicht in die Galle ausgeschieden werden können, somit in den Hepatozyten akkumulieren und dadurch zu einer Leberschädigung führen können.

Hepatisch, d. h. mit der Galle (biliär), werden vor allem solche Stoffe ausgeschieden, die eine Molekularmasse über 500 Da besitzen bzw. diese durch Metabolisierung erlangen. Stoffe mit einer Molekularmasse unter 300 Da erscheinen dagegen bevorzugt im Harn.

Auf die Möglichkeit der Rückresorption biliär sezernierter lipophiler Pharmaka bzw. deren hydrolysierter Konjugate wurde bereits hingewiesen (enterohepatischer Kreislauf, ▸ Kap. 2.3).

2.6.3 Ausscheidung über die Niere

Die wichtigsten Ausscheidungsorgane sind die Nieren. Die Schnelligkeit und das Ausmaß der renalen Ausscheidung werden von der glomerulären Filtration, der tubulären Rückresorption und der tubulären Sekretion bestimmt.

Glomeruläre Filtration. Für die glomeruläre Filtration sind die Löslichkeitseigenschaften der Pharmaka ohne Einfluss, lipidlösliche Substanzen werden ebenso gut filtriert wie wasserlösliche. Da aber Proteine das glomeruläre Filter nicht passieren können, werden an Eiweiß gebundene Wirkstoffe nicht filtriert. Bei Hypoproteinämie kann somit ebenso wie bei der Verdrängung aus der Eiweißbindung durch ein Zweitpharmakon die Wirkungsdauer Plasmaeiweiß-gebundener Pharmaka bei zunächst verstärkter Wirkung verkürzt sein.

Tubuläre Rückresorption. Die tubuläre Rückresorption kommt durch den Konzentrationsanstieg im Harn infolge der Rückresorption von Wasser in den Nierentubuli zustande. Für die meisten Arzneistoffe ist die Rückresorption ein passiver Diffusionsprozess, der von den Löslichkeitseigenschaften des Pharmakons, seinem pK_a-Wert und vom pH-Wert des Urins abhängt. Lipidlösliche Substanzen, die enteral gut resorbiert werden, durchdringen auch leicht das Tubulusepithel und werden stark rückresorbiert. Hydrophile, enteral kaum resorbierbare Stoffe diffundieren dagegen schlecht transtubulär.

Schwache Basen (pK_a 6–12) werden bei Erniedrigung, schwache Säuren (pK_a 3–7,5) bei Erhöhung des Urin-pH-Werts stärker ausgeschieden (Überführung in die wasserlösliche Salzform).

Bei Intoxikationen mit basischen Stoffen (z. B. Alkaloiden) kann daher durch Azidifizierung, bei Intoxikationen mit sauren Substanzen durch Alkalisierung des Urins die Eliminierung des Giftes beschleunigt werden. Bei starker tubulärer Rückresorption kann diese ferner durch eine Steigerung des Harnflusses vermindert werden (forcierte Diurese).

Tubuläre Sekretion. Der tubulären Sekretion liegt im Gegensatz zur tubulären Rückresorption von Pharmaka ein aktiver Prozess zugrunde. Um in das Lumen des Tubulus sezerniert zu werden, muss eine Substanz zunächst aus dem Blutstrom über einen basolateralen Transporter aufgenommen werden, um dann auf der apikalen Seite, wiederum durch ein Transportprotein, in den Urin sezerniert zu werden.

Organische Kationen werden durch SLC-Transporter der OCT-Familie aus dem Blut aufgenommen und über SLC-Transporter wie OCTN2 oder durch den ABC-Transporter P-gp in den Urin ausgeschieden. Organische Anionen gelangen mittels Anionentransportern wie OAT1 und OAT3 aus dem Blut in die Tubulusepithelien und von dort durch ABC-Transporter wie ABCC2 (MRP2) und ABCC4 (MRP4) in den Urin, wobei an dem letztgenannten Schritt auch SLC-Proteine mitwirken.

Durch diese im proximalen Tubulus lokalisierten Transportsysteme werden zahlreiche Substanzen entgegen dem Konzentrationsgefälle in den Urin abgegeben. Die einzelnen Substanzen können sich dabei gegenseitig in ihrem Transport kompetitiv hemmen.

2.6.4 Pulmonale Ausscheidung

Die Exhalation von Gasen – insbesondere nach einer Narkose – und flüchtigen Substanzen erfolgt proportional den Konzentrations- bzw. Druckgradienten zwischen Blut und Atemluft. Es handelt sich hierbei um einen reinen Diffusionsprozess. Gegenüber der pulmonalen Aufnahme von Stoffen ist nur die Richtung des Konzentrationsgradienten entgegengesetzt. Mit abnehmender Löslichkeit im Blut nimmt die pulmonale Ausscheidung zu.

2.7 Pharmakokinetische Parameter

Die nachfolgend beschriebenen pharmakokinetischen Parameter werden aus Konzentrations-Zeit-Verläufen von Arzneistoffen und ggf. deren Metaboliten in der Kreislaufflüssigkeit (Blut, Plasma, Serum) und dem Harn gewonnen. Diese Flüssigkeiten sind gut zugänglich, und die Konzentration im Blut, dem Transportorgan, spiegelt die kinetischen Vorgänge im Organismus wider. Zur Gewinnung der Konzentrations-Zeit-Kurven als Resultanten der verschiedenen pharmakokinetischen Teilprozesse sind wiederholte Bestimmungen der Arzneistoffkonzentration im Blut bzw. Plasma oder Serum notwendig.

Die kinetischen Parameter werden im Folgenden, vorrangig nach ihrer Bedeutung für die verschiedenen pharmakokinetischen Teilprozesse (Resorption, Verteilung, Elimination) geordnet, beschrieben.

AUC. AUC (area under the curve, [µg/ml · h]) bedeutet Fläche unter der Konzentrations-Zeit-Kurve (syn. Plasmaspiegelkurve). Sie ist ein Maß für die insgesamt resorbierte Substanzmenge und kann relativ einfach nach der Trapezregel berechnet werden (○ Abb. 2.3), indem aus jeweils zwei Messzeitpunkten und den beiden dazugehörigen Konzentrationen die Fläche des entsprechenden Trapezes bestimmt wird.

Die Summe aller Trapezflächen ergibt die Gesamttrapezfläche AUC_{trap}, die der Fläche unter der Kurve bis zum letzten Messpunkt, $AUC_{0-t(last)}$, entspricht. Zur Bestimmung von $AUC_{0-\infty}$ kann der nicht durch Messpunkte belegte Flächenanteil $AUC_{t(last)-\infty}$ durch Extrapolation errechnet werden.

Bioverfügbarkeit. Unter der Bioverfügbarkeit (F) eines Arzneimittels versteht man das Ausmaß, mit der ein therapeutisch wirksamer Bestandteil (im Allgemeinen der unveränderte Arzneistoff, ggf. bei Prodrugs auch der wirksame Metabolit) aus der Arzneiform in die systemische Zirkulation (Blut) gelangt. Bei intravenöser Applikation beträgt die Bioverfügbarkeit dementsprechend 100 %.

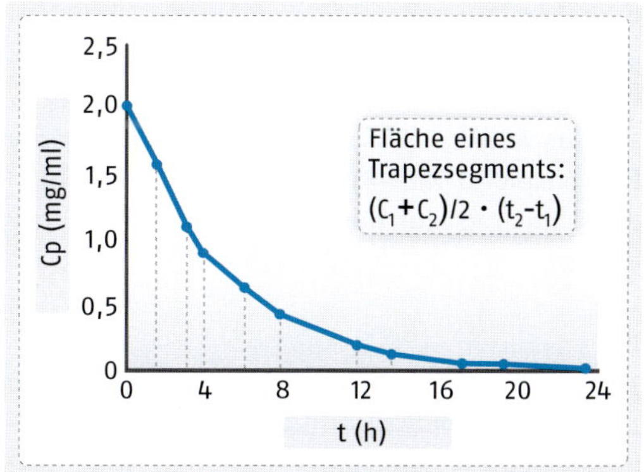

○ **Abb. 2.3** Ermittlungen der Fläche unter der Kurve mit der Trapezregel. Derendorf et al. 2011

Von Dost, dem Begründer der Pharmakokinetik, wurde gezeigt, dass die Fläche unter der Konzentrations-Zeit-Kurve (AUC) der aufgenommenen Substanzmenge entspricht. Das bedeutet, dass bei gleicher Dosis und vollständiger Resorption in das Blut die Flächen unter den Kurven bei i. v. Injektion und z. B. oraler Applikation gleich sind („Prinzip der korrespondierenden Flächen").

Um die Bioverfügbarkeit einer Substanz nach beliebiger Applikation zu bestimmen, wird der Wirkstoff zunächst i. v. injiziert, um eine 100 %ige Bioverfügbarkeit zu gewährleisten. In einem zweiten Versuch wird die gleiche Dosis beispielsweise oral appliziert. Danach werden die Flächen unter beiden Konzentrations-Zeit-Kurven (AUC) berechnet.

Das Ausmaß der Bioverfügbarkeit erhält man dann nach folgender Gleichung:

$$F = \frac{AUC_x}{AUC_{i.\,v.}} \cdot 100\ [\%]$$

AUC_x: Fläche unter der Kurve bei beliebiger Applikation

$AUC_{i.\,v.}$: Fläche unter der Kurve bei intravenöser Applikation

Der auf diese Weise ermittelte Wert wird als **absolute Bioverfügbarkeit** bezeichnet.

2

Steht keine Arzneiform zur intravenösen Applikation zur Verfügung, kann die **relative Bioverfügbarkeit** F_{rel} eines Präparats dadurch bestimmt werden, dass man die Fläche unter der Plasmaspiegel-Zeit-Kurve des zu untersuchenden Präparats auf die eines Standardpräparats bezieht:

$$F_{rel} = \frac{AUC_x}{AUC_{Standard}} \cdot 100\ [\%]$$

Die Bioverfügbarkeit und damit auch die Wirksamkeit eines Arzneistoffs können in Abhängigkeit von der galenischen Zubereitung z. T. erheblich schwanken.

Bioäquivalenz. Zwei Arzneimittel mit identischen Wirkstoffen gelten als bioäquivalent, d. h. wirkungsgleich, wenn sie sich bezüglich ihrer **Bioverfügbarkeit** (AUC) und der **Geschwindigkeit der Resorption** nicht bzw. nur wenig (≤ 20 %) unterscheiden. Relevante Parameter für die Geschwindigkeit der Resorption sind die maximale Plasmakonzentration (**C_{max}**) und die Zeit zwischen Applikation und Erreichen der maximalen Plasmakonzentration (**t_{max}**). Bei Gabe identischer Dosen ist t_{max} umso kleiner und C_{max} umso größer, je höher die Resorptionsgeschwindigkeit ist.

Untersuchungen zur Bioäquivalenz spielen bei der Zulassung von Generika (Nachahmerpräparaten) eine entscheidende Rolle, da ein Generikum nur dann zugelassen wird, wenn dieses die Bioäquivalenzkriterien erfüllt.

Verteilungsvolumen. Unter dem Verteilungsvolumen (V, [l]) versteht man eine **fiktive Größe**, die die Arzneistoffmenge (X) im Körper und die Plasmakonzentration (C) in Relation setzt:

$$V = \frac{X}{C}\ [l]$$

Multipliziert man die Plasmakonzentration mit dem Verteilungsvolumen, so erhält man – als reale Größe – die Substanzmenge im Organismus.

Ist das Verteilungsvolumen eines Arzneistoffs sehr groß, bedeutet es, dass sich ein großer Teil der Substanz nicht im Plasma, sondern in peripheren Geweben befindet, ist es dagegen sehr klein, hält sich der überwiegende Teil des Arzneistoffs im Plasma auf (z. B. bei hoher Plasmaproteinbindung).

Das Verteilungsvolumen kann identisch sein mit dem Plasmavolumen (ca. 3 l), der extrazellulären Flüssigkeit (0,25 l/kg KG) oder dem Gesamtkörperwasser (ca. 0,6 l/kg KG). Es kann aber auch das Gesamtvolumen des Körpers weit übersteigen. Das ist dann ein Hinweis darauf, dass die betreffende (meist lipophile) Substanz in bestimmten Geweben, z. B. durch Bindung an Gewebeproteine, angereichert wird. Als sog. **tiefe Kompartimente** werden Gewebe bezeichnet, aus denen der Arzneistoff über lange Zeit nur langsam wieder ins Plasma abgegeben wird.

Das Ausmaß der Verteilung eines Arzneistoffs, und damit die Größe des Verteilungsvolumens ergibt sich aus dem Zusammenspiel von Hydrophilie bzw. Lipophilie einerseits und der Bindung an Plasma- oder Gewebeproteine andererseits. Vereinfacht zusammengefasst ist das Verteilungsvolumen umso kleiner je hydrophiler die Substanz und je größer die Plasmaproteinbindung ist und umso größer je lipophiler die Substanz und je größer die Bindung an Gewebeproteine ist. Beispiele für Verteilungsvolumina von Arzneistoffen sind in ◘ Tab. 2.3 aufgeführt. In der Praxis ist das Verteilungsvolumen für die Berechnung der Anfangsdosis (z. B. bei einer Infusion, ▸ Kap. 2.8) wichtig.

◘ **Tab. 2.3** Verteilungsvolumina (Beispiele)

Verteilungsvolumen[1]	Arzneistoffe
< 0,5 l/kg KG	Aminoglykoside, Cephalosporine, NSAIDs, Penicilline
1–10 l/kg KG	Diazepam, Digoxin, Methadon, Morphin, Risperidon
10–100 l/kg KG	Azithromycin, Flunitrazepam, Itraconazol, SSRI, tricyclische Antidepressiva

[1] Bezogen auf das Körpergewicht

Clearance. Die Clearance (CL, [ml/min bzw. l/h] bezeichnet das virtuelle Blutvolumen (Plasmavolumen), das pro Zeiteinheit von der betreffenden Substanz befreit („geklärt") wird. Die **Gesamtkörperclearance** (CL) wird bestimmt, indem man die Dosis (D) bzw. deren bioverfügbaren Anteil (s. o.) durch die Fläche unter der Kurve (AUC) dividiert:

$$CL = \frac{D}{AUC}$$

Sofern ein Stoff ausschließlich durch ein Organ eliminiert wird, ist die Gesamtkörperclearance gleich der Organclearance. In den meisten Fällen setzt sich jedoch die Gesamtkörperclearance aus mehreren Teilclearances zusammen, von denen die wichtigsten die hepatische (CL_H) und die renale (CL_R) Clearance sind.

Die Gesamtkörperclearance ist für die praktische Therapie von hoher Relevanz, weil sie neben der Dosierung die entscheidende Determinante für die Höhe des mittleren (average) Plasmaspiegels im Steady-state ($C_{ss,\ av}$) bei Dauermedikation ist (s. u.). Eine Erniedrigung der CL führt unmittelbar zu einer Erhöhung von $C_{ss,\ av}$ und damit bei Arzneistoffen mit geringer therapeutischer Breite zu einer Erhöhung des Intoxikationsrisikos.

Eliminationshalbwertszeit. Die Eliminationshalbwertszeit $t_{1/2}$ (syn. Plasmahalbwertszeit, Halbwertszeit, [h]) ist die Zeit, in der die Plasmakonzentration auf die Hälfte des ursprünglichen Werts abfällt. Man kann sie grafisch anhand von Plasmaspiegel-Zeit-Kurven ermitteln (o Abb. 2.4) oder nach folgender Gleichung erhalten:

$$t_{½} = \frac{\ln 2}{k_{el}} = \frac{0{,}693}{k_{el}}$$

k_{el} Eliminationsgeschwindigkeitskonstante

Die Angabe der Halbwertszeit eines Arzneistoffs ist nur dann möglich, wenn eine **Kinetik 1. Ordnung** vorliegt und damit der pro Zeiteinheit eliminierte Anteil der Substanz (z. B. 50 % nach 1 Halbwertszeit) konstant ist. Da bei der Anwendung von Arzneimitteln normalerweise verhältnismäßig niedrige Plasmakonzentrationen erreicht werden, erfolgt die Arzneistoffelimination in der Regel nach einer solchen Kinetik 1. Ordnung, und es liegt der Normalfall einer linearen Kinetik vor.

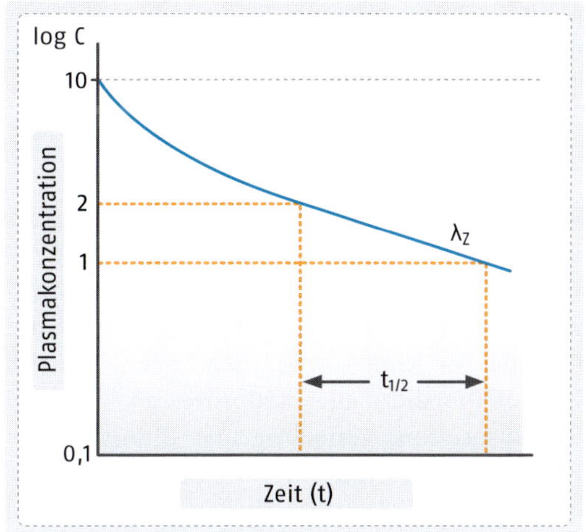

o **Abb. 2.4** Grafische Ermittlung von $t_{½}$. Ist das Verteilungsgleichgewicht erreicht, wird der Abfall der Plasmakonzentrations-Zeit-Kurve nur noch durch die Elimination bestimmt. Bei halblogarithmischer Darstellung erhält man eine Gerade. Durch die Auswahl eines Konzentrationswerts auf der Geraden und des halben Konzentrationswerts auf dieser kann die für den Konzentrationsabfall nötige Zeit ($t_{½}$,) auf der X-Achse abgelesen werden

Mithilfe der Halbwertszeit lässt sich abschätzen, wann eine Substanz den Organismus wieder vollständig verlassen hat. Das ist in der Regel nach etwa fünf Halbwertszeiten (HWZ) der Fall. Zur Veranschaulichung: Wird unmittelbar nach i. v. Gabe eine Plasmakonzentration von 100 µg/ml gemessen (Verteilungsgleichgewicht vorausgesetzt), beträgt sie nach 1 HWZ 50 µg/l, nach 2 HWZ 25 µg/ml, nach 3 HWZ 12,5 µg/ml, nach 4 HWZ 6,25 µg/ml und nach 5 HWZ nur noch etwa 3,13 µg/ml.

Umgekehrt kann bei einer Infusion oder bei Mehrfachapplikation eines Arzneistoffs anhand der Halbwertszeit vorhergesagt werden, wann ein Fließgleichgewicht (**Steady-state**) erreicht wird. Auch dies ist nach etwa fünf Halbwertszeiten der Fall (s. u.). Bei der wiederholten Applikation von Arzneistoffen, also bei jeder längeren Therapie liefert die Halbwertszeit die Grundlage für die Bestimmung von Dosis und Dosierungsintervall.

Nichtlineare Kinetik. Bei Applikation hoher Dosen kann es bei einigen Wirkstoffen vorkommen, dass deren kinetisches Verhalten nicht mehr einer Kinetik 1. Ordnung entspricht. Gründe für eine solche nichtlineare Kinetik können in nahezu allen Teilprozessen – also bei der Resorption, Verteilung und Elimination – liegen, wobei die hierfür verantwortlichen Mechanismen meist ähnlich sind. Im Vordergrund stehen eine Sättigung von Enzymen oder Carrierproteinen sowie eine begrenzte Bindungskapazität von Transportproteinen.

Liegt eine Kinetik 0. Ordnung vor, ist die pro Zeiteinheit ausgeschiedene Substanzmenge konstant und der pro Zeiteinheit ausgeschiedene Anteil der Substanz abhängig von der Substanzkonzentration (sodass keine Halbwertszeit angegeben werden kann).

Das bekannteste Beispiel für eine solche nichtlineare Kinetik stellt die Ethanol-Elimination (▸Kap. 34.2.2) dar, die mit konstanter Geschwindigkeit abläuft (Abnahme der Blutalkoholkonzentration ca. 0,1 ‰/h). Auch bei Phenytoin- oder auch Salicylsäure-Gabe beobachtet man bei Dosiserhöhung überproportional starke Anstiege der Steady-state-Konzentration infolge Substratsättigung der abbauenden Enzyme.

Minimale therapeutische und minimale toxische Wirkstoffkonzentration. Die Wirkung eines Arzneistoffs tritt erst dann ein, wenn eine bestimmte Konzentration im Blut und damit die für die Wirkungsschwelle erforderliche Konzentration am Wirkort erreicht ist (o Abb. 2.5).

Man bezeichnet diesen Schwellenplasmaspiegel als die minimale therapeutische oder minimale effektive Konzentration (MEC). Die aus therapeutischer Sicht obere Grenze des Plasmaspiegels ist durch die maximale therapeutische Konzentration gegeben, die der minimalen toxischen Konzentration, d. h. der Konzentration, bei der erste toxische Symptome auftreten, entspricht. Der Bereich zwischen minimaler therapeutischer und minimaler toxischer Konzentration wird als **therapeutischer Konzentrationsbereich** bezeichnet.

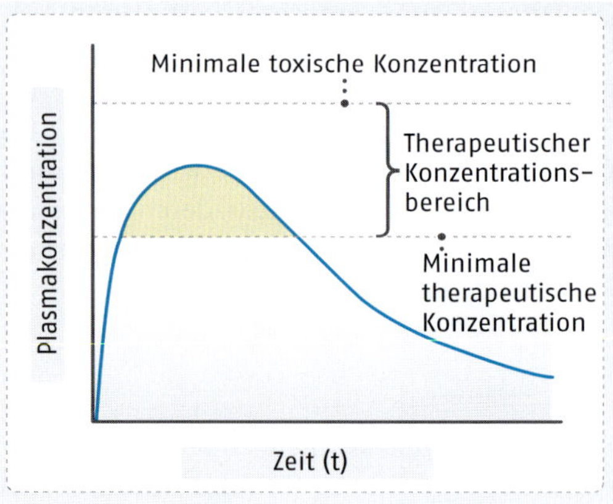

o **Abb. 2.5** Darstellung des therapeutischen Konzentrationsbereichs

2.8 Plasmakonzentrations-Zeit-Verläufe

Plasmakonzentrations-Zeit-Verläufe nach Einmalgabe. Wird eine Substanz durch intravenöse Injektion direkt in die Blutbahn gebracht, fallen die Blutspiegelwerte durch Verteilungs- und Eliminationsprozesse, die gleichzeitig stattfinden, zunächst rasch ab. Ist das Verteilungsgleichgewicht (▸Kap. 2.4) erreicht, liegen die Plasmakonzentrationen bei halblogarithmischer Darstellung (o Abb. 2.6) auf einer (weniger steil verlaufenden) Geraden, welche die Elimination charakterisiert.

Auch bei oraler Gabe laufen ebenso wie bei anderen Applikationsarten, bei denen eine Resorption erfolgt, Resorptions-, Verteilungs- und Eliminationsprozesse nebeneinander (parallel) ab (o Abb. 2.7). Der aufsteigende Ast der Plasmakonzentrations-Zeit-Kurve ist das Ergebnis von Resorption, Verteilung und Elimi-

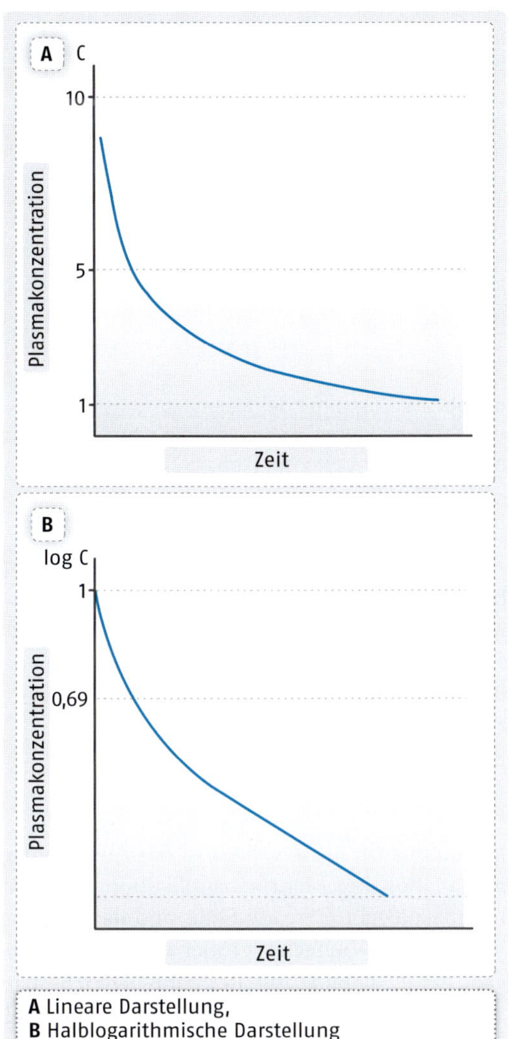

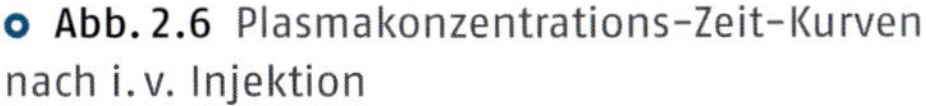

Abb. 2.6 Plasmakonzentrations-Zeit-Kurven nach i.v. Injektion

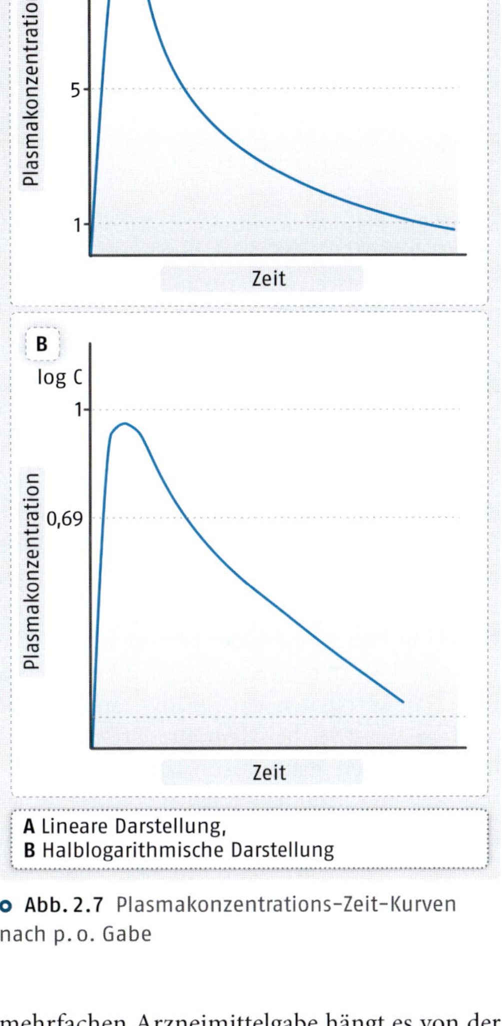

Abb. 2.7 Plasmakonzentrations-Zeit-Kurven nach p.o. Gabe

nation. Der anfängliche Abfall der Kurve in halblogarithmischer Darstellung resultiert aus Verteilungs- und Eliminationsprozessen, die terminale Gerade wird durch die Elimination bestimmt.

Plasmakonzentrations-Zeit-Verläufe bei wiederholter Gabe. Meist ist für einen therapeutischen Erfolg die wiederholte Applikation eines Arzneimittels erforderlich. Bei einer solchen mehrfachen Arzneimittelgabe hängt es von der Dosis, dem Dosierungsintervall und der Halbwertszeit des Arzneistoffs ab, welche Plasmakonzentrationen erreicht werden. Ist die Halbwertszeit kurz im Verhältnis zum Dosierungsintervall, d. h. wird z. B. in Abständen von fünf Halbwertszeiten dosiert, wird die Substanz im Intervall praktisch vollständig eliminiert. Die mit einer nachfolgenden Dosis erreichte Plasmakonzentration ist dann nahezu gleich der

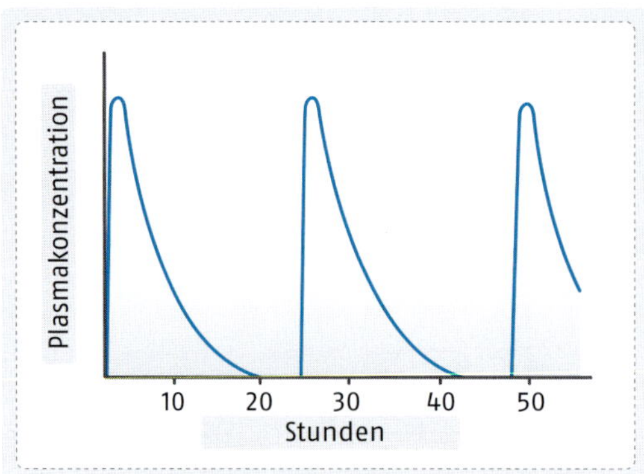

○ Abb. 2.8 Plasmakonzentrations-Zeit-Kurve nach mehrfacher oraler Gabe eines Pharmakons mit kurzer Halbwertszeit ($t_{1/2}$ = 3 h) und großem Dosierungsintervall (τ = 24 h)

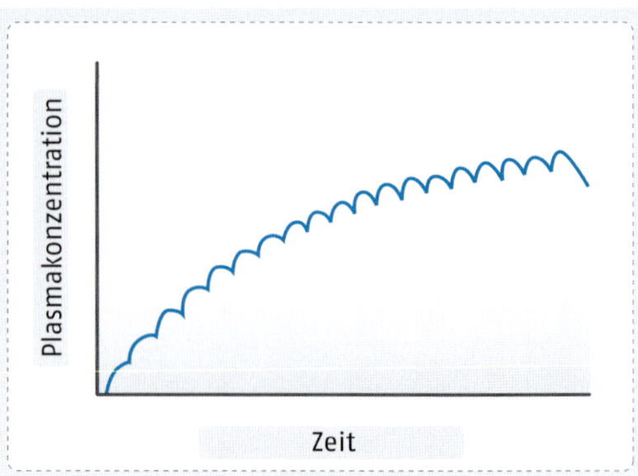

○ Abb. 2.9 Zunahme der Plasmakonzentration und Erreichen eines Steady-state nach mehrfacher oraler Gabe eines Pharmakons (Kumulation)

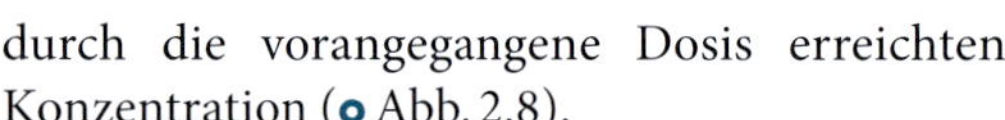

durch die vorangegangene Dosis erreichten Konzentration (○ Abb. 2.8).

Ist das Dosierungsintervall aber deutlich kleiner als fünf Halbwertszeiten, ist am Ende jedes Dosierungsintervalls noch eine merkliche Substanzmenge im Körper vorhanden. Eine zweite Dosis führt dann zu einer höheren Plasmakonzentration als die vorangegangene Dosis. Bei nachfolgenden Dosen steigen die Plasmakonzentrationen weiter an, bis nach etwa fünf Halbwertszeiten ein Steady-state erreicht wird (○ Abb. 2.9), bei dem die Plasmaspiegel dann zwischen nahezu konstanten Maximal- ($C_{ss,\ max}$) und Minimalwerten ($C_{ss,\ min}$; Talspiegel) fluktuieren. Die Höhe der Plasmaspiegel ist von der Dosierung und dem Dosierungsintervall abhängig. Die **Fluktuation** (Unterschiede zwischen Maximal- und Minimalwerten) im Steady-state ist umso geringer je kleiner das Dosierungsintervall ist (bei einer Infusion ist der Plasmaspiegel im Steady-state beispielsweise konstant, s. u.).

Bei Arzneistoffen mit geringer therapeutischer Breite kann es erforderlich sein, die Tagesdosis auf mehrere Einzeldosen aufzuteilen, sodass die Maximalwerte den toxischen Konzentrationsbereich nicht über- und die Minimalwerte die minimal wirksame Plasmakonzentration nicht unterschreiten.

Die Zunahme der Wirkstoffkonzentration bei wiederholter Gabe wird als **Kumulation** bezeichnet. Das Ausmaß der Kumulation hängt vom sog. relativen Dosierungsintervall ε ab.

$$\varepsilon = \frac{\tau}{t_{1/2}}$$

τ Dosierungsintervall, $t_{1/2}$ Halbwertszeit

Je kleiner ε ist, umso größer ist das Ausmaß der Kumulation bei Mehrfachapplikation, d. h. die Plasmaspiegel im Steady-State sind dann in der Regel um ein Vielfaches größer als nach Einmalgabe der gleichen Dosis.

Plasmakonzentrations-Zeit-Verlauf bei einer Infusion. Einen weitgehend konstanten Blutspiegel kann man durch eine Dauertropfinfusion erzielen, bei der eine konstante Arzneistoffmenge pro Zeiteinheit injiziert wird. Insbesondere bei schnell eliminierten Arzneistoffen (z. B. Nitroprussidnatrium) ist eine solche Applikationsform vorteilhaft. Eine Infusion hat den in ○ Abb. 2.10 angegebenen Kurvenverlauf zur Folge.

Mit Beginn der Infusion steigt zunächst der Blutspiegel stark an, um dann asymptotisch in die Steady-state-Konzentration überzugehen. Das Anfluten der Substanz im Plasma wird von

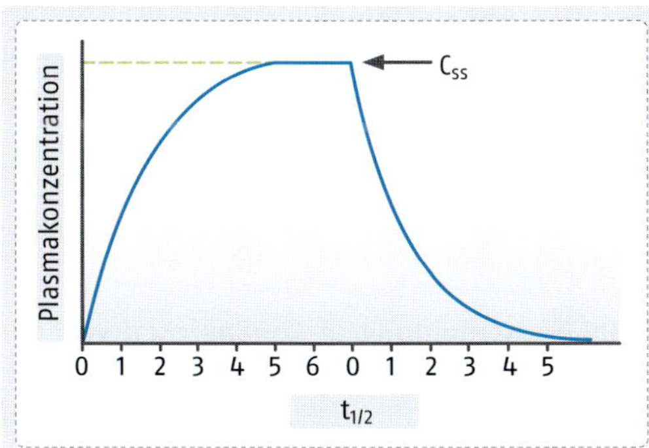

Abb. 2.10 Plasmakonzentrations-Zeit-Verlauf bei einer Infusion

Verteilungs- und Eliminationsprozessen überlagert. Im Steady-state ist ein Gleichgewicht zwischen der Arzneistoffmenge, die pro Zeiteinheit infundiert wird, und der Arzneistoffmenge, die pro Zeiteinheit aus dem Plasma eliminiert wird, erreicht. Die Zeit bis zum Erreichen der Steady-state-Konzentration beträgt wie bei diskontinuierlicher Applikation ca. fünf Halbwertszeiten. Wird für die Dauer einer Halbwertszeit infundiert, werden Plasmaspiegel erreicht, die der Hälfte der Steady-state-Konzentration entsprechen.

Bei Arzneistoffen mit langer Halbwertszeit kann der Zeitraum bis zum Erreichen wirksamer Steady-state-Konzentrationen abgekürzt werden, wenn zu Infusionsbeginn gleichzeitig eine sog. intravenöse Bolusinjektion als **Aufsättigungsdosis** (Loading dose, D_L) verabfolgt wird. Für die Berechnung der Aufsättigungsdosis ist neben dem angestrebten Plasmaspiegel ausschließlich das Verteilungsvolumen ausschlaggebend ($D_L = C_{ss} \times V$). Unmittelbar nach Applikation der Initialdosis wird die Dauerinfusion gestartet. Für die **Erhaltungsdosis** (Maintenance dose, D_M) ist die Clearance von Bedeutung und zwar muss pro Zeiteinheit diejenige Dosis appliziert werden, die im gleichen Zeitraum durch Clearanceprozesse eliminiert wird ($D_M = CL \times C_{ss}$).

2.9 Therapeutisches Drugmonitoring

Unter Therapeutischem Drugmonitoring (TDM) versteht man die Bestimmung von Plasmaspiegeln mit dem Ziel, zu einem bestimmten Zeitpunkt Informationen über die individuelle Pharmakokinetik des betreffenden Patienten zu bekommen und dadurch, falls erforderlich, die Dosierung gezielt anpassen zu können. Dabei ist der **therapeutische Referenzbereich** – dieser entspricht dem therapeutischen Konzentrationsbereich Abb. 2.5 – die Grundlage für die Bewertung von Wirksamkeit und unerwünschten Wirkungen. Der **dosisbezogene Referenzbereich** gibt den Konzentrationsbereich an, der für einen Arzneistoff bei einer bestimmten Dosis im Blut zu erwarten ist. Abweichungen können beispielsweise durch mangelnde Patientencompliance, Interaktionen oder auch durch alters-oder krankheitsbedingt veränderte Verteilung, Metabolisierung oder Ausscheidung begründet sein.

Ein Therapeutisches Drugmonitoring wird in folgenden Fällen empfohlen bzw. durchgeführt:

- bei **Arzneistoffen mit geringer therapeutischer Breite**, wenn eine enge Beziehung zwischen Wirkstoffkonzentration und Effekt (Wirkung, unerwünschter Wirkung) besteht (z. B. bei Aminoglykosid-Antibiotika, Vancomycin, Digoxin, Ciclosporin, Lithium) und/oder
- bei **großen inter- und intraindividuellen Plasmakonzentrationsschwankungen** (z. B. durch genetische Polymorphismen metabolisierender Enzyme, Enzyminduktion, Enzymsättigung, pharmakokinetische Interaktionen) sowie
- zur **Überwachung der Patientencompliance**, wenn der erwünschte pharmakologische Effekt nicht leicht ermittelt werden kann oder auch zeitlich verzögert eintritt (z. B. bei Psychopharmaka-Therapie).

Eine Blutspiegelüberwachung ist dagegen meist nicht notwendig, wenn die Pharmakodynamik eines Wirkstoffs gut bestimmt werden kann, wie z. B. die Senkung der Blutglucosekonzentration durch Insulin oder die Erniedrigung des INR-Werts durch Vitamin-K-Antagonisten wie Phenprocoumon (Marcumar®).

2.10 Veränderungen der Pharmakokinetik bei pathologischen Zuständen

Resorptionsstörungen. Die Resorption von Arzneistoffen wird von der gastrointestinalen Durchblutung beeinflusst. Diese ist bei einer Stauung im großen Kreislauf, wie sie bei einer Herzinsuffizienz auftreten kann, vermindert. Eine reduzierte Bioverfügbarkeit bei Patienten mit dekompensierter Herzinsuffizienz wurde u. a. für Hydrochlorothiazid beschrieben.

Veränderungen in der Verteilung. Die Minderperfusion peripherer Organe infolge einer Herzinsuffizienz kann auch die Verteilung von Arzneistoffen beeinflussen. In einem solchen Fall ist beispielsweise das Verteilungsvolumen (z. B. von Lidocain) verringert. Eiweißverluste oder Störungen der Eiweißsynthese verändern die Proteinbindung. So konnte gezeigt werden, dass bei Patienten mit nephrotischem Syndrom der an Plasmaprotein gebundene Anteil von Phenytoin von 90 auf 80 % abnimmt (und sich dadurch der freie Anteil von 10 auf 20 % verdoppelt!). Bei fortgeschrittener Niereninsuffizienz ist eine Verdrängung von Arzneistoffen aus der Proteinbindung durch retinierte (nicht ausgeschiedene) harnpflichtige Substanzen möglich. Außerdem wurden Plasmaeiweiß-Veränderungen mit geänderter Proteinbindungskapazität und -affinität beobachtet. Zusätzlich kann die Gewebebindung verringert sein, woraus eine Abnahme des Verteilungsvolumens resultiert. Bei Lebererkrankungen besteht die Möglichkeit ähnlicher Störungen wegen der Beeinträchtigung der Eiweißsynthese.

Beeinflussung der Metabolisierung. Da die Elimination lipidlöslicher Pharmaka vorwiegend durch oxidativen Abbau und anschließende Konjugation erfolgt, können Lebererkrankungen die Eliminationsgeschwindigkeit metabolisch eliminierter Arzneistoffe (z. B. Diazepam) herabsetzen.

Renale Ausscheidung in Abhängigkeit von der Nierenfunktion. Sofern ein Arzneistoff vorwiegend oder ausschließlich renal ausgeschieden wird, beeinflusst die Nierenfunktion die Ausscheidungsgeschwindigkeit erheblich: Mit abnehmender glomerulärer Filtrationsrate, die annähernd der Kreatinin-Clearance (Normalwert beim gesunden Erwachsenen 120 ml/min) entspricht, sinkt auch die renale Ausscheidungsgeschwindigkeit körperfremder Stoffe. Bei primär renal eliminierten Arzneistoffen (renale Elimination der unveränderten Muttersubstanz bzw. von aktiven Metaboliten > 60 %, ◘ Tab. 2.4) ist demzufolge wegen der verlängerten Halbwertszeit eine Dosisreduktion und/oder Verlängerung des Dosierungsintervalls erforderlich. Bei Arzneistoffen mit geringer therapeutischer Breite sollte eine Dosisanpassung bereits in Erwägung gezogen werden, wenn mehr als 30 % des Arzneistoffs (bzw. eines aktiven Metaboliten) unverändert renal ausgeschieden werden und die Kreatinin-Clearance unter 60 ml/min sinkt.

2.11 Pharmakokinetik im Alter

Aufgrund physiologischer Veränderungen im Alter kann die Pharmakokinetik von Arzneistoffen bei alten Menschen im Vergleich zu jüngeren Erwachsenen verändert sein, vor allem die interindividuelle Variabilität nimmt zu.

Die Resorptionsgeschwindigkeit kann aufgrund einer verringerten Magenmotilität und einer verminderten Durchblutung des Gastrointestinaltrakts herabgesetzt sein. Das Verteilungsvolumen liphophiler Arzneistoffe kann erhöht, das von hydrophilen Substanzen vermin-

Tab. 2.4 Primär unverändert renal eliminierte Pharmaka (Auswahl)

Stoffgruppe	Arzneistoffe
Antibiotika	Betalactame, Glykopeptide, Aminoglykoside
Antiepileptika	Levetiracetam, Gabapentin, Pregabalin, Vigabatrin
Betablocker	Atenolol, Sotalol
Orale Antidiabetika	Metformin, Sulfonylharnstoffe, Gliptine
Virustatika	Aciclovir, Ganciclovir, Lamivudin, Tenofovir
Zytostatika	Carboplatin, Methotrexat

dert sein, da das Gesamtkörperwasser im Alter ab- und der (relative) Fettanteil zunimmt. Der First-Pass-Effekt ist evtl. aufgrund von vermindertem Leberblutfluss und geringerer Lebermasse reduziert und die Bioverfügbarkeit dadurch erhöht. Aus gleichem Grund kann die systemische Metabolisierung verlangsamt sein, die Halbwertszeit kann infolgedessen zunehmen und schließlich zu höheren Plasmaspiegeln führen. Die renale Ausscheidung ist bei etwa zwei Drittel der Senioren um ca. 50 % reduziert (s. o.). Ursächlich ist in erster Linie eine abnehmende Nierenfunktion, aber auch Bluthochdruck und koronare Herzkrankheit tragen zu diesem Effekt bei, der in der Regel eine Dosisanpassung erfordert.

Da nur wenige Arzneimittelstudien Menschen über 65 Jahre einbeziehen, mangelt es oft an evidenzbasierten Daten zur Pharmakokinetik in den Fachinformationen der Arzneimittel. Daher ist insbesondere zu Beginn einer Pharmakotherapie stets Vorsicht geboten („start low, go slow"). Erschwerend kommt hinzu, dass alte Menschen aufgrund einer Multimorbidität in der Regel mehrere Medikamente gleichzeitig einnehmen, sodass auch mit pharmakokinetischen Interaktionen gerechnet werden muss.

3 Pharmakodynamik

Die Pharmakodynamik beschreibt die Wirkung und den Wirkungsmechanismus von Arzneistoffen. Diese interagieren mit definierten Proteinen, Nucleinsäuren oder Lipiden und wirken bereits in niedrigen Dosierungen bzw. Konzentrationen (im nM- oder µM-Bereich). Kommen die gleichen Zielmoleküle an verschiedenen Zelltypen bzw. Geweben vor, muss neben der erwünschten Hauptwirkung auch mit Nebenwirkungen (▸Kap. 4) gerechnet werden. Derzeit existieren etwa 650 unterschiedliche Zielstrukturen für Arzneistoffe.

Wirkungsmechanismen. Arzneistoffe wirken insbesondere durch Regulation der Gentranskription durch Bindung an intrazelluläre Rezeptoren, Stimulation oder Blockade membranständiger Rezeptoren, Öffnen oder Blockieren spannungsabhängiger oder Liganden-gesteuerter Ionenkanäle, Beeinflussung von transmembranären oder intrazellulären Transportern, Hemmung oder Aktivierung von Enzymen sowie Störung von Biosynthesen in Mikroorganismen.

3.1 Rezeptor-vermittelte Wirkungen

Pharmakologische Rezeptoren sind intrazelluläre oder membranständige Proteine, die nach spezifischer Bindung eines Liganden ihren Aktivitätszustand ändern und dadurch einen zellulären Effekt hervorrufen (z. B. Öffnung eines Ionenkanals und damit verbundene Änderung der Konzentration eines Ions im Zytosol oder Stimulation einer Rezeptor-Tyrosinkinase und damit verbundene Phosphorylierung intrazellulärer Signalmoleküle, s. u.). Einem (pharmakologischen) Rezeptor kommt somit eine duale Funktion zu: Die Signalerkennung durch Wechselwirkung mit dem Liganden und die Auslösung eines Effekts. Die Zahl pharmakologischer Rezeptoren ist wie die anderer funktionaler Moleküle begrenzt, die Ligandenbindung daher sättigbar. Letztere ist ferner stereoselektiv und im Gegensatz zu enzymatischen Reaktionen ohne chemische Veränderung des Liganden reversibel.

Rezeptorsubtypen. Für praktisch jeden Neurotransmitter, aber auch für Hormone, Vitamine, Wachstumsfaktoren u. a. wurden in ihrer Struktur zwar ähnliche, aber hinsichtlich der Aminosäurensequenz eindeutig unterscheidbare Rezeptoren nachgewiesen. Beispielsweise interagiert Noradrenalin mit α- und β-Adrenozeptoren, die nochmals in verschiedene Subtypen unterteilt werden können (▸Kap. 19), Acetylcholin tritt mit Nicotin- und Muscarinrezeptoren, von denen ebenfalls wieder Subtypen existieren (▸Kap. 20), in Wechselwirkung.

Rezeptorreserve. Zur Weiterleitung eines Signals benötigt der aktivierte Rezeptor einen nachgeschalteten Effektor mit hoher Affinität zur aktiven Rezeptorkonformation. Stehen weniger Effektoren als Rezeptoren zur Verfügung, kann vielfach die maximale Wirkung durch Kopplung nur eines Teils der aktiven Rezeptoren an die Effektoren erzielt werden. Nicht an der Kopplung beteiligte – überschüssige – Rezeptoren werden als Rezeptorreserve bezeichnet. Durch Variation der Rezeptorreserve kann die Empfindlichkeit einer Zelle gegenüber einem Pharmakon erhöht oder erniedrigt werden.

Desensibilisierung, Rezeptor-Down- und Up-Regulation. Die Intensität des durch eine bestimmte Ligandenkonzentration ausgelösten Signals ist nicht konstant, sondern sie kann bei anhaltender Rezeptorstimulation abnehmen. In diesem Fall kommt es zur **Desensibilisierung**, d.h. zur Abnahme der Empfindlichkeit des Systems. Der Desensibilisierung liegen mehrere Mechanismen zugrunde. So bewirkt beispielsweise die Aktivierung membranständiger G-Protein-gekoppelter Rezeptoren (s.u.) nach Rezeptorstimulation außer dem eigentlichen Effekt auch eine eigene **Rezeptor-Phosphorylierung**. Dadurch steigt die Affinität dieser Rezeptoren zu intrazellulären Proteinen (**Arrestinen**), welche die Rezeptor-vermittelte Signaltransduktion hemmen. Konsekutiv nimmt die Stärke des Signals ab. Zur Desensibilisierung trägt ferner eine erhöhte Bildung inhibitorischer G-Proteine (s.u.) sowie eine verringerte Expression der Rezeptorgene und ein beschleunigter Abbau von Rezeptor-mRNA bei.

Außerdem ändert sich die Zahl der Rezeptoren in Abhängigkeit vom Funktionszustand des Organismus und seiner Organe. In Gegenwart anhaltend hoher Konzentrationen stimulierender Liganden findet man eine Erniedrigung der Zahl aktiver Rezeptoren durch Internalisierung und verstärkten Abbau (**Rezeptor-Down-Regulation**). Ein Beispiel einer solchen Rezeptor-Down-Regulation ist die Abnahme der β-Adrenozeptorzahl bei Herzinsuffizienz durch andauernd erhöhte Catecholaminspiegel (▸Kap. 23.3.2.1).

Durch Gabe von Rezeptorblockern, Denervierung oder bei Neurotransmittermangel (z.B. bei Morbus Parkinson, ▸Kap. 17.1) vergrößert sich dagegen die Rezeptorenzahl (**Rezeptor-Up-Regulation**). Wirkstoffe, die indirekt auf ein bestimmtes System einwirken, können ebenfalls dessen Rezeptorendichte verändern (**heterologe Up-** bzw. **Down-Regulation**). Als Beispiele seien die Zunahme der Oxytocin-Rezeptoren durch Estrogengabe oder deren Abnahme durch Progesteroneinwirkung sowie die Zunahme der Zahl von β-Rezeptoren, z.B. im Herzmuskel, bei Gabe von Schilddrüsenhormonen genannt. Diesen Befunden entspricht dann eine veränderte Gewebeempfindlichkeit gegen Oxytocin bzw. Adrenalin/Noradrenalin. Rezeptorsysteme erweisen sich somit hinsichtlich ihrer Anpassungsfähigkeit an verschiedene Bedingungen als flexibel.

Krankheitsbedingte Veränderungen der Rezeptorfunktion. Abweichungen von der normalen Rezeptorfunktion kommen bei pathologischen Zuständen vor. Ein typisches Beispiel einer Rezeptor-Autoimmunkrankheit ist die **Myasthenia gravis**, bei der Autoantikörper gegen die cholinergen Rezeptoren (n-Cholinozeptoren, ▸Kap. 20) der motorischen Endplatte gebildet werden. Durch die Bindung der Antikörper an die Rezeptoren sind diese nicht mehr zu einer Wechselwirkung mit dem Neurotransmitter befähigt. Die Folge ist eine Muskelschwäche. Auch dem **Morbus Basedow** (▸Kap. 21.3.4) liegt eine Rezeptor-Autoimmunkrankheit zugrunde, und zwar werden hierbei Antikörper gegen Thyrotropin-Rezeptoren gebildet, die – anders als die zuvor beschriebenen Antikörper – stimulierende Eigenschaften besitzen und somit nach Bindung an die Rezeptoren die Schilddrüse zu verstärkter Hormonproduktion anregen. Ferner können in diesem Zusammenhang die gestörte Bildung von LDL-Rezeptoren als Ursache der **familiär bedingten Hypercholesterolämie** und der Adiuretin-Rezeptor-Defekt beim **renalen Diabetes insipidus** (▸Kap. 26.2.1.1) genannt werden.

Der zur Familie der epidermalen Wachstumsfaktor-Rezeptoren gehörende **Her2/neu-Rezeptor** spielt eine wichtige Rolle in der Diagnostik

3

und bei der Behandlung des **Mammakarzinoms**. In etwa 20 % aller Mammakarzinome ist er stark überexprimiert und in seiner Wirkung verstärkt, was sich in rascherem Tumorwachstum und einer ungünstigeren Prognose äußert (▸Kap. 31.9.1).

3.1.1 Agonisten, Antagonisten

In gleicher Weise wie physiologische Liganden können auch Pharmaka mit Rezeptoren interagieren. Je höher die Affinität, desto größer ist die Tendenz eines Pharmakons zur Bildung eines Komplexes mit dem Rezeptor. Ein Parameter für die Affinität zum Rezeptor ist die **Affinitätskonstante** K_D (auch als Dissoziationskonstante bezeichnet).

Bedeutsam ist ferner die Unterscheidung zwischen Substanzen, die an den Rezeptor binden und ihn stimulieren, den **Agonisten**, und Stoffen, die einen Rezeptor-vermittelten Effekt abschwächen oder ganz verhindern, den **Antagonisten**.

Zwei-Zustände-Modell. Nach diesem Modell liegt ein Rezeptor entweder in inaktiver oder aktiver Konformation vor. Die beiden Konformationen stehen im dynamischen Gleichgewicht, das in Abwesenheit eines Liganden meist weitgehend zur inaktiven Seite verschoben ist. Die Rezeptoren, die sich auch ohne Ligand im aktiven Zustand befinden, werden als **konstitutiv aktive Rezeptoren** bezeichnet. Diese kommen physiologisch vor, können aber auch durch Mutationen entstehen. Dem Zwei-Zustände-Modell entsprechend sind **Agonisten** Substanzen, die bevorzugt an den Rezeptor im aktiven Zustand binden und das Gleichgewicht weitgehend zu dieser Seite verschieben. **Antagonisten** sind Verbindungen, die durch vorrangige Interaktion mit dem inaktiven Rezeptor dessen Aktivierung verhindern. Unter **inversen Agonisten** versteht man Wirkstoffe, die an konstitutiv aktive Rezeptoren binden, dadurch das Gleichgewicht in Richtung inaktiver Zustand verschieben und so den Anteil konstitutiv aktiver Rezeptoren erniedrigen. In der Regel wirken inverse Agonisten wie Antagonisten. Ein Beispiel für einen solchen inversen Agonisten ist Harmalin, ein psychoaktives Indol-Alkaloid, das als inverser Agonist an $GABA_A$-Rezeptoren bindet und dadurch die inaktive Konformation dieses Rezeptors stabilisiert. Die Folge ist ein angstauslösender Effekt.

Volle und partielle Agonisten. Die Fähigkeit eines Pharmakons, nach der Bildung des Komplexes mit einem Rezeptor eine Wirkung auszulösen, wird **intrinsische Aktivität** genannt. Diese ist ein Maß für die maximale Wirkung, die mit einer Substanz in dem jeweiligen biologischen System erreichbar ist. Ein Agonist ist dementsprechend ein Pharmakon, das sowohl Affinität als auch intrinsische Aktivität besitzt. Agonisten, die nicht die maximale intrinsische Aktivität erreichen, werden als **partielle Agonisten** bezeichnet. Letztere nehmen eine Mittelstellung zwischen Agonisten und Antagonisten ein, da sie wie Agonisten, jedoch weniger stark als diese, das Gleichgewicht von inaktivem zu aktivem Rezeptor verlagern. Dieses Verhalten ist der Grund dafür, dass partielle Agonisten sowohl agonistische als auch antagonistische Eigenschaften besitzen: In Anwesenheit eines Agonisten, der einen größeren Effekt hervorruft, als es der intrinsischen Aktivität des partiellen Agonisten entspricht, schwächt letzterer die Wirkung des Agonisten ab (**partielle antagonistische Wirkung**). In Abwesenheit eines Agonisten wirkt ein partieller Agonist dagegen wie ein Agonist.

Kompetitive Antagonisten. Diese sind in gleicher Weise wie Agonisten in der Lage, sich an Rezeptoren anzulagern, zu denen sie Affinität besitzen. Im Gegensatz zu Agonisten sind sie aber nicht befähigt, einen Effekt auszulösen, d. h. sie weisen keine intrinsische Aktivität auf. Da Agonist und kompetitiver Antagonist um denselben Rezeptor konkurrieren, kann jeweils durch die Erhöhung der Konzentration des einen Stoffs der andere vom Rezeptor verdrängt werden. **Konzentrations-Wirkungs-Kurven eines Agonisten** werden daher in Anwesenheit eines kompetitiven Antagonisten **parallel nach rechts verschoben** (○Abb. 3.1). Der Grad der

Parallelverschiebung der agonistischen Kurve auf der Abszisse ist ein Maß für die Affinität des Antagonisten zum Rezeptor. Beispiele für kompetitive Antagonisten sind α- und β-Adrenozeptorblocker (▸ Kap. 19.4), Sartane (▸ Kap. 23.2.2.2) und Triptane (▸ Kap. 12.1.9.1).

Nichtkompetitive Antagonisten. Diese schwächen zwar auch die Wirkung eines Agonisten ab, konkurrieren jedoch nicht mit diesem um die gleiche Bindungsstelle, sondern docken an einer anderen Stelle des Rezeptorproteins, **allosterisch**, an. Ihre Hemmwirkung kommt dadurch zustande, dass sie die Bedingungen für die Bindung des Agonisten an dessen Bindungsstelle negativ verändern. Die Konzentrations-Wirkungs-Kurve (○ Abb. 3.1) zeigt dadurch eine Verringerung des durch den Agonisten induzierten Maximaleffekts, dessen Ausmaß von der Konzentration des Antagonisten abhängt. Der Einfluss des nichtkompetitiven Antagonisten ist im Gegensatz zu den kompetitiven Antagonisten auch durch hohe Konzentrationen des Agonisten nicht aufzuheben. Beispiele für nichtkompetitive Antagonisten sind Ketamin (▸ Kap. 14.1.4) am NMDA-Rezeptor und Palonosetron (▸ Kap. 18.2.4) am 5-HT_3-Rezeptor.

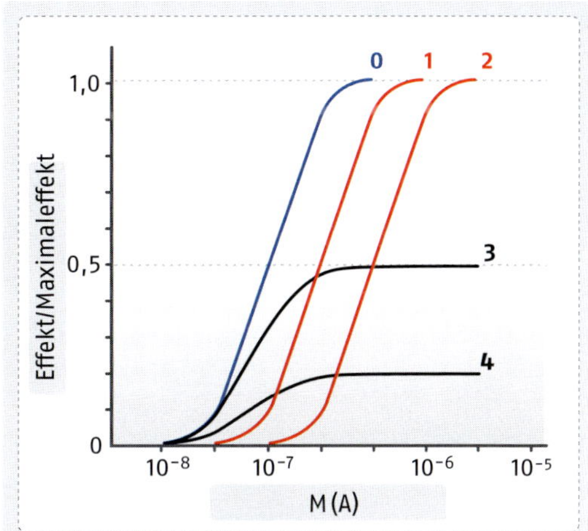

○ **Abb. 3.1** Einfluss steigender Konzentrationen eines kompetitiven bzw. nicht-kompetitiven Antagonisten B auf die Konzentrations-Wirkungs-Kurve eines Agonisten A. Auf der Ordinate der durch A + B hervorgerufene Effekt im Verhältnis zum maximal erreichbaren Effekt, auf der Abszisse die molare Konzentration von A. **0** Konzentrations-Wirkungs-Kurve des Agonisten. **1**, **2** dto. in Gegenwart unterschiedlicher Konzentrationen des **kompetitiven** Antagonisten (bei **2** dreifach höher als bei **1**). **3**, **4** dto. in Gegenwart unterschiedlicher Konzentrationen des **nichtkompetiven** Antagonisten (bei **4** dreifach höher als bei **3**).

Eine Unterform des nichtkompetitiven ist der **unkompetitive Antagonismus**. Unkompetitive Antagonisten erfordern eine Rezeptoraktivierung durch einen Agonisten, bevor sie durch allosterische Bindung hemmend wirken können. Die Hemmwirkung des unkompetitiven Antagonisten hängt dabei wesentlich von der Konzentration des betreffenden Agonisten ab: je höher der agonistische Effekt, umso größer ist auch die antagonistische Wirkung. Beispiele für unkompetitive Antagonisten am NMDA-Rezeptor sind Amantadin (▸ Kap. 17.2.6) und Memantin (▸ Kap. 10.6.2).

Funktionelle Antagonisten. Ein funktioneller Antagonist schwächt als Agonist durch einen entgegengesetzten Effekt die Wirkung eines zweiten Agonisten, der an anderen Rezeptoren angreift, ab. Ein Beispiel hierfür ist der Antagonismus zwischen cholinergen und histaminergen Substanzen bei der Kontraktion der Bronchialmuskulatur oder zwischen cholinergen und β-adrenergen Stoffen bei deren Erschlaffung.

Chemische Antagonisten. Hierbei handelt es sich um Substanzen, die chemisch mit einem Wirkstoff reagieren und diesen dabei inaktivieren. Diese Art von Antagonismus ist vor allem bei der Behandlung von Überdosierungen und Vergiftungen bedeutungsvoll (Beispiel: Aufhebung der Heparinwirkung durch Protaminsulfat, ▸ Kap. 23.1.3.3). Das wesentliche Ergebnis eines chemischen Antagonismus ist die Erniedrigung der Wirkstoffkonzentration.

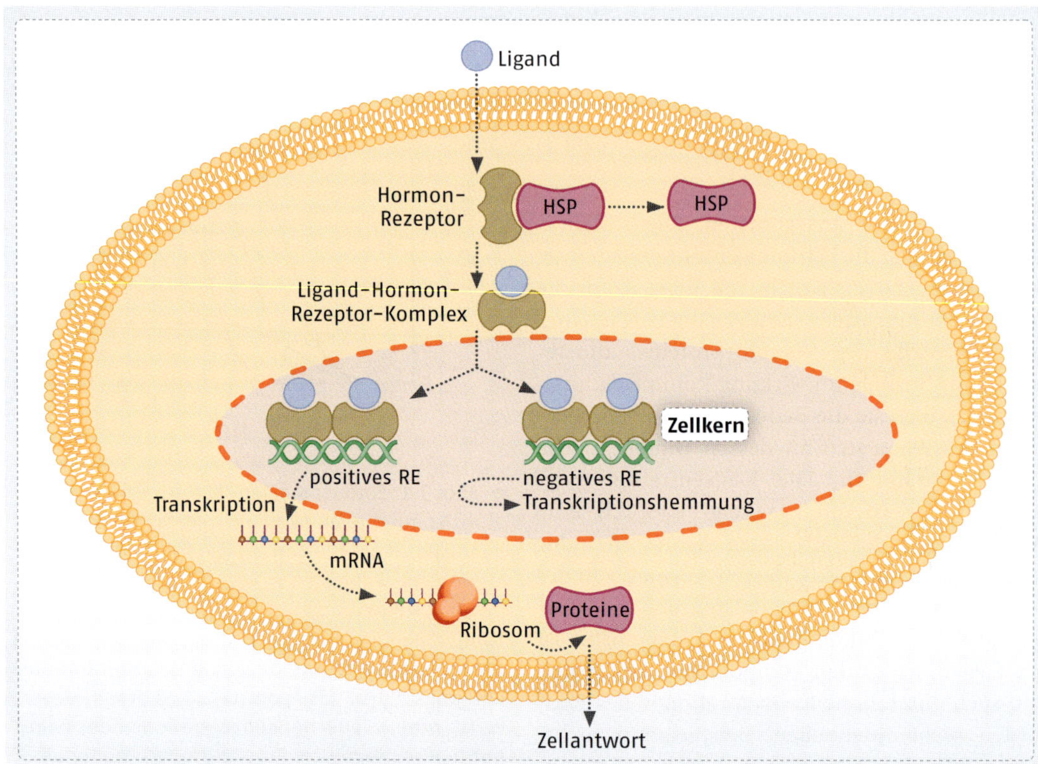

Abb. 3.2 Signaltransduktion bei intrazellulären Rezeptoren. **HSP** Hitze-Schock-Protein, **RE** Response-Element (Näheres s. Text)

3.1.2 Intrazelluläre und membranständige Rezeptoren

3.1.2.1 Intrazelluläre Rezeptoren

Zu den intrazellulären Rezeptoren, bei denen es sich um **Transkriptionsfaktoren** handelt, gehören die Rezeptoren von Steroidhormonen (Glucocorticoiden, Mineralocorticoiden, Androgenen, Estrogenen, Gestagenen, Vitamin-D-Hormon), Retinoiden und Schilddrüsenhormonen. Außerdem werden zu dieser Rezeptor-Gruppe auch die Peroxisom-Proliferator-aktivierten Rezeptoren (PPAR) gerechnet, an denen beispielsweise Gemfibrozil (▸ Kap. 23.2.1.2) und Pioglitazon (▸ Kap. 21.6.7) angreifen.

Intrazelluläre Rezeptoren liegen im inaktiven Zustand mit Hitze-Schock-Proteinen assoziiert, im Zytoplasma vor. Sie vermitteln ihre Effekte dadurch, dass zunächst ein Ligand an die entsprechende Domäne des Rezeptors bindet (○ Abb. 3.2). Danach dissoziieren die Hitze-Schock-Proteine ab. Nach Bildung von Homo- oder Heterodimeren und Translokation vom Zytosol in den Zellkern assoziiert nun die DNA-bindende Domäne des Rezeptors über sog. Zinkfinger (Cysteine im Rezeptorprotein bilden durch Komplexierung von Zn^{2+} eine fingerförmige Struktur aus) mit spezifischen Gen-Promotorregionen, z. B. Estrogen- (ERE) oder Glucocorticoid-Response-Elementen (GRE). Dadurch wird die Transkription bestimmter Gene aktiviert (positives Response Element) oder inhibiert (negatives Response Element).

3.1.2.2 Membranständige Rezeptoren

Die membranständigen Rezeptoren können in **G-Protein-gekoppelte Rezeptoren**, **Ionenkanäle** (spannungs-, ligandengesteuerte) und **Rezep-**

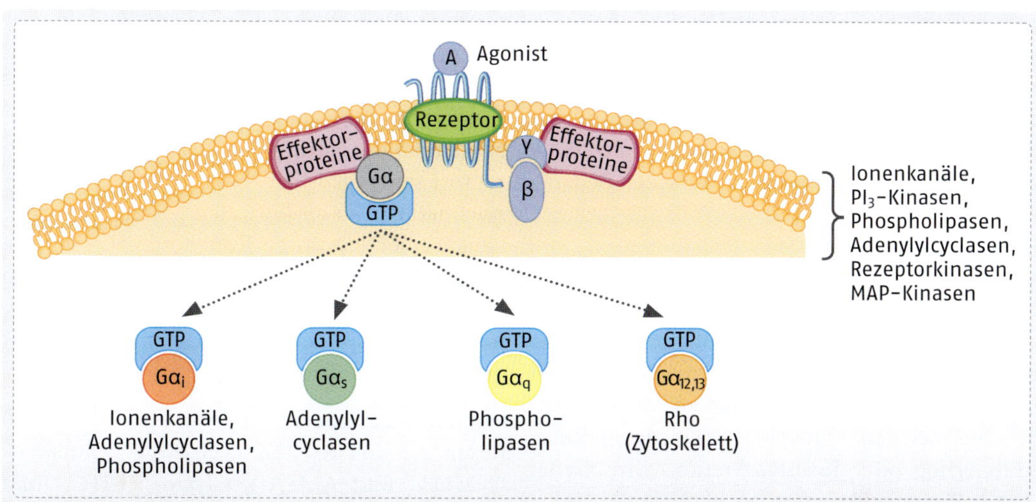

Abb. 3.3 Diversität der Signaltransduktionswege G-Protein-gekoppelter Rezeptoren. Aktivierung eines G-Protein-gekoppelten Rezeptors durch einen Agonisten resultiert in der Dissoziation des heterotrimeren G-Proteins in die Gα- und die βγ-Untereinheit, nachdem an der α-Untereinheit gebundenes GDP gegen GTP ausgetauscht wurde. G-Protein-gekoppelte Rezeptoren assoziieren in der Regel mit einer bestimmten Gα-Untereinheit, von denen die vier wichtigsten dargestellt sind. Distinkte Gα-Untereinheiten sowie deren βγ-Untereinheiten aktivieren oder hemmen unterschiedliche Effektorsysteme, u. a. Ionenkanäle, Phospholipasen, Adenylylcyclasen und GTP-bindende Proteine wie Rho, welches die Struktur des Zytoskeletts reguliert. **PI_3-Kinasen** Phosphatidylinositoltrisphosphat-Kinasen

3

torproteinkinasen (Enzym-assoziierte Rezeptoren) unterteilt werden.

G-Protein-gekoppelte Rezeptoren

G-Protein-gekoppelte Rezeptoren (GPCRs) stellen nicht nur die größte Gruppe innerhalb der Familie der Membranrezeptoren, sondern auch die Gruppe mit der höchsten Vielfalt dar. Sie vermitteln dem Zellinneren Informationen über verschiedene extrazelluläre Stimuli. Die Bezeichnung G-Protein-gekoppelte Rezeptoren rührt daher, dass die Signalübertragung bei diesen Rezeptoren über ein **Guanin-Nucleotid-bindendes Protein** (G-Protein) erfolgt. Zu dieser Rezeptorgruppe gehören zahlreiche **Neurotransmitter-Rezeptoren**, u.a. Adenosin-, adrenerge, ATP- (P2Y-), Dopamin-, $GABA_B$-, Histamin-, Muscarin-, Opioid- und Serotoninrezeptoren (mit Ausnahme von 5-HT_3-Rezeptoren, s.u.). Auch eine Reihe von Hormon- und Mediator-Rezeptoren (z.B. Adiuretin-, Angiotensin-II-, Glucagon-, Somatostatin-, Prostaglandin-, Gonadoliberin- und Gonadotropin-Rezeptoren) zählt hierzu. Wegen ihrer sieben helikalen transmembranären Domänen werden sie auch als **heptahelikale Rezeptoren** bezeichnet. Aktivierung eines G-Protein-gekoppelten Rezeptors durch einen Agonisten resultiert in der Dissoziation des heterotrimeren G-Proteins in die Gα- und die βγ-Untereinheit, nachdem an der α-Untereinheit gebundenes GDP gegen GTP ausgetauscht wurde. Bestimmte Gα-Untereinheiten sowie deren βγ-Untereinheiten aktivieren oder hemmen unterschiedliche Effektorsysteme, u.a. Adenylylcyclasen, Phospholipasen und Ionenkanäle (Abb. 3.3).

Wichtige, durch G-Proteine beeinflussbare Enzymreaktionen sind die Bildung **sekundärer Botenstoffe** wie z.B. cAMP, IP_3 und DAG, welche dann Folgereaktionen auslösen, u.a. die Aktivierung von Proteinkinasen und damit die Phosphorylierung von Proteinen sowie die Freisetzung von Calciumionen. Die Einschaltung eines sekundären Botenstoffs ermöglicht eine effektive Signalverstärkung. Darüber hinaus ist die Stimulation von Kalium- bzw. die Hemmung neuronaler Calciumkanäle, durch G-Protein-Untereinheiten von pharmakologischer Bedeutung.

Ionenkanäle

Ionenkanäle spielen bei einer Vielzahl biologischer Prozesse eine wichtige Rolle, z. B. bei der Bildung von Aktionspotenzialen, Kontraktionen der Herz-, Skelett- und glatten Muskulatur, dem epithelialen Transport sowie der T-Zell-Aktivierung oder Insulinsekretion. Ihre Gene sind in Säugerorganismen hochkonserviert. Andererseits sind Mutationen dieser Gene für zahlreiche Erkrankungen wie z. B. Long-QT-Syndrom, Zystische Fibrose, Migräne, kongenitalen Hyperinsulinismus oder bestimmte Epilepsieformen verantwortlich.

Die Ionenkanäle sind integrale, aus mehreren Untereinheiten zusammengesetzte Zellmembranproteine, die eine Kanalpore bilden, welche durch Konformationsänderung geöffnet oder geschlossen werden kann. Aufgrund ihrer guten Zugänglichkeit von der extrazellulären Seite stellen sie eine bevorzugte Zielstruktur für Pharmaka dar. Die Poren-bildende Untereinheit weist an ihrer engsten Stelle nur den 1- bis 2-fachen Durchmesser eines Ions auf. Aufgrund ihrer unterschiedlichen Geometrie und Ladungsverteilung lassen die Ionenkanäle bei Öffnung meist nur bestimmte Ionen hindurchtreten. Diesen Ionen entsprechend, für die sie (mehr oder weniger) selektiv permeabel sind, unterscheidet man **Natrium**-, **Kalium**-, **Calcium**- und **Chloridkanäle**. Treibende Kraft für die jeweiligen Ionenbewegungen (Ein- oder Ausstrom) ist der Konzentrationsgradient zwischen Extra- und Intrazellularraum sowie das Membranpotenzial. Das Ausmaß des Ionenflusses hängt von der Zahl der geöffneten Kanäle, der Öffnungsdauer sowie der Permeabilität der entsprechenden Ionen, der **Leitfähigkeit**, ab. Sehr häufig wird die Ionen-Passage durch einen „gate"-Mechanismus kontrolliert, der von elektrischen oder chemischen Signalen, von der Temperatur oder von mechanischen Reizen abhängt.

Werden die Kanäle durch Bindung von Liganden an die extrazelluläre Domäne eines Rezeptorkanals geöffnet oder geschlossen, bezeichnet man sie als Liganden-gesteuerte Ionenkanäle oder ionotrope Rezeptoren. Erfolgt die Öffnung oder Schließung der Kanäle dagegen durch Membran-Depolarisation oder -Hyperpolarisation, spricht man von spannungsabhängigen Ionenkanälen.

Liganden-gesteuerte Ionenkanäle. Hierzu gehören z. B. ATP- (P2X-), $GABA_A$-, Glutamat- (NMDA- und AMPA-), Glycin-, 5-HT_3- und Nicotinrezeptoren sowie K^+-Kanäle (ATP-sensitive und G_i-Protein-regulierte „GIRK"). Die Ligand-Rezeptor-Interaktion führt bei den Liganden-gesteuerten Ionenkanälen zu einer Erhöhung oder Erniedrigung der Öffnungswahrscheinlichkeit des Kanals und als Folge davon zu einem verstärkten oder verringerten Austausch der entsprechenden Ionen. So binden z. B. Acetylcholin oder Nicotin an Nicotinrezeptoren, öffnen dadurch den Kanal und lösen so durch den Einstrom von Natriumionen ein Aktionspotenzial aus.

Spannungsgesteuerte Ionenkanäle. Im Unterschied zu den Liganden-gesteuerten Ionenkanälen erfolgt das Öffnen und Schließen von spannungsabhängigen Ionenkanälen durch Änderung des Membranpotenzials (○ Abb. 3.4). In den meisten Fällen werden sie durch **Depolarisation** geöffnet, wodurch es zu einem transienten, selektiven Einstrom von Ionen kommt. Während die Aktivierung von Na^+- und Ca^{2+}-Kanälen zu einer Erregung (Exzitation) führt, hyperpolarisiert das Öffnen von K^+- und Cl^--Kanälen in der Regel die Zellmembran, wodurch in der Folge die Erregbarkeit abnimmt, da die Öffnungswahrscheinlichkeit von Na^+- und Ca^{2+}-Kanälen vermindert wird. Der raschen initialen Aktivierung des Ionenkanals folgt dann eine langsamere Inaktivierungsphase, die meist noch während der Depolarisations- bzw. Repolarisationsphase abgeschlossen ist.

Beispiele für spannungsgesteuerte Ionenkanäle sind Na^+-, Ca^{2+}- (L-Typ-, N-Typ-, T-Typ-, P/Q-Typ-) und K^+- (K_{V}-, hERG-, KCNQ-, Kir-) Kanäle. Am Beispiel der Herzmuskelzelle lässt sich die Bedeutung solcher Kanäle verdeutlichen. Der Einstrom von Na^+-Ionen in eine Herzmuskelzelle ermöglicht die rasche Depolarisation der Membran, die notwendig ist, damit sich spannungsabhängige L-Typ-Ca^{2+}-Kanäle öffnen. Die dadurch in die Zelle einfließenden Calciumionen führen nun zur Ca^{2+}-Freisetzung aus dem sarkoplasmatischen Retikulum und ermöglichen die Initiation der Kontraktion von Kardiomyozyten. Durch die Depolarisation ebenfalls aktivierte K^+-Kanäle repolarisieren die Zellmembran und ermöglichen, dass zuvor inaktivierte Na^+- und Ca^{2+}-Kanäle durch Konformationsänderung wieder in den aktivierbaren Zustand übergehen und damit für eine nachfolgende Erregung wieder verfügbar sind. Beispiele sind Lidocain, das Na^+-Kanäle und Verapamil, das Ca^{2+}-Kanäle blockiert (▸ Kap. 23).

Neben den durch Depolarisation geöffneten Kanälen existieren spannungsabhängige Ionenkanäle, die durch Hyperpolarisation der Zellmembran und durch cyclische Nucleotide (HCN-Kanäle) aktiviert werden. Diese haben eine wichtige Schrittmacherfunktion in Zellen mit rhythmischer Aktivität, z. B. im Sinusknoten und in bestimmten Neuronen.

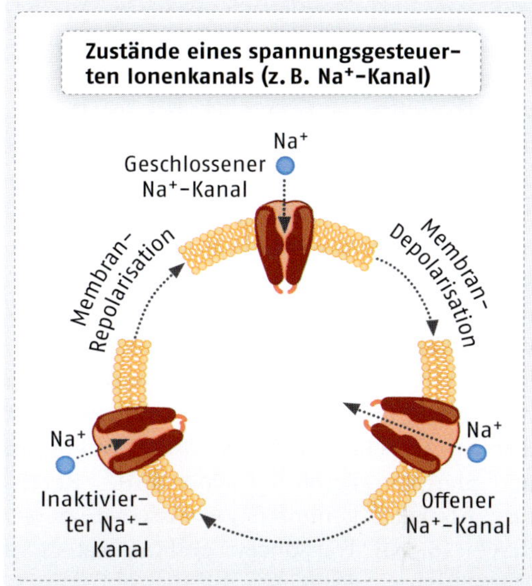

Abb. 3.4 Grundsätzlich werden drei verschiedene Zustände eines spannungsabhängigen Ionenkanals (z. B. Na^+-Kanals) unterschieden. Nach Eintreffen eines Aktionspotenzials öffnet sich der Na^+-Kanal aus dem Ruhezustand („geschlossen"), wird jedoch nach wenigen Millisekunden inaktiviert. Erst bei der Repolarisation der Zellmembran durch die Aktivierung von K^+-Kanälen erfolgt eine Konformationsänderung, die das Kanalprotein wieder in den aktivierbaren Ausgangszustand („geschlossen") zurückbringt

Enzym-assoziierte Rezeptoren

Zu dieser Gruppe von Rezeptoren zählen die Rezeptoren mit Tyrosinkinase-Aktivität, mit assoziierten Tyrosinkinasen und mit Guanylylcyclase-Aktivität, ferner Rezeptor-Serin-/Threoninkinasen sowie Tumornekrosefaktor-Rezeptoren.

Rezeptoren mit Tyrosinkinase-Aktivität (Tyrosinkinase-Rezeptoren) sind dadurch gekennzeichnet, dass sie extrazellulär eine Ligandenbindungsstelle und am zytosolischen Proteinteil eine Domäne mit der Eigenschaft einer Tyrosinkinase besitzen. Sie üben somit sowohl die Funktion eines Rezeptors als auch die eines Enzyms aus. Nach Stimulation des Tyrosinkinase-Rezeptors kommt es zur Dimerisierung und Autophosphorylierung von Tyrosinresten an zytosolischen Rezeptordomänen. An die phosphorylierten Tyrosinreste werden Adapterproteine rekrutiert, die das stimulierende Signal über Mitogen-aktivierte-Proteinkinase-Kinasen an nukleäre Transkriptionsfaktoren weiterleiten. Dadurch wird die Genexpression ermöglicht und nach Translation der gebildeten mRNA in die entsprechenden Proteine eine Vielzahl zellulärer Aktivitäten wie Mitose, Differenzierung und Apoptose/Non-Apoptose reguliert. Zu den Rezeptoren mit Tyrosinkinase-Aktivität gehören die Insulinrezeptoren (▸ Kap. 21.5.1) sowie Rezeptoren von verschiedenen Wachstumsfaktoren (z. B. von vaskulärem endothelialem Wachstumsfaktor VEGF, epidermalem Wachstumsfaktor EGF, Fibroblastenwachstumsfaktor

FGF und Plättchen-abstammendem Wachstumsfaktor PDGF).

Bei den **Rezeptoren mit assoziierten Tyrosinkinasen** handelt es sich wie bei den Wachstumsfaktor-Rezeptoren um monomere Membranproteine mit einer transmembranären Region, die wiederum nach Ligandenbindung dimerisieren, doch weist diese Rezeptorgruppe keine eigene Tyrosinkinasedomäne auf. Zu dieser Rezeptorgruppe zählen zahlreiche Zytokin-Rezeptoren sowie Rezeptoren von Wachstumshormonen, Prolactin und Erythropoetin. Nach Aktivierung und Dimerisierung der Rezeptoren docken JAK- (Just another kinase-) Proteine an und phosphorylieren Tyrosinreste des Rezeptors. Als Folge kommt es zur Assoziation von STAT- (Signal Transducers and Activators of Transcription-) Proteinen mit den phosphorylierten Rezeptordomänen. Schließlich dimerisieren die phosphorylierten STAT-Proteine, werden in den Zellkern transloziert und aktivieren dort spezifische Gene.

Zu den **Rezeptoren mit Guanylylcyclase-Aktivität** (membrangebundener Guanylylcyclase) werden insbesondere die Rezeptoren natriuretischer Peptide (▸Kap. 23.3.2.1) und die des intestinalen Hormons Guanylin gerechnet. Diese monomeren Transmembranproteine besitzen wie die Rezeptoren mit Tyrosinkinase-Aktivität eine extrazelluläre Bindungsstelle für den aktivierenden Liganden und eine intrazelluläre Enzymdomäne. Bindet ein Ligand an Rezeptoren mit Guanylylcyclaseaktivität, wird deren Guanylylcyclasedomäne aktiviert. Als Folge davon wird aus Guanosintriphosphat (GTP) cyclisches Guanosinmonophosphat (cGMP) gebildet, das als second messenger (s. o.) weitere Reaktionen, z. B. die Erschlaffung glatter Muskelzellen durch Aktivierung der Proteinkinase G (PKG), auslöst.

Bei den **Rezeptor-Serin/Threoninkinasen** handelt es sich u. a. um die Rezeptoren des transformierenden Wachstumsfaktors β (TGF-β). TGF-β ist ein lokales Zytokin, dessen Signalweg über TGF-β-Rezeptoren bei Heilungsprozessen und Fibrosierung von Gewebe, z. B. diabetischer Nephropathie, renaler und Lungenfibrose, sowie beim kardialen Remodeling nach Myokardinfarkt (▸Kap. 23.3.1.1) eine wichtige Rolle spielt. ACE-Hemmer vermindern die Freisetzung von TGF-β.

Zu den **Tumornekrosefaktor-(TNF-)Rezeptoren** zählen 27 derzeit bekannte Rezeptorsubtypen. Sie sind in die Membran der meisten Zellen integriert. Die Bindung von TNF an seinen Rezeptor führt zur Trimerisierung von Rezeptoruntereinheiten und zu der Rekrutierung eines Adapterproteins. Die Art des Rezeptorsubtyps und des assoziierten Adapterproteins entscheidet mit darüber, welche Signalwege (z. B. Apoptose, Zelldifferenzierung, Inflammation, Proliferation, Zellüberleben) die Stimulation des TNF-Rezeptors auslöst. Im Fall des **programmierten Zelltods**, der **Apoptose**, aktiviert der resultierende Komplex die sog. Caspasen-Kaskade, die zu Inaktivierung von Enzymen und zum Abbau von Strukturproteinen sowie zur Fragmentierung der genomischen DNA führt.

3.2 Transportproteine und Enzyme

3.2.1 Pharmakawirkungen an Transportern

Der Transport von kleinen organischen Molekülen oder Ionen durch die Zellmembran erfolgt dann häufig mithilfe von Transportmolekülen, wenn die zu transportierenden Moleküle zu polar sind, um allein die Membran zu überwinden. Neben den Transportern für Neurotransmitter in terminalen Nervenendigungen (z. B. für Noradrenalin, Serotonin oder GABA), die zur Wiederaufnahme des ausgeschütteten Transmitters in das präsynaptische Neuron dienen, und den Transportern für Elektrolyte (z. B. $Na^+/K^+/2\ Cl^-$- und Na^+/Cl^--Symporter), die vorwiegend in Epithelien mit sekretorischer Funktion (u. a. in Nierentubuli, Bronchialepithel und Intestinalschleimhaut) vorkommen, gibt es auch solche für z. B. Glucose und Aminosäuren. Insbesondere die Transporter für Neurotransmitter und Elektrolyte stellen Targets für wichtige Pharmaka wie Antidepressiva (▸Kap. 10.2), Diuretika (▸Kap. 26.1), Herzglykoside (▸Kap. 23.3.2.2) und Protonenpumpeninhibitoren

(▸ Kap. 25.1.2.1) dar. Zahlreiche Antidepressiva hemmen die aktive Wiederaufnahme von Noradrenalin und/oder Serotonin. Diuretika sind als selektive Elektrolyttransport-Inhibitoren zu charakterisieren: Schleifendiuretika vom Furosemid-Typ blockieren den $Na^+/K^+/2Cl^-$-, Thiazide den Na^+/Cl^--Symporter. Herzglykoside hemmen den Auswärtstransport von Natriumionen vom Intrazellularraum in den Extrazellularraum sowie den Einwärtstransport von Kaliumionen durch Blockade der Na^+/K^+-ATPase. Die als Ulkustherapeutika verwendeten Protonenpumpeninhibitoren unterdrücken die Salzsäureproduktion im Magen durch die Hemmung der Protonen-Kalium-Pumpe (H^+/K^+-ATPase).

3.2.2 Pharmakawirkungen an Enzymen

Zahlreiche Wirkungen von Arzneistoffen beruhen auf der Hemmung oder (seltener) der Aktivierung von Enzymen.

Enzymhemmung. Eine durch Pharmaka ausgelöste Enzymhemmung kann kompetitiv oder nichtkompetitiv sein. Eine kompetitive Hemmung liegt vor, wenn der Arzneistoff mit dem Substrat um dessen Bindungsstelle reversibel konkurriert. Bei der nichtkompetitiven Hemmung reagiert der Arzneistoff irreversibel mit dem aktiven Zentrum, oder es wird die auf die Bildung des Substrat-Enzym-Komplexes folgende Reaktion und nicht die Bindung des Substrats an das Enzym unterdrückt. Wichtige Beispiele enzymblockierender Pharmaka sind die Monoaminoxidase-Hemmer (▸ Kap. 10.2.3), nichtsteroidalen Antiphlogistika als Hemmstoffe der Cyclooxygenasen (▸ Kap. 12.1.3.1), Urikostatika als Xanthinoxidase-Inhibitoren (▸ Kap. 12.2.7.2), indirekten Parasympathomimetika als Cholinesterasehemmer (▸ Kap. 20.1.2), Hydroxy-Methyl-Glutaryl-Coenzym-A-Reduktase-Inhibitoren (Statine, ▸ Kap. 23.2.1.2), Phosphodiesterase-Hemmer (▸ Kap. 23.2.8), Angiotensin-Konversionsenzym-Hemmer (ACE-Hemmer, ▸ Kap. 23.2.2.2 und Tyrosinkinasehemmer (▸ Kap. 31.3). Intrazellulär lokalisierte **Tyrosinkinasen** ohne eigene Rezeptordomäne (Non-Rezeptor-Tyrosinkinasen) sind an zahlreichen Signaltransduktionsprozessen beteiligt und regulieren ähnlich wie Rezeptor-Tyrosinkinasen (s. o.) zelluläre Schlüsselfunktionen wie Proliferation, Differenzierung, Apoptose und Anti-Apoptose sowie Neuritenwachstum. Mutationen mit erhöhter Enzymaktivität oder Überexpression dieser Enzyme werden als Ursache verschiedener Tumorerkrankungen und benigner Hyperplasien angesehen. So sind zahlreiche Onkogene (▸ Kap. 31) mutierte Tyrosinkinasen. Die Bedeutung von Tyrosinkinasen bei anderen Erkrankungen zeigt sich ferner z. B. bei entzündlichen Prozessen und Diabetes mellitus. Ihre Zahl beläuft sich derzeit auf ca. 1000 Vertreter.

Auch zahlreiche Antiinfektiva entfalten ihre Wirkung durch selektive Enzymhemmung bei Mikroorganismen, z. B. Penicilline und andere Betalactam-Antibiotika durch Hemmung von Transpeptidasen, Fluorchinolone durch Wechselwirkung mit der DNA-Gyrase, Azol-Antimykotika durch Blockade der Lanosteroldemethylase oder Virustatika gegen HIV durch Interaktion mit viralen Polymerasen oder Proteasen (▸ Kap. 30).

Enzymaktivierung. Eine Enzymaktivierung wird meist durch sekundäre Botenstoffe wie cAMP, cGMP oder Ca^{2+} bewirkt (s. o.). Nitrate bzw. NO-Donatoren (▸ Kap. 23.3.1.2) aktivieren über Stickstoffmonoxid (NO) die lösliche Guanylylcyclase (s. o.), Fibrinolytika (▸ Kap. 23.1.3.4) wandeln Plasminogen in Plasmin, ebenfalls eine Protease, um.

3.3 Dosis- bzw. Konzentrations-Wirkungs-Beziehungen

Untersuchungen über die Beziehung zwischen der Dosis (bzw. der Konzentration) und der Wirkung eines Pharmakons erfolgen zunächst in der Zellkultur, am Tier und später in klinischen Studien an Probanden oder Patienten. Es resultieren **Dosis-** bzw. **Konzentrations-Wirkungs-Kurven**: Werden steigende Dosen des zu untersuchenden Arzneistoffs auf der Abszisse logarithmisch aufgetragen und die Stärke des hervorgerufenen Effekts linear auf der Ordinate, erhält man Dosis-Wirkungs-Kurven mit meist S-förmigem Verlauf. Bei der Auswertung dieser Kurven interessiert vor allem die **Schwellendosis**, d. h. die kleinste Dosis, bei der ein Effekt sichtbar wird, der erreichbare **Maximaleffekt**, die zum Erreichen des Maximaleffekts erforderliche (minimale) Dosis und die Steigung der Kurve, die ein Maß für den Dosisbereich zwischen Wirkungseintritt und maximaler Wirkung ist. Die Lage der Kurve auf der X-Achse ist ein Maß für die **Wirkstärke** eines Arzneistoffs, die Größe des Maximaleffekts ein Maß für die intrinsische Aktivität.

Darüber hinaus werden Untersuchungen zur Ermittlung von Dosis-Wirkungs-Beziehungen bei der Arzneimittelentwicklung sowohl in der präklinischen als auch in der klinischen Phase (▸ Kap. 9) am Kollektiv durchgeführt. Auch bei allgemeinen toxikologischen oder gewebetoxikologischen Untersuchungen ist dieses Vorgehen üblich. Die Untersuchungsergebnisse können in einer sog. Häufigkeitsverteilungskurve dargestellt werden, bei der auf der Ordinate die Anzahl bzw. der Prozentsatz der Individuen, der den gewünschten Effekt zeigt, und auf der Abszisse die Dosis aufgetragen wird. Aus einer solchen Kurve wird die Dosis, bei der 50 % der Individuen reagieren, als Maß für die Aktivität (ED_{50}) der untersuchten Substanzen abgelesen.

Pharmakologische Kenngrößen. Aus den Dosis-Wirkungs- bzw. Konzentrations-Wirkungs-Kurven lassen sich wichtige Parameter ermitteln, von denen nachstehend einige beschrieben sind.

ED_{50}: Die Effektdosis 50 ist die Dosis, bei der die Hälfte (50 %) des Maximaleffekts erreicht wird bzw. bei der 50 % der Versuchsobjekte die erwartete Wirkung zeigen. (Entsprechend ist die ED_{95} die Dosis, bei der es zu 95 % der Wirkung kommt.)

LD_{50}: Die Letaldosis 50 gibt an, bei welcher Dosis 50 % der Versuchstiere (in der präklinischen Testung eines Arzneistoffs) sterben.

Therapeutische Breite: Die therapeutische Breite einer Substanz ist ein Maß für die Sicherheit zwischen therapeutischer und toxischer Wirkung: Ein Pharmakon ist umso sicherer, je größer seine therapeutische Breite ist. Üblicherweise wird diese als Verhältnis von LD_{50} zu ED_{50} angegeben:

$$\text{Therapeutischer Quotient} = \frac{LD_{50}}{ED_{50}}$$

Vorteilhaft ist, wenn die maximale therapeutische Wirkung lange vor der minimalen letalen Dosis erreicht wird und ein Sicherheitsabstand von mehr als einer Zehnerpotenz vorliegt. Es wird daher häufig anstelle des Quotienten LD_{50}/ED_{50} der Quotient LD_5/ED_{95}, der als **Therapeutischer Index** bezeichnet wird, bestimmt.

Synergismus. Ein Synergismus liegt vor, wenn bei der gleichzeitigen Anwendung von zwei oder mehr Wirkstoffen der gemessene Effekt der Kombination größer ist als die Wirkung der jeweiligen Einzelsubstanz. Addieren sich die Einzeleffekte, d. h. entspricht die Gesamtwirkung der Summe der Einzelwirkungen, so spricht man von **additivem Synergismus.** Daneben gibt es einen **überadditiven Synergismus** (**Potenzierung**), bei dem der Gesamteffekt höher ist als die Summe der Einzeleffekte. Voraussetzung hierfür ist ein Angriff der Wirkstoffe an unterschiedlichen Rezeptor- bzw. Effektorsystemen. Überadditiven Synergismus beobachtet man beispielsweise bei gleichzeitiger Gabe eines Schleifen- und eines Thiazid-Diuretikums (vgl. konsekutive Nephronblockade, ▸ Kap. 26.1).

Toleranzentwicklung und Tachyphylaxie. Eine Gewöhnung oder Toleranzentwicklung liegt vor, wenn nach wiederholter Zufuhr eines Arzneistoffs die Dosis erhöht werden muss, um die gleiche Wirkung wie bei der ersten Applikation zu erreichen. Dabei wird zwischen pharmakokinetischer und pharmakodynamischer Toleranzentwicklung unterschieden. Bei der **pharmakokinetischen Toleranzentwicklung** beruht die

Wirkungsabnahme vorwiegend auf einer Enzyminduktion, bei Prodrugs u. U. aber auch auf einer verringerten Biotransformation. Der **pharmakodynamischen Toleranzentwicklung** liegt eine Änderung der Rezeptorendichte (Rezeptorenzahl) und/oder eine Veränderung der Rezeptorempfindlichkeit bzw. der Rezeptor-Effektor-Kopplung (vgl. Desensibilisierung, s. o.) zugrunde.

Carbamazepin (▸Kap. 16.2.1) ist z. B. ein besonders guter Enzyminduktor und induziert somit seinen eigenen Metabolismus. Bei Dauertherapie sinkt dementsprechend seine Halbwertszeit um etwa 50 %. Bei Morphin tritt dagegen eine stark ausgeprägte pharmakodynamische Toleranz auf. Diese kann so stark sein, dass Dosen vertragen werden, die bei erstmaliger Anwendung infolge Atemdepression tödlich wirken würden.

Eine **Tachyphylaxie** liegt vor, wenn es sehr rasch – innerhalb von Minuten bis Stunden – zu einer Toleranzentwicklung kommt und nach Absetzen des Arzneistoffs nach verhältnismäßig kurzer Zeit die normale Wirkung wieder auslösbar ist. Ein Beispiel ist das als Appetitzügler verwendete indirekte Sympathomimetikum Amfepramon. Bei rasch aufeinanderfolgenden Gaben werden die Noradrenalinspeicher immer stärker entleert, wodurch die Menge des freigesetzten Noradrenalins mehr und mehr abnimmt und zudem die adrenergen Rezeptoren herunterreguliert werden.

3.4 Struktur-Wirkungs-Beziehungen

Unter Einsatz von Röntgenstrukturanalysen und mehrdimensionalen Kernresonanzspektroskopie-Techniken wird intensiv versucht, die Wirkung einer Substanz von ihrer chemischen Struktur her vorauszusagen bzw. mithilfe von Computerprogrammen (Computer Aided Drug Design, Molecular Modeling) ihr Wirkprofil und/oder ihre Wirkstärke zu berechnen. Die großen Schwierigkeiten bei der Erforschung von Struktur-Wirkungs-Beziehungen bestehen dabei darin, dass für die Arzneistoffentwicklung auch die schwer bis nicht vorhersagbare In-vivo-Pharmakokinetik in hohem Maß zu berücksichtigen ist. Ein weiteres schwieriges Problem bei der gezielten Wirkstoffentwicklung besteht darin, dass die Kenntnisse über Struktur-Toxizitäts-Beziehungen noch immer gering sind.

Besonders erfolgversprechend ist die Suche nach Struktur-Wirkungs-Beziehungen und damit die gezielte Wirkstoffsuche, wenn die dreidimensionale Struktur des Zielmoleküls sowie dessen Bindungsstelle für das potenzielle Pharmakon genau bekannt sind. So wurden z. B. die zur HIV-Therapie eingesetzten Proteasehemmer (▸Kap. 30.4.5.4) nach Aufklärung der Struktur der HIV-Protease weitgehend Computer-gestützt entwickelt.

Qualitative Struktur-Wirkungs-Beziehungen. Diese dienen dazu, die für die Pharmakonwirkung essenziellen Strukturen zu ermitteln und die Gesetzmäßigkeiten zu beschreiben, nach denen eine Einteilung chemischer Substanzen aufgrund ihrer Struktur in biologisch wirksame Substanzgruppen vorgenommen werden kann. Gesicherte qualitative Struktur-Wirkungs-Beziehungen sind daher für eine rationale Wirkstoffentwicklung wertvoll.

Quantitative Struktur-Wirkungs-Beziehungen. Bei der Ermittlung quantitativer Struktur-Wirkungs-Beziehungen wird versucht, eine mathematische Gleichung zwischen der Stärke eines Effekts und der Größe von Substanzparametern aufzustellen (Hansch-Analyse). In einer Reihe von Fällen konnte gezeigt werden, dass die Wirkung eines Pharmakons mit dessen Verteilungskoeffizienten (z. B. Octanol/Wasser), elektronischen Parametern (Hammet-Konstanten) und stereochemischen Eigenschaften zusammenhängt.

Struktur-Wirkungs-Beziehungen bei Enantiomeren. Als Enantiomere werden chemische Verbindungen mit gleicher Summen- und Strukturformel, aber unterschiedlicher räumlicher Anordnung an einem sog. asymmetrischen

Kohlenstoffatom (Chiralitätszentrum) bezeichnet, die sich wie Bild und Spiegelbild zueinander verhalten und optisch aktiv sind, d. h. die Polarisationsebene von polarisiertem Licht nach rechts oder links drehen. Bei der älteren, vor allem für Aminosäuren und Zucker, teilweise aber auch für Arzneistoffe noch immer verwendeten Nomenklatur, wird das rechtsdrehende Enantiomer mit dem Präfix D (von dexter = rechts) und das linksdrehende Enantiomer mit dem Präfix L (von levo = links) charakterisiert. Bei der neueren R-S-Nomenklatur wird dagegen nicht die veränderte Drehrichtung, sondern die räumliche Anordnung der Substituenten angegeben. Aus pharmakologischer Sicht ist bedeutsam, dass Enantiomere häufig ein unterschiedliches pharmakokinetisches und/oder pharmakodynamisches Verhalten aufweisen: Befindet sich der sterische Unterschied der Enantiomere in einem für die Wirkung wesentlichen Molekülteil, sind die Wirkungsunterschiede in der Regel groß. Die Aktivitätsunterschiede können aber auch gering sein oder ganz fehlen, wenn das Chiralitätszentrum in einem für die Wirksamkeit unbedeutenden Molekülteil liegt. Als wichtiges Beispiel für die unterschiedliche Wirkung von Enantiomeren seien die β-Adrenozeptorblocker (▸ Kap. 19.4.2) genannt. Bei diesen wirkt das S-Enantiomer in der Regel ca. 100-mal stärker β-blockierend als das R-Enantiomer. Viele enantiomere (chirale) Arzneistoffe sind aber dennoch nicht als reine Enantiomere, sondern als sog. **Racemate** (d. h. beide Enantiomere liegen zu gleichen Teilen vor) im Handel. Sofern nur ein Enantiomer wirkt, das andere dagegen weniger oder gar nicht, sind bei Gabe des Racemats 50 % des applizierten Arzneistoffs als „isomerer Ballast“ anzusehen. Dieser isomere Ballast ist allerdings nur dann akzeptabel, wenn das unwirksame Isomer quasi keine unerwünschten Wirkungen hervorruft. Dementsprechend gibt es heute zunehmend mehr Arzneistoffe, die in Form der reinen (wirksameren oder weniger toxischen) Enantiomere im Handel sind (z. B. S-Ketamin, S-Ropivacain, Dexpanthenol, Levofloxacin, Levomethadon).

4 Unerwünschte Arzneimittelwirkungen

Die spezifische pharmakodynamische Beeinflussung eines pathologischen Zustands ohne gleichzeitige Wirkung auf von der Erkrankung nicht betroffene Körperfunktionen ist in der Regel nicht möglich. Daraus folgt, dass bei fast jeder medikamentösen Therapie neben der erwünschten Hauptwirkung auch mit **unerwünschten Arzneimittelwirkungen** (UAW, synonym **Nebenwirkungen**) gerechnet werden muss. Ihre genaue Kenntnis nach Art und Häufigkeit ist daher beim Abwägen des Krankheitsrisikos gegen das therapeutische Risiko, also bei der Beurteilung der Nutzen-Risiko-Relation, erforderlich. Dabei kann eine Nebenwirkung auch durchaus erwünscht sein, z. B. wird die anticholinerge Nebenwirkung tricyclischer Antidepressiva bei der Behandlung des Reizdarm-Syndroms ausgenutzt. Seltene Nebenwirkungen werden erst geraume Zeit nach der Markteinführung erkannt, daher sollten neue Medikamente vorsichtig verordnet und ihre Effekte besonders sorgfältig überwacht werden.

Als **unbedenklich** ist ein Arzneistoff dann zu bezeichnen, wenn bei bestimmungsgemäßem Gebrauch nicht mit schweren Nebenwirkungen gerechnet werden muss, die das Risiko im Hinblick auf den zu erwartenden Therapieerfolg unvertretbar hoch erscheinen lassen.

4.1 Arzneistoffspezifische, dosisabhängige Nebenwirkungen

Diese sind zwar hinsichtlich der pharmakodynamischen Wirkungen eines Pharmakons weitgehend vorhersehbar, jedoch kann die individuelle Toleranz gegenüber einem Pharmakon stark variieren. Daher besteht immer die Möglichkeit, dass eine in der Regel gut verträgliche Dosis bei anderen Patienten relevante Nebenwirkungen auslöst. Als Ursachen für diese Art der biologischen Streuung kommen genetisch, epigenetisch oder durch Umweltfaktoren bedingte Unterschiede bei der Resorption, Verteilung, Metabolisierung und Exkretion des Arzneistoffs in Frage.

Entsprechend der Vielzahl der Arzneistoffe treten auch sehr verschiedene Formen von Nebenwirkungen auf. Sie reichen von zentralnervösen Störungen, Magen-Darm-Beschwerden, Leber- und Nierenparenchymschäden oder Blutbildveränderungen bis zu reproduktionstoxischen und kanzerogenen Wirkungen.

Arzneimittelkrankheiten. Hierunter versteht man durch Pharmaka ausgelöste krankhafte Zustände, die nicht selten auch noch nach Absetzen des Medikaments bestehen bleiben. Zu ihnen gehören z. B. irreversible Dyskinesien nach längerer Anwendung von Neuroleptika (▸ Kap. 10.1).

Sekundäre unerwünschte Arzneimittelwirkungen. Sie sind **Folgen der Hauptwirkung** eines Arzneimittels, z. B. die Schädigung der physiologischen Bakterienflora infolge einer Behandlung mit Breitspektrum-Antibiotika. Auch die **Herxheimer-Reaktion** (▸Kap. 30.1.1) ist eine solche sekundäre unerwünschte Antibiotikawirkung. Sie beruht auf der Freisetzung von Endotoxinen aus abgetöteten Erregern von Borrelien, Neisserien, Salmonellen, Treponemen u. a.

4.2 Arzneimittelallergien

Bei 15–20 % aller beobachteten Nebenwirkungen handelt es sich um Arzneimittelallergien, bei denen meist die Haut betroffen ist. Am häufigsten werden makulopapulöse Exantheme, die zu den Spättypreaktionen (s. u.) zählen, beobachtet, gefolgt von Urtikaria und Angioödemen (Soforttypreaktionen).

Allergische Reaktionen als Nebenwirkungen von Pharmaka sind im Gegensatz zu den zuvor besprochenen arzneistoffspezifischen Nebenwirkungen weitgehend dosisunabhängig und nicht für den betreffenden Arzneistoff charakteristisch. Immer liegen ihnen **immunologische Mechanismen** (▸Kap. 32) zugrunde. Voraussetzung ist ein zuvor erfolgter Erstkontakt mit dem gleichen Antigen, der als **Sensibilisierung** bezeichnet wird. Die Prädisposition hierzu ist genetisch mitbestimmt und außerdem von der Anwendungshäufigkeit und der Applikationsform abhängig.

Bei den meisten Arzneistoffen handelt es sich allerdings um niedermolekulare Substanzen, die als solche selbst keine Antigeneigenschaften besitzen. Um ein immunologisches Potenzial zu erlangen, muss sich der Arzneistoff als **Präantigen** (Halbantigen, Hapten) kovalent mit einem körpereigenen Makromolekül, in der Regel einem Protein, zu einem Komplexantigen (**Vollantigen**) verbinden, gegen welches dann **Antikörper** gebildet werden. Die Spezifität des Antikörpers richtet sich dabei gegen den Arzneistoff und nicht gegen das Makromolekül, d. h. der Arzneistoff oder ein Teil von ihm stellen die **determinante** (die den Antikörper prägende) **Gruppe** dar. Bei vielen Arzneistoffen handelt es sich um sog. **Prohaptene**, die selbst nicht reaktiv sind, die aber im Organismus zu reaktiven Metaboliten verstoffwechselt werden, die dann mit körpereigenen Proteinen Vollantigene bilden können.

Die Reaktion des Antikörpers mit der determinanten Gruppe des Arzneistoffs ist die Ursache der **Gruppenantigenität**. Darunter versteht man, dass chemisch und pharmakologisch unterschiedliche Pharmaka dieselben allergischen Reaktionen auslösen können, sofern sie die gleiche Determinante besitzen. Daher kann eine Allergie gegen eine bestimmte Substanz auch Anlass zu einer allergischen Reaktion gegen einen strukturverwandten Stoff sein, ohne dass bereits ein Kontakt mit diesem gegeben war. Man spricht dann von einer **Kreuzallergie**. Beispiele sind die Kreuzallergien von Substanzen mit para-ständiger primärer aromatischer Aminogruppe (z. B. Procain, p-Aminosalicylsäure, Sulfonamiden) und die zwischen Penicillinen und Cephalosporinen.

Entsprechend den der allergischen Reaktion zugrundeliegenden Mechanismen unterscheidet man **Antikörper**- und **T-Lymphozyten-vermittelte Überempfindlichkeitsreaktionen**.

4.2.1 Antikörper-vermittelte Überempfindlichkeitsreaktionen

Bei wiederholtem Antigenkontakt können überschießende, für den Organismus schädliche Reaktionen ausgelöst werden. Nach der Art der Reaktion lassen sich die Antikörper-vermittelten Überempfindlichkeitsreaktionen einteilen in Typ-I- (anaphylaktische), Typ-II- (zytotoxische) und Typ-III- (durch Immunkomplexe ausgelöste) Reaktionen (○Abb. 4.1).

Typ-I-Reaktionen. Überempfindlichkeitsreaktionen vom Typ I werden durch **IgE-Antikörper** vermittelt, die sich an Mastzellen und basophilen Granulozyten befinden (○Abb. 4.1). Sie treten meist innerhalb weniger Minuten bis zu einer Stunde nach Applikation auf und werden deshalb auch als **Soforttypreaktionen** bezeichnet.

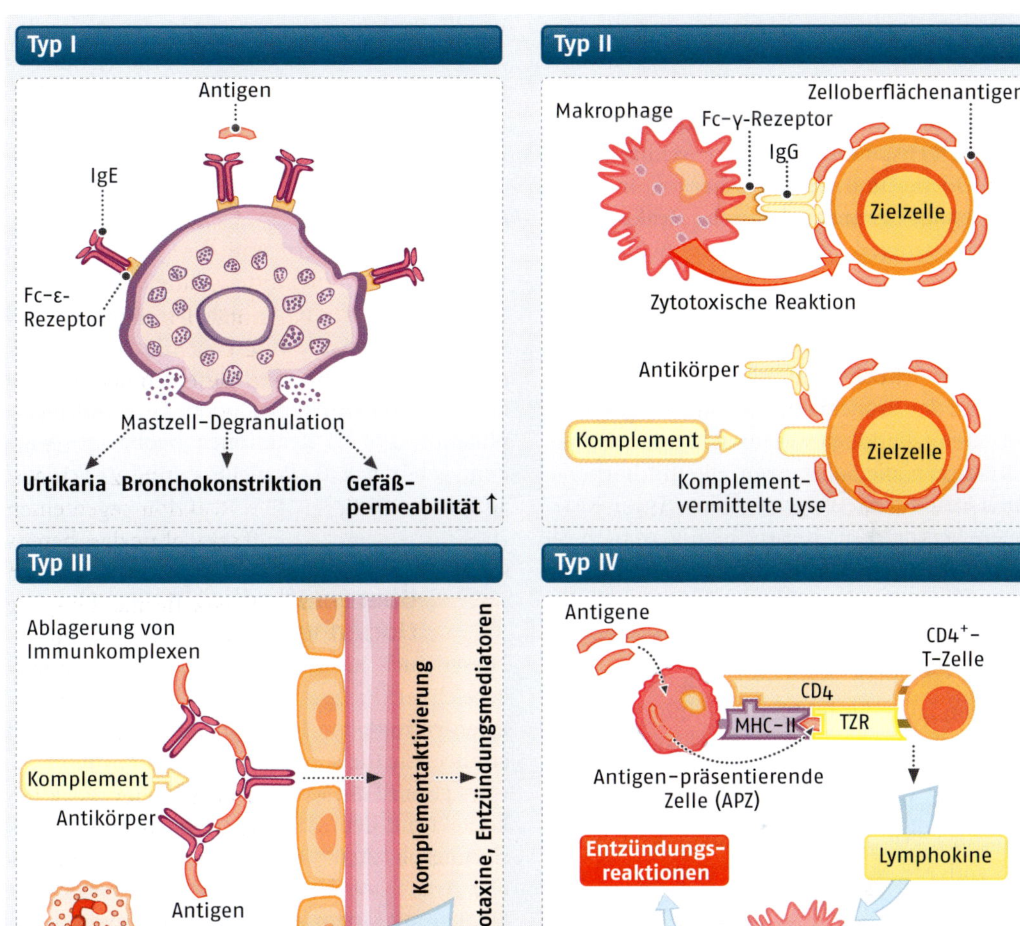

o Abb. 4.1 Überempfindlichkeitsreaktionen. Der Typ I stellt die IgE-vermittelte Sofortreaktion dar. Typ II ist die durch IgG ausgelöste Reaktion mit Komplement-induzierten und phagozytotischen Effektormechanismen, Typ III die IgG-Immunkomplex-vermittelte Reaktion gegen lösliche und Matrix-assoziierte Antigene. Typ IV verkörpert die T-Zell-mediierte Entzündungsreaktion durch T-Helferzellen und Makrophagen oder direkt zytotoxische T-Zellen. **TZR** T-Zell-Rezeptor

Bei entsprechender Prädisposition und Kontakt mit bestimmten Antigenen reagiert der Organismus mit der Bildung von IgE-Immunglobulinen. Diese IgE-Antikörper heften sich mit ihrem Fc-Stück auf der Oberfläche von Mastzellen oder basophilen Granulozyten am F_c-ε-Rezeptor an. Reagieren die bei einem erneuten Kontakt aufgenommenen Antigene mit den IgE-Antikörpern und überbrücken dabei zwei Antigenbindungsstellen, führt dies u. a. durch einen Ca^{2+}-Einstrom zur Aktivierung der Phospholipase A_2 und über die Arachidonsäurekaskade zur Synthese und Freisetzung von Leukotrienen. Darüber hinaus werden auch Zytokine gebildet. Durch diese Mediatorsubstanzen und die Freisetzung präformierter **Mediatoren** (Histamin,

Serotonin, Bradykinin, Heparin u.a.) aus den zytoplasmatischen Granula werden typische Sekundärreaktionen in Gang gesetzt. Gefäßerweiterungen und Steigerung der Kapillarpermeabilität durch Histamin und andere Mediatorstoffe rufen Ödeme und Urtikaria hervor. In vielen Fällen bleibt die anaphylaktische Reaktion örtlich begrenzt (z.B. bei Asthma bronchiale oder Heuschnupfen); erfolgt sie jedoch generalisiert (z.B. nach Injektion bestimmter Medikamente), so kann ein massiver Blutdruckabfall (**anaphylaktischer Schock**) auftreten. Außerdem sind Spasmen der Bronchialmuskulatur möglich, die im Extremfall tödlich verlaufen können. Prinzipiell können alle Substanzen, die mit körpereigenen Strukturen Antigene bilden, Typ-I-Reaktionen hervorrufen. Relativ häufig werden sie beispielsweise mit Betalactam-Antibiotika, Sulfonamiden und Sulfonylharnstoff-Derivaten beobachtet.

Typ-II-Reaktionen. Sie werden durch die Bindung von IgG oder IgM an zellständige Antigene ausgelöst. Folgen sind Opsonisierung und Aktivierung des Komplementsystems (▸Kap. 32.1) mit nachfolgender Zytolyse (**zytotoxische Reaktion**). An Typ-II-Reaktionen sind bevorzugt antigene Strukturen von Blutzellen beteiligt, an deren Oberfläche sich Arzneistoffe als Haptene anlagern können. Je nach den betroffenen Zellen werden verschiedene Reaktionen beobachtet, z.B. im Fall von Erythrozyten hämolytische Anämien sowie bei Thrombozyten Thrombozytopenien mit verstärkter Blutungsneigung. Sind Neutrophile involviert, kann es zu einer Agranulozytose, gefolgt von einer Störung der antibakteriellen Abwehr, kommen.

Typ-II-Reaktionen treten in der Regel verzögert auf, d.h. frühestens mehrere Stunden nach Arzneimitteleinnahme. Pharmaka-induzierte Typ-II-Reaktionen findet man u.a. bei α-Methyldopa, Penicillinen, Sulfonamiden und Thiouracilen.

Weitere Beispiele für diesen Reaktionstyp sind die Unverträglichkeitsreaktionen bei der Transfusion gruppenungleichen Blutes (Transfusionsreaktion), die Rhesusunverträglichkeit sowie die Myasthenia gravis.

Typ-III-Reaktionen. Sie werden durch die Bildung und Ablagerung von **Immunkomplexen** hervorgerufen, die nach Komplementaktivierung zu entzündlichen Reaktionen führen. Die Immunkomplexe können mit dem Blut im Organismus verteilt werden und sich dann an Glomeruli, serösen Häuten, Gelenken und im Gefäßendothel ablagern und dort Entzündungen verursachen. Arzneimittelbedingte Typ-III-Reaktionen manifestieren sich dementsprechend als Vaskulitiden, die von einer Glomerulonephritis, Serositis und Arthritiden begleitet sein können. Zu den Arzneistoffen, nach deren Applikation Typ-III-Reaktionen beobachtet wurden, gehören z.B. Penicilline und D-Penicillamin.

4.2.2 T-Lymphozyten-vermittelte Überempfindlichkeitsreaktionen vom Typ IV (Spättyp)

Dieser auch als zelluläre Überempfindlichkeit bezeichnete Prozess beruht auf einer T-Lymphozyten-vermittelten Immunreaktion und verläuft ähnlich wie die spezifische zelluläre Immunantwort gegen Pathogene (▸Kap. 32.1). Nach Erstkontakt mit dem Antigen beginnt die Sensibilisierungsphase, die klinisch unauffällig verläuft. Der Arzneistoff bzw. sein Metabolit reagiert als Hapten mit einem körpereigenen Protein unter Bildung eines Protein-Hapten-Komplexes. Dieser wird von antigenpräsentierenden Zellen (APZ) zu einem Hapten-Peptid-Komplex prozessiert und in Verbindung mit MHC-Molekülen von T-Lymphozyten erkannt. Die Interaktion mit dem T-Zell-Rezeptor bewirkt eine Aktivierung und Differenzierung der T-Lymphozyten, wobei u.a. antigenspezifische T-Gedächtniszellen entstehen. Einige Arzneistoffe (z.B. Sulfamethoxazol) können u.U. aber auch ohne vorherige Reaktion mit einem körpereigenen Protein an den T-Zell-Rezeptor binden und diesen in Gegenwart von MHC-Molekülen stimulieren.

Kommt es zu einem erneuten Kontakt mit dem Allergen, setzen die antigenspezifischen T-Gedächtniszellen Zytokine frei. Im Hinblick auf die beteiligten T-Zellen (z.B. TH1 bzw. TH2) und die Zytokine (z.B. IFN-γ, IL-2 bzw. IL-4,

IL-5), die sie sezernieren, sowie auf die Effektorzellen (z. B. Makrophagen, neutrophile Granulozyten, T-Zellen) lassen sich die Typ-IV-Reaktionen weiter in die Typen IVa, IVb, IVc und IVd differenzieren.

Die Bezeichnung Überempfindlichkeitsreaktionen vom Spättyp für diese Allergieformen rührt daher, dass die allergische Reaktion erst nach Tagen oder sogar erst nach Wochen ihren Höhepunkt erreicht. Arzneimittelallergien, denen Typ-IV-Reaktionen zugrunde liegen, manifestieren sich hauptsächlich durch Hautreaktionen (s. nachfolgend aufgeführte Beispiele). Zu den Arzneimitteln, die am häufigsten als Auslöser solcher kutaner allergischer Nebenwirkungen auffallen, gehören Antiinfektiva (Betalactame, Sulfonamide) und Antikonvulsiva (z. B. Carbamazepin, Phenytoin).

Beim **allergischen Kontaktekzem (Kontaktdermatitis)** beträgt die Kontaktsensibilisierung ca. 10–14 Tage und bleibt gegen das Kontaktallergen in der Regel langfristig bestehen. Ein erneuter Allergenkontakt führt nach spätestens 48 Stunden zur Dermatitis. Kontaktallergene sind in der Regel niedermolekulare oder lipophile Verbindungen, die die Epidermis gut penetrieren können. Häufige Auslöser einer Kontaktallergie sind Metalle wie Nickel oder Chrom. Arzneimittelbedingte allergische Kontaktekzeme werden beispielsweise nach topischer Applikation von Neomycin und Chloramphenicol beobachtet.

Das **makulopapulöse Arzneimittelexanthem**, das durch fleckförmig-knotige Hautveränderungen gekennzeichnet ist, zählt zu den häufigsten Nebenwirkungen überhaupt und kann durch eine Vielzahl von Arzneimitteln ausgelöst werden. Es tritt etwa 8–12 Tage nach Therapiebeginn auf und heilt in der Regel komplikationslos ab.

Zu den **bullösen Arzneimittelexanthemen** zählen sehr schwerwiegende Hautreaktionen wie das **Stevens-Johnson-Syndrom** (SJS) und die toxisch epidermale Nekrolyse (TEN, **Lyell-Syndrom**), die durch Erytheme mit Blasenbildung und nekrotische Ablösung der Haut gekennzeichnet sind und somit großflächigen zweitgradigen Verbrennungen oder Verbrühungen ähneln. Auch die Schleimhäute (Mund- und Genitalschleimhaut, Konjunktiven) sind betroffen. Außerdem sind die Hautreaktionen von Allgemeinsymptomen wie Fieber, Kopf- und Gliederschmerzen sowie Müdigkeit bis hin zu Bewusstseinsveränderungen begleitet. Beim Stevens-Johnson-Syndrom sind weniger als 10 % der Körperoberfläche von der Blasenbildung, bei der TEN dagegen mehr als 30 % betroffen. Letztere verläuft in ca. 45 % der Fälle letal, hauptsächlich aufgrund von Sekundärinfektionen der Haut. Die Latenz bis zum Auftreten von SJS bzw. TEN beträgt bis zu 14 Tage nach Medikamenteneinnahme, was eine ursächliche Zuordnung zu einem bestimmten Arzneistoff oft erschwert. Bei einer Dauertherapie ist das Risiko innerhalb der ersten zwei Behandlungsmonate am höchsten. Auslösende Substanzen sind vor allem Allopurinol, antibakterielle Sulfonamide, nichtsteroidale Antiphlogistika vom Oxicam-Typ, Antiepileptika (Carbamazepin, Lamotrigin, Phenytoin und Phenobarbital) sowie Nevirapin.

Die **akute generalisierte exanthemische Pustulose** (AGEP) ist eine schwere Arzneimittelreaktion der Haut, die in der akuten Phase von Fieber, Leukozytose und Eosinophilie begleitet ist. Sie heilt allerdings nach Absetzen des auslösenden Arzneimittels rasch ab und weist im Gegensatz zu SJS und TEN nur eine geringe Mortalität auf. Häufig wird sie nicht als Arzneimittelreaktion erkannt. In den meisten Fällen wird die AGEP durch Betalactam-Antibiotika ausgelöst, sie wurde aber auch nach Einnahme von Ibuprofen, Metamizol, Paracetamol, Celecoxib u. a. beobachtet.

Das **fixe Arzneimittelexanthem** ist durch einzeln auftretende Maculae charakterisiert, die nach Abheilung in eine Hyperpigmentierung übergehen. Durch erneute Gabe des auslösenden Medikaments tritt das Exanthem typischerweise an der gleichen Stelle wieder auf, wobei die Symptomatik verstärkt sein kann. Auslösende Medikamente können z. B. Barbiturate, Sulfonamide, Tetracycline, Phenylbutazon, nichtsteroidale Antiphlogistika oder auch Paracetamol sein.

Das **DRESS-Syndrom** (**D**rug **R**elated **E**osinophilia with **S**ystemic **S**ymptoms) wurde erstmals als Überempfindlichkeitsreaktion auf die Gabe von Phenytoin, später auch nach Anwendung anderer Antikonvulsiva beschrieben, weshalb es ursprünglich als Antikonvulsiva-Hypersensibilitätssyndrom bezeichnet wurde. In einem Zeitraum von ca. 1–8 Wochen nach Arzneimitteleinnahme kommt es zu einem makulopapulösen Exanthem sowie zu Fieber, Lymphknotenvergrößerungen, Organbeteiligung (Leber, Niere) und Eosinophilie. Die Mortalität liegt bei ca. 10 %. Auslösende Medikamente sind vor allem Antikonvulsiva, wobei eine hohe Kreuzsensibilisierung zwischen den aromatischen Antikonvulsiva besteht. Auch Allopurinol und Sulfonamide können ein DRESS-Syndrom verursachen.

Pharmakogenetische (Metabolisierungs-Genotyp) und immunogenetische (HLA-Genotyp) Faktoren beeinflussen das Risiko für die Entwicklung allergischer Nebenwirkungen an der Haut. So ist z. B. bei Langsam-Acetylierern (▸ Kap. 6.1) das Risiko für die Entwicklung einer toxisch epidermalen Nekrolyse durch Sulfonamide oder eines DRESS-Syndroms durch Antikonvulsiva erhöht. Ebenso konnten durch Genotypisierung des HLA-Komplexes verschiedene HLA-Typen mit dem Auftreten von bestimmten Nebenwirkungen in Verbindung gebracht werden, z. B. HLA-Typ DR3 und DQ2 mit schweren Hypersensitivitätsreaktionen der Haut bei einer Therapie mit Carbamazepin. Auch bestehende Infektionen können ggf. das Allergierisiko erhöhen. AIDS-Patienten haben z. B. ein 10–50-fach erhöhtes Risiko einer allergischen Hautreaktion auf die Therapie mit Cotrimoxazol als Patienten ohne AIDS.

4.3 Pseudoallergische Nebenwirkungen

Neben den eigentlichen allergischen Reaktionen kennt man auch pseudoallergische Reaktionen, die nicht auf einer immunologischen Reaktion beruhen, sondern durch direkte Wirkungen (z. B. Mediatorfreisetzung, Komplementaktivierung oder Beeinflussung der Arachidonsäurekaskade) des Arzneistoffs ausgelöst werden. Eine Sensibilisierung geht der Reaktion somit nicht voraus, diese kann auch bei Erstanwendung auftreten. Zu den pseudoallergischen Reaktionen gehören z. B. das sog. **Analgetika-Asthma** nach Anwendung von Acetylsalicylsäure und anderen nichtsteroidalen Antiphlogistika sowie **anaphylaktoide Reaktionen** nach Gabe von Röntgenkontrastmitteln, **Angioödeme** nach Anwendung von ACE-Hemmern oder ein durch **Histaminausschüttung** bedingter Blutdruckabfall und Bronchospasmus nach Tubocurarin-Injektion.

4.4 Hämatologische Störungen durch Pharmaka

Auch wenn diese Nebenwirkungen seltener auftreten als allergische Reaktionen an der Haut (s. o.), ist ihr Morbiditäts- und Mortalitätsrisiko, insbesondere bei älteren Patienten, hoch. Im Wesentlichen umfassen Arzneimittel-induzierte hämatologische Schädigungen die aplastische und hämolytische Anämie, die Agranulozytose und die Thrombozytopenie. Direkte toxische (z. B. durch Zytostatika) oder immunologische Effekte eines Arzneistoffs bzw. seiner Metaboliten sind meist die Ursache.

Bei der **aplastischen Anämie** kommt es zu einer Störung der Differenzierung von hämatopoetischen Stammzellen und als deren Folge aufgrund der reduzierten Bildung von Erythrozyten, Neutrophilen und Thrombozyten zu einer Panzytopenie. Auslösende Arzneistoffe können z. B. Carbamazepin, Phenytoin und Phenobarbital sein.

Bei immunologisch-bedingten **hämolytischen Anämien** sind außer der Haptenbildung auch die Induktion von Autoantikörpern gegen Erythrozyten von Bedeutung. So entwickelt sich unter mehrmonatiger Therapie mit Methyldopa ein positiver Coombs-Test.

Immunologische Formen der **Agranulozytose** mit Haptenbildung aus Arzneistoff und Membranproteinen von Granulozyten treten bei Therapie mit z. B. Penicillinen oder Goldverbindungen auf. Auch die Immunkomplex-vermittelte Zerstörung von Granulozyten kann mechanistisch eine Rolle spielen (z. B. unter Behandlung mit Chinidin). Direkte toxische Effekte gegen myeloische Vorläuferzellen von Granulozyten weisen z. B. Clozapin, Dapson, Sulfonamide und Indometacin auf.

Eine Arzneimittel-induzierte **Thombozytopenie** kann immunologisch durch z. B. GlykoproteinIIb/IIIa-Rezeptorantagonisten (Tirofiban, Eptifibatid, ▸Kap. 23.1.3.2) und Heparine (HIT2, ▸Kap. 23.1.3.3) ausgelöst werden. Tirofiban und Eptifibatid können ihren Rezeptor konformationell so verändern, dass dieser von natürlich auftretenden Antikörpern in der Zirkulation erkannt wird und es infolge zu einer Zerstörung der Thrombozyten kommt.

4.5 Beeinträchtigung der Fahrtüchtigkeit

Jeder vierte Verkehrsunfall in Deutschland wird mit der Einnahme von Arzneimitteln in Zusammenhang gebracht. Viele Arzneistoffe können das Reaktionsvermögen aufgrund ihrer sedierenden Wirkung herabsetzen. Dazu gehören beispielsweise Schlaf- und Beruhigungsmittel, Psychopharmaka, Opioid-Analgetika, Antihistaminika, aber auch manche Antihypertensiva und Antiepileptika sowie Alkohol enthaltende Arzneimittel. Die gleichzeitige Einnahme von Alkohol verstärkt in der Regel die sedierende Wirkung von Pharmaka. Die Fahrtüchtigkeit kann insbesondere bei neurologischen und psychiatrischen Erkrankungen sowie durch die zur Therapie eingesetzten Arzneimittel zum Teil erheblich beeinträchtigt sein.

Nach ambulanten Operationen, bei denen Anästhetika zum Einsatz kommen, kann die Fahrtüchtigkeit sehr lange eingeschränkt sein, sodass empfohlen wird, bis zu 48 Stunden nach deren Applikation kein Fahrzeug zu führen. Unabhängig vom Reaktionsvermögen kann die Fahrtüchtigkeit auch durch ein vermindertes Sehvermögen, z. B. nach Anwendung von Ophthalmika (u. a. Mydriatika), oder durch Stoffwechselentgleisungen infolge einer fehlerhaften Insulininjektion bei Diabetikern beeinträchtigt sein.

Eine entsprechende Aufklärung des Patienten durch Arzt und Apotheker ist insbesondere bei Erstverordnung dringend erforderlich. Der Patient muss außerdem darauf hingewiesen werden, dass er immer selbstkritisch prüfen muss, ob er sich tatsächlich in der Lage fühlt, ein Fahrzeug zu führen oder gefährliche Tätigkeiten auszuüben.

4.6 Nebenwirkungen in der Embryonal-, Fetal-, Postnatal- und Stillperiode

Trotz verstärkter Warnungen nehmen noch immer zahlreiche Frauen während der Schwangerschaft Arzneimittel ohne zwingende Indikation ein. Dies birgt die Gefahr einer Fruchtschädigung in sich, da die Plazenta für die meisten Arzneistoffe durchlässig ist und embryonale Zellen z. T. besonders empfindlich auf Pharmaka reagieren. Kein Arzneistoff kann diesbezüglich als 100 % sicher gelten. Entsprechend den verschiedenen Stadien der Entwicklung der Frucht können Schädigungen während der Blastogenese, Embryogenese und Fetogenese auftreten.

Blastopathien. Als Blastopathien bezeichnet man Entwicklungsstörungen während der Blastogenese, d. h. von der Konzeption bis zum 15. Schwangerschaftstag. Schwere Schäden während dieser Zeit führen zum **Keimtod**. Geringgradigere Schäden können ohne Defekt ausheilen, da die zu diesem Zeitpunkt noch wenig differenzierten Zellen in hohem Maß regenerationsfähig sind. Blastopathien im Sinne einer Defektbildung äußern sich häufig in Form von **Doppelmissbildungen**, die durch partielle Trennung von Zellgruppen im frühen Entwicklungsstadium entstehen. Sofern sich daraus eine symmetrische Doppelmissbildung entwickelt, sind beide Individuen gleich (**Siamesische Zwillinge**).

Embryopathien. Da während der Embryogenese die Organe angelegt werden und die Blasteme sich zu unterschiedlichen Zeitpunkten ausdifferenzieren, hängt der Schaden vom Zeitpunkt der Exposition ab. Ist das betroffene Blastem noch undifferenziert und wirkt sich der Schaden nicht letal aus, besteht die Möglichkeit zur restitutio ad integrum. Trifft die Schädigung dagegen ein Blastem, das sich in der Differenzierungsphase befindet, entsteht als typische Embryopathie eine **Einzelmissbildung**. Ist die Differenzierung abgeschlossen, können Schädigungen keine Missbildungen mehr auslösen. Der Zeitraum, in dem eine Noxe eine Missbildung hervorrufen kann, wird als **kritische Phase** bezeichnet. Ihre Art hängt weniger von der auslösenden Noxe als von der Entwicklungsphase des Embryos ab. Die größte Gefahr von Missbildungen besteht zwischen der 3. und 8. Schwangerschaftswoche. Außer durch Arznei- oder Genussmittel können Embryopathien durch Virusinfektionen, ionisierende Strahlen, Diabetes mellitus, Epilepsie sowie verschiedene chemische Substanzen hervorgerufen werden. Eine weitere wichtige Ursache ist ein Folsäuremangel in dieser Entwicklungsphase. Ausdrücklich ist darauf hinzuweisen, dass die weitaus größte Zahl der Embryopathien auf Alkoholgenuss während der Schwangerschaft zurückzuführen ist.

Fetopathien. Während der Fetogenese ist die Organentwicklung bis auf die Großhirnrinde weitgehend abgeschlossen. Daher treffen Noxen während dieser Zeit auf bereits differenzierte Strukturen. Arzneimittel-induzierte Fetopathien werden nicht selten durch Einnahme von in der Schwangerschaft kontraindizierten ACE-Hemmern und Sartanen ausgelöst. Deren fetotoxische Wirkungen zeigen sich in Nierenfunktionsstörungen, Oligohydramnion und Verlangsamung der Schädelossifikation.

4.6.1 Teratogene Wirkungen

Teratogenität, d. h. Fruchtschädigung und Auslösung von Missbildung gehören zu den schwerwiegendsten Nebenwirkungen von Arzneimitteln. Bei Anwendung von Medikamenten in der Schwangerschaft muss daher stets eine sorgfältige Risikoabschätzung erfolgen. Da die Teratogenität sowohl qualitativ als auch quantitativ von Spezies zu Spezies verschieden ist, sind Tierversuche nicht ohne Vorbehalte auf den Menschen übertragbar. Arzneistoffe mit gesicherter teratogener Nebenwirkung beim Menschen sind u. a. Zytostatika, Antiepileptika, Retinoide und Thalidomid. (Da Thalidomid für die Behandlung von Patienten mit multiplem Myelom wieder zugelassen wurde, müssen wegen seines hohen teratogenen Potenzials die Anforderungen des Thalidomid-Schwangerschafts-Präventions-Programms sowohl von männlichen als auch von weiblichen Patienten erfüllt sein.)

Um eine Risikobewertung vorzunehmen, werden Arzneistoffe heute in bestimmte Risikogruppen eingeteilt. Die Rote Liste® unterscheidet Risikogruppen Gr 1–11, wobei von Gr 1 (kein Risiko) bis Gr 11 (Risiko mutagener/karzinogener Wirkung) die Gefährdung zunimmt. Diese Risikobewertung kann jedoch nur zur Orientierung dienen, da es sich lediglich um Erfahrungen handelt und ein Wahrscheinlichkeitsgrad nicht angegeben werden kann. Zur Erniedrigung des teratogenen Risikos und damit der Missbildungsrate sollten vor allem in der Frühschwangerschaft Arzneimittel nur bei zwingender Indikation unter Berücksichtigung des Risikos für Mutter und Kind eingenommen und neu auf den Markt gekommene Präparate vermieden werden.

4.6.2 Sonstige Nebenwirkungen in der Schwangerschaft

Neben teratogenen Effekten können durch Arzneimittel während der Schwangerschaft noch weitere unerwünschte Wirkungen wie z. B. Atemlähmung und Entzugserscheinungen durch Opioide, Maskulinisierung weiblicher Feten durch Androgene und Gestagene mit Androgenwirkung, Feminisierung männlicher Feten durch Gestagene mit antiandrogener Wirkungskomponente, Gehörschädigung durch Aminoglykosid-Antibiotika, Zahnanomalien und Skelettveränderungen durch Tetracycline oder Hypothyreose durch Thyreostatika hervorgerufen werden. Zu erhöhter Abort- bzw. Fehlgeburtgefahr kommt es nach Gabe von Prostaglandinderivaten (z. B. Misoprostol), Mutterkornalkaloiden und Narkosemitteln.

Zu den Substanzen, die in therapeutischer Dosierung bisher **keine schwerwiegenden Nebenwirkungen** in der Schwangerschaft zeigten, zählen β_1-selektive Blocker, β_2-Sympathomimetika, Cephalosporine, Penicilline sowie Erythromycin aus der Gruppe der Antiinfektiva, Eisenpräparate, Enzympräparate, Humaninsulin, Methyldopa, Paracetamol, Schilddrüsenhormone, Sucralfat und Vitamin-B-Komplex.

4.6.3 Nebenwirkungen in der Postnatal- und Stillperiode

Bei Früh- und Neugeborenen sowie bei Säuglingen im 1. Trimenon besitzen die an der Biotransformation beteiligten Enzyme noch nicht ihre volle Aktivität. So können Substanzen, die zur Ausscheidung erst mit Glucuronsäure konjugiert werden müssen, nur langsam aus dem Säuglingsorganismus eliminiert werden. Dies ist beispielsweise der Hauptgrund für das Auftreten einer Atemdepression nach Gabe von Morphin. Aus gleicher Ursache können Leberschäden bei Überdosierung von Paracetamol entstehen. Auch Sulfonamide rufen bei Früh- und Neugeborenen wegen der Unreife von Leber und Nieren häufiger Nebenwirkungen hervor. Außerdem können Substanzen mit hoher Proteinbindung, durch Verdrängung von Bilirubin aus der Eiweißbindung postnatal einen **Kernikterus**, d.h. eine Einlagerung von Bilirubin in Kerngebiete des Gehirns, bewirken und dadurch eine schwere Schädigung von Nervenzellen auslösen.

Arzneimittel in der Stillperiode. Viele Pharmaka treten in die Muttermilch über, die meisten davon allerdings in so geringen Mengen, dass sie in ihren Auswirkungen auf den Säugling zu vernachlässigen sind. Geht eine Substanz jedoch in für den Säugling pharmakologisch relevanten Mengen in die Milch über, sind für die Nebenwirkung insbesondere die Höhe der Dosierung und die Dauer der Anwendung von Bedeutung. Das Befinden des Säuglings kann durch die Medikation vorübergehend beeinträchtigt werden, oder es kann eine ernsthafte Schädigung eintreten (z. B. Ergotismus nach Einnahme von Ergotamin gegen Migräne). Bei jedem potenziell gefährlichen Mittel, das die Mutter in der Postpartalzeit benötigt, sollte auf das Stillen verzichtet werden, auch wenn Schädigungen des Säuglings bisher nicht bekannt geworden sind.

Zur Risikobewertung von Arzneimitteln in der Stillzeit wurde wie bei der Schwangerschaft eine Einteilung nach dem Gefährdungspotenzial für den Säugling vorgenommen (vgl. Rote Liste®, La 1–La 5).

4.7 Arzneimittelabhängigkeit

Die psychische und meist auch physische Abhängigkeit von der Wirkung einer Substanz, verbunden mit der Tendenz, die Dosis zu steigern, sind Kennzeichen der Arzneimittelabhängigkeit. Diese bringt für die Betroffenen selbst, aber auch für die Gesellschaft erhebliche Gefahren und Probleme mit sich. Nicht eindeutig indizierte Verordnungen von Wirkstoffen mit Abhängigkeitspotenzial sind daher zu vermeiden. Viele der missbräuchlich angewendeten Arzneimittel werden eingenommen, um die Leistungsfähigkeit zu steigern, Probleme in den Hintergrund zu schieben, seelische Nöte besser zu ertragen. Ferner möchten die Betroffenen sich besser entspannen oder besser schlafen können. Insgesamt haben etwa 10% aller Arzneimittel ein – unterschiedlich ausgeprägtes – Missbrauchs- und Abhängigkeitspotenzial und können bei nicht sachgemäßer Anwendung zur Abhängigkeit führen. Beispiele hierfür sind Opioid- und nichtsteroidale Analgetika, Psychostimulanzien, Laxantien, Kombinationspräparate bei Kopfschmerzen und Erkältungskrankheiten, Nasenschleimhaut-abschwellende Pharmaka, und alkoholhaltige Arzneimittel. Die zahlenmäßig bedeutsamste Gruppe ist jedoch die der Hypnotika und Tranquillanzien mit den Benzodiazepinen und den mit ihnen verwandten Z-Substanzen Zopiclon und Zolpidem (▸Kap. 11.3.2) mit etwa einer Million Abhängigen. Besonders alte Menschen leiden oft unwissentlich unter den Folgen der Langzeiteinnahme.

5 Interaktionen

Bei der gleichzeitigen Verordnung zweier oder mehrerer Arzneimittel besteht die Möglichkeit, dass sie sich in ihrer Wirkung gegenseitig beeinflussen und es dadurch entweder zur Verstärkung von Wirkung und Nebenwirkungen (bis hin zur Toxizität) oder aber zur Verringerung der erwünschten Effekte kommt. Da solche Interaktionen aus der chemischen Struktur einzelner Arzneistoffe nicht prognostiziert werden können, sind bei der kombinierten Anwendung von Arzneimitteln deren pharmakodynamische und pharmakokinetische Eigenschaften gemeinsam zu berücksichtigen. Ferner ist in Betracht zu ziehen, dass das Ausmaß von Arzneimittelinteraktionen infolge genetischer Faktoren interindividuell verschieden ist.

Die Wahrscheinlichkeit des Auftretens von Arzneimittelinteraktionen nimmt mit der Anzahl gleichzeitig eingenommener Pharmaka exponenziell zu. Daher stellen besonders für ältere, multimorbide Patienten Arzneimittelinteraktionen ein erhebliches Risiko dar. Oft ist es dann schwierig, zwischen Medikament- und Interaktion-bedingten Nebenwirkungen zu unterscheiden. Insgesamt machen Arzneimittelinteraktionen etwa 20 % der unerwünschten Arzneimittelwirkungen aus. Auch ist unstrittig, dass zahlreiche Todesfälle darauf zurückzuführen sind. Da jedoch nicht jede beschriebene Wechselwirkung auch therapeutisch bedeutsam ist, muss zur Beurteilung der klinischen Relevanz einer Arzneimittelinteraktion jeweils eine entsprechende Risikobewertung vorgenommen werden.

5.1 Pharmazeutische Interaktionen

Darunter versteht man chemische und physikalische Inkompatibilitäten. Optische Zeichen der Inkompatibilität beim Mischen von Infusions- und Injektionslösungen sind u. a. Ausfällungen und Trübungen. Pharmazeutisch nicht kompatible, aber für ein Therapieregime erforderliche Substanzen sollen an unterschiedlichen Stellen am Körper mit einem zeitlichen Abstand von mindestens einer Stunde appliziert werden. Beispiele für unerwünschte Reaktionen oder Therapieversagen aufgrund pharmazeutischer Interaktionen sind die Komplexbildung von Aminoglykosiden und Penicillinen bei Applikation der beiden Stoffe in derselben Infusionslösung, die Entstehung eines unlöslichen Niederschlags bei Mischung einer Thiopental- mit einer Suxamethonium-Lösung und die Adsorption vieler Arzneistoffe im Gastrointestinaltrakt durch Ionenaustauscherharze wie Colestyramin.

5.2 Pharmakodynamische Interaktionen

Pharmakodynamische Wechselwirkungen sind dadurch charakterisiert, dass sich gleichzeitig applizierte Pharmaka durch Interaktion an einem Rezeptor, einem Erfolgsorgan oder einem Regelkreis in ihrer Wirkung verstärken oder abschwächen. Nachstehend sind Beispiele klinisch relevanter pharmakodynamischer Interaktionen zusammengestellt.

Additiver Effekt der QT-Zeit-Verlängerung durch Arzneimittel. Klinisch relevante Arzneimittelbedingte Verlängerungen des QT-Intervalls (▸Kap. 23.3.3) sind praktisch immer mit der Hemmung des kardiomyozytären *«human ether-à-go-go-related gene»* (HERG)-Kaliumkanals assoziiert. Die additive Wirkung eines Zweitpharmakons auf die QT-Zeit kann mit dem gesteigerten Risiko ventrikulärer Arrhythmien, einschließlich Torsades de pointes und Kammerflimmern, einhergehen. Die meisten Torsades-de-pointes-Kammertachykardien treten bei einem korrigierten QT-Intervall (QTc) von über 500 ms auf. Stets ist die gleichzeitige Anwendung von zwei QT-Intervall-verlängernden Arzneimitteln kontraindiziert. Solche sind z. B. Antiarrhythmika der Klasse III (Amiodaron, Dronedaron, Sotalol), Antipsychotika (Sertindol, Haloperidol, Sulpirid u. a.), tricyclische Antidepressiva, verschiedene antimikrobielle und antivirale Wirkstoffe (Makrolide, Fluorchinolone, Azol-Antimykotika, Amantadin) sowie bestimmte Magen-Darm-Therapeutika (Domperidon, Ondansetron), Antihistaminika (Diphenhydramin, Mizolastin) und das zur Substitution bei Opiat-Abhängigkeit verwendete Methadon. Zu beachten ist außerdem, dass oftmals CYP-hemmende Arzneistoffe in der Komedikation die Plasmaspiegel und damit das QT-verlängernde Potenzial der genannten Pharmaka weiter erhöhen. QT-Intervall-verlängernde Arzneimittel sollten auch nur mit Vorsicht mit Arzneimitteln kombiniert werden, die den K^+-Spiegel vermindern (▸Kap. 26.1) oder eine klinisch signifikante Bradykardie verursachen können.

Erhöhung des Hyperkaliämierisikos bei kaliumsparenden Diuretika. Bei der Kombination von Triamteren und Amilorid (▸Kap. 26.1.3) mit Aldosteronantagonisten oder ACE-Hemmern erhöht sich die Gefahr einer Hyperkaliämie und kann zu schweren, unter Umständen lebensbedrohlichen Hyperkaliämien führen. Dies trifft ebenso für die Kombination von Aldosteronantagonisten mit ACE-Hemmern zu. Diese Interaktion beruht auf einer Hemmung der Angiotensin II/Aldosteron-vermittelten K^+-Ausscheidung über renale K^+-Kanäle im spätdistalen Tubulus und Sammelrohr. Bei Patienten mit schwerer Herzinsuffizienz ist die Kombination von ACE-Hemmern und niedrig dosiertem Spironolacton allerdings Teil der Standardtherapie (▸Kap. 23.3.2.2). Auch bei Patienten mit einer fortdauernden Hypokaliämie können Aldosteron-Antagonisten oder ein Kalium-sparendes Diuretikum in Kombination mit einem ACE-Hemmer eingesetzt werden. Voraussetzung dafür ist allerdings das engmaschige Monitoring des Serum-Kaliumspiegels. Bei allen anderen Indikationen sollte die Kombination möglichst gemieden werden, weil das Risiko den Nutzen überwiegt.

Verstärkter zentraldämpfender Effekt. Werden Alkohol, Hypnotika, Tranquilizer, Antidepressiva, Neuroleptika, Opioid-Analgetika, Antiepileptika, Antihistaminika, Methyldopa oder Clonidin miteinander kombiniert, muss mit verstärkten zentraldämpfenden Wirkungen gerechnet werden.

Gegenseitige Beeinflussung des Blutzuckerspiegels. Nicht β_1-selektive Betablocker, z. B. Propranolol, verzögern den Wiederanstieg des Blutzuckerspiegels nach Insulingabe und können dadurch hypoglykämische Reaktionen hervorrufen sowie deren Symptome unterdrücken. Glucocorticoide und orale Kontrazeptiva schwächen die Blutzuckersenkung durch orale Antidiabetika und Insuline ab.

Gegenseitige Beeinflussung des Blutdrucks. Bei Gabe von Herz- und Kreislaufmitteln zusammen mit der von Antihypertonika muss auf hypotone Zustände geachtet werden, die z. B. im Straßenverkehr bedrohlich werden können. Antiarrhythmika und Koronartherapeutika, aber auch erektionsfördernde Pharmaka (▸Kap. 26.3.1.1) und die zur Behandlung der Prostatahyperplasie eingesetzten α_1-Blocker (▸Kap. 19.4.1) sind hier besonders hervorzuheben. Hypertoniker sollten ferner darauf hingewiesen werden, dass Alkohol nicht nur ihr Grundleiden verschlechtert, sondern auch zu unkontrollierbaren Blutdruckabfällen führen kann. Auch viele Psychopharmaka können Hypotonie und orthostatische Dysregulation bewirken und verstärken. Tricyclische Antidepressiva antagonisieren jedoch die blutdrucksenkende Wirkung von z. B. α-Methyldopa, Moxonidin und Clonidin. Die gleichzeitige Gabe von nichtselektiven Monoaminoxidase-Hemmern kann zu schweren Blutdruckveränderungen (Blutdruckanstieg oder Blutdruckabfall) führen. Nichtsteroidale Antiphlogistika vermindern durch Hemmung der Prostaglandinsynthese den antihypertensiven Effekt von z. B. ACE-Hemmern und Diuretika.

Verstärkung der Nephro- und Ototoxizität. Aminoglykosid-Antibiotika, z. B. Gentamicin, erhöhen die Nephrotoxizität von Cephalosporinen wie z. B. Cefuroxim, ebenso nimmt die Ototoxizität von Aminoglykosid-Antibiotika zu, wenn gleichzeitig Schleifendiuretika, z. B. Furosemid, gegeben werden. Die erhöhte Ototoxizität von Schleifendiuretika beruht darauf, dass sie die Elektrolytzusammensetzung der Endolymphe im Innenohr verändern.

Zunahme der Muskelrelaxation. Für den Anästhesisten sind Wechselwirkungen von stabilisierenden Muskelrelaxanzien mit Antibiotika, die über eine curareartige Wirkung verfügen (z. B. Aminoglykosid-Antibiotika), von Bedeutung, da mit einer Verstärkung der muskelrelaxierenden Wirkung zu rechnen ist.

Erhöhung der Toxizität von Herzglykosiden. Hypercalcämie und Hypokaliämie verstärken die Wirkung von Herzglykosiden. Die Therapie muss daher besonders streng überwacht werden, wenn z. B. Laxanzien, Saluretika sowie Glucocorticoide zusammen mit Herzglykosiden eingesetzt werden. Auch Amphotericin B erhöht über Kaliumverarmung die Toxizität von Herzglykosiden.

Gesteigerte anticholinerge Wirkung. Werden tricyclische Antidepressiva mit H_1-Antihistaminika, anticholinergen Antiparkinsonmitteln oder Opioid-Analgetika kombiniert, nimmt die anticholinerge Wirkung und damit die Gefahr von Harnverhalt, Obstipation oder Auslösung eines Engwinkelglaukomanfalls zu.

Erhöhte Blutungsneigung. Bei der Therapie mit Antikoagulanzien wird die Blutungsneigung aufgrund pharmakodynamischer Interaktionen durch Komedikation von Acetylsalicylsäure, und ADP-Rezeptorantagonisten erhöht.

Gegenseitige Wirkungsaufhebung. Ein Beispiel hierfür ist der Wirkungsverlust von Levodopa oder eines dopaminergen Agonisten bei der Parkinson-Therapie bei gleichzeitiger Gabe eines vorwiegend an D_2-Rezeptoren angreifenden Neuroleptikums.

5.3 Pharmakokinetische Interaktionen

Zu diesen Wechselwirkungen kann es bei der Resorption, Verteilung, Biotransformation und Ausscheidung von Arzneistoffen kommen. In-vitro-Untersuchungen mit rekombinanten Enzymen, gereinigten Mikrosomenpräparationen oder transfizierten Zellen stellen Möglichkeiten zur Vorhersage pharmakokinetischer Interaktionen bestimmter Arzneistoffe dar.

5.3.1 Interaktionen vor und während der Resorption

Wechselwirkungen bei der Resorption von sauren oder basischen Arzneistoffen können u. a. durch eine Veränderung des pH-Werts auftreten. Wird z. B. Itraconazol mit einem Protonenpumpeninhibitor verabreicht, ist die pH-abhängige Resorption von Itraconazol um 65 % reduziert. Protonenpumpeninhibitoren erhöhen andererseits die Resorption von Saquinavir um etwa 80%. Die Resorption wird ferner durch Verlängerung oder Verkürzung der Verweildauer im Magen-Darm-Kanal beeinflusst. So verringert die Beschleunigung der Magenentleerung und Dünndarmpassage durch z. B. Metoclopramid die Resorption von Digoxin. Im Gegensatz dazu erhöht Metoclopramid die Resorption von Paracetamol, Tetracyclin, Lithium und Alkohol.

Unlösliche und damit nicht mehr resorbierbare Salze oder Komplexverbindungen bilden sich bei der gemeinsamen Applikation von Bisphosphonaten, Fluorchinolonen oder Tetracyclinen mit Magnesium-, Calcium- oder Eisensalzen.

Breitspektrum-Antibiotika können infolge Darmfloraschädigung den enterohepatischen Kreislauf und damit den kontrazeptiven Schutz von weiblichen Sexualhormonen aufheben, die in der Leber konjugiert und im Darm bakteriell wieder dekonjugiert werden.

5.3.2 Interaktionen beim epithelialen Transport

Bei der intestinalen Resorption, der zellulären Aufnahme und der Verteilung von Arzneistoffen in verschiedene Kompartimente spielen aktive Ein- und Auswärts-Transportvorgänge eine wichtige Rolle. Dem Transmembrantransporter P-Glykoprotein (▸ Kap. 2.1.2.3) kommt hierbei eine entscheidende Bedeutung zu. Ein klinisch relevantes Beispiel hierfür ist die Kombination von Rifampicin mit Digoxin: Bei gleichzeitiger oraler Verabreichung beider Arzneimittel kommt es zu subtherapeutischen Digoxin-Konzentrationen, da infolge Rifampicin-vermittelter, duodenaler P-Glykoprotein-Induktion Digoxin nach initialer Resorption vermehrt wieder in das Darmlumen zurückgepumpt wird. Weitere P-Glykoprotein-Substrate sind Betablocker (Carvedilol, Celiprolol, Talinolol), Calciumkanalblocker (Diltiazem, Verapamil), Fexofenadin, HIV-Protease-Hemmer, Immunsuppressiva (Ciclosporin, Sirolimus, Tacrolimus) sowie Zytostatika (Doxorubicin, Etoposid, Mitomycin, Mitoxantron, Paclitaxel, Teniposid, Vinca-Alkaloide). Wie Rifampicin können Dexamethason, Phenobarbital, Phenytoin und Inhaltsstoffe von Johanniskraut das P-Glykoprotein in Zellen des Darmepithels induzieren, während andere Arzneistoffe wie z. B. Amiodaron, Atorvastatin, Clarithromycin, Dihydropyridine, Diltiazem, Erythromycin, Itraconazol, Lansoprazol, Methadon, Nelfinavir, Pantoprazol, Ritonavir, Saquinavir, Simvastatin, Spironolacton oder Verapamil P-Glykoprotein hemmen.

5.3.3 Interaktionen bei der Verteilung

Arzneistoffe mit hoher Eiweißbindung können um die Bindungsstellen der Plasmaeiweiße konkurrieren. Klinisch relevante Interaktionen ergeben sich hierbei für Pharmaka mit verhältnismäßig kleinem Verteilungsvolumen und geringer therapeutischer Breite.

Nichtsteroidale Antiphlogistika können Antikoagulanzien aus der Eiweißbindung verdrängen. Dadurch steigt vorübergehend deren freie Konzentration und infolge der verstärkten Hemmung der Prothrombinsynthese wird die Blutungsneigung erhöht. Die Gefahr einer Hypoglykämie nach Verabreichung von Sulfonylharnstoffen (▸ Kap. 21.6.4.1) nimmt zu, wenn gleichzeitig Acetylsalicylsäure oder Doxycyclin gegeben werden. Salicylate (▸ Kap. 12.1.3.1) können die Hepatotoxizität von Methotrexat und unerwünschte Phenytoin-Effekte erhöhen. Ganz analog ist die Verdrängung von Bilirubin aus der Albuminbindung durch Salicylate und Sulfonamide mit der Gefahr eines sog. Kernikterus bei Neugeborenen.

5.3.4 Interaktionen bei der Biotransformation

Bei gleichzeitiger Gabe von Pharmaka, die mittels desselben Enzyms – insbesondere eines Cytochrom-P450-Enzyms – biotransformiert werden, besteht durch Konkurrenz um die Enzym-Bindungsstelle, Enzymhemmung oder Enzyminduktion die Gefahr von verringertem oder verstärktem Abbau eines oder beider Wirkstoffe.

Interaktionen durch Enzymhemmung. Eine solche Biotransformationsbeeinflussung kann sich in einer Verlängerung der Halbwertszeit, erhöhten Wirkstoffkonzentrationen oder verstärkten Nebenwirkungen äußern. Folglich muss das betreffende Pharmakon während der Kombinationsbehandlung niedriger und, wenn das Enzym-hemmende Begleitpharmakon abgesetzt wird, wieder höher dosiert werden. Wird jedoch die Hauptwirkung eines Arzneistoffs, z. B. von Tamoxifen, durch aktive Metaboliten hervorgerufen, kann die Wirkungsänderung durch den CYP-Hemmer paradox ausfallen, wenn dieser die Bildung der Metaboliten behindert. Die größte Bedeutung für potenzielle Interaktionen durch CYP-Hemmung kommt den Isoenzymen CYP3A4, CYP2C9, CYP2C19, CYP2D6 und CYP1A2 zu.

Interaktionen durch Enzymhemmung können ferner die Bioverfügbarkeit eines Zweitpharmakons beeinflussen: So erhöhen CYP3A4-Hemmer z. B. die Bioverfügbarkeit von Pravastatin von 18 % auf 30 %, was einer Steigerung um den Faktor 1,7 entspricht. Noch wesentlich stärker ist das Interaktionspotenzial bei Simvastatin, das bei einer Bioverfügbarkeit von nur 5 % einen sehr hohen First-Pass-Effekt von 65 % aufweist. Bei einer vollständigen CYP3A4-Blockade durch einen CYP3A4-Hemmer würden diese 65 % zusätzlich bioverfügbar, was eine Zunahme um den Faktor 14 bedeutet und damit auf ein sehr hohes Interaktionspotenzial hinweist.

Interaktionen durch Enzyminduktion. Ein Arzneistoff, dessen Metabolismus zu einem wesentlichen Anteil als Substrat eines bestimmten Enzyms erfolgt, wird in seinem Abbau beschleunigt und damit in seiner Wirkung vermindert, wenn das betreffende Enzym durch andere Pharmaka induziert wird (▸ Kap. 2.5.3). Die Folge ist eine erhöhte Biotransformationsrate, eine daraus resultierende Verringerung der Plasmakonzentration und damit eine Wirkungsabnahme. Dementsprechend muss es in der Regel höher dosiert werden. Bei Prodrugs, die erst durch Metabolisierung wirksam werden, ist eine Enzyminduktion dagegen nicht mit einem Wirkungsverlust, sondern mit einer Wirkungssteigerung verbunden.

5.3.5 Interaktionen bei der Ausscheidung

Bei der renalen Ausscheidung kann eine Kompetition um die Bindungsstellen an den für die Sekretion bzw. aktive Rückresorption verantwortlichen Transportsystemen auftreten. Eine Konkurrenz um Bindungsstellen an einem organischen Anionentransporter ist für die Exkretionshemmung von Penicillinen durch Probenecid verantwortlich. In analoger Weise beeinflussen sich Salicylate, Sulfonamide, Sulfonylharnstoffe sowie Phenylbutazon gegenseitig in ihrer tubulären Sekretion. In zunehmender Zahl werden weitere für die renale Arzneistoffelimination verantwortliche Transporter identifiziert. Metformin beispielsweise wird renal vorwiegend über den Carrier MATE (multidrug and toxin extrusion) ausgeschieden. Inhibitoren des MATE-Transporters, z. B. Cimetidin, erhöhen bei gleichzeitiger Anwendung die Plasmakonzentration von Metformin.

Da vasodilatatorische Prostaglandine die Nierendurchblutung und damit die glomeruläre Filtrationsrate erhöhen, wird bei einer Hemmung der Prostaglandin-Synthese durch nichtsteroidale Antiphlogistika die Ausscheidung u. a. von Lithiumsalzen mit der Folge erhöhter Lithium-Serumspiegel verzögert.

5.3.6 Interaktionen mit Nahrungsstoffen

Nahrungsaufnahme kann die Resorptionsgeschwindigkeit und -quote eines Arzneistoffs beeinflussen. In der Regel wird durch gleichzeitige Nahrungszufuhr die Resorption und damit der Wirkungseintritt von Arzneistoffen verzögert. Bei sehr lipophilen Wirkstoffen, z. B. Spironolacton, Phenytoin oder Itraconazol, wirkt sich andererseits die Einnahme zu oder nach einer fetthaltigen Mahlzeit steigernd auf die Resorptionsquote aus. Wasserlösliche Arzneistoffe, z. B. Isoniazid oder Celiprolol, werden dagegen im Nüchternzustand besser resorbiert. Nahrungsbestandteile können ferner die Biotransformation von Arzneistoffen beeinflussen. Enzyminduktoren in der Nahrung, z. B. in gegrilltem Fleisch sowie Inhaltsstoffe von Rosenkohl und Broccoli, beschleunigen den Arzneistoffmetabolismus durch CYP1A2. Umgekehrt kann die Aktivität von Cytochrom-P450-Isoenzymen durch Nahrungsmittel abnehmen. So wird beispielsweise CYP3A4 in Darmepithelzellen durch Inhaltsstoffe von Grapefruitsaft gehemmt. Die Folge ist ein verringerter prähepatischer First-Pass-Effekt einer Reihe von Arzneistoffen (CYP3A4-Substraten wie Verapamil, oder Ciclosporin, wodurch deren Bioverfügbarkeit zunimmt.

Bei der Einnahme von nichtselektiven Monoaminoxidase-Hemmern (▸ Kap. 10.2.3) sind Tyramin-haltige Nahrungsmittel, z. B. Käse, zu meiden, da durch den gehemmten Tyramin-Abbau das Angebot von Catecholamin-Vorstufen und damit die Gefahr extremer Blutdruckveränderungen (Blutdrucksteigerung oder Blutdruckabfall) steigt.

Ist die Nahrung reich an Vitamin K, wird die Wirkung von Antikoagulanzien des Dicoumarol-Typs abgeschwächt.

6 Pharmakogenetik

Die Pharmakogenetik befasst sich mit dem Einfluss der unterschiedlichen genetischen Ausstattung von Patienten auf die Arzneimittelwirkung. In ihrem Rahmen werden die genetisch bedingten molekularen Ursachen der Wirkunterschiede untersucht, die klinische Relevanz der geänderten Arzneimittelwirkung evaluiert sowie Tests entwickelt, um gefährdete Patienten möglichst vor Beginn einer Therapie identifizieren zu können. Sind die pharmakogenetischen Eigenschaften eines Patienten auf diese Weise ermittelt, kann zumindest in einer Reihe von Fällen ein geeignetes Medikament in adäquater Dosierung individuell ausgewählt werden. Dieses Vorgehen wird als **individualisierte Arzneimitteltherapie** bezeichnet. Neben dem damit erreichbaren therapeutischen Nutzen besteht zudem die Hoffnung, dass mithilfe der Pharmakogenetik klinische Prüfungen in Zukunft verkürzt und gezielter an definierten, kleineren Patientengruppen durchgeführt werden können. Pharmakogenetische Kenntnisse tragen zunehmend zur Stratifizierung von Tumorpatienten bei.

Ein Beispiel für die Auswahl eines Medikaments aufgrund pharmakogenetischer Daten ist der Antikörper Trastuzumab (Herceptin®). Dieser ist bei Patientinnen mit Brustkrebs zugelassen, die den EGF-Rezeptorsubtyp HER2/neu (▸ Kap. 31.2.1.2) im Tumorgewebe überexprimieren. Trastuzumab richtet sich spezifisch gegen dieses Protein und wird nur dann eingesetzt, wenn der Nachweis von überexprimiertem HER2/neu erbracht ist.

6.1 Pharmakogenetik des Arzneistoffmetabolismus

Die meisten pharmakogenetisch bedingten Wirkungsunterschiede betreffen die Pharmakokinetik. Erstmalig klinisch aufgefallen war ein solcher Wirkunterschied nach Einführung des Muskelrelaxans Suxamethoniumchlorid. Einzelne Patienten (Prävalenz 1:2500) zeigten eine wesentlich verlängerte Wirkdauer nach Gabe der üblichen Standarddosen, die auf einen genetisch bedingten Defekt der abbauenden Pseudocholinesterase zurückgeführt werden konnte. Im Weiteren ergaben Studien mit großen Populationen, dass bestimmte Arzneistoffe von einem Teil der Patienten, den sog. **schnellen Metabolisierern** rasch, von einem anderen Teil, den sog. **langsamen Metabolisierern** dagegen langsam biotransformiert werden. Die therapeutischen Konsequenzen solcher pharmakogenetischer Unterschiede hängen davon ab, welche therapeutische Breite der betroffene Wirkstoff besitzt, ob aktive Metaboliten gebildet werden oder nicht und wie stark das betroffene Enzym am Gesamtstoffwechsel des Arzneistoffs beteiligt ist.

Während bei vielen Substanzen der genetische Defekt durch Verringerung der Enzymaktivität zu einer Kumulation der Ausgangssubstanz und damit zu vermehrten Nebenwirkungen führt, sind beispielsweise für das Analgetikum Codein die Folgen genau umgekehrt. Codein ist ein Prodrug, für dessen Bioaktivierung zu Morphin CYP2D6 benötigt wird. Sein analgetischer Effekt ist daher bei einem langsamen Metabolisierer geringer als bei einem schnellen Metabolisierer.

CYP2D6-Polymorphismus. 5–10 % der Bevölkerung weisen unterschiedliche Varianten von CYP2D6 auf, das an ca. 25 % aller Biotransformationsreaktionen von Arzneistoffen beteiligt ist. Die mutierten Allele führen entweder zu Funktionsverlust oder Funktionseinschränkung des Enzyms. Aufgrund des autosomal-rezessiven Erbgangs tritt jedoch nur dann der Phänotyp des langsamen Metabolisierers auf, wenn der Patient zwei defekte Allele besitzt. Eine Amplifikation von CYP2D6-Genen mit der Folge einer starken Zunahme der Enzymmenge stellt die genetische Basis für den Phänotyp der ultraschnellen Metabolisierer dar.

Der CYP2D6-Polymorphismus ist klinisch relevant, weil häufig eingesetzte Arzneistoffe mit z. T. relativ geringer therapeutischer Breite, u. a. bestimmte Antiarrhythmika, Antidepressiva, Neuroleptika oder Opioide, durch dieses Enzym verstoffwechselt werden.

CYP2C19-Polymorphismus. 3–6 % der europäischen Bevölkerung, aber 13–23 % orientalischer Patientengruppen sind homozygot für eine autosomal-rezessiv vererbte CYP2C19-Mutation. Arzneistoffe, die durch CYP2C19 verstoffwechselt werden, sind u. a. Protonenpumpeninhibitoren sowie Diazepam. Erhalten Patienten mit CYP2C19-Defekten die normale Dosis eines durch CYP2C19-biotransformierten Arzneistoffs, kann es zu unerwartet hohen Plasmaspiegeln und dadurch verstärkten Nebenwirkungen kommen. Findet bei langsamen Metabolisierern zusätzlich durch eine Arzneimittelinteraktion eine Hemmung des mutierten CYP2C19 statt, besteht die Gefahr toxischer Reaktionen.

Das Prodrug Clopidogrel wird dagegen erst durch CYP2C19 zu seinem wirksamen Metaboliten aktiviert. Bei einer Therapie mit Omeprazol und Lansoprazol ist eine Hemmung von CYP2C19 und damit eine Unterdrückung der Bioaktivierung von Clopidogrel möglich.

CYP3A4-Polymorphismus. Die interindividuelle Variabilität der CYP3A4-Aktivität und Proteinexpression in der Leber schwankt um den Faktor 30 und beeinflusst somit die Wirkung und Toxizität von Arzneistoffen, die mittels dieses Enzyms metabolisiert werden. Genetische Veränderungen in der kodierenden Region von CYP3A4 sind jedoch sehr selten und können daher nicht für die unterschiedliche CYP3A4-Enzymaktivität verantwortlich gemacht werden. Im Gegensatz dazu kann die Expression von CYP3A4 sowohl durch das Geschlecht, nicht-genetische Faktoren wie beispielsweise Ernährung und Alter als auch durch Genvariationen von Transkriptionsfaktoren (trans-wirkende Faktoren) beeinflusst werden. Auch wurden Unterschiede in der Regulation der CYP3A4-Expression durch microRNA (▸ Kap. 7.3) gefunden. Ferner tragen Polymorphismen in sog. cis-wirkenden Elementen (regulatorische Sequenzmotive in den Promotoren von Genen) zur interindividuellen Variabilität des CYP3A4-vermittelten Arzneistoffmetabolismus bei.

***N*-Acetyltransferase-Polymorphismus.** Infolge des Polymorphismus einer zytosolischen *N*-Acetyl-Transferase (NAT2) mit fünf Allel-Varianten wird das Antituberkulotikum Isoniazid von 50 % der Bevölkerung rasch, von dem anderen Teil dagegen langsam durch Acetylierung inaktiviert. Genotypisch und phänotypisch lassen sich somit Schnell- und Langsam-Acetylierer unterscheiden. Letztere bilden vermehrt Oxidationsprodukte von Isoniazid, wodurch dessen Hepatotoxizität steigt. Langsam-Acetylierer haben dementsprechend ein deutlich erhöhtes Risiko, unter einer Isoniazid-Behandlung eine Hepatitis zu entwickeln. Bei langsamen Acetylierern kommt es ferner durch aus Isoniazid abgespaltenes Hydrazin zu einer verstärkten Inaktivierung von Pyridoxin und damit zu Neuropathien. Hinsichtlich des Ansprechens auf die Tuberkulose-Therapie mit Isoniazid unterscheiden sich schnelle und langsame Acetylierer dagegen nicht. Außer Isoniazid sind zahlreiche weitere Pharmaka NAT2-Substrate, u. a. Clonazepam, Coffein, Hydralazin, Metamizol und Sulfonamide.

Seltenere Polymorphismen. Etwa jeder zehnte Patient hat, bedingt durch einen genetischen Polymorphismus, eine verminderte Aktivität der **Thiopurin-Methyltransferase (TPMT)**, die u. a. am Stoffwechsel von Mercaptopurin und Azathioprin beteiligt ist. Wird die Dosis der beiden Substanzen bei diesen Patienten nicht angepasst (6–10 % der Normaldosis sind in diesem Fall ausreichend!), resultieren erhebliche Nebenwirkungen, u. a. Myelosuppression und Hepatotoxizität. Besondere Vorsicht ist bei gleichzeitiger Einnahme von Aminosalicylsäure-Derivaten (einschließlich Sulfasalazin) angezeigt, die das Enzym TPMT zusätzlich hemmen.

Die **Dihydropyrimidin-Dehydrogenase (DPD)** katalysiert die Reduktion von Pyrimidinen (z. B. 5-Fluorouracil). Nach Gabe üblicher Dosen an Patienten mit Enzymdefekt (3 % der Bevölkerung) können lebensbedrohliche Neutropenien auftreten. Eine Kontrolle der DPD-Aktivität im Vorfeld einer Behandlung mit 5-Fluorouracil ist deshalb angezeigt. Da Brivudin DPD hemmt, darf es nicht mit 5-Fluorouracil angewandt werden.

Ein weiterer seltener genetischer Defekt betrifft die **Uridindiphosphat-Glucuronyltransferase 1A1 (UGT1A1)**, welche die Inaktivierung eines aktiven Metaboliten des Topoisomerase-I-Hemmstoffs Irinotecan katalysiert und für eine bis zu 50-fache interindividuelle Variabilität der Biotransformation dieses Wirkstoffs verantwortlich ist. Patienten mit UGT1A1-Polymorphismus haben unter Irinotecan-Therapie ein erhöhtes hämatologisches Risiko.

6.2 Pharmakogenetisch bedingte Nebenwirkungen

Auch unabhängig vom Arzneistoffmetabolismus kann eine genetische Variabilität die Arzneistoffwirkungen beeinflussen. So tritt bei genetisch bedingtem Mangel an **Glucose-6-phosphat-Dehydrogenase** (G6PD) nach Gabe von Chloroquin, Metamizol, Nitrofurantoin, Sulfamethoxazol, Dapson u. a. eine hämolytische Anämie auf. Man bezeichnet eine solche Art der Hämolyse als **Favismus**, da sie auch durch rohe, grüne Bohnen (Vicia faba = Saubohne) hervorgerufen werden kann. G6PD katalysiert die NADPH-Bildung unter gleichzeitiger Oxidation von Glucose. NADPH wird zur Regeneration von reduziertem Glutathion (GSH) benötigt. Bei vermindertem GSH-Bestand bilden Proteine von Erythrozytenmembranen vermehrt Disulfidbrücken mit der Folge einer Membraninstabilität.

Ein G6PD-Mangel führt dann zur Hämolyse, wenn nicht nur die GSH-Bildung gestört ist, sondern auch der Glutathionverbrauch durch die o. g. Pharmaka über das normale Maß hinaus erhöht wird. Da das entsprechende Gen X-chromosomal rezessiv vererbt wird, sind von dieser Nebenwirkung Männer und homozygote Frauen betroffen.

Methämoglobinreduktase-Mangel. Bei einem Mangel an diesem Enzym, verursacht durch Mutationen im CYB5R3-Gen, steigt der Methämoglobingehalt des Blutes (▸ Kap. 34.2.5) infolge nicht ausreichender Reduktion von Methämoglobin zu Hämoglobin u. U. auf das 20–50-Fache des Normalwerts an. Bei den leichteren Formen – vor allem bei Heterozygoten – kommt es erst unter entsprechender medikamentöser Therapie, z. B. mit Nitraten, Sulfonamiden u. a., zur Methämoglobinämie. Als Symptome können Zyanose und Dyspnoe auftreten.

Maligne Hyperthermie. Dieser gefürchteten Narkosekomplikation (▸ Kap. 14) liegen Punktmutationen (etwa 100 verschiedene sind beschrieben) des Ca^{2+}-Kanals im sarkoplasmatischen Retikulum (dem sog. Ryanodin-Rezeptor) zugrunde. Öffnung des Kanals durch Suxamethonium oder Inhalationsnarkotika bewirkt bei prädisponierten Personen (Häufigkeit 1:5000) einen plötzlichen Anstieg der myoplasmatischen Ca^{2+}-Konzentration infolge verstärkter Freisetzung aus dem sarkoplasmatischen Retikulum. Diese Ca^{2+}-Erhöhung führt zu Muskelstarre und überschießendem Metabolismus, die wiederum Hyperthermie und metabolische Azidose bedingen. Dantrolen kann diese Symptomatik durch Hemmung der Ca^{2+}-Freisetzung aus dem sarkoplasmatischen Retikulum verhindern.

Porphyrien. Diese überwiegend genetisch bedingten Erkrankungen beruhen auf Störungen verschiedener Enzyme der Häm-Biosynthese und damit der Einlagerung von Zwischenprodukten der Hämsynthese bzw. falschen Syntheseprodukten in verschiedenen Organen. Einige Arzneistoffe, z. B. Sulfonamide, Estrogene, können durch Induktion der Aminolävulinsäure-Synthetase, dem Schlüsselenzym der Häm-Synthese, eine akute klinische Manifestation dieser Krankheitsbilder auslösen und sind daher bei Porphyrie-Patienten streng kontraindiziert.

7 Gen-, Antisense- und Stammzelltherapie

7.1 Gentherapie

Fehlende oder defekte Proteine infolge genetischer Erkrankungen lassen sich im Grundsatz durch **somatische Gentherapie** korrigieren. Dabei wird versucht, das für das Protein kodierende intakte Gen in das Genom der Zielzellen dauerhaft einzubringen und damit eine Heilung zu erreichen. Im Gegensatz dazu wird bei der **Keimbahn-Gentherapie** das Erbgut von Ei oder Samenzellen verändert. Die genetische Veränderung betrifft somit nicht nur sämtliche Körper-, sondern auch die Keimzellen, womit die Genkorrektur an die Nachkommen weitervererbt wird. Die Keimbahntherapie am Menschen ist weltweit verboten.

Für schwere, erblich bedingte Erkrankungen, für die es bei konventioneller Behandlung wenig Hoffnung gibt, stellt die somatische Gentherapie im Prinzip eine bedeutsame Behandlungsmöglichkeit dar. Ein Beispiel ist die X-chromosomal vererbte Immunschwäche SCID1, bei der die virale Transduktion von T-Zellen eine Option darstellt, falls eine allogene hämatopoetische Stammzelltransplantation mangels Spender nicht möglich ist. Als **Genfähre** für die Transduktion wird zurzeit ein **modifizierter Maus-Leukämie-Virus** mit einer funktionellen γ-Kette des Interleukin-Rezeptors verwendet, deren Verlust diese Immunschwäche auslöst. Nach Einbringen des defekten Gens in die T-Zellen inaktiviert sich das Virus selbst und ist daher nicht mehr in der Lage, Onkogene anzuschalten. Genau diese Onkogen-Stimulation war vormals das negative Ergebnis, als ein nicht modifiziertes Virus bei einer Reihe der behandelten Patienten eine Leukämie hervorrief. Mit dem modifizierten Virus war dies bislang über einen Zeitraum von drei Jahren nicht der Fall.

Neuere, ebenfalls erfolgreiche Ansätze in der Gentherapie zeigten sich auf dem Gebiet erblicher Netzhauterkrankungen, z. B. der **Achromatopsie** (totalen Farbenblindheit). Hierbei werden die zu substituierenden Gene mittels **Adenovirus-assoziierten Viren (AAV)** lokal unter die Netzhaut injiziert. Neben der Anwendung bei der Achromatopsie sind weitere gentherapeutische Ansätze für erblich bedingte Netzhauterkrankungen in der Erprobung, z. B. für die **Retinitis pigmentosa** und die **feuchte Form der altersbedingten Makuladegeneration**. Bei der **Leber'schen kongenitalen Amaurose** (Funktionsstörung des Pigmentepithels der Netzhaut mit degenerativen Erscheinungsformen der Aderhaut, die zu Sehschärfenminderung mit Gesichtsfeldeinschränkungen führt) konnte die Sehfunktion und insbesondere das Farbensehen durch Einschleusen des Gens für das retinale Pigmentepithel-spezifische 65-kDa-Protein RPE65 über einen langen Zeitraum nachhaltig verbessert werden. Jedoch kam es bei einigen Patienten nach etwa drei Jahren zu einer allmählichen Verschlechterung: Die Fläche der Netzhaut, die dank der Gentherapie an Lichtempfindlichkeit gewonnen hatte, verkleinerte sich wieder.

Dass sich zahlreiche gentherapeutische Ansätze auf retinale Erkrankungen mit monogenetischer Ursache fokussieren, wird durch das **Immunprivileg des Auges** erklärbar. Die als Genfähren in die Subretina injizierten, rekombinanten Adenovirus-assoziierten Viren werden dort nämlich nicht vom Immunsystem angegriffen, ebenso wenig wie die zum Zweck der Korrektur des Gendefektes viral transduzierten Photorezeptoren.

Weitere erfolgreiche klinische Studien mit rekombinantem AAV als Genfähre beziehen sich auf die Therapie der **Hämophilie B**. Patienten erhielten drei Dosen eines modifizierten AAV, um die cDNA zur Herstellung von **Faktor IX** in den menschlichen Organismus einzubringen. Die Faktor-IX-Spiegel stiegen bei allen Patienten mit schwerer Hämophilie B durch die Gentherapie und blieben seit mehr als vier Jahren stabil. Insgesamt gingen die Episoden spontaner Blutungen um 90 % zurück. Auch die Häufigkeit der erforderlichen Faktor-IX-Substitutionstherapie nahm ab.

Das erste von der EMA zugelassene Gentherapeutikum ist **Alipogentiparvovec** (Glybera®). Es ist indiziert bei Erwachsenen, bei denen eine familiäre Lipoproteinlipasedefizienz diagnostiziert wurde und bei denen schwere Pankreatitis-Schübe trotz fettarmer Diät auftreten. Es enthält die cDNA dieser Lipase unter Regulation eines starken Zytomegalievirus-Promotors, insertiert in einen AAV-Virus.

7.2 Antisense-Therapie

Neben der somatischen Gentherapie gibt es noch weitere Möglichkeiten, die Expression von Genen zu beeinflussen. Zu diesen zählt der Einsatz sog. Antisense-Oligonucleotide. Diese bestehen aus kurzen einzelsträngigen Nucleotidsequenzen, die exakt komplementär zu dem Gen aufgebaut sind, das in seiner Expression gehemmt werden soll. Die komplementären Oligonucleotide können beispielsweise zusammen mit regulatorischen DNA-Sequenzen am 5'-Ende eines Gens angelagert werden und so dessen Expression beeinflussen. Eine weitere Möglichkeit für ihren Einsatz besteht darin, die Translation durch Interaktion mit mRNA zu behindern. Die Oligonucleotide überwinden mittels Endozytose die Zellmembranen und binden anschließend an ihre Zielstruktur. Durch chemische Modifikation werden sie vor dem Abbau durch RNAsen geschützt.

Mit **Fomivirsen** (Vitravene™) ist in den USA ein erstes Antisense-Oligonucleotid zugelassen, das bei einer durch Zytomegalievirus (CMV) ausgelösten Retinitis indiziert ist. Diese tritt bei AIDS häufig auf und kann sehr rasch zur Erblindung führen. Fomivirsen ist gegen die bei der Virusreplikation beteiligten „immediate early genes" gerichtet und verhindert dadurch das Fortschreiten der Krankheit. Es wird wöchentlich intravitreal injiziert.

Einen Ansatz zur LDL-Reduktion bei familiärer Hypercholesterolämie, bei der die übliche Pharmakotherapie an ihre Grenzen stößt, bietet die Synthese-Hemmung von Apolipoprotein B durch **Mipomersen**. Als Antisense-Oligonucleotid blockiert es die mRNA für Apolipoprotein B und senkt dadurch die Plasmakonzentrationen der atherogenen Lipoproteine VLDL und LDL signifikant. Mipomersen wird einmal wöchentlich subkutan gegeben und verstärkt die Wirkung anderer Lipidsenker wesentlich. In experimentellen Untersuchungen konnte unter der Behandlung mit Mipomersen zudem eine Rückbildung der Atherosklerose gezeigt werden. Mipomersen ist in den USA zur Behandlung von Patienten mit homozygoter oder schwerer heterozygoter familiärer Hypercholesterolämie zugelassen. Studien zeigen, dass es hierbei die Häufigkeit schwerwiegender kardialer Ereignisse dramatisch senkt.

7.3 Genregulation durch miRNAs und siRNAs

Kurze RNA-Sequenzen aus 17–24 Nucleotiden werden als **microRNAs** (miRNAs) bezeichnet. Sie sind im Organismus an der Regulation der Genexpression beteiligt, 1800 verschiedene humane miRNA-Spezies sind bislang identifiziert. Sie werden von individuellen miRNA-Genen transkribiert oder aus Intronabschnitten primärer mRNA-Transkripte herausgespleißt. Die anschließend über mehrere Schritte gebildeten aktiven miRNAs verringern dann die Expression spezifischer Gene u. a. durch mRNA-Abbau. Das intrazelluläre miRNA-Profil korreliert mit dem Zell- und Gewebetyp, ist entwicklungsabhängig und verändert sich bei Krankheiten spezifisch. Von daher eröffnet sich die Möglichkeit, dieses als diagnostischen und prognostischen Biomarker, z. B. bei Herzinsuffizienz, Infektionen oder Tumoren, zu nutzen. Darüber hinaus kann durch Hemmung einer speziellen miRNA die Repression eines therapeutisch wichtigen Proteins (z. B. eines Tumorsuppressorproteins) aufgehoben werden. Umgekehrt kann die exogene Zufuhr einer bestimmten miRNA die endogene Unterdrückung der Expression bestimmter Proteine unterstützen, die z. B. das Remodeling bei Herzinsuffizienz fördern. Ihr zukünftiges therapeutisches Potenzial ist hoch.

Small interfering RNAs (siRNAs) sind wie miRNAs kurze, Gen-regulierende RNA-Moleküle, die jedoch im Gegensatz zu miRNAs nicht von Säugetierzellen kodiert werden. Werden sie exogen zugeführt, ermöglicht die spezifische Komplementarität zu ihrer korrespondierenden mRNA im Prinzip gezielte therapeutische Eingriffe **(RNA-Interferenz)**. Ihre Spezifität unterscheidet die siRNAs erneut von den miRNAs, von denen jede einzelne die Expression mehrerer Gene beeinflusst. Einige RNA-Interferenz-basierte Therapeutika befinden sich derzeit in einer späten Phase der klinischen Entwicklung.

7.4 Stammzelltherapie

Stammzellen sind noch nicht differenzierte Zellen, die sich unbegrenzt vermehren und differenzieren können. Erwartungsgemäß kommen sie in Embryonen und Feten vor und konnten darüber hinaus auch in den Organen von Erwachsenen nachgewiesen werden. Von daher rührt die Unterscheidung in embryonale und adulte Stammzellen sowie Stammzellen aus Nabelschnurblut. In vielen Zellverbänden wird ein ausgewogenes Gleichgewicht zwischen Zelluntergang und -ersatz durch geweberesidente Stammzellen aufrechterhalten.

Embryonale Stammzellen können nochmals in **totipotente** (omnipotente) und **pluripotente** (multipotente) unterteilt werden. Während totipotente embryonale Stammzellen in der Lage sind, einen vollständigen neuen Organismus zu bilden, können sich pluripotente embryonale Stammzellen nur noch zu den allerdings mehr als 200 verschiedenen Zelltypen des menschlichen Organismus differenzieren. Voraussetzung hierfür ist, dass die notwendigen gewebespezifischen Faktoren vorhanden sind. Ohne diese teilen sich die embryonalen Stammzellen nämlich unbegrenzt und behalten ihre Pluripotenz.

In experimentellen Studien wurden pluripotente embryonale Stammzellen zur Therapie des Morbus Parkinson in das Striatum implantiert. Zwar bildeten diese neue dopaminerge Neurone und re-innervierten teilweise das Striatum, doch waren die Ergebnisse insgesamt inkonsistent und sehr variabel. Auch ist die Weiterentwicklung des Verfahrens durch gravierende Nebenwirkungen wie Transplantat-induzierte Dyskinesie erschwert.

Adulte Stammzellen sind für die Erneuerung spezialisierter somatischer Zellen essenziell. Wie embryonale Stammzellen können sie ihre Stammzelleigenschaften bei der Zellteilung beibehalten. Allerdings entstehen unter bestimmten Bedingungen bei ihrer Teilung sog. **Progenitor-Zellen**, die sich zwar ebenfalls unbegrenzt teilen können, aber auf eine bestimmte Zellstruktur festgelegt sind (determinierte Stammzellen). Therapien mit adulten Stammzellen werden bereits seit 3 Jahrzehnten, z. B. in Form von Knochenmarkstransplantationen bei Leukämien und Lymphomen, durchgeführt. Ex vivo expandierte autologe menschliche Hornhautepithelzellen, die Stammzellen enthalten (zugelassen von der EMA ist die Zubereitung Holoclar), werden seit Kurzem für die Behandlung von Hornhautschäden am Auge, z. B. nach chemischen Einwirkungen, eingesetzt. Bereits vorhanden ist ebenso das in einigen Spezialkliniken angewandte Verfahren der Stammzell-basierten Gewinnung von Hauttransplantaten für Patienten mit lebensbedrohlichen Verbrennungen. Eine Ausweitung der Verwendung von Stammzellen für z. B. Herzmuskelerkrankungen (insbesondere nach Herzinfarkt) und neurodegenerative Erkrankungen wird derzeit beim Menschen erprobt.

Ausgehend von Ergebnissen der Forschung an embryonalen und adulten Stammzellen wurde ferner das Konzept der Existenz von Tumorstammzellen entwickelt, das wesentlich zum Verständnis der Entstehung und des Aufbaus von Tumorgewebe beigetragen hat. Die Zellen eines Tumors sind nicht einheitlich, vielmehr bestehen sie aus hierarchisch strukturierten Zelltypen. Die Basis des Tumors bilden dabei Stammzellen, die jeden Zelltyp im Tumorgewebe produzieren können. Die Entdeckung der Tumorstammzellen stellt die konventionellen Tumortherapien in Frage, durch die vor allem jene Zellen zerstört werden, die sich rasch teilen. Stammzellen proliferieren jedoch meist langsam und entgehen deshalb einer solchen Strategie. Dies ist eine der Erklärungsmöglichkeiten für die hohe Rückfallrate bei manchen Tumorerkrankungen.

8 Arzneistoffkombinationen

Der Einsatz eines Kombinationspräparats kann dann in Betracht gezogen werden, wenn mit einem Wirkstoff allein die erwünschte Wirkung nicht erreicht werden kann oder das Zweitpharmakon unerwünschte Wirkungen des Erstpharmakons zu verhindern vermag. Es wird daher vom Arzneimittelhersteller der Nachweis verlangt, dass in einem Kombinationspräparat jeder als Wirkstoff deklarierte Bestandteil zur Wirkung tatsächlich beiträgt oder die Kombination weniger Nebenwirkungen als die Monosubstanz hervorruft.

Ein bedeutsames Argument für die fixe Kombination, sofern zwei oder mehr Wirkstoffe aus pharmakodynamischen Gründen gleichzeitig gegeben werden müssen, ist die verbesserte Mitarbeit des Patienten (**Compliance**) und damit bessere Einhaltung des Therapieplanes. Gegen die fixe Kombination von Arzneistoffen spricht, dass nur in Ausnahmefällen die Wirkstoffe eine annähernd gleiche Pharmakokinetik und damit gleiche Wirkdauer besitzen.

Im Folgenden sind einige Beispiele für Arzneistoffkombinationen angegeben.

8.1 Sinnvolle fixe Kombinationen

Antihypertonika. Die Behandlung des Bluthochdrucks (▸Kap. 23.2.2.2) erfolgt häufig als Kombinationstherapie. Gängige Arzneistoffkombinationen bestehen z. B. aus einem Betablocker und einem Diuretikum oder einem Calciumkanalblocker und einem Betablocker bzw. ACE-Hemmer. Wegen der bei Hypertonikern vielfach schlechten Compliance – Hochdruck ruft anfänglich keine Beschwerden hervor – ist die fixe der freien Kombination vorzuziehen.

Antiasthmatika. Langwirkende β_2-Sympathomimetika (Formoterol, Salmeterol) sollen wegen Hinweisen auf eine unter Monotherapie beobachteten erhöhten Mortalität nur in Kombination mit inhalativen Glucocorticoiden gegeben werden. Dies hat zur Einführung fixer Kombinationen u. a. von Salmeterol/Fluticason (z. B. Viani®), Formoterol/Budesonid (Symbicort®) und Formoterol/Beclometason (z. B. Foster®) geführt (▸Kap. 24.1.1.3). Zusätzliche Nebenwirkungen wurden bisher nicht beschrieben. Aus Gründen mangelnder Dosierungsflexibilität ist die fixe Kombination jedoch nicht zur Ersteinstellung sowie auch nicht bei Patienten mit instabilem Asthma geeignet. Die Kombination des quartären Parasympatholytikums Ipratropiumbromid mit dem β_2-Sympathomimetikum Fenoterol (Berodual® N) ermöglicht zwar eine Dosisreduktion des Sympathomimetikums, ist aber nur in bestimmten Fällen, z. B. bei Anstrengungsasthma und gleichzeitiger chronisch obstruktiver Bronchitis, sinnvoll. Die verfügbaren fixen Kombinationen eines β_2-Sympathomimetikums mit Cromoglicinsäure (z. B. Allergospasmin® N) scheinen dagegen nicht günstig zu sein, da Cromoglicinsäure in diesen Kombinationen zu niedrig dosiert ist.

Antiinfektiva. Die verzögerte Resistenzentwicklung ist der Grund für die kombinierte Anwendung mehrerer Arzneistoffe mit unterschiedlichen Angriffspunkten bei der Tuberkulose-Therapie (▸Kap. 30.2.1), zur Eradikation von *Helicobacter pylori* (▸Kap. 25.1.2.7) oder bei der HIV-Behandlung (▸Kap. 30.4.5.7) und Hepatitis-C-Behandlung (▸Kap. 30.4.4.3).

Diuretika. In der Gruppe der Diuretika erhöhen die Thiazid- und Schleifendiuretika (▸Kap. 20.1) die Ausscheidung von Natrium-, Kalium- und Chloridionen. Eine der Hauptgefahren einer solchen Therapie, insbesondere bei höherer Dosierung, ist eine Hypokaliämie. Daher ist die Kombination eines die Kaliumausscheidung fördernden und eines die Kaliumausscheidung hemmenden Diuretikums beim Nierengesunden therapeutisch wertvoll. Dabei sollte darauf geachtet werden, dass die Pharmakokinetik der beiden Substanzen ähnlich ist und sich die entgegengesetzten Effekte auf den Kaliumhaushalt durch Wahl der richtigen Dosierung der Einzelkomponenten annähernd aufheben. Dies trifft weitgehend für die Kombination von Triamteren bzw. Amilorid mit Thiaziden zu. Kontrollen der Serumkaliumspiegel sind allerdings dennoch erforderlich.

Hormonelle Kontrazeptiva. Estrogen-Gestagenkombinationen zeigen einen funktionellen Synergismus und machen den Hauptanteil der hormonellen Kontrazeptiva (▸Kap. 21.8.6) aus. Auch zur Behandlung klimakterischer Ausfallerscheinungen in der Menopause werden Estrogene zusammen mit einem Gestagen eingesetzt.

Opioide. Kombinationen von Tilidin oder Oxycodon mit Naloxon (▸Kap. 12.1.5.2) zur Vermeidung von Missbrauch und Opioid-bedingter Obstipation sind zumindest theoretisch sinnvolle Arzneistoffkombinationen. In therapeutischer Dosierung kommt die antagonistische Wirkung von Naloxon nicht zum Tragen, da es fast vollständig durch First-Pass-Metabolisierung inaktiviert wird. In hoher Dosierung, bei Leberinsuffizienz und bei missbräuchlicher parenteraler Applikation ist es allerdings systemisch verfügbar und wirkt antagonistisch, sodass die Opioideffekte unterdrückt werden. Die hohe Affinität von Naloxon zu peripheren Opioidrezeptoren z. B. im Darm kann die Opioid bedingte Obstipation zwar vermindern, eine ebenso gute Wirkung ist aber in den meisten Fällen auch durch die gleichzeitige Gabe eines Laxans zu erreichen.

Parkinsonmittel. Bei der Therapie der Parkinson-Erkrankung (▸Kap. 17) würden die in der Peripherie aus L-Dopa durch Decarboxylierung gebildeten Catecholamine zu starken Nebenwirkungen führen, insbesondere im gastrointestinalen und kardiovaskulären Bereich. Dies wird durch die gleichzeitige Gabe von L-Dopa mit peripher wirkenden Dopa-Decarboxylase-Blockern (Benserazid, Carbidopa) verhindert. Da diese Stoffe die Blut-Hirn-Schranke nicht überwinden können, wirken sie im Zentralnervensystem nicht. In der Peripherie wird dagegen weniger L-Dopa decarboxyliert. Die L-Dopa-Dosis kann daher niedriger gehalten werden.

8.2 Fragwürdige Kombinationen

Antiinfektiva. Problematisch ist die topische Anwendung von fixen Kombinationen eines Antiinfektivums mit einem Glucocorticoid, da solche Präparate nicht nur dazu verführen, Hauterkrankungen ohne exakte Diagnosestellung zu behandeln (diese Kombinationen wirken sowohl bei Ekzemen als auch bei Hautinfektionen), sondern auch mit einer höheren Nebenwirkungsrate als ein Monopräparat behaftet sind.

Grippemittel. Kombinationspräparate zur symptomatischen Behandlung von Grippe und Erkältungskrankheiten enthalten neben einem Analgetikum oft auch ein α-Sympathomimetikum (z. B. Pseudoephedrin) zum Abschwellen der Nasen- und Bronchialschleimhäute, das zu Nebenwirkungen wie erhöhter Herzfrequenz, innerer Unruhe oder Schlafstörungen führen kann. Außerdem sind häufig Antitussiva (z. B. Dextromethorphan) beigefügt, die der Patient evtl. gar nicht benötigt, weil gar kein Husten vorliegt. Husten-, Schnupfen- und Schmerzmittel sollten daher besser gezielt bei Auftreten der entsprechenden Symptome in Form von Monopräparaten angewendet werden.

Nichtopioide Analgetika. Bei den nichtopioiden Analgetika (▸Kap. 12.1.3) ist der Einsatz von Kombinationspräparaten in den letzten Jahren rückläufig. Viele davon, z. B. auch Kombinationen mit Vitaminen, sind als nicht sinnvoll einzuschätzen. Bei Kombinationspräparaten mit Coffein gab es Hinweise, dass sie möglicherweise häufiger missbräuchlich verwendet werden als Monopräparate nichtopioider Analgetika, da die Einnahme eines Coffein-haltigen Medikaments auch psychotrop anregend wirkt. Allerdings wurde in einer Studie bei Migränekopfschmerzpatienten gezeigt, dass die Kombination aus Acetylsalicylsäure, Paracetamol und Coffein (z. B. Thomapyrin®) wirksamer war als die Einzelsubstanzen oder die Kombination ohne Coffein. Die Diskussion um die Bewertung von Analgetika-Kombinationspräparaten ist demnach kontrovers, eine endgültige Bewertung solcher Kombinationspräparate daher bislang nicht möglich.

9 Arzneimittelentwicklung und -prüfung

Ziel der Entwicklung neuer Arzneimittel ist es, bessere therapeutische Möglichkeiten zu schaffen. Die Voraussetzung für eine solche Entwicklung ist die Synthese oder Isolierung (aus Naturstoffen) neuer potenzieller Wirkstoffe, die den in ◦ Abb. 9.1 angegebenen Prüfungen unterworfen werden. Auf jeder Stufe muss die weitere Entwicklung eines Teils der Prüfsubstanzen wegen unzureichender Wirkung, eines ungünstigen pharmakologischen Profils oder toxischer Effekte abgebrochen werden, sodass schlussendlich nur eine innovative von ursprünglich ca. 10 000 Verbindungen in die Therapie eingeführt werden kann.

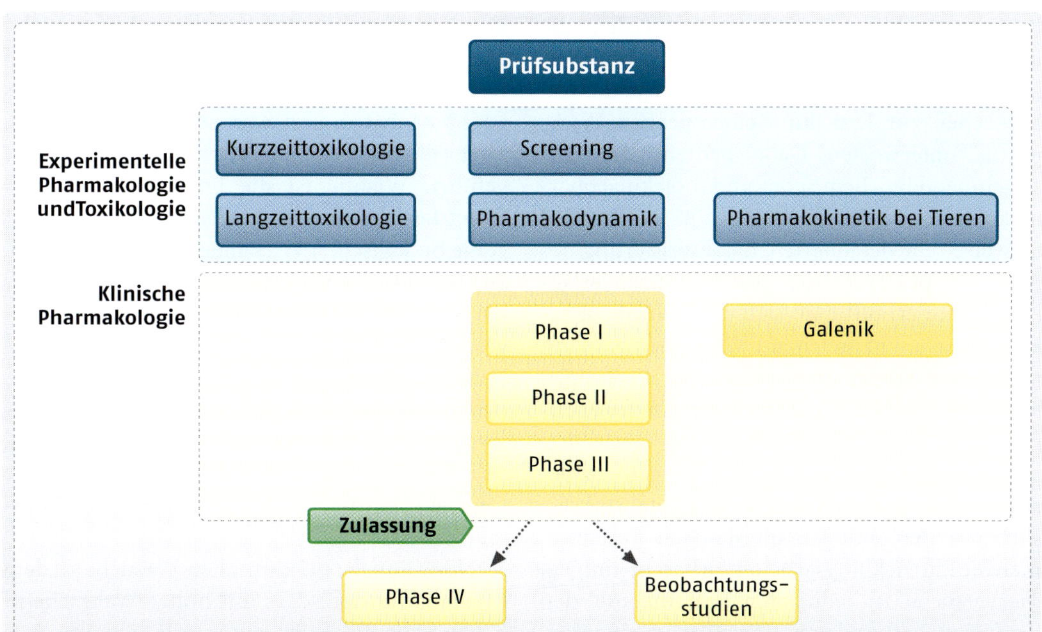

◦ **Abb. 9.1** Arzneimittelentwicklung in schematischer Darstellung. An die Prüfung des Arzneimittels in vitro und am Tier (präklinische Prüfung) schließen sich die Untersuchungen am Menschen (klinische Prüfung) an. Zu deren Beginn werden die galenische (pharmazeutisch-technologische) Entwicklung abgeschlossen und die Studien zur Langzeittoxikologie weitergeführt

Da der Erstanwendung am Menschen eine eingehende pharmakologische Charakterisierung durch Testung mittels In-vitro-Verfahren und am Tier vorauszugehen hat, unterscheidet man zwischen der **präklinischen** (bzw. experimentell-pharmakologischen sowie toxikologischen) und **klinischen Prüfung.**

In Deutschland ist der gesetzliche Rahmen der Arzneimittelprüfung im Arzneimittelgesetz (AMG) verankert. Entscheidende Bedeutung bei der Arzneimittelentwicklung haben außerdem die Richtlinien der europäischen Zulassungsbehörde (European Medicines Agency, EMA) und für eine weltweite Vermarktung des Arzneimittels die Richtlinien anderer Gesundheitsbehörden (insbesondere der US-amerikanischen Food and Drug Administration, FDA) sowie verschiedene internationale Richtlinien (z. B. „Good Clinical Practice", GCP).

9.1 Präklinische Entwicklung

Bei der präklinischen Prüfung werden die Prüfsubstanzen zunächst einem ersten **pharmakologischen Screening**, d. h. einer Reihe von Versuchen zur Erstellung eines groben Wirkprofils, unterworfen. Dabei bedient man sich zunehmend biochemischer und molekularpharmakologischer Verfahren, die eine rasche und teilweise sehr detaillierte Charakterisierung des Aktivitätsspektrums der Testsubstanzen erlauben. Damit erhofft man sich die frühzeitige Erkennung von unzureichend wirksamen bzw. mit nicht akzeptablen unerwünschten Wirkungen behafteten Stoffen, die dann bereits in der Frühphase der Arzneimittelentwicklung von weiteren kostenintensiven Untersuchungen ausgeschlossen werden können. Nicht zuletzt soll versucht werden, mit leistungsfähigen Testsystemen die Entwicklungsarbeiten zu beschleunigen, Tierversuche zu reduzieren und die mit den Prüfungen verbundenen Kosten zu verringern.

Umfassende pharmakologische Testung. Verbindungen, die sich bei der Screening-Untersuchung als erfolgversprechend erwiesen und bei denen auch die Prüfung auf akute Toxizität zufriedenstellend verlief, werden anschließend einer vertieften pharmakologischen Untersuchung unterzogen. Dabei werden insbesondere die **Hauptwirkung** sowie das **Wirkungsspektrum** qualitativ und quantitativ ermittelt, der **Angriffspunkt** und der **Wirkungsmechanismus** zu klären versucht, die Beeinflussung der verschiedenen **Organfunktionen** und damit die **Spezifität** und **Organselektivität** festgestellt, die lokale und allgemeine **Verträglichkeit** geprüft sowie auf **toxische Effekte** geachtet.

Aufgrund der erhobenen Befunde wird dann erneut eine Selektion vorgenommen und der für die Erstanwendung am Menschen vorgesehene Stoff auf **subakute Toxizität** untersucht. Sofern diese Prüfung positiv verläuft, bestimmt man anschließend die **Pharmakokinetik beim Tier**. Parallel dazu laufen **Mutagenitäts-** und **Teratogenitätsprüfungen**, ferner Untersuchungen zur **subchronischen** und **chronischen Toxizität**.

Subakute, subchronische und chronische Toxizitätsprüfungen erstrecken sich über 2–4 Wochen bzw. – in Abhängigkeit von der geplanten Anwendungsdauer beim Menschen – über bis zu 12 Monaten und werden (mindestens) an zwei Tierspezies (1 Nager, 1 Nichtnager) durchgeführt. Wichtig ist die Ermittlung des **No-effect-levels**, d. h. der höchsten Dosis, bei der keine biologischen Wirkungen gesehen werden. So dürfen sich z. B. im Vergleich zu den Kontrollen weder die Futteraufnahme noch das Körpergewicht, das Wachstum, das Blutbild oder die Funktion der einzelnen Organe verändern. Daneben soll eine Dosis angewandt werden, die toxische Symptome auslöst bzw. tödlich wirkt. Alle Tiere werden nach dem Tod seziert und die Organe makroskopisch und histologisch beurteilt.

Nur wenn die präklinischen Versuche zu dem Ergebnis führten, dass mit hoher Wahrscheinlichkeit die Prüfsubstanz zur therapeutischen oder diagnostischen Anwendung am Menschen geeignet ist und die Nebenwirkungen vertretbar erscheinen, darf eine klinische Prüfung in Angriff genommen werden.

In diesem Zusammenhang wird häufig die Frage nach der Übertragbarkeit von Tierversuchen auf den Menschen gestellt. Naturgemäß ist eine absolute Übertragbarkeit nicht gegeben, trotzdem ist diese, insbesondere wenn Organfunktionen betroffen sind, vielfach besser als allgemein angenommen. Entsprechendes gilt auch für Nebenwirkungen. Wenn auch durch Tierversuche nicht alle Unsicherheiten beseitigt werden, lassen sich damit dennoch die Risiken auf ein annehmbares Maß reduzieren.

9.2 Klinische Prüfung

Die Prüfung eines Arzneimittels am Menschen ist nur zulässig, wenn der damit zu erzielende Nutzen für ein Individuum oder die Allgemeinheit die mit dem Experiment verbundenen Risiken der Versuchsperson übersteigt. Die höchsten ethischen Anforderungen ergeben sich somit für Versuche an gesunden Probanden, die keinen eigenen Nutzen von der Arzneimittelanwendung haben.

Die wesentlichen ethischen Anforderungen an eine klinische Prüfung sind in der revidierten **Deklaration von Helsinki** des Weltärztebundes niedergelegt. Formale Anforderungen zur Qualitätsverbesserung und damit zur Erhöhung der Therapiesicherheit finden sich in den Richtlinien zu „Good Clinical Practice for Trials on Medical Products in the European Community" (GCP-Richtlinien) und Nachfolgedokumenten. So wird u.a. die Vorlage sämtlicher Daten aus der präklinischen Prüfung und der Stellungnahme einer unabhängigen Ethik-Kommission vor Versuchsbeginn, die Einwilligung des umfassend aufgeklärten Probanden, die Erstellung eines Prüfplans in Schriftform, die Herstellung der Prüfmuster nach den Standards der Arzneimittelproduktion, die ausführliche Dokumentation der Befunde und ein Qualitätsmanagement bei den Prüfärzten gefordert. Dementsprechend werden Personen, die selbst nicht rechtswirksam einwilligen können, z.B. Kinder, Demenzkranke, psychiatrische Patienten, besonders geschützt. Über schwerwiegende Nebenwirkungen (Tod, Invalidität, Notwendigkeit oder Verlängerung einer stationären Behandlung) ist die Überwachungsbehörde umgehend zu unterrichten.

Prüfungen vor der Zulassung. Die klinische Prüfung wird üblicherweise in vier Phasen (Phase I–IV) unterteilt, wobei die **Phasen I–III** vor der Zulassung durchgeführt werden.

Unter der **Phase I** versteht man die erste Anwendung eines Wirkstoffs am Menschen, die in der Regel an jungen gesunden Erwachsenen (**Probanden**) erfolgt. In Ausnahmefällen (z.B. bei der Prüfung von Zytostatika) kann es jedoch erforderlich sein, schon diese ersten Untersuchungen an besonders ausgewählten Patienten durchzuführen. In der Phase I wird die Pharmakokinetik des potenziellen Arzneistoffs ermittelt, auf **Verträglichkeit** geprüft, **pharmakodynamische Effekte** werden erfasst und daraus Schlüsse für andere oder zusätzliche Indikationen gezogen. Schließlich werden Dosierungsvorschläge für die weitere klinische Prüfung erstellt.

Rechtfertigen die Befunde der Phase I die weitere Untersuchung der Prüfsubstanz, schließt sich die **Phase II** an. Bei dieser werden erste Prüfungen zur Wirksamkeit und relativen Unbedenklichkeit an einer begrenzten Zahl von stationären **Patienten** durchgeführt, die an der Krankheit leiden, für deren Therapie das Prüfpräparat vorgesehen ist. Im Allgemeinen nehmen an den Untersuchungen der Phase II (explorativen Studien, s.u.) zwischen 100 und 300 Patienten teil. Der Prüfplan ist dabei so anzulegen, dass aus den erhaltenen Ergebnissen die **Wirkungsintensität**, **klinische Relevanz** und **Verallgemeinerungsfähigkeit** abgeschätzt werden können. Diese Daten stellen die Grundlage für die Planung der Phase-III-Studien dar. Neben der Messung der für die spezielle Erkrankung charakteristischen Parameter sollen in dieser Prüfphase auch **Dosis-Wirkungs-Beziehungen** (kleinste wirksame und höchste verträgliche Dosis) erfasst und die Dosierungen für die weiteren klinischen Prüfungen ermittelt werden.

Bei einer positiven Beurteilung der Phase-II-Ergebnisse schließt sich die **Phase III** an, bei welcher der (biometrisch abgesicherte) **Nachweis** der **Wirksamkeit** und **Unbedenklichkeit** der neuen Substanz geführt wird. Die dazu notwendigen Studien erfordern Versuche an einer großen Zahl von Patienten. Daher werden Phase-III-Studien vorzugsweise multizentrisch, d.h. an verschiedenen Stellen, nach gleichem Prüfplan an oft mehr als 1000 Patienten durchgeführt. Unverzichtbar sind dafür **Vergleichsprüfungen** mit anderen Medikamenten und/oder Placebo (kontrollierte Studien, s.u.). Bei chronischen Erkrankungen müssen die Patienten häufig bis zu einem Jahr behandelt werden. Neben Klinikärzten werden in Phase-III-Studien vielfach auch niedergelassene Ärzte in die Prüfung einbezogen.

Zulassung. Nach Fertigstellung der Studien der Phase III werden die Daten zur pharmazeutischen Qualität (wirksame Bestandteile, Hilfsstoffe, Verunreinigungen, Stabilität, Herstellungs- und Prüfverfahren u.a.) sowie die Ergebnisse der präklinischen und klinischen Prüfungen den Gesundheitsbehörden vorgelegt, die nach eingehender Überprüfung die Zulassung und damit die Befugnis, das neue Arzneimittel in den Verkehr zu bringen, erteilen oder versagen.

Die Zulassung eines Arzneimittels wird versagt, wenn Wirksamkeit und Unbedenklichkeit bei bestimmungsgemäßem Gebrauch nicht belegt wurden und ebenso, wenn das Arzneimittel nicht die erforderliche pharmazeutische Qualität (Reinheit, korrekten Wirkstoffgehalt u.a.) aufweist. Es wird naturgemäß jedoch nicht gefordert, dass ein Arzneimittel absolut nebenwirkungsfrei ist. Vielmehr ist zu prüfen, ob die Nebenwirkungen in einem angemessenen Verhältnis zur Wirksamkeit stehen, wobei therapeutische Alternativen zu beachten sind.

Die Zulassung eines Arzneimittels kann entweder **zentral** bei der europäischen Zulassungsbehörde (EMA) in London oder **dezentral** in einem der europäischen Mitgliedstaaten beantragt werden, wobei das dezentrale Verfahren auf einem System der gegenseitigen Anerkennung zwischen den Mitgliedstaaten beruht. In Deutschland ist das BfArM (Bundesinstitut für Arzneimittel und Medizinprodukte) mit Sitz in Bonn dafür verantwortlich.

Über die Zulassung von Impfstoffen, Sera und Testallergenen sowie von monoklonalen Antikörpern entscheidet auf nationaler Ebene das Paul-Ehrlich-Institut (PEI, Langen). Gestützt auf die in dem federführenden Land ausgesprochene Zulassung erfolgt die Zulassung solcher Arzneimittel in weiteren EU-Staaten in einem deutlich verkürzten Verfahren.

In der Europäischen Union wird ein Arzneimittel zunächst nur für einen Zeitraum von 5 Jahren zugelassen. In dieser Zeit sind die Kenntnisse über die Wirksamkeit und Sicherheit bei breitem und ggf. langfristigem Einsatz zu vertiefen. Jeder neue Wirkstoff unterliegt in diesen ersten 5 Jahren auch der **automatischen Verschreibungspflicht**, wodurch die Arzneimittelsicherheit in dieser besonders kritischen Phase erhöht werden soll. Nach Ablauf dieser Frist wird über eine Verlängerung der Zulassung für weitere 5 Jahre sowie ggf. eine Freistellung von der Verschreibungspflicht entschieden. Ergibt sich nach der Zulassung ein Verdacht auf schwerwiegende Risiken (Nebenwirkungen, Wechselwirkungen), wird ein sog. **Stufenplanverfahren** eingeleitet, in dem die Aufsichtsbehörde zusammen mit dem Hersteller die Befunde und die zu ergreifenden Maßnahmen erörtert. Bei begründetem Verdacht auf Risiken, die ein vertretbares Maß übersteigen, wird die Zulassung widerrufen.

Prüfungen nach der Zulassung. Klinische Prüfungen, die nach der Zulassung durchgeführt werden, werden als **Phase-IV-Studien** bezeichnet. In sog. **Anwendungsbeobachtungen** werden an einer sehr großen Anzahl von Patienten beispielsweise Art und Häufigkeit der Nebenwirkungen analysiert, wobei aufgrund der hohen Patientenzahlen auch seltenere Nebenwirkungen erfasst werden können. Ferner wird in kontrollierten **vergleichenden Prüfungen** mit bereits etablierten Arzneimitteln (Head-to-

Head-Studien) der therapeutische Stellenwert des neuen Arzneimittels herausgearbeitet.

Sichere Kenntnisse über Wirksamkeit und Unbedenklichkeit sind jedoch häufig erst nach breiter und langer Anwendung möglich. So kann bei chronischen Erkrankungen oft erst lange nach der Zulassung der Einfluss auf Lebensdauer (Letalität) und Lebensqualität geprüft werden, während man sich in den Studien vor der Zulassung oftmals auf Ersatzparameter (Surrogatparameter), z. B. die Senkung eines erhöhten Blutdrucks oder die Erniedrigung des Serumcholesterols, beschränken muss. Auch stellen sich toxische Spätschäden u. U. erst nach Jahren heraus. Eine Überwachung von Arzneimitteln nach der Zulassung, die Spontanmeldungen der Ärzteschaft aber auch Anwendungsbeobachtungen (nicht-interventionelle Studien) beinhaltet, wird als **Pharmakovigilanz** bezeichnet.

9.3 Placebo- und Nocebowirkungen

Es gehört zu den Eigentümlichkeiten der medikamentösen Therapie beim Menschen (und teilweise auch beim Tier), dass auch durch die Gabe von Arzneimitteln ohne pharmakodynamisch wirksame Stoffe, sog. **Placebos** (lat. placebo = ich werde gefallen) in einem nicht geringen Prozentsatz (teilweise bis zu 50 %!), der von der Art der Erkrankung, der Persönlichkeit des Patienten, der Autosuggestion und der Suggestivwirkung des Arztes oder Apothekers abhängt, Besserungen, ja sogar Heilungen hervorgerufen werden können. Dementsprechend können Placeboeffekte definiert werden als positive physiologische oder psychologische Veränderungen nach Einnahme von Arzneimitteln (z. B. Tabletten) ohne spezifischen Wirkstoff oder nach Scheineingriffen im Rahmen einer medizinischen Behandlung.

Unumstritten konnte gezeigt werden, dass endogene Stoffe, die **Endorphine**, wesentlich an der Placebowirkung beteiligt sind und offensichtlich bei Patienten, die auf Placebos ansprechen, den sog. Placebo-Respondern, durch Gabe eines Placebos vermehrt freigesetzt werden. So wird der analgetische Effekt eines Placebos – zumindest bei einem Teil der Patienten – aufgehoben, wenn zusätzlich ein Opioidantagonist, z. B. Naloxon, gegeben wird.

Scheinmedikamente vermögen jedoch nicht nur günstige Effekte, sondern auch unerwünschte Wirkungen (Nebenwirkungen) auszulösen. So wurden bei entsprechenden Studien in 10–25 % der Fälle zentralnervöse Störungen (z. B. Müdigkeit, Kopfschmerzen, Erregung, Depression) oder Magen-Darm-Beschwerden nach Gabe von Placebos beobachtet. Man spricht dann von **Nocebo-Wirkungen** (lat. nocebo = ich werde schaden) die analog zur positiven Placebowirkung als negative Reaktion auf ein Arzneimittel ohne Wirkstoff zu definieren sind. Interessant in diesem Zusammenhang ist der Befund, dass sowohl Placebo- als auch Noceboeffekte an das Bewusstsein gebunden sind: Beim bewusstlosen oder narkotisierten Patienten treten sie nicht auf.

9.4 Prüfungsarten

Prospektive und retrospektive Studien. Bei einer **prospektiven** („vorausschauenden") Studie wird eine vorher festgelegte Hypothese anhand verschiedener, bis Versuchsende ständig erfasster Prüfvariablen geprüft. Durch entsprechende Patientenauswahl kann die Vergleichbarkeit optimiert werden (z. B. Einteilung nach Altersgruppen, Geschlecht usw.). Bei **retrospektiven Studien** werden dagegen nachträglich aus Behandlungsunterlagen und Datenbanken Rückschlüsse auf erwünschte oder unerwünschte Arzneimittelwirkungen gezogen. Vor allem zur Risikoerkennung und für Hinweise auf neue Indikationen oder Nebenwirkungen sind retrospektive Studien wertvoll.

Kontrollierte Studien. Eine Unterscheidung echter pharmakodynamischer Wirkungen von Arzneistoff-unabhängigen Effekten ist nur mit

Vergleichsverfahren möglich, bei denen unter kontrollierten, identischen Bedingungen an einem Patientenkollektiv die Wirkungen des neuen (potenziellen) Arzneimittels mit denen eines Placebos und/oder eines bekannten Standardpräparats vergleichend untersucht werden (kontrollierte Studien).Eine kontrollierte Studie ist nur dann ethisch zu rechtfertigen und damit erlaubt, wenn den an der Studie beteiligten Patienten eine mit Sicherheit bessere Therapie nicht vorenthalten wird. Langzeitstudien müssen abgebrochen werden, wenn Zwischenauswertungen die statistisch signifikante Über- oder Unterlegenheit eines Therapieschemas ergeben.

Erhalten alle Patienten dasselbe Arzneimittel, liegt eine **nicht kontrollierte Studie** vor. Solche werden u.a. in der frühen Phase II durchgeführt. Auch bei der Anwendungsbeobachtung fehlt eine Kontrollgruppe.

Vergleichsgruppen. Bezüglich der Gestaltung der Kontrollgruppen existieren verschiedene Möglichkeiten. So können z. B. zwei (oder mehr) unabhängige Kollektive jeweils eine definierte medikamentöse Therapie erhalten. In diesem Fall spricht man von parallelen Gruppen mit **interindividuellem (Parallelgruppen-)Vergleich**. Die wichtigste Form des **intraindividuellen Vergleichs** stellen **Cross-over-Untersuchungen** (Überkreuzverabreichungen) dar. Dabei erhält zunächst ein Teil des Kollektivs das Prüfpräparat, der andere Teil das Vergleichspräparat. Nach einem ausreichenden behandlungsfreien Intervall (Auswasch-Periode), das erforderlich ist, um die Ausgangssituation möglichst weitgehend wiederherzustellen, erhalten die beiden Versuchsgruppen das jeweils andere Präparat.

Von entscheidender Bedeutung ist, dass Verum- und Kontrollgruppe sich nur hinsichtlich der Behandlung unterscheiden. Durch zufällige Zuteilung der Patienten zu den Behandlungsgruppen (**Randomisierung**) wird Fehlern aufgrund von Zufällen weitgehend vorgebeugt.

Offene Prüfung und Blindstudien. Bei einer **offenen Prüfung** wissen sowohl Patient als auch Prüfer, ob die Untersuchung mit dem Prüf- oder Vergleichspräparat bzw. mit einem Placebo durchgeführt wird. Offene Prüfungen sind allenfalls dann geeignet, wenn eindeutig objektivierbare, psychisch nicht oder nur wenig beeinflussbare Parameter (z. B. Stoffwechselveränderungen) bestimmt werden. Ist dies nicht der Fall, muss unbedingt eine Blindstudie durchgeführt werden.

Bei **Einfachblindversuchen** ist nur der Arzt, nicht dagegen der Patient darüber informiert, ob das Prüf- oder Vergleichspräparat verabreicht wird. Eine evtl. auch unbewusste Beeinflussung durch den Arzt ist dabei also nicht ausgeschlossen.

Beim **Doppelblindversuch** kennt weder der Arzt noch der Patient die Art des verwendeten Präparats. Diese Methode ermöglicht die zuverlässigsten und objektivsten Aussagen über die Wirkungen und Nebenwirkungen eines Arzneimittels.

Explorative versus konfirmatorische Studien. Arzneimittelstudien können auch bezüglich ihrer Zielsetzung differenziert werden. Explorative Studien dienen der Hypothesengewinnung, konfirmatorische Studien der Hypothesensicherung. Dem ersten Typ sind die klinischen Prüfungen der Phase II zuzuordnen, wo Hinweise auf die Wirksamkeit eines Pharmakons gesucht werden, dem zweiten Typ die Phase-III-Studien, in welchen der Beleg für die Wirksamkeit und Unbedenklichkeit erbracht werden muss.

9.5 Sprung-, Schritt- und Scheininnovationen

Stellen neu in die Therapie eingeführte Arzneimittel keinen therapeutischen Durchbruch oder Fortschritt im Vergleich mit bereits verfügbaren Pharmaka dar, spricht man von **Scheininnovationen**. Diesen stehen die grundlegenden Verbesserungen der Arzneimitteltherapie, die **Sprunginnovationen**, und die als **Schrittinnovationen** bezeichneten graduellen Fortschritte gegenüber.

Der größte Erfolg bei der Arzneimittelforschung ist die Entwicklung eines Arzneimittels für eine bislang einer Therapie unzugängliche Erkrankung oder eines Arzneimittels mit einem grundlegend neuen Angriffspunkt, der zu einer deutlichen Verbesserung der Lebenserwartung bzw. der Vermeidung von Folgeschäden führt. Beispiele solcher Sprunginnovationen sind Tyrosinkinasehemmer (▸Kap. 31.3.2), Sartane (▸Kap. 23.2.2.2), Triptane (▸Kap. 12.1.9.1, Statine (▸Kap. 23.2.1.2) oder Protonenpumpeninhibitoren (▸Kap. 25.1.2.1).

Bedeutsame Schrittinnovationen wurden ebenfalls bei zahlreichen Arzneistoffgruppen erreicht. So stellen z. B. atypische Antipsychotika (▸Kap. 10.1.2), β_1-Adrenozeptorblocker (▸Kap. 19.4.2), langwirksame Calciumkanalblocker (▸Kap. 23.2.2.2), Carbapeneme (▸Kap. 30.1.2.1) oder neuere Fluorchinolone (▸Kap. 30.1.4.1) einen therapeutischen Fortschritt dar. Weitere Schrittinnovationen wurden durch galenische (pharmazeutisch-technologische) Maßnahmen, insbesondere durch die Einführung innovativer Retardpräparate erzielt.

9.6 Evidenzbasierte Medizin

Unter evidenzbasierter Medizin (evidence-based medicine) versteht man ein Vorgehen, bei dem diagnostische und/oder therapeutische Entscheidungen auf der Basis systematisch zusammengetragener und bewerteter wissenschaftlicher Erkenntnisse getroffen werden. Dadurch soll für den betroffenen Patienten das beste Ergebnis möglichst Ressourcen-schonend erzielt werden.

Hinsichtlich der Pharmakotherapie bedeutet das, für den jeweiligen Patienten sowohl das Arzneimittel als auch das Therapieregime gewissenhaft und rational auf der Grundlage von Ergebnissen kontrollierter klinischer Studien sowie von Daten aus medizinisch-wissenschaftlichen Publikationen zu wählen.

Um von der Evidenz zur konkreten Empfehlung zu gelangen, wurde ein Klassifikationssystem erarbeitet, bei dem die Evidenz nach der Qualität der vorliegenden Studien beurteilt wird. Die höchste Wertigkeit (Evidenzstufe 1) liegt vor, wenn Wirksamkeitsnachweise aus zahlreichen randomisiert-kontrollierten Studien durch in anerkannten Fachzeitschriften publizierte Artikel belegt sind (▫Tab. 9.1).

▫ Tab. 9.1 Evidenzbewertung

Stufe	Beurteilung
I	Wenigstens eine systematische Übersicht auf der Basis methodisch hochwertiger klinischer Studien
II	Wenigstens eine ausreichend große, methodisch hochwertige randomisierte klinische Studie
III	Methodisch hochwertige Studien ohne Randomisierung
IV	Mehr als eine methodisch hochwertige nichtexperimentelle Studie
V	Meinungen von respektierten Autoritäten, Expertenkommissionen, deskriptive Studien

I Höchste Evidenz, V geringste Evidenz

Leitlinien. Leitlinien sind eng mit dem Begriff der evidenzbasierten Medizin verknüpft und stellen systematisch entwickelte, praxisorientierte Entscheidungshilfen für die angemessene ärztliche Vorgehensweise bei den entsprechenden Erkrankungen dar. Sie beruhen auf den besten verfügbaren wissenschaftlichen Daten und Erkenntnissen, repräsentieren den erzielten Konsens von Experten aus unterschiedlichen Fachrichtungen und werden regelmäßig auf ihre Aktualität hin überprüft und fortgeschrieben. Nach der angewandten Methode werden sie in drei Stufen eingeteilt: Bei S1-Leitlinien wurde von einer Expertengruppe ein informeller Konsens erarbeitet; bei S2-Leitlinien fand eine formale Konsensfindung oder eine systematische Evidenz-Recherche statt, S3-Leitlinien enthalten zusätzlich weitere Entscheidungskriterien wie Outcome-Analyse oder Bewertung der klinischen Relevanz wissenschaftlicher Studien.

9.7 Phytopharmaka

Unter Phytotherapie versteht man die Anwendung von Pflanzen oder aus Pflanzen gewonnenen Zubereitungen (Extrakten, Mazeraten, Press-Säften, Tees, Tinkturen) zur Behandlung von Krankheitszuständen. Phytopharmaka sind dementsprechend Arzneimittel, die als therapeutisches Prinzip pflanzliche Zubereitungen, d. h. **komplexe Substanzgemische**, enthalten, die in ihrer Gesamtheit als „Wirkstoff" gelten. Isolierte Pflanzeninhaltsstoffe werden – dieser Definition entsprechend – nicht zu den Phytopharmaka gerechnet.

Unstritig stehen aus Pflanzen gewonnene Arzneimittel am Beginn der Pharmakotherapie. Positive, jedoch auch scheinbar positive Erfahrungen fanden über Generationen hinweg in Kräuterbüchern sowie später in offiziellen Arzneibüchern ihren Niederschlag. Erst etwa ab dem frühen 19. Jahrhundert wurde mit den nunmehr zur Verfügung stehenden verbesserten analytisch-chemischen Methoden – mit ständig steigendem Erfolg – versucht, die in den (Heil-)Pflanzen enthaltenen Wirksubstanzen in reiner Form zu gewinnen. Viele heute verwendete Arzneimittel enthalten solche isolierte Pflanzeninhaltsstoffe oder davon abgeleitete Verbindungen, u. a. Atropin aus der Tollkirsche, Chinin aus der Chinarinde, Digoxin aus dem wolligen Fingerhut, Ergotamin aus dem Mutterkorn, Morphin aus dem Schlafmohn, Penicillin aus Schimmelpilzen, Reserpin aus der indischen Schlangenwurzel, Salicin (die Leitstruktur für Acetylsalicylsäure) aus der Weidenrinde, Theophyllin aus dem Teestrauch oder Paclitaxel aus der pazifischen Eibe. Auch werden im Rahmen der Arzneimittelentwicklung und -prüfung nach wie vor ständig neue Substanzen aus Pflanzen extrahiert und pharmakologisch untersucht. Ein wesentlicher Teil der neu in die Therapie eingeführten Pharmaka geht auf solche Prüfungen zurück.

Obwohl infolge dieser Entwicklungen vielfach Reinsubstanzen an die Stelle von Phytopharmaka getreten sind, gehören pflanzliche Präparate noch immer zu den häufig verwendeten Arzneimitteln, und zwar sowohl aufgrund ärztlicher Verordnung als auch insbesondere im Rahmen der Selbstmedikation. Viele Patienten ziehen aus der Natur stammende, aus ihrer Sicht ungefährliche Präparate den, wie sie meinen, gefährlichen chemischen Arzneimitteln vor. Dabei wird außer Acht gelassen, dass, sofern Phytopharmaka pharmakologisch aktiv sind, ihre Wirkung auf in den Pflanzen enthaltenen chemischen Substanzen beruht, und Pflanzeninhaltsstoffe keinesfalls von vorneherein als unschädlich angesehen werden dürfen. So gehören beispielsweise die Digitalis-Glykoside (▸Kap. 23.3.2.2) oder verschiedene Alkaloide zu den stärksten bekannten Giften (▸Kap. 34.2.8.1). Darüber hinaus kommen in vielen Pflanzenarten potente Allergene vor. Zu erwähnen ist ferner das Risiko der Hepatotoxizität verschiedener Phytopharmaka.

Ein weiteres bedeutsames Problem bei einer Reihe von Phytopharmaka liegt darin, dass die für deren Wirkung verantwortlichen Bestandteile vielfach nicht oder allenfalls teilweise bekannt sind und die stoffliche Zusammensetzung des Ausgangsmaterials in Abhängigkeit von dem Wachstumsstandort, den Wetterbedingungen und anderen Umwelteinflüssen mehr oder weniger stark schwankt. Zwar lässt sich durch kontrollierten Anbau und spezielle standardisierte Herstellungsverfahren (Gewinnung sog. Spezialextrakte) ein Teil dieses Problems beseitigen, doch ist eine identische Qualität nur schwer zu erreichen. Viele phytotherapeutische Präparate mit der gleichen Pflanze als Ausgangsmaterial werden zudem von mehreren Firmen mit ganz unterschiedlichen Methoden hergestellt, was eine Beurteilung zusätzlich erschwert.

Problematisch ist ferner, dass Phytopharmaka ohne Zulassung, d. h. ohne die oben beschriebenen klinischen Prüfungen, sondern lediglich mit einer **Registrierung** Marktzugang erlangen können, dann allerdings **keine Indikation** beanspruchen dürfen. Da der Gesetzgeber den Phytopharmaka somit aus politischen Gründen diese besonderen Bedingungen eingeräumt hat, ist offen, wie viele der heute im Markt befindlichen

Präparate wirklich effektiv sind. Bei vielen Phytopharmaka, legt man heutige Kriterien zugrunde, ist der Wirksamkeitsnachweis nicht – oder noch nicht – erbracht. Bei gesicherter Wirksamkeit und Unbedenklichkeit können Phytopharmaka hingegen wie eindeutig chemisch definierte Arzneistoffe für definierte Indikationen zugelassen werden.

In diesem Zusammenhan soll nicht unerwähnt bleiben, dass gerade in den letzten Jahren verstärkt Anstrengungen unternommen wurden, Phytopharmaka nach den anerkannten klinischen Prüfungsrichtlinien zu untersuchen. So liegen nunmehr für eine Reihe viel verwendeter Phytopharmaka Doppelblindstudien (s. o.) vor. Hierzu gehören beispielsweise Präparate, die Auszüge aus Baldrian, Ginkgo biloba, Johanniskraut, Rosskastanie oder Weißdorn enthalten. Ihre Wirkungen sind in den entsprechenden Kapiteln beschrieben.

10 Psychopharmaka

10.1 Antipsychotika (Neuroleptika)

Antipsychotika sind Substanzen, die psychotische Symptome bessern, ohne das Bewusstsein und die intellektuellen Fähigkeiten wesentlich zu beeinflussen. Der früher synonym verwendete Begriff „Neuroleptika" wird heute immer mehr durch die Bezeichnung „Antipsychotika" ersetzt, da diese Substanzen in erster Linie aufgrund ihrer antipsychotischen Wirkungen – insbesondere bei Schizophrenien – angewendet werden.

Schizophrenien sind vielschichtige Persönlichkeitsstörungen, denen ein charakteristisches Störungsmuster verschiedener psychischer Bereiche zugrunde liegt. Sie sind durch episodisch auftretende akute psychotische Zustände sowie durch chronische Beeinträchtigungen gekennzeichnet. Die klinischen Zeichen einer Schizophrenie beinhalten **positive Symptome** (z. B. Verfolgungs-, Vergiftungs-, sexueller Wahn sowie akustische, optische, Geruchs- und Geschmackshalluzinationen), **negative Symptome** (z. B. Affektverflachung, Antriebshemmung und sozialer Rückzug) und **kognitive Defizite** (z. B. Störungen der Aufmerksamkeit, des Gedächtnisses, der allgemeinen Intelligenzleistung und exekutiver Funktionen wie Problemlösungen). Von Patient zu Patient sind diese Symptome sehr unterschiedlich ausgeprägt. Die Lebenszeitprävalenz, also das Risiko mindestens einmal im Leben an Schizophrenie zu erkranken, liegt bei ca. 1 %. In etwa zwei Drittel der Fälle tritt die erste Krankheitsepisode vor dem 30. Lebensjahr auf.

Antipsychotika können die klinischen Zeichen einer Schizophrenie verbessern. Dies ermöglicht dem Patienten oft eine Distanzierung von der Erkrankung, d. h. er kann jetzt seinen Zustand selbst als krankhaft erkennen. Außerdem besitzen Antipsychotika eine rezidivprophylaktische Wirkung.

Wirkungsmechanismus. Antipsychotika wirken als **Antagonisten an Dopamin-, Serotonin-, Histamin-, Muscarin- und adrenergen Rezeptoren**. Die Affinitäten an den einzelnen Rezeptor-Subtypen weichen jedoch je nach Wirkstoff teils erheblich voneinander ab (◘ Tab. 10.1). Daher ergeben sich Unterschiede in der antipsychotischen Wirkstärke und im Nebenwirkungsprofil der einzelnen Substanzen.

Nach den pharmakologischen Eigenschaften unterscheidet man klassische („typische") und atypische Antipsychotika. Bei den **klassischen Antipsychotika** beruht die antipsychotische Wirkung vorrangig auf der **Blockade von D_2-Rezeptoren** im mesolimbischen System (◘ Abb. 10.1). Dem entsprechend korreliert die Stärke der antipsychotischen Wirkung dieser Substanzen insbesondere mit der Höhe der Affinität zum D_2-Rezeptor. Wirkstoffe mit hoher Affinität zum D_2-Rezeptor werden als **hochpotente**, die mit niedriger Affinität zum D_2-Rezep-

Tab. 10.1 Relative Rezeptoraffinitäten von Antipsychotika. Nach Bandelow

INN	Rezeptorblockade						
	D_2	D_3	5-HT_1	5-HT_2	H_1	M_1	α_1
Hochpotente klassische Antipsychotika							
Benperidol	++++	+++	?	++	0	0	+
Bromperidol	+++++	++	?	++	0	0	+
Flupentixol	++++	++++	+	++++	++	+	+++
Fluphenazin	+++++	+++++	+	++++	+++	+	+++
Fluspirilen	++++	+++	?	++	0	0	0
Haloperidol	+++++	++++	+	+++	+	+	+
Perazin	+++	++	?	+++	++++	+	++
Perphenazin	++++	?	+	++++	++++	+	+++
Pimozid	+++++	++++	0	+++	+	+	+++
Zuclopenthixol	+++++	?	+	++++	+++	++	++++
Niedrigpotente klassische Antipsychotika							
Chlorprothixen	+++	++++	++	+++++	+++++	+++	++++
Levomepromazin	+	+	?	+++	++	+++	+++
Melperon	++	++	?	++++	+	0	+
Pipamperon	+	+	?	++++	++	0	++
Promethazin	0	0	?	0	+++	0	++
Atypische Antipsychotika							
Amisulprid	+++	+++	?	0	0	0	0
Aripiprazol	+++++	+++++	++++	++++	+++	0	+++
Asenapin	+++	+++	+++	+++	+++	+	+++
Clozapin	++	++	++	++++	++++	+++	+++
Lurasidon	+++++	?	++++	+++++	0	0	?
Olanzapin	+++	++++	++++	++++	++++	++++	+++
Paliperidon	+++++	++	++	+++++	+++	0	+++++
Quetiapin	++	++	++	++	++++	0	++++

10

Tab. 10.1 Relative Rezeptoraffinitäten von Antipsychotika. Nach Bandelow (Fortsetzung)

INN	Rezeptorblockade						
	D_2	D_3	5-HT_1	5-HT_2	H_1	M_1	α_1
Atypische Antipsychotika							
Risperidon	+++++	++	++	+++++	+++	0	+++++
Sertindol	++++	+	+	++++	+	+	++++
Sulpirid	++	+++	?	0	0	0	0
Ziprasidon	++++	++++	++++	+++++	+++	0	+++

Rezeptoraffinitäten (Ki): +++++ 0,1–1 nM, ++++ 1–10 nM, +++ 10–100 nM, ++ 100–1000 nM, + 1000–10 000 nM, 0 > 10 000 nM, ? keine Angaben

tor als **niedrigpotente** klassische Antipsychotika bezeichnet.

Andererseits werden auch wichtige Nebenwirkungen (s. u.) über D_2-Rezeptoren vermittelt. Dies betrifft insbesondere die extrapyramidal-motorischen Symptome (EPS), die durch Blockade von D_2-Rezeptoren im nigrostriatalen System hervorgerufen werden, sowie die Hyperprolactinämie, die infolge der Blockade von D_2-Rezeptoren im tuberoinfundibulären System auftritt (Abb. 10.1). Bei den hochpotenten klassischen Antipsychotika ist daher das Risiko für EPS und Hyperprolactinämie besonders hoch. Bei niedrigpotenten Wirkstoffen ist dieses Risiko zwar geringer, jedoch treten hier andere Nebenwirkungen wie Sedierung oder vegetative Symptome häufiger auf. Diese werden durch die Hemmung von H_1-, α_1- und M_1-Rezeptoren hervorgerufen, die aufgrund der zur D_2-Rezeptor-Blockade (und damit antipsychotischen Wirkung) notwendigen höheren Dosierung klinisch relevant wird.

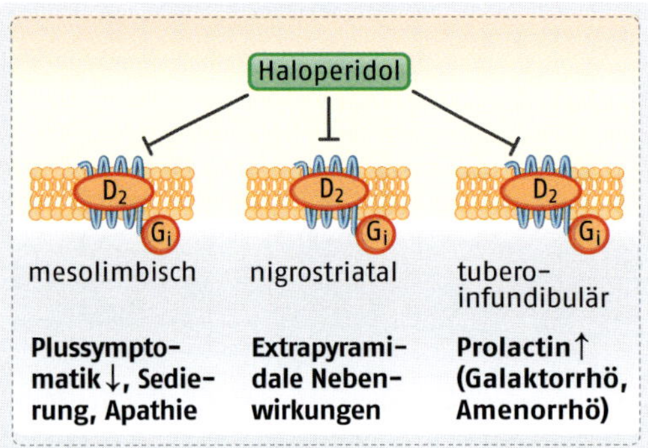

Abb. 10.1 Wirkungsmechanismus und daraus resultierende Effekte klassischer Antipsychotika am Beispiel von Haloperidol

Auch die **atypischen Antipsychotika** besitzen Affinität zum D_2-Rezeptor (Tab. 10.1). An der antipsychotischen Wirkung dieser Substanzen sind jedoch zusätzliche Mechanismen beteiligt, die noch nicht vollständig aufgeklärt sind. Diskutiert wird, dass die je nach Wirkstoff unterschiedlichen Bindungseigenschaften (als Antagonist, inverser Agonist oder partieller Agonist) und Bindungsaffinitäten am D_2-Rezeptor sowie an anderen Rezeptoren (v. a. D_3-, D_4-, 5-HT_1-, 5-HT_2-, 5-HT_7- und glutamatergen Rezeptoren) das jeweilige Wirkungsprofil mitbestimmen.

Indikationen. Antipsychotika werden zur Therapie und Prophylaxe akuter und chronischer schizophrener Störungen eingesetzt. Weiterhin eignen sich einige Antipsychotika zur Dämpfung von psychomotorischer Unruhe und Erregungszuständen, sowie zur Therapie manischer und/oder depressiver Episoden bei bipolaren Störungen (▸Kap. 10.2 und ▸Kap. 10.3). Die Verwendung von Antipsychotika bei Erbrechen wird in ▸Kap. 18.2.3 beschrieben.

Nebenwirkungen. Aufgrund der Beeinflussung mehrerer Rezeptor-Typen und Neurotransmittersysteme ist eine Therapie mit Antipsychotika relativ häufig mit Nebenwirkungen verbunden.

Bei den **zentralnervösen Nebenwirkungen** sind die durch Blockade von D_2-Rezeptoren bedingten **extrapyramidal-motorischen Symptomen (EPS)** von besonderer Bedeutung. Zu unterscheiden sind Frühdyskinesien, das Parkinsonoid (durch Antipsychotika bedingtes Parkinson-Syndrom), Akathisie und Spätdyskinesien.

Frühdyskinesien treten typischerweise zu Behandlungsbeginn auf und sind u. a. durch ruckartiges Herausstrecken der Zunge, Blickkrämpfe, Schiefhals sowie Hyperkinesien der mimischen Muskulatur gekennzeichnet. Das **Parkinsonoid** äußert sich u. a. als Rigor, Akinese, reduzierte Feinmotorik, kleinschrittiger Gang und Hypomimie. Als **Akathisie** bezeichnet man eine subjektiv quälende Unruhe, die verknüpft ist mit der Unmöglichkeit, sitzen zu bleiben. Zur Therapie von Frühdyskinesien, Parkinsonoid und Akathisie werden zentral wirksame Anticholinergika wie z. B. Biperiden oder Trihexyphenidyl (▸ Kap. 17.2.5) eingesetzt. Weiterhin sollte eine Reduktion der Dosis oder die Umstellung auf ein anderes Antipsychotikum erwogen werden. Bei Akathisie werden darüber hinaus auch Propranolol (▸ Kap. 19.4.2) oder Benzodiazepine (▸ Kap. 11.3.1) eingesetzt.

Spätdyskinesien treten erst Monate bis Jahre nach Behandlungsbeginn auf. Sie äußern sich als abnorme, unwillkürliche, häufig stereotype Bewegungen, insbesondere der Zungen-, Mund- und Gesichtsmuskulatur. Spätdyskinesien können bei allen Patientengruppen auftreten, besonders betroffen sind jedoch Patienten mit zerebralen Vorschädigungen sowie ältere Patienten. Zur Vermeidung dieser Nebenwirkungen sollten grundsätzlich möglichst niedrige, jedoch noch ausreichend wirksame Antipsychotika-Dosen verabreicht werden. Zur Behandlung von Spätdyskinesien kommt neben einem Ausschleichen der Behandlung die Umstellung auf ein anderes Antipsychotikum sowie die Gabe von Tiaprid und Tetrabenazin (▸ Kap. 17.4.2) in Betracht.

Besonders gefährlich ist das – allerdings sehr seltene – **maligne neuroleptische Syndrom** (Mortalität trotz Behandlung etwa 20 %), das durch Rigor, Stupor, Bewusstseins- und Kreislaufstörungen sowie hohes Fieber gekennzeichnet ist. Die Therapie besteht in der Gabe von Dantrolen (▸ Kap. 15.1.3), dopaminergen Agonisten oder Amantadin (▸ Kap. 17.2.6).

Als weitere zentralnervöse Nebenwirkungen einer Antipsychotika-Therapie können Sedierung, tonisch-klonische Krampfanfälle, delirante Syndrome und kognitive Störungen auftreten.

Die aus der D_2-Rezeptor-Blockade resultierende **Hyperprolactinämie** kann mit sexuellen Funktionsstörungen sowie Galaktorrhö, Amenorrhö, Gynäkomastie und Osteoporose einhergehen.

Die **vegetativen Nebenwirkungen** äußern sich z. B. als Benommenheit, orthostatische Dysregulation, verstopfte Nase bzw. Mundtrockenheit, Akkommodationsstörungen, Obstipation oder Miktionsstörungen. Vegetative Nebenwirkungen treten vor allem zu Therapiebeginn auf und bessern sich meist mit zunehmender Therapiedauer.

Häufig ist die Einnahme von Antipsychotika auch mit einer **Gewichtszunahme** verbunden, die in ein metabolisches Syndrom (▸ Kap. 21.6.1) übergehen kann. Hiervon sind viele atypische Antipsychotika, aber auch einige klassische Antipsychotika betroffen.

Unter der Therapie mit Antipsychotika können außerdem Tachykardien und Erregungsleitungsstörungen hervorgerufen werden. Insbesondere kann die QTc-Zeit verlängert werden, was ventrikuläre **Herzrhythmusstörungen** vom Typ Torsades de pointes und andere kardiale Symptome zur Folge haben kann.

Einige Antipsychotika können ferner dosisunabhängig **Agranulozytosen** auslösen. Diese treten verhältnismäßig häufig nach der Gabe von Clozapin auf, sehr selten werden sie auch nach Gabe von tricyclischen Antipsychotika und Melperon beobachtet.

Insbesondere bei Anwendung von Phenothiazinen können **Photosensibilisierungen** auftreten. Weiterhin können durch Olanzapin und Quetiapin **Myalgien** verursacht werden.

Kontraindikationen. Bei schweren Leber- und Nierenfunktionsstörungen, hirnorganischen Vorschädigungen, einem anamnestisch bekannten malignen neuroleptischen Syndrom, schweren Bewusstseinsstörungen und akuten Vergiftungen mit zentraldämpfenden Arzneimitteln sowie mit Alkohol sind Antipsychotika kontraindiziert. Darüber hinaus bestehen Gegenanzeigen für Antipsychotika mit anticholinerger Begleitwirkung bei Störungen der Harnentleerung, Engwinkelglaukom, Prostatahyperplasie und Myasthenia gravis, für den Prolactin-Spiegel erhöhende Antipsychotika bei Phäochromozytom und polaktinabhängigen Tumoren, für Antipsychotika mit hoher EPS-Wahrscheinlichkeit bei Morbus Parkinson und für Antipsychotika mit kardiovaskulären Nebenwirkungen bei kardialer Vorschädigung.

Interaktionen. Viele Antipsychotika werden maßgeblich über Cytochrom-P450-Isoenzyme metabolisiert. Neben den dadurch potenziell verursachten Interaktionen steigern Antipsychotika die Wirkung zentral dämpfender Pharmaka (z. B. von Narkosemitteln, Schlafmitteln, stark wirkenden Analgetika oder Alkohol), von Anticholinergika sowie α- und β-Adrenozeptorblockern.

Vergiftungen. Intoxikationen mit Antipsychotika äußern sich – abhängig vom Substanztyp – in Somnolenz, Agitation, Hypo- oder Hyperthermie, schweren Störungen des extrapyramidal-motorischen Systems, Hypotonie, Tachykardie oder Bradykardie sowie generalisierten Krampfanfällen.

10.1.1 Klassische Antipsychotika

Klassische Antipsychotika werden aufgrund ihrer chemischen Struktur in drei Gruppen eingeteilt, in **Phenothiazine/Phenothiazin-Analoga** (tricyclische Antipsychotika), **Butyrophenone** und **Diphenylbutylpiperidine**. Beim Auftreten von Unverträglichkeiten oder Therapieversagen kann der Wechsel in eine andere Gruppe von Vorteil sein. Die Gruppenzugehörigkeit, Dosierungen und Halbwertszeiten sind in ◘ Tab. 10.2 dargestellt.

Klassische Antipsychotika verbessern insbesondere die positiven Symptome einer Schizophrenie und senken das Risiko eines Rezidivs. Dadurch kann die klinische Symptomatik vieler Patienten entscheidend verbessert werden. Jedoch sprechen ca. 30 % der Patienten mit akuten psychotischen Zuständen nicht auf klassische Antipsychotika an und bis zu 50 % der Patienten zeigen nur eine partielle Antwort. Darüber hinaus wirken klassische Antipsychotika meist nicht auf die negativen Symptome oder kognitiven Defizite einer Schizophrenie.

10.1.2 Atypische Antipsychotika

Atypische Antipsychotika sind bzgl. ihrer chemischen Struktur sehr heterogen und weisen je nach Wirkstoff unterschiedliche Wirkungs- und Nebenwirkungsprofile auf. Ihre Dosierungen und Halbwertszeiten sind in ◘ Tab. 10.3 dargestellt.

Für den klinischen Einsatz ist hervorzuheben, dass die Mehrzahl der atypischen Antipsychotika im Vergleich zu hochpotenten klassischen Antipsychotika ein geringeres Risiko für das Auftreten extrapyramidal-motorischer Symptome aufweist. Darüber hinaus wirken einige atypische Antipsychotika besser auf die negativen Schizophrenie-Symptome als klassische Antipsychotika. Jedoch ist auch bei Anwendung dieser Substanzen mit den oben beschriebenen Nebenwirkungen einer Antipsychotika-Therapie zu rechnen. Von Nachteil sind insbesondere die bei vielen Wirkstoffen auftretende Gewichtszunahme sowie weitere, substanzspezifische unerwünschte Effekte (s. u.).

Clozapin. Der Prototyp der atypischen Antipsychotika ist Clozapin (z. B. Leponex®). Es zeichnet sich dadurch aus, dass es häufig auch in Fällen wirkt, bei denen mit anderen Antipsychotika

Tab. 10.2 Klassische Antipsychotika

INN	Handelspräparat	Gruppe[1]	Tagesdosis[2]	HWZ	CYP-Metabolisierung
Hochpotente klassische Antipsychotika					
Benperidol	Glianimon® u. a.	B	1,5–20 mg	5 h	3A4, 2D6
Bromperidol	Impromen®	B	5–20 mg	36 h	?
Flupentixol	Fluanxol® u. a.	P	3–20 mg	20–40 h	2D6
Fluphenazin	Lyogen® u. a.	P	2,5–20 mg	16 h	2D6
Haloperidol	Haldol®-Janssen u. a.	B	1,5–20 mg	12–36 h	3A4, 2D6
Perazin	Taxilan® u. a.	P	75–600 mg	8–16 h	3A4, 2C9
Perphenazin	Decentan® u. a.	P	4–24 mg	8–12 h	2D6
Pimozid	Orap®	D	1–4 mg	55 h	3A4, 2D6
Zuclopenthixol	Ciatyl-Z®	P	20–40 mg	15–25 h	2D6
Niedrigpotente klassische Antipsychotika					
Chlorprothixen	Truxal® u. a.	P	100–420 mg	8–12 h	2D6
Levomepromazin	Neurocil® u. a.	P	25–300 mg	24 h	1A2, 2D6
Melperon	Melneurin® u. a.	B	25–300 mg	4–6 h	?
Pipamperon	Dipiperon® u. a.	B	40–360 mg	17–22 h	?
Promethazin	Atosil® u. a.	P	25–150 mg	12 h	?
Prothipendyl	Dominal®	P	40–320 mg	2–3 h	?
Thioridazin	Melleril® u. a.	P	75–200 mg	21–24 h	2D6

[1] **B** Butyrophenone, **D** Diphenylbutylpiperidine, **P** Phenothiazine und Phenothiazin-Analoga.
[2] Mittlere orale Tagesdosen nach Bandelow. Die angegebenen Dosierungen sind nur Richtwerte, die jeweils erforderliche Dosis ist individuell zu ermitteln.

kein ausreichender Effekt zu erreichen ist, und dass es praktisch keine EPS hervorruft. Daher kann Clozapin auch bei Psychosen im Verlauf eines Morbus Parkinson eingesetzt werden. Allerdings löst Clozapin bei über 1 % der Patienten Agranulozytosen aus, weshalb die Anwendung dieser Substanz mit besonderen Auflagen (u. a. schriftliche Aufklärung, regelmäßige Leukozytenkontrolle) verbunden ist. Außerdem kommt es besonders häufig zur Sedierung und Gewichtszunahme.

Olanzapin, Quetiapin. Chemisch mit Clozapin verwandt sind Olanzapin (z. B. Zyprexa®) und Quetiapin (z. B. Seroquel®). Außer zur Behandlung der Schizophrenie sind sie auch zur Therapie und Rezidivprophylaxe manischer Episoden bei bipolaren Störungen, Quetiapin zusätzlich bei depressiven Episoden indiziert. Die Gefahr von Blutbildveränderungen ist deutlich geringer als bei Clozapin und die Häufigkeit von EPS lag in klinischen Studien auf Placebo-Niveau. Allerdings treten auch unter Therapie mit Olanzapin

Tab. 10.3 Atypische Antipsychotika

INN	Handelsname	Tagesdosis[1]	HWZ	CYP-Metabolisierung
Amisulprid	Solian® u. a.	50–1200 mg	17 h	-
Aripiprazol	ABILIFY® u. a.	10–30 mg	75 h	3A4, 2D6
Asenapin	Sycrest®	10–20 mg	24 h	1A2, 2D6, 3A4
Clozapin	Leponex® u. a.	12,5–450 mg	6 h	1A2
Loxapin	ADASUVE®	9,1 mg[2]	6–8 h	3A4, 2D6 u. a.
Lurasidon	Latuda®	37–148 mg	20–40 h	3A4
Olanzapin	Zyprexa® u. a.	5–20 mg	30 h	1A2, 2D6
Paliperidon	Invega®	3–12 mg	12 h	-
Quetiapin	Seroquel® u. a.	150–750 mg	7–12 h	3A4
Risperidon	Risperdal® u. a.	0,5–8 mg	3–12 h	2D6
Sertindol	Serdolect®	12–20 mg	ca. 340 h	3A4, 2D6
Sulpirid	Dogmatil® u. a.	200–1600 mg	6–8 h	-
Ziprasidon	Zeldox® u. a.	80–160 mg	7 h	3A4 u. a.

[1] Mittlere orale Tagesdosen nach Bandelow. Die angegebenen Dosierungen sind nur Richtwerte, die jeweils erforderliche Dosis ist individuell zu ermitteln.
[2] Dosis einer einmaligen inhalativen Anwendung

oder Quetiapin sehr häufig Sedierungen und Gewichtszunahmen (bei einigen Patienten bis zu 30 kg!) auf.

Asenapin. Asenapin (Sycrest®) ist zur Behandlung manischer Episoden einer Bipolar-I-Störung, jedoch nicht zur Therapie einer Schizophrenie zugelassen. Da die Bioverfügbarkeit nach peroraler Applikation unter 2 % und nach sublingualer Applikation bei 35 % liegt, wird es in Form von Sublingualtabletten angewendet.

Loxapin. Mit dem inhalativ angewendeten Loxapin (ADASUVE®) steht ein Antipsychotikum zur schnellen Kontrolle von leichter bis mittelschwerer Agitiertheit bei Patienten mit Schizophrenie oder bipolarer Störung zur Verfügung. Aufgrund der raschen Resorption sind erste Effekte bereits nach 10 min zu beobachten. Eine gefährliche Nebenwirkung ist die Auslösung eines Bronchospasmus, der bei Patienten mit Asthma bronchiale oder COPD sehr häufig und bei lungengesunden Patienten gelegentlich auftritt. Daher darf Loxapin inhalativ nur stationär angewendet werden und ist bei Asthma bronchiale und COPD kontraindiziert.

Sulpirid, Amisulprid. Das in seiner Struktur von den bisher genannten Antipsychotika abweichende Sulpirid (z. B. Dogmatil®) besitzt eine niedrige antipsychotische Potenz. Die Analogsubstanz Amisulprid (z. B. Solian®) wirkt stärker antipsychotisch als Sulpirid, wobei insbesondere die Besserung der Minussymptomatik gut belegt ist. Da beide Wirkstoffe vorwiegend unverändert über die Nieren ausgeschieden werden, besitzen sie ein geringes Interaktionspotenzial, außerdem werden nur selten Gewichtszunahmen beobachtet. Jedoch tritt oft eine ausgeprägte Hyperprolactinämie auf und es besteht ein höheres Risiko einer QTc-Zeit-Verlängerung.

Risperidon, Paliperidon. Risperidon (z. B. Risperdal®) wird nach oraler Gabe unter Katalyse von CYP2D6 in den Hauptmetaboliten 9-Hydroxy-Risperidon biotransformiert, der die gleichen pharmakodynamischen Eigenschaften wie die Muttersubstanz aufweist und als eigenständiger Wirkstoff (Paliperidon; Invega®) im Handel ist. Risperidon und Paliperidon sind zur Behandlung von Schizophrenien sowie manischer Episoden bei bipolaren Störungen indiziert. Risperidon ist darüber hinaus zur Kurzzeitbehandlung von anhaltenden Aggressionen bei Alzheimer-Demenz und bei Verhaltensstörungen im Kindesalter zugelassen. Bei beiden Wirkstoffen tritt besonders häufig eine Hyperprolactinämie auf.

Ziprasidon. Das mit Risperidon strukturell verwandte Ziprasidon (z. B. Zeldox®) ist zugelassen zur Schizophrenie-Therapie und zur Behandlung von manischen oder gemischten Episoden bei bipolaren Störungen. Gewichtszunahmen sind selten zu beobachten, allerdings ist seine Anwendung oft mit einer Sedierung verbunden und das Risiko einer QTc-Zeit-Verlängerung ist erhöht.

Lurasidon. Lurasidon (Latuda®) ist ein neu zugelassenes atypisches Antipsychotikum, das sowohl positive als auch negative Symptome einer Schizophrenie günstig beeinflusst. Unter einer Lurasidon-Therapie treten nur selten Gewichtszunahmen auf, jedoch sind häufig Sedierung und EPS (Akathisie) zu beobachten.

Aripiprazol. Aripiprazol (ABILIFY®) ist zur Behandlung der Schizophrenie sowie zur Therapie und Rezidivprophylaxe manischer Störungen indiziert. Die Häufigkeit von EPS ist unter Aripiprazol-Therapie mit Placebo-Gabe vergleichbar und die Sedierung ist meist nur gering ausgeprägt.

Sertindol. Sertindol (Serdolect®) kann bereits in therapeutischer Dosis eine QTc-Zeit-Verlängerung hervorrufen. Daher wird es nur als Mittel der zweiten Wahl angewendet bei Patienten, die zumindest ein anderes Antipsychotikum nicht vertragen haben. Sertindol wird sehr langsam ausgeschieden, die Halbwertszeit beträgt ca. 14 Tage.

10.1.3 Langzeit-Antipsychotika

Neben **Fluspirilen** (z. B. Imap®), dessen lange Wirkdauer auf einer langsamen Biotransformation und einem enterohepatischen Kreislauf beruht, wurden durch Veresterung mit längerkettigen Carbonsäuren oder durch eine spezielle galenische Zubereitung sog. Langzeit-Antipsychotika mit einer Wirkdauer von bis zu 4 Wochen erhalten. Hierzu gehören **Flupentixol-decanoat** (Fluanxol®-Depot), **Fluphenazin-decanoat** (z. B. Lyogen®-Depot), **Haloperidol-decanoat** (z. B. Haldol®-Janssen Decanoat), **Zuclopenthixol-decanoat** (Ciatyl-Z® Depot, Ciatyl-Z® Acuphase) sowie **mikroverkapseltes Risperidon** (RISPERDAL® CONSTA®).

Langzeit-Antipsychotika sind besonders in den Fällen indiziert, bei denen eine regelmäßige orale antipsychotische Medikation nicht gewährleistet ist, eine gesicherte Applikation aber dringend notwendig erscheint (z. B. bei schwerer Fremd- oder Eigengefährdung im Rezidiv), oder wenn diese Applikationsart eine Patientenpräferenz darstellt. Nachteilig ist, dass auch unerwünschte Wirkungen über einen längeren Zeitraum bestehen bleiben können.

10.1.4 Strategie der Therapie von Schizophrenien

Eine Pharmakotherapie der Schizophrenie mit Antipsychotika sollte in ein **Gesamtbehandlungskonzept** unter Einschluss psychotherapeutischer, soziotherapeutischer und ergotherapeutischer Maßnahmen eingebettet sein (u. a. mit aktiver Informationsvermittlung über die Krankheit sowie Hilfe zur Stress- und Krankheitsbewältigung).

Die Auswahl der Pharmakotherapie muss auf die individuelle Zielsymptomatik abgestimmt werden. Neben dem Wirkprofil und den pharmakokinetischen Eigenschaften des Wirkstoffs müssen auch das Nebenwirkungsprofil, die Begleitmedikation, die Patientenpräferenz sowie ein früheres Ansprechen auf eine medikamentöse Therapie berücksichtigt werden. Generell sollte die Pharmakotherapie zunächst als antipsychotische **Monotherapie** durchgeführt werden, da bei Kombination mehrerer Wirkstoffe das Risiko für Nebenwirkungen und Interaktionen steigt. Bei einer schweren psychotischen Episode ist ein möglichst frühzeitiger Behandlungsbeginn indiziert, da bei über längere Zeit unbehandelten Psychosen das Therapieansprechen geringer wird. Bei einer Erstmanifestation sollte eine medikamentöse antipsychotische Behandlung über mindestens 12 Monate erfolgen, wobei nach Symptomremission die Dosis schrittweise auf eine niedrigere Erhaltungsdosis reduziert wird. Nach einem ersten Rezidiv ist eine Behandlung über Jahre, bei multiplen Rezidiven u. U. lebenslang erforderlich. Bei nicht ausreichender Wirksamkeit kann ein Wechsel zu einem anderen Antipsychotikum erwogen werden, in therapieresistenten Fällen ist auch die Kombination von zwei Antipsychotika bzw. die Gabe von Clozapin indiziert.

10.2 Antidepressiva

Depressionen sind affektive Störungen, die durch einen Zustand deutlich gedrückter Stimmung, Interessensverlust und Antriebsminderung über einen längeren Zeitraum (meist mehrere Monate) gekennzeichnet sind. Dies unterscheidet die Depression von der Trauer, die eine adäquate psychische Reaktion auf ein entsprechendes Ereignis darstellt. In der Depression ist der Patient im Zustand der „Herabgestimmtheit“, er ist freud-, hoffnungs-, appetit- und schlaflos. Hinzu kommt häufig eine Hemmung des Antriebs, die oft mit einer quälenden inneren Unruhe verbunden ist. Das Denken ist einförmig und kreist stets um das eigene Befinden, die Konzentration ist vermindert. Dabei fühlt sich der Patient unfähig und wertlos, vielfach den Angehörigen gegenüber auch als schuldig. Besonders bedeutsam ist die **Suizidgefahr** bei Depressiven. Die meisten Patienten mit schweren Depressionen haben zumindest Suizidgedanken. Bei **unipolaren** (monopolaren) Verläufen treten nur depressive oder manische Episoden (s. u.), bei der **bipolaren** Verlaufsform – zeitlich getrennt – sowohl depressive als auch manische Episoden auf. Die Lebenszeitprävalenz einer Depression beträgt ca. 15 %, die einer bipolaren Störung ca. 1 %. Frauen erkranken etwa doppelt so häufig wie Männer.

Unter **Antidepressiva** versteht man Wirkstoffe, die depressive Symptome zu bessern vermögen. Sie wirken substanzabhängig in unterschiedlichem Ausmaß depressionslösend, stimmungsaufhellend sowie psychomotorisch aktivierend oder dämpfend.

Wirkungsmechanismus. Wie bei den Antipsychotika ist auch bei den Antidepressiva der genaue Wirkungsmechanismus nicht vollständig geklärt. Die meisten Antidepressiva hemmen die Wiederaufnahme (Reuptake) von Serotonin und/oder Noradrenalin aus dem synaptischen Spalt ins Axoplasma (○ Abb. 10.2), wobei die Wiederaufnahmehemmung bei den einzelnen Substanzen verschieden stark ausgeprägt ist (□ Tab. 10.4). Ein weiterer Angriffspunkt vieler Antidepressiva ist die Blockade von Neurotransmitter-Rezeptoren, insbesondere die von serotonergen, muscarinergen, histaminergen und α-adrenergen Rezeptoren (□ Tab. 10.4). Das Wirkprofil wird dadurch wesentlich mitbestimmt, beispielsweise resultiert aus der Hemmung von H_1-Rezeptoren eine sedierende Wirkung.

Ursprünglich brachte man eine Hemmung der Wiederaufnahme von Serotonin mit einer Stimmungsaufhellung, eine Hemmung der Noradrenalin-Wiederaufnahme mit einer Antriebssteigerung in Zusammenhang. Eine solche Korrelation ist jedoch sehr fraglich, da einige Antidepressiva sich trotz unterschiedlicher Beeinflussung der Serotonin- und Noradrenalin-Wiederaufnahme kaum in ihrer klinischen Wirkung unterscheiden und andere Wirkstoffe (z. B. Opipramol, Tianeptin, Agomelatin und Monoaminoxidase-Hemmer) die Neurotransmitter-

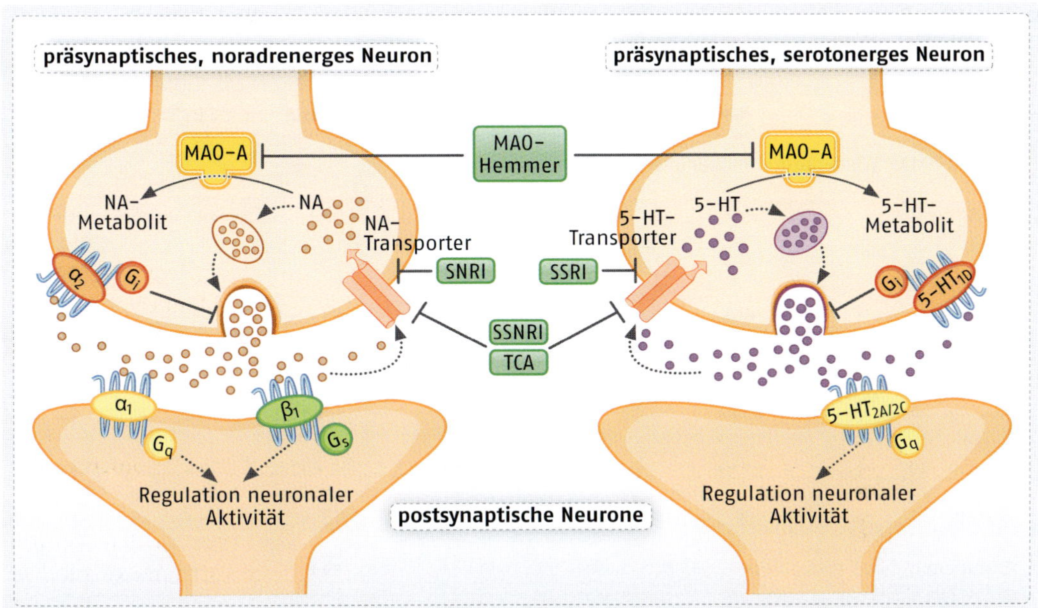

Abb. 10.2 Wirkungsmechanismus der Antidepressiva. **SSRI** selektive Serotonin-Reuptake-Inhibitoren, **SNRI** selektive Noradrenalin-Reuptake-Inhibitoren, **SSNRI** selektive Serotonin/Noradrenalin-Reuptake-Inhibitoren, **5-HT** Serotonin, **NA** Noradrenalin, **MAO** Monoaminoxidase, **TCA** tricyclische Antidepressiva

Wiederaufnahme praktisch nicht unterdrücken. Außerdem tritt die Wiederaufnahmehemmung innerhalb kurzer Zeit nach Applikation auf, während der antidepressive Effekt erst nach einer Latenz von ca. 1–3 Wochen klinisch relevant wird. Man nimmt daher heute an, dass sich unter einer anhaltenden Therapie mit diesen Substanzen die Rezeptordichte ändert (z. B. Down-Regulation von 5-HT_2-Rezeptoren). Die antidepressive Wirkung ist dementsprechend am ehesten durch einen längerfristigen regulativen Eingriff in die Neurotransmission im ZNS zu erklären.

Aufgrund ihrer primären pharmakologischen Angriffspunkte können Antidepressiva in verschiedene Gruppen unterteilt werden:

- nichtselektive Monoamin-Wiederaufnahmehemmer und Rezeptorblocker,
- selektive Monoamin-Wiederaufnahmehemmer,
- Monoaminoxidase-Hemmer und
- sonstige Antidepressiva, deren primärer Angriffspunkt von den oben genannten Gruppen abweicht.

10.2.1 Nichtselektive Wiederaufnahmehemmer und Rezeptorblocker

Zu dieser Substanzgruppe zählen insbesondere die **tricyclischen Antidepressiva** (TCA) **Amitriptylin** (z. B. Saroten®), **Amitriptylinoxid** (z. B. Equilibrin®), **Clomipramin** (z. B. Anafranil®), **Doxepin** (z. B. Aponal®), **Imipramin** (z. B. Tofranil®), **Nortriptylin** (Nortrilen®) und **Trimipramin** (z. B. Stangyl®). Weiterhin können das tetracyclische **Maprotilin** (z. B. Ludiomil®) sowie das bicyclische **Trazodon** (z. B. Trazodon-neuraxpharm®) dieser Gruppe zugeordnet werden. Diese Wirkstoffe hemmen – wie in Tab. 10.4 dargestellt – nichtselektiv die Wiederaufnahme von Monoaminen (v. a. Noradrenalin und Serotonin) und blockieren darüber hinaus verschiedene Neurotransmitter-Rezep-

10

Tab. 10.4 Relative Transporter- und Rezeptoraffinitäten von Antidepressiva. Nach Bandelow

INN	Wiederaufnahmehemmung		Rezeptorblockade			
	NA	5-HT	5-HT_2	Muscarin	H_1	α_1
Nichtselektive Wiederaufnahmehemmer und Rezeptorblocker						
Amitriptylin	+++	+++	+++	+++	++++	+++
Clomipramin	+++	++++	+++	+++	+++	+++
Doxepin	+++	++	+++	+++	+++++	+++
Imipramin	+++	+++	+++	+++	+++	+++
Maprotilin	++++	+	++	++	++	+++
Nortriptylin	++++	++	+++	++	++	+++
Trazodon	+	++	++++	0	++	+++
Trimipamin	++	+	+++	+++	+++	+++
Selektive Serotonin-Wiederaufnahmehemmer						
Citalopram	+	++++	+	0	++	+
Escitalopram	+	++++	+	+	+	+
Fluoxetin	++	++++	++	+	+	+
Fluvoxamin	++	++++	+	0	0	+
Paroxetin	+++	+++++	0	++	0	+
Sertralin	++	++++	+	++	0	++
Selektive Noradrenalin-Wiederaufnahmehemmer						
Reboxetin	++	0	0	0	0	0
Selektive Serotonin- und Noradrenalin-Wiederaufnahmehemmer						
Venlafaxin	++	+++	0	0	0	0

Rezeptoraffinitäten (Ki): +++++ 0,1–1 nM, ++++ 1–10 nM, +++ 10–100 nM, ++ 100–1000 nM, + 1000–10 000 nM, 0 > 10 000 nM, ? keine Angaben

toren (v. a. 5-HT_2-, Muscarin-, H_1- und α_1-Rezeptoren).

Pharmaka aus dieser Gruppe besitzen eine gute antidepressive Wirksamkeit, die jedoch aufgrund der ausgeprägten Neurorezeptor-Blockade häufig mit Nebenwirkungen (s. u.) verbunden ist. Die Dosierungen und Halbwertszeiten sind in Tab. 10.5 angegeben.

Indikationen. Außer zur Therapie depressiver Erkrankungen sind nichtselektive Wiederaufnahmehemmer und Rezeptorblocker – je nach

Tab. 10.5 Nichtselektive Wiederaufnahmehemmer und Rezeptorblocker

INN	Handelspräparat	Tagesdosis	HWZ	CYP-Metabolisierung
Amitriptylin	Saroten® u. a.	100–300 mg	16–23 h	1A2, 2C9/10, 2C19, 2D6
Amitriptylinoxid	Equilibrin® u. a.	100–300 mg	15 h	1A2, 2C9/10, 2C19, 2D6
Clomipramin	Anafranil® u. a.	100–250 mg	21–25 h	1A2, 2C19, 2D6
Doxepin	Aponal® u. a.	100–300 mg	13–22 h	2C19
Imipramin	Tofranil® u. a.	100–300 mg	7–29 h	2C19, CYP2D6
Maprotilin	Ludiomil® u. a.	100–225 mg	40–51 h	2D6
Nortriptylin	Nortrilen®	50–200 mg	31–47 h	2D6
Trazodon	Trazodon-neuraxpharm® u. a.	200–400 mg	5–8 h	3A4
Trimipramin	Stangyl® u. a.	100–300 mg	23 h	2C19, 2D6

Wirkstoff unterschiedlich – zur Behandlung von Angst-, Zwangs- und Schlafstörungen, Kataplexie, Enuresis, Pavor nocturnus, hypnagogen Halluzinationen bei Narkolepsie sowie Entzugssyndromen bei Alkohol-, Arzneimittel- oder Drogenabhängigkeit zugelassen. Einige Wirkstoffe (Amitriptylin, Imipramin u. a.) eignen sich ferner zur Therapie neuropathischer Schmerzen (▸ Kap. 12.1.8).

Nebenwirkungen. Häufig treten **anticholinerge** (z. B. Mundtrockenheit, Akkommodationsstörungen, Obstipation, Miktionsbeschwerden, Schwitzen), **zentralnervöse** (z. B. Sedierung, Schwindel, Verwirrtheit, Tremor) und **kardiovaskuläre** Nebenwirkungen (z. B. orthostatische Hypotonie, Tachykardie, Arrhythmie) sowie Appetitsteigerung und **Gewichtszunahme** auf.

Kontraindikationen. Eine gleichzeitige Behandlung mit Monoaminoxidase-Hemmern (Gefahr der Auslösung eines Serotoninsyndroms), akute Delirien, Alkohol- und Schlafmittelvergiftungen, sowie – wegen der ausgeprägten anticholinergen Wirkungskomponente – Glaukom und Harnentleerungsstörungen stellen wichtige Kontraindikationen dar.

Vergiftungen. Tricyclische Antidepressiva und Maprotilin besitzen eine geringe therapeutische Breite. Vergiftungen äußern sich in bedrohlichen kardiovaskulären Symptomen (starkem Blutdruckabfall, Tachykardie, Herzrhythmusstörungen) sowie Hyperthermie, Delirien und Krämpfen bis hin zu Herz- und Atemstillstand. Die letale Dosis entspricht etwa dem Dreifachen der maximalen therapeutischen Dosis.

10.2.2 Selektive Monoamin-Wiederaufnahmehemmer

Eine Reihe von Wirkstoffen blockiert primär die Wiederaufnahme von Serotonin, Noradrenalin und/oder Dopamin. Eine relevante Hemmung von Neurotransmitter-Rezeptoren findet dagegen nicht statt.

Selektive Serotonin-Wiederaufnahmehemmer. Selektiv die Wiederaufnahme von Serotonin hemmende Wirkstoffe (SSRI = selective serotonin reuptake inhibitors) zählen zu den am häufigsten verordneten Antidepressiva. Zu dieser Gruppe gehören **Citalopram** (z. B. Cipramil®), dessen S-Enantiomer **Escitalopram** (z. B. Cipralex®), **Fluoxetin** (z. B. Fluctin®), **Fluvoxamin** (z. B. Fevarin®), **Paroxetin** (z. B. Seroxat®), **Sertralin** (z. B. Zoloft®) sowie **Vortioxetin** (Brintellix®).

Tab. 10.6 Selektive Monoamin-Wiederaufnahmehemmer

INN	Handelspräparat	Tagesdosis	HWZ	CYP-Metabolisierung
Selektive Serotonin-Wiederaufnahmehemmer				
Citalopram	Cipramil® u. a.	20–40 mg	36 h	2C19
Escitalopram	Cipralex®	10–20 mg	27–32 h	2C19
Fluoxetin	Fluctin® u. a.	20–40 mg	53 h	2C9/10, 2D6
Fluvoxamin	Fevarin® u. a.	100–250 mg	15–22 h	1A2, 2D6
Paroxetin	Seroxat® u. a.	20–40 mg	10–21 h	2D6
Sertralin	Zoloft® u. a.	50–100 mg	26 h	2B6, 2C19
Vortioxetin	Brintellix®	5–20 mg	66 h	2D6, 3A4, 2C9
Selektive Noradrenalin-Wiederaufnahmehemmer				
Reboxetin	Edronax® u. a.	8–12 mg	12–14 h	3A4
Selektive Serotonin-/Noradrenalin-Wiederaufnahmehemmer				
Duloxetin	CYMBALTA® u. a.	30–60 mg	11–16 h	1A2, 2D6
Venlafaxin	Trevilor® u. a.	75–225 mg	5–11 h	2D6
Selektive Dopamin-/Noradrenalin-Wiederaufnahmehemmer				
Bupropion	Elontril® u. a.	150–300 mg	20–37 h	2D6

Selektive Noradrenalin-Wiederaufnahmehemmer. Auch mit Substanzen, die ausschließlich die Noradrenalin-Wiederaufnahme hemmen (selective noradrenaline reuptake inhibitors = SNRI; oft auch als NRI abgekürzt), lässt sich eine antidepressive Wirkung erreichen. Ein solcher selektiver Noradrenalin-Wiederaufnahmehemmer ist **Reboxetin** (z. B. Edronax®).

Selektive Serotonin-/Noradrenalin-Wiederaufnahmehemmer. Zur Gruppe der selektiven Serotonin-/Noradrenalin-Wiederaufnahmehemmer (selective serotonin/noradrenaline reuptake inhibitors = SSNRI; teilweise auch als SNRI abgekürzt) gehören **Venlafaxin** (z. B. Trevilor® retard) und **Duloxetin** (z. B. CYMBALTA®).

Selektive Dopamin-/Noradrenalin-Wiederaufnahmehemmer. **Bupropion** (z. B. Elontril®) hemmt die Wiederaufnahme von Noradrenalin und Dopamin, nicht jedoch die von Serotonin.

Die antidepressive Wirksamkeit der genannten selektiven Monoamin-Wiederaufnahmehemmer ist weitgehend gleich. Sie weisen keine sedierende Wirkkomponente auf, sondern wirken eher aktivierend. Die Halbwertszeiten und üblichen Dosierungen sind in Tab. 10.6 dargestellt.

Indikationen. Selektive Monoamin-Wiederaufnahmehemmer sind zur Behandlung akuter depressiver Erkrankungen/Episoden indiziert. Weiterhin werden sie – je nach Wirkstoff unterschiedlich – zur Rezidivprophylaxe depressiver Episoden sowie bei Angststörungen, Zwangsstörungen und posttraumatischen Belastungsstörungen verwendet. Duloxetin und Venlafaxin werden darüber hinaus bei neuropathischen Schmerzen eingesetzt (▸ Kap. 12.1.8), Bupropion bei der Raucherentwöhnung.

Nebenwirkungen. Unter Therapie mit selektiven Monoamin-Wiederaufnahmehemmern werden häufig **zentralnervöse** (z. B. Sedierung, Schlafstörungen, Kopfschmerzen, Schwindel, Tremor), **anticholinerge** (z. B. Mundtrockenheit, Schwitzen) und **gastrointestinale** Störungen (z. B. Übelkeit, Erbrechen) beobachtet. Kardiovaskuläre Nebenwirkungen und Gewichtszunahmen treten deutlich seltener auf als bei tricyclischen Antidepressiva. Die bei vielen Patienten erwünschte antriebssteigernde Wirkung kann bei suizidgefährdeten Patienten problematisch sein.

Kontraindikationen. Eine gleichzeitige Behandlung mit Monoaminoxidase-Hemmern ist wegen der Gefahr eines Serotoninsyndroms kontraindiziert.

10.2.3 Monoaminoxidase-Hemmer

Hemmer der Monoaminoxidase (MAO) blockieren den oxidativen Abbau von Monoaminen. Dadurch nimmt die Konzentration von Dopamin, Noradrenalin und Serotonin im Zytosol und in den synaptischen Vesikeln zu, konsekutiv wird die Menge der freigesetzten Neurotransmitter in den synaptischen Spalt gesteigert. MAO-Hemmer zeigen einen innerhalb weniger Tage einsetzenden stark antriebssteigernden und psychomotorisch aktivierenden Effekt, die antidepressive Wirkung tritt jedoch – wie auch bei anderen Antidepressiva – erst nach wenigen Wochen ein. Suizidgefährdete Patienten müssen daher zu Beginn der Therapie besonders engmaschig überwacht werden. MAO-Hemmer sind zur Therapie depressiver Syndrome insbesondere bei Therapieresistenz gegen andere Antidepressiva indiziert. Moclobemid ist darüber hinaus zur Therapie einer sozialen Phobie (▸ Kap. 10.5) zugelassen.

Neben dem unselektiven **Tranylcypromin** (Jatrosom® N), das sowohl die Monoaminoxidase A als auch die Monoaminoxidase B irreversibel hemmt, wird der selektive und reversible Monoaminoxidase-A-Blocker **Moclobemid** (z. B. Aurorix®) eingesetzt. Die Halbwertszeiten liegen bei 1–3 Stunden, die mittleren Tagesdosen betragen für Tranylcypromin 20–40 mg, für Moclobemid 300–600 mg.

Als häufige Nebenwirkungen sind bei beiden Substanzen Schlafstörungen, Schwindel, Kopfschmerzen, Übelkeit und Mundtrockenheit zu nennen. Nach Tranylcypromin-Gabe treten außerdem Angstzustände, Agitiertheit, orthostatische Dysregulationen und Hypertonie häufig auf.

Nachteilig bei der Anwendung von Tranylcypromin ist, dass bei gleichzeitiger Einnahme von Tyramin-reichen Nahrungsmitteln (z. B. Käse) eine hypertone Krise auftreten kann, weil das sympathomimetisch wirkende Tyramin nicht mehr ausreichend über Monoaminoxidasen abgebaut wird. Dieses Risiko ist bei Moclobemid reduziert, da für den Tyramin-Abbau die MAO-B noch zur Verfügung steht und zudem Moclobemid durch höhere Tyramin-Konzentrationen vom aktiven Zentrum der MAO-A verdrängt werden kann. Eine spezielle Tyramin-arme Diät muss daher bei einer Therapie mit Moclobemid im Gegensatz zur Behandlung mit Tranylcypromin nicht eingehalten werden. MAO-Hemmer können ferner bei Kombination mit Triptanen oder Serotonin-Wiederaufnahmehemmern ein Serotoninsyndrom bzw. bei gleichzeitiger Gabe von indirekten Sympathomimetika eine hypertensive Krise auslösen. Bei der Kombination mit Tramadol, Dextromethorphan oder Pethidin können lebensbedrohliche ZNS-Nebenwirkungen auftreten. Eine weitere Kontraindikation ist die gleichzeitige Gabe von Linezolid oder Selegilin, die ebenfalls MAO-hemmend wirken.

10.2.4 Sonstige Antidepressiva

Tianeptin. Tianeptin (Tianeurax®) ist ein neu zugelassenes tricyclisches Antidepressivum, das im Gegensatz zu den klassischen tricyclischen Antidepressiva weder die Wiederaufnahme von Monoaminen hemmt, noch eine Affinität zu serotonergen, muscarinergen, histaminergen oder α-adrenergen Neurotransmitter-Rezeptoren besitzt. Tianeptin soll vielmehr die Wiederaufnahme von Serotonin verstärken und das glutamaterge System modulieren. Es ist jedoch unklar, ob dies mit der antidepressiven Wirkung in Zusammenhang steht.

Tianeptin wird unabhängig von Cytochrom P450 in der Leber metabolisiert, die Halbwertszeit beträgt 2,5–8 h. Die mittlere Tagesdosis liegt bei 37,5 mg.

Zu den häufigen Nebenwirkungen zählen Alpträume, Schlaflosigkeit, Schläfrigkeit, Schwindel, Kopfschmerzen, Tremor, Sehstörungen, Herzrasen, Extrasystolen, Hitzewallungen, Dyspnoe, trockener Mund, Übelkeit, Dyspepsie, Diarrhö, Blähungen, Sodbrennen, Myalgie, Anorexie und Asthenie. Bei gleichzeitiger Anwendung von MAO-Hemmern ist Tianeptin kontraindiziert.

Mianserin, Mirtazapin. Mianserin (z. B. Mianserin-neuraxpharm®) und Mirtazapin (z. B. Remergil®) sind tetracyclische Antidepressiva, die im Gegensatz zu Maprotilin (s. o.) die Wiederaufnahme von Monoaminen nicht wesentlich beeinflussen. Mianserin blockiert vor allem präsynaptische α_2-Adrenozeptoren und bedingt dadurch eine verstärkte Noradrenalin- und Serotonin-Freisetzung. Außerdem ist es ein 5-HT_2-, 5-HT_3- und H_1-Blocker. Mirtazapin unterscheidet sich von Mianserin durch noch stärkere Blockade präsynaptischer α_2- und 5-HT_3-Rezeptoren und deutlich schwächere antagonistische Wirkung an H_1-Rezeptoren.

Die Halbwertszeiten werden bei Mianserin mit 10–40 h, bei Mirtazapin mit 20–40 h, die mittleren Tagesdosen bei Mianserin mit 60–120 mg und bei Mirtazapin mit 15–45 mg angegeben.

Häufige Nebenwirkungen sind Schläfrigkeit, Sedierung, trockener Mund, Gewichtszunahme, verstärkter Appetit, Schwindel und Erschöpfung. Beide Wirkstoffe dürfen nicht mit MAO-Hemmern kombiniert werden.

Agomelatin. Agomelatin (VALDOXAN®) ist ein Melatonin-Derivat, das als Agonist an den G-Protein-gekoppelten Melatoninrezeptoren MT_1 und MT_2 wirkt, die u. a. im Nucleus suprachiasmaticus des Hypothalamus lokalisiert sind. Dies erklärt seine schlaffördernde und die Schlafqualität verbessernde Wirkung sowie den positiven Einfluss auf den bei Depressiven häufig gestörten zirkadianen Rhythmus. Daneben sind an der antidepressiven Wirkung vermutlich seine antagonistische Wirkung an 5-HT_2-Rezeptoren (5-HT_{2B}, 5-HT_{2C}) und die Steigerung der Freisetzung von Noradrenalin und Dopamin im frontalen Cortex beteiligt. Agomelatin ist zur Behandlung von Episoden einer Major Depression bei Erwachsenen zugelassen.

Die absolute Bioverfügbarkeit von Agomelatin ist wegen eines ausgeprägten First-Pass-Effekts gering (im Mittel $< 5\,\%$) und weist beträchtliche individuelle Schwankungen auf. Die Biotransformation erfolgt hauptsächlich mittels CYP1A2, die Halbwertszeit liegt bei 1–2 Stunden. Die Dosierung beträgt 25–50 mg einmal täglich beim Zubettgehen.

Als Nebenwirkungen wurden u. a. Kopfschmerzen, Schwindel, Schläfrigkeit, Migräne, gastrointestinale Beschwerden, Leberenzymerhöhungen, Rückenschmerzen und vermehrtes Schwitzen beschrieben. Agomelatin ist bei eingeschränkter Leberfunktion und bei gleichzeitiger Anwendung von starken CYP1A2-Inhibitoren (z. B. Fluvoxamin, Ciprofloxacin) kontraindiziert.

Johanniskraut. Johanniskrautextrakt wird insbesondere in der Selbstmedikation bei leichten bis mittelschweren depressiven Störungen angewandt. Mit dem Extrakt sowie mit dem Inhaltsstoff Hyperforin wurde in Konzentrationen, die auch in vivo erreicht werden können, an Synaptosomen eine Wiederaufnahmehemmung verschiedener Neurotransmitter nachgewiesen.

Die übliche Dosierung beträgt mindestens 600–900 mg Extrakt/Tag.

Vorteilhaft ist die im Allgemeinen gute Verträglichkeit. Als Nebenwirkungen kann es zu Photosensibilisierung (insbesondere bei hellhäutigen Patienten), ferner selten zu allergischen Hautreaktionen sowie gastrointestinalen Beschwerden kommen.

Da Johanniskrautextrakt jedoch eine **Induktion von CYP3A4 und P-Glykoprotein** bewirkt, sind zahlreiche klinisch bedeutsame Interaktionen zu beachten. So kann bei gleichzeitiger Gabe von Johanniskrautextrakt mit Antikoagulanzien vom Dicoumaroltyp (z. B. Phenprocoumon), Antidepressiva (Amitriptylin, Nefazodon, Nortriptylin, Paroxetin, Sertralin), Ciclosporin, Digoxin, Indinavir und anderen Proteaseinhibitoren, oralen Kontrazeptiva und Theophyllin deren Wirkung abgeschwächt werden.

10.2.5 Anwendungskriterien der Antidepressiva

Bei Vorliegen einer Depression werden je nach klinischer Symptomatik und Patientenpräferenz ein „Watchful Waiting" (d.h. eine aktiv-abwartende Begleitung des Patienten, z. B. bei Erstmanifestation einer leichten Depression), eine medikamentöse, psychotherapeutische oder kombinierte medikamentöse und psychotherapeutische Behandlung durchgeführt. Ergänzt werden diese Behandlungsstrategien durch weitere Maßnahmen wie z. B. Lichttherapie, Elektrokrampftherapie, Schlafentzug oder Sport- und Bewegungstherapie.

Generell ist bei schweren Depressionen der Stellenwert einer Therapie mit Antidepressiva deutlich größer als bei leichten bis mittelschweren Krankheitsbildern. Bei leichten Depressionen waren in einer Reihe von Studien Antidepressiva einem Placebo nicht überlegen. Dementsprechend ist bei leichten Depressionen der Nutzen von Antidepressiva fraglich.

Ein großes Problem bei der Therapie mit Antidepressiva stellt die zeitliche Latenz bis zum Erreichen einer antidepressiven Wirkung dar: Während mit einer klinisch relevanten antidepressiven Wirkung erst nach ca. 1–3 Wochen zu rechnen ist, treten viele Nebenwirkungen bereits zu Therapiebeginn auf. Dadurch ist die Adhärenz der Patienten oft gering. Auch kann sich eine evtl. bestehende Antriebsminderung bereits vor dem Eintritt der antidepressiven Wirkung bessern. Daher kann zu Beginn einer Therapie mit Antidepressiva die Suizidgefahr erhöht sein.

Viele Antidepressiva haben eine vergleichbare Wirksamkeit bei unterschiedlichen Nebenwirkungen und Interaktionsrisiken. Insgesamt sprechen etwa zwei Drittel der mit Antidepressiva behandelten Patienten mit schwerer Depression auf die Therapie an. Bei wiederum ca. zwei Dritteln aller ansprechenden Patienten setzt die antidepressive Wirkung innerhalb der ersten beiden Wochen der Therapie ein. Bei Nichtansprechen sollte spätestens nach drei Wochen eine Dosiserhöhung oder ein Wechsel auf einen anderen Wirkstoff erwogen werden.

Nach Remission einer depressiven Episode sollen Antidepressiva über einen Zeitraum von 4–9 Monaten in der gleichen Dosierung wie in der Akutphase weiter eingenommen werden, um das Risiko eines Rückfalls zu reduzieren. Am Ende dieser **Erhaltungstherapie** wird die Dosis schrittweise reduziert, da ein abruptes Absetzen einer höherdosierten Therapie Absetzphänomene (z. B. Schwindel, Kopfschmerzen, Schwitzen, Parästhesien, Angstgefühle) verursachen kann. Bei wiederholt auftretenden depressiven Episoden mit bedeutsamen Einschränkungen soll eine **Rezidivprophylaxe** über mindestens 2 Jahre durchgeführt werden.

10.3 Stimmungsstabilisierer, Phasenprophylaktika

Eine **Manie**, die entweder in Form von bipolaren affektiven Störungen oder – seltener – unipolar auftritt, ist durch gehobene Stimmung, gesteigerten Antrieb und Ideenflucht gekennzeichnet, das körperliche Wohlbefinden ist erhöht, die Betroffenen neigen zur Selbstüberschätzung. Daneben gibt es manische Patienten, die gereizt und aggressiv sind.

Lithiumsalze. Wie bei anderen Psychopharmaka ist der Wirkungsmechanismus von Lithiumsalzen (z. B. Lithiumcarbonat; z. B. Quilonum® retard) nur teilweise bekannt. Die Permeations-

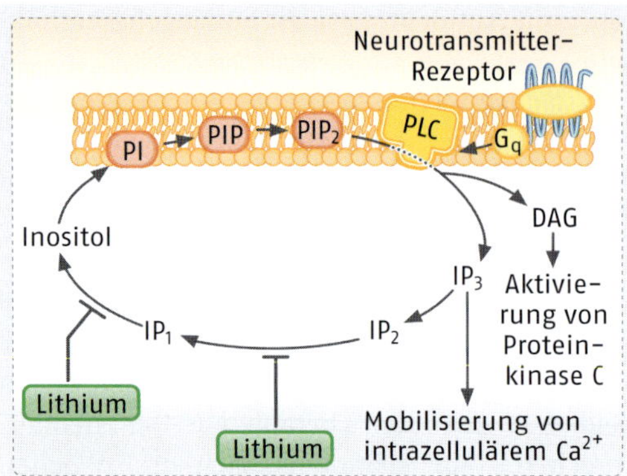

Abb. 10.3 (Teil-)Wirkungsmechanismus von Lithiumionen. **PLC** Phospholipase C, **PI** Phosphatidylinositol, **PIP** Phosphatidylinositolphosphat, **PIP_2** Phosphatidylinositol-4,5-bisphosphat, **IP_3** Inositoltrisphosphat, **IP_2** Inositolbisphosphat, **IP_1** Inositolmonophosphat, **DAG** Diacylglycerol

fähigkeit von Lithiumsalzen in die Zellen entspricht der von Natriumionen, doch können Lithiumionen infolge geringerer Affinität zu den Ionenpumpen wesentlich schlechter wieder (aktiv) aus den Zellen heraustransportiert werden und reichern sich daher intrazellulär an. Nachgewiesen ist, dass Lithiumionen vor allem in den Phosphatidylinositol-Stoffwechsel (PI-Turnover) eingreifen (Abb. 10.3). Hierbei blockieren sie die Inositolpolyphosphat-1-Phosphatase sowie die Inositolmonophosphat-Phosphatase und damit insbesondere die Abspaltung des letzten Phosphatrestes von Inositol. Als Folge steht nicht mehr genügend Inositol zur Bildung des Membranphospholipids Phosphatidylinositol-4,5-bisphosphat (PIP_2) zur Verfügung. Über den PI-Turnover vermittelte Neurotransmitterwirkungen werden somit nichtkompetitiv abgeschwächt. Weitere bekannte Targets von Lithiumionen sind Fructose 1,6-Bisphosphatase, Bisphosphatnucleotidase sowie Glykogensynthase-Kinase 3, die zahlreiche intrazelluläre Signalwege moduliert.

Lithiumsalze gelten als Mittel der ersten Wahl zur Rezidivprophylaxe bipolarer Störungen. Einige Studien deuten auf einen suizidalitätsreduzierenden Effekt von Lithiumsalzen hin. Weiterhin werden sie zur Therapie manischer Episoden, zur Behandlung akuter Depressionen (insbesondere bei Therapieresistenz von Antidepressiva) sowie bei Cluster-Kopfschmerz (Bing-Horton-Syndrom) angewendet. Mit dem Wirkungseintritt ist nach ca. 1–2 Wochen zu rechnen, daher werden sie zu Behandlungsbeginn oft mit Antipsychotika oder Benzodiazepinen kombiniert.

Die Halbwertszeit liegt im Mittel bei 24 Stunden, unterliegt jedoch starken Schwankungen. Die übliche Anfangsdosis beträgt 8–12 mmol/Tag, die weitere Dosierung richtet sich nach dem gemessenen Plasmaspiegel (Zielwert zur Phasenprophylaxe: 0,6–1,2 mmol/l).

Als Nebenwirkungen werden auch bei exakter Einstellung des Lithiumspiegels häufig Polyurie, Polydypsie, feinschlägiger Tremor, Gewichtszunahme, Hypothyreose, Strumaentwicklung und Diarrhö beobachtet. Die therapeutische Breite ist gering: Bei Lithium-Plasmakonzentrationen > 1,4 mmol/l können u. a. Ataxie, anhaltende Durchfälle, dauerhafte Nierenschäden, Krampfanfälle und Bewusstseinseintrübung auftreten.

Bei akutem Nierenversagen und akutem Myokardinfarkt sind Lithiumsalze kontraindiziert. Saluretika erhöhen infolge verringerter renaler Lithium-Clearance die Lithium-Plasmaspiegel und damit die Gefahr einer Lithiumintoxikation. Auch NSAIDs sowie ACE-Hemmer erniedrigen die Lithium-Ausscheidung.

Antipsychotika. Verschiedene Antipsychotika sind zur Therapie und/oder Rezidivprophylaxe manischer Episoden zugelassen. In klinischen Studien waren einige Wirkstoffe (v. a. Olanzapin, Quetiapin, Risperidon und Haloperidol) in der Therapie akuter manischer Episoden besser wirksam als Lithiumsalze. Von Vorteil ist der rasche Wirkungseintritt und, falls erforderlich, die Möglichkeit einer parenteralen Applikation.

Antikonvulsiva. Bei nicht ausreichendem Ansprechen oder Unverträglichkeit von Lithiumsalzen kann als nachrangige Alternative eine Rezidivprophylaxe mit Antikonvulsiva (z. B. Lamotrigin, Carbamazepin oder Valproinsäure,

▸ Kap. 16.2.1) erwogen werden. Der genaue Wirkungsmechanismus bei dieser Indikation ist nicht geklärt, auch fehlen überzeugende Wirksamkeitsnachweise.

10.4 Pharmaka zur Behandlung von Angststörungen (Anxiolytika)

Angststörungen treten mit einer Jahresprävalenz von ca. 10–15 % in der Allgemeinbevölkerung auf, wobei Frauen doppelt so häufig erkranken wie Männer. Je nach Ausprägung werden verschiedene Formen unterschieden. Zu den häufigsten Angststörungen zählen

- **Panikstörung:** Plötzlich auftretende, schwere Angstattacken (Panik) mit den körperlichen Ausdrucksformen der Angst (z. B. Herzrasen, Schwitzen, Zittern, Erstickungsgefühl, Schwindel).
- **Agoraphobie:** Angst vor bestimmten Orten oder Situationen, z. B. Menschenmengen, engen Räumen, öffentlichen Verkehrsmitteln.
- **Generalisierte Angststörung:** Anhaltende, generalisierte Angst, die nicht auf bestimmte Umgebungsbedingungen oder Situationen beschränkt ist und mit den körperlichen Ausdrucksformen der Angst (s. o.) sowie Konzentrationsstörungen, Nervosität und anderen psychischen Symptomen verbunden ist.
- **Soziale Phobie:** Angst vor Situationen, in denen der Patient im Mittelpunkt der Aufmerksamkeit steht und durch andere Menschen prüfend betrachtet wird (z. B. bei Vorträgen, vor dem Vorgesetzten, bei Kontakten mit dem anderen Geschlecht).
- **Spezifische (isolierte) Phobie:** Angst vor einzelnen, umschriebenen Situationen (z. B. Katzenphobie, Höhenangst).

Anxiolytika haben Angst-lösende, beruhigende und emotional entspannende Wirkungen. Sie werden vielfach auch als **Tranquilizer** bezeichnet. Zu ihnen gehören die Benzodiazepine, Antidepressiva, Buspiron, Opipramol sowie Hydroxyzin (▸ Kap. 22.1.1). Darüber hinaus haben schwachpotente, niedrig dosierte Antipsychotika (z. B. Melperon) und Pregabalin (▸ Kap. 16.2.2) eine anxiolytische Wirkkomponente.

Benzodiazepine. Mit Benzodiazepinen (▸ Kap. 11.3.1) kann eine schnell einsetzende anxiolytische Wirkung erzielt werden. Aufgrund der bei längerfristiger Anwendung auftretenden Nebenwirkungen (Abhängigkeitsentwicklung u. a.) werden Benzodiazepine bei Angststörungen heute seltener als früher und vielfach zeitlich begrenzt angewendet. Sie kommen insbesondere bei Kontraindikationen für Standardmedikamente (s. u.) oder bei gleichzeitig vorliegender Suizidalität zum Einsatz. Weiterhin wird ihre anxiolytische Wirkung bei der Prämedikation vor Operationen ausgenutzt.

Antidepressiva. Als Mittel der ersten Wahl zur Pharmakotherapie von Panikstörungen, Agoraphobien, generalisierten Angststörungen und sozialen Phobien werden heute Antidepressiva (▸ Kap. 10.2) verwendet. In klinischen Studien waren insbesondere selektive Monoamin-Wiederaufnahmehemmer, wie z. B. Escitalopram, Duloxetin, Paroxetin, Sertralin oder Venlafaxin, wirksam. Wie bei der Therapie der Depression tritt die erwünschte angstlösende Wirkung erst mit einer Latenz von ca. 1–3 Wochen ein, während mit Nebenwirkungen bereits zu Therapiebeginn zu rechnen ist.

Buspiron. Buspiron (Anxut®) besitzt eine partialagonistische Wirkung an 5-HT_{1A}-Autorezeptoren und hemmt damit die Freisetzung von Serotonin. Außerdem wurde eine Blockade von D_2-Rezeptoren nachgewiesen. Es ist indiziert bei Patienten mit einer generalisierten Angststörung, wenn Antidepressiva oder Pregabalin unwirksam sind oder nicht vertragen werden. Mit einem Wirkungseintritt ist nach ca. 1–3 Wochen zu rechnen.

Buspiron wird in der Leber insbesondere durch CYP3A4 metabolisiert. Die Halbwertszeit beträgt 2,5 Stunden, die mittlere Tagesdosis liegt bei 15–60 mg.

Als häufige Nebenwirkungen wurden u. a. Alpträume, Verwirrtheit, Schläfrigkeit, Tinnitus, Sehstörungen, Muskelschmerzen, Parästhesien, Koordinationsstörungen, Tremor und Schwitzen beschrieben. Bei schweren Leber- und Nierenfunktionsstörungen, akutem Engwinkelglaukom und Myasthenia gravis ist Buspiron kontraindiziert.

Opipramol. Opipramol (z. B. Opipramol-ratiopharm®), das strukturverwandt mit tricyclischen Antidepressiva ist, wirkt antagonistisch an H_1-, D_2-, 5-HT_{2A}- und α_1-Rezeptoren und besitzt eine hohe Affinität zu Sigma-Rezeptoren. Durch den Angriff an Sigma-Rezeptoren kann es die Funktion von NMDA-Rezeptoren und den Dopamin-Stoffwechsel beeinflussen, jedoch ist die Bedeutung dieses Effekts für die antidepressive Wirkung bisher nicht geklärt. Im Gegensatz zu den klassischen tricyclischen Antidepressiva hemmt Opipramol nicht die Wiederaufnahme von Monoaminen. Indiziert ist es bei generalisierten Angst- und somatoformen Störungen.

Die Halbwertszeit liegt bei 6–9 Stunden. Die Metabolisierung erfolgt über CYP2D6, weshalb bei Patienten mit CYP2D6-Mangel („poor metabolizer") höhere Opipramol-Plasmaspiegel auftreten können. Die mittlere Tagesdosis beträgt 100–300 mg.

Häufige Nebenwirkungen sind – besonders zu Behandlungsbeginn – Müdigkeit, Mundtrockenheit, verstopfte Nase, Hypotonie und orthostatische Dysregulation. Zu den Kontraindikationen zählen die gleichzeitige Anwendung von MAO-Hemmern, akute Alkoholintoxikationen, Delirien, akuter Harnverhalt, Prostatahyperplasie und Engwinkelglaukom.

10.5 Psychostimulanzien

Psychostimulanzien (Psychotonika, Psychoanaleptika) steigern die psychische Aktivität. Sie sollen die Konzentrations- und Leistungsfähigkeit erhöhen und das Gefühl von Müdigkeit beseitigen.

10.5.1 Pharmaka zur Therapie von ADHS

Das Aufmerksamkeits-Defizit-Hyperaktivitäts-Syndrom (ADHS) ist eine der häufigsten psychischen Störungen mit einer Prävalenz von ca. 5 % bei Kindern und 2,5 % bei Erwachsenen. Es ist durch Störungen der Aufmerksamkeit und Konzentrationsfähigkeit, motorische Unruhe (v. a. Unfähigkeit, still zu sitzen) sowie Impulsivität (z. B. mit abrupten Aktionen, die nicht in den sozialen Kontext passen) gekennzeichnet. Jungen sind achtmal häufiger betroffen als Mädchen.

Amphetamine und verwandte Substanzen. Racemisches Amphetamin, dessen rechtsdrehendes Enantiomer Dexamfetamin sowie Methamphetamin und Methylphenidat leiten sich von den Catecholaminen bzw. von Ephedrin ab. Als lipophile Verbindungen können sie die Blut-Hirn-Schranke gut überwinden. Ihre Wirkung beruht auf einer Blockade der präsynaptischen Wiederaufnahme von Noradrenalin und Dopamin sowie deren vermehrten Freisetzung in den synaptischen Spalt. Sie sind somit **indirekt wirkende Sympathomimetika**. Neben der zentralerregenden Wirkung besitzen diese Substanzen auch periphere sympathomimetische Wirkungen.

Methylphenidat (z. B. Ritalin®) gilt bei ADHS als ein Mittel der ersten Wahl, dessen Wirkung meist rasch eintritt. Die Anwendung sollte jedoch nur im Rahmen einer therapeutischen Gesamtstrategie erfolgen, wenn sich andere therapeutische Maßnahmen allein als unzureichend erwiesen haben.

Die Halbwertszeit von Methylphenidat beträgt ca. 2 h. Die Behandlung sollte bei Kindern ab 6 Jahren mit 5–10 mg/Tag begonnen werden, die maximale Tagesdosis beträgt 60 mg/Tag.

Als Nebenwirkungen treten häufig zentralnervöse Störungen (u. a. Kopfschmerzen, Schwindel, Schlafstörungen, Reizbarkeit, Appetitlosigkeit, Angst), kardiovaskuläre Störungen (Tachykardie, Palpitationen, Arrhythmien, Hypertonie), gastrointestinale Störungen (Magenbeschwerden, Übelkeit, Diarrhö, Appetitverlust) sowie Alopezie, Pruritus, Rash, Urtikaria und Arthralgien auf.

Zu den Kontraindikationen zählen vorbestehende Herz-Kreislauferkrankungen, zerebrovaskuläre Erkankungen, Schizophrenie, affektive Störungen, Hyperthyreose, Glaukom, Phäochromozytom und eine gleichzeitige Therapie mit MAO-Hemmern.

Dexamfetamin (Attentin®) ist ebenfalls bei ADHS indiziert, allerdings nur dann, wenn andere medikamentöse und nicht-medikamentöse Maßnahmen nicht ausreichend wirksam sind. Dasselbe gilt für **Lisdexamfetamin** (Elvanse®), ein Prodrug, das nach der Resorption rasch zu Dexamfetamin hydrolysiert wird.

Werden Amphetamine nicht therapeutisch, sondern missbräuchlich in der Drogenszene (z. B. Met(h)amfetamin als sog. **Crystal Meth**) oder als Dopingmittel verwendet, besitzen sie ein hohes Abhängigkeitspotenzial und sind gefährlich. Daher unterliegen sie der Betäubungsmittel-Verschreibungsverordnung.

Atomoxetin. Ein weiterer Wirkstoff zur ADHS-Therapie ist Atomoxetin (STRATTERA®), das den präsynaptischen Noradrenalin-Transporter blockiert. Im Gegensatz zu Methylphenidat stellt sich bei Atomoxetin ein erster Effekt erst im Laufe einer Woche ein. Bis zur vollen Wirksamkeit können 4–6 Wochen vergehen.

Atomoxetin wird vor allem durch CYP2D6 in den Hauptmetaboliten 4-Hydroxy-Atomoxetin biotransformiert, der gleich stark wirkt wie die Muttersubstanz. Die mittlere Halbwertszeit beträgt ca. 3,5 Stunden bei schnellen und 21 Stunden bei langsamen Metabolisierern.

Die Therapie wird bei Kindern und Jugendlichen bis zu 70 kg mit einer Gesamttagesdosis von 0,5 mg/kg, bei über 70 kg Körpergewicht mit 40 mg begonnen und für mindestens 7 Tage beibehalten. Danach kann eine Auftitration entsprechend Wirksamkeit und Verträglichkeit erfolgen.

Als Nebenwirkungen wurden Mundtrockenheit, Übelkeit und Erbrechen, gastrointestinale Störungen, verminderter Appetit, Schlaflosigkeit, Stimmungsschwankungen, Miktionsstörungen, Dermatitis u. a. beschrieben.

Bei Engwinkelglaukom ist Atomoxetin kontraindiziert. Auch darf es nicht gleichzeitig mit einem MAO-Hemmer angewandt werden. CYP2D6-Inhibitoren können die Plasmakonzentrationen von Atomoxetin erhöhen. Bei gleichzeitiger Gabe von Atomoxetin mit Wirkstoffen, welche die Noradrenalinkonzentration beeinflussen (z. B. Antidepressiva), sind synergistische Effekte möglich.

10.5.2 Pharmaka zur Therapie der Narkolepsie

Die zu den Hypersomnien (▸ Kap. 11.2) gehörende **Narkolepsie** ist durch erhöhte Tagesmüdigkeit mit Schlafattacken (unwiderstehlichem Drang, am Tag zu schlafen) und Kataplexie (teilweisem oder komplettem Tonusverlust der Skelettmuskulatur) gekennzeichnet. Als weitere Symptome können Schlaflähmungen (Gefühl der Bewegungsunfähigkeit beim Einschlafen und Aufwachen) und Halluzinationen vorkommen. Die Attacken treten mehrmals pro Tag auf, dauern wenige Minuten bis über eine Stunde und sind meist von erfrischtem Erwachen gefolgt. Trotz der Tagesmüdigkeit haben viele Narkolepsie-Patienten nächtliche Schlafstörungen. Die Prävalenz beträgt ca. 0,05 %.

Modafinil. Modafinil (Vigil®) ist ein Psychostimulans, das zur Therapie der Tagesschläfrigkeit bei Narkolepsie angewandt wird und bei 70–80 % der Patienten wirksam ist. Der genaue Wirkungsmechanismus ist nicht bekannt. Zumindest ein Teil der Wirkung beruht auf einer durch α_1-Adrenozeptoren vermittelten zentralen Aktivierung.

Die Halbwertszeit liegt bei 10–13 Stunden. Die Dosierung beträgt 200–400 mg morgens.

Häufigste Nebenwirkungen sind Kopfschmerzen, innere Unruhe und Übelkeit. Bei Behandlung mit α_1-Blockern sowie Abhängigkeit in der Anamnese ist Modafinil kontraindiziert.

Methylphenidat. Zur Therapie der Tagesschläfrigkeit bei Narkolepsie ist ferner Methylphenidat (s. o.) geeignet, jedoch ist die Anwendung im Vergleich zu Modafinil häufiger mit Nebenwirkungen verbunden.

Natriumoxybat. Natriumoxybat (Xyrem®), das Natriumsalz des Neurotransmitters Gammahydroxybuttersäure (GHB), ist zugelassen zur Therapie aller bei Narkolepsie auftretenden Kernsymptome (Tagesschläfrigkeit, Kataplexie, Schlaflähmungen, Halluzinationen und nächtlichen Schlafstörungen). Der genaue Wirkungsmechanismus ist unbekannt. Gesichert ist, dass Natriumoxybat als Partialagonist an $GABA_A$-Rezeptoren wirkt und die Signaltransduktion einer Reihe anderer Neurotransmitter beeinflusst.

Die Anfangsdosis beträgt jeweils 2,25–4,5 g beim Zubettgehen sowie 2,5–4 Stunden danach. Während die Wirkung auf den Nachtschlaf meist sofort einsetzt, bessern sich Tagesmüdigkeit und Kataplexie erst nach einigen Wochen.

Als häufigste Nebenwirkungen kommen Schwindel, Übelkeit und Kopfschmerzen vor. Bei Patienten, die mit Opioiden oder Barbituraten behandelt werden, ist Natriumoxybat kontraindiziert. Alkohol sowie sedierende Pharmaka, z. B. Benzodiazepine, verstärken die Wirkung von Natriumoxybat. Eine gleichzeitige Einnahme sollte daher vermieden werden.

Gammahydroxybuttersäure wird außer als Therapeutikum illegal als sog. **Liquid Ecstasy** angewendet. Hierbei ist bei niedriger Dosierung (bis ca. 1,5 g) v. a. die stimulierende und aufputschende Wirkung, bei hohen Dosen (von mehreren Gramm) der schlafinduzierende Effekt (u. a. in Form sog. K.-o.-Tropfen) von Bedeutung. Demensprechend unterliegt Natriumoxybat der Betäubungsmittel-Verschreibungsverordnung.

10.5.3 Coffein

Das Xanthin-Derivat Coffein ist – als Getränk (z. B. Kaffee, Cola) konsumiert – die weltweit am häufigsten verwendete zentralerregende Substanz. Coffein ist auch in einigen Analgetika-Kombinationspräparaten enthalten, wobei deren Nutzen kontrovers diskutiert wird (▸ Kap. 8.2).

In den üblichen Dosen von 50–200 mg werden durch Blockade von G-Protein-gekoppelten Adenosin-Rezeptoren (v. a. Subtyp A_{2A} und A_1) Ermüdungserscheinungen aufgehoben und geistige Leistungen gesteigert. Ausgeruhte, hellwache Personen können dagegen ihre Leistungsfähigkeit durch Einnahme von Coffein kaum verbessern.

Auch bei täglicher Coffein-Zufuhr über viele Jahre treten offenbar keine bleibenden organischen Schädigungen auf. In Tierversuchen waren jedoch sehr hohe Dosen teratogen. Bei Einnahme hoher Coffein-Dosen in der Schwangerschaft besteht v. a. ein erhöhtes Risiko eines verringerten Geburtsgewichts.

10.6 Pharmaka zur Behandlung von Demenzen („Antidementiva")

Als **Demenzerkrankungen** werden Krankheitsbilder bezeichnet, die durch den Abbau und Verlust kognitiver Funktionen und Alltagskompetenzen definiert sind. Charakteristisch ist eine progrediente Beeinträchtigung der Kommunikationsfähigkeit, der Orientierung (zeitlich und örtlich), der autobiografischen Identität und einzelner Persönlichkeitsmerkmale. In Spätstadien tritt oft völlige Hilflosigkeit und Abhängigkeit von der Umwelt auf. Ferner ist das Morbiditätsrisiko für andere Krankheiten bei Demenzkranken erhöht und die Lebenserwartung verkürzt. Ab dem 60. Lebensjahr nimmt die Prävalenz von Demenzerkrankungen stark zu. Bei 65-Jährigen sind etwa 2 %, bei 90-Jährigen 25–35 % von einer Demenz betroffen.

Zu den häufigen Formen der Demenz zählen die Demenz bei Alzheimer-Krankheit (ca. 50–70 % der Fälle), die vaskuläre Demenz als Folge von vaskulär bedingten Schädigungen des Gehirns (ca. 15–25 % der Fälle) sowie Mischformen beider Typen. Deutlich seltener treten Demenzen bei anderen neurodegenerativen Krankheiten (z. B. bei M. Parkinson oder frontotemporalen Demenzformen) oder internistischen Erkrankungen auf.

Die **Alzheimer-Krankheit** (Morbus Alzheimer) ist eine progressive neurodegenerative Erkrankung, die mit einem irreversiblen Verlust von Neuronen einhergeht. Bei der Obduktion verstorbener Alzheimer-Patienten fällt eine allgemeine Hirnatrophie auf. Histologisch werden **extrazelluläre Plaques und Fibrillen** gefunden, die aus speziellen aggregierten Amyloiden, den **β-Amyloid-Proteinen** (Aβ), bestehen, sowie **intrazelluläre Faserbündel** (Neurofibrillenbündel), die hyperphosphorylierte Neurofilamentproteine (**Tau-Proteine**) enthalten. Die Amyloid-Kaskaden-Hypothese geht davon aus, dass die Aggregation von β-Amyloid-Proteinen eine Hyperphosphorylierung von Tau-Proteinen bewirkt, die schließlich in der Bildung von Neurofibrillenbündeln, Verlust von Synapsen und neuronalem Zelltod mündet. Der Nervenzelluntergang betrifft insbesondere **cholinerge Neurone** (vor allem im Nucleus basalis Meynert, von dem etwa 90 % der cholinergen Bahnen zum Neocortex ausgehen). Daneben findet ein Untergang von Neuronen an anderen Stellen im Gehirn, z. B im medialen Temporallappen, statt.

Vaskuläre Demenzen entstehen meist im Rahmen arteriosklerotischer Veränderungen der Hirngefäße durch zahlreiche, sich in ihren Auswirkungen verstärkende kleinere Hirninfarkte (Multiinfarktdemenz).

10.6.1 Zentral wirksame Cholinesterasehemmer

Da bei der Alzheimer-Krankheit die cholinerge Erregungsübertragung beeinträchtigt ist, bildet die Verstärkung der cholinergen Neurotransmission durch zentral wirksame Cholinesterasehemmer einen Therapieansatz. Aus dieser Arzneistoffgruppe sind Donepezil, Galantamin und Rivastigmin zur Behandlung der leichten bis mittelschweren Alzheimer-Demenz zugelassen. In klinischen Studien wurde eine Besserung kognitiver Funktionen und der Alltagsaktivität nachgewiesen, insgesamt ist jedoch die klinische Effektivität der Cholinesterasehemmer begrenzt.

Donepezil (z. B. Aricept®) ist ein spezifischer und reversibler Inhibitor der Acetylcholinesterase und hat nur eine geringe Affinität zur Butyrylcholinesterase, die v. a. außerhalb des ZNS lokalisiert ist.

Galantamin (z. B. Reminyl®) ist ein in Maiglöckchen vorkommender, heute synthetisch hergestellter Naturstoff, der außer einem Acetylcholinesterase-hemmenden Effekt präsynaptische Nicotinrezeptoren stimuliert und dadurch die Acetylcholinfreisetzung erhöht. Ferner steigert Galantamin allosterisch die Acetylcholinwirkung am postsynaptischen Nicotinrezeptor.

Rivastigmin (z. B. Exelon®) blockiert neben der Acetylcholinesterase auch die Butyrylcholinesterase.

Allerdings ist die klinische Bedeutung der zusätzlichen Wirkungen der beiden letztgenannten Wirkstoffe umstritten.

Die Halbwertszeit wird von Donepezil mit etwa 70, die von Galantamin mit 6 und die von Rivastigmin mit ca. 1 Stunde angegeben. Die orale Dosierung von Donepezil beträgt 2,5–10 mg/Tag, die von Galantamin 8–24 mg/Tag und die von Rivastigmin 1,5–12 mg/Tag. Rivastigmin ist auch in Form eines transdermalen Pflasters verfügbar, das eine gleichmäßige Freisetzung des Wirkstoffs über einen Zeitraum über 24 Stunden ermöglicht, was im klinischen Alltag zu einer besseren Verträglichkeit gegenüber der oralen Einnahme führen kann.

Als Nebenwirkungen werden häufig Schwindel, Kopfschmerzen, Appetitlosigkeit, Übelkeit, Diarrhö sowie – bei transdermaler Anwendung von Rivastigmin – lokale Hautirritationen beobachtet. Vor Anwendung der Cholinesterasehemmer ist zum Ausschluss bradykarder Herzrhythmusstörungen ein EKG erforderlich.

Bei gleichzeitiger Gabe mit Parasympathomimetika tritt eine Wirkungsverstärkung, mit Anticholinergika eine Wirkungsabschwächung auf. Mit pharmakokinetischen Interaktionen ist bei Donepezil durch CYP3A4-Substrate, z. B. Chinidin, Makrolide oder oral applizierte Azol-Antimykotika, zu rechnen, die den Donepezil-Plasmaspiegel erhöhen.

10.6.2 NMDA-Antagonisten

Memantin (z. B. Axura®) ist ein nicht-kompetitiver Antagonist an NMDA-Rezeptoren, der zur Behandlung der moderaten bis schweren Alzheimer-Demenz zugelassen ist. Eine (geringe) Verbesserung der kognitiven Fähigkeiten und der Aktivitäten des täglichen Lebens während maximal eines Jahres ist durch Studien belegt.

Die Halbwertszeit von Memantin beträgt 60–80 Stunden, die Dosis 5–20 mg/Tag.

Als Nebenwirkungen können häufig Schwindel, Kopfschmerzen, Müdigkeit, Obstipation und eine Blutdrucksteigerung auftreten. Bei schweren Verwirrtheitszuständen, Epilepsie und schweren Nierenfunktionsstörungen ist Memantin kontraindiziert. Bei gleichzeitiger Einnahme mit Memantin wird die Wirkung von Antipsychotika, Anticholinergika, Levodopa, dopaminergen Agonisten und Amantadin verstärkt.

10.6.3 Nootropika

Als Nootropika (Neurotropika) werden Substanzen bezeichnet, die ohne wesentliche zentral stimulierende Effekte verschiedene Hirnleistungen (Gedächtnis, Konzentrationsfähigkeit, Aufmerksamkeit u. a.) verbessern sollen. Zu den Nootropika, die chemisch sehr unterschiedlichen Stoffklassen angehören, zählen **Nicergolin** (z. B. Ergobel®), **Piracetam** (z. B. Nootrop®) und **Pyritinol** (Encephabol®).

Obwohl sowohl in Tierversuchen als auch in Humanstudien eine Reihe von günstigen Wirkungen auf den Hirnstoffwechsel oder bestimmte Hirnfunktionen nachgewiesen werden konnte, ist die Wirksamkeit bei Demenz oder kognitiven Störungen weiterhin sehr umstritten. Aussagekräftige klinische Studien an klar definierten Patientengruppen fehlen weitgehend.

10.6.4 Ginkgo biloba

Trockenextrakte aus Blättern des Ginkgobaums (Fächer-, Tempelbaums) gehören zu den vor allem in der Selbstmedikation sehr häufig verwendeten Pharmaka zur Behandlung einer Demenz. Als wesentliche Inhaltsstoffe werden **Flavonglykoside** (u. a. Isorhamnetin, Kämpferol, Quercetin) und **Terpenlactone** (Ginkgolide A, B und C, Bilobalid) angesehen. Die meisten der verschiedenen Handelspräparate (z. B. Tebonin®) sind auf 8,8–10 mg Flavonglykoside und 2–2,8 mg Terpenlactone (oder auf das Zwei- bzw. Dreifache davon) pro Einzeldosis standardisiert.

In klinischen Studien mit Ginkgo biloba-Präparaten war die Nebenwirkungsrate gegenüber Placebo nicht erhöht, doch konnte auch die klinische Wirksamkeit bei Demenzen nicht voll überzeugend belegt werden. In einer neuen Leitlinie werden allerdings Ginko-biloba-Präparate zur Therapie leichter bis mittelschweren Demenzen positiv bewertet.

10.6.5 Radikalfänger

Eine der möglichen Ursachen für eine Schädigung von Hirnzellen ist die Bildung freier Radikale. Es wurde daher angenommen, dass sich eine neuroprotektive Wirkung mit Substanzen erreichen lässt, die entweder die Entstehung von Radikalen verhindern oder diese unschädlich machen. Doch konnte der Nachweis eines klinischen Nutzens durch die Gabe solcher Radikalfänger (z. B. der Vitamine A, C und E) bisher nicht erbracht werden. Darüber hinaus wurden in neueren Studien bei Langzeitanwendung von Vitamin E vermehrt kardiovaskuläre Ereignisse sowie eine allgemein erhöhte Sterblichkeit beobachtet. Vitamin E sollte daher nicht mehr zur Therapie einer Demenz eingesetzt werden.

10.7 Cannabis

Aus *Cannabis sativa* var. *indica*, dem indischen Hanf, werden **Marihuana** und **Haschisch** gewonnen. Marihuana besteht aus den getrockneten Blütenblättern und Zweigspitzen, Haschisch ist das getrocknete Blütenharz. 1 g Marihuana entspricht in seiner Wirksamkeit etwa 200 mg Haschisch. Der darin enthaltene Hauptwirkstoff ist **Δ^9-Tetrahydrocannabinol** (THC).

Tetrahydrocannabinol und Analoga binden an zwei Cannabinoid-Rezeptoren (CB_1- und

CB_2-Rezeptoren), die zur Gruppe der G-Protein-gekoppelten Rezeptoren gehören und über inhibitorische G-Proteine an Adenylylcyclase gekoppelt sind. Als endogene Liganden wurden Arachidonylethanolamid (Anandamid) und Arachidonylglycerol nachgewiesen.

Marihuana und Haschisch werden meist geraucht, seltener in Form von Getränken eingenommen. Die Wirkung ist stark von der äußeren Umgebung (Gruppeneinflüssen), der Persönlichkeitsstruktur, der Applikationsart und der Dosis abhängig. Nach einem Gefühl der Erregung oder Spannung folgt meist ein Zustand scheinbar gesteigerter Wahrnehmungsfähigkeit, verbunden mit Wahnvorstellungen. Als körperliche Symptome nach häufigem Cannabisrauchen wurden Konjunktivitis, Bronchitis, asthmoide Beschwerden, Ataxie und Tremor beobachtet. Bei chronischem Abusus besteht die Gefahr des Persönlichkeitsverfalls. Ein weiteres Problem besteht darin, dass Cannabis als „Einstiegsdroge" dienen kann, von der, sofern seine Wirkung nicht mehr befriedigt, auf stärkere Substanzen „umgestiegen" wird.

Die therapeutische Verwendung von Cannabis bzw. dem THC-Derivat Dronabinol in der Schmerztherapie wird in ▸Kap. 12.1.6 besprochen.

11 Hypnotika

11.1 Physiologische Grundlagen

Schlaf und Schlafphasen. Schlaf ist ein lebensnotwendiger, aktiver Prozess, bei dem in fast allen Organen Regenerations- und Aufbauvorgänge ablaufen. Der Schlafende ist äußeren Reizen gegenüber unempfindlicher, außerdem ist das Bewusstsein aufgehoben. Im Gegensatz zur Narkose bleiben im Schlaf jedoch Schutzreflexe (z. B. Hustenreflex) erhalten.

Während des Schlafes treten abwechselnd Phasen des sog. **Non-REM-Schlafs** und des **REM-Schlafs** auf (o Abb. 11.1). Der Non-REM-Schlaf lässt sich weiter in verschiedene Schlafstadien einteilen: in ein **Einschlafstadium** (Stadium I), ein **Leichtschlafstadium** (Stadium II) und zwei **Tiefschlafstadien** (Stadium III und IV). Dieser wellenförmig ablaufende Non-REM-Schlaf wird von Schlafphasen unterbrochen, in denen Salven schneller Augenbewegungen auftreten und die daher als REM-Phasen (Rapid Eye Movements) bezeichnet werden. Der REM-Schlaf ist einerseits durch starke elektrische Aktivität charakterisiert, während andererseits sonstige Parameter dem Tiefschlaf (minimaler Muskeltonus, hohe Weckschwelle) entsprechen. Insbesondere die REM-Phasen, die im Laufe der Nacht von ca. 5 auf 20–30 min zunehmen, sind die Zeiten, in denen geträumt wird.

Insgesamt ist für die Erholsamkeit des Schlafes ein normaler Ablauf der verschiedenen Schlafphasen wichtig. Die Menge an Schlaf, die erforderlich ist, um eine Erholung zu gewährleisten, ist jedoch individuell verschieden. Im Allgemeinen nimmt die Dauer des Non-REM- und des REM-Schlafes mit zunehmendem Lebensalter ab. Auch das Schlafverhalten ändert sich mit dem Alter: Mit zunehmendem Alter kommt es während der Schlafperiode zu häufigerem Erwachen, die Zahl der Tiefschlafstadien und der REM-Phasen ist reduziert (o Abb. 11.1).

Neuronale Grundlagen der Schlaf-Wach-Zustände. Eine zentrale Stelle in der Kontrolle der Schlaf-Wach-Periodik nehmen Neurone im ventrolateralen präoptischen Nucleus (VLPO) des Hypothalamus ein. Die VLPO-Neurone sind hauptsächlich während des Schlafens aktiv und enthalten die inhibitorischen Transmitter **GABA** und **Galanin**. Sie projizieren u. a. zu **monoaminergen** Neuronen in den Raphé-Kernen und im Locus Coeruleus, die für die REM-Schlafphasen wichtig sind, sowie zu **histaminergen** Neuronen im hypothalamischen Nucleus tuberomammilaris, die an den Non-REM-Schlafphasen beteiligt sind. Weiterhin projizieren VLPO-Neurone zu **cholinergen** Neuronen der Brücke sowie zu Neuronen im lateralen Hypothalamus, die das erst seit wenigen Jahren bekannte Neuropeptid **Orexin** enthalten und hauptsächlich während Wachperioden und motorischer Aktivität aktiv sind.

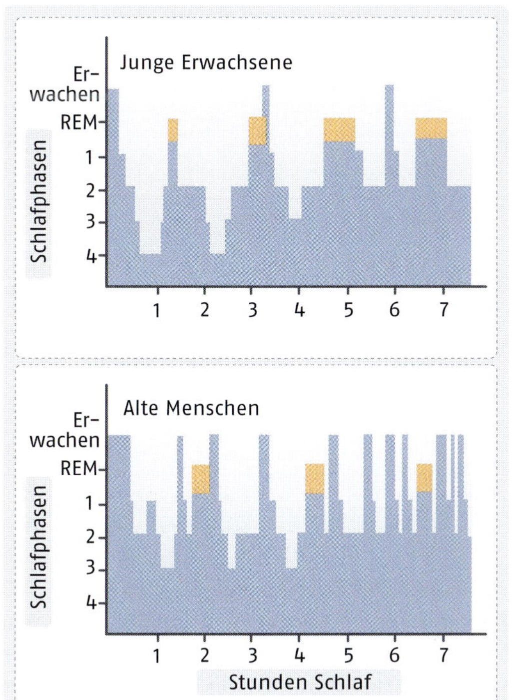

Abb. 11.1 Schlafphasen, die im Verlauf einer Nacht typischerweise auftreten. **Blau** Non-REM-Phasen, **gelb** REM-Phasen

11.2 Schlafstörungen

Schlafstörungen können unterteilt werden in Insomnien (Ein- und/oder Durchschlafstörungen, die zu einem nicht erholsamen Schlaf führen), Hypersomnien (Tagesschläfrigkeit, entweder infolge einer Insomnie oder als eigenständige Schlafstörung wie z. B. bei Narkolepsie), Parasomnien (Auffälligkeiten während des Schlafens, z. B. Schlafwandeln, Pavor nocturnus), zirkadiane Schlaf-Wach-Rhythmusstörungen (z. B. infolge Jetlag, Schichtarbeit), schlafbezogene Bewegungsstörungen (z. B. Restless-Legs-Syndrom), schlafbezogene Atmungsstörungen (z. B. Schlafapnoe) sowie sonstige Schlafstörungen.

Die Therapie der Schlafstörungen orientiert sich an den zugrunde liegenden Ursachen. Hypnotika dienen insbesondere der symptomatischen Therapie der Insomnien. Dem gegenüber wird z. B. eine Narkolepsie mit Psychostimulanzien behandelt (▸Kap. 10.5), beim Restless-Legs-Syndrom gelten L-Dopa und Dopaminagonisten als Mittel der ersten Wahl (▸Kap. 17.2), während schlafbezogene Atmungsstörungen durch Anlegen einer nasalen CPAP (Continuous Positive Airway Pressure)-Maske therapiert werden können.

Insomnien treten mit einer Prävalenz von ca. 10–15 % auf. Sie entstehen entweder primär als eigenständige Erkrankung oder sekundär z. B. bei Schmerzen oder psychischen Erkrankungen. Infolge einer Insomnie können zahlreiche Symptome auftreten, die den Patienten in der Bewältigung des Alltags einschränken. Hierzu zählen z. B. Hypersomnie, Erschöpfung, Konzentrations- und Aufmerksamkeitsdefizite, Antriebsmangel, kognitive Störungen, Depressionen und Angststörungen. Langjährige Insomnien gehen mit einem erhöhten Risiko von Herz-Kreislauf-Erkrankungen und einer erhöhten Mortalität einher.

11.3 Pharmaka zur Therapie von Schlafstörungen

11.3.1 Benzodiazepine

Die in den 1960er Jahren in die Therapie eingeführte Gruppe der Benzodiazepine (auch als Tranquilizer bezeichnet) zählte lange Zeit zu den am häufigsten verordneten Hypnotika. Heute sind die Verordnungszahlen jedoch aufgrund der mit der Einnahme verbundenen Nebenwirkungen und Risiken (s. u.) rückläufig. Der Name Benzodiazepin leitet sich von der chemischen Struktur ab: Die meisten Wirkstoffe besitzen ein 1,4-Benzodiazepin-Gerüst.

Wirkungsmechanismus. Benzodiazepine und analoge Verbindungen („Z-Substanzen", ▸Kap. 11.3.2) binden an $GABA_A$-Rezeptoren. Dies sind heteropentamere Chloridkanäle, die sich aus verschiedenen Untereinheiten zusammensetzen. Benzodiazepin-sensitive $GABA_A$-Rezeptoren enthalten meist zwei α-Untereinheiten (α_1, α_2, α_3 oder α_5), zwei β-Untereinheiten und eine γ-Untereinheit, wobei die γ-Untereinheit mit ei-

11

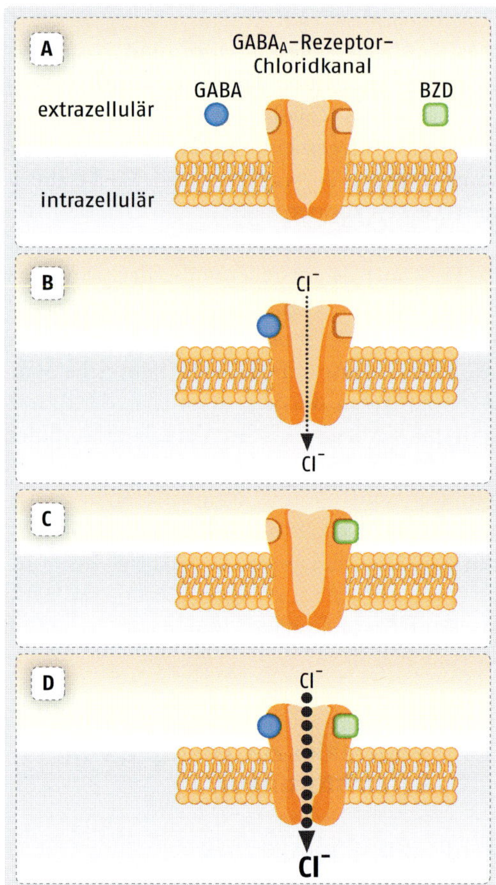

Abb. 11.2 Wirkungsmechanismus von Benzodiazepinen (BZD). **A** Ohne Bindung von GABA und BZD ist der Kanal geschlossen. **B** Bindung von GABA an den Kanal öffnet diesen und führt zum Chlorideinstrom. **C** Bei Bindung von BZD an den Kanal bleibt dieser geschlossen. **D** Gleichzeitige Bindung von GABA und BZD an den Kanal bewirkt einen verstärkten Chlorideinstrom

ner der α-Untereinheiten die Benzodiazepin-Bindungsstelle bildet.

An diesen Bindungsstellen wirken Benzodiazepine als **allosterische Agonisten**, d.h. sie erhöhen die Affinität von GABA zu deren Bindungsstelle am $GABA_A$-Rezeptor. In Gegenwart von Benzodiazepinen bewirkt GABA somit einen verstärkten Chlorideinstrom in die Zelle, was eine Hyperpolarisation und reduzierte Erregbarkeit der Zelle zur Folge hat (Abb. 11.2). Benzodiazepine können den $GABA_A$-Rezeptor jedoch nicht selbst, d.h. direkt aktivieren [im Gegensatz zu Barbituraten (▸ Kap. 16.2.3), die an eine andere Stelle des $GABA_A$-Rezeptors binden]. Mit **Flumazenil** (z.B. Anexate®), das die Benzodiazepin-Bindungsstelle blockiert, können die Wirkungen von Benzodiazepinen aufgehoben werden.

Tab. 11.1 Wirkprofil von Benzodiazepinen

Wirkung	$GABA_A$-Rezeptor Untereinheit			
	α_1	α_2	α_3	α_5
Sedierung	+++			
Amnesie	+++			
Abhängigkeit	+++			
Antikonvulsion	+++			
Anxiolyse		+++	++	
Muskelrelaxation		++	++	++
Analgesie[1]		+++		

[1] Erst in höherer Dosierung

Wirkprofil. Benzodiazepine binden nichtselektiv an die verschiedenen $GABA_A$-Rezeptoren, die – wie bereits erwähnt – α_1-, α_2-, α_3- oder α_5-Untereinheiten enthalten. Diese Untereinheiten sind im ZNS inhomogen verteilt: α_1 wird insbesondere im Cortex, Thalamus, Pallidum und Hippocampus exprimiert, während α_2 im Cortex, Hippocampus, Striatum und Nucleus acumbens, α_3 im Cortex und Thalamus sowie α_5 im Hippocampus in hoher Dichte vorliegen. Infolge der nichtselektiven Bindung an $GABA_A$-Rezeptoren weisen Benzodiazepine eine Reihe verschiedener pharmakologischer Wirkungen auf, die in Tab. 11.1 dargestellt sind.

Indikationen. Ihrem Wirkprofil entsprechend werden Benzodiazepine, von denen wichtige Vertreter in Tab. 11.2 aufgeführt sind, bei verschiedenen Indikationen eingesetzt. Ein häufiges Anwendungsgebiet ist die kurzzeitige Behandlung von klinisch bedeutsamen **Ein- und Durchschlafstörungen**, die den Patienten stark beeinträchtigen oder belasten. In diesem Indikationsgebiet zugelassen sind derzeit Bromazepam, Brotizolam, Chlordiazepoxid, Flunitrazepam, Flurazepam, Lorazepam, Lormetazepam, Nitrazepam, Oxazepam, Temazepam und Triazolam. Um Hangover-Effekte (Nachwirkungen) zu vermeiden, sollten insbesondere Wirkstoffe mit kurzer Wirkdauer verwendet werden.

Aufgrund der anxiolytischen Eigenschaften werden Benzodiazepine (v. a. Alprazolam, Bromazepam, Diazepam, Lorazepam, Oxazepam und Prazepam) auch zur symptomatischen Behandlung von **Spannungs-, Erregungs- und Angstzuständen** verwendet. Bei Angststörungen sind sie jedoch, wie erwähnt, nicht mehr Mittel der ersten Wahl, da besser verträgliche Therapiealternativen zur Verfügung stehen (▸Kap. 10.4).

In der **Anästhesiologie** werden Benzodiazepine (v. a. Diazepam, Lormetazepam und Midazolam) zur Prämedikation sowie postoperativ bei diagnostischen und therapeutischen Eingriffen verwendet. Das relativ gut steuerbare Midazolam eignet sich darüber hinaus zur Narkoseeinleitung und als sedierende Komponente einer Kombinationsnarkose (▸Kap. 14.3).

Wegen der antikonvulsiven Wirkung dienen Benzodiazepine (v. a. Clobazam, Clonazepam, Diazepam und Lorazepam) zur Therapie des **Status epilepticus** sowie **epileptischer Anfälle** eingesetzt (▸Kap. 16.2.3).

Ferner werden Benzodiazepine (v. a. Diazepam) wegen ihrer muskelrelaxierenden Wirkung bei **Zuständen mit erhöhtem Muskeltonus** (z. B. spastischen Paresen) angewendet.

Benzodiazepine zeigen auch analgetische Wirkungen, die nach systemischer Applikation jedoch erst bei höheren Wirkstoffspiegeln auftreten und daher mit einer ausgeprägten Sedierung verbunden sind.

Kinetik. Bei oraler Applikation werden die meisten Benzodiazepine rasch und gut resorbiert. Die Metabolisierung erfolgt überwiegend hepatisch, bei einigen Wirkstoffen (Alprazolam,

Tab. 11.2 Benzodiazepine

INN[1] (Handelspräparat)	Einmaldosis (HWZ[2])
Alprazolam (Tafil®)	0,75–4 mg (12–15 h)
Bromazepam (z. B. Lexotanil®)	3–6 mg (15–28 h)
Brotizolam (Lendormin®)	0,125–0,25 mg (3–8 h)
Chlordiazepoxid (Librium®)	25–62,5 mg (5–44 h)
Clobazam (Frisium®)	10–30 mg (36–79 h)
Clonazepam (z. B. Rivotril®)	1–8 mg (30–40 h)
Diazepam (Generika)	5–10 mg (20–100 h)
Flunitrazepam (z. B. Rohypnol®)	0,5–1 mg (16–35 h)
Flurazepam (z. B. Dalmadorm®)	15–30 mg (3–130 h)
Lorazepam (z. B. Tavor®)	0,5–2,5 mg (12–16 h)
Lormetazepam (z. B. Noctamid®)	0,5–1 mg (2–10 h)
Midazolam (z. B. Dormicum®)	7,5–15 mg (1,5–2,5 h)
Nitrazepam (z. B. Mogadan®)	2,5–10 mg (25–30 h)
Oxazepam (z. B. Adumbran®)	20–60 mg (6–25 h)
Prazepam (Demetrin®)	20–60 mg (30–200 h)
Temazepam (z. B. Planum®)	10–20 mg (8–18 h)
Triazolam (Halcion®)	0,125–0,25 mg (1–5 h)

[1] Die Wirkstoffe sind in z. T. unterschiedlichen Indikationsgebieten (s. Text) zugelassen.
[2] Angegeben sind die Halbwertszeiten der Muttersubstanz bzw. die der pharmakologisch aktiven Metaboliten.

11

Clonazepam, Diazepam, Midazolam und Triazolam) maßgeblich über CYP3A4. Für die Beurteilung der Verbindungen in Bezug auf eventuelle Hangover-Effekte sind neben der Halbwertszeit der Muttersubstanz auch die Halbwertszeiten von aktiven Metaboliten zu berücksichtigen. Die Ausscheidung erfolgt vorwiegend renal in Form von Hydroxyverbindungen bzw. als deren Glucuronide.

Nebenwirkungen. Aufgrund der zentral dämpfenden Wirkung werden bei Anwendung von Benzodiazepinen häufig unerwünschte **ZNS-Symptome** beobachtet. Diese äußern sich z. B. in übermäßiger Sedierung, Schwindel, Benommenheit, Ataxie, Sehstörungen, Einschränkung von Gedächtnis- und Merkfähigkeit und Verwirrtheit. Eine bereits vorhandene Depression kann während der Anwendung von Benzodiazepinen demaskiert werden. Vor allem bei älteren Patienten und Kindern können – wenn auch selten – „paradoxe" ZNS-Reaktionen wie Unruhe, Erregbarkeit, Reizbarkeit, Aggressivität oder Halluzinationen auftreten. Vor allem in höherer Dosis können Benzodiazepine **anterograde Amnesien** verursachen. Daher ist es möglich, dass Patienten nach der Applikation Handlungen ausführen, an die sie sich später nicht mehr erinnern können (z. B. an das Führen von Telefongesprächen oder an das auch als „Sleep Driving" bezeichnete Fahren eines Kraftfahrzeuges). Wegen der muskelrelaxierenden Wirkung in Kombination mit der zentral dämpfenden Wirkung besteht eine **erhöhte Sturzgefahr**, die insbesondere bei älteren Patienten zu Verletzungen und Frakturen (z. B. Oberschenkelhals- und Hüftfrakturen) führen kann.

Weiterhin treten häufig **gastrointestinale Symptome** wie Übelkeit, Obstipation und Mundtrockenheit auf. Bei Patienten mit eingeschränkter Lungenfunktion kann selten eine **Atemdepression** hervorgerufen werden.

Das Risiko einer **psychischen und physischen Abhängigkeit** steigt mit der Dosis und der Anwendungsdauer der Benzodiazepine und ist bei Patienten mit einer psychiatrischen Erkrankung oder einer Alkohol-, Medikamenten- oder Drogenabhängigkeit in der Anamnese zusätzlich erhöht. Oft entwickelt sich eine **Niedrigdosisabhängigkeit**, d. h. es kommt nicht zur Dosissteigerung. Bei längerer Einnahme über einige Wochen kann sich eine **Toleranz** mit Wirkungsabschwächung entwickeln.

Beim plötzlichen Beenden einer Benzodiazepin-Therapie können vorübergehend **Absetzerscheinungen (Rebound-Phänomene)** auftreten, die sich z. B. in Schlafstörungen, Unruhe, Angstzuständen oder Psychosen äußern. Aus diesem Grund muss eine länger bestehende Benzodiazepin-Therapie durch schrittweise Reduktion der Dosis beendet werden.

Eine **Überdosierung** ist im Allgemeinen nicht lebensbedrohlich, es sei denn, die Einnahme erfolgt zusammen mit anderen ZNS-dämpfenden Substanzen wie Hypnotika, Opioiden, Psychopharmaka oder Alkohol. Als Antidot steht der Benzodiazepin-Antagonist **Flumazenil** zur Verfügung.

Kontraindikationen. Benzodiazepine sind kontraindiziert bei akuter Vergiftung mit Hypnotika, Opioiden, Psychopharmaka oder Alkohol (Gefahr der Verstärkung der zentraldämpfenden Wirkung, potenziell letal), schwerer Ateminsuffizienz, Schlafapnoe-Syndrom, Myasthenia gravis (Gefahr der Verstärkung der Symptomatik infolge der zentral dämpfenden bzw. muskelrelaxierenden Wirkung), schwerer Leberinsuffizienz (erhöhtes Risiko einer Enzephalopathie), spinalen und zerebellären Ataxien (erhöhte Sturzgefahr), sowie Medikamenten-, Drogen- oder Alkoholabhängigkeit in der Anamnese (erhöhtes Risiko der Ausbildung einer Benzodiazepin-Abhängigkeit).

Interaktionen. Eine gegenseitige Verstärkung der zentraldämpfenden Wirkung kann auftreten bei gleichzeitiger Einnahme von Benzodiazepinen und anderen Hypnotika, Narkotika, Opioiden, Antiepileptika, Antipsychotika, Antidepressiva, Lithium und Alkohol. Pharmakokinetische Interaktionen sind möglich, wenn maßgeblich über CYP3A4 abgebaute Benzodiazepine (Alprazolam, Clonazepam, Diazepam, Midazolam und Triazolam) zusammen mit

CYP3A4-Hemmern oder -Induktoren angewendet werden.

11.3.2 Benzodiazepin-Analoga

Die auch als „Z-Substanzen“ bezeichneten Wirkstoffe **Zaleplon** (Sonata®), **Zolpidem** (z. B. Bikalm®) und **Zopiclon** (z. B. Ximovan®) besitzen zwar eine von den Benzodiazepinen abweichende chemische Struktur, binden aber wie diese als allosterische Agonisten an $GABA_A$-Rezeptoren. Sie sind allerdings selektiver als Benzodiazepine und greifen bevorzugt an der α_1-Untereinheit der $GABA_A$-Rezeptoren an. Dadurch ist die anxiolytische und muskelrelaxierende Wirkung deutlich geringer ausgeprägt als bei den Benzodiazepinen, während die α_1-vermittelten Wirkungen (◘ Tab. 11.1) erhalten bleiben. Bei Insomnie sind die Benzodiazepin-Analoga gleich wirksam wie die klassischen Benzodiazepine.

Indikationen, Dosierung. Zaleplon, Zolpidem und Zopiclon sind indiziert zur Kurzzeitbehandlung von klinisch bedeutsamen Schlafstörungen, die den Patienten stark beeinträchtigen oder belasten. Die Dosierung beträgt für Zaleplon und Zolpidem 10 mg, für Zopiclon 7,5 mg als Einmaldosis kurz vor dem Schlafengehen. Bei älteren Patienten sollte jeweils die halbe Dosis verwendet werden.

Kinetik. Die Halbwertszeiten sind relativ kurz (Zaleplon: 1 h, Zolpidem: 2,5 h, Zopiclon: 5 h), daher ist das Risiko von Hangover-Effekten geringer als bei den meisten Benzodiazepinen. Die drei Wirkstoffe werden weitgehend über CYP3A4 metabolisiert. Die Ausscheidung von Zaleplon und Zolpidem erfolgt renal und biliär, Zopiclon wird vorwiegend renal ausgeschieden.

Nebenwirkungen. Wie bei den Benzodiazepinen stehen auch bei Zaleplon, Zolpidem und Zopiclon unerwünschte **ZNS-Symptome** im Vordergrund. Häufig wurden Parästhesien, Halluzinationen, Agitiertheit, Albträume, Kopfschmerzen, Schwindel, Benommenheit und Geschmacksstörungen berichtet. Ebenso kann eine bestehende Depression demaskiert werden und bei älteren Patienten können „paradoxe“ ZNS-Reaktionen auftreten. Relativ häufig werden anterograde Amnesien (s. o.) ausgelöst. Darüber hinaus wurden bei Zaleplon Dysmenorrhö, bei Zolpidem gastrointestinale Störungen und Rückenschmerzen sowie bei Zopiclon Mundtrockenheit häufig beobachtet.

Auch bei den Benzodiazepin-Analoga können Abhängigkeit, Toleranz und Rebound-Phänomene auftreten und es besteht Sturzgefahr. Das Risiko scheint jedoch niedriger zu sein als bei den Benzodiazepinen.

Kontraindikationen. Die Benzodiazepin-Analoga sind kontraindiziert bei Schlaf-Apnoe-Syndrom, schwerer Ateminsuffizienz, Myasthenia gravis und schwerer Leberinsuffizienz. Sie sind ferner kontraindiziert bei Kindern und Jugendlichen unter 18 Jahren, da keine ausreichenden Daten zur Therapie in dieser Altersgruppe vorliegen.

Interaktionen. Wie bei den Benzodiazepinen sind Kombinationseffekte mit anderen ZNS-dämpfenden Substanzen sowie CYP3A4-Interaktionen zu beachten.

11.3.3 H_1-Antihistaminika

Vor allem die älteren, gut ZNS-gängigen H_1-Antihistaminika (▸ Kap. 22.1.1) besitzen durch **Blockade zentraler H_1-Rezeptoren** einen sedierenden bzw. hypnotischen Effekt. Aus diesem Grund wurden **Diphenhydramin** (z. B. Betadorm® D) und **Doxylamin** (z. B. Gittalun®) als freiverkäufliche (rezeptfreie) Hypnotika in den Handel gebracht. Der Wirkungseintritt ist allerdings im Vergleich zu Benzodiazepinen und Benzodiazepin-Analoga deutlich verzögert. Neben den antihistaminergen Effekten besitzen diese Wirkstoffe auch **anticholinerge Eigenschaften**.

Indikationen, Dosierung. Diphenhydramin und Doxylamin sind zugelassen zur Kurzzeitbehandlung von Schlafstörungen von klinisch bedeutsamem Schweregrad. Die Dosierung beträgt bei Diphenhydramin 50 mg, bei Doxylamin 25–50 mg ca. 30 min vor dem Schlafengehen.

Kinetik. Die Metabolisierung erfolgt vorrangig in der Leber. Die Eliminations-Halbwertszeiten werden mit 4 h (Diphenhydramin) bzw. 10 h (Doxylamin) angegeben.

Nebenwirkungen. Häufig beobachtet werden unerwünschte **ZNS-Symptome** (z. B. übermäßige Schläfrigkeit, Asthenie, Schwindel, Kopfschmerzen, „paradoxe" Reaktionen) und **vegetative Symptome** (z. B. Sehstörungen, gastrointestinale Beschwerden, Miktionsstörungen). Selten können kardiovaskuläre Nebenwirkungen mit Tachykardie und Veränderung des QT-Intervalls auftreten. Besondere Vorsicht ist bei Epileptikern geboten, da bereits in niedriger Dosis Grand-mal-Anfälle ausgelöst werden können. Wie bei den Benzodiazepinen besteht auch bei H_1-Antihistaminika nach längerer Anwendung die Gefahr von Toleranzentwicklung, Abhängigkeit und Rebound-Phänomenen. Daher ist eine unkritische Empfehlung für die Selbstmedikation abzulehnen.

Kontraindikationen. Diphenhydramin und Doxylamin sind kontraindiziert bei akuter Intoxikation mit zentral dämpfenden Wirkstoffen, akutem Asthma bronchiale, Engwinkelglaukom, Phäochromozytom, Prostatahyperplasie mit Restharnbildung, Epilepsie, Hypokaliämie, Bradykardie, kardialen Störungen und bei gleichzeitiger Anwendung von Monoaminoxidase-Hemmern.

Interaktionen. Wechselseitig verstärken können sich die Wirkung von H_1-Antihistaminika und zentral dämpfenden Substanzen sowie Arzneimitteln mit anticholinerger Wirkung.

11.3.4 Sonstige Hypnotika

Melatonin. Der Wirkstoff ist ein von den Pinealozyten der Epiphyse aus Serotonin gebildetes Hormon, dessen Ausschüttung einem Tag-Nacht-Rhythmus folgt: Bei Dunkelheit wird es vermehrt sezerniert, während Belichtung seine Freisetzung verringert. Über membranständige G-Protein-gekoppelte Melatonin-Rezeptoren (vorrangig MT_1 und MT_2) wirkt Melatonin – Adenylylcyclase-vermittelt – schlafanstoßend und ist an der Regulation des Schlaf-Wach-Rhythmus sowie der Synchronisation der inneren Uhr mit dem Tag-Nacht-Zyklus beteiligt. Da die endogene Melatoninproduktion mit zunehmendem Alter abnimmt, kann gerade bei älteren Patienten ein relativer Melatoninmangel an der Entstehung von Schlafstörungen beteiligt sein. Im Vergleich zu Benzodiazepinen und Benzodiazepin-Analoga ist die Wirksamkeit von Melatonin bei Insomnien jedoch deutlich geringer.

In retardierter Form ist Melatonin (Circadin®) für die kurzzeitige Therapie einer durch schlechte Schlafqualität gekennzeichneten Insomnie bei Patienten ab 55 Jahren zugelassen. Die Dosierung beträgt 2 mg 1–2 Stunden vor dem Zubettgehen.

Da die Resorption durch Nahrungsaufnahme erheblich verzögert werden kann, sollte die Einnahme mindestens 1 h nach der letzten Mahlzeit erfolgen. Wegen eines ausgeprägten First-Pass-Effekts liegt die Bioverfügbarkeit nur bei ca. 15 %. Die Halbwertszeit beträgt ca. 4 Stunden. Die Biotransformation erfolgt vorrangig über CYP1A1 und CYP1A2.

Gelegentlich wurden zentralnervöse (Reizbarkeit, Albträume, Kopfschmerzen, Benommenheit u. a.), gastrointestinale (Bauchschmerzen, Dyspepsie, Übelkeit u. a.) und dermatologische Symptome (Dermatitis, Juckreiz u. a.) beobachtet.

CYP1A2-Hemmer, z. B. Fluvoxamin, Cimetidin, Chinolone oder Estrogene, können zu erhöhten, CYP1A2-Induktoren, z. B. Carbamazepin und Rifampicin, zu erniedrigten Melatonin-Plasmaspiegeln führen. Die Wirkung von sedierenden Substanzen, z. B. Alkohol und Benzodiazepinen, wird durch Melatonin verstärkt.

Chloralhydrat. Chloralhydrat (Chloraldurat®) ist eines der ältesten Hypnotika. Aus dem rasch resorbierten Aldehydhydrat entsteht im Organismus u. a. Trichlorethanol, das durch Beeinflussung der $GABA_A$-ergen Transmission hypnotisch wirkt.

Chloralhydrat ist zugelassen zur Kurzzeitbehandlung von Schlafstörungen, obwohl ein evidenzbasierter Nachweis der Wirksamkeit fehlt. Die mittlere Dosis für Erwachsene beträgt 0,5–1,5 g. Die Halbwertszeit liegt bei 7–10 Stunden.

Seine **therapeutische Breite ist gering**, bei Überdosierung können Bewusstseinsstörungen, Herzrhythmusstörungen und respiratorische Insuffizienz auftreten (Dosis letalis 6–10 g). Außerdem kann infolge Enzyminduktion schon bei Anwendung über wenige Tage ein deutlicher **Wirkungsverlust** resultieren. Ferner besteht bei chronischer Anwendung die Gefahr der **Abhängigkeitsentwicklung**. Daher gilt Chloralhydrat heute nicht mehr als Mittel der ersten Wahl.

Bei schweren Leberfunktionsstörungen, Niereninsuffizienz (Kumulationsgefahr!), dekompensierter Herzinsuffizienz und gleichzeitiger Behandlung mit Antikoagulanzien vom Dicoumarol-Typ ist Chloralhydrat kontraindiziert.

Antidepressiva. In zunehmendem Umfang werden **sedierende Antidepressiva** (Doxepin, Mirtazapin, Trazodon, Trimipramin u. a., ▸Kap. 10.2) in niedriger Dosis zur Therapie von primären Insomnien eingesetzt. Vor allem die nächtlichen Wachperioden scheinen von diesen Wirkstoffen reduziert zu werden. Die Anwendung erfolgt allerdings bisher ohne eine bestehende Zulassung für diese Indikation (Off-Label-Use).

Antipsychotika. Einige **niedrigpotente klassische Antipsychotika** (Melperon, Pipamperon u. a., ▸Kap. 10.1.1) sind zur Therapie von Schlafstörungen zugelassen. Für diese Substanzen liegen jedoch keine ausreichend gut fundierten Studien in diesem Indikationsgebiet vor.

Dexmedetomidin (Dexdor®) ist ein selektiver α_2-Rezeptor-Agonist, dessen sedierende Wirkung v. a. durch eine Hemmung noradrenerger Neurone im Locus coeruleus vermittelt wird. Zugelassen ist es zur Sedierung intensivmedizinisch behandelter Patienten, die eine Sedierungstiefe benötigen, bei der ein Erwecken durch verbale Stimulation noch möglich ist.

Die Metabolisierung erfolgt weitgehend hepatisch unter Katalyse verschiedener Cytochrom-P450-Isoenzyme. Die Halbwertszeit beträgt 2–2,5 h.

Die häufigsten Nebenwirkungen sind – infolge der Hemmung der Noradrenalin-Freisetzung in sympathischen Nervenendigungen – kardiovaskuläre Effekte (Hypotonie, Hypertonie, Bradykardie). Daher muss die Anwendung von Dexmedetomidin unter kontinuierlicher kardialer Überwachung erfolgen.

Pflanzliche Hypnotika. Als **pflanzliche Hypnotika** werden Auszüge aus Baldrianwurzel, Hopfenzapfen, Hopfendrüsen, Melissenblättern und Passionsblumenkraut eingesetzt. Jedoch fehlen für diese Phytopharmaka überzeugende, in kontrollierten Studien ermittelte klinische Daten, die eine (ausreichende) Wirksamkeit bei Insomnie belegen.

Häufig wird **Baldrian** in Form von Extrakten aus dem Wurzelstock von *Valeriana officinalis* (z. B. Baldriparan® Stark für die Nacht) verwendet. Der Extrakt bewirkt an Synaptosomen eine erhöhte Ausschüttung und geringere Wiederaufnahme von GABA, mit dem Bestandteil Valerensäure wurde eine Interaktion mit $GABA_A$-Rezeptoren nachgewiesen. In klinischen Studien bewirkte Baldrian eine subjektive Verbesserung der Schlafqualität, jedoch konnte die Wirksamkeit mit quantitativen oder objektiven Messungen nicht belegt werden. Die übliche Dosierung bei Einschlafstörungen beträgt 200–600 mg des Trockenextrakts.

11.4 Anwendungskriterien von Hypnotika bei Insomnie

Eine Behandlungsbedürftigkeit bei Insomnie besteht insbesondere dann, wenn neben einer Störung des Nachtschlafs auch die Befindlichkeit oder Leistungsfähigkeit am Tage beeinträchtigt ist. Neben einer Pharmakotherapie sind auch kognitiv-verhaltenstherapeutische Methoden bei Insomnie wirksam.

Bei der Auswahl der Medikation sind komorbide Erkrankungen (z. B. Depression), das Alter des Patienten und das Ansprechen auf frühere Therapien zu berücksichtigen. Am häufigsten werden Benzodiazepin-Analoga und Benzodiazepine verordnet. Falls primär eine Einschlafstörung vorliegt, sollten möglichst kurz wirksame Wirkstoffe eingesetzt werden, bei Durchschlafstörungen ist eine etwas längere Wirkdauer von Vorteil. Generell sollte jedoch die Wirkdauer so kurz wie möglich sein, um die Gefahr von Hangover-Effekten zu reduzieren.

Die Wirksamkeit von Benzodiazepin-Analoga und Benzodiazepinen bei Insomnie ist durch klinische Studien über einen Zeitraum von ca. 4 Wochen gut belegt, zur Wirksamkeit bei einer längerfristigen Anwendung liegen bisher nur wenig Daten vor. Um das Risiko der Ausbildung einer Abhängigkeit zu minimieren, sollten Hypnotika – wenn irgend möglich – nur über einen begrenzten Zeitraum eingenommen werden. Die Verordnungszahlen lassen allerdings darauf schließen, dass diese Wirkstoffe zu häufig und zu lange angewendet werden.

12 Analgetika, Antirheumatika

12.1 Analgetika

Analgetika verringern bzw. unterdrücken die Schmerzempfindung, ohne eine allgemein-narkotische Wirkung zu besitzen. Zwei Gruppen werden unterschieden:

- **nichtopioide Analgetika** mit peripherer und zentraler Wirkung sowie meist antipyretischen und vielfach auch antiphlogistischen Eigenschaften.
- **Opioid-Analgetika** mit vorwiegend zentraler, daneben aber auch peripherer Wirkung.

12.1.1 Schmerzentstehung und -verarbeitung

Akuter Schmerz hat eine eindeutige Warn- und Schutzfunktion. Chronischer Schmerz dagegen ist für die Patienten quälend und belastend. Die Auslösung, Weiterleitung und zentrale Verarbeitung der Schmerzimpulse wird als **Nozizeption** bezeichnet. Nach ihrer Ätiologie und Pathophysiologie lassen sich der physiologische Nozizeptorschmerz, pathophysiologische Nozizeptorschmerz und der neuropathische Schmerz unterscheiden.

Der **physiologische Nozizeptorschmerz** hat eine Warnfunktion und ist lebensnotwendig, um Verletzungen zu bemerken und Schädigungen zu vermeiden. Der **pathophysiologische Nozizeptorschmerz** (oft auch als **Entzündungsschmerz** bezeichnet) entsteht im Rahmen von Gewebeschädigungen oder Entzündungen und kann sich als Ruheschmerz, Hyperalgesie und/oder Allodynie äußern. **Neuropathische Schmerzen** entstehen, wenn periphere oder zentrale Nerven durch Quetschung, Kompression (z. B. durch Bandscheibenvorfall), Durchtrennung (z. B. infolge einer Operation), Infektion (z. B. bei Gürtelrose) oder metabolische Störungen (z. B. bei Diabetes mellitus) geschädigt werden.

Bei Schmerzen werden körpereigene Substanzen, sog. **Schmerzmediatoren** (z. B. nerve growth factor, Bradykinin, Prostaglandine) freigesetzt bzw. synthetisiert. Diese stimulieren oder sensibilisieren im Gewebe freie sensorische Nervenendigungen von C- und Aδ-Fasern. Diese, als **Nozizeptoren** bezeichneten Nervenendigungen, besitzen eine Vielzahl von Ionenkanälen und Rezeptoren für Schmerzmediatoren, mit deren Hilfe thermische, chemische und mechanische Reize in Aktionspotenziale umgewandelt werden.

Nach einer akuten Gewebeschädigung treten u. a. sofort ATP und Protonen aus den zerstörten Gewebszellen aus, die über P2X3-Purinozeptoren (durch ATP) oder **TRPV1-(transient receptor potential-)Kanäle** (durch Protonen) Nozizeptoren direkt erregen. TRPV1-Kanäle werden nicht nur durch Protonen, sondern auch durch noxische Hitze und Capsaicin (den scharfen Inhaltsstoff von Paprika) aktiviert.

Im Rahmen einer **Entzündung** kommt es zur Migration von Immunzellen aus dem Blut, die Entzündungs- und Schmerzmediatoren im entzündeten Gewebe freisetzen. Die unter pharmakologischen Gesichtspunkten wichtigsten Mediatoren sind die **Prostaglandine** (hauptsächlich Prostaglandin E_2, PGE_2). Ihre Produktion wird durch die **Cyclooxygenase-2 (COX-2)** katalysiert, deren Expression durch eine Entzündung massiv induziert wird (s. u.). PGE_2 aktiviert auf der Nozizeptormembran G-Protein-gekoppelte EP-Rezeptoren mit nachfolgender Aktivierung der Adenylylcyclase, vermehrter cAMP-Bildung und Stimulation der Proteinkinase A (PKA). Deren Aktivierung führt am Nozizeptor u. a. zur Phosphorylierung von spezifischen spannungsabhängigen Natriumkanälen (Na_V 1.8/1.9, die selektiv nur auf Nozizeptoren exprimiert werden) und von TRPV1-Kanälen. Dadurch werden Aktionspotenziale leichter ausgelöst.

Die so generierten Nervenimpulse werden zum Rückenmark geleitet und setzen dort u. a. die exzitatorische Aminosäure Glutamat frei. Glutamat kann auf der postsynaptischen Seite ionotrope ***N*-Methyl-D-Aspartat-(NMDA-)Rezeptoren**, ionotrope non-NMDA-Rezeptoren (AMPA- und Kainatrezeptoren) und metabotrope Glutamatrezeptoren aktivieren, wodurch es zu einem massiven Einstrom von Calciumionen und somit zur Depolarisation der Neurone kommt. Vom Hinterhorn des Rückenmarks wird die Information über den Tractus spinothalamicus (lateralis) aufwärts in den **Thalamus** und die **Großhirnrinde** geleitet, wo die bewusste Schmerzempfindung stattfindet. An den emotionalen Schmerzreaktionen ist das **limbische System**, an den vegetativen der **Hypothalamus** beteiligt.

Neben dem aufsteigenden schmerzvermittelnden System existiert auch ein **endogenes absteigendes schmerzhemmendes System** (antinozizeptives System), welches die synaptische Verarbeitung von Schmerzimpulsen erschwert und damit die Schmerzempfindung herabsetzt. Eine Stimulation von Opioidrezeptoren durch endogene Opioid-Peptide (Endorphine) oder durch Opioide aktiviert u. a. das antinozizeptive System.

12.1.2 Prinzipien der Schmerztherapie

Für die medikamentöse Schmerztherapie bestehen in Abhängigkeit von der Schmerzursache im Wesentlichen folgende Möglichkeiten:

- Verhinderung der Sensibilisierung der Nozizeptoren durch Hemmung der Prostaglandinsynthese mit **nichtopioiden Analgetika/ Antiphlogistika (Cyclooxygenase-Hemmern)**,
- Schmerzhemmung durch agonistische Stimulation von Opioidrezeptoren mit **Opioiden**,
- Hemmung der Erregungsleitung in den sensiblen Nervenbahnen durch **Lokalanästhetika** (▸ Kap. 13),
- Beeinflussung der Schmerzverarbeitung durch **tricyclische Antidepressiva** und einige **Antiepileptika**.

Voraussetzung für den erfolgreichen Einsatz von Analgetika ist eine Analyse nach Schmerztyp, Schmerzdauer und Schmerzsymptomatik (s. o.). **Nichtopioide Analgetika/Antiphlogistika** sind besonders bei pathophysiologischen Nozizeptorschmerzen entzündlicher Genese indiziert. **Opioide** sind sehr gut wirksam bei traumatischen, postoperativen, Tumor-, aber auch – meist in Kombination mit **tricyclischen Antidepressiva** und einigen **Antiepileptika** – bei neuropathischen Schmerzen.

Bei chronischen Schmerzen, insbesondere Tumorschmerzen, sind Analgetika nicht nach Bedarf, sondern nach einem festen Behandlungsplan ausreichend hoch dosiert in regelmäßigen Abständen in Form von Retardpräparaten einzusetzen. Chronische Schmerzen erfordern darüber hinaus häufig die zusätzliche Gabe von adjuvanten Schmerztherapeutika.

Das **Stufenschema** der Weltgesundheitsorganisation (WHO), das für die Therapie von Tumorschmerzen entwickelt wurde, aber auch bei anderen Schmerzzuständen häufig als Richtlinie dient, sieht folgendes vor:

- In der **1. Stufe** wird ein **nichtopioides Analgetikum** allein oder zusammen mit einem Ko-Analgetikum (Adjuvans) eingesetzt.
- In der **2. Stufe** wird ein **schwach wirksames Opioid** (z. B. Tramadol oder Tilidin) allein oder in Kombination mit einem nichtopioiden Analgetikum und/oder einem adjuvanten Stoff angewandt.
- In der **3. Stufe** erhält der Patient ein **stark wirksames Opioid** allein oder in Kombination mit einem nichtopioiden Analgetikum und/oder einem Ko-Analgetikum.

Die Kombination eines schwach wirksamen Opioids der WHO-Stufe 2 mit einem starken Opioid der WHO-Stufe 3 ist pharmakologisch unsinnig und deshalb obsolet.

12.1.3 Nichtopioide Analgetika der WHO-Stufe 1

Nichtopioide Analgetika werden in **zwei Gruppen** eingeteilt. Die erste umfasst Substanzen, die neben einer analgetischen und antipyretischen auch eine ausgeprägte antiphlogistische Wirkung besitzen und deshalb als **nichtsteroidale Antiphlogistika** (NSAIDs: **n**on-**s**teroidal **a**nti-**i**nflammatory **d**rug**s**) bezeichnet werden. Diese Substanzen sind mit Ausnahme der derzeit verfügbaren COX-2-selektiven Inhibitoren (Coxiben, s. u.) saure Verbindungen. Zur zweiten Gruppe (**nicht saure antipyretische Analgetika**) gehören die Substanzen Paracetamol, Phenazon, Propyphenazon und Metamizol, die in therapeutischer Dosierung nicht ausreichend entzündungshemmend wirken.

12.1.3.1 Nichtsteroidale Antiphlogistika (NSAIDs)

Wirkungsmechanismus. NSAIDs hemmen in therapeutischer Dosierung die Prostaglandinsynthese, indem sie die **Cyclooxygenasen** blockieren, die Arachidonsäure in cyclische Endoperoxide (Prostaglandin H_2), die Vorstufen der Prostaglandine und von Thromboxan A_2 und Prostacyclin, umwandeln. Prostaglandine sind an der Entstehung von Schmerz und Fieber sowie an entzündlichen Reaktionen wesentlich beteiligt. NSAIDs wirken deshalb **analgetisch**, **antipyretisch** und **antiphlogistisch**.

Es gibt zwei **Cyclooxygenasen**. Die **COX-1** bewirkt als konstitutiv exprimiertes Enzym die physiologische Synthese von Prostaglandinen, z. B. im Magen, in Thrombozyten oder in der Niere. Eine Hemmung dieses Enzyms durch NSAIDs verursacht dementsprechend Nebenwirkungen in den COX-1 exprimierenden Organen. Die **COX-2** ist dagegen durch verschiedene Faktoren (z. B. Zytokine) schnell induzierbar und wird bei Entzündungen und Schmerzreaktionen verstärkt gebildet. Die antiphlogistische, analgetische und antipyretische Wirkung der NSAIDs kann daher hauptsächlich durch Hemmung der COX-2 erreicht werden, während einige ihrer unerwünschten Wirkungen (z. B. gastrointestinale Erosionen oder Ulzerationen) durch die COX-1-Hemmung erklärbar sind. Diese Befunde haben zur Entwicklung COX-2-selektiver NSAIDs (Coxibe, s. u.) geführt. Allerdings ist nicht nur die COX-1, sondern auch die COX-2 in vielen Organen wie Rückenmark, Niere, Gefäßendothel oder Uterus konstitutiv exprimiert. Darüber hinaus wird die COX-2 im Rahmen verschiedener physiologisch bedingter Adaptationsvorgänge (z. B. bei der Wund- und Ulkusheilung oder in Gefäßendothelzellen, ○ Abb. 12.1) vermehrt gebildet. Die Nebenwirkungen von NSAIDs (s. u.) sind somit keineswegs nur auf eine Hemmung der COX-1 zurückzuführen.

Pharmakokinetik. Die meisten Substanzen der herkömmlichen NSAIDs werden rasch und gut resorbiert. Für ihre therapeutische Anwendung sind hinsichtlich der Pharmakokinetik vor allem die sehr unterschiedlichen Halbwertszeiten bedeutsam, die in □ Tab. 12.1 neben den Tagesdosierungen zusammengefasst sind.

Indikationen. NSAIDs sind aufgrund ihres Wirkungsmechanismus prinzipiell indiziert zur symptomatischen Behandlung von **Schmerzen** und **Entzündungen** bei akuten Arthritiden (einschließlich Gichtarthritis), chronischen Arthritiden, insbesondere bei rheumatoider Arthritis, Spondylitis ankylosans (Morbus Bechterew),

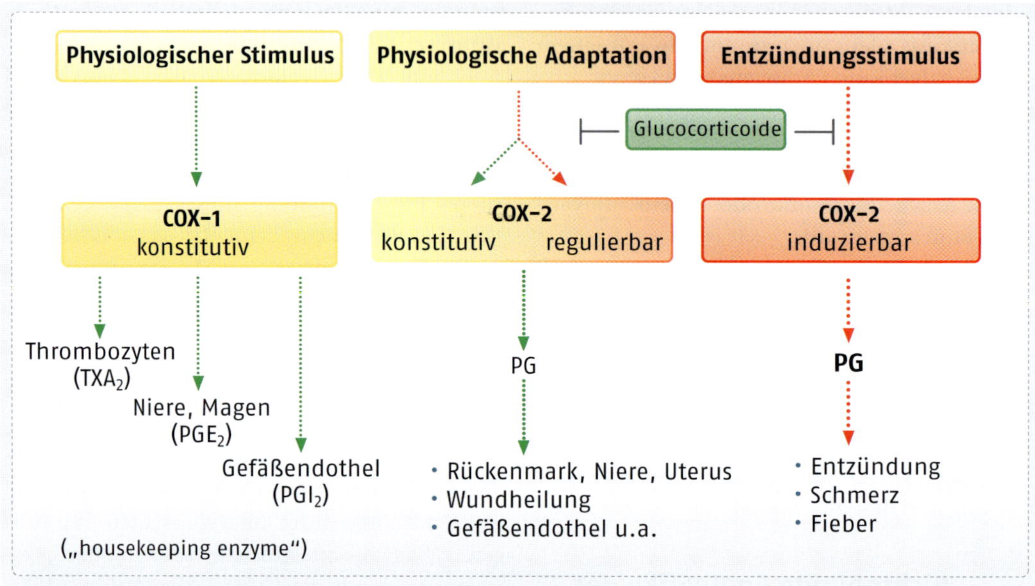

Abb. 12.1 Expression, Regulation und Funktion der Cyclooxygenase-1 (COX-1) und Cyclooxygenase-2 (COX-2). **PG** Prostaglandine, **PGI_2** Prostacyclin, **TXA_2** Thromboxan A_2

Reizzuständen bei Arthrosen und Spondylarthrosen, entzündlichen weichteilrheumatischen Erkrankungen, schmerzhaften Schwellungen und Entzündungen nach (Sport-)Verletzungen oder Operationen, schmerzhafter Regelblutung (Dysmenorrhö), Tumorschmerzen, insbesondere bei Skelettbefall (z. B. Knochenmetastasen), Migränekopfschmerzen und Fieber. Allerdings besitzen nicht alle NSAIDs die Zulassung für das gesamte Spektrum der genannten Indikationen.

Nebenwirkungen. Da Prostaglandine in fast allen Zellen bzw. Geweben synthetisiert werden und dort zahlreiche physiologische Funktionen wahrnehmen, haben alle NSAIDs prinzipiell folgende Nebenwirkungen:

- Gastrointestinale Störungen (Dyspepsie, Übelkeit, Erbrechen, Durchfall u. a.),
- Erosionen im Gastrointestinaltrakt bis hin zu Komplikationen wie Ulzerationen, Blutungen und Perforationen,
- Hautreaktionen (Hautausschlag, Hautjucken) inklusive Überempfindlichkeitsreaktionen,
- Nierenfunktionsstörungen mit Natriumionen- und Wasserretention und nachfolgender Ödembildung und Blutdruckerhöhung,
- Hemmung der Thrombozytenaggregation,
- zentralnervöse Symptome wie Schwindel und Kopfschmerzen,
- Abnahme der Uterusmotilität,
- Kardiovaskuläre Komplikationen (Myokardinfarkt, Herzinsuffizienz),
- Erhöhung der Serumtransaminasen und
- Auslösung eines Asthmaanfalls, da durch die Hemmung der Cyclooxygenasen ein höherer Anteil von Arachidonsäure für den Lipoxygenaseweg zur Verfügung steht, wodurch verstärkt bronchokonstriktorische Leukotriene gebildet werden (pseudoallergische Reaktion).

Interaktionen. Bei der gleichzeitigen Gabe klassischer NSAIDs mit anderen Wirkstoffen treten folgende Interaktionen auf:

- **Glucocorticoide** erhöhen die Gefahr gastrointestinaler Komplikationen z. T. dramatisch, da es bei der Abheilung von NSAID-induzierten Ulzerationen zu einer verstärkten

Tab. 12.1 Nichtsteroidale Antiphlogistika (NSAIDs) und sonstige nichtopioide Analgetika

INN (Handelspräparat), HWZ	Mittlere bis höchste Tagesdosis
Salicylate	
Acetylsalicylsäure (z. B. Aspirin®), ~0,25 h	1500–3000 mg
Essigsäure-Derivate	
Diclofenac (z. B. Voltaren®), 1–2 h	100–150 mg
Acemetacin (z. B. Rantudil®), 5 h	90–180 mg
Indometacin (z. B. Indomet-ratiopharm®), 3–11 h	75–150 mg
Propionsäure-Derivate	
Ibuprofen (z. B. Aktren®), 1,5–2,5 h	1200–2400 mg (Kinder: 10–30 mg/kg)
Dexibuprofen (z. B. Deltaran®), 1,5–2,5 h	600–900 mg
Flurbiprofen (Dobendan® Direkt, Lutschtabletten), 3–4 h	26,25–43,75 mg
Ketoprofen (z. B. Gabrilen®), 1,5–2,5 h	100–200 mg
Dexketoprofen (Sympal®), 1,5–2,5 h	50–75 mg (p. o.), 50–150 mg (i. v., max. 2 Tage)
Naproxen (z. B. Aleve®), 13–15 h	500–1250 mg
Tiaprofensäure (Surgam®), 1,5–3 h	600 mg
Oxicame	
Piroxicam (z. B. Jenapirox®), ~ 30–80 h	10–20 mg
Meloxicam (z. B. Mobec®), ~ 20 h	7,5–15 mg
Coxibe (selektive COX-2-Hemmer)	
Celecoxib (z. B. CELEBREX®), 6–12 h	100–400 mg
Etoricoxib (z. B. ARCOXIA®), 20–26 h	60–90 mg
Parecoxib (Dynastat®), 6–11 h (für Valdecoxib)	40–80 mg
Sonstige nichtsteroidale Antiphlogistika	
Phenylbutazon (z. B. Ambene®), ~ 75 h	400–600 mg
Nabumeton (Relifex®), 22–30 h (für akt. Metaboliten)	1000–2000 mg
Aceclofenac (Beofenac®), 4–5 h	100–200 mg
Oxaceprol (AHP 200®), 2–3 h	600–1200 mg
Anilin-Derivate	
Paracetamol (z. B. ben-u-ron®), 1,5–3 h	1000–4000 mg (Kinder: 20–50 mg/kg)*
2,3-Dimethyl-1-phenyl-3-pyrazolin-5-on-Derivate	
Phenazon (z. B. Migräne-Kranit®), 11–12 h	1000–4000 mg
Propyphenazon (DEMEX®), 1–3 h	1000–4000 mg
Metamizol (z. B. Novalgin®), 2–4 h (für akt. Metabolit)	1000–4000 mg

* Maximale Einzeldosis 10 mg/kg Körpergewicht

COX-2-Induktion kommt, die durch Glucocorticoide gehemmt wird.

- Die urikosurische Wirkung von **Probenecid** wird verringert und gleichzeitig die Ausscheidung der Prostaglandinsynthesehemmer vom Säuretyp verzögert.
- **Thrombozytenaggregationshemmer** (z. B. Acetylsalicylsäure, Clopidogrel) und selektive **Serotonin-Wiederaufnahmehemmer** (SSRI, z. B. Citalopram, Fluvoxamin) erhöhen das Risiko gastrointestinaler Blutungen. Unter einer SSRI-Therapie kommt es bereits nach einigen Tagen zu einer Serotonin-Depletion in den Thrombozyten, sodass deren Funktion beeinträchtigt ist.

Außerdem werden

- der diuretische Effekt von **Saluretika** abgeschwächt,
- die blutzuckersenkende Wirkung von **oralen Antidiabetika** gesteigert,
- die Elimination von **Methotrexat** verzögert und damit seine Toxizität erhöht,
- die Ausscheidung von **Lithiumionen** abgeschwächt,
- die Nierentoxizität von **Ciclosporin** erhöht,
- die gerinnungshemmende Wirkung von **Antikoagulanzien** verstärkt und
- die blutdrucksenkende Wirkung von **Antihypertonika**, besonders die von ACE-Hemmern verringert.

Kontraindikationen. NSAIDs sind bei **Magen-Darm-Ulzerationen**, Blutungen oder Perforationen (auch in der Anamnese), **Asthma bronchiale**, hämorrhagischer Diathese, schweren **Leber-** oder **Nierenfunktionsstörungen** sowie chronischer **Herzinsuffizienz** kontraindiziert. Auch in den letzten Wochen der Schwangerschaft dürfen sie wegen der Gefahr eines vorzeitigen Verschlusses des Ductus Botalli nicht angewandt werden. Auch sollten sie nicht zusammen mit Antikoagulanzien gegeben werden (s. o.).

Nichtselektive NSAIDs

Alle nichtselektiven NSAIDs (◘ Tab. 12.1) hemmen in therapeutischen Konzentrationen beide Cyclooxygenasen.

Acetylsalicylsäure (ASS, z. B. Aspirin®) ist eines der am meisten verwendeten nichtopioiden Analgetika/Antiphlogistika und einer der wichtigsten **Thrombozytenaggregationshemmer**. Die Substanz inaktiviert die Cyclooxygenasen durch irreversible Acetylierung. Da reife Thrombozyten nur die für die Thromboxan-Synthese wichtige COX-1 exprimieren und keinen Zellkern zur Regenerierung geschädigter Enzymsysteme besitzen, hält der aggregationshemmende Effekt von ASS trotz der geringen Halbwertszeit (ca. 15 min) mehrere Tage, d. h. so lange an, bis neue Thrombozyten ausgereift sind. Für die Herzinfarktsekundärprophylaxe sind deshalb niedrige ASS-Dosen (100 mg/Tag) ausreichend.

Acetylsalicylsäure steht als Salz mit der Aminosäure D,L-Lysin auch in gut wasserlöslicher und damit intravenös applizierbarer Form zur Verfügung (Aspirin® i. v.).

Nach oraler Gabe wird der Acetylrest teilweise bereits bei der Schleimhautpassage abgespalten. Die so entstandene **Salicylsäure** ist ebenfalls analgetisch wirksam.

Zusätzlich zu den allgemeinen Nebenwirkungen der NSAIDs (s. o.) kommen nach ASS-Gabe besonders Sodbrennen, Magenbeschwerden und Mikroblutungen der Magenschleimhaut vor. Sie treten nach ASS-Gabe häufiger als unter der Behandlung mit anderen NSAIDs auf. Bei Gichtpatienten ist infolge einer Konkurrenz um den Säure-Carrier mit einer verstärkten Harnsäureretention zu rechnen. Da nicht ausgeschlossen werden kann, dass die Anwendung von ASS bei Kindern mit viralen Infektionen, zudem, wenn auch nur sehr seltenen **Reye-Syndrom** (Leberschaden mit Enzephalopathie; Mortalität > 50 %) führen kann, sollte ASS bei Kindern nicht eingesetzt werden.

Bei gleichzeitiger Einnahme von ASS (zur Herzinfarktprophylaxe) und Ibuprofen kann dieses vor ASS an das katalytische Zentrum der COX-1 binden, sodass je nach Einnahmemodus eine Aufhebung der kardioprotektiven Wirkung von ASS möglich ist. Patienten, die ASS zur Herzinfarktprophylaxe verwenden, sollten daher (bei entsprechender Indikation) Ibuprofen erst mindestens 2 Stunden nach der Applikation von ASS einnehmen.

Diclofenac (z. B. Voltaren®) ist ein besonders häufig verwendetes NSAID. Es ist ein sehr potenter Cyclooxygenase-Inhibitor mit geringer Präferenz für die COX-2. Seine Resorption aus dem Gastrointestinaltrakt variiert in Abhängigkeit von der galenischen Formulierung. Aufgrund eines First-Pass-Effekts beträgt die orale Bioverfügbarkeit nur 30–80 % (im Mittel 50 %). Großen epidemiologischen Untersuchungen zufolge verursacht Diclofenac weniger schwerwiegende gastrointestinale Komplikationen als z. B. Indometacin. Allerdings führt es häufiger als andere NSAIDs zur Erhöhung von Leberenzymwerten. Die parenterale (intraglutäale) Gabe von Diclofenac kann einen anaphylaktischen Schock hervorrufen. Da kein therapeutischer Vorteil gegenüber einer peroralen Gabe nachgewiesen werden konnte, sollte Diclofenac nur noch in begründeten Ausnahmefällen i. m. appliziert werden.

Um gastrointestinalen Ulzerationen vorzubeugen, ist Diclofenac auch in fixer Kombination mit 0,2 mg Misoprostol im Handel (Arthotec® forte).

Neben Film-, Trink- und Retardtabletten, ist Diclofenac als Gel, Spray und Schmerzpflaster zur topischen Behandlung sowie als Suppositorium und Injektionslösung (s. o.) auf dem Markt. Zur Behandlung nicht-spezifischer Entzündungen des äußeren Auges ist Diclofenac ferner in Form von Augentropfen zugelassen (z. B. Difen® UD Augentropfen).

Ibuprofen (z. B. Dolgit®) ist ein nichtselektiver Hemmer der Cyclooxygenasen aus der Gruppe der **2-Arylpropionsäuren**. Einen besonders schnellen Wirkungseintritt bei oraler Applikation besitzt das D,L-Lysin-Salz (Ibuprofen-D,L-Lysinat, z. B. Dolormin®), das aufgrund seiner schnellen Wasserlöslichkeit rascher als die freie Säure im Gastrointestinaltrakt gelöst wird und deshalb auch schneller wirksame Plasmaspiegel erreicht. Da S-Ibuprofen die Cyclooxygenasen (COX-1 und COX-2) ungefähr 100-mal potenter als R-Ibuprofen hemmt, wurde S-Ibuprofen auch als reines Enantiomer (**Dexibuprofen**, z. B. Deltaran®) auf den Markt gebracht. Jedoch verursacht dieses bei halber Dosierung im Vergleich zum Racemat weitgehend vergleichbare Nebenwirkungen.

Zur Behandlung eines hämodynamisch wirksamen offenen Ductus arteriosus Botalli (bei Frühgeborenen vor der 34. Schwangerschaftswoche) steht Ibuprofen auch als i. v. Injektionslösung zur Verfügung (Pedea®).

Weitere Verbindungen aus der Gruppe der 2-Arylpropionsäuren sind **Naproxen** (z. B. Aleve®), **Ketoprofen** (z. B. Gabrilen®), sein reines S-Enantiomer **Dexketoprofen** (Sympal®) und **Tiaprofensäure** (Surgam®). Naproxen ist auch in Form einer Fixkombination mit Esomeprazol (500 mg Naproxen, 20 mg Esomeprazol in Vimovo®) als Filmtablette verfügbar. **Flurbiprofen** ist nur noch als Lutschtablette gegen Halsschmerzen auf dem Markt (Dobendan® Direkt).

Piroxicam (z. B. Jenapirox®) und **Meloxicam** (z. B. Mobec®) gehören zur Gruppe der Oxicame. Piroxicam ist ein potenter, unselektiver Hemmer der Cyclooxygenasen. Ist ein NSAID indiziert, ist Piroxicam nicht 1. Wahl, da es mehr allergische Hautreaktionen und gastrointestinale Komplikationen verursacht als andere NSAIDs. Es hat deshalb an Bedeutung verloren. Meloxicam hemmt – ähnlich wie Diclofenac – die COX-2 etwas stärker als die COX-1. Diese geringfügige COX-2-Präferenz lässt sich teilweise bei Dosierungen bis 7,5 mg/Tag ausnutzen. Da bei der Therapie der rheumatoiden Arthritis jedoch meist Tagesdosen von 15 mg Meloxicam eingesetzt werden, besitzt die Substanz keine deutlichen Vorteile gegenüber anderen NSAIDs.

Indometacin und **Acemetacin.** Indometacin (z. B. Indomet-ratiopharm®) ist ein sehr starker Hemmer beider Cyclooxygenasen mit geringer COX-1-Präferenz. Die Nebenwirkungsrate liegt bei über 30 %. Besonders gastrointestinale Nebenwirkungen treten nach Indometacin-Gabe häufiger auf als nach Anwendung anderer

NSAIDs. Ferner werden Beeinträchtigungen des Sensoriums, Kopfschmerzen, Sehstörungen, Schwindel und Tinnitus bei Indometacin häufiger als bei anderen NSAIDs beobachtet. Deshalb hat Indometacin an Bedeutung verloren. Ein Prodrug von Indometacin ist **Acemetacin** (z. B. Rantudil®), der Glycolsäureester von Indometacin.

Phenylbutazon (z. B. Ambene®) besitzt eine ausgeprägte antiphlogistische Wirkung. Wegen häufiger und z. T. schwerer Nebenwirkungen mit u. U. tödlichem Ausgang wurden die Indikationen für Phenylbutazon jedoch stark eingeschränkt. Es darf nur noch, maximal 1 Woche lang, beim akuten Gichtanfall sowie bei akuten Schüben eines Morbus Bechterew und einer rheumatoiden Arthritis gegeben werden, wenn andere NSAIDs nicht ausreichend wirksam waren.

Nabumeton (Relifex®) wird im Organismus zu der eigentlichen Wirksubstanz, der 6-Methoxy-2-naphthylessigsäure (6-MNA), die mit Naproxen strukturell eng verwandt ist, biotransformiert. Entgegen früherer Vermutungen ist 6-MNA kein selektiver COX-2-Hemmer.

Nepafenac (NEVANAC®) ist ebenfalls ein Prodrug, die Wirkform ist Amfenac. Die Substanz ist nur als Ophthalmikum bei okulären Entzündungskomplikationen nach einer Augen-OP verfügbar.

Aceclofenac (Beofenac®) ist ein Ester von Diclofenac, aber dennoch kein Prodrug. Die Substanz wird hauptsächlich zu 4'-Hydroxy-Aceclofenac metabolisiert. Andere Metaboliten, wie Diclofenac oder 4'-Hydroxy-Diclofenac, entsprechen weniger als 5 % einer verabreichten Dosis. Ob Aceclofenac besser verträglich ist als andere herkömmliche NSAIDs, wird unterschiedlich beurteilt.

Oxaceprol (*N*-Acetylhydroxyprolin; AHP 200®) soll in vitro weder die Freisetzung von Arachidonsäure noch die Bildung von Prostaglandinen beeinflussen. Als Wirkungsmechanismus wird eine Hemmung der Granulozytenadhäsion diskutiert. Dementsprechend werden NSAID-typische Nebenwirkungen wie Ulzerogenität oder Nephrotoxizität nur selten beobachtet. Die Wirksamkeit dieser Substanz wird kontrovers diskutiert. Nebenwirkungen von Oxaceprol sind hauptsächlich Magen-Darm-Störungen (Magenschmerzen, Übelkeit, Appetitlosigkeit, Diarrhö) und allergische Hautreaktionen.

COX-2-selektive NSAIDs (Coxibe)

Für die antiphlogistischen, analgetischen und antipyretischen Wirkungen nichtselektiver NSAIDs wird die Hemmung der COX-2, für einige Nebenwirkungen dagegen die der COX-1 verantwortlich gemacht. Folglich war es das Ziel, mit selektiven Hemmern der COX-2 (**Coxiben**) nebenwirkungsärmere NSAIDs zu entwickeln. Dieses Ziel wurde allerdings nur teilweise erreicht (s. u.). Solche Substanzen (◘ Tab. 12.1), die in therapeutisch eingesetzten Dosen selektiv die COX-2 hemmen, sind **Celecoxib** (z. B. CELEBREX®), **Etoricoxib** (z. B. ARCOXIA®) und **Parecoxib** (Dynastat®).

Ihr Wirkungsspektrum ist mit denen der nichtselektiven NSAIDs vergleichbar, auch wenn nicht alle Coxibe für alle Indikationen nichtselektiver NSAIDs zugelassen sind.

Die Nebenwirkungen selektiver COX-2-Hemmer sind mit denen der nichtselektiven NSAIDs (s. o.) vergleichbar, außer dass sie aufgrund der fehlenden COX-1-Hemmung weniger gastrointestinale Komplikationen (Ulzerationen, Blutungen, Perforationen) und nahezu keine Thrombozytenaggregationshemmung verursachen. Darüber hinaus ist das Risiko, einen Asthmaanfall auszulösen, für selektive COX-2-Hemmer geringer als für herkömmliche NSAIDs. Nebenwirkungen, die am häufigsten bei Coxiben genannt werden, sind Infektionen der oberen Atemwege, Durchfall, Dyspepsie, Oberbauchbeschwerden und Kopfschmerzen. Periphere Ödeme und eine Erhöhung des Blutdrucks treten ebenso häufig wie bei herkömmlichen NSAIDs auf. Ferner kann es zu kardiovaskulären Ereignissen (Herzinfarkt, Schlaganfall) kommen.

Rofecoxib wurde aufgrund einer eindeutig nachgewiesenen erhöhten Rate für kardiovaskuläre Ereignisse wieder vom Markt genommen.

Allerdings wurde gezeigt, dass auch nichtselektive NSAIDs kardiovaskuläre Ereignisse verursachen, sodass nach derzeitigem Kenntnisstand alle NSAIDs, selektive wie nichtselektive, mit diesem Risiko belastet sind. Im Gegensatz zu Rofecoxib wird allerdings das Nutzen-Risiko-Verhältnis der derzeit auf dem Markt befindlichen Coxibe (Celecoxib, Etoricoxib, Parecoxib) von den Zulassungsbehörden positiv eingeschätzt.

Da es sich bei **Celecoxib** um ein **Sulfonamid-Derivat** handelt, kann eine Sulfonamidallergie bei prädisponierten Patienten auftreten. Schmerzpatienten mit Hypertonie sollten nicht mit **Etoricoxib** behandelt werden. **Parecoxib** ist ein wasserlösliches, parenteral applizierbares Prodrug von Valdecoxib, das durch enzymatische Spaltung mit einer Halbwertszeit von ca. 20 Minuten gebildet wird.

12.1.3.2 Nicht saure antipyretische Analgetika

Der Wirkungsmechanismus dieser Analgetika ist im Einzelnen noch nicht vollständig geklärt. Sie hemmen zwar im ZNS die durch nozizeptive Stimuli hervorgerufene Prostaglandinsynthese, in peripheren Organen und am Ort der Entzündung kommt es allerdings zu keiner relevanten Hemmung.

Der bekannteste Vertreter dieser Gruppe ist **Paracetamol** (z. B. ben-u-ron®, ◘ Tab. 12.1). Es zeichnet sich durch eine gute antipyretische und eine etwas schwächere analgetische Wirkung aus. Im Gegensatz zu den NSAIDs (s. o.) ist die antiphlogistische Wirkung sehr gering. Als Erklärung hierfür wird die nicht ausreichende Hemmung der Cyclooxygenasen am Ort der Entzündung angesehen. Paracetamol hat eine **geringe therapeutische Breite**. Bei Paracetamolvergiftungen steht die hepatotoxische Wirkung im Vordergrund. Therapeutische Dosen von Paracetamol werden hauptsächlich als Glucuronid und Sulfat ausgeschieden. Wenn bei höheren Dosen, durch Leberinsuffizienz oder durch längere Anwendung die Glucuronidierungs- und Sulfatierungskapazität der Leber erschöpft sind, entstehen durch mikrosomale Oxidation toxische Paracetamol-Metaboliten, von denen das *N*-Acetylchinonimin am wichtigsten ist. Dieses kann bei lebergesunden Patienten kurzfristig durch die SH-Gruppen von Glutathion unter Bildung ungiftiger Konjugate abgefangen werden. Sind jedoch die Glutathion-Speicher entweder wegen Leberinsuffizienz und/oder einer zu hohen Paracetamol-Dosis erschöpft, binden die Chinonimin-Metaboliten an Proteine der Hepatozyten. Als Folge treten Leberzellnekrosen auf. Enzyminduktoren, die die Cytochrom-P450-Synthese stimulieren, setzen die toxische Schwellendosierung herab.

Dosen über 10 g (entsprechend dem 2,5-fachen der Tageshöchstdosis) führen dementsprechend unbehandelt zu schweren, vielfach tödlichen Leberzellnekrosen. Bei Patienten mit vorgeschädigter Leber (z. B. durch Alkohol) können bereits Dosierungen von 4–6 g/Tag problematisch sein.

Für die Therapie einer **Paracetamol-Intoxikation** hat sich, solange es noch nicht zu einer irreversiblen Schädigung der Hepatozyten gekommen ist, die Gabe von SH-Donatoren bewährt, welche die toxischen Chinonimin-Metaboliten entgiften. Außer Methionin wird hauptsächlich **Acetylcystein** eingesetzt.

Relative Kontraindikationen von Paracetamol sind hepatozelluläre Insuffizienz, chronischer Alkoholmissbrauch, schwere Niereninsuffizienz (Kreatinin-Clearance < 10 ml/min) und das Gilbert-Syndrom (Morbus Meulengracht). Einigen Berichten zufolge kann Paracetamol – ähnlich wie NSAIDs – auch kardiovaskuläre Komplikationen hervorrufen.

Metamizol (z. B. Novalgin®, ◘ Tab. 12.1) ist als Salz gut wasserlöslich und nicht nur oral, sondern auch intravenös applizierbar. Es ist bei starken Schmerzen und infolge einer zusätzlichen spasmolytischen Wirkung auch bei Kolikschmerzen gut wirksam. Bei der i. v. Injektion der 50 %igen Lösung kann, insbesondere bei zu rascher Injektion, ein Schock auftreten. Eine strenge Indikationsstellung und langsame Injektion (am besten in Form einer Kurzinfusion) sind daher erforderlich. Bei oraler Gabe wird die Substanz im Gastrointestinaltrakt rasch hydrolytisch gespalten und das entstandene 4-Methylaminophenazon, das die wirksame Form darstellt, wird vollständig resorbiert. Die schwerste Nebenwirkung von Metamizol sowie der anderen Pyrazol-Derivate (s. u.) ist die **Agranulozytose**. Obwohl Metamizol schon sehr lange im Handel ist, differieren die Angaben über die Agranulozytosehäufigkeit sehr stark. Auch scheinen geografische Unterschiede zu existieren (westliches Mitteleuropa ca. 0,01 – 0,001 %). Bei einer längeren Therapie mit Metamizol ist unbedingt eine Blutbildkontrolle erforderlich.

Weitere unerwünschte Wirkungen sind Haut- und Schleimhautveränderungen, insbesondere allergische Haut- und hypotensive Reaktionen.

Phenazon (z. B. Migräne-Kranit®, ◘ Tab. 12.1) und **Propyphenazon** (DEMEX®, ◘ Tab. 12.1) besitzen ein ähnliches Wirkungs- und Nebenwirkungsspektrum wie Metamizol.

12.1.3.3 Sonstige nichtopioide Analgetika

Flupirtin (z. B. Katadolon®) wirkt analgetisch und zentral muskelrelaxierend, aber nicht antipyretisch oder antiphlogistisch. Der Wirkungsmechanismus ist nur teilweise bekannt. Flupirtin soll die Öffnungswahrscheinlichkeit neuronaler Kaliumkanäle erhöhen, wodurch die Neurone hyperpolarisiert und schlechter erregbar werden.

Aufgrund einer Neubewertung der europäischen Zulassungsbehörde (EMA) darf Flupirtin nur noch angewendet werden, wenn andere Analgetika kontraindiziert sind.

Die Halbwertszeit wird mit 7–15 Stunden angegeben.

Die orale Einzeldosis beträgt 100 mg, die Tageshöchstdosis 600 mg, bei Niereninsuffizienten maximal 300 mg. Die Behandlungsdauer darf 2 Wochen nicht überschreiten.

Als Nebenwirkungen werden hauptsächlich ein Anstieg der Transaminasen (bis hin zu teils schwerwiegenden Leberschäden), zentrale (Müdigkeit, Schwindel, Depressionen) und gastrointestinale Störungen (Übelkeit, Obstipation, aber auch Diarrhö) sowie Mundtrockenheit, Sehstörungen und Hautreaktionen beobachtet.

Bei einer notwendigen gleichzeitigen Anwendung von Flupirtin mit Substanzen, die ebenfalls zu Leberenzymerhöhungen führen können, müssen die Leberenzymwerte regelmäßig kontrolliert werden. Eine gleichzeitige Gabe z. B. mit Paracetamol oder Carbamazepin soll vermieden werden. Bei Patienten mit hepatischer Enzephalopathie oder Cholestase sowie mit Myasthenia gravis oder Tinnitus ist Flupirtin kontraindiziert.

Ziconotid (Prialt®) ist ein synthetisches, aus 25 L-Aminosäuren bestehendes Analogon eines ω-Conopeptids, eines Gifts der Meeresschnecke *Conus magus*. Die Substanz hemmt auf Rückenmarksebene neuronale präsynaptische N-Typ-Calciumkanäle und dadurch die Freisetzung von Schmerzmediatoren. Ziconotid wirkt somit analgetisch, indem die spinale nozizeptive Transmisson inhibiert wird. Es ist ein nichtopioides Analgetikum, gehört aber nicht in die Gruppe der WHO-Stufe-1-Substanzen und hat auch keine antiphlogistische oder antipyretische Wirkungen. Ziconotid ist nur zur intrathekalen Anwendung bei starken, chronischen Schmerzen zugelassen, wenn andere Analgetika nicht wirken.

Nach intrathekaler Gabe wird Ziconotid im Liquor nicht metabolisiert, sondern unterliegt erst nach Übertritt in die systemische Zirkulation der proteolytischen Spaltung durch Peptidasen. In Abhängigkeit vom Liquorfluss wird es mit einer mittleren Halbwertszeit von 4–5 Stunden aus dem ZNS eliminiert. Die Halbwertszeit im Blut beträgt ca. 1,3 Stunden.

Ziconotid wird über einen intrathekalen Katheder in einer anfänglichen Dosis von 2,4 µg/Tag infundiert. Der empfohlene Mindestabstand zwischen Dosiserhöhungen beträgt 48 Stunden, die maximale Tageshöchstdosis 21,6 µg.

Als sehr häufige Nebenwirkungen wurden Schwindel, Übelkeit, Nystagmus, Verwirrtheit, Gangabnormalitäten, Gedächtnisstörungen, verschwommenes Sehen, Kopfschmerzen, Asthenie und Somnolenz beschrieben. Darüber hinaus wurden kardiale, renale und pulmonale Nebenwirkungen beobachtet. Da Ziconotid nicht häufig angewendet wird, kann die Verträglichkeit noch nicht endgültig beurteilt werden.

Eine atemdepressive Wirkung wurde bisher nicht beobachtet.

12.1.4 Analgetische Kombinationspräparate

Eine große Anzahl analgetisch wirkender Handelspräparate enthält gleichzeitig mehrere Analgetika sowie Kombinationen von Analgetika mit Coffein, Spasmolytika oder anderen Substanzen. Einigen Autoren zufolge wird der Missbrauch von Analgetika hauptsächlich mit solchen Kombinationspräparaten (z. B. mit psychotropen Wirkstoffen) betrieben. Die missbräuchliche Einnahme von Analgetika ist sehr gefährlich, da sie u. a. zur Analgetika-Nephropathie führt.

Allerdings wurde in einer Studie bei Migränekopfschmerzpatienten gezeigt, dass die Kombination aus Acetylsalicylsäure, Paracetamol und Coffein (z. B. Thomapyrin®) wirksamer war als die Einzelsubstanzen oder die Kombination ohne Coffein (z. B. Fibrex®). Die Diskussion um die Bewertung von Analgetika-Kombinationspräparaten ist demnach kontrovers, eine endgültige Bewertung solcher Kombinationspräparate somit weiterhin nicht möglich.

12.1.5 Opioid-Analgetika

Opioid-Analgetika (Opioide) sind **Agonisten** an **Opioidrezeptoren**, die in unterschiedlicher Dichte sowohl prä- als auch postsynaptisch im Zentralnervensystem und in peripheren Geweben vorkommen. Man unterscheidet **μ-, κ- und δ-Rezeptoren**. Daneben sind Subtypen beschrieben. Über μ-Opioidrezeptoren werden hauptsächlich Analgesie, Atemdepression, Miosis, Euphorie, Obstipation, Bradykardie und die antitussive Wirkung vermittelt. Die Erregung von κ-Rezeptoren soll Analgesie, Miosis und Sedierung, die Stimulation von δ-Rezeptoren ebenfalls Analgesie, aber auch Dysphorie und Halluzinationen hervorrufen.

Über Opioidrezeptoren kommt es bei deren agonistischer Stimulation – G-Protein-($G_{i/o}$-) gekoppelt – zu einer Hemmung der Adenylylcyclase und somit zu einer Erniedrigung der cAMP-Konzentration.

Damit wird präsynaptisch über eine Erniedrigung der Öffnungswahrscheinlichkeit von Calciumkanälen eine Hemmung der Transmitterfreisetzung und postsynaptisch, hauptsächlich über eine Erhöhung der Öffnungswahrscheinlichkeit von Kaliumkanälen, eine Hyperpolarisation der Neurone bewirkt. Die Weiterleitung der nozizeptiven Signale wird dadurch gehemmt (○ Abb. 12.2).

Opioid-Analgetika wirken analgetisch, indem sie agonistisch an einen oder mehrere Opioidrezeptortypen binden. Ihr Wirkprofil ist dementsprechend ähnlich, aber nicht identisch. Darüber hinaus unterscheiden sie sich hinsichtlich ihrer Pharmakokinetik. Ihre Wirkungen sind vielfältig, da Opioidrezeptoren in vielen Organen und Geweben exprimiert werden. Sie lassen sich in **zentralnervöse** und **periphere Wirkungen** aufteilen.

Zentrale Wirkungen:

- **Analgesie**: Opioide unterdrücken auf spinaler Ebene nozizeptive Impulse, aktivieren das endogene schmerzhemmende System und verändern im limbischen System das Schmerzerlebnis.
- **Sedierung**: Opioide vermindern Aufmerksamkeit und Konzentrationsfähigkeit.
- **Anxiolyse**: Opioide besitzen eine angstlösende Wirkung.
- **Euphorie** oder **Dysphorie**: Opioide wirken je nach Stimmungslage euphorisch oder dysphorisch.
- **Atemdepression**: Opioide hemmen das Atemzentrum.
- **Antitussive Wirkung**: Opioide blockieren das Hustenzentrum.
- **Rigidität** der Skelettmuskulatur.
- **Emesis**: Opioide erregen zunächst das Brechzentrum, später wirken sie dagegen durch Hemmung des Brechzentrums oft antiemetisch.
- **Miosis**: Opioide verengen die Pupillen.
- **Antidiuretische Wirkung**: Opioide erhöhen die Freisetzung von antidiuretischem Hormon.

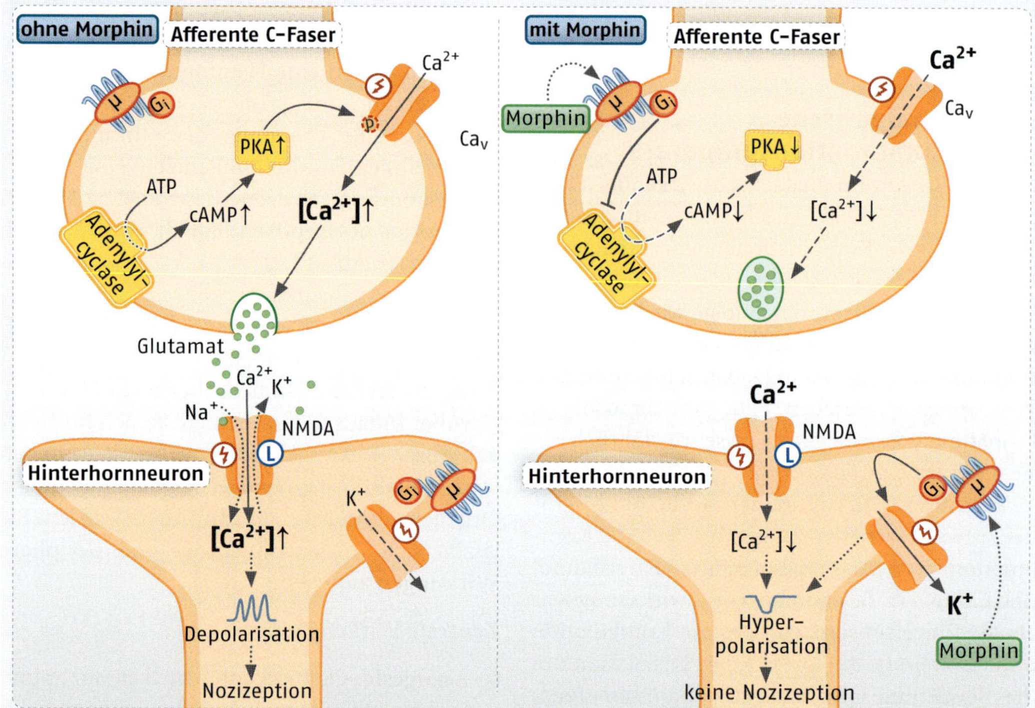

Abb. 12.2 Molekularer Wirkungsmechanismus von Opioiden am Beispiel von Morphin auf Rückenmarksebene. Morphin hemmt durch Bindung an G-Protein-gekoppelte Opioidrezeptoren präsynaptisch über eine Erniedrigung der Öffnungswahrscheinlichkeit von Calciumkanälen die Transmitterfreisetzung (z. B. von Glutamat) nozizeptiver afferenter C-Fasern. Postsynaptisch bewirkt es hauptsächlich über eine Erhöhung der Öffnungswahrscheinlichkeit von Kaliumkanälen eine Hyperpolarisation der Neurone (rechts). Zur Verdeutlichung zeigt die Abbildung auch die Verhältnisse, wenn kein Opioid vorhanden ist (links). **ATP** Adenosintriphosphat, **cAMP** cyclisches Adenosinmonophosphat, **PKA** Proteinkinase A, **Ca_v** spannungsabhängiger Ca-Kanal, **NMDA** *N*-Methyl-D-Aspartat-(Rezeptor)

Periphere Wirkungen:

- **Analgesie**: Opioide sind auch über periphere Opioidrezeptoren analgetisch wirksam.
- **Verzögerte Magenentleerung**.
- **Obstipation**: Opioide reduzieren die Motilität und erhöhen den Tonus der glatten Muskulatur des Gastrointestinaltrakts.
- **Kontraktion** der Sphinkteren im Bereich der **Gallenwege**.
- **Harnverhalt**: Steigerung des Tonus der Harnblasenmuskulatur und des Blasenschließmuskels.
- **Orthostase**: Opioide verringern den Tonus der Blutgefäße (Blutdruckabfall) mit der Gefahr orthostatischer Reaktionen.
- **Histaminfreisetzung**: Opioide können durch Histaminfreisetzung Hautrötung, Urtikaria und Juckreiz sowie bei Asthmatikern einen Bronchospasmus hervorrufen.

Ferner besteht bei Opioiden die Gefahr der **Toleranzentwicklung** sowie der psychischen und physischen **Abhängigkeit**.

12.1.5.1 Pharmakologische Einteilung der Opioid-Analgetika

Opioide unterscheiden sich hinsichtlich ihrer Rezeptorkinetik, Wirkstärke, Wirkdauer und Pharmakokinetik.

In Abhängigkeit von ihrer Bindungsaffinität zu den verschiedenen Opioidrezeptoren und der intrinsischen Aktivität (▸ Kap. 3.1.1) werden Opioide unterteilt in:

- **Reine** (volle) **Agonisten** (z. B. Morphin, Hydromorphon, L-Methadon, Oxycodon),
- **gemischte Agonisten/Antagonisten** (z. B. Nalbuphin),
- **Partialagonisten** (z. B. Buprenorphin) und
- **reine Antagonisten** (z. B. Naloxon, Naltrexon).

Indikationen. Opioide sind Mittel der Wahl zur Behandlung von **starken** und **sehr starken Schmerzen** (intra- oder postoperativen Schmerzen, tumorbedingten Schmerzen u. a.). Auch bei der Behandlung neuropathischer Schmerzen spielen sie – meist in Kombination mit tricyclischen Antidepressiva und/oder einigen Antiepileptika – eine bedeutende Rolle (s. u.). Aufgrund ihrer gleichzeitig sedierenden Wirkung eignen sich Opioide auch für die Behandlung bei Herzinfarkt (s. c. Gabe, nicht i. m.) und akutem Lungenödem, wo sie den Circulus vitiosus – Atemnot, Angst, Verschlechterung der Herzökonomie durch Sympathikusstimulation, Verstärkung des Lungenödems – durchbrechen. Darüber hinaus werden Opioide auch bei nicht tumorbedingten Schmerzen, wie z. B. chronischen Rückenschmerzen, Arthrose oder rheumatoider Arthritis, besonders bei Kontraindikationen von NSAIDs, zunehmend eingesetzt (LONTS, **L**angzeitanwendung von **O**pioiden bei **n**icht **t**umorbedingten **S**chmerzen). Allerdings sind bei dieser Indikation die in Studien beschriebenen Schmerzlinderungen nicht immer überzeugend und ein Wirkungsvorteil gegenüber Nichtopioid-Analgetika konnte bisher nicht gezeigt werden. Potenziell zu erwartende Nebenwirkungen bzw. Kontraindikationen sollten deshalb bei der Auswahl des individuell am besten geeigneten Schmerzmittels (Nichtopioid oder Opioid) bei nicht tumorbedingten Schmerzen herangezogen werden.

Neben dem analgetischen Effekt sind auch andere Opioidwirkungen therapeutisch nutzbar. So werden Opioide außer zur Schmerztherapie zur **Substitutionstherapie** Drogenabhängiger (Methadon, Buprenorphin), bei **Diarrhö** (z. B. Loperamid) und als **Antitussiva** eingesetzt.

Opioide können oral, parenteral, rückenmarksnah (intrathekal, epidural), bukkal, nasal oder transdermal angewendet werden. Diese verschiedenen Applikationsmöglichkeiten sind angesichts der unterschiedlichen Schmerztypen und -intensitäten sehr bedeutsam.

Dosierung. Die Dosierung der Opioide als Analgetika erfolgt **individuell** anhand der Schmerzcharakteristik, Schmerzintensität und Schmerzdauer. Aufgrund einer Toleranzentwicklung ist mit der Zeit oft eine Dosissteigerung notwendig. Bei chronischer Anwendung, die nach einem festen Zeitplan und nicht nach Bedarf zu erfolgen hat, sollte der Patient ein Schmerztagebuch führen. Die bei den einzelnen Substanzen angegebenen Tagesdosen sind mittlere Werte bei nicht Opioid-naiven Patienten und können im individuellen Fall extrem abweichen.

Nebenwirkungen. Die Nebenwirkungen sind Opioidrezeptor-vermittelt und lassen sich damit von dem oben beschriebenen Wirkprofil ableiten. Die gefährlichste Nebenwirkung stellt die **Atemdepression** dar. Diese ist bei Patienten mit Schmerzen aber viel weniger ausgeprägt als bei Personen ohne Schmerz, da Schmerz das Atemzentrum stimuliert. Demzufolge sollte das Therapieziel nie vollkommene Schmerzfreiheit sein. Die **spastische Obstipation** ist ebenfalls eine klinisch besonders bedeutsame Nebenwirkung, die bei chronischer Opioidgabe (z. B. bei Tumorschmerzen) fast immer mit Laxanzien behandelt werden muss. **Übelkeit**, **Erbrechen** und **Sedierung** werden vor allem bei Therapiebeginn beobachtet. Ferner kommt es zu **Hypotension**, **Miosis**, **Juckreiz**, **Schwitzen**, **Bronchospasmus**

und **Thoraxrigidität** (bei schneller i. v. Gabe). Wegen der **harnverhaltenden Wirkung** ist der Füllungszustand der Harnblase zu kontrollieren, da sonst eine Blasenüberfüllung möglich ist, die der Patient u. U. wegen der Analgesie nicht bemerkt. Die Aufmerksamkeit und das Reaktionsvermögen können Opioide so stark beeinflussen, dass die **Verkehrstüchtigkeit** und die Fähigkeit zum Bedienen von Maschinen eingeschränkt oder nicht mehr gegeben ist. Unter einer stabilen Therapieeinstellung, z. B. mit Retard-Präparaten, ist ein generelles Fahrverbot nicht zwingend notwendig. Arzt und Patient müssen die Situation aber immer individuell beurteilen und die Patienten sind entsprechend aufzuklären. **Psychische** und **physische Abhängigkeit** können bei chronischer Opioidgabe vorkommen, stellen aber bei kontrollierter, korrekter therapeutischer Anwendung in der Regel kein großes Problem dar. Die Gefahr einer Abhängigkeit ist dann besonders groß, wenn das Opioid nicht ausreichend analgetisch wirkt, und es dadurch zu unkontrollierten Dosissteigerungen kommen kann.

Zur medikamentösen Unterstützung bei der psychotherapeutisch geführten **Entwöhnungsbehandlung** ehemaliger Opioidabhängiger kann nach bereits erfolgter (!) Opioidentgiftung **Naltrexon** (Nemexin®) eingesetzt werden. Es ist wie Naloxon (s. u.) ein Opioidrezeptor-Antagonist und verhindert, dass Agonisten wie z. B. Heroin an diese binden. Da Naltrexon bei opioidabhängigen Patienten aber zu lebensbedrohlichen Entzugssymptomen führen kann, muss vor Beginn der Therapie ein Naloxon-Provokationstest (z. B. 0,2 mg Naloxon i. v., nach 30 Sekunden ohne Nebenwirkungen weitere 0,6 mg i. v.) durchgeführt werden. Außer bei den genannten Indikationen wurde **Naltrexon** (Handelspräparat für diese Indikation Adepend®) auch bei Alkoholabhängigkeit als Begleittherapie zur Reduktion des Rückfallrisikos und zur Verminderung des Verlangens nach Alkohol zugelassen.

Interaktionen. Die gleichzeitige Gabe zentral dämpfender Pharmaka (z. B. Sedativa, Hypnotika, Neuroleptika, Antidepressiva) sowie von Alkohol verstärken die Nebenwirkungen der Opioide, insbesondere deren atemdepressive Wirkung. MAO-Hemmer können eine ZNS-Erregung oder Depression und damit einen lebensbedrohlichen Zustand hervorrufen. Substanzen mit anticholinerger Wirkung können einige Nebenwirkungen der Opioide (z. B. Mundtrockenheit, Obstipation, Harnverhalt) verstärken. Pharmakokinetische Interaktionen sind bei den Einzelsubstanzen aufgeführt.

Kontraindikationen. Diese ergeben sich z. T. aus dem Nebenwirkungsspektrum. Bei Krankheitszuständen, bei denen eine Dämpfung des Atemzentrums vermieden werden muss, sowie bei akuten hepatischen Porphyrien, Ileus und akutem Abdomen sind Opioide kontraindiziert. Relative Kontraindikationen sind Hypothyreose wegen der Verstärkung der narkotischen Wirkung, chronisch entzündliche Darmkrankheiten, Phäochromozytom, Prostatahyperplasie mit Restharnbildung, Hypotension bei Hypovolämie, epileptische Anfallsleiden, Gallenwegserkrankungen und Pankreatitis. Bei Urämie ist die Empfindlichkeit gegen Opioide erhöht.

Akute Opioidvergiftung. Die akute Opioidvergiftung ist durch tiefes Koma mit oberflächlicher bis fast fehlender Atmung und maximaler Verengung der Pupillen (typische Trias: **Bewusstlosigkeit, Atemdepression** und **Miosis**) sowie Zyanose, kalte Haut und Hypothermie gekennzeichnet. Der Tod erfolgt durch Atemlähmung. Bei der **Therapie der Morphinvergiftung** steht die Behebung des Sauerstoffmangels im Vordergrund. Neben Beatmung ist die Gabe des Opioid-Antagonisten **Naloxon** (z. B. Naloxon-ratiopharm®) indiziert. Die Dosierung beträgt initial 0,4–2 mg intravenös, intramuskulär oder subkutan. Wegen der Gefahr eines lebensbedrohlichen Entzugssyndroms sind bei Abhängigen die Dosen zu reduzieren und gleichzeitig die Dosierungsintervalle zu verkürzen.

12.1.5.2 Schwach wirksame Opioide der WHO-Stufe 2

Codein (z. B. in Gelonida®) wird als Analgetikum nahezu ausschließlich in Kombination mit nichtopioiden Analgetika (z. B. Paracetamol) eingesetzt. Der analgetische Effekt beruht auf der Demethylierung (durch CYP2D6) zu Morphin (ca. 10 %). Bei langsamen Metabolisierern (slow metaboliser) von CYP2D6 (genetischer Polymorphismus) ist daher der analgetische Effekt unzureichend, bei sehr schnellen Metabolisierern (ultra rapid metaboliser) kann es zu Morphinintoxikationen kommen. Da somit bei ca. 10 % der kaukasischen Bevölkerung mit Problemen (unzureichende Wirkung oder Morphinintoxikation) zu rechnen ist, hat Codein an Bedeutung verloren.

Die orale Bioverfügbarkeit von Codein liegt bei ca. 40–60 %, seine Halbwertszeit bei ca. 2–3 Stunden.

Die mittlere Tagesdosis beträgt ca. 60–120 mg (als Codeinphosphat).

Tilidin selbst hat nur einen sehr schwachen agonistischen Effekt. Die eigentliche Wirksubstanz ist das durch oxidative Demethylierung am Stickstoff gebildete **Nortilidin**. Tilidin wird mit Naloxon fix kombiniert (z. B. 50 mg Tilidin + 4 mg Naloxon, z. B. Valoron® N retard). Dabei wird Tilidin bei der ersten Leberpassage aktiviert, Naloxon dagegen zu unwirksamen Metaboliten inaktiviert. Bei missbräuchlicher, parenteraler Gabe oder bei überhöhten oralen Dosen antagonisiert Naloxon die (Nor-)Tilidinwirkung und verhindert damit den Missbrauch. Bei leberinsuffizienten Patienten ist die fixe Kombination nicht indiziert, da in der insuffizienten Leber zu wenig wirksames Nortilidin gebildet und gleichzeitig Naloxon bei der ersten Leberpassage nicht vollständig eliminiert wird. Bei Niereninsuffizienten kann sie jedoch eingesetzt werden. Für die Kombination Tilidin/Naloxon in retardierter Form sind – im Gegensatz zur Tropfenformulierung – kaum Suchtfälle bekannt geworden. Die Tropfenformulierung wurde unter die Betäubungsmittelverschreibungsverordnung gestellt.

Die Halbwertszeit von Nortilidin beträgt 3–5 Stunden.

Die mittlere Tagesdosis beträgt ca. 100–300 mg.

Tramadol (z. B. Tramal®) ist ein Racemat und hat einen dualen Wirkungsmechanismus. Tramadol selbst und der via CYP2D6 gebildete Metabolit O-Desmethyl-Tramadol sind relativ schwache μ-Opioidrezeptoragonisten. Zusätzlich hemmt (+)-Tramadol die Wiederaufnahme von Serotonin und (–)-Tramadol die von Noradrenalin, die wichtige Transmitter des endogenen schmerzhemmenden Systems sind. Tramadol führt – besonders bei höherer Dosierung – relativ häufig zu Übelkeit und/oder Erbrechen, vermutlich durch Hemmung der Wiederaufnahme von Serotonin. In Kombination mit selektiven Serotonin-Wiederaufnahmehemmern (SSRI, z. B. Citalopram) oder anderen die Serotoninkonzentration beeinflussenden Substanzen (z. B. MAO-Hemmern) kann Tramadol ein sog. **Serotoninsyndrom** auslösen. Symptome dieses Syndroms sind Verwirrtheit, Unruhe, Fieber, Schwitzen, Ataxie, Hyperreflexie, Myoklonus und Diarrhö. Ein Absetzen der „serotoninergen" Substanzen bessert normalerweise die Beschwerden.

Die Halbwertszeit wird mit ca. 6 Stunden angegeben.

Die mittlere Tagesdosis beträgt ca. 100–300 mg.

12.1.5.3 Stark wirksame Opioide der WHO-Stufe 3

Alle Opioide der WHO-Stufe 3 unterliegen der Betäubungsmittelverschreibungsverordnung.

Morphin (z. B. MST®) ist nach wie vor das Standardopioid. Es kann parenteral (z. B. intravenös, subkutan, epidural), oral in Form von Retardpräparaten und rektal appliziert werden. Die Resorption von Morphin aus dem Gastrointestinaltrakt erfolgt relativ langsam. Außerdem weist es einen ausgeprägten First-Pass-Effekt auf.

Die orale Bioverfügbarkeit nicht retardierter Formulierungen beträgt ca. 25 %, bei retardierten Zubereitungen steigt sie auf ca. 40 % an.

Allerdings wird Morphin bei der ersten Leberpassage mittels UDP-Glucuronyltransferase in erheblichem Umfang in das ebenfalls wirksame **Morphin-6-Glucuronid** (M-6-G) umgewandelt. Hauptmetabolit ist das unwirksame Morphin-3-Glucuronid. Die Ausscheidung erfolgt überwiegend renal in Form der Glucuronide. Die Halbwertszeit liegt zwischen 2 und 3 Stunden.

Die Einzeldosis beträgt bei intravenöser Applikation 5–10 mg (langsam), bei subkutaner Gabe 10–30 mg und bei oraler Gabe (retardierte Formulierungen) 30–60 mg. Die mittleren Tagesdosen liegen bei nicht Opioid-naiven Patienten zwischen 10–60 mg (parenteral) und 60–120 mg (oral). Bei niereninsuffizienten Patienten sollte Morphin nicht eingesetzt werden, da M-6-G kumuliert.

Oxycodon (z. B. Oxygesic®) ist etwas potenter als Morphin. Die orale Bioverfügbarkeit ist in Abhängigkeit von der Formulierung mit 40–80 % größer als die von Morphin. Die Metabolisierung erfolgt über CYP2D6, CYP3A4 und Glucuronidierung. Oxycodon wurde auch als Fixkombination mit Naloxon als Retardpräparat zugelassen (Targin®, z. B. 10 mg Oxycodon mit 5 mg Naloxon). Naloxon kann von der Darmlumenseite Opioidrezeptoren antagonistisch besetzen und somit einer Opioid-induzierten Obstipation teilweise vorbeugen. Nach der Resorption wird Naloxon bei der ersten Leberpassage fast vollständig abgebaut und antagonisiert deshalb die analgetische Wirkung von Oxycodon nicht.

Die Halbwertszeit beträgt 3–6 Stunden.

Die mittleren Tagesdosen liegen bei nicht Opioid-naiven Patienten zwischen 20 und 40 mg.

Hydromorphon (z. B. Palladon®) ist ca. 7,5-mal potenter als Morphin. Aufgrund eines ausgeprägten First-Pass-Effekts beträgt die orale Bioverfügbarkeit als Retardformulierung ungefähr 40 %. Der Hauptmetabolit Hydromorphon-3-Glucuronid ist analgetisch unwirksam und wird renal ausgeschieden. Im Gegensatz zu Morphin, kann kein 6-Glucuronid gebildet werden.

Die Halbwertszeit beträgt ungefähr 2–4 Stunden.

Die mittleren Tagesdosen betragen bei nicht Opioid-naiven Patienten 2 mg (parenteral) und 8–32 mg (Retardkapsel).

Levomethadon (L-Polamidon®) ist etwa viermal potenter als Morphin. Es ist das wirksame *R*(−)-Enantiomer des Methadon-Racemats [das *S*(+)-Enantiomer besitzt nahezu keine analgetische Wirksamkeit]. Für die Schmerztherapie ist in Deutschland nur Levomethadon zugelassen. Abstinenzerscheinungen entwickeln sich langsamer und weniger stark als z. B. mit Morphin. Die Substanz ist gut (> 80 %) oral bioverfügbar, sodass neben einer Injektionslösung auch eine Tropfenformulierung auf dem Markt ist. Letztere kann z. B. bei Schmerzpatienten mit einem Tumor in der oberen Schluckstraße angewendet werden. Methadon wird hauptsächlich über CYP3A4 metabolisiert, sodass Interaktionen mit CYP3A4-Hemmern (z. B. Itraconazol, Ritonavir, Verapamil) und CYP3A4-Induktoren (z. B. Carbamazepin, Rifampicin, Johanniskrautextrakt) zu beachten sind.

Die Halbwertszeit ist individuell sehr variabel und beträgt zwischen 20 und 60 (in Einzelfällen bis zu 100) Stunden.

Die mittlere Tagesdosis liegt bei nicht Opioid-naiven Patienten zwischen 2,5 und 7,5 mg.

Für die Substitution Drogenabhängiger ist sowohl Levomethadon als auch Methadon-Racemat (z. B. Methaddict®) zugelassen. Über eine Blockade des spannungsabhängigen Kaliumkanals hERG in Kardiomyozyten kann Methadon [hauptsächlich das *S*(+)-Enantiomer, nicht Levomethadon] eine QT-Zeit-Verlängerung bewirken.

Piritramid (Dipidolor®) ist ungefähr gleich potent wie Morphin und wird in Deutschland wegen seiner relativ guten Steuerbarkeit häufig zur intravenösen, postoperativen Schmerztherapie („Schmerztitration") eingesetzt.

Seine Halbwertszeit beträgt 4–10 Stunden. Eine orale Formulierung ist nicht auf dem Markt.

Die mittlere Tagesdosis beträgt 15–60 mg.

Tapentadol (Palexia®) hat ähnlich wie Tramadol einen dualen Wirkungsmechanismus. Es ist ein mittelstarker Agonist an μ-Opioidrezeptoren und hemmt die Wiederaufnahme des für die endogene Schmerzhemmung wichtigen Neurotransmitters Noradrenalin. Im Gegensatz zu Tramadol soll Tapentadol in therapeutisch relevanten Dosierungen die Serotoninwiederaufnahme nicht hemmen. Es kann bei starken, chronischen Schmerzen bei Erwachsenen eingesetzt werden. Auch für die Behandlung neuropathischer Schmerzen liegen positive Studien vor.

Aufgrund eines ausgeprägten First-Pass-Effekts liegt die orale Bioverfügbarkeit nur bei ca. 32 %. Die Metabolisierung erfolgt hauptsächlich durch Glucuronidierung und Sulfatierung, untergeordnet auch zu *N*-Desmethyl-Tapentadol (mittels CYP2C9 und 2C19) sowie zu OH-Tapentadol (mittels CYP2D6). Die beschriebenen Metaboliten sind nicht aktiv. Die Halbwertszeit beträgt ca. 4 Stunden.

Die mittlere Tagesdosis liegt zwischen 100 und 300 mg Tapentadol retard.

Pethidin (Dolantin®) ist etwa 5-mal weniger potent als Morphin.

Seine Bioverfügbarkeit wird mit ca. 50 %, seine Halbwertszeit mit 3–8 Stunden angegeben. Ein wichtiger Metabolit ist Norpethidin, das konvulsive Eigenschaften besitzt. Da Norpethidin nach wiederholter Gabe kumuliert, ist Pethidin für eine Dauertherapie nicht geeignet. Dies gilt insbesondere für niereninsuffiziente Patienten. Pethidin hat deshalb an Bedeutung verloren.

Nalbuphin (Nalpain®) ist ein gemischter κ-Agonist/μ-Antagonist und kann zur parenteralen kurzzeitigen Behandlung mittelstarker und starker, einschließlich postoperativer Schmerzen, eingesetzt werden. Für die chronische Schmerztherapie ist die Substanz nicht geeignet und nicht zugelassen. Aufgrund des Antagonismus am μ-Opioidrezeptor weist die Substanz nur ein geringes Missbrauchspotenzial auf, da bei opioidabhängigen Patienten nach Injektion sofort Entzugserscheinungen hervorgerufen werden. Die obstipierende und harnverhaltende Wirkung ist wahrscheinlich aufgrund des μ-Rezeptorantagonismus deutlich geringer ausgeprägt als bei anderen Opioiden. Schwere Nieren- und/oder Leberinsuffizienz, sowie die gleichzeitige Gabe von reinen μ-Rezeptoragonisten (z. B. Morphin) stellen Kontraindikationen dar.

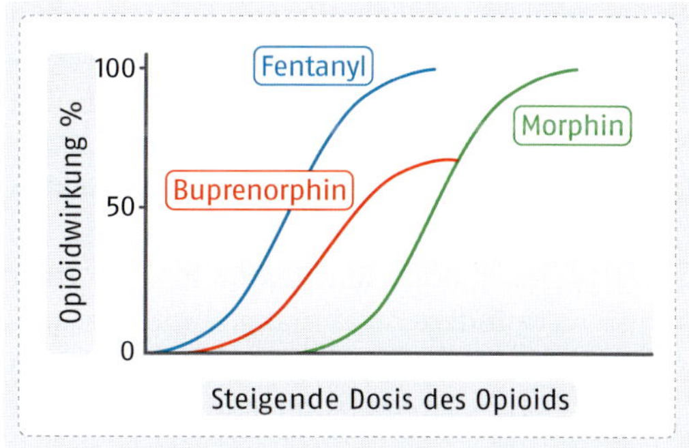

Abb. 12.3 Schematische Dosis-Wirkungs-Kurve von Buprenorphin im Vergleich zu Morphin und Fentanyl

Nalbuphin wird in der Leber zu mehreren (unwirksamen) Metaboliten abgebaut sowie in Form der Glucuronide renal eliminiert. Seine Halbwertszeit beträgt ca. 3 Stunden.

Die mittlere Tagesdosis beträgt 10–20 mg.

Buprenorphin (z. B. Temgesic®) ist ein Partialagonist (▸Kap. 3.1.1) an μ-Opioidrezeptoren und hat eine sehr hohe Affinität zu diesen. Es ist ca. 40-mal potenter als Morphin. Aufgrund der partialagonistischen Eigenschaft besitzt es eine niedrigere intrinsische Aktivität als reine Agonisten wie Morphin, sodass der maximale analgetische Effekt (Efficacy) von Morphin nicht erreicht wird (Ceiling-Effekt, Abb. 12.3). Therapeutisch gesehen ist dieser Ceiling-Effekt allerdings nur von untergeordneter Bedeutung, da Buprenorphin (wie auch andere Opioide) bei korrekter Anwendung nur im linearen Dosis-Wirkungskurven-Bereich eingesetzt wird. Buprenorphin wirkt außerdem mit niedriger Affinität antagonistisch an κ-Rezeptoren. Es hat prinzipiell ein ähnliches Abhängigkeitspotenzial wie andere Opioide und fällt daher – wie alle WHO-Stufe-3-Opioide – unter die Betäubungsmittelverschreibungsverordnung.

Außer zur Schmerztherapie wird Buprenorphin zur Substitution bei Opioidabhängigkeit verwendet (Subutex®). Durch die hohe Affinität von Buprenorphin zu μ-Rezeptoren und seine feste Rezeptorbindung wird z. B. Heroin von den Rezeptoren verdrängt bzw. kann nicht an μ-Rezeptoren binden und dadurch keine oder nur in vermindertem Umfang Euphorie auslösen. Auch die Fixkombination mit Naloxon (SUBOXONE®-Sublingualtabletten) ist zur Substitutionstherapie bei Opioidabhängigkeit zugelassen. Durch Naloxon soll der intravenöse Missbrauch (nach Extraktion der Wirkstoffe aus den Sublingualtabletten) verhindert werden.

Aufgrund seiner lipophilen Eigenschaften wird Buprenorphin gut resorbiert, ist aber wegen eines relativ hohen First-Pass-Effekts nach peroraler Gabe nur gering bioverfügbar (ca. 15 %). Die Bioverfügbarkeit von Sublingualtabletten beträgt dagegen ca. 55 %. Die Halbwertszeit liegt zwischen 12 und 16 Stunden.

Die mittleren Tagesdosen betragen in der Schmerztherapie 0,3–0,9 mg (parenteral), 0,4–1,0 mg (sublingual) und 0,8–1,6 mg (transdermal).

Da Buprenorphin nur langsam von den Opioidrezeptoren dissoziiert, sind bei Überdosierung bzw. Vergiftungen höhere Dosen des Antagonisten Naloxon als z. B. bei Morphin notwendig, um eine Atemdepression aufzuheben.

Die intravenöse Anwendung von **Fentanyl, Alfentanil, Sufentanil** und **Remifentanil** wird unter ▸Kap. 14.1.6 besprochen. **Fentanyl** wird außerdem in Form von Lutschtabletten (Actiq®), Bukkaltabletten (z. B. Effentora®), eines Bukkalfilms (z. B. Breakyl® Buccalfilm) oder eines Nasensprays (z. B. PecFent®) zur Therapie von Durchbruchschmerzen bei Tumorschmerzpatienten, die bereits eine Opioidbasistherapie erhalten, eingesetzt.

Transdermale therapeutische Systeme. Für die chronische Schmerztherapie (z. B. bei Tumorschmerzen) stehen Fentanyl- (z. B. Durogesic® SMAT) und Buprenorphin-Pflaster (z. B. Transtec PRO®) als transdermale therapeutische Systeme (TTS) mit verschiedenen Dosierungen/Freisetzungsraten zur Verfügung. Nach der ersten Pflaster-Applikation dauert es ca. 12–24 h, bis ausreichend hohe Plasmaspiegel und somit Analgesie erreicht werden. Danach bleibt ein relativ konstanter Plasmaspiegel bei – je nach Pflaster – ca. 3–7-tägigem Pflasterwechsel erhalten. Obstipation und Sedierung sollen bei der transdermalen Anwendung weniger ausgeprägt sein als nach oraler Morphin-Gabe. Bei Patienten mit erhöhter Hauttemperatur (z. B. durch Fieber, Heizkissen, Sauna, Solarium) wird mehr Substanz durch die Haut resorbiert, weshalb vermehrt opioidtypische Nebenwirkungen beobachtet werden.

12.1.6 Dronabinol

Cannabinoid-Rezeptoren. Cannabinoid-Rezeptoren (CB_1 und CB_2) werden sowohl im zentralen Nervensystem als auch in der Peripherie exprimiert. Der CB_1-Rezeptor wird überwiegend im ZNS gefunden, während der CB_2-Rezeptor hauptsächlich auf immunkompetenten Zellen des hämatopoetischen Systems, in den Tonsillen und in der Milz nachweisbar ist. CB-Rezeptoren hemmen bei Stimulation – G-Protein-($G_{i/o}$-)gekoppelt – Adenylylcyclasen. Dadurch bewirken sie – ähnlich wie Opioidrezeptoren – präsynaptisch eine Hemmung der Transmitterfreisetzung und postsynaptisch eine Hyperpolarisation der entsprechenden Zellen. Da CB-Rezeptoren in vielen Hirnregionen exprimiert werden, sind die vermittelten Wirkungen vielfältig. Sowohl Gedächtnis, Emotionen und Motorik als auch die Nozizeption können durch Cannabinoide beeinflusst werden.

Dronabinol, ein Stereoisomer von Δ^9-Tetrahydrocannabinol (THC), wird additiv in der Schmerztherapie von einigen Schmerztherapeuten eingesetzt. Es bindet unselektiv an die Cannabinoid-Rezeptoren und beeinflusst dadurch die Freisetzung von Neurotransmittern. Bisher ist in Deutschland noch kein Dronabinol-Fertigarzneimittel im Handel, doch steht es als verschreibungsfähige Rezeptursubstanz (auf Betäubungsmittelrezept!) zur Verfügung. Als Nebenwirkungen werden Tachykardie und Mundtrockenheit als Folge einer Wirkung auf die Acetylcholin-Freisetzung und -Biotransformation beobachtet. Außerdem werden zentralnervöse Wirkungen, wie z. B. Beeinträchtigung der Reaktionsfähigkeit und des Gedächtnisses, berichtet. Obwohl das Suchtpotenzial von Dronabinol relativ gering sein soll, können bereits nach Absetzen therapeutischer Dosen Entzugssymptome (Angst, Unruhe, Schlaflosigkeit, Speichelfluss, Durchfall, Erhöhung des Augeninnendrucks) auftreten. Außerdem ist eine physische Abhängigkeit möglich.

Ein aus dem Dickextrakt von ***Cannabis sativa*** hergestelltes Spray (Sativex®) steht zur bukkalen Anwendung bei Multiple-Sklerose-Patienten mit mittelschwerer bis schwerer Spastik zur Symptomverbesserung zur Verfügung. Die Hauptbestandteile dieses Fertigpräparats sind THC und Cannabidiol.

12.1.7 Antitussiva

Hustenreizstillende Mittel setzen die Häufigkeit und die Intensität von Hustenstößen durch Unterdrückung des Hustenreflexes infolge einer Hemmung des sog. Hustenzentrums im Stammhirn herab. Sie sind nur bei trockenem Reizhusten angezeigt, bei dem durch die Ausschaltung des Hustenreflexes keine Gefahr des Sekretstaus besteht. Als Nebenwirkungen der folgenden Antitussiva werden u. a. Kopfschmerzen, Müdigkeit, Übelkeit, Urtikaria und Überempfindlichkeitsreaktionen genannt.

Codein (z. B. Bronchicum® Mono Codein), dessen antitussive Wirkung hauptsächlich durch den Metaboliten Morphin hervorgerufen wird (s. o.), wird vorwiegend als Antitussivum und weniger als Analgetikum benutzt. Auch wird diskutiert, dass Codein selbst eine antitussive Wirkung hat. Die mittlere Tagesdosis beträgt 40–120 mg.

Dihydrocodein (z. B. Tiamon® mono) wird in der Leber u. a. in Dihydromorphin umgewandelt, das ein erhebliches Suchtpotenzial aufweist. DHC hat einen ausgeprägten First-Pass-Effekt (orale Bioverfügbarkeit ca. 20 %) und eine Halbwertszeit von 3–4 Stunden. Die mittlere Tagesdosis beträgt 35–70 mg (als Dihydrocodeinhydrogentartrat).

Noscapin (Capval®), ein Alkaloid des Schlafmohns, besitzt eine mit Codein vergleichbare antitussive, aber keine analgetische Wirkung. Neben Magen-Darm-Beschwerden und Kopfschmerzen, wurden auch schwerwiegende, aber sehr seltene Nebenwirkungen (z. B. Stevens-Johnson-Syndrom) beschrieben. Seine Halbwertszeit beträgt 4–5 Stunden. Die mittlere Tagesdosis liegt bei 50–100 mg.

Dextromethorphan (z. B. Silomat® DMP), das rechtsdrehende Enantiomer des Methylethers von Levorphanol, ist sehr gut antitussiv wirksam. Außerdem wird es aufgrund seiner NMDA-antagonistischen Wirkung auch zur Therapie neuropathischer Schmerzen eingesetzt. Allerdings interagiert Dextromethorphan bei Überdosierung auch mit Opioidrezeptoren. In einigen Ländern wurde deshalb eine Zunahme des Dextromethorphan-Abusus beobachtet. Dextromethorphan ist ein CYP2D6-Substrat, wodurch die Halbwertszeit von normal ca. 3–4 Stunden auf bis zu 45 Stunden bei CYP2D6-Langsam-Metabolisierern ansteigen kann.

Als mittlere Tagesdosis werden 22–88 mg gegeben.

Als Nebenwirkungen sind Magen-Darm-Beschwerden und Müdigkeit beschrieben. Bei Asthma bronchiale oder Atemdepression darf die Substanz nicht angewendet werden.

Pentoxyverin (z. B. Sedotussin® Hustenstiller) besitzt weder hypnotische noch atemdepressive Wirkungen. Als Nebenwirkungen wurden hauptsächlich Somnolenz, Fatigue, Übelkeit und Mundtrockenheit beobachtet. Ateminsuffizienz und ZNS-Depression stellen Kontraindikationen dar. Die Halbwertszeit liegt bei 2–6 Stunden. Die mittlere Tagesdosis beträgt 60–80 mg.

Benproperin (Tussafug®) hat ebenfalls keine zentral dämpfende Wirkung und kann auch bei Patienten mit eingeschränkter Atemfunktion eingesetzt werden. Es soll den Hustenreiz im afferenten Teil des Reflexbogens hemmen. Als Nebenwirkungen treten Schläfrigkeit, Übelkeit und Mundtrockenheit auf. Die Halbwertszeit beträgt ca. 2–6 Stunden. Als mittlere Tagesdosis werden 50–150 mg gegeben.

Levodropropizin (Quimbo®) blockiert die Hustenrezeptoren im Tracheobronchialbaum. Nebenwirkungen sind Übelkeit, Schläfrigkeit, Hautreaktionen und Tachykardien. Bei Patienten mit stark eingeschränkter Leberfunktion oder schwerer Niereninsuffizienz ist die Substanz kontraindiziert. Bei älteren Patienten sollte sie deshalb vorsichtig dosiert werden. Die Halbwertszeit ist mit ca. 1–2 Stunden angegeben. Die mittlere Tagesdosis beträgt 60–120 mg.

12.1.8 Therapie neuropathischer Schmerzen

Neuropathische Schmerzen (z.B. postzosterische Neuralgie, Polyneuropathie, posttraumatische Neuropathie) entstehen, wenn periphere oder zentrale Nerven geschädigt werden. Sie unterscheiden sich somit hinsichtlich ihrer Ätiologie, Pathogenese und Therapie von entzündlichen Schmerzen. Nichtsteroidale Antiphlogistika, aber auch Paracetamol und Metamizol sind dementsprechend nicht oder nur wenig wirksam. Versuche einer kausalen Behandlung (z.B. optimale Einstellung des Blutzuckers) stehen bei dieser Art von Schmerzen immer im Vordergrund. Zu ihrer Pharmakotherapie werden hauptsächlich einige **Antidepressiva**, **Antikonvulsiva** und **langwirkende Opioide** (◘ Tab. 12.2) entweder als Monotherapeutika oder in Kombination aus 2 oder 3 Wirkstoffen verschiedener Substanzklassen eingesetzt. Sollten die Schmerzen sowohl einen neuropathischen als auch einen entzündlichen Charakter aufweisen (**„mixed pain“**), werden die genannten Substanzen auch mit nichtsteroidalen Antiphlogistika kombiniert. Eine exakte Schmerzanamnese und detaillierte klinische Diagnostik sind deshalb von großer Bedeutung.

Tricyclische Antidepressiva vom **Amitriptylin-Typ** sind bei der Therapie neuropathischer Schmerzen am besten untersucht. Zusätzlich zum Serotonin- und Noradrenalin-Wiederaufnahme-hemmenden Effekt inhibieren sie spannungsabhängige Natriumkanäle, was zu ihrer

◘ **Tab. 12.2** Arzneistoffe zur Therapie neuropathischer Schmerzen mit Dosierungsempfehlungen für Erwachsene. Nach Leitlinie der Deutschen Gesellschaft für Neurologie

INN (Handelspräparat)	Startdosis (wirksame Dosis/Tag)
Antidepressiva	
Amitriptylin (z. B. Saroten®)	10–25 mg (50–75 mg)
Nortriptylin (Nortrilen®)	10–25 mg (50–75 mg)
Duloxetin (z. B. CYMBALTA®)	30 mg (60 mg)
Venlafaxin (z. B. Trevilor®)	37,5 mg (50–225 mg ret.)
Antiepileptika	
Gabapentin (z. B. Neurontin®)	300 mg (1200–2400 mg)
Pregabalin (z. B. LYRICA®)	75 mg (150 mg)
Carbamazepin (z. B. Tegretal®)	100–200 mg (600–1200 mg ret.)
Lamotrigin (z. B. Lamictal®)	25 mg (100–200 mg)
Opioide	
Tramadol ret. (z. B. Tramal®)	50–100 mg (Titration)
Morphin ret. (z. B. MST®)	10–30 mg (Titration)
Oxycodon (z. B. Oxygesic®)	10–20 mg (Titration)
Topische Therapie	
Lidocain-Pflaster (Versatis®)	5 %/700 mg (bis 3 Pflaster tgl.)
Capsaicin-Pflaster (Qutenza®)	179 mg (max. 4 Pflaster alle 90 Tage)

Wirkung bei neuropathischen Schmerzen maßgeblich beiträgt. Tricyclische Antidepressiva sind bei den verschiedensten Formen neuropathischer Schmerzen wirksam, wobei die mittleren Dosen niedriger sind als bei der antidepressiven Therapie und jeder Patient eine individuelle Dosis in Abhängigkeit von Wirkung und Nebenwirkungen benötigt. Eine eventuelle Wirkungslosigkeit kann frühestens nach 2–4 Wochen beurteilt werden. Die vielfältigen, insbesondere die anticholinergen Nebenwirkungen dieser Substanzen (▸Kap. 10.2.1.1) sind allerdings oft therapielimitierend.

Ebenfalls gut wirksam bei neuropathischen Schmerzen sind die selektiven **Serotonin-Noradrenalin-Wiederaufnahmehemmer Duloxetin** und **Venlafaxin**. Selektive Serotonin-Wiederaufnahmehemmer (SSRI) vom Typ Fluoxetin oder Citalopram sind dagegen nicht oder nur unzureichend effektiv.

Die bei neuropathischen Schmerzzuständen eingesetzten **Antikonvulsiva** lassen sich in Ca^{2+}-Kanal- (**Gabapentin**, **Pregabalin**) und Na^{+}-Kanal-modulierende (z. B. **Carbamazepin**, **Lamotrigin**) Substanzen einteilen.

Gabapentin und **Pregabalin** können bei einer Reihe von neuropathischen Schmerzsyndromen eingesetzt werden. Pregabalin ist im Gegensatz zu Gabapentin auch bei zentralen neuropathischen Schmerzen zugelassen. Durch Interaktion mit der **$\alpha_2\delta$-Untereinheit** von präsynaptischen spannungsabhängigen **Ca^{2+}-Kanälen** unterdrücken diese Substanzen die Freisetzung von pronozizeptiven Transmittern.

Carbamazepin wird hauptsächlich bei der Trigeminusneuralgie eingesetzt. Zu beachten ist die nichtlineare Pharmakokinetik und das hohe Interaktionspotenzial dieser Substanz.

Retardierte Opioide sind ebenfalls fester Bestandteil einer neuropathischen Schmerztherapie. Besonders für das WHO-Stufe-2-Opioid **Tramadol** und die WHO-Stufe-3-Substanzen **Morphin**, **Oxycodon** und **Tapentadol** liegen positive Studien bei postzosterischer Neuralgie bzw. diabetischer Neuropathie vor. Nebenwirkungen wie Obstipation müssen von Anfang an symptomatisch behandelt werden.

Pharmakodynamische und -kinetische Details und insbesondere Nebenwirkungen, Kontraindikationen und Interaktionen dieser Substanzen sind unter ▸Kap. 10.2.1 (Antidepressiva), ▸Kap. 16.2 (Antikonvulsiva) und ▸Kap. 12.1.5 (Opioide) beschrieben.

Darüber hinaus wurde **Capsaicin** als Pflaster (Qutenza® 179 mg kutanes Pflaster) zur Behandlung peripherer neuropathischer Schmerzen (außer bei diabetischer Neuropathie) zugelassen. Capsaicin aktiviert **TRPV1-Kanäle** und führt somit akut, unmittelbar nach Applikation des Pflasters, zu lokaler Hyperthermie, gesteigerter Durchblutung und lokaler Schmerzhaftigkeit. Bei der Freisetzung größerer Capsaicin-Mengen (wie nach Applikation des Qutenza®-Pflasters) werden die Nozizeptoren nach ca. einer Woche allerdings weniger empfindlich für Schmerzreize. Mechanistisch lässt sich dieser paradoxe Effekt mit einer TRPV1-vermittelten Desensibilisierung und Apoptose der betroffenen Nozizeptoren erklären. Das Pflaster muss deshalb nach einer 30–60-minütigen Expositionszeit wieder entfernt und die Haut mit dem zum Präparat gehörenden Reinigungsgel gereinigt werden. Nach ca. einer Woche kommt es zur Schmerzlinderung, die mehrere Wochen anhält, bis die betroffenen Nozizeptoren sich wieder regeneriert haben. Falls die Schmerzen persistieren oder wieder auftreten, kann nach frühestens 90 Tagen die Behandlung wiederholt werden. Als Nebenwirkungen treten, dem Wirkungsmechanismus entsprechend, u. a. lokales Brennen, Schmerzen, Erythem und Pruritus an der Applikationsstelle auf. Diesen vorübergehenden, applikationsbedingten Beschwerden kann mit einem topischen Lokalanästhetikum vor Aufkleben des Pflasters vorgebeugt werden. Resorbiertes Capsaicin wird mit einer Halbwertszeit von ca. 6 Stunden abgebaut. Ein unbeabsichtigter Kontakt z. B. mit Schleimhäuten oder Augen muss unbedingt vermieden werden.

12.1.9 Therapie der Migräne

Unter einer Migräne versteht man chronisch-rezidivierende, anfallsweise auftretende, häufig halbseitige Kopfschmerzen wechselnder Häufigkeit, Stärke und Dauer. Die Prävalenz beträgt ca. 12–14 % bei Frauen und 6–8 % bei Männern. Klinisch manifestiert sich die Migräne in verschiedenen Formen. Bei der weitaus häufigsten Form, der **Migräne ohne Aura**, nimmt der Kopfschmerz (meist halbseitig) langsam zu, hält im Mittel 18 (minimal 4 und maximal ca. 72) Stunden an und geht meist mit Übelkeit und Erbrechen sowie Lichtscheu und Geräuschempfindlichkeit einher. Körperliche Tätigkeit verstärkt den Schmerz, die Arbeitsfähigkeit ist beeinträchtigt. Bei der selteneren **Migräne mit Aura** kommt es unmittelbar vor dem Beginn der Kopfschmerzen zu passageren, 5–20 (selten bis 60) Minuten dauernden neurologischen Ausfallerscheinungen wie Parästhesien und Augensymptomen, z. B. in Form eines Flimmerskotoms. Manchmal treten auch Sprachstörungen oder Paresen auf. Die übrigen Symptome entsprechen denen der Migräne ohne Aura. Auslösende Faktoren sind u. a. psychischer Stress, Alkoholgenuss, Tyramin-haltige Speisen (z. B. Schokolade, Hartkäse) und hormonelle Schwankungen (vor allem bei Menstruationsbeginn).

Die Mechanismen, die zur Aktivierung des Trigemino-vaskulären-Systems führen, sind nur teilweise geklärt. Serotoninrezeptoren vom Typ 5-HT_{1B} und 5-HT_{1D} spielen im Rahmen der Pathogenese der Migräne eine bedeutende Rolle. Auf der glatten Muskulatur der intrakranialen extrazerebralen Gefäße sind u. a. 5-HT_{1B}-Rezeptoren exprimiert. Bei Stimulation dieser Rezeptoren (s. u.) werden die im Migräneanfall dilatierten Gefäße kontrahiert. 5-HT_{1D}-Rezeptoren sollen hauptsächlich an den präsynaptischen Endigungen von C-Fasern lokalisiert sein und dort die Freisetzung von Schmerz- und Entzündungsmediatoren regulieren.

Differenzialdiagnostisch von der Migräne abzugrenzen sind andere Kopfschmerzsyndrome wie der **Clusterkopfschmerz** (streng einseitige Kopfschmerzattacken von unerträglich bohrendem und brennendem Charakter mit einer Dauer zwischen 30 min und 3–4 Stunden), der **Spannungskopfschmerz** (dumpfer, bilateraler Kopfschmerz mittlerer Intensität, der häufig gut auf Antidepressiva vom Amitriptylin-Typ anspricht) und der **Pharmaka-induzierte Kopfschmerz** (dumpf-drückender, diffuser Dauerkopfschmerz, der unter Belastung zunimmt).

12.1.9.1 Therapie der akuten Migräneattacke

Bei der akuten Migräneattacke soll zunächst eine Reizabschirmung (abgedunkelter, geräuscharmer Raum) erfolgen. Bei leichten bis mittelschweren und kurzdauernden Migräneattacken ist vielfach die Kombination eines motilitätssteigernden Antiemetikums (z. B. **Metoclopramid**, 10–20 mg p. o. oder 20 mg rektal) mit einem nichtopioiden Analgetikum ausreichend effektiv. Gut wirksam sind **Acetylsalicylsäure** (ASS, 1000 mg i. v. oder p. o.), **Ibuprofen** (400–600 mg), **Diclofenac** (50–100 mg), **Paracetamol** (1000 mg), **Naproxen** (500–1000 mg) oder die Kombination von ASS (500 mg), Paracetamol (400 mg) und Coffein (100 mg). Fix-Kombinationen mit Paracetamol und Metoclopramid sind ebenfalls auf dem Markt. Als motilitätssteigerndes Antiemetikum eignet sich neben Metoclopramid auch Domperidon. Sie unterdrücken nicht nur die Übelkeit, den Brechreiz und das Erbrechen, sondern verbessern auch die Resorption der – bei korrekter Anwendung – nach ihnen applizierten Analgetika.

Zur akuten Behandlung der Kopfschmerzphase von Migräneanfällen haben sich Agonisten an 5-$HT_{1B/1D}$-Rezeptoren, die sog. **Triptane**, als rasch und gut wirksam erwiesen. Sie führen zu einer Konstriktion der im Migräneanfall dilatierten Gefäße (periphere Wirkkomponente), einer Hemmung der Neuropeptid-Freisetzung aus aktivierten Trigeminusnervenendigungen und einer Unterbrechung der trigeminalen nozizeptiven Transmission zum Nucleus caudalis (zentrale Wirkkomponente). Prototyp der Triptane ist **Sumatriptan** (z. B. Imigran®). Mit dem Ziel, einige seiner pharmakologischen Eigenschaften wie geringe orale Bioverfügbarkeit, kurze Halbwertszeit und relativ geringe Lipophilie und dadurch relativ schlechte ZNS-Gängigkeit zu verbessern, wurden als weitere 5-$HT_{1B/1D}$-Agonisten **Zolmitriptan** (AscoTop®), **Naratriptan** (Naramig®, rezeptfrei: Formigran®), **Rizatriptan** (MAXALT®), **Eletriptan**

(Relpax®), **Almotriptan** (Almogran®) und **Frovatriptan** (Allegro®) entwickelt. Ist ein schneller Wirkungseintritt erforderlich, sollte Sumatriptan subkutan appliziert werden. Auch bei der nasalen Applikation (von Sumatriptan oder Zolmitriptan) ist ein schnellerer Wirkeintritt gewährleistet als nach oraler Applikation. Suppositorien (mit Sumatriptan) haben sich bei Patienten mit frühem Erbrechen bewährt. Lipophilere Triptane (vor allem Eletriptan, Almotriptan) sind schneller und meist etwas besser wirksam als weniger lipophile Substanzen, allerdings verursachen sie auch mehr zentralnervöse unerwünschte Effekte.

Als Nebenwirkungen der Triptane werden passageres Kribbeln, Kältegefühl, Schmerzen, Schwere-, Druck- und Engegefühl in verschiedenen Körperregionen (insbesondere in Brust und Hals), ferner Flush, Benommenheit oder Schwindel sowie Müdigkeit und Sehstörungen beobachtet. Außerdem kann es zu einem kurzzeitigen Blutdruckanstieg kommen. Bei prädisponierten Personen besteht die Gefahr von Spasmen der Herzkranzgefäße.

Dementsprechend sind Triptane bei Patienten mit Koronarspasmen, symptomatischer ischämischer Herzkrankheit, überstandenem Herzinfarkt, Schlaganfall oder manifestem Hypertonus sowie Morbus Raynaud oder arterieller Verschlusskrankheit kontraindiziert. Auch in der Schwangerschaft, Stillzeit und bei Kindern und Jugendlichen unter 18 Jahren dürfen die meisten Triptane nicht eingesetzt werden. Als Ausnahmen sind für Jugendliche über 12 Jahren Sumatriptan- (10 mg) sowie Zolmitriptan-Nasenspray (2,5–5 mg) zugelassen.

Triptane sollen nicht gleichzeitig mit Substanzen, die den Serotoninstoffwechsel beeinflussen (Mutterkornalkaloiden, MAO-Hemmern, Serotonin-Wiederaufnahme-Hemmern), gegeben werden, da sich sonst ein **Serotoninsyndrom** (▸ Kap. 12.1.5.2) ausbilden kann.

Alternativ zu Triptanen kommt bei schweren, sehr langen Migräneanfällen die Gabe von **Ergotamintartrat** (Ergo-Kranit® Migräne) in Betracht. Ergotamintartrat ist wie die Triptane ein Agonist an 5-$HT_{1B/1D}$-Rezeptoren, allerdings interagiert es außerdem mit einer Reihe anderer, für die Migränetherapie nicht relevanter Rezeptoren. Dies erklärt das Auftreten bestimmter zusätzlicher Nebenwirkungen (Übelkeit, Diarrhö, Myokardfibrosen (selten), Krämpfe), die Triptane nicht zeigen. Ergotaminabusus führt zu Dauerkopfschmerz, Muskelbeschwerden und arteriellen Spasmen, als deren Folge u. U. eine Gangrän auftreten kann.

Die Dosis von Ergotamintartrat beträgt 2 mg oral. Die Maximaldosis von 4 mg Ergotamintartrat pro Tag und/oder Attacke bzw. von 6 mg pro Woche sollte keinesfalls überschritten werden.

12.1.9.2 Migräneprophylaxe

Eine Migräneprophylaxe sollte durchgeführt werden, wenn die Patienten drei oder mehr Attacken pro Monat haben, die Dauer und der Schweregrad der einzelnen Attacken einen besonderen Leidensdruck darstellen und/oder die akuten Attacken ungenügend pharmakologisch kontrolliert werden können. Ziel der Migräneprophylaxe ist die Verringerung der Zahl und Schwere der Migräneanfälle. Als nichtmedikamentöse, prophylaktische Maßnahmen sind das Vermeiden übermäßiger Nahrungs- und Flüssigkeitsaufnahme am Abend, Reduzierung des Alkoholkonsums, geregelter Schlaf und eine Verhaltenstherapie zu nennen.

Zur **Migräneprophylaxe** werden die β-Adrenozeptorblocker Propranolol, Metoprolol und Bisoprolol, der Calciumantagonist Flunarizin und die Antiepileptika Valproinsäure und Topiramat als Mittel der 1. Wahl eingesetzt. Darüber hinaus werden einige Substanzen (als Mittel der 2. Wahl) mit schlechterer Wirksamkeits-Evidenz (Amitriptylin, Venlafaxin, Pestwurzextrakt, Mg^{2+}-Salze, Gabapentin, Acetylsalicylsäure, Naproxen) eingesetzt. Bei Patienten mit chronischer Migräne, die auf eine prophylaktische Therapie nur unzureichend ansprechen, kann auch **Botulinumtoxin** (BOTOX®) eingesetzt werden.

Der genaue Wirkungsmechanismus der β-Adrenozeptorblocker bei der Migräneprophylaxe ist nicht bekannt, der Angriff an peripheren β-Rezeptoren scheint nicht entscheidend zu sein. **Propranolol** (z. B. Dociton®), **Metoprolol** (z. B. Beloc-Zok®) oder **Bisoprolol** (z. B. Concor®) sind besonders bei Patienten indiziert, die neben ihrer Migräne beispielsweise noch an Bluthochdruck, koronarer Herzkrankheit oder chronischer Herzinsuffizienz leiden. Patienten mit Asthma bronchiale, Depressionen oder Diabetes mellitus sollten hingegen keinen Betablocker erhalten. Die übliche Tagesdosis (einschleichend) von Propranolol beträgt 40–240 mg, die von Metoprolol 50–200 mg und die von Bisoprolol 5–10 mg.

Der Einsatz von Calciumantagonisten als Migräneprophylaktika wird kontrovers diskutiert. Als sicher wirksam kann der Calciumoverload-Blocker **Flunarizin** (z. B. Natil® N) eingestuft werden. Epileptiker, Patienten mit Morbus Parkinson und/oder Depressionen sollten nicht mit Flunarizin behandelt werden. Die Tagesdosis von Flunarizin beträgt 5–10 mg. Nifedipin ist nicht wirksam.

Auch das Antiepileptikum **Topiramat** (Topamax® Migräne) ist zur Migräneprophylaxe zugelassen. Gewichtsverlust und kognitive Störungen können manchmal therapielimitierend sein. Andererseits kann Topiramat besonders bei übergewichtigen Patienten eingesetzt werden. Die Tagesdosis von Topiramat liegt zwischen 25 und 100 mg.

In besonderen Fällen (z. B. bei Migräne plus Spannungskopfschmerz oder bei depressiven Patienten) können auch tricyclische Antidepressiva zur Migräneprophylaxe angewandt werden. Die meisten positiven Erfahrungen liegen für **Amitriptylin** (z. B. Saroten®, Tagesdosis 50–150 mg) vor. Engwinkelglaukom und Prostataadenom sind Kontraindikationen.

Nach einer Therapiedauer von 6–9 Monaten (die Gabe von β-Adrenozeptorblockern ist auch über einen längeren Zeitraum möglich) sollte das Medikament ausschleichend abgesetzt und der weitere Verlauf über 2–3 Monate beobachtet werden. Nehmen die Migräneanfälle dann erneut an Häufigkeit und Schwere zu, können die prophylaktischen Maßnahmen wieder aufgenommen werden.

12.2 Erkrankungen des rheumatischen Formenkreises und ihre Therapie

Unter dem Oberbegriff Erkrankungen des rheumatischen Formenkreises werden Krankheiten zusammengefasst, die sich vor allem im Bereich der Gelenke und der sie umgebenden Weichteile abspielen, wobei es sich jedoch meist um Systemerkrankungen handelt. Man unterscheidet entzündliche, degenerative und extraartikuläre Formen (◘ Tab. 12.3). Für die therapeutischen Maßnahmen sind die Ätiopathogenese, die klinische Symptomatik, die Immundiagnostik und der Krankheitsverlauf entscheidend.

Die **rheumatoide Arthritis** (RA), die ca. 1 % der Bevölkerung (Frauen zu Männer = 3:1) betrifft, ist eine chronisch entzündliche, systemische Autoimmunerkrankung. Neben den Gelenken können nahezu alle Organe betroffen sein (insbesondere Herz und Lunge). Die eigentliche Krankheitsursache ist unbekannt, das Zusammenspiel einer bestimmten genetischen Disposition mit Umweltfaktoren und epigenetischen Modifizierungen gilt allerdings als gesichert. Ein wesentlicher genetischer Risikofaktor stellt das humane Leukozytenantigen-(HLA-) DR4 Klasse II dar. Patienten mit rheumatoider Arthritis exprimieren in bis zu 70 % der Fälle HLA-DR4. Raucher, die ACPA- (**Anti-citrullinierte-Protein-Antikörper**-) positiv sind und HLA-DRB1 exprimieren, haben ein besonders hohes Risiko, an RA zu erkranken.

Nach den derzeitigen Vorstellungen zur **Pathogenese der rheumatoiden Arthritis** löst bei entsprechend prädisponierten Patienten (s. o.) eine unbekannte Noxe (evtl. Bakterien, Viren, Rauchen) eine Autoimmunreaktion mit entzündlicher Infiltration der Gelenkschleimhaut (Synovialis) mit T- und B-Lymphozyten sowie dendritischen Zellen aus, sodass das humorale und zelluläre Abwehrsystem aktiviert wird. Dabei kommt es zur Freisetzung von Zytokinen (vor allem TNF-α), die die entzündliche Reaktion unterhalten.

Folgende Arzneistoffgruppen werden in der Therapie der rheumatoiden Arthritis eingesetzt:

- nichtsteroidale Antiphlogistika (NSAIDs, Non-steroidal anti-inflammatory drugs),
- Glucocorticoide (steroidale Antiphlogistika) und
- sog. Basistherapeutika bzw. Remissionsinduktoren (DMARDs = den Krankheitsverlauf beeinflussende Antirheumatika, „**d**isease **m**odifying **a**nti**r**heumatic **d**rugs").

Tab. 12.3 Erkrankungen des rheumatischen Formenkreises. Nach Herold

I. Entzündliche rheumatische Erkrankungen (autoimmunbedingt)
a) Rheumatoide Arthritis (RA) und ihre Sonderformen, b)[1] ankylosierende Spondylitis (Morbus Bechterew), c)[1] Psoriasis-Arthritis, d)[1] reaktive Arthritis (postinfektiöse Arthritis), e)[1] enteropathische Arthritis (intestinale Arthropathie), f) Kollagenosen, ■ systemischer Lupus erythematodes (SLE), ■ Sjögren-Syndrom, ■ progressive systemische Sklerose (systemische Sklerodermie), ■ Polymyositis und Dermatomyositis, ■ Mischkollagenosen (Sharp-Syndrom), g) Vaskulitiden, ■ Vaskulitis kleiner Gefäße (ANCA-assoziierte): Wegenersche Granulomatose, Churg-Strauss-Syndrom, mikroskopische Panarteriitis, ■ Vaskulitis kleiner Gefäße (nicht-ANCA-assoziierte): Purpura-Schönlein-Henoch, kryoglobulinämische Vaskulitis, kutane leukozytoklastische Angiitis, ■ Vaskulitis mittelgroßer Gefäße: Panarteriitis nodosa, Kawasaki-Syndrom, ■ Vaskulitis großer Gefäße: Polymyalgia arteriitica (Polymyalgia rheumatica und Arteriitis cranialis), Takayasu-Arteriitis
II. Degenerative Gelenkerkrankungen (Arthrosen)
III. Extraartikuläre Rheumaformen
a) Fibromyalgie-Syndrom, b) Bursitis, c) Tendovaginitis

[1] Seronegative Spondyloarthritiden
ANCA Anti-Neutrophile Cytoplasmatische Antikörper

12.2.1 Nichtsteroidale Antiphlogistika (NSAIDs)

Diese Substanzen wurden bereits unter ▸Kap. 12.1.3.1 ausführlich besprochen. Sie sind bei nahezu allen entzündlichen rheumatischen Erkrankungen zur rein symptomatischen Behandlung (Unterdrückung der entzündlichen Reaktionen, Schmerzlinderung) indiziert. Der Krankheitsverlauf wird durch NSAIDs nicht beeinflusst. Die gastrointestinalen Nebenwirkungen der NSAIDs sind bei einer Dauertherapie oft therapielimitierend, da sie zu Komplikationen wie Ulzerationen, Blutungen und Perforationen sowie konsekutiv sogar zum Tod führen können. Patienten mit einem erhöhten Risiko für solche Nebenwirkungen erhalten deshalb entweder eine Kombinationstherapie eines klassischen NSAID mit einem Protonenpumpeninhibitor (PPI), einen selektiven COX-2-Hemmer (Coxib) oder sogar eine Kombination eines selektiven COX-2-Hemmers mit einem PPI. Unbedingt zu beachten ist auch das erhöhte Risiko für kardiovaskuläre Komplikationen (z. B. Herzinfarkt) einer Coxib- bzw. herkömmlichen NSAID-Therapie. Nach jetzigem Kenntnisstand gibt es diesbezüglich keinen gravierenden Unterschied zwischen Coxiben und herkömmlichen NSAIDs.

12.2.2 Glucocorticoide

Die Glucocorticoide werden in ▸Kap. 21.7 detailliert besprochen. Mechanistisch betrachtet sind Glucocorticoide in der Lage, in die Regulation einiger proinflammatorischer Gene einzugreifen und so die Synthese von proinflammatorischen Zytokinen und die Induktion der Cyclooxygenase-2 zu unterdrücken. Bei rheumatischen Erkrankungen werden sie wegen ihrer sehr guten antiphlogistischen Wirksamkeit in Form einer intraartikulären Lokaltherapie, einer kurzfristigen oralen Stoßtherapie oder einer parenteralen Pulstherapie angewendet. Die hochdosierte Anwendung sollte, wenn irgend möglich, zeitlich begrenzt und die Dosierung nach stufenweiser Reduktion unter die sog. **Cushing-Schwelle** (7,5 mg Prednisolonäquivalent), gesenkt werden. Darüber hinaus werden Glucocorticoide zunehmend oral in niedriger Dosis (z. B. initial 20 mg/Tag, danach stufenweise Reduktion auf < 7,5 mg/Tag Prednisolon) gleich zu Beginn einer Therapie der rheumatoiden Arthritis in Kombination mit Methotrexat eingesetzt, da damit im Vergleich zu einer Methotrexat-Monotherapie (s. u.) die Ansprechrate erhöht werden kann. Diese „Low-dose“-Glucocorticoid-Therapie wird mindestens bis zum Ansprechen der Basistherapie (ca. 3 Monate) fortgesetzt. Sie kann aber auch längerfristig, dann in sehr niedriger Dosierung (z. B. 2,5–5 mg Prednisolon/Tag), durchgeführt werden, da Glucocorticoide auch krankheitsmodifizierend wirken und Gelenkschäden reduzieren können. Eine Basistherapie können sie allerdings auf keinen Fall ersetzen. Bei Einstellung auf eine orale Langzeit-Niedrigdosis-Therapie muss beachtet werden, dass die Dosis über mehrere Wochen in kleinen Schritten reduziert wird.

Einen hohen Stellenwert haben Glucocorticoide auch bei malignen Verlaufsformen (z. B. bei Gefäßbeteiligung).

Die **Nebenwirkungen** einer Glucocorticoidtherapie sind in ▸ Kap. 21.7.1 zusammengefasst. In der Rheumatologie ist die wichtigste unerwünschte Wirkung die **Osteoporose**. Ihr Ausmaß hängt hauptsächlich von der Dosis, der Dauer der Therapie, der kumulativen Gesamtdosis und vom Geschlecht des Patienten ab (Frauen sind häufiger betroffen). Deshalb sollte eine begleitende Therapie mit 1000 mg eines Calciumsalzes und ca. 800 IE Vitamin D_3 täglich (z. B. Calcium D_3 STADA®) erfolgen.

Glucocorticoide wirken nicht direkt ulzerogen. Sie steigern jedoch die Ulkusinzidenz der nichtsteroidalen Antiphlogistika ca. um das Drei- bis Vierfache. Folglich sind fixe Kombinationen von Glucocorticoiden mit NSAIDs obsolet.

12.2.3 Basistherapeutika (Disease modifying antirheumatic drugs, DMARDs)

Bei chronisch entzündlichen Rheumaformen, insbesondere bei der rheumatoiden Arthritis, wird versucht, mit sog. Basistherapeutika eine Retardierung der destruierenden Krankheitsprozesse, im Idealfall sogar eine **Remission** zu erreichen und aufrecht zu erhalten. Der Einsatz dieser Substanzen erfolgt möglichst frühzeitig unmittelbar nach **Diagnosesicherung** und in den meisten Fällen dauerhaft. Bei degenerativen rheumatischen Erkrankungen finden Basistherapeutika dagegen keine Verwendung. Da diese Substanzen nicht analgetisch wirken, werden sie in der Regel mit NSAIDs kombiniert. Die Auswahl der Substanz bzw. der Kombination orientiert sich an verschiedenen Krankheitsfaktoren wie Krankheitsaktivität und -verlauf sowie möglichen Kontraindikationen für einzelne Substanzen. Ein wichtiger Gesichtspunkt ist ferner die Latenz bis zum Wirkungseintritt, da alle klassischen Basistherapeutika (Ausnahme „Biologicals“, s. u.) nicht sofort, sondern erst nach mehreren Wochen bis Monaten wirken.

Die Bezeichnung Basistherapeutika darf nicht zu einem unkritischen Einsatz dieser Wirksubstanzen verleiten, da diese z. T. erhebliche Nebenwirkungen aufweisen. Für ihre Anwendung sind eine gesicherte Diagnose sowie der Nachweis der Progredienz der Erkrankung Voraussetzung. Auch sollten sie nur von erfahrenen Rheumatologen eingesetzt werden.

12.2.3.1 Immunsuppressiva

Immunsuppressiva werden auch unter ▸ Kap. 32.4 behandelt. Mit Ausnahme von Leflunomid wurden diese Wirkstoffe primär nicht für die antirheumatische Therapie, sondern für andere Indikationen entwickelt. Für die Therapie der rheumatoiden Arthritis werden sie aufgrund der pathophysiologischen Erkenntnis, dass Erkrankungen des rheumatischen Formenkreises Autoimmunerkrankungen sind, eingesetzt. Zu diesen Substanzen gehören Methotrexat, Leflunomid, Azathioprin, Ciclosporin, Sulfasalazin,

(Hydroxy-) Chloroquin, D-Penicillamin und Natriumaurothiomalat.

Methotrexat (MTX; z. B. Lantarel®) hemmt die Bildung von Tetrahydrofolsäure, indem es die **Dihydrofolat-Reduktase** inhibiert. Da Tetrahydrofolsäure für die De-novo-Synthese von Purinnucleotiden benötigt wird und diese wichtig sind für die Proliferation von T-Lymphozyten, hemmt MTX letztendlich die für die Pathogenese der RA wichtige Proliferation von T-Lymphozyten und somit auch die Zytokinsynthese. MTX (niedrig dosiert, sog. „Low-dose"-MTX, s. u.) gilt heute unter den Basistherapeutika als **Mittel der 1. Wahl**. Auch in der Kombinationsbasistherapie ist MTX die am häufigsten eingesetzte Substanz. Seine Vorteile bestehen einerseits in einem im Vergleich zu anderen DMARDs schnelleren Wirkungseintritt (mit einem deutlichen Effekt ist nach etwa 1–2 Monaten zu rechnen), andererseits in einem einfachen Dosierungsschema.

Die orale Bioverfügbarkeit von MTX beträgt im Mittel ca. 70 % (25–100 %), seine Halbwertszeit 3–17 Stunden. MTX ist zu ca. 50 % an Plasmaproteine gebunden. Der freie Anteil wird mithilfe des Folsäure-Transporters in die Zelle eingeschleust und dort durch die Folylglutamase polyglutaminoyliert. Die entstandenen Polyglutamate reichern sich intrazellulär an und werden nur sehr langsam eliminiert. Nebenwirkungen sind somit auch noch nach Absetzen der Substanz über Wochen zu beobachten. Die Ausscheidung erfolgt hauptsächlich renal durch glomeruläre Filtration und aktive Sekretion mittels organischer Anionen-Transporter. Säuren vom Typ der nichtsteroidalen Antiphlogistika oder Penicilline, die ebenfalls über diese Transporter sezerniert werden, verringern dosisabhängig die renale Clearance von MTX, das ebenfalls eine Säure ist, und erhöhen dadurch seine Plasmaspiegel. Tetracycline, Phenytoin, Salicylate u. a. können MTX aus der Plasmaeiweißbindung verdrängen und erhöhen so die proteinungebundene Konzentration von MTX und damit ebenfalls seine freie Plasmakonzentrationen und Toxizität. Im für die Rheumatologie typischen, niedrigen **Dosisbereich (15–25 mg/Woche)** sind diese Interaktionen allerdings nur von geringer klinischer Relevanz, da durch diese Interaktionen zwar die Plasmaspiegel von MTX erhöht werden, allerdings meist nicht bis in den toxischen Bereich. Falls diese indirekte Dosiserhöhung von MTX klinisch nicht hinnehmbar ist, kann den Interaktionen durch eine etwas niedrigere MTX-Wochendosis vorgebeugt werden.

Methotrexat wird sowohl oral, subkutan als auch intramuskulär appliziert. Aufgrund der sehr variablen oralen Bioverfügbarkeit (s. o.) ist parenteral appliziertes MTX in der Regel wirksamer als oral verabreichtes. Die Dosierung bei der Verwendung als Basistherapeutikum ist mit einer Startdosis von 7,5–15 mg einmal wöchentlich und einer Dauerdosis 15–25 mg/Woche wesentlich niedriger als in der Tumortherapie.

Wichtige Nebenwirkungen sind Übelkeit, Erbrechen, Diarrhö, Ulzerationen im Gastrointestinaltrakt, Dermatitis, Exantheme, Stomatitis, Transaminasenanstieg, Alveolitis, Pneumonitis, vermehrte Infektanfälligkeit und Teratogenität. Zur Abschwächung der hepatischen und gastrointestinalen Nebenwirkungen wird einen Tag nach erfolgter MTX-Gabe Folsäure (z. B. Folsan®) in einer Dosierung von 5–10 mg appliziert.

Kontraindikationen sind u. a. Schwangerschaft, Stillzeit, Leber- und/oder Niereninsuffizienz, Immundefizienz, erhöhter Alkoholkonsum und Magen-Darm-Ulzerationen.

Leflunomid (z. B. Arava®) ist für die Basistherapie der rheumatoiden Arthritis und für die Psoriasis-Arthritis indiziert. Der aktive Metabolit **Teriflunomid**, der für die Therapie der Multiplen Sklerose zugelassen ist (▸ Kap. 32.4.8), inhibiert die De-novo-Pyrimidinsynthese durch reversible Hemmung des Enzyms **Dihydroorotat-Dehydrogenase**. Aktivierte T-Lymphozyten sind stärker als andere Zellen von der Pyrimidin-Synthesehemmung betroffen, da sie ihre Pyrimidin-Nucleotidspiegel ca. 8-fach erhöhen müssen, um zu proliferieren. Diesen erhöhten Nucleotidbedarf können sie nicht allein über den sog. „Salvage-Pathway" (Bildung von Nucleotiden aus 5-Phospho-ribosyl-1-diphosphat und Wiederverwertung der entsprechenden Basen, sog. Pyrimidin-Recycling) decken, sondern benötigen die De-novo-Pyrimidinsynthese.

Aufgrund der langen Halbwertszeit des aktiven Metaboliten (ca. 15 Tage) sollte theoretisch zunächst über 3 Tage eine Initialdosis („loading dose") von 100 mg/Tag appliziert werden. In der Praxis wird jedoch aufgrund der mit der Initialdosis verbundenen erhöhten Rate an Nebenwirkungen (s. u.) meist von Anfang an nur mit der Erhaltungsdosis von 10–20 mg/Tag therapiert.

Als Nebenwirkungen kommen hauptsächlich Diarrhö, Übelkeit, Alopezie, Allergien und Blutdruckanstieg vor. Deshalb muss der Blutdruck vor Beginn und während einer Leflunomid-Therapie in regelmäßigen Abständen kontrolliert werden. Patienten mit erhöhtem Blutdruck sollten nicht mit Leflunomid behandelt werden. Ebenso wurde über seltene, aber schwere Leberschäden berichtet, sodass Leflunomid bei leberinsuffizienten Patienten nicht eingesetzt werden soll. Sehr selten wurde ein Stevens-Johnson-Syndrom beobachtet. Daher gelten schwere Hautreaktionen in der Anamnese ebenfalls als Kontraindikation. Der aktive Metabolit von Leflunomid ist ein CYP2C9-Hemmstoff. Folglich werden ebenfalls über CYP2C9 metabolisierte Substanzen (z. B. Phenytoin) bei gleichzeitiger Gabe mit Leflunomid langsamer abgebaut. Im Tierexperiment wirkt Leflunomid teratogen, sodass auf eine zuverlässige Kontrazeption unter der Behandlung mit Leflunomid und bis zu 2 Jahre danach geachtet werden muss. Darüber hinaus ist Leflunomid bei Patienten mit schwerem Immundefekt (z. B. AIDS), gefährlichen Infektionen, eingeschränkter Knochenmarksfunktion, Leber- bzw. Niereninsuffizienz und in der Stillzeit kontraindiziert.

Eine Kombination von Leflunomid mit Methotrexat ist möglich, da dann nicht nur die Pyrimidin-, sondern auch die Purinsynthese beeinflusst wird.

Azathioprin (z. B. Imurek®, ▸ Kap. 32.4.5) ist ein Prodrug und wird fast vollständig zu **6-Mercaptopurin** biotransformiert. Die Substanz kann bei schweren Formen der aktiven rheumatoiden Arthritis, die mit weniger toxischen Basistherapeutika nicht kontrolliert werden kann, eingesetzt werden. Die immunsuppressive Wirkung ist mit der von Methotrexat vergleichbar. Aufgrund eines im Vergleich zu Methotrexat ungünstigeren Nutzen-Risiko-Verhältnisses hat Azathioprin allerdings an Bedeutung verloren und ist bei der Therapie der rheumatoiden Arthritis nur noch **Reservesubstanz**. In der Rheumatologie wird die Substanz hauptsächlich noch in der Therapie des **systemischen Lupus erythematodes** eingesetzt.

Die Halbwertszeit von Azathioprin wird mit 3–5 Stunden, die von 6-Mercaptopurin mit ca. 1,5 Stunden angegeben.

Die Tagesdosis liegt zwischen 1–3 mg/kg KG.

Ciclosporin (z. B. Sandimmun®). Das primär für die Transplantationsmedizin entwickelte Immunsuppressivum (▸ Kap. 32.4.1) ist auch für die Therapie einer schweren rheumatoiden Arthritis zugelassen, wenn eine konventionelle Basistherapie (z. B. mit Methotrexat) sich als ungeeignet erwiesen hat. Über eine Hemmung des Transkriptionsfaktors NF-AT blockiert Ciclosporin vor allem die Interleukin-2-Synthese und wirkt daher auch antiphlogistisch.

Ciclosporin hat eine variable orale Bioverfügbarkeit (20–50 %) und wird mit einer mittleren Halbwertszeit von ca. 7 Stunden eliminiert, die bei leberinsuffizienten Patienten auf 20 Stunden ansteigen kann.

In der Kombination mit Methotrexat beträgt die Dosierung 2,5–3 mg/kg und Tag, aufgeteilt auf 2 Dosen.

Als Nebenwirkungen müssen vor allem Nierenfunktionsstörungen (bei hohen Dosen wirkt es nephrotoxisch), Leberfunktionsstörungen, Infektanfälligkeit, Hypertonie, Hyperlipidämie, Hypertrichose, Gingivahyperplasie, Tremor, Parästhesien und Übelkeit/Erbrechen beachtet werden. Ferner wird diskutiert, ob Ciclosporin das Risiko für die Entstehung von Tumoren erhöhen kann. Es ist deshalb bei Patienten mit malignen Tumoren, unkontrolliertem Bluthochdruck, Infektionskrankheiten und vor allem schweren Nierenfunktionsstörungen kontraindiziert. Bei mäßiger Niereninsuffizienz muss die Dosis reduziert werden.

Da die Substanz sowohl über CYP3A4 abgebaut wird als auch ein Hemmer von CYP3A4 und P-Glykoprotein ist, ergeben sich sehr viele Interaktionsmöglichkeiten. CYP3A4-Inhibitoren (z. B. Erythromycin, Itraconazol, Verapamil) erhöhen die Ciclosporinspiegel, CYP3A4-Induktoren (z. B. Rifampicin, Carbamazepin, Phenytoin, Johanniskrautextrakt) erniedrigen sie. Vorsicht ist auch bei gleichzeitiger Gabe von potenziell nephrotoxischen Substanzen (z. B. Gentamicin, Amphotericin B) geboten. In der Schwangerschaft und Stillzeit sollte die Substanz ebenfalls nicht gegeben werden.

Sulfasalazin (Salazosulfapyridin, z. B. Azulfidine® RA) wird wegen eines relativ günstigen Nutzen-Risiko-Verhältnisses sowohl als Monotherapeutikum als auch in Kombination mit anderen DMARDs verwendet. Als Wirkungsmechanismus wurde beschrieben, dass Sulfasalazin vermutlich die Aktivierung des Transkriptionsfaktors NF-κB hemmt.

Die Dosierung erfolgt einschleichend, dann werden 2 g/Tag gegeben. Eine Steigerung der täglichen Dosis auf maximal 3–4 g ist möglich.

Die Nebenwirkungen sind dosisabhängig, langsame Acetylierer sind stärker betroffen. Am häufigsten sind Übelkeit, Erbrechen, Kopfschmerzen, Schwindel, erhöhte Leberenzymwerte, Exantheme, Proteinurie, Oligospermie, allergische und immunologische Phänomene sowie hämatologische Störungen. In Einzelfällen kommen auch Agranulozytosen vor.

Sulfasalazin darf bei Patienten mit akuter intermittierender Porphyrie, schwerer Leber- und/oder Niereninsuffizienz, Glucose-6-Phosphat-Dehydrogenase-Mangel, Erkrankungen der blutbildenden Organe, Ileus, Erythema exsudativum multiforme (auch anamnestisch) und bei bekannter Überempfindlichkeit gegen Salicylate oder Sulfonamide nicht gegeben werden.

Chloroquin (Resochin®) und **Hydroxychloroquin** (Quensyl®) sind nur bei rheumatoider Arthritis mit geringer Progredienz und bei systemischem Lupus erythematodes indiziert. Die Latenz bis zum Wirkbeginn ist relativ lang und die Wirksamkeit deutlich geringer als die von Methotrexat. Die beiden Wirkstoffe werden daher als Monotherapeutika nur noch selten eingesetzt, finden aber Anwendung in Kombinationen.

Als Wirkungsmechanismus werden u. a. eine Stabilisierung der Lysosomenmembran und eine Hemmung von lysosomalen Enzymen diskutiert.

Die Halbwertszeit von Chloroquin beträgt 30–60 Tage, die von Hydroxychloroquin ca. 3 Tage.

Die Chloroquin-Dosierung hat sich am Körpergewicht zu orientieren, um das Risiko spezifischer Nebenwirkungen bei Langzeittherapie (Retinopathie, s. u.) zu minimieren. Eine tägliche Dosis von 4 mg Chloroquinphosphat (entsprechend 2,5 mg Base) pro kg Körpergewicht sollte nicht überschritten werden. Kumulativ sollten nicht mehr als 80 g Chloroquinphosphat (entsprechend 50 g Chloroquin) verabreicht werden. Dies entspricht bei einer täglichen Gabe von 250 mg Chloroquinphosphat (entsprechend 155 mg Chloroquin) einer Zeitspanne von etwa einem Jahr.

Als Nebenwirkungen kommen Gewichtsverlust, Verwirrtheitszustände, Exantheme, gastrointestinale Störungen, Grauwerden der Haare, Neuropathien und Sehstörungen in Form von reversiblen Akkommodationsparesen und Hornhauttrübungen sowie meist irreversiblen, allerdings selten auftretenden Retinopathien infolge der Einlagerung des Wirkstoffs in die Netzhaut vor. Regelmäßige **ophthalmologische Kontrolluntersuchungen** in Abständen von 4–6 Monaten sind daher unerlässlich.

Kontraindikationen sind Retinopathie, Gesichtsfeldeinschränkungen, Erkrankungen des blutbildenden Systems, Glucose-6-Phosphat-Dehydrogenase-Mangel, Myasthenia gravis sowie Schwangerschaft und Stillzeit.

Das Analogpräparat Hydroxychloroquin (Anfangsdosis 400–600 mg/Tag, Erhaltungsdosis 200–400 mg/Tag) ist etwas besser verträglich als Chloroquin.

D-Penicillamin (Metalcaptase®, ▶ Kap. 34.1.3), wird aufgrund z. T. schwerer Nebenwirkungen bei der Therapie der rheumatoiden Arthritis nur noch nach strenger Indikationsstellung als **Reservesubstanz** eingesetzt (s. u.). Darüber hinaus kommt sie bei der Therapie der systemischen Sklerose zum Einsatz.

Die Dosierung erfolgt einschleichend (Anfangsdosis 150 mg pro Tag, Vollwirkdosis ca. ab Woche 7, 600 mg pro Tag).

Die wichtigsten Nebenwirkungen sind Hautreaktionen, Stomatitis, Übelkeit, Diarrhö, Cholestase, Proteinurie, Hämaturie, Eosinophilie, Zytopenien, Polyneuropathie, Geschmacksstörungen, Fieber sowie Autoimmunopathien (z. B. Myasthenie, systemischer Lupus erythematodes).

Bei Penicillinallergie, vorgeschädigten Nieren, Störungen des hämatopoetischen Systems, Leberparenchymschäden sowie in der Schwangerschaft ist D-Penicillamin kontraindiziert. Bei Patienten mit Lupus erythematodes oder gleichzeitiger Gold- bzw. Chloroquin-Therapie darf D-Penicillamin ebenfalls nicht angewendet werden.

Goldverbindungen. Zur Anwendung gelangt nur noch die einwertige Gold-Verbindung **Natriumaurothiomalat** (Tauredon®) zur parenteralen Applikation.

Der Wirkungsmechanismus ist komplex. Einwertiges Gold besitzt eine hohe Affinität zu Thiolgruppen (z. B. in Cystein). Einige proinflammatorische Transkriptionsfaktoren (z. B. AP-1, NF-κB) besitzen innerhalb ihrer positiv geladenen DNA-Bindungsdomänen Cysteinreste, an die Gold(I)-Salze binden und so die Bindung von AP-1 und NF-κB an die entsprechenden DNA-Konsensussequenzen verhindern.

Natriumaurothiomalat wird nach intramuskulärer Gabe gut resorbiert (Bioverfügbarkeit ca. 95 %). Die Halbwertszeit beträgt ca. 25 Tage.

Die Wirkung tritt meist erst nach 3–4 Monaten ein, bei Abklingen der Symptome soll die Behandlung mindestens noch ein halbes bis ein Jahr fortgesetzt werden. Aufgrund der massiven Nebenwirkungen einer Goldtherapie (s. u.) werden heute meist keine Patienten mehr neu auf das Goldpräparat eingestellt.

Die Therapie erfolgt mit steigender Dosierung: In der ersten Woche werden 20 mg, in der zweiten 30 mg und in der dritten Woche 40 mg, danach 100 mg wöchentlich tief intramuskulär (intraglutäal) injiziert. Die Dosis ist bis zu einer weitgehenden Besserung des Befundes, aber höchstens bis zu einer **kumulativen Gesamtdosis** von 1600 mg Natriumaurothiomalat beizubehalten. Nach Wirkungseintritt werden als Erhaltungsdosis monatlich 100 mg bzw. alternativ alle zwei Wochen 50 mg injiziert.

Mit Nebenwirkungen ist in etwa 30 % der Fälle zu rechnen. Sie betreffen vor allem das Blut (Leuko- und Thrombopenie), die Haut (Exantheme, Dermatitis) und die Schleimhäute (Stomatitis, Gingivitis), die Leber (Lebernekrosen, cholestatische Hepatitis) sowie die Nieren (Hämaturie, Proteinurie). Aufgrund dieser bedrohlichen Nebenwirkungen müssen die Patienten während der Therapie besonders aufmerksam überwacht werden (Blutbild, Laborparameter, Röntgenthorax einmal pro Jahr, Immunglobuline, Eiweißgehalt des Urins). Schwere Komplikationen infolge einer Goldintoxikation sind mit Natriumcalciumedetat, Dimercaprol oder D-Penicillamin zu behandeln.

Bei Patienten mit Blutbildungsstörungen, aktiver Lungentuberkulose, Allergien, Colitis ulcerosa, Kollagenosen, Nieren- oder schwerer Leberinsuffizienz sowie bei Schwangerschaft und Stillzeit ist Natriumaurothiomalat kontraindiziert.

12.2.3.2 Immunbiologika („Biologicals")

Im Zentrum der immunologischen Reaktion bei der rheumatoiden Arthritis steht das Zusammenspiel von B- und T-Lymphozyten und Makrophagen. Dabei spielen Zytokine eine wichtige Rolle. Das bedeutendste proinflammatorische Zytokin ist der **Tumornekrosefaktor-α (TNF-α)**, der über weitere Zytokine, wie z. B. **IL-1** und **IL-6**, systemische Entzündungsvorgänge steuert, die letztendlich u. a. zur Gelenkdestruktion führen. Aufgrund der pathophysiologischen Bedeutung dieser Zytokine, lag es nahe, Therapiestrategien zu verfolgen, die sich direkt gegen diese Zytokine richten.

TNF-α-Antagonisten

TNF-α vermittelt seine Wirkung über zwei verschiedene TNF-Rezeptoren (p55 mit 55 kDa und p75 mit 75 kDa), die an der Zelloberfläche nahezu aller Zellen exprimiert werden, aber auch in löslicher Form vorkommen. Die „löslichen" TNF-Rezeptoren fungieren als natürliche Regulatoren der TNF-Aktivität, indem sie überschüssigen TNF-α abfangen. Diese natürliche Regulation ist bei Patienten mit rheumatoider Arthritis gestört. Aus dieser Überlegung heraus wurden die folgenden biologisch hergestellten „TNF-α-Antagonisten" entwickelt: **Etanercept, Infliximab, Adalimumab, Golimumab** und **Certolizumab-Pegol**.

Wirkungsmechanismus. TNF-α-Antagonisten antagonisieren die Wirkung von TNF-α, indem sie entweder

- als **löslicher TNF-Rezeptor** fungieren (Etanercept), der spezifisch TNF-α bindet und somit verhindert, dass dieser an seine membranständigen Rezeptoren andockt, oder
- als **monoklonale Antikörper** (Infliximab, Adalimumab, Golimumab), oder
- als **Fab-Fragment eines monoklonalen Antikörpers** (Certolizumab-Pegol) TNF-α binden.

Im Gegensatz zu Etanercept binden monoklonale Antikörper nicht nur freien, sondern auch membrangebundenen TNF-α. Deshalb erfolgt unter deren Therapie auch eine komplementabhängige Lyse von TNF-α-exprimierenden Zellen. Dies scheint ein Grund zu sein, weshalb TNF-α-Antikörper auch bei chronisch entzündlichen Darmerkrankungen wirksam sind (s. u.).

Indikationen. TNF-α-Antagonisten sind meist in Kombination mit Methotrexat (◘ Tab. 12.4) und bei Patienten mit mittelschwerer bis schwerer **rheumatoider Arthritis** indiziert, die durch andere Basistherapeutika einschließlich Methotrexat nicht adäquat therapiert werden konnten. Im Falle einer Unverträglichkeit gegen Methotrexat können einige auch als Monotherapeutika angewendet werden. Darüber hinaus sind sie zur Behandlung der aktiven und progressiven **Psoriasis-Arthritis** und der **ankylosierenden Spondylitis** zugelassen, wenn das Ansprechen auf eine konventionelle Basistherapie unzureichend war. Ferner können einige TNF-α-Antagonisten bei **Plaque-Psoriasis, Colitis ulcerosa** oder **Morbus Crohn** eingesetzt werden (◘ Tab. 12.4).

◘ **Tab. 12.4** TNF-α-Antagonisten und ihre Indikationen. Die Substanzen werden in der Rheumatherapie mit MTX kombiniert. Adalimumab, Certolizumab-Pegol und Etanercept sind auch als Monotherapeutika zugelassen, wenn MTX nicht einsetzbar ist.

INN (Handelspräparat), HWZ	Indikationen
Etanercept (Enbrel®), 3 Tage	RA, PsA, AS, juv. RA, Ps
Infliximab (z. B. REMICADE®), 8–10 Tage	RA, PsA, AS, Ps, MC, CU
Adalimumab (Humira®), 14 Tage	RA, PsA, AS, juv. RA, Ps, MC, CU
Golimumab (Simponi®), 12 Tage	RA, PsA, AS, CU
Certolizumab-Pegol (Cimzia®), 14 Tage	RA, AS, PsA

PsA Psoriasis-Arthritis, **RA** rheumatoide Arthritis, **AS** ankylosierende Spondylitis, **juv** juvenile, **Ps** Psoriasis, **CU** Colitis ulcerosa, **MC** Morbus Crohn, **MTX** Methotrexat

Nebenwirkungen. Als häufige Nebenwirkungen sind lokale bzw. generalisierte Injektions- bzw. Infusionsreaktionen (Juckreiz, Gesichtsrötung, Urtikaria, Fieber, Müdigkeit, thorakale Schmerzen, Übelkeit) sowie virale und bakterielle Infektionen des oberen Respirations- oder Urogenitaltrakts beschrieben. Andere Nebenwirkungen sind Blutdruckänderungen, Konjunktivitis, Depressionen, Kopfschmerzen, Leberfunktionsstörungen. Da schwerwiegende infektiöse Komplikationen (z. B. Tuberkulose) auftreten können, sollten vor dem Einsatz eines TNF-α-Antagonisten sowohl ein Tuberkulintest als auch eine Röntgen-Thorax-Aufnahme durchgeführt werden. Bei Vorliegen einer aktiven Tuberkulose dürfen TNF-α-Antagonisten ebenso wie bei anderen manifesten Infektionen und Sepsis nicht angewendet werden. Als weitere Nebenwirkungen können Panzytopenie und eine aplastische Anämie auftreten. Ein mögliches Risiko für die Entwicklung von Lymphomen, Leukämie und Hautkrebs kann nicht ausgeschlossen werden. Ein Problem bei der wiederholten Anwendung bestimmter TNF-α-Antagonisten ist das Auftreten von Antikörpern gegen den Wirkstoff. Dadurch kann es teilweise zum Wirkverlust kommen.

Interaktionen. Alle Biologika wirken immunsuppressiv und schwächen deshalb die Infektabwehr. Der Impfschutz der Patienten sollte vor einer Biologika-Therapie aufgefrischt werden. Bei Schwangerschaft sollten diese Substanzen aufgrund einer unzureichenden Datenlage nicht eingesetzt werden. Eine Immunisierung mit Lebend-Impfstoffen sollte während der Therapie nicht durchgeführt werden.

Kontraindikationen. Bei Patienten mit aktiver Tuberkulose oder anderen schweren Infektionen (HIV, Hepatitis B, Sepsis, opportunistische Infektionen), chronischer Herzinsuffizienz (NYHA III und IV) oder Multipler Sklerose sollten keine TNF-α-Antagonisten eingesetzt werden.

Etanercept (Enbrel®) ist ein dimeres Fusionsprotein, bestehend aus dem extrazellulären, ligandenbindenden Teil des humanen p75-TNF-Rezeptors und dem Fc-Anteil von humanem IgG1. Es ist ein löslicher TNF-Rezeptor, der spezifisch TNF-α bindet.

Die mittlere Dosierung beträgt 25 mg (subkutan) zweimal wöchentlich, bei Kindern mit Plaque-Psoriasis 0,8 mg/kg einmal wöchentlich (bis zu einer Maximaldosis von 50 mg).

Infliximab (REMICADE®, Inflectra, Remsima®. Die beiden letztgenannten Fertigpräparate sind sog. „biosimilars“) ist ein rekombinant hergestellter chimärer (Maus/Mensch) monoklonaler Antikörper, der gegen TNF-α gerichtet ist. Der konstante Teil des Antikörpers besteht aus humanem IgG1, während die variablen Regionen von einem Mausantikörper abgeleitet sind.

Gegenwärtig wird Infliximab nur in Kombination mit Methotrexat in einer Dosierung von 3 mg/kg zum Zeitpunkt 0, 2 und 6 Wochen sowie danach als Erhaltungstherapie alle 8 Wochen intravenös infundiert.

Adalimumab (Humira®) ist ein vollständig humaner monoklonaler Antikörper gegen TNF-α, bei dem im Gegensatz zu Infliximab auch die variablen Regionen von einem humanen Antikörper abgeleitet sind.

Die Dosierung beträgt 40 mg alle 2 Wochen subkutan.

Golimumab (Simponi®) ist ein weiterer vollständig humaner monoklonaler Antikörper gegen TNF-α.

Die Dosierung beträgt 50 mg einmal monatlich subkutan.

Certolizumab-Pegol (Cimzia®) ist kein vollständiger Antikörper, sondern nur ein Fab-Fragment eines rekombinanten, humanisierten monoklonalen Antikörpers gegen TNF-α, der an Polyethylenglycol konjugiert wurde, um die Halbwertszeit zu verlängern.

Die empfohlene Anfangsdosis beträgt 400 mg subkutan (in 2 Injektionen zu je 200 mg an einem Tag) in Woche 0, 2 und 4, gefolgt von einer Erhaltungsdosis von 200 mg alle 2 Wochen.

Sonstige Immunbiologika

Da nicht alle Patienten auf eine TNF-α-inhibierende Therapie ansprechen, wurden weitere Immunbiologika für die Therapie der rheumatoiden Arthritis entwickelt. Da Interkeukin-1-α (IL-1-α), IL-1-β und IL-6 wichtige proinflammatorische Zytokine darstellen, deren Konzentrationen bei der rheumatoiden Arthritis erhöht sind, wurden monoklonale Antikörper gegen die entsprechenden Interleukin-Rezeptoren zugelassen (**Anakinra**, **Tocilizumab**). Weitere therapeutische Alternativen bei der rheumatoiden Arthritis stellen eine B-Zell-Depletion durch **Rituximab** und eine Hemmung der T-Zell-Kostimulation durch **Abatacept** dar. Der gegen humanes IL-1-β gerichtete monoklonale Antikörper **Canakinumab** (Ilaris®) ist nicht für die

Therapie der rheumatoiden Arthritis zugelassen, sondern wird bei sog. Cryopyrin-assoziierten periodischen Syndromen (CAPS) eingesetzt, für deren Entstehung eine IL-1-β-vermittelte Entzündung u. a. ursächlich ist. Darüber hinaus wurde der Antikörper bei systemischer juveniler idiopathischer Arthritis und bei der Gichtarthritis (▸ Kap. 12.2.7) zugelassen.

Anakinra (Kineret®) ist ein rekombinant hergestellter humaner **Interleukin-1-Rezeptorantagonist**. Er hemmt kompetitiv die Bindung von Interleukin-1 (IL-1) an den IL-1-Rezeptor. Es ist zur Behandlung der rheumatoiden Arthritis in Kombination mit Methotrexat bei Erwachsenen zugelassen, die nur unzureichend auf Methotrexat allein ansprechen. Insgesamt ist die Wirkung von Anakinra allerdings schwächer als die der TNF-α-Blocker, weshalb die Substanz bei Therapiealgorithmen keine besondere Rolle spielt. Ferner kann die Substanz bei sog. Cryopyrin-assoziierten periodischen Syndromen (CAPS) eingesetzt werden.

Die Halbwertszeit liegt bei 4–6 h. Die Dosierung beträgt einmal täglich 100 mg s. c.

Als häufigste Nebenwirkung (ca. 70 % der Fälle) wird eine leichte bis mäßige Reaktion (Erythem, Entzündung, Schmerzen) an der Einstichstelle beschrieben. Sehr häufig treten auch Kopfschmerzen auf. Ferner wurden Infektionen, Blutbildveränderungen (Neutropenien) und allergische Reaktionen beobachtet.

Bei Patienten mit einer Kreatinin-Clearance von < 30 ml/min ist Anakinra kontraindiziert.

Da die Expression hepatischer Cytochrom-P450-Enzyme durch IL-1 inhibiert wird, ist davon auszugehen, dass sich die Bildung der Cytochrom-P450-Enzyme unter einer Anakinra-Behandlung wieder normalisiert. Es kann deshalb zu Interaktionen mit CYP-metabolisierten Arzneistoffen kommen. Vor der gleichzeitigen Anwendung von TNF-α-Antagonisten und Anakinra muss aufgrund eines erhöhten Risikos von Neutropenien und schwerwiegenden Infektionen gewarnt werden, zumal die Kombination keinen zusätzlichen klinischen Nutzen beispielsweise im Vergleich zur Etanercept-Monotherapie gezeigt hat.

Tocilizumab (RoActemra®) ist ein humanisierter monoklonaler IgG1-Antikörper, der **gegen den humanen IL-6-Rezeptor** gerichtet ist. Er bindet sowohl an lösliche als auch an membrangebundene IL-6-Rezeptoren und verhindert so die Signaltransduktion des proinflammatorischen IL-6. Tocilizumab ist in Kombination mit Methotrexat (bei Methotrexat-Unverträglichkeit auch als Monotherapeutikum) bei erwachsenen Patienten mit mäßiger bis schwerer aktiver rheumatoider Arthritis zugelassen, die auf eine vorangegangene herkömmliche Basistherapie und auf eine TNF-α-Blockade unzureichend angesprochen haben. Ferner wird der Antikörper zur Behandlung von Patienten (ab 2 Jahren) mit aktiver systemischer juveniler idiopathischer Arthritis eingesetzt, wenn bei diesen NSAIDs und systemische Glucocorticoide nicht wirksam waren.

Die Pharmakokinetik von Tocilizumab ist nicht linear, sodass seine Halbwertszeit konzentrationsabhängig ist und auf 8–23 Tage geschätzt wird.

Die empfohlene Dosis beträgt 8 mg/kg i. v. alle 4 Wochen. Sie muss bei erhöhten Leberenzymwerten, niedriger Thrombozyten- und Neutrophilenzahl (Funktion von IL-6 bei der Hämatopoese) korrigiert bzw. die Therapie unterbrochen werden. Sinkt die Thrombozytenzahl auf unter 50 000/µl und/oder die Neutrophilenzahl auf unter 500/µl und/oder erhöhen sich die Leberenzymwerte auf mehr als das Fünffache der oberen Norm, muss Tocilizumab abgesetzt werden.

Als Nebenwirkungen wurden u. a. am häufigsten Infektionen des oberen Respirationstrakts, Hyperlipidämie, Hypertonie, Erhöhung der Lebertransaminasen, Kopfschmerzen, Hautreaktionen sowie Leuko- und Neutropenien berichtet.

Da die Expression hepatischer Cytochrom-P450-Enzyme durch IL-6 inhibiert wird, ist davon auszugehen, dass sich die Bildung der Cytochrom-P450-Enzyme unter einer Tocilizumab-Behandlung wieder normalisiert. Wird eine Therapie mit Tocilizumab begonnen oder beendet, sollte man Patienten, die gleichzeitig

Pharmaka nehmen, die durch z. B. CYP3A4, CYP1A2 oder CYP2C9 (z. B. Statine, Verapamil, Theophyllin, Phenytoin, Phenprocoumon u. a.) metabolisiert werden, überwachen, da Dosisanpassungen erforderlich sein können. Aufgrund seiner langsamen Elimination können diese Interaktionen auch noch mehrere Wochen nach Absetzen von Tocilizumab klinisch relevant sein.

Bei aktiven, schweren Infektionen ist Tocilizumab kontraindiziert. Vor Beginn der Behandlung ist, wie bei allen anderen Immunbiologika, eine Tuberkulose per Tuberkulin-Hauttest und Röntgenthorax auszuschließen und eine Hepatitis-B- und -C-Serologie durchzuführen. Bei einer Transaminasenerhöhung über das Dreifache der Norm sollte Tocilizumab nicht mehr verwendet werden.

Rituximab (MabThera®) ist ein gegen das CD20-Oberflächenantigen gerichteter monoklonaler, chimärer Maus-/Menschantikörper, der ursprünglich zur Therapie CD20-positiver Non-Hodgkin-Lymphome entwickelt wurde. In Kombination mit Methotrexat (10–25 mg wöchentlich) erhielt Rituximab auch eine Zulassung zur Behandlung erwachsener Patienten mit schwerer rheumatoider Arthritis, die ungenügend auf andere Basistherapeutika einschließlich einer oder mehrerer Therapien mit TNF-α-Antagonisten angesprochen oder diese nicht vertragen haben. Rituximab eliminiert selektiv **B-Zellen**, die das **CD20-Oberflächenantigen** exprimieren. Da diese B-Zellen beim Autoimmunprozess der rheumatoiden Arthritis eine zentrale Rolle spielen, werden durch Rituximab die Produktion des Rheumafaktors, die Antigenpräsentation und die Komplementaktivierung im chronisch entzündlichen Immunprozess der rheumatoiden Arthritis gehemmt.

Die Halbwertszeit ist sehr variabel und scheint u. a. von der Dosis abzuhängen. Bei den in der Therapie der rheumatoiden Arthritis üblichen Dosen (s. u.) beträgt sie 9–36, durchschnittlich 20 Tage.

Ein Behandlungszyklus besteht bei der rheumatoiden Arthritis aus zwei intravenösen Infusionen zu je 1000 mg Rituximab im Abstand von 2 Wochen. Die Notwendigkeit weiterer Zyklen sollte nach 24 Wochen beurteilt werden.

Die häufigsten Nebenwirkungen waren virale und bakterielle Infektionen (u. a. Bronchitis, Sinusitis, Pneumonie, Infektionen der Harnwege, Herpes zoster) und akute Infusionsreaktionen wie Hautausschlag, Juckreiz, Schüttelfrost und Fieber. Häufigkeit und Schwere der Infusionsreaktionen konnten mit 100 mg Methylprednisolon i. v. (30 min vor der Rituximab-Infusion) verringert werden. Darüber hinaus traten Dyspepsie, Parästhesien, Blutbildveränderungen und selten ein angioneurotisches Ödem auf. Andere Überempfindlichkeitsreaktionen wurden ebenfalls beschrieben. Vor jeder Infusion mit Rituximab sollte deshalb eine Prämedikation mit einem Analgetikum/Antipyretikum (z. B. Paracetamol) und einem Antihistaminikum (z. B. Diphenhydramin) erfolgen.

Als eine seltene (ca. 1:20 000), aber sehr ernste Nebenwirkung sind unter Rituximab-Therapie tödliche Verläufe einer progressiven multifokalen Leukenzephalopathie (PML) aufgetreten (▸Kap. 32.4.8.1). Dies hat dazu geführt, dass Rituximab im Therapiealgorithmus der rheumatoiden Arthritis nur Zweitbiologikum ist.

Bei Patienten mit aktiven, schweren Infektionen, geschwächter Immunabwehr oder schwerer Herzinsuffizienz ist Rituximab kontraindiziert.

Abatacept (Orencia®): Da aktivierte T-Lymphozyten eine wichtige Rolle in der Pathogenese der RA spielen, wurde Abatacept entwickelt, das ein lösliches Fusionsprotein, bestehend aus der extrazellulären Domäne des **humanen zytotoxischen T-Lymphozyten-Antigens-4 (CTLA-4)** und einem modifizierten Fc-Teil des humanen IgG1, darstellt. Für die vollständige Aktivierung von T-Lymphozyten muss sowohl der T-Zell-Rezeptor ein spezifisches (Auto-)Antigen, als auch der auf T-Zellen exprimierte CD28-Rezeptor die CD80-Domäne von antigenpräsentierenden Zellen erkennen. Wie das natürlich vorkommende CTLA-4 bindet Abatacept mit großer Affinität und Spezifität an das **CD80-Molekül** von antigenpräsentierenden Zellen, sodass die Kostimulation und Aktivierung von T-Zellen ausbleibt und somit die Zytokinproduktion gehemmt wird. Abatacept wird deshalb auch als **Kostimulationsinhibitor** bezeichnet. Es ist in Kombination mit Methotrexat für die Behandlung der mäßigen bis schweren aktiven rheumatoiden Arthritis bei Erwachsenen zugelassen, die auf eine vorangegangene Therapie mit einem oder mehreren Basistherapeutika (einschließlich Methotrexat) oder eines TNF-α-Inhibitors nicht adäquat ansprachen. Bei der polyartikulären juvenilen idiopathischen Arthritis ist das Fusionsprotein auch für Kinder ab 6 Jahren einsetzbar.

Die Halbwertszeit schwankt zwischen 8 und 25 Tagen und beträgt im Mittel ca. 13 Tage.

Abatacept wird als 30-minütige intravenöse Infusion in Woche 0, 2 und 4 und anschließend alle 4 Wochen in Abhängigkeit vom Körpergewicht appliziert (< 60 kg: 500 mg; 60–100 kg: 750 mg; > 100 kg: 1000 mg). Bei Kindern unter 75 kg beträgt die Dosis 10 mg/kg. Abatacept kann auch subkutan appliziert werden (Fertigpen, 125 mg wöchentlich).

Als häufige Nebenwirkungen sind Kopfschmerzen, Infektionen der Atem- und Harnwege, Hyperlipidämie, Hautauschlag, Bauchschmerzen, Diarrhö, Übelkeit und Hypertonie beschrieben. Schwerwiegende Infektionen scheinen seltener aufzutreten als unter TNF-α-Blockade. Bisher wurde kein erhöhtes Risiko für die Entstehung maligner Tumoren beobachtet, allerdings liegen derzeit noch keine Langzeitdaten vor.

Bei schweren und unkontrollierten Infektionen wie chronischen Virusinfektionen, Sepsis oder opportunistischen Infektionen ist Abatacept kontraindiziert.

12.2.4 Knorpeldegenerationhemmende Stoffe (Chondroprotektiva)

Bei Arthrosen kommt es regelmäßig zur Abnutzung bzw. Degeneration des Gelenkknorpels. Es wurde daher versucht, mit Präparaten, die Knochenextrakte, **Mucopolysaccharidschwefelsäureester** oder **D-Glucosaminsulfat** enthalten, diesen Prozess aufzuhalten oder sogar eine Knorpelregeneration zu bewirken. Da die Wirksamkeit solcher Zubereitungen bisher aber nicht sicher nachgewiesen werden konnte, dagegen in einigen Fällen anaphylaktische und andere allergische Reaktionen auftraten, wurde für einen Teil dieser Präparate die Zulassung widerrufen.

Das Natriumsalz der **Hyaluronsäure**, die aus Hahnenkämmen gewonnen wird (z. B. HYALART® D), und das Hemisulfat von **Glucosamin** (z. B. Dona®) sind zur Behandlung von Gonarthrosen zugelassen. Ihre Wirksamkeit ist (s. o.) nicht zweifelsfrei belegt.

12.2.5 Nichtsteroidale Antiphlogistika zur lokalen Applikation

Neben der systemischen Anwendung werden nichtsteroidale Antiphlogistika auch topisch, z. B. in Form sog. Rheumacremes, -gele oder -sprays, unter der Vorstellung appliziert, dass damit die bei systemischer Gabe auftretenden Nebenwirkungen reduziert werden können (**Diclofenac** ist z. B. in Voltaren® Schmerzgel forte; **Hydroxyethylsalicylat** in Salhumin® Gel; **Indometacin** in z. B. Mobilat® Schmerzspray; **Ibuprofen** in z. B. Dolobene® Ibu; **Ketoprofen** in z. B. Phardol Ketoprofen Schmerzgel und **Piroxicam** in z. B. Pirocutan Creme enthalten). Als Indikationen werden Tendopathien, Arthritiden, Arthrosen sowie stumpfe Traumen angegeben. Die Penetration des Arzneistoffs in tiefere Gewebeschichten erfolgt jedoch sehr variabel. Daher werden bei einem erheblichen Anteil der Patienten nur niedrige Gewebespiegel des entsprechenden NSAIDs erreicht. Die Plasmaspiegel liegen weit unter denen, die bei gleicher Dosierung nach oraler Gabe gemessen werden (< 5 %). Systemische Nebenwirkungen der NSAIDs (▸ Kap. 12.1.3.1) sind somit kaum zu befürchten, wohl aber lokale (allergische Hautreaktionen, Juckreiz, Rötung der Haut). Trotz ihrer sehr häufigen Anwendung wird die therapeutische Wirksamkeit dieser Präparate überwiegend kritisch beurteilt.

Weitere Substanzen zur lokalen antiphlogistischen Therapie sind **hyperämisierende Stoffe** (ätherische Öle, Nicotin- und Salicylsäureester). Aufgrund ihres gefäßerweiternden Effekts lösen sie in dem entsprechenden Hautareal eine Rötung und eine Wärmeempfindung aus (Rubefacientia). Inwieweit Präparate mit solchen Wirkstoffen neben dem psychologischen Effekt tatsächlich antiphlogistisch wirksam sind, ist schwer zu beurteilen, da placebokontrollierte Studien nicht möglich sind (Hautrötung beim Verum-, fehlende Hautrötung beim Placebo-Präparat).

12.2.6 Differenzialtherapeutischer Einsatz von Antirheumatika bei entzündlichen rheumatischen Erkrankungen

Beim **akuten rheumatischen Fieber** ist aufgrund der Streptokokkenätiologie eine frühzeitige Behandlung mit **Phenoxymethylpenicillin** (Penicillin V) Mittel der Wahl. Bei Penicillinunverträglichkeit wird mit einem Makrolidantibiotikum therapiert. Eine bestehende rheumatische Karditis wird 4–6 Wochen lang antiinflammatorisch z. B. mit initial 80 mg Prednisolon/Tag (danach stufenweise Dosisreduktion) behandelt. Ferner sollte im krankheitsfreien Intervall unter antibiotischer Therapie eine Tonsillektomie erfolgen. Wichtig ist, dass über mindestens 10 Jahre eine antibiotische Rezidivprophylaxe z. B. mit einem Depotpenicillin (z. B. **Benzylpenicillin-Benzathin** 1,2 Mio IE alle 4 Wochen i. m.) erfolgt, da mit jedem Rezidiv das Risiko eines späteren Herzklappenfehlers steigt.

Die **rheumatoide Arthritis** wird zunächst bis zur Diagnosesicherung symptomatisch mit nichtsteroidalen Antiphlogistika behandelt. Unmittelbar nach Diagnosesicherung sollte sofort eine Therapie mit einem Basistherapeutikum erfolgen. Meistens wird **Methotrexat** als Mittel der 1. Wahl mit einem niedrig dosierten oralen Glucocorticoid (z. B. initial 20 mg Prednisolon/Tag, nach Wirkungseintritt der Basistherapie stufenweise Reduktion auf < 7,5 mg/Tag) kombiniert, da damit im Vergleich zu einer Methotrexat-Monotherapie die Ansprechrate erhöht werden kann. Bei Nichtansprechen wird zuerst die Methotrexat-Dosis erhöht, danach erfolgt meist eine Kombination mit einem anderen Basistherapeutikum. Wenn Ausdosierung und Kombinationsbehandlung zu keiner ausreichenden Linderung der Beschwerden führen sollten, kann ein TNF-α-Inhibitor oder Abatacept oder Tocilizumab eingesetzt werden. Bei ausbleibendem Erfolg kann entweder zu einem anderen TNF-α-Blocker oder im Falle einer bereits erfolgten Anti-TNF-α-Vorbehandlung zu Tocilizumab, Rituximab oder Abatacept gewechselt werden (○ Abb. 12.4).

Bei **seronegativen Spondylarthritiden** steht die Gabe von nichtsteroidalen Antiphlogistika im Vordergrund der medikamentösen Maßnahmen. Glucocorticoide sind eher selten indiziert. **Morbus-Bechterew-Patienten** sprechen häufig auf eine Basistherapie mit TNF-α-Inhibitoren an, erkennbar an einer Verbesserung der peripheren Arthritis- und der Spondylitis-Beschwerden. Sulfasalazin bessert meist nur die Symptome der peripheren Arthritis nicht jedoch die der Wirbelsäule (Spondylitis). **Reaktive Arthritiden** werden – nach Ermittlung des geeigneten Antibiotikums – antibakteriell sowie wegen der starken Schmerzen zusätzlich mit einem Antiphlogistikum behandelt. Gelenkbeschwerden von Patienten mit einer **enteropathischen Arthritis** lassen sich am besten durch eine adäquate Therapie ihrer Colitis ulcerosa oder des Morbus Crohn lindern (z. B. mit Glucocorticoiden, Sulfasalazin oder Mesalazin).

Bei der **Psoriasis-Arthritis** kann eine Behandlung mit herkömmlichen Basistherapeutika (z. B. mit Sulfasalazin bei mildem oder Methotrexat bzw. Ciclosporin bei schwerem Verlauf) indiziert sein. Zu beachten ist, dass eine Glucocorticoid-Gabe ohne ein entsprechendes Immunsuppressivum zwar zu einer Verbesserung der Gelenkbeschwerden, jedoch zu einer Verschlechterung der Hauterkrankung führen kann. TNF-α-Blocker (s. o.) sind ebenfalls wirksam und für die Therapie der Psoriasis-Arthritis zugelassen. Patienten, die auf eine herkömmliche Basistherapie nicht ansprechen, können auch mit dem Phosphodiesterase-4-(PDE4-)Inhibitor **Apremilast** (Otezla®) behandelt werden. PDE4 ist für cyclisches Adenosinmonophosphat

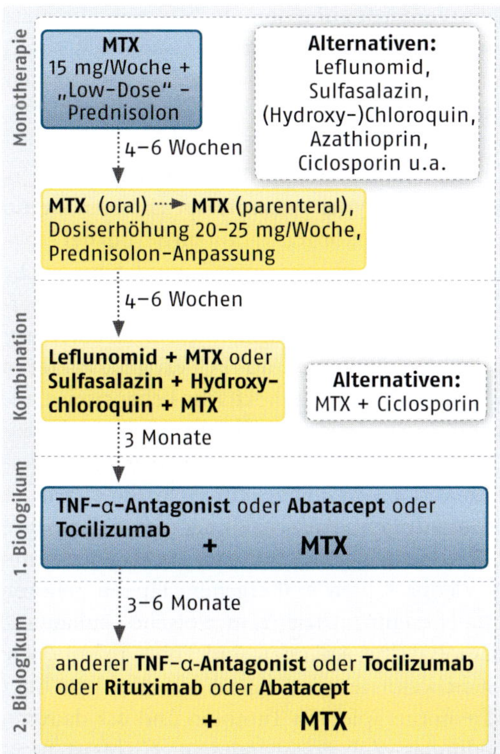

Abb. 12.4 Therapiealgorithmus der rheumatoiden Arthritis. Therapieziel ist das Erreichen einer Remission oder zumindest einer niedrigen Krankheitsaktivität. Die Behandlung wird mit einem herkömmlichen Basistherapeutikum (meist MTX) begonnen. Bei ausbleibendem Therapieerfolg auch nach Ausdosierung und Kombination mit einem anderen Basistherapeutikum (z. B. LEF) sollte ein Biologikum gegeben werden. Führt auch diese Therapie nicht zur Besserung, erfolgt ein Wechsel auf einen anderen TNF-α-Blocker oder auf Tocilizumab, Rituximab oder Abatacept.
MTX Methotrexat, **LEF** Leflunomid. Nach Leitlinie

(cAMP) spezifisch, sodass es unter Apremilast zu einer Erhöhung der cAMP-Spiegel in Entzündungszellen und Synoviozyten und folglich zu einer verminderten Freisetzung von proinflammatorischen Zytokinen (z. B. TNF-α, IL-17) kommt. Neben Psoriasis-Arthritis ist die Substanz auch bei Psoriasis zugelassen. Die Metabolisierung erfolgt über CYP3A4, CYP1A2 und CYP2A6, aber auch CYP-unabhängig. Die Halbwertszeit liegt bei ca. 9 Stunden. Die empfohlene Dosis beträgt 30 mg zweimal täglich. Bei Patienten mit einer Kreatinin-Clearance von < 30 ml/min sollte die Dosis auf einmal 30 mg/Tag halbiert werden. Häufige Nebenwirkungen sind Infektionen der oberen Atemwege, Diarrhö, Schlaflosigkeit, Oberbauch-, Kopf- und Rückenschmerzen. Eine gleichzeitige Anwendung von starken CYP-Induktoren (z. B. Rifampicin, Carbamazepin, Johanniskrautextrakt) sollte vermieden werden, da dann die Apremilast-Spiegel und die Wirkung erniedrigt sind.

Beim **systemischen Lupus erythematodes** (SLE) stehen zunächst wegen der UV-Sensitivität (UV-Exposition kann einen Schub auslösen) ein prophylaktischer Sonnenschutz und meist auch eine Vitamin-D-Gabe im Vordergrund. Medikamentös erhalten fast alle SLE-Patienten **Hydroxychloroquin** als Standardtherapeutikum in Kombination mit einem Immunsuppressivum (z. B. Azathioprin). Glucocorticoide spielen vor allem in der akuten Phase und bei schweren Fällen eine wichtige Rolle. Lebensbedrohliche bzw. organbedrohliche Manifestationen (z. B. Lupusnephritis) werden fast immer mit **Cyclophosphamid** i. v. in Kombination mit Glucocorticoiden behandelt.

Da „Lupus"-Patienten erhöhte BLys-Spiegel (s. u.) aufweisen, wurde als Zusatztherapie bei erwachsenen Patienten mit aktivem, Autoantikörper-positiven SLE, die trotz Standardtherapie eine hohe Krankheitsaktivität aufweisen, der humane monoklonale Antikörper **Belimumab** (Benlysta®) zugelassen. Belimumab blockiert die Bindung von löslichem B-Lymphozyten-Stimulator-Protein (BLys), einem B-Zell-Überlebensfaktor, an seinen Rezeptor auf den B-Zellen. Dadurch wird das Überleben der B-Zellen verringert und deren Ausdifferenzierung zu Immunglobulin-bildenden Plasmazellen gehemmt. Die Halbwertszeit wird mit ca. 20 Tagen angegeben. Belimumab wird als intravenöse Infusion in Woche 0, 2 und 4 und anschließend alle 4 Wochen in einer Dosis von jeweils 10 mg/kg appliziert. Um die Infusionsreaktionen zu vermindern, kann als Prämedikation ein Antihistaminikum und ein Antipyretikum verabreicht werden. Als häufige Nebenwirkungen wurden Diarrhö, Übelkeit, Fieber, Leukopenie, Depression, Schlaflosigkeit, Bronchitis, Phyarngitis, Zystitis, Migräne, Urtikaria und Überempfindlichkeitsreaktionen beschrieben. Bei schwerem aktiven SLE des Zentralnervensystems, schwerer akuter Lupusnephritis, HIV-Infektion, früherer oder akuter Hepatitis-B- oder C-Infektion, Hypogammaglobulinämie oder nach Organ- oder Knochenmarktransplantationen wird Belimumab jedoch nicht empfohlen. Frauen im gebärfähigen Alter müssen während der Behandlung und mindestens 4 Monate nach der letzten Belimumab-Gabe eine zuverlässige Verhütungsmethode anwenden.

Das **Sjögren-Syndrom** erfordert den Einsatz von künstlicher Tränenflüssigkeit und künstlichem Speichel. Bei einer Beteiligung innerer Organe können auch Immunsuppressiva eingesetzt werden.

Bei der **progressiven systemischen Sklerose** werden zur Vorbeugung einer Raynaud-Symptomatik gefäßerweiternde Pharmaka (z. B. Calciumantagonisten oder lokal Nitrat-haltige Salben) appliziert. Oft werden auch Glucocorticoide und bei schweren Verläufen Immunsuppressiva (z. B. Methotrexat oder Cyclophosphamid) eingesetzt. Die Gabe von Betablockern ist kontraindiziert.

Bei einer generalisierten **Granulomatose mit Polyangiitis** (Wegener-Granulomatose) und dem **Churg-Strauss-Syndrom** wird eine immunsuppressive Behandlung (in Abhängigkeit vom Stadium mit Methotrexat, Azathioprin oder Cyclophosphamid) in Kombination mit einem Glucocorticoid durchgeführt. Für die Therapie schwerer Fälle einer Granulomatose mit Polyangiitis kann auch Rituximab eingesetzt werden.

Für die Therapie der **Panarteriitis nodosa** (ohne Hepatitis B) eignet sich Methotrexat, bei einem progredienten Verlauf ist allerdings vielfach der Einsatz von Cyclophosphamid und Glucocorticoiden notwendig.

Bei der **Polymyalgia arteriitica** sind Glucocorticoide Mittel der Wahl. Sie wirken bei diesem Krankheitsbild rasch und gut. Bei dringendem Verdacht auf eine **Arteriitis cranialis** muss wegen der drohenden Erblindungsgefahr sofort eine Glucocorticoid-Therapie eingeleitet werden.

12.2.7 Hyperurikämie und Gicht

Von einer **Hyperurikämie** spricht man, wenn die Harnsäurekonzentration im Serum bei Frauen > 6 mg/dl, bei Männern > 7 mg/dl beträgt. Die **Gicht** (Arthritis urica) ist die Krankheitsmanifestation einer Hyperurikämie. Neben einer erblichen Komponente sind auch exogene Faktoren wie bewegungsarme, hektische Lebensweise, Alkoholabusus sowie Fehlernährung mit Adipositas bedeutsam. Sie kann aber auch als Komplikation von Krankheiten auftreten, die mit einer verminderten Ausscheidung von Harnsäure oder einem vermehrten Auf- und Abbau von Nucleoproteiden einhergehen. Hierzu gehören u. a. Niereninsuffizienz, myeloische Leukämien, hämolytische Anämien und Polyzythämie. Die Gicht kann ferner Folge einer Strahlen- oder Chemotherapie von Tumoren und der dadurch bedingten Zellzerstörung sein. Gicht ist nicht nur eine Gelenkerkrankung, sondern eine schwere Allgemeinkrankheit.

Klinisch unterscheidet man bei der Gicht die asymptomatische Hyperurikämie, den akuten Gichtanfall, das symptomfreie Intervall und die chronische Gichtphase.

Eine **asymptomatische Hyperurikämie** stellt noch keine Therapieindikation dar.

Der **akute Gichtanfall** tritt plötzlich, und zwar häufig nachts, oft auch nach Ess- oder Trinkexzessen auf. Betroffen ist vielfach das Großzehengrundgelenk („Podagra"), seltener finden sich die entzündlichen Reaktionen am Sprunggelenk, Kniegelenk, den Fingergelenken oder am Handgelenk. Als Allgemeinsymptome können Fieber, Tachykardie, Kopfschmerzen und Erbrechen auftreten. Laborchemisch finden sich eine Leukozytose und eine erhöhte Blutsenkung. Der akute Gichtanfall kommt dadurch zustande, dass Natriumuratkristalle in Geweben mit geringem Stoffwechsel ausfallen und durch Leukozyten phagozytiert werden. Als Folge kommt es zu einer Entzündung und pH-Wert-

Erniedrigung mit einer erneuten Ausfällung von Natriumurat und einer Verstärkung im Sinne eines Circulus vitiosus. Ohne Behandlung klingen die Symptome erst nach mehreren Tagen ab. Das symptomfreie Intervall kann dann Wochen bis Jahre betragen. In der **chronischen Gichtphase** findet man Uratablagerungen (Tophi) z. B. an der Ohrmuschel, an Händen oder Füßen.

12.2.7.1 Therapie des akuten Gichtanfalls

Für die Behandlung des akuten Gichtanfalls werden Antiphlogistika (nichtsteroidale Antiphlogistika oder Glucocorticoide) und als Mittel der 2. Wahl Colchicin eingesetzt.

Antiphlogistika. Die meiste Erfahrung besteht mit herkömmlichen nichtsteroidalen Antiphlogistika (NSAIDs), z. B. mit Diclofenac (z. B. Voltaren®), ausreichend hoch dosiert (150 mg/Tag). Da die Behandlung nur über wenige Tage durchgeführt wird, treten schwere Nebenwirkungen nur vereinzelt auf. Patienten mit einem erhöhten Risiko für gastrointestinale Komplikationen (Ulzerationen, Blutungen, Perforationen) sollte zur Prophylaxe ein Protonenpumpeninhibitor verordnet werden. Auch der selektive COX-2-Hemmer Etoricoxib (z. B. ARCOXIA®, einmal 120 mg täglich für maximal 8 Tage) ist wirksam. Bei Kontraindikationen gegen NSAIDs kann auch mit einem Glucocorticoid, z. B. mit Prednisolon (z. B. Decortin® H) 20–40 mg täglich, über 5 Tage behandelt werden.

Colchicin. Colchicin (Colchicum-Dispert®) kommt hauptsächlich bei diagnostisch nicht gesicherten Fällen zum Einsatz. Ansonsten ist es wegen seiner Nebenwirkungen nur noch Mittel der 2. Wahl. Der Mitosehemmstoff bessert die Beschwerden eines akuten Gichtanfalls, ohne den Bluthamsäurespiegel zu senken oder eine analgetische/antiphlogistische Wirkung zu besitzen. Seine Wirkung kommt dadurch zustande, dass es die Phagozytoseaktivität der Leukozyten herabsetzt und dadurch die zur Auslösung des akuten Gichtanfalls führende Reaktionskette unterbricht.

Die Dosierung beträgt nach Fachinformation initial 1 mg gefolgt von 0,5 mg alle 2 Stunden bis zum Abklingen der Schmerzen (Tageshöchstdosis 4 mg). Da Colchicin eine stark toxische Substanz ist, werden auch niedrigere Tagesdosen (dreimal 0,5 mg/Tag) mit vergleichbarem Erfolg eingesetzt.

Sehr häufige Nebenwirkungen sind Diarrhö, Übelkeit und Bauchschmerzen. Myopathien und Blutbildveränderungen kommen seltener und eine Agranulozytose sehr selten vor.

Bei Patienten mit Lebererkrankungen, eingeschränkter Nierenfunktion, Anämie und bekannten Magen-Darm-Erkrankungen ist Colchicin kontraindiziert. Eine Schwangerschaft muss sicher ausgeschlossen sein.

Canakinumab (Ilaris®). Patienten mit mindestens drei Gichtanfällen in den vergangenen zwölf Monaten, bei denen NSAIDs, Glucocorticoide oder Colchicin kontraindiziert oder nicht ausreichend wirksam sind, können mit dem gegen humanes IL-1-β gerichteten monoklonalen Antikörper Canakinumab behandelt werden.

Die Halbwertszeit wird mit ca. 25 Tagen angegeben.

Die empfohlene Dosis beträgt einmalig 150 mg (s. c.). Patienten, die auf die Therapie ansprechen können frühestens zwölf Wochen später erneut mit 150 mg behandelt werden.

Als häufige Nebenwirkungen treten Infektionen (z. B. Nasopharyngitis, Pneumonie, Otitis, Influenza, Harnwegsinfekte), Reaktionen an der Einstichstelle und Schwindel auf.

12.2.7.2 Therapie des symptomfreien Intervalls und der chronischen Gicht

Das Therapieziel ist eine Senkung des Serumharnsäurespiegels und die Vermeidung weiterer Gichtanfälle.

Wenn diätetische Maßnahmen nicht greifen, kann mit Urikostatika die Harnsäurebildung reduziert und/oder mit Urikosurika die Harnsäureausscheidung erhöht werden.

Urikostatika. Das derzeit am häufigsten verwendete Urikostatikum ist **Allopurinol** (z. B.

Zyloric®). Es ist ein strukturelles Analogon der natürlich vorkommenden Purinbase Hypoxanthin. In niedrigen Dosen ist Allopurinol ein kompetitiver, in höheren Dosen zusätzlich ein nichtkompetitiver **Hemmstoff** der **Xanthinoxidase**, die Hypoxanthin über Xanthin zu Harnsäure oxidiert.

Allopurinol (Halbwertszeit ca. 40 min) wird von der Xanthinoxidase zu seinem wirksamen Hauptmetaboliten Oxipurinol (Halbwertszeit ca. 18–43 Stunden) hydroxyliert. Durch die Hemmung der Xanthinoxidase werden vermehrt Hypoxanthin und Xanthin im Urin ausgeschieden, wodurch der Harnsäurespiegel im Blut und Urin fällt.

Die durchschnittliche Dosierung beträgt 100–300 mg täglich, die tägliche Maximaldosis unter Beachtung der Serum-Oxipurinolspiegel 800 mg.

Als häufige Nebenwirkungen können gastrointestinale Störungen, Hautreaktionen bis zu (seltenen) allergischen Überempfindlichkeitsreaktionen (z. B. Stevens-Johnson-Syndrom) auftreten. Zu Beginn einer Allopurinol-Behandlung besteht die Gefahr eines akuten Gichtanfalls, da Urat-Depots im Gewebe mobilisiert werden und dadurch der Blutharnsäurespiegel zusätzlich ansteigt. Einzelfälle von Agranulozytose sind beschrieben.

Als wichtige Interaktion ist die Hemmung der Elimination von Azathioprin und 6-Mercaptopurin durch Allopurinol zu nennen (erhöhtes Risiko von Blutbildschäden). Die beiden Purin-Derivate werden wie Hypoxanthin und Xanthin durch die Xanthinoxidase biotransformiert, daher verzögert eine Blockade der Xanthinoxidase deren metabolische Elimination. Muss Allopurinol gleichzeitig mit Azathioprin oder 6-Mercaptopurin eingenommen werden, so muss deren Dosis auf ca. 25 % der sonst üblichen gesenkt werden. Allopurinol erhöht ferner u. a. die Wirkung von Antikoagulanzien vom Cumarin-Typ und hemmt den Theophyllin-Metabolismus. Bei gleichzeitiger Ampicillin- oder Amoxicillin-Gabe muss mit einem höheren Risiko für allergische Hautreaktionen gerechnet werden.

In der Gravidität sowie während der Stillperiode soll Allopurinol nicht angewandt werden.

Febuxostat (ADENURIC®) ist ein selektiver Hemmer der Xanthinoxidase, der im Gegensatz zu Allopurinol keine anderen am Purin- oder Pyrimidinstoffwechsel beteiligten Enzyme hemmt. In einer randomisierten Studie reduzierte Febuxostat (80–120 mg täglich, s. u.) die Harnsäurespiegel zwar zuverlässiger als Allopurinol (300 mg täglich), die klinische Relevanz dieses Ergebnisses ist allerdings fraglich, da Gichtrezidive und Gichtablagerungen in beiden Gruppen nicht unterschiedlich waren.

Die Substanz wird hauptsächlich durch Glucuronidierung und Oxidation (mittels CYP1A1, CYP1A2, CYP2C8, CYP2C9) metabolisiert. Die Halbwertszeit wird mit 5–8 Stunden angegeben.

Die Dosis beträgt 80 mg einmal täglich, bei nicht ausreichender Wirkung kann eine Erhöhung auf 120 mg erfolgen.

Ähnlich wie bei Allopurinol besteht zu Beginn der Behandlung die Gefahr eines akuten Gichtanfalls. Weitere häufige Nebenwirkungen waren u. a. Kopfschmerzen, Durchfall, Leberfunktionsstörungen und Hautreaktionen bis zu (seltenen) allergischen Überempfindlichkeitsreaktionen (z. B. Stevens-Johnson-Syndrom). Einzelfälle von Agranulozytose sind beschrieben. Da die Hemmung der Xanthinoxidase zu einem Anstieg der Azathioprin- und 6-Mercaptopurinspiegel führt (s. o.), wird deren gleichzeitige Anwendung mit Febuxostat wie bei Allopurinol nicht empfohlen.

In der Gravidität sowie während der Stillperiode und bei Patienten mit ischämischer Herzerkrankung oder dekompensierter Herzinsuffizienz soll Febuxostat ebenfalls nicht angewandt werden.

Urikosurika. Zur Steigerung der Harnsäureausscheidung eignen sich **Probenecid** und **Benzbromaron**.

Probenecid (Probenecid Weimer®) und das weitaus häufiger eingesetzte **Benzbromaron** (Benzbromaron AL) erhöhen die Ausscheidung von Harnsäure im Urin, indem sie deren tubuläre Rückresorption hemmen. Sie erniedrigen damit den Serumharnsäurespiegel, Tophi werden nicht mehr neu gebildet, u. U. sogar abgebaut.

Probenecid wird fast vollständig, Benzbromaron zu etwa 50 % resorbiert. Sowohl die beiden Muttersubstanzen als auch die durch oxidative Biotransformation entstandenen Metaboliten tragen zur urikosurischen Wirkung bei. Die Halbwertszeiten betragen von Probenecid 4–6 Stunden, von den Benzbromaron-Metaboliten 12–35 Stunden.

Die Dosierung erfolgt einschleichend. Von Probenecid werden in der ersten Woche 500 mg, ab der zweiten Woche 1000 mg täglich appliziert; von Benzbromaron verabreicht man zunächst 20 mg, dann 100 mg täglich.

Gleichzeitig gibt man, um das Ausfallen von Natriumurat-Kristallen in den Nieren zu vermeiden, Natriumhydrogencarbonat oder Kaliumcitrat und erhöht die Flüssigkeitszufuhr. Zur Vermeidung akuter Gichtanfälle, die evtl. zu Beginn einer urikosurischen Gichtbehandlung infolge einer gleichzeitigen Hemmung der tubulären Harnsäuresekretion und -Rückresorption auftreten, können vorübergehend zusätzlich NSAIDs gegeben werden.

Als Nebenwirkungen werden gastrointestinale Beschwerden sowie (selten) allergische Hautreaktionen beobachtet.

Interaktionen kommen bei gemeinsamer Gabe von Urikosurika und anderen renal ausgeschiedenen sauren Verbindungen aufgrund der Sekretion durch den gleichen Säurecarrier in der Niere vor. So wird beispielsweise die urikosurische Wirkung von Probenecid und Benzbromaron durch Salicylate und Saluretika abgeschwächt. Probenecid verzögert u. a. die Ausscheidung von Penicillinen und sauren nichtsteroidalen Antiphlogistika, Benzbromaron beschleunigt die Exkretion von Oxipurinol (s. o.).

Auch **Vitamin C** (Ascorbinsäure, z. B. Cevitt®) soll in der Lage sein, die Harnsäurespiegel im Serum zusätzlich zu diätetischen Maßnahmen zu senken. Die in der Literatur angegebenen Dosierungen schwanken zwischen 500 und 1500 mg täglich.

Oxalat-Urolithiasis, Thalassämie und Hämochromatose sollten als Kontraindikationen beachtet werden.

13 Lokalanästhetika

Lokalanästhetika heben reversibel und örtlich begrenzt das Leitungsvermögen von schmerzsensiblen Nervenfasern auf. Dadurch wird die Schmerzempfindung ohne Beeinträchtigung des Bewusstseins vorübergehend lokal ausgeschaltet. Da die Wirksamkeit der Lokalanästhetika mit der Zunahme des Nervenfaserdurchmessers abnimmt, werden zuerst die dünnen „schmerzleitenden“ C- und Aδ-Fasern und die präganglionären B-Fasern blockiert. Erst bei höherer Dosierung werden auch die Übertragung von Berührung und Druck (durch Aβ-Fasern) und schließlich die Motorik (durch Aα-Fasern) beeinträchtigt.

Wirkungsmechanismus. Lokalanästhetika blockieren reversibel **spannungsabhängige Natriumkanäle** und verhindern so den für eine Depolarisation wichtigen schnellen Na^+-Einstrom und damit die Fortleitung von Nervenimpulsen (Abb. 13.1). Die Wirkung am Ionenkanal erfolgt durch die protonierte Form. Damit die Lokalanästhetika aber Natriumkanäle blockieren können, müssen sie zunächst in ihrer nicht-protonierten (lipidlöslichen) Form durch die Zellmembran des Axons diffundieren. Aus diesem Grund kommt den physiko-chemischen Eigenschaften der Lokalanästhetika eine besondere pharmakologische Bedeutung zu.

Die wichtigsten derzeit verwendeten Lokalanästhetika enthalten eine tertiäre oder sekundäre Aminogruppe. Dadurch liegt in wässriger Lösung ein Gleichgewicht zwischen protonierter hydrophiler und nicht-protonierter lipophiler Form vor. Die Lage des Gleichgewichts, das außer vom pK_a-Wert des Lokalanästhetikums

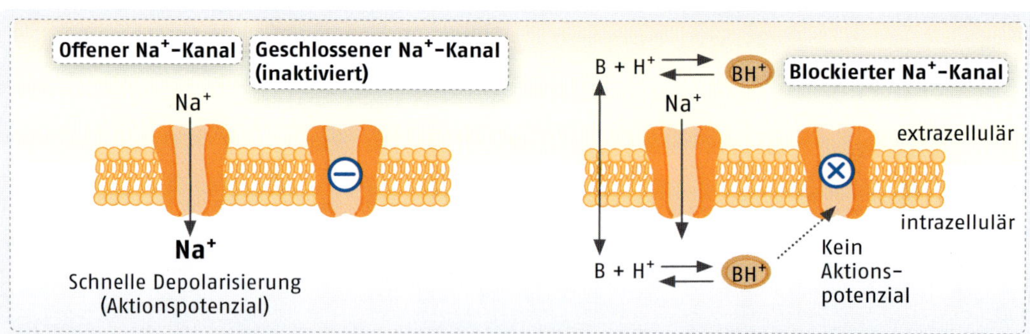

Abb. 13.1 Schematischer Wirkungsmechanismus von Lokalanästhetika. B Lokalanästhetikum, BH^+ Lokalanästhetikum in protonierter Form. Näheres s. Text. Nach Isom et al. und Ragsdale et al.

insbesondere vom pH-Wert des Milieus abhängt, ist für das Penetrationsvermögen der Lokalanästhetika von großer Bedeutung. Die pK_a-Werte der handelsüblichen Lokalanästhetika liegen zwischen 7,6 und 9. Entzündetes Gewebe weist einen niedrigeren pH-Wert als normales Gewebe auf, da es wegen des durch die Ödembildung größeren Diffusionswegs zum Sauerstoffmangel kommt. Durch Zunahme der anaeroben Glykolyse wird vermehrt Milchsäure gebildet (lokale Lactatazidose). Lokalanästhetika sind dementsprechend im entzündeten Gewebe (z. B. bei entzündlichen Zahnschmerzen) weniger wirksam, weil das Gleichgewicht zwischen der protonierten und nicht-protonierten Form in Richtung des protonierten Anteils verschoben ist und dadurch das Penetrationsvermögen sinkt.

Anwendungsarten. Nach der Art der Applikation des Lokalanästhetikums unterscheidet man zwischen Oberflächen-, Infiltrations- und Leitungsanästhesie sowie intravenöser Regionalanästhesie im Bereich der Extremitäten.

Bei der **Oberflächenanästhesie** wird das Lokalanästhetikum auf Schleimhäute oder Wundflächen gebracht und diffundiert von dort zu den sensiblen Endorganen und den terminalen Nervenverzweigungen.

Bei der **Infiltrationsanästhesie** wird das Lokalanästhetikum in das Gewebe injiziert bzw. das Gewebe mit diesem durchtränkt. Dadurch werden neben den sensiblen Endorganen auch kleinere Nervenstämme blockiert.

Bei der **Leitungsanästhesie** umspritzt man gezielt bestimmte Nerven und unterbricht an diesen Stellen die Erregungsleitung. Sonderformen der Leitungsanästhesie sind die Spinal-, Peridural- und Paravertebralanästhesie.

Bei der **intravenösen Regionalanästhesie** wird vor der Injektion des Lokalanästhetikums die zu betäubende Extremität durch Hochhalten und Auswickeln blutleer gemacht und durch Insufflation einer Blutdruckmanschette vom Blutzu- und -abfluss vorübergehend unterbunden. Das anschließend injizierte Lokalanästhetikum diffundiert aus den Venen in das umgebende Gewebe und löst dort innerhalb von 10–15 min eine Anästhesie aus. Die Blutleere muss mindestens 20–30 min bestehen bleiben, um den Abstrom größerer, noch nicht ins Gewebe penetrierter Lokalanästhetikamengen zu verhindern. Nach Beendigung der Blutleere klingt der lokalanästhetische Effekt innerhalb weniger Minuten ab.

Vasokonstriktorische Zusätze. Da die meisten Lokalanästhetika gefäßerweiternd wirken, werden sie häufig mit vasokonstriktorischen Substanzen kombiniert. Die Vasokonstriktion verzögert den Abtransport des Lokalanästhetikums, erhöht damit die Wirkungsdauer und verringert die Systemtoxizität. Sie führt ferner zu einem schwach durchbluteten Operationsgebiet, in dem ein chirurgischer Eingriff einfacher und gefahrloser vorgenommen werden kann.

13

Die genannten Vorteile gelten nicht für stark durchblutete Körperregionen, z. B. den Kopf-, Hals-, Urogenital- und Analbereich, wo Lokalanästhetikum und Vasokonstringens rasch und gleichzeitig mit der Folge einer erhöhten Gesamttoxizität resorbiert werden.

Auch bei Operationen an Akren (Fingern, Zehen, Nase, Kinn) darf wegen der Gefahr einer ischämischen Schädigung (Gangrän!) kein Vasokonstringens zugesetzt werden.

Als vasokonstriktorisch wirkende Substanzen werden α-Sympathomimetika, vor allem **Adrenalin** und **Noradrenalin**, sowie Analoga des Hypophysenhinterlappenhormons Adiuretin, die kaum noch antidiuretisch aktiv sind, z. B. **Felypressin**, eingesetzt. Als Nebenwirkungen der α-sympathomimetischen Zusätze wurden Angstgefühl, Unruhe, Kopfschmerzen, Blutdruckanstieg und Herzrhythmusstörungen beobachtet. Auch bei der Anwendung von Adiuretin-Analoga kann es zu einer unerwünschten Kreislaufbeeinflussung, und außerdem zu Überempfindlichkeitsreaktionen kommen. Vorteilhaft ist bei den Adiuretin-Analoga, dass bei ihnen keine Interaktionen mit Stoffen auftreten, die die Wirkung von Catecholaminen verstärken (z. B. tricyclischen Antidepressiva).

Dosierungsrichtlinien. Die von der Arzneimittelkommission der Deutschen Ärzteschaft festgelegten zulässigen Grenzdosen (z. B. für Lidocainhydrochlorid 300 mg ohne und 500 mg mit Zusatz von α-Sympathomimetika) sind streng zu beachten, ebenso die Dosierungsvorschriften für die vasokonstriktorischen Zusätze. Die maximale Einzeldosis für Noradrenalin bzw. Adrenalin beträgt 0,25 mg.

Nebenwirkungen, gefährliche Komplikationen und deren Therapie. Betroffen sind vor allem Organe, in denen die Fortleitung der Erregung (Ausbreitung von Aktionspotenzialen) durch Lokalanästhetika gehemmt werden kann. Schwere, u. U. lebensbedrohliche Komplikationen können infolge

- eines zu hohen Blutspiegels des Lokalanästhetikums oder des als Vasokonstringens zugesetzten Sympathomimetikums sowie
- allergischer Reaktionen

auftreten.

Ein zu hoher Blutspiegel als Folge einer versehentlichen intravasalen Injektion, zu schneller Resorption oder einer zu hohen Dosis des Lokalanästhetikums führt zu **zentralnervösen** und **kardialen Störungen**.

Die zentralnervösen Vergiftungssymptome beruhen in der Anfangsphase auf einer Hemmung von Natriumkanälen in inhibitorischen Neuronen, wodurch Erregungssymptome entstehen und später – bei stärkeren Vergiftungen – auf einer Lähmung großer Teile des Zentralnervensystems. In leichteren Fällen treten Unruhe, Rededrang, Erbrechen, Tremor, Angstzustände und Delirien auf, in schweren Fällen sind klonische Krämpfe und Atemlähmung möglich.

Auch **am Herzen** hemmen Lokalanästhetika Natriumkanäle und damit die Erregungsleitung. Negativ inotrope, negativ dromotrope und negativ bathmotrope Wirkungen stehen im Vordergrund. Dadurch kann es zu Bradykardie, evtl. zu atrioventrikulärem Block und als Folge davon zu Herzstillstand und anoxischen Krämpfen kommen.

Die wichtigsten therapeutischen Maßnahmen sind die Sauerstoffzufuhr zur Vermeidung einer Hyp- oder Anoxie und bei Herzstillstand die unverzügliche Einleitung der kardiopulmonalen Reanimationsmaßnahmen. Falls diese nicht innerhalb von 2 min zum Erfolg führen, wird 0,5–1 mg Adrenalin intravenös injiziert. Bei Krämpfen hat sich die intravenöse Injektion von 10–20 mg Diazepam oder 50–100 mg Propofol bewährt.

Bei einer Adrenalinintoxikation kommt es zu intensiver Blässe, kaltem Schweiß, Tachykardie und starker Blutdrucksteigerung, in seltenen Fällen zu Arrhythmie und Kammerflimmern, während bei einer Noradrenalinüberdosierung eher eine Bradykardie auftritt. Die Therapie richtet sich nach den Symptomen: bei Tachykardie vorsichtige intravenöse Injektion eines Betablockers, bei starkem Blutdruckanstieg Gabe peripher gefäßerweiternder Substanzen, bei Kammerflimmern Defibrillation.

Allergische Reaktionen treten vorwiegend bei Lokalanästhetika vom Estertyp auf (s. u.). Da Ester-Lokalanästhetika klinisch aber kaum noch eingesetzt werden, hat deren Bedeutung stark abgenommen. Die allergischen Reaktionen können weniger schwer (z. B. urtikarielles Exanthem) oder schwerwiegend sein (Bronchospasmus, anaphylaktischer Schock). Zu ihrer Behandlung gibt man H_1-Antihistaminika und Glucocorticoide, beim anaphylaktischen Schock zusätzlich Adrenalin (0,5–1 mg intravenös).

13.1 Lokalanästhetika vom Säureamidtyp

Die Lokalanästhetika vom Säureamidtyp stellen wegen ihrer geringen Allergieinzidenz und ihrer guten Verträglichkeit die derzeit wichtigste und am meisten verwendete Lokalanästhetikagruppe dar. Im Gegensatz zu den Lokalanästhetika vom Estertyp (s. u.) werden Lokalanästhetika vom Amidtyp nicht primär durch Hydrolasen gespalten, sondern zunächst oxidativ biotransformiert (u. a. Desalkylierung am Stickstoff).

Lidocain (z. B. Xylocain®) ist ein schnell und mittellang wirkendes Lokalanästhetikum mit etwa vierfacher Potenz, aber nur zweifach höherer Toxizität als Procain (s. u.). Die als Oberflächen-, Infiltrations- und Leitungsanästhetikum eingesetzte Substanz wird in 0,2–2 %igen Zubereitungen appliziert. Hervorzuheben ist, dass auf die Anwendung von Sympathomimetika weitgehend verzichtet werden kann. Als Antiarrhythmikum wird Lidocain in ▸Kap. 23.3.3.2 beschrieben.

Analogpräparate sind **Prilocain** (z. B. Xylonest®), **Mepivacain** (z. B. Scandicain®), **Bupivacain** (z. B. Carbostesin®) und **Articain** (z. B. Ultracain®). Mepivacain und Bupivacain sind als Racemate im Handel. Da die entsprechenden R-Enantiomere eine höhere Toxizität aufweisen als die S-Enantiomere, wurde bei Ropivacain das reine (S)-**Ropivacain** (Naropin®) in die Therapie eingeführt. Zur Lokalanästhesie auf der Haut wurde auch eine Kombination aus Lidocain und Prilocain (EMLA®) in Form einer Creme und eines Pflasters zugelassen.

13.2 Lokalanästhetika vom Estertyp

Cocain, ein Esteralkaloid aus den Blättern von *Erythroxylon coca*, ist das älteste Lokalanästhetikum. Wegen seiner suchterzeugenden Wirkung und seiner Instabilität beim Sterilisieren ist es als Arzneimittel obsolet, in der Drogenszene dagegen nach wie vor von größter Bedeutung.

Benzocain (z. B. Anaesthesin®) dient aufgrund seiner geringen Wasserlöslichkeit ausschließlich als Oberflächenanästhetikum (5–20 %ig, z. B. in Halstabletten, Hämorrhoidal-Zäpfchen, Salben oder Pudern). Vorteilhaft ist die langanhaltende Wirkung. Bei der Anwendung auf größeren Wundflächen besteht jedoch die Gefahr einer Methämoglobinbildung, außerdem werden relativ häufig allergische Reaktionen beobachtet.

Procain (z. B. Procain JENAPHARM®) ist leicht wasserlöslich. Im Organismus wird es rasch durch Esterasen hydrolysiert. Handelsüblich sind 0,5 %ige Lösungen zur Infiltrations- und 1–2 %ige Lösungen zur Leitungsanästhesie.

Chloroprocain (Ampres®) ist bei Erwachsenen zur Spinalanästhesie bei chirurgischen Eingriffen mit einer maximalen Dauer von 40 min indiziert. Seine Wirkung setzt schnell ein und kann, dosisabhängig, bis zu 100 min andauern.

Tetracain (z. B. Ophtocain® N Augentropfen) ist etwa zehnmal stärker wirksam, aber auch zehnmal toxischer als Procain. Es wird als Oberflächenanästhetikum am Auge angewandt.

Die Wirkung hält mehrere Stunden an.

14 Allgemeinanästhetika (Narkosemittel)

Bei einer Narkose werden durch Lähmung von Teilen des Zentralnervensystems die Schmerzempfindung, das Bewusstsein, die Abwehrreflexe und (meist auch) die Muskelspannung reversibel ausgeschaltet. Substanzen, mit denen eine Narkose durchgeführt werden kann, bezeichnet man als **Allgemeinanästhetika** (Narkosemittel).

An ein **ideales Narkosemittel** sind viele Anforderungen zu stellen:

- gute analgetische und narkotische Wirksamkeit,
- möglichst geringe Beeinflussung von Atmung und Kreislauf,
- Reizlosigkeit an Haut und Schleimhaut,
- keine Bildung schädlicher Metaboliten,
- geringe Toxizität und somit große therapeutische Breite,
- rasches An- und Abfluten und damit gute Steuerbarkeit der Narkose,
- leichte Handhabbarkeit für den Anästhesisten,
- günstige physikalische und chemische Eigenschaften (lagerungsstabil, nicht brennbar, nicht explosibel) sowie
- Umweltverträglichkeit nach Entweichen in die Atmosphäre.

Keines der derzeit zur Verfügung stehenden Narkosemittel erfüllt sämtliche der genannten Forderungen. Daher werden meist mehrere Narkosemittel in Kombination eingesetzt (s. u.).

Nach der Applikationsart unterscheidet man

- **Injektionsanästhetika**, die intravenös injiziert und
- **Inhalationsanästhetika**, die mit der Atemluft aufgenommen werden.

Narkosestadien. Würde eine Narkose, wie früher üblich, nur mit einem langsam anflutenden Inhalationsanästhetikum durchgeführt werden, könnten mit steigender Konzentration des Narkosemittels im Organismus die verschiedenen Narkosestadien (Analgesiestadium, Exzitationsstadium, Toleranzstadium, Asphyxiestadium) unterschieden werden. Bei der heute allgemein gebräuchlichen Kombinationsnarkose (s. u.) treten sie in dieser typischen Form jedoch praktisch nicht mehr auf.

Kombinationsnarkose. Bei der heutigen Narkosetechnik wird angestrebt, durch die Kombination mehrerer und z. T. spezifisch wirkender Substanzen jede der gewünschten Einzelwirkungen möglichst unabhängig von den anderen zu erreichen. Durch ein anästhesiologisches Gesamtkonzept (Prämedikation, Narkose, postoperative Schmerztherapie) gelingt es, die Dosen bzw. die Konzentrationen der einzelnen Narkosemittel und damit deren Nebenwirkungen relevant zu senken. Varianten von Kombinationsnarkosen sind die sog. **balancierte Anästhesie** und die **total intravenöse Anästhesie** (= TIVA, s. u.). Die

Analgesie mit Opioiden ist bei allen Kombinationsnarkosen ein bedeutender Bestandteil (s. u.).

Prämedikation. Mit der Prämedikation, mit der der Patient auf die Narkose vorbereitet und zugleich Narkosemittel eingespart wird, können durch

- Tranquillanzien und Neuroleptika Angst und psychische Erregung,
- Analgetika die Schmerzempfindung,
- Antihistaminika der Brechreiz und die Schockgefahr und
- durch Parasympatholytika der Tonus des vegetativen Nervensystems

herabgesetzt werden.

Narkoserisiko. Durch die Einführung der Kombinationsnarkose und der Prämedikation konnte das Narkoserisiko entscheidend gesenkt werden. Trotz der geringen therapeutischen Breite der meisten Narkosemittel ist derzeit – eine richtige Durchführung vorausgesetzt – nur bei 10^5–10^6 Narkosen mit einem narkosebedingten tödlichen Zwischenfall zu rechnen.

Wirkungsmechanismus. Der Wirkungsmechanismus der Allgemeinanästhetika ist noch nicht vollständig geklärt. Es gibt bislang keine Theorie, mit der befriedigend erklärt werden könnte, warum chemisch völlig verschiedene Stoffe – Edelgase (z. B. Xenon), Lachgas, Kohlenwasserstoffe, Ether, Barbiturate, Phenole, Steroide u. a. – eine Narkose hervorrufen. Die narkotische Wirkung von Inhalationsanästhetika soll auf einer komplexen Wechselwirkung mit Lipiden, Proteinen und Wasser in den Membranen beruhen. Neue molekularbiologische Erkenntnisse machen eine direkte Interaktion mit Proteinen als Erklärung der narkotischen Wirkung wahrscheinlicher als eine Einlagerung in die Lipid-Doppelmembran. Untersuchungen auf Rückenmarksebene zeigten, dass Inhalationsanästhetika eher die Transmission exzitatorischer Synapsen hemmen, als dass sie die von hemmenden Synapsen verstärken.

Der wenig spezifische Angriff der Inhalationsanästhetika bedingt ihre geringe therapeutische Breite und ihre negative Beeinträchtigung von Kreislauf- und Stoffwechselfunktionen.

Im Gegensatz zu Inhalationsanästhetika können mit Injektionsanästhetika nur Einzelkomponenten des Gesamtkonzepts „Narkose" herbeigeführt werden, weshalb immer eine Kombination verschiedener Substanzen erforderlich ist. Dieser selektivere Angriff der Injektionsanästhetika lässt sich dadurch erklären, dass fast alle Injektionsanästhetika ihre Wirkung über spezifische Rezeptoren vermitteln (s. u.).

Maligne Hyperthermie. In sehr seltenen Fällen kann es während einer Narkose zu einer massiven Erhöhung der Körpertemperatur kommen. Ein solcher Zwischenfall beruht auf einer gesteigerten Freisetzung von Calciumionen aus dem sarkoplasmatischen Retikulum durch Inhalationsnarkosemittel (z. B. Isofluran) oder depolarisierende Muskelrelaxanzien (Suxamethonium) bei Patienten mit einer genetischen Störung der elektromechanischen Kopplung. Die Hyperthermie kann durch die parenterale Gabe von **Dantrolen** (Dantrolen i. v., 2,5 mg/kg) erfolgreich behandelt werden.

14

14.1 Injektionsanästhetika

Allen intravenös applizierbaren Anästhetika sind der sofortige Wirkungseintritt und die geringe Steuerbarkeit gemeinsam. Dem Vorteil der psychischen Schonung des Patienten, steht der Nachteil des erhöhten Narkoserisikos gegenüber, da der Anästhesist auf das einmal injizierte Pharmakon meist keinen direkten Einfluss mehr nehmen kann. Der Narkoseverlauf wird nur noch von den sich im Organismus abspielenden kinetischen Vorgängen (Verteilung, Metabolisierung, Ausscheidung) bestimmt. Eine Ausnahme stellen Benzodiazepine und Opioide dar, für die Antagonisten verfügbar sind.

14.1.1 Thiopental

Wegen der schlechten Haltbarkeit der wässrigen Lösung kommt Thiopental (z. B. Trapanal®) als Natriumsalz in Form von Trockenampullen in den Handel und wird als 2,5 bzw. 5 %ige, stark alkalische Lösung (pH-Wert ca. 11) intravenös injiziert.

Durch Angriff am „GABA-Benzodiazepin-Barbiturat-Chloridkanal-Rezeptor-Komplex" – allerdings an anderen Bindungsstellen als an denen der Benzodiazepine – führt Thiopental zu einem verstärkten Einstrom von Chloridionen und damit zu einer Hyperpolarisation von Nervenzellen. Noch während der Injektion schlafen die Patienten gewöhnlich ein. Durch Hemmung des aufsteigenden retikulären Systems werden sie bewusstlos. Günstig ist, dass die narkotische Wirkung des Thiopentals sehr rasch eintritt, am Ende der Narkose es nur selten zu Erregungszuständen oder zum Erbrechen kommt, nach klinisch üblichen Dosen die Patienten rasch wieder erwachen und auch Zwischenfälle selten vorkommen.

Nachteilig ist, dass Thiopental nicht analgetisch wirkt. Im subnarkotischen Dosisbereich ruft es manchmal sogar eine erhöhte Schmerzempfindung (Hyperalgesie) hervor. Wegen der Gefahr vegetativer Reaktionen auf Schmerzreize dürfen daher chirurgische Eingriffe bei einer Thiopental-Narkose nur bei gleichzeitiger ausreichender Gabe von stark analgetisch wirkenden Substanzen (Opioiden aus der Fentanyl-Gruppe, ▸ Kap. 14.1.6) durchgeführt werden.

Die Atmung wird dosisabhängig unterdrückt. Eine Beatmungsmöglichkeit muss deshalb jederzeit gegeben sein. Am Herzen bewirkt Thiopental eine Abnahme des Herzzeitvolumens, weshalb die Herzfrequenz reflektorisch steigt. Meist sinkt der arterielle Blutdruck, und zwar besonders ausgeprägt bei Hypertonikern. Durch Venenerweiterung kommt es zum „venösen Pooling". Thiopental kann ferner zu Histaminfreisetzung aus Gewebemastzellen führen. Darüber hinaus begünstigt es das Auslösen von Bronchospasmen. Die Hemmung der Abwehrreflexe ist nicht sehr ausgeprägt, auch die Muskelrelaxation ist gering.

Nach Injektion in die Blutbahn wird Thiopental zu einem hohen Prozentsatz an Plasmaeiweiße gebunden. Die Substanz verteilt sich zunächst vorwiegend in die am stärksten durch-

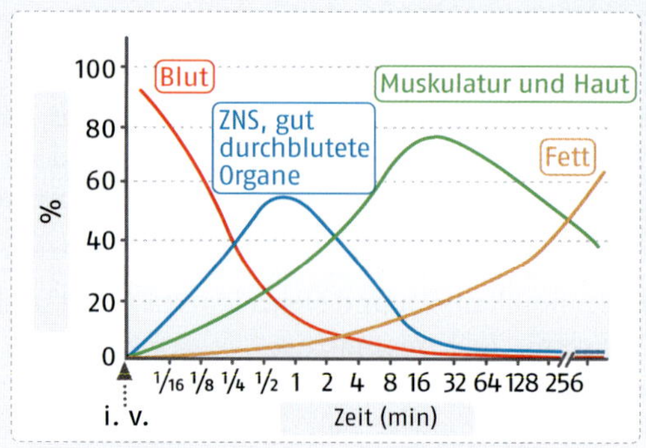

Abb. 14.1 Umverteilung von Thiopental (nach einer Bolusgabe) in verschiedene Gewebe in Abhängigkeit von der Zeit. Näheres s. Text. Nach Price et al.

bluteten Organe (Abb. 14.1). Danach erfolgt eine rasche Umverteilung aus dem ZNS vorwiegend in die Muskulatur, die nahezu die Hälfte des Körpergewichts ausmacht. Die Gleichgewichtseinstellung zwischen Plasma und Muskulatur ist innerhalb von 15–30 min nach Injektion erreicht. Diese und nicht, wie lange angenommen, die Umverteilung in das Fettgewebe bestimmt die Narkosedauer des Thiopentals. Durch eine einmalige i. v. Injektion von 3–4 mg/kg kommt es innerhalb von ca. 10 Sekunden zur Bewusstlosigkeit des Patienten und zu einer ca. 4-minütigen Narkose.

Thiopental (Halbwertszeit 5–6 Stunden) wird durch partiellen Austausch des Schwefels gegen Sauerstoff zu dem relativ lang wirkenden Pentobarbital metabolisiert.

Aus den kinetischen Eigenschaften von Thiopental lassen sich folgende Schlüsse für die klinische Anwendung ziehen:

- Nachinjektion von Thiopental kann u. U. zu einer gefährlichen Kumulation führen.
- Die Dosierung darf beim Adipösen nicht erhöht werden, da das zentrale Kompartiment bei diesem nicht größer ist als bei normgewichtigen Personen.
- Schockzustände und Hypovolämie sind relative Kontraindikationen, da im Schock die Umverteilung in die dann schlecht durchblutete Muskulatur nur sehr langsam erfolgt.

Thiopental ist dementsprechend zur Narkoseeinleitung sowie zusammen mit Opioiden (s. u.) bei kurzdauernden chirurgischen Eingriffen indiziert.

Als Nebenwirkungen wurden für Thiopental allergische und pseudoallergische Reaktionen, Hypoventilation, unangenehme Träume, aber auch euphorische Stimmungslagen beschrieben. In Einzelfällen sind gefährliche allergische Reaktionen beobachtet worden. Versehentliche intraarterielle Injektionen führen wegen des hohen pH-Werts der Thiopental-Injektionslösung zu schweren Durchblutungsstörungen und Gewebeschädigungen, die u. U. sogar den Verlust einer Extremität zur Folge haben können.

Bei ausgeprägten Nieren- und Leberfunktionsstörungen, Herzinsuffizienz, komatösen Zuständen, akuten hepatischen Porphyrien, schwerer Hypovolämie und Schock sowie im Status asthmaticus ist Thiopental kontraindiziert.

14.1.2 Etomidat

Die narkotische Wirkung von Etomidat (z. B. Hypnomidate®), die nur vom R-(+)-Enantiomer hervorgerufen wird, tritt – wahrscheinlich $GABA_A$-Rezeptor-vermittelt – sehr schnell ein und dauert nur kurz. Bei rascher intravenöser Injektion ist die Substanz etwa 15-mal potenter als Thiopental. Auch die therapeutische Breite ist größer. Ähnlich wie Thiopental (und im Gegensatz zu Ketamin, s. u.) besitzt Etomidat keine analgetische Wirkung. Die Kontraktionskraft des Herzens und der Blutdruck werden kaum beeinflusst.

Etomidat verteilt sich wie die meisten anderen Injektionsnarkosemittel rasch im Organismus, die Plasmaeiweißbindung beträgt 75 %. Aufgrund der fehlenden analgetischen Wirkung eignet sich Etomidat nicht als Mononarkotikum. Es wird zur Narkoseeinleitung vor allem bei kardiovaskulären Risikopatienten verwendet, da es von allen Injektionsnarkotika die geringsten kardiovaskulären Effekte aufweist.

Die Dosierung beträgt 0,15–0,3 mg/kg.

Bei nicht ausreichender Prämedikation können als Nebenwirkungen spontane unkontrollierte Muskelbewegungen auftreten. Ferner wurden Venenbeschwerden und Thrombophlebitiden beobachtet. Etomidat hemmt die 11β-Hydroxylase und erniedrigt so bereits in üblicher Dosierung den Cortisol- und Aldosteron-Plasmaspiegel. Etomidat ist deshalb für die Langzeitanwendung nicht geeignet.

14.1.3 Propofol

Nach intravenöser Applikation bewirkt das schlecht wasserlösliche Propofol (z. B. Disoprivan®) über $GABA_A$-Rezeptoren rasch einen Bewusstseinsverlust, der bei der üblichen Dosierung von 1,5–2,5 mg/kg etwa 5–8 min anhält. Wie die meisten anderen Injektionsnarkosemittel wirkt Propofol nicht analgetisch.

Systolischer und diastolischer Blutdruck sinken, die Veränderung der Herzfrequenz ist in der Regel wenig ausgeprägt. Bei der Mehrzahl der Patienten kommt es zu einer vorübergehenden Apnoe, die eine kontrollierte Beatmung erfordert.

Die Verteilung von Propofol erfolgt in zwei Phasen mit Halbwertszeiten von wenigen Minuten für die erste Phase und einer halben bis 1 Stunde für die zweite Phase. Die Plasmaproteinbindung ist mit ca. 98 % hoch. Propofol ist das am häufigsten eingesetzte Injektionsanästhetikum. Es wird zur Narkoseeinleitung (Dosierung 1,5–2,5 mg/kg), zu Kurzzeitnarkosen und zur Sedierung bei diagnostischen Eingriffen benutzt, daneben eignet es sich als hypnotische Komponente zusammen mit Opioiden aus der Fentanyl-Gruppe zur Aufrechterhaltung der Narkose bei der totalen intravenösen Anästhesie (s. u.; Dosierung 0,1–0,2 mg/kg und Minute als Infusion).

Als Nebenwirkungen wurden u. a. Blutdruckabfall, Atemdepression, Bradykardie bis hin zum Herzstillstand sowie allergische Reaktionen gegen Hilfsstoffe (z. B. Sojaöl) beschrieben. Weiterhin kann es bei bis zu 80 % der Patienten zu einem Injektionsschmerz kommen.

14.1.4 Ketamin

Die als Racemat (z. B. Ketamin-ratiopharm®) und S-Enantiomer (Ketanest® S) im Handel befindliche Substanz ruft einen Zustand hervor, der als „**dissoziative Anästhesie**" bezeichnet wird. Ketamin blockiert den Liganden-gesteuerten NMDA-Rezeptor durch Bindung an die Phencyclidin-(PCP-)Bindungsstelle, wodurch bevorzugt Assoziationsbahnen unterbrochen sowie die Hirnrinde und der Thalamus opticus ausgeschaltet werden, während das limbische System weniger betroffen ist. Der Patient scheint mehr geistig abwesend zu sein als zu schlafen.

Ketamin wirkt sehr gut analgetisch. Innerhalb von 30–60 Sekunden nach intravenöser Injektion kommt es zu völliger Analgesie, die auch postnarkotisch noch anhält, und zur Amnesie. Die Rachenreflexe sind dagegen erhalten, und der Skelettmuskeltonus ist nur wenig verringert. Die Augen bleiben meist weit geöffnet. Einzigartig unter den Anästhetika sind die **kreislaufaktivierenden Effekte** von Ketamin, die sowohl erwünscht (bei Volumenmangel) als auch unerwünscht (z. B. bei Hypertonikern) sein können. Blutdruck und Herzfrequenz steigen vor allem zu Beginn infolge einer Sympathikusaktivierung. Die Atmung wird bei üblicher Dosierung nur wenig beeinflusst.

Ketamin verteilt sich rasch im Organismus, die Plasmaproteinbindung wird mit unter 50 % angegeben. Für die Abnahme der Wirkung sind auch hier hauptsächlich Umverteilungsphänomene verantwortlich.

Ketamin ist indiziert zur Narkoseeinleitung, bei kurzdauernden und hier vor allem bei sehr schmerzhaften Eingriffen (z. B. bei Verbrennungen) sowie in der Notfall- und Katastrophenmedizin bei Massenverletzungen.

Die Dosierung für das Ketaminracemat beträgt 1–2 mg/kg i. v. bzw. 4–8 mg/kg i. m. Zur Weiterführung der Anästhesie kann die halbe Dosis nachinjiziert werden.

Als Nebenwirkungen werden in der Aufwachphase unangenehme Träume oder Halluzinationen beschrieben, deren Inzidenz sich durch die gleichzeitige Gabe von Benzodiazepinen (z. B. Midazolam) entscheidend verringern lässt. Als weitere Nebenwirkungen sind ein Anstieg von Blutdruck und Herzfrequenz (s. o.), Übelkeit, Erbrechen, Schwindel und Kopfschmerzen zu nennen.

Bei Patienten mit instabiler Angina pectoris oder Myokardinfarkt, gesteigertem Hirndruck, Glaukom oder Bluthochdruck ist Ketamin kontraindiziert, ferner bei Eingriffen an den oberen Luftwegen ohne gleichzeitige Gabe eines Muskelrelaxans sowie in der Geburtshilfe bei Präeklampsie und Eklampsie.

Esketamin [S(+)-Ketamin, (Ketanest® S)] blockiert den NMDA-Rezeptor ca. 3–4-mal potenter als das entsprechende R-(–)-Enantiomer. Bei der dabei möglichen halben Dosierung im Vergleich zum Racemat (s. o.) verursacht Esketamin weniger Aufwachreaktionen.

14.1.5 4-Hydroxybuttersäure

Außer zur Narkolepsietherapie (Xyrem®, Lösung zum Einnehmen) kann 4-Hydroxybuttersäure (4-Hydroxybutansäure) auch intravenös zur Erzeugung eines Schlafzustands während und nach Operationen eingesetzt werden (Somsanit®). Seit einigen Jahren wird 4-Hydroxybuttersäure auch illegal (missbräuchlich) als sog. K.-o.-Tropfen und „Liquid Ecstasy" (chemisch und pharmakologisch hat sie allerdings nichts mit Ecstasy gemeinsam) verwendet. Die orale Lösung (s. o.) unterliegt deshalb dem Betäubungsmittelgesetz, das parenteral applizierte Handelspräparat Somsanit® ist dagegen nur verschreibungspflichtig.

Da 4-Hydroxybuttersäure keine analgetische Wirkung besitzt, muss sie bei der Narkose mit Opioiden kombiniert werden. Die in der Anästhesie eingesetzten Dosen liegen zwischen 60–90 mg/kg.

Als Nebenwirkungen treten unter anderem Myoklonien, Bradykardie und zerebrale Krampfanfälle auf. Bei Patienten mit eingeschränkter Nierenfunktion können Hypernatriämie und eine metabolische Alkalose auftreten.

14.1.6 Opioide

Opioide sind keine Anästhetika im engeren Sinn, kommen allerdings aufgrund ihrer sehr guten analgetischen Wirkung fast bei jeder Narkose zum Einsatz. Da Standardopioide wie z. B. Morphin relativ schlecht steuerbar sind, werden im Rahmen der Narkose nur Substanzen der

Fentanyl-Gruppe (Fentanyl, Alfentanil, Sufentanil, Remifentanil) verwendet. Sie sind volle Agonisten am μ-Opioidrezeptor. Erwünschte (z. B. Analgesie, Sedierung) und unerwünschte Wirkungen (z. B. Atemdepression, Bradykardie, Thoraxrigidität, Übelkeit, Erbrechen) sind somit qualitativ gleich wie die von Morphin (▸Kap. 12.1.5). Wie bei anderen Opioiden können ihre Wirkungen mit dem Antagonisten Naloxon (z. B. Naloxon-ratiopharm®) aufgehoben werden.

Alfentanil (z. B. Rapifen®) und **Remifentanil** (Ultiva®) erreichen ihre maximale Wirkung bereits ca. 1–1,5 min nach Bolusgabe, **Fentanyl** (z. B. Fentanyl®-Janssen) nach ca. 4 und Sufentanil (z. B. Sufenta®) nach ca. 3 min. Alfentanil und Remifentanil zeigen demzufolge nur eine geringe Hysterese, d. h. eine geringe Latenz zwischen maximaler Plasmakonzentration und Wirkmaximum und werden der Anforderung eines schnellen Wirkungseintritts gerecht. Sufentanil ist das derzeit potenteste klinisch eingesetzte Opioidanalgetikum. Es ist 7–10-mal potenter als Fentanyl oder Remifentanil, während die Wirkstärke von Alfentanil nur etwa ein Drittel bis ein Viertel der von Fentanyl beträgt. Zum Vergleich: Fentanyl ist ca. 100-mal potenter als Morphin!

Remifentanil weist die beste intraoperative Steuerbarkeit unter den Opioiden auf. Die wesentliche Ursache hierfür ist die von der Leber- und Nierenfunktion unabhängige schnelle Metabolisierung zu weitgehend inaktiven Metaboliten durch unspezifische Esterasen. Für den klinischen Gebrauch ist allerdings von Nachteil, dass mit Ende der Remifentanil-Infusion auch die analgetische Wirkung nahezu schlagartig beendet ist.

14.1.7 Benzodiazepine

Benzodiazepine (▸Kap. 11.3.1) spielen in der Anästhesie außer zur Prämedikation und manchmal zur Narkoseeinleitung nur eine geringe Rolle. Eine große Bedeutung haben sie allerdings auf der Intensivstation zur kontinuierlichen Sedierung von beatmeten Patienten.

Wegen seiner besseren Steuerbarkeit im Vergleich zu Diazepam wird hauptsächlich das kurz wirkende **Midazolam** (z. B. Dormicum®) verwendet. Dessen Halbwertszeit liegt bei 1,5–2,5 Stunden, der Hauptmetabolit ist das pharmakologisch noch wirksame Hydroxy-Midazolam, das als Glucuronid über die Nieren ausgeschieden wird.

Die Dosierung zur Narkoseeinleitung beträgt 0,15–0,2 mg/kg.

Vorteilhaft ist, dass mit dem Benzodiazepin-Antagonisten **Flumazenil** (z. B. Anexate®) die Wirkung von Benzodiazepinen am Rezeptor spezifisch aufgehoben werden kann. Flumazenil verdrängt Benzodiazepine kompetitiv von deren Bindungsstelle am GABA-Benzodiazepin-Barbiturat-Chloridkanal-Rezeptor-Komplex. Dadurch ist es möglich, die Vigilanz von Patienten gezielt zu steuern. Allerdings ist die Halbwertszeit von Flumazenil (ca. 40–60 min.) kürzer als beispielsweise die von Midazolam, sodass mit einem „Reboundeffekt" des Benzodiazepins gerechnet werden muss. Flumazenil kann ferner bei Überdosierungen von Benzodiazepinen angewandt werden.

Die übliche Flumazenil-Dosierung beträgt 0,3–0,6 mg.

Als Flumazenil-Nebenwirkungen kommen Übelkeit und Erbrechen, nach rascher Injektion Angstgefühle und Herzklopfen vor. Bei benzodiazepinabhängigen Personen können Entzugssymptome auftreten.

14.2 Inhalationsanästhetika

Inhalationsanästhetika besitzen den Vorteil der guten Steuerbarkeit. Sie eignen sich hauptsächlich zur Aufrechterhaltung einer Narkose. Die An- und Abflutungsgeschwindigkeiten der Inhalationsanästhetika hängen vor allem von den Gradienten zwischen der Konzentration in der Atemluft und im Blut und somit von der Löslichkeit des Narkosemittels im Blut ab. Je kleiner der Blut/Gas-Verteilungskoeffizient ist, desto schneller tritt eine Narkose ein und desto schneller klingt sie auch wieder ab. Die Blut/Gas-Verteilungskoeffizienten von Inhalationsanästhetika sind in ◘ Tab. 14.1 zusammengefasst.

Tab. 14.1 Blut/Gas- und Öl/Gas-Verteilungskoeffizienten sowie MAC-Werte von Inhalationsanästhetika

INN	Blut/Gas	Öl/Gas	MAC[2] (Vol.-%)
Halothan[1]	2,4	224	0,8
Enfluran[1]	1,8	97	1,7
Isofluran	1,4	91	1,2
Sevofluran	0,7	47	1,7
Desfluran	0,4	19	6,0
Lachgas	0,5	1,4	105

[1] Halothan und Enfluran werden in Deutschland nicht mehr eingesetzt,

[2] minimale alveoläre Konzentration bei 1 Atm und Patienten mittleren Alters

Die verschiedenen Inhalationsanästhetika haben eine unterschiedliche anästhetische Potenz, die mit der Lipidlöslichkeit der Substanz (ausgedrückt als Öl/Gas-Verteilungskoeffizient) korreliert. Die Narkosetiefe von Inhalationsanästhetika kann mithilfe der **minimalen alveolären Konzentration** (MAC) verglichen werden. Darunter versteht man die alveoläre Konzentration eines Inhalationsanästhetikums (in % bei 1 Atmosphäre), bei der 50 % aller Patienten auf eine Hautinzision nicht mehr mit Abwehrbewegungen reagieren. In Tab. 14.1 sind die MAC-Werte der wichtigsten Inhalationsanästhetika für Patienten mittleren Lebensalters ohne Begleitmedikation zusammengestellt. Die gleichzeitige Gabe von Benzodiazepinen oder Opioid-Analgetika senkt die MAC-Werte um ca. 50–65 %.

14.2.1 Lachgas (Distickstoffoxid)

Lachgas ist ein farbloses, reaktionsträges Gas von schwach süßlichem Geruch und Geschmack, das in verflüssigter Form in den Handel kommt. Es hat allerdings in der modernen Anästhesie an Bedeutung verloren. In letzter Zeit wird es zunehmend nur noch als Partydroge verwendet. Es wirkt analgetisch, verhältnismäßig schwach narkotisch und nicht muskelrelaxierend. Selbst mit einem Anteil von 75 Vol.-% Lachgas in der Einatmungsluft lässt sich keine tiefe Narkose erreichen. 70 Vol.-% Lachgas in der Einatmungsluft stellen aber die obere Grenze dar, da mindestens 30 Vol.-% Sauerstoff gleichzeitig zugeführt werden müssen, um einen Sauerstoffmangel zu verhindern. Lachgas muss mit anderen Anästhetika kombiniert werden.

Durch Überdruckbeatmung (MAC-Wert 105 %) ist auch mit Lachgas/O_2-Gemischen eine Vollnarkose (Stadium III) möglich. Dieses Verfahren hat sich jedoch nicht durchgesetzt.

Die An- und Abflutungsgeschwindigkeit von Lachgas ist außerordentlich hoch. Die Lachgasnarkose ist daher gut steuerbar. Blutdruck und Atmung werden kaum, Leber-, Nieren- und Darmfunktion nicht beeinflusst. Bei länger anhaltender Zufuhr, als dies für chirurgische Operationen in der Regel erforderlich ist, oder bei wiederholter Zufuhr kann Lachgas die Erythrozyten- und Leukozytenproduktion bis zu einer megaloblastären Anämie beeinträchtigen. Zur Vermeidung einer **Diffusionshypoxie** bei Beendigung einer Narkose mit Lachgas ist die Sauerstoffzufuhr während der Narkoseausleitung zu erhöhen, da in den ersten Minuten nach Unterbrechung der Lachgaszufuhr das Gas aufgrund der schlechten Blutlöslichkeit in großer Menge in die Alveolen strömt und so den eingeatmeten Sauerstoff verdünnt.

14.2.2 Halogenierte Kohlenwasserstoffe

Der einzige, aber in Deutschland schon seit längerer Zeit nicht mehr verwendete halogenierte Kohlenwasserstoff ist **Halothan** (F_3C-CHClBr). Es wirkt nur schwach analgetisch und muskelrelaxierend. Wegen einer leberschädigenden Wirkung bei höheren Konzentrationen oder wiederholten Halothannarkosen („Halothanhepatitis“) infolge toxischer und/oder allergischer Reaktionen (Biotransformationsrate bis zu 20 %, Hauptmetabolit Trifluoressigsäure), wird Halothan zumindest in Industrieländern heute nicht mehr eingesetzt.

14.2.3 Halogenierte Ether

Isofluran (z. B. Forene®) und **Enfluran** (in Deutschland nicht mehr gebräuchlich) besitzen, wie Halothan einen atemdepressiven (Enfluran > Isofluran > Halothan) sowie einen Catecholamin-sensibilisierenden (Halothan > Enfluran) und negativ inotropen Effekt (Halothan > Isofluran > Enfluran). Die Biotransformationsrate ist bei Isofluran mit 0,2 % gering, bei Enfluran dagegen vergleichsweise hoch (ca. 3 %). Als Metaboliten wurden bei Enfluran Difluormethoxydifluoressigsäure und nierentoxisches Fluorid nachgewiesen.

Weiterentwicklungen von Enfluran und Isofluran führten durch Ersatz von Chlor- durch Fluoratome zu den weniger wasserlöslichen Verbindungen **Sevofluran** (Sevorane®) und **Desfluran** (Suprane®), die ähnlich gut steuerbar sind wie Lachgas (niedrige Blut/Gas-Verteilungskoeffizienten, ◘ Tab. 14.1). Infolge der damit verbundenen kurzen Abklingzeit am Ende einer Narkose gewinnen diese Substanzen – insbesondere Desfluran – zunehmend an Bedeutung in der ambulanten Chirurgie. Desfluran wird nur zu ca. 0,02 % metabolisiert und ist weder nephro- noch lebertoxisch. Sevofluran wird zu ca. 5 % zu Fluorid und Hexafluor-Isopropanol abgebaut. Die hepatische Biotransformationsrate von Sevofluran ist somit zweimal höher als die von Enfluran und 250-fach höher als die von Desfluran. Sevofluran ist unter den modernen Ethern allerdings die einzige Substanz, die nicht zu der toxischen Trifluoressigsäure metabolisiert wird. Nachteilig für Desfluran ist, dass es die Atemwege stärker reizt als Sevofluran und wegen des niedrigen Siedepunktes (23 °C) ein spezieller Verdampfer notwendig ist.

14.3 Besondere Narkoseverfahren

Die **balancierte Anästhesie** ist ein Narkoseverfahren, bei dem nach Einleitung mit einem Injektionsanästhetikum ein Opioid aus der Fentanyl-Gruppe mit einem Inhalationsanästhetikum und mit einem nichtdepolarisierenden Muskelrelaxans kombiniert wird. Die Herz-Kreislauf-Wirkungen der balancierten Anästhesie sind meist sehr gering.

Bei einer **total intravenösen Anästhesie (TIVA)** wird dagegen auf volatile Anästhetika ganz verzichtet. Voraussetzung für eine derartige Narkoseführung ist, dass die verwendeten Substanzen gut steuerbar sind, um einen Narkoseüberhang zu vermeiden. Die Kombination Propofol/Remifentanil ist dafür gut geeignet.

15 Muskelrelaxanzien

Die Erregungsübertragung von der somatomotorischen Nervenfaser auf die quergestreifte Muskelzelle (neuro-muskuläre Übertragung) erfolgt an der motorischen Endplatte. Erreicht ein Nervenimpuls die motorische Endplatte, wird aus den Vesikeln mittels Calciumionen schlagartig Acetylcholin freigesetzt. Dieses diffundiert rasch durch den etwa 500 Å breiten synaptischen Spalt zu der subsynaptischen Membran und aktiviert dort Nicotinrezeptoren (n-Cholinozeptoren). Dadurch kommt es zu einer Depolarisation der Endplattenmembran (Endplattenpotenzial). Innerhalb von etwa 2 Millisekunden wird das freigesetzte Acetylcholin durch die Acetylcholinesterase hydrolysiert und danach das Ruhepotenzial wiederhergestellt.

15.1 Peripher angreifende Muskelrelaxanzien

Die neuromuskuläre Übertragung kann beeinflusst werden:

- präsynaptisch durch
  - Hemmung der Wiederaufnahme von Cholin aus dem synaptischen Spalt (durch Hemicholinium) und
  - Verhinderung der Acetylcholinfreisetzung durch Botulinustoxin, Lokalanästhetika in höherer Konzentration oder Magnesiumionen (kompetitiver Antagonismus zu Calciumionen);
- postsynaptisch durch
  - Blockade der Acetylcholinrezeptoren an der postsynaptischen Membran durch kompetitive Hemmstoffe von Acetylcholin (**nichtdepolarisierende Muskelrelaxanzien**),
  - Dauerdepolarisation der Endplatten durch **depolarisierende Muskelrelaxanzien** oder
  - Hemmung der elektromechanischen Kopplung, z. B. durch Dantrolen.

Von praktischer Bedeutung für die Muskelrelaxation bei der **Narkose** sind hauptsächlich **nichtdepolarisierende** (stabilisierende) **Muskelrelaxanzien** (Curare-Typ), und **depolarisierende Muskelrelaxanzien** (Suxamethonium-Typ).

Peripher angreifende Muskelrelaxanzien werden zur Erschlaffung der quergestreiften Muskulatur, z. B. bei größeren operativen Eingriffen, eingesetzt. Durch den Einsatz von Muskelrelaxanzien kann die Konzentration der Inhalationsanästhetika erniedrigt werden. Voraussetzung für den Einsatz von Muskelrelaxanzien ist die Möglichkeit einer künstlichen Beatmung. Weitere Indikationen sind beispielsweise die endotracheale Intubation und die künstliche Beatmung auf der Intensivstation.

15.1.1 Nichtdepolarisierende (stabilisierende) Muskelrelaxanzien

Nichtdepolarisierende Muskelrelaxanzien besitzen zwar Affinität zu den Acetylcholinrezeptoren der motorischen Endplatte, aber keine intrinsische Aktivität, d. h. sie verdrängen Acetylcholin kompetitiv und verhindern dadurch eine Depolarisation der Endplattenmembran und damit eine Muskelkontraktion. Zuerst sind die Muskeln der Augen, der Zunge und der Finger, dann die Nacken-, Stamm- und Extremitätenmuskeln und erst zuletzt die Atemmuskeln betroffen. Dennoch muss man bei jeder Muskelrelaxans-Injektion auf eine Atemlähmung vorbereitet sein (Möglichkeit einer sofortigen künstlichen Beatmung). Alle gebräuchlichen nichtdepolarisierenden Muskelrelaxanzien sind **quartäre Ammoniumverbindungen**.

Nebenwirkungen von nichtdepolarisierenden Muskelrelaxanzien sind u. a. Tachykardie, vorübergehende Hypotonie, Histaminfreisetzung, Hautrötung, Bronchospasmus. Durch Cholinesterasehemmer (▸ Kap. 20.1.2), z. B. Neostigmin (Neostigmin-Rotexmedica), welche die Acetylcholinkonzentration erhöhen, kann die Wirkung von nichtdepolarisierenden Muskelrelaxanzien antagonisiert werden.

Der Prototyp der nichtdepolarisierenden Muskelrelaxanzien ist das heute nicht mehr gebräuchliche **Tubocurarinchlorid**, das in verschiedenen Pfeilgiften südamerikanischer Indianer enthalten war. Wegen seiner durch starke Histaminfreisetzung bedingten Nebenwirkungen (u. a. Bronchokonstriktion, Blutdruckabfall) wurde es durch die nachstehend beschriebenen Substanzen verdrängt, die seltener und weniger ausgeprägt als Tubocurarin eine Histaminfreisetzung verursachen.

Pancuroniumbromid (z. B. Pancuronium-ratiopharm®) weist einen schnellen Wirkungseintritt und eine lange Wirkungsdauer auf. Die Ausscheidung erfolgt überwiegend renal in unveränderter Form, weshalb dieses Muskelrelaxans bei niereninsuffizienten Patienten ungeeignet ist.

Bei **Vecuroniumbromid** (z. B. Norcuron®) beträgt die Wirkungsdauer nur etwa ein Drittel bis zur Hälfte von der des Pancuroniumbromids. Es kumuliert daher kaum. Die Elimination erfolgt zu etwa 50 % biliär. Die Substanz ist somit zur Anwendung bei niereninsuffizienten Patienten besser geeignet als Pancuroniumbromid.

Bei **Rocuroniumbromid** (z. B. ESMERON®) ist die muskelrelaxierende Potenz ca. 6-fach geringer und seine Anschlagzeit, bei ähnlicher Wirkdauer, wesentlich kürzer als die von Vecuroniumbromid. Die Elimination von Rocuroniumbromid erfolgt hauptsächlich biliär, nur ca. 20 % der Substanz werden im Urin wiedergefunden.

Zur Aufhebung der durch Vecuroniumbromid und Rocuroniumbromid induzierten neuromuskulären Blockade steht **Sugammadex** (Bridion®) zur Verfügung. Sugammadex ist ein modifiziertes Gamma-Cyclodextrin, das mit den genannten Muskelrelaxanzien Einschlussverbindungen bildet, wodurch deren muskelrelaxierende Wirkung aufgehoben wird.

Atracuriumbesilat (z. B. Atracurium-hameln) ist mittellang wirksam und wird im Organismus nichtenzymatisch in Abhängigkeit vom pH-Wert durch Hofmann-Abbau und in geringerem Ausmaß durch enzymatische Esterhydrolyse zu nichtmuskelrelaxierenden Substanzen abgebaut. Für sehr selten durch Atracuriumbesilat auftretende Krampfanfälle wird z. T. das Abbauprodukt Laudanosin verantwortlich gemacht.

Cisatracuriumbesilat (Nimbex®) ist das cis-cis-Isomer des Atracuriumbesilats. Es ist ca. dreimal potenter als dieses und auch für Kinder ab einem Alter von 1 Monat zugelassen. Die nach Hofmann-Abbau beobachteten maximalen Laudanosinkonzentrationen betragen nur rund ⅕–⅙ der nach Gabe von Atracurium erreichten Konzentrationen.

Das kurzwirksame Muskelrelaxans **Mivacuriumchlorid** (Mivacron®) wird von der Plasmacholinesterase hydrolytisch gespalten. Bei Patienten mit atypischer Cholinesterase kann die

15

Wirkdauer von Mivacuriumchlorid um ein Vielfaches verlängert sein.

15.1.2 Depolarisierende Muskelrelaxanzien

Depolarisierende Muskelrelaxanzien depolarisieren wie Acetylcholin die motorische Endplatte, verhindern aber die sofortige Repolarisation, da sie langsamer abgebaut werden. Die Folge ist eine Muskelerschlaffung. Cholinesterasehemmstoffe wirken nicht als Antidot, sondern verstärken die Wirkung.

Suxamethoniumchlorid (z.B. Lysthenon®) ist das derzeit einzig verfügbare Muskelrelaxans mit ausschließlich depolarisierenden Eigenschaften. Es ist formal ein doppeltes Acetylcholin und zeichnet sich durch einen raschen Wirkungseintritt und eine kurze Wirkungsdauer aus, weshalb es zur **Intubation** besonders geeignet ist. Suxamethoniumchlorid kann K^+, Kreatininphosphokinase und Myoglobin aus Muskelzellen freisetzen, wodurch in Einzelfällen Myoglobinurie, Nieren- oder Herzversagen vorkommen können. Weitere Nebenwirkungen sind Herzrhythmusstörungen (z.B. Bradykardie), Erhöhung des Augeninnen- und des intragastralen Drucks. Als harmlose Nebenwirkung treten häufig einen Tag nach der Injektion muskelkaterartige Schmerzen auf, die auf faszikulären Muskelzuckungen zu Beginn der Relaxation (Depolarisation!) beruhen und sich durch eine Vorbehandlung mit kleinen, noch nicht neuromuskulär blockierenden Dosen von nichtdepolarisierenden Muskelrelaxanzien vermeiden lassen. Bei Patienten mit **atypischer Cholinesterase** kommt es zu einer drastischen Zunahme der Dauer der neuromuskulären Blockade. Auch bei schweren Leberschäden und Kachexie ist die Wirkung von Suxamethoniumchlorid wegen des erniedrigten Esterasespiegels verlängert. Besondere Vorsicht ist weiterhin bei Patienten mit einer Disposition zur Hyperkaliämie (z.B. bei Verbrennungen oder Niereninsuffizienz), mit Glaukom und bei Erkrankungen des neuromuskulären Systems geboten.

15.1.3 Dantrolen

Dantrolen (z.B. Dantamacrin®) ist das derzeit einzige im Handel befindliche Muskelrelaxans, das den Muskeltonus durch partielle Blockade der Freisetzung von Calciumionen aus dem longitudinalen System der Muskelfasern herabsetzt, wahrscheinlich indem es an den sog. **Ryanodinrezeptor Typ 1 (RyR1)** bindet. Die Substanz ist bei spastischen Syndromen mit krankhaft gesteigerter Muskelspannung (z.B. bei Querschnittslähmungen, Multipler Sklerose) indiziert. Außerdem wird es intravenös bei maligner Hyperthermie eingesetzt.

Die Halbwertszeit beträgt 8–10 Stunden.

Die Dosierung bei spastischen Zuständen soll einschleichend (mit 2 × 25 mg täglich) erfolgen und kann dann wöchentlich bis auf maximal 4 × 50 mg täglich (frühestens nach 4 Wochen) gesteigert werden. Mit einer deutlichen Wirkung ist meist erst nach ein bis zwei Wochen zu rechnen.

Als Nebenwirkungen können – vor allem zu Behandlungsbeginn – Müdigkeit, Schwindel und Schwächegefühl auftreten. In einigen Fällen wurden hepatotoxische Nebenwirkungen (hepatitisähnliche Verläufe) beobachtet. Wegen einer möglichen Fotosensibilisierung sollten die Patienten keiner starken Sonnenbestrahlung ausgesetzt werden.

Bei Lebererkrankungen, eingeschränkter Lungenfunktion, schweren Herzmuskelschäden sowie während der Schwangerschaft und Stillzeit ist Dantrolen kontraindiziert.

15.1.4 Clostridium-botulinum-Toxin

Clostridium-botulinum-Toxin Typ A (z.B. BOTOX®) hemmt die Ca^{2+}-abhängige Acetylcholinfreisetzung und führt dadurch zu einer irreversiblen Hemmung der neuromuskulären Übertragung. Seine Wirkung beruht vor allem auf der Spaltung des an der Neurotransmitterfreisetzung beteiligten Proteins SNAP-25. Erst durch Neubildung von Nervenendigungen wird die normale Impulsübertragung wiederhergestellt.

Lokal appliziert kann es zur Blepharospasmus-(Lidkrampf-)Behandlung, zur Therapie der gleichzeitig bei einem Blepharospasmus auftretenden dystonen Kontraktionen der periorbitalen Muskulatur sowie bei anderen spastischen Zuständen der quergestreiften Muskulatur eingesetzt werden. Weitere Indikationen sind übermäßiges Schwitzen (primäre Hyperhidrosis axillaris), Harninkontinenz bei erwachsenen Patienten mit neurogener Detrusorhyperaktivität der Blase (z. B. bei Rückenmarksverletzung oder Multipler Sklerose) sowie Prophylaxe einer chronischen Migräne, wenn herkömmliche Migräneprophylaktika nur unzureichend wirksam waren.

Clostridium-botulinum-Toxin (z. B. VISTABEL®) wird außerdem als sog. **„Anti-Aging-Spritze"** zur vorübergehenden Faltenglättung im Gesichtsbereich eingesetzt, wenn diese Falten eine erhebliche psychologische Belastung für die Personen darstellen. Nach subkutaner Applikation werden kleine Muskelsegmente gelähmt, wodurch die direkt darüber liegende Haut gestrafft wird. Allerdings verlagert sich dadurch das Minenspiel auf benachbarte Muskeln, sodass besonders nach häufiger Applikation von Botulinum-Toxin neue Falten entstehen können.

Die Dosierung hängt vom Fertigpräparat ab. Die Anwendung hat nur durch besonders geschulte Ärzte zu erfolgen.

Als Nebenwirkungen können u. a. Blepharoptosis, Lidschwellung, Doppeltsehen, Gesichtsschmerzen und Erytheme auftreten.

15.2 Zentral angreifende Muskelrelaxanzien

Diese Substanzen haben keinen Einfluss auf die neuromuskuläre Übertragung an der motorischen Endplatte, sondern sie verringern den Skelettmuskeltonus durch Hemmung polysynaptischer Reflexe an zentralen Synapsen.

Baclofen (z. B. Lioresal®) ist ein $GABA_B$-Rezeptor-Agonist und wird ausschließlich als zentrales Muskelrelaxans eingesetzt. Die Dosierung erfolgt individuell und einschleichend (z. B. 3 × 5 mg täglich; Tageshöchstdosis 30–75 mg).

Substanzen mit nicht genau definierten Wirkungsmechanismen sind **Tolperisonhydrochlorid** (z. B. Mydocalm®), **Pridinolmesilat** (Myoson® direct), **Methocarbamol** (z. B. Ortoton®), **Tizanidinhydrochlorid** (z. B. Sirdalud®) und **Orphenadrincitrat** (Norflex®).

Zentrale Muskelrelaxanzien werden je nach Substanz bei schmerzhaften Muskelverspannungen, insbesondere als Folge von Erkrankungen der Wirbelsäule und der achsennahen Gelenke, ferner bei Spastizität infolge neurologischer Erkrankungen, z. B. nach Schlaganfall, bei Multipler Sklerose u. a. eingesetzt. Ihr therapeutischer Nutzen ist umstritten.

Nebenwirkungen zentraler Muskelrelaxanzien sind u. a. Schwindelgefühl, Müdigkeit, Sehstörungen und gastrointestinale Beschwerden. Aufgrund der sedierenden Wirkungskomponente ist das Reaktionsvermögen deutlich verringert, sodass die Patienten bzgl. ihrer eingeschränkten Verkehrstauglichkeit aufzuklären sind.

Die vor allem als Tranquillanzien und Hypnotika eingesetzten Benzodiazepine werden in ▸ Kap 11.3.1 beschrieben. Für das ausschließlich als Muskelrelaxans eingesetzte **Tetrazepam** hat die europäische Zulassungsbehörde (EMA) wegen schwerer Hautreaktionen das Ruhen der Zulassung bis auf weiteres angeordnet.

16 Antikonvulsiva

16.1 Pathophysiologische und klinische Grundlagen der Epilepsien

Epilepsien sind Funktionsstörungen des Gehirns, die durch eine anhaltende Prädisposition, epileptische Anfälle zu erleiden, gekennzeichnet sind. Die Prävalenz beträgt weltweit 0,7–0,8 % ohne wesentliche ethnische oder geografische Unterschiede. Ein Drittel der Epilepsien wird im Kindesalter mit absteigender Häufigkeit bis zum 18. Lebensjahr manifest, ein weiteres Drittel der Epilepsien tritt erstmals jenseits des 60. Lebensjahres auf. Die Wahrscheinlichkeit, im Laufe des Lebens an einer Epilepsie zu erkranken, liegt bei 5 % mit zunehmender Tendenz aufgrund der kontinuierlichen Alterszunahme der Bevölkerung.

Die **Ursachen** der Epilepsien sind vielfältig. Einigen Epilepsien liegt eine genetische Disposition zugrunde, z. B. infolge von Mutationen im Gen *SCN1A*, das für den spannungsabhängigen Na^+-Kanal $Na_V1.1$ codiert. In anderen Fällen ist die Epilepsie durch strukturelle/metabolische Schädigungen bedingt, beispielsweise bei angeborenen oder perinatal erworbenen Hirnmissbildungen und -schäden, Traumata, Hirntumoren oder Stoffwechseldefekten. Oft bleibt jedoch die Ätiologie einer Epilepsie unbekannt.

Bei einem **epileptischen Anfall** kommt es zu einer plötzlich einsetzenden, vorübergehenden Fehlfunktion des zentralen Nervensystems mit abnormen neuronalen Entladungen der Hirnrinde. Je nach Lokalisation und Ausbreitung werden epileptische Anfälle unterteilt in

- **fokale Anfälle** (partielle Anfälle) mit einer auf eine umschriebene Hirnregion begrenzten Erregung und
- **generalisierte Anfälle**, bei denen die Erregung das gesamte Gehirn erfasst. Generalisierte Anfälle können aus einem sich ausbreitenden fokalen Anfall (sekundär generalisiert) hervorgehen oder von Anfang an primär generalisiert auftreten.

Die **Phänomenologie** epileptischer Anfälle ist sehr variabel. Zu den typischen Ausprägungen zählen Absencen (Bewusstseinsunterbrechungen von wenigen Sekunden), myoklonische Anfälle (beidseitige Zuckungen bei erhaltenem Bewusstsein), klonische Anfälle (beidseitige rhythmische Muskelzuckungen), tonische Anfälle (symmetrische Versteifungskrämpfe), atonische Anfälle (Sturzanfälle) sowie die auch als „Grand mal" bezeichneten tonisch-klonischen Anfälle (Versteifung gefolgt von Zuckungen, Bewusstlosigkeit).

Ein epileptischer Anfall dauert meist nicht länger als 2 min. Oft folgt ihm eine postiktale Nachphase, die mehrere Stunden anhalten kann und z. B. mit Sprach-, Gedächtnis- oder psychischen Störungen sowie Lähmungen verbunden ist.

Wichtige **Differenzialdiagnosen** zu epileptischen Anfällen sind Fieberkrämpfe, psychogene Anfälle, konvulsive Synkopen, Eklampsie sowie REM-Schlaf-Verhaltensstörungen.

16.2 Antikonvulsiva (Antiepileptika)

Antikonvulsiva dienen der symptomatischen Therapie der Epilepsie. Der synonym verwendete Begriff „Antiepileptika" wird immer mehr durch die Bezeichnung „Antikonvulsiva" ersetzt, da diese Wirkstoffe eine Hemmung epileptischer Anfälle ermöglichen („Anfallsblocker"), ohne jedoch die der Epilepsie zugrunde liegende Ursache zu beeinflussen.

Antikonvulsiva wirken entweder hemmend auf die Erregbarkeit von Neuronen und/oder dämpfend auf die räumliche Ausbreitung der Erregung. Dabei können sie an Ionenkanäle oder Neurotransmitter-Rezeptoren binden und so die Leitfähigkeit der Zellmembran verändern. Oder sie verändern die Konzentration von Neurotransmittern im Extrazellulärraum, indem sie deren Wiederaufnahme oder Metabolisierung beeinflussen. Therapeutisch besonders bedeutsam ist die Beeinflussung spannungsabhängiger Na^+- oder Ca^{2+}-Kanäle sowie die des GABAergen Systems. Eine Reihe von Antikonvulsiva greift gleichzeitig an mehreren Stellen an. Wichtige Wirkungsmechanismen sind in ◉ Abb. 16.1 dargestellt und werden in den nachfolgenden Kapiteln näher erläutert. Die Dosierungen und Halbwertszeiten der Antikonvulsiva sind in ◘ Tab. 16.1 angegeben.

16.2.1 Vorwiegend Natriumkanäle blockierende Antikonvulsiva

Die Antikonvulsiva Carbamazepin, Oxcarbazepin, Eslicarbazepinacetat, Lamotrigin, Valproinsäure, Phenytoin, Lacosamid, Zonisamid und Rufinamid wirken vorwiegend auf spannungsabhängige Na^+-Kanäle. Derzeit sind neun verschiedene Subtypen spannungsabhängiger Natriumkanäle bekannt, die als $Na_V1.1$ bis $Na_V1.9$ bezeichnet werden. In Neuronen des ZNS werden v. a. $Na_V1.1$ bis $Na_V1.3$ und $Na_V1.6$ exprimiert, während $Na_V1.4$ in Skelettmuskelzellen, $Na_V1.5$ in Kardiomyozyten und $Na_V1.7$ bis $Na_V1.9$ in peripheren Neuronen angereichert sind. Die meisten Wirkstoffe dieser Antikonvulsiva-Gruppe stabilisieren die schnelle Inaktivierung des betreffenden Kanals, die nach der Depolarisations-bedingten Kanalöffnung innerhalb weniger Millisekunden unabhängig vom Membranpotenzial eintritt. Dadurch wird die Fähigkeit der Neurone, Salven hochfrequenter Aktionspotenziale weiterzuleiten, verringert. Die Wirkung dieser Antikonvulsiva ist daher bei einer hohen Entladungsfrequenz, wie sie bei epileptischen Anfällen auftritt, wesentlich deutlicher ausgeprägt als bei einer niedrigen.

Carbamazepin. Das Na^+-Kanal-blockierende, klassische Antikonvulsivum Carbamazepin (z. B. Tegretal®) ist zugelassen zur Therapie von Epilepsien unterschiedlicher Genese, z. B. fokalen und psychomotorischen Anfällen, Grand-mal-Anfällen fokalen Ursprungs und gemischten Epilepsieformen. Außer als Antikonvulsivum ist Carbamazepin indiziert bei neuropathischen Schmerzsyndromen (Trigeminus-Neuralgie, diabetischer Neuropathie u. a.), bei nichtepileptischen Anfällen im Rahmen einer Multiplen Sklerose, zur Anfallsverhütung bei Alkoholentzug sowie zur Prophylaxe bei manisch-depressiven Patienten.

Als Nebenwirkungen kommen – besonders zu Beginn der Therapie – häufig zentralnervöse Störungen (Schwindel, Kopfschmerzen, Ataxie, Schläfrigkeit, Sedierung, Sehstörungen), gastrointestinale Störungen (Übelkeit, Erbrechen) und allergische Hautreaktionen vor. Selten wurden schwere, potenziell lebensbedrohliche Hautausschläge (Stevens-Johnson-Syndrom u. a.) berichtet. Ferner können aufgrund einer Adiuretin-ähnlichen Wirkung endokrine Störungen (Ödeme, Flüssigkeitsretention, Gewichtszunahme, Hyponatriämie) auftreten.

Bei schweren Leberfunktionsstörungen, Knochenmarkschädigungen und AV-Block ist Carbamazepin kontraindiziert.

Carbamazepin ist ein potenter Induktor von CYP3A4 und anderen Enzymsystemen

16

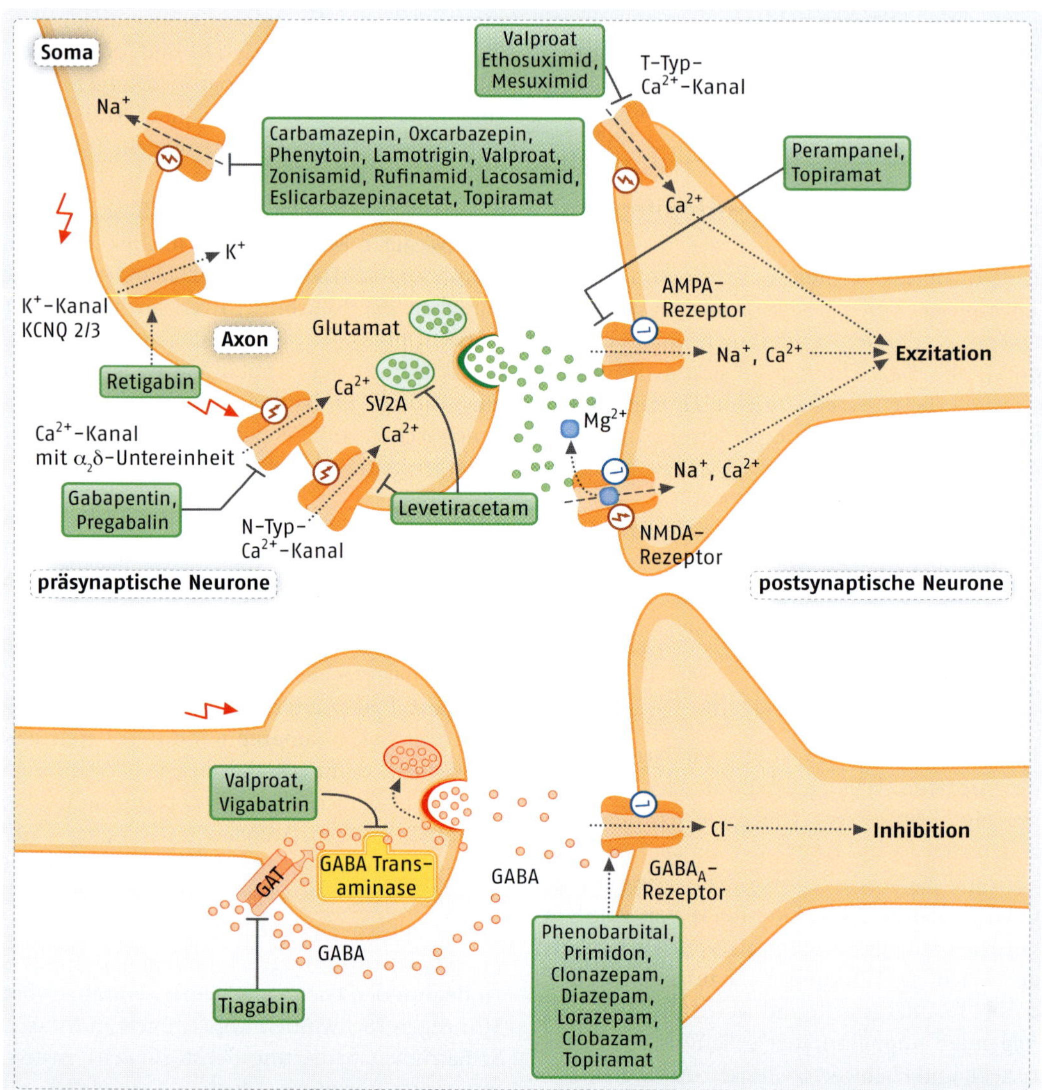

Abb. 16.1 Wirkungsmechanismen der Antikonvulsiva in schematischer Darstellung. Dargestellt sind die Angriffspunkte der verschiedenen Wirkstoffe an einem glutamatergen und einem GABAergen präsynaptischen Neuron sowie an zwei postsynaptischen Neuronen, die glutamaterger oder GABAerger Natur sein können. Antikonvulsiva blockieren spannungsabhängige Na^+-Kanäle-, Ca^{2+}-Kanäle oder AMPA-Rezeptoren, binden an synaptische Vesikelproteine, stimulieren K^+-Kanäle und GABA-gesteuerte Cl^--Kanäle, hemmen den Abbau von GABA oder blockieren deren Wiederaufnahme in die Axonterminalen (Näheres s. Text)

(CYP2B6, CYP2C9, CYP2C19 u.a.) in der Leber. Dadurch verringert es die Wirkung zahlreicher Pharmaka, z.B. von Clonazepam, Ethosuximid, Tiagabin, Topiramat, hormonellen Kontrazeptiva, Glucocorticoiden, Haloperidol oder Theophyllin. Da Carbamazepin auch ein CYP3A4-Substrat ist, wird es infolge der Eigeninduktion bei längerer Anwendung deutlich schneller eliminiert, sodass die Dosierung angepasst werden muss. Bei Langzeittherapie kann

Tab. 16.1 Antikonvulsiva

INN (Handelspräparat)	Tagesdosis[1] (HWZ)
Vorwiegend Natriumkanäle blockierende Antikonvulsiva	
Carbamazepin (z. B. Tegretal®)	600–1600 mg (18–65 h)
Oxcarbazepin (z. B. Trileptal®)	900–2400 mg (8–11 h)
Eslicarbazepinacetat (Zebinix®)	800–1200 mg (13–20 h)
Lamotrigin (z. B. Lamictal®)	100–600 mg (14–103 h)
Valproinsäure (z. B. Ergenyl®)	750–2000 mg (16–19 h)
Phenytoin (z. B. Phenhydan®)	200–400 mg (20–60 h)
Lacosamid (Vimpat®)	200–400 mg (13 h)
Zonisamid (z. B. Zonegran®)	200–500 mg (60 h)
Rufinamid (Inovelon®)	1000–3200 mg (6–10 h)
Vorwiegend Calciumkanäle blockierende Antikonvulsiva	
Gabapentin (z. B. Neurontin®)	900–3600 mg (5–7 h)
Pregabalin (z. B. LYRICA®)	300–600 mg (6 h)
Ethosuximid (z. B. Petnidan®)	1000–2000 mg (38–67 h)
Mesuximid (Petinutin®)	600–1200 mg (1–3 h)
Vorwiegend die Wirkung von GABA verstärkende Antikonvulsiva	
Clobazam (Frisium®)	15–30 mg (36–79 h)
Clonazepam (z. B. Rivotril®)	2–6 mg (30–40 h)
Diazepam (z. B. Diazepam-ratiopharm®)	5–30 mg (20–100 h)
Lorazepam (z. B. Tavor®)	1–5 mg (12–16 h)
Phenobarbital (z. B. Luminal®)	100–300 mg (60–150 h)
Primidon (z. B. Mylepsinum®)	750–1500 mg (15 h)
Vigabatrin (Sabril®)	2000–4000 mg (5–8 h)
Tiagabin (Gabitril®)	15–30 mg (7–9 h)
Sonstige Antikonvulsiva	
Levetiracetam (z. B. Keppra®)	1000–4000 mg (6–8 h)
Topiramat (z. B. Topamax®)	100–400 mg (18–24 h)
Perampanel (Fycompa®)	4–12 mg (105 h)
Retigabin (Trobalt®)	600–1200 mg (6–10 h)
Sultiam (Ospolot®)	200–400 mg (2–16 h)
Felbamat (Taloxa®)	1200–3600 mg (15–23 h)

[1] Angegeben ist der Dosisbereich der ersten Zieldosis bis zur Maximaldosis (laut Leitlinie der Deutschen Gesellschaft für Neurologie 2012). Die angegebenen Dosierungen sind nur Richtwerte, die jeweils erforderliche Dosis ist individuell zu ermitteln.

16

die CYP-Enzyminduktion auch den Knochenstoffwechsel beeinträchtigen und die Knochendichte reduzieren, sodass mit einem erhöhten Frakturrisiko zu rechnen ist.

Oxcarbazepin. Oxcarbazepin (z. B. Trileptal®) ist das 10-Keto-Analogon von Carbamazepin. In der Leber wird es rasch zu dem aktiven Haupt-Metaboliten (10-Hydroxycarbazepin) reduziert, der spannungsabhängige Na^+-Kanäle hemmt. Oxcarbazepin ist zugelassen zur Mono- oder Zusatztherapie von fokalen Anfällen.

Die Nebenwirkungen ähneln weitgehend denen von Carbamazepin, jedoch treten sie bei Oxcarbazepin seltener auf. Außerdem ist das Interaktionspotenzial von Oxcarbazepin geringer als das von Carbamazepin, da 10-Hydroxycarbazepin nur eine schwache Induktion von CYP3A4 und UDP-Glucuronyltransferasen sowie eine Hemmung von CYP2C19 bewirkt. Aufgrund der genannten Vorteile und der bei beiden Wirkstoffen vergleichbaren antikonvulsiven Wirksamkeit (v. a. bei fokalen Anfällen) ersetzt Oxcarbazepin zunehmend Carbamazepin in der Therapie.

Eslicarbazepinacetat. Eslicarbazepinacetat (Zebinix®) ist ein Prodrug, das durch First-Pass-Metabolisierung in den aktiven Metaboliten Eslicarbazepin hydrolysiert wird. Eslicarbazepin ist das linksdrehende Enantiomer von 10-Hydroxycarbazepin (s. o.), das besser ZNS-gängig ist als das rechtsdrehende Enantiomer. Eslicarbazepinacetat ist zugelassen als Zusatztherapeutikum bei fokalen Anfällen.

Die Nebenwirkungen und Interaktionen entsprechen denen von Oxcarbazepin.

Lamotrigin. Lamotrigin (z. B. Lamictal®) ist ein Blocker von spannungsabhängigen Na^+-Kanälen. Es wird eingesetzt zur Mono- und Zusatztherapie bei fokalen und generalisierten Anfällen sowie bei Lennox-Gastaut-Syndrom, einer im Kindesalter auftretenden, besonders schwer therapierbaren Form der Epilepsie. Außerdem dient es der Prävention depressiver Episoden bei bipolaren Störungen.

Die Metabolisierung von Lamotrigin erfolgt weitgehend über UDP-Glucoronyltransferasen. Daher können bei gleichzeitiger Anwendung von Arzneimitteln, die die Glucuronidierung hemmen (z. B. Valproinsäure) oder induzieren (z. B. Phenytoin, Phenobarbital, Rifampicin, hormonelle Kontrazeptiva), Interaktionen auftreten. Lamotrigin beeinflusst dagegen keine CYP-Isoenzyme, sodass mit CYP-vermittelten Wechselwirkungen nicht zu rechnen ist.

Die Nebenwirkungen entsprechen denen von Carbamazepin, treten allerdings bei Lamotrigin etwas seltener auf.

Valproinsäure. Valproinsäure bzw. dessen Natriumsalz Valproat (z. B. Ergenyl®) wirkt nicht nur blockierend auf spannungsabhängige Na^+-Kanäle, sondern hemmt auch T-Typ Ca^{2+}-Kanäle und erhöht die synaptische GABA-Konzentration (u. a. durch Hemmung GABA abbauender Enzyme, z. B. der GABA-Transaminase). Sie ist ein Mittel der ersten Wahl zur Therapie von generalisierten Anfällen (Absencen, myoklonischen Anfällen, tonisch-klonischen Anfällen). Darüber hinaus wird Valproinsäure auch zur Kombinationstherapie bei anderen Anfallsformen und bei manischen Episoden im Rahmen einer bipolaren Störung eingesetzt.

Valproinsäure wird über Glucuronidierung und β-/ω-Oxidation biotransformiert und induziert keine Leberenzyme.

Als Nebenwirkungen werden häufig zentralnervöse (Tremor, extrapyramidale Störungen, Taubheit, Schläfrigkeit, Parästhesien, Kopfschmerzen, Schwindel, Verwirrtheit, Halluzinationen u. a.), hämatologische (Anämie, Thrombozytopenie, Leukopenie), metabolische (Hyperammonämie, Hyponatriämie, Gewichtsveränderungen), gastrointestinale (Übelkeit, Erbrechen, Diarrhö, Gingivahyperplasie) und dermatologische Störungen (Haarausfall, Nagelerkrankungen) beobachtet. Besonders bedeutsam sind die gelegentlich auftretenden Leberschädigungen (vor allem bei Säuglingen und Kleinkindern!), die dosisunabhängig sind und letal sein können. Kontrollen der Thrombozytenzahl und der Gerinnungsparameter sowie der Leberfunktion sind daher durchzuführen.

Bei Lebererkrankungen in der Anamnese, schweren Leber- und Pankreaserkankungen, Blutgerinnungsstörungen sowie bei Porphyrie ist Valproinsäure kontraindiziert.

Bei Kindern, die im Mutterleib Valproinsäure ausgesetzt waren, besteht ein hohes Risiko für angeborene Missbildungen und frühkindliche Entwicklungsstörungen. Daher darf Valproinsäure bei Frauen im gebärfähigen Alter nur angewendet werden, wenn andere Arzneimittel unverträglich oder nicht wirksam sind, und es muss eine wirksame Verhütungsmethode sichergestellt sein.

Phenytoin. Das klassische Antikonvulsivum Phenytoin (z. B. Phenhydan®) wirkt als Hemmer spannungsabhängiger Na^+-Kanäle antikonvulsiv, aber im Gegensatz zu den mit ihm chemisch verwandten Barbituraten nur sehr schwach sedierend. Es ist zugelassen zur Therapie bei (fokal-generalisierenden und generalisierten) Grand-mal-Anfällen sowie bei fokalen Anfällen und zur Prophylaxe von Krampfanfällen bei neurochirurgischen Eingriffen. Bei Absencen ist es nicht wirksam. Aufgrund des ungünstigen Nebenwirkungsprofils und hohen Interaktionspotenzials (s. u.) wird Phenytoin jedoch immer seltener eingesetzt und nur noch als Reservemittel bei fokalen Anfällen empfohlen, wenn andere Antikonvulsiva unwirksam waren.

Phenytoin wird über CYP2C9/19 metabolisiert und induziert CYP3A4. Seine Biotransformation zeigt Sättigungscharakteristik, d. h. die Halbwertszeit nimmt mit steigender Dosis zu.

Dosisabhängige Nebenwirkungen äußern sich als zentralnervöse Störungen (z. B. Diplopie, Nystagmus, Ataxie, Schwindel, Kopfschmerzen, Ruhetremor, Dyskinesien, kognitive Störungen), Herzrhythmusstörungen, Osteomalazie oder Beeinträchtigung der Schilddrüsenfunktion. Bei Langzeittherapie kann es selten zu einer Hirnschädigung (u. a. mit vermehrten Krampfanfällen, Muskelschwäche und Bewegungsstörungen) kommen. Weiterhin treten bei Langzeittherapie relativ häufig kosmetisch störende Veränderungen an Haut und Schleimhäuten (z. B. Gingivahyperplasie, Hirsutismus, Hypertrichose) auf.

Lacosamid. Lacosamid (Vimpat®) ist ein D-Serin-Analogon, das im Gegensatz zu den übrigen Wirkstoffen dieser Gruppe selektiv die langsame Inaktivierung von spannungsabhängigen Na^+-Kanälen verstärkt und dadurch zur Stabilisierung hypererregbarer Neurone beiträgt. Es ist indiziert zur Zusatzbehandlung fokaler Anfälle. Der Metabolismus von Lacosamid ist nicht vollständig geklärt, jedoch weist es ein geringes Potenzial für klinisch relevante Wechselwirkungen auf.

Die Nebenwirkungen entsprechen weitgehend denen von Carbamazepin. Darüber hinaus verlängert Lacosamid dosisabhängig das PR-Intervall, wodurch es gelegentlich zu kardialen Störungen (AV-Block, Bradykardie, Vorhofflimmern) kommen kann. Daher ist es bei bekanntem AV-Block 2. oder 3. Grades kontraindiziert.

Zonisamid. Der Wirkungsmechanismus von Zonisamid (z. B. Zonegran®) beruht auf einer Hemmung spannungsabhängiger Na^+- und Ca^{2+}-Kanäle sowie einer Beeinflussung der GABA-vermittelten neuronalen Inhibition. Es ist indiziert als Mono- oder Zusatztherapeutikum für die Behandlung von fokalen Anfällen. Zonisamid wird überwiegend durch CYP3A4 metabolisiert, bewirkt aber keine Induktion von CYP-Enzymen.

Als sehr häufige Nebenwirkungen können Anorexie, Agitiertheit, Reizbarkeit, Verwirrungszustände, Depression, Ataxie, Schwindel, Gedächtnisbeeinträchtigung, Schläfrigkeit und Diplopie auftreten.

Rufinamid. Rufinamid (Inovelon®), ein Blocker von spannungsabhängigen Na^+-Kanälen, ist angezeigt als Zusatztherapeutikum zur Behandlung von Anfällen bei Lennox-Gastaut-Syndrom. Es wird kaum über Cytochrom-P450-Enzyme metabolisiert und hemmt nicht deren Aktivität.

Da unter der Therapie mit Rufinamid sehr häufig Nebenwirkungen auftreten, muss die Behandlung von einem spezialisierten Pädiater oder Neurologen eingeleitet werden, der über Erfahrung in der Therapie von Epilepsien verfügt.

16.2.2 Vorwiegend Calciumkanäle blockierende Antikonvulsiva

Gabapentin. Gabapentin (z. B. Neurontin®) ist zwar mit GABA strukturell verwandt, doch bindet es im Gegensatz zu GABA nicht an $GABA_A$- oder $GABA_B$-Rezeptoren. Der Wirkmechanismus beruht stattdessen auf der Bindung an die auxiliären $\alpha_2\delta$-1- und $\alpha_2\delta$-2-Untereinheiten von spannungsabhängigen Ca^{2+}-Kanälen (L-, N- und P/Q-Typ). Diese Untereinheiten werden in Subpopulationen von Neuronen des zentralen und peripheren Nervensystems exprimiert, insbesondere im Cortex, Cerebellum, Hippocampus, Putamen und Hinterhorn des Rückenmarks. Durch die Bindung von Gabapentin an die $\alpha_2\delta$-Untereinheiten wird u. a. die Ca^{2+}-vermittelte Ausschüttung von Neurotransmittern reduziert.

Gabapentin ist als Monotherapeutikum und zur Zusatztherapie bei fokalen Anfällen zugelassen. Außer als Antikonvulsivum wird es zur Therapie peripherer neuropathischer Schmerzen (▸ Kap. 12.1.8) eingesetzt.

Gabapentin wird nicht metabolisiert und unverändert über die Niere ausgeschieden. Gleichzeitige Einnahme mit Magnesium- oder Aluminium-haltigen Antazida verringert die Resorption von Gabapentin.

Häufige Nebenwirkungen sind zentralnervöse Störungen (z. B. Somnolenz, Schwindel, Ataxie – z. T. mit unfallbedingten Verletzungen), Verhaltensauffälligkeiten (z. B. Feindseligkeit, Denkstörungen, Angst), Leukopenie, Infektionen (v. a. der Atemwege), gastrointestinale Störungen, Vasodilatation, Arthralgie, Myalgie, Impotenz, periphere Ödeme, gesteigerter Appetit und Gewichtszunahme.

Pregabalin. Dieser Wirkstoff leitet sich ebenfalls strukturell von GABA ab. Wie Gabapentin bindet Pregabalin (z. B. LYRICA®) an die $\alpha_2\delta$-1- und $\alpha_2\delta$-2-Untereinheiten von spannungsabhängigen Ca^{2+}-Kanälen, allerdings mit höherer Affinität.

Pregabalin wird insbesondere zur Behandlung von peripheren und zentralen neuropathischen Schmerzen (▸ Kap. 12.1.8) angewendet und stellt in diesem Indikationsgebiet ein Mittel der ersten Wahl dar. Bei Epilepsie ist es als Zusatztherapie von fokalen Anfällen zugelassen. Außerdem wird es bei generalisierten Angststörungen (▸ Kap. 10.4) angewandt.

Wie Gabapentin wird auch Pregabalin unverändert renal eliminiert. Die Nebenwirkungen entsprechen weitgehend denen von Gabapentin.

Ethosuximid und Mesuximid. Die beiden Succinimide Ethosuximid (z. B. Petnidan®) und Mesuximid (Petinutin®) wirken antikonvulsiv durch Hemmung spannungsabhängiger T-Typ-Ca^{2+}-Kanäle (insbesondere in thalamo-kortikalen Neuronen), die v. a. bei der Entstehung von Absencen eine wichtige Rolle spielen. Abhängig vom Membranpotenzial des Neurons verhindern sie durch ihren Angriff an Ca^{2+}-Kanälen die Ausbildung niederschwelliger Ca^{2+}-Spikes und wirken so der Entstehung von Absencen entgegen.

Ethosuximid ist bei Epilepsien mit Absencen gut wirksam und gilt bei diesen neben Valproinsäure als Mittel der Wahl. Mesuximid wird angewendet bei Absencen im Rahmen gemischter Epilepsien sowie als Reservemittel. Beide Substanzen besitzen keine Wirkung bei Grand-mal-Symptomatik.

Als Nebenwirkungen werden bei Ethosuximid häufig gastrointestinale Störungen beobachtet. Bei Mesuximid treten ebenfalls häufig zentralnervöse Störungen (z. B. Kopfschmerzen, Schwindel, Sedierung, Sehstörungen), psychiatrische Erkrankungen (z. B. Reizbarkeit, Euphorie), gastrointestinale Störungen und verminderter Appetit auf.

Valproinsäure erhöht, Carbamazepin erniedrigt die Plasmaspiegel von Succinimiden.

16.2.3 Vorwiegend die Wirkung von GABA verstärkende Antikonvulsiva

Benzodiazepine. Als Antikonvulsiva werden von den Benzodiazepinen (▸Kap. 11.3.1) v. a. Clobazam (Frisium®), Clonazepam (z. B. Rivotril®), Diazepam (Generika) und Lorazepam (z. B. Tavor®) eingesetzt. Dabei dienen sie in erster Linie zur akuten Unterbrechung eines epileptischen Geschehens (Status epilepticus u. a.). Clonazepam, das eine etwas stärker ausgeprägte antikonvulsive Wirkung hat, ist darüber hinaus bei myoklonischen und atonischen Anfällen indiziert. Nur in Ausnahmefällen werden Benzodiazepine zur Langzeitbehandlung eingesetzt. Nachteilig ist, dass ihre Wirkstärke bei Dauertherapie erheblich abnimmt.

Nebenwirkungen, Kontraindikationen und Interaktionen sind in ▸Kap 11.3.1 dargestellt.

Phenobarbital. Barbiturate wie Phenobarbital (z. B. Luminal®) sind – wie Benzodiazepine – allosterische Agonisten an $GABA_A$-Rezeptoren (▸Kap. 11.3.1). Phenobarbital ist zugelassen zur Therapie verschiedener Formen der Epilepsie. Aufgrund der häufigen Nebenwirkungen wird es bei Epilepsie nicht mehr als Mittel der ersten Wahl empfohlen.

Als Nebenwirkungen sind vor allem die zentralnervösen Effekte mit Müdigkeit, kognitiven Störungen, Schwindel und Ataxie zu nennen, die bei den meisten Patienten schon bei therapeutischen Plasmaspiegeln auftreten. Außerdem besteht die Gefahr schwerer Nebenwirkungen an der Haut (Stevens-Johnson-Syndrom) sowie – v. a. bei Überdosierung – einer lebensbedrohlichen Atemdepression.

Bei akuten Intoxikationen mit zentraldämpfenden Stoffen, schweren Leber-, Myokard- und Nierenstörungen, Porphyrie und Schockzuständen ist Phenobarbital kontraindiziert. Als starker Enzyminduktor verringert es infolge beschleunigter Biotransformation u. a. die Wirkung von Carbamazepin, Lamotrigin, Phenytoin, Tiagabin und Valproinsäure, ferner die von oralen Antikoagulanzien, Doxycyclin, Verapamil, Theophyllin und Steroiden.

Primidon. Das Desoxybarbiturat Primidon (z. B. Mylepsinum®) wird im Organismus zu zwei aktiven Metaboliten, Phenobarbital (s. o.) und Phenylethylmalonamid, biotransformiert.

Die Indikationen, Kontraindikationen und Interaktionen gleichen denen von Phenobarbital. Als Nebenwirkungen treten zusätzlich zu den bei Phenobarbital genannten Störungen häufig Teilnahmslosigkeit, Akkommodationsstörungen, Übelkeit, Erbrechen, megaloblastische Anämie und Veränderungen im Calcium- und Vitamin-D-Stoffwechsel auf.

Vigabatrin. Vigabatrin (Sabril®) ist ein GABA-Derivat, das die für den GABA-Abbau verantwortliche GABA-Transaminase irreversibel hemmt und damit die GABA-Konzentration erhöht. Es ist als Monotherapeutikum bei West-Syndrom (Blitz-Nick-Salaam-Epilepsie) zugelassen, einer seltenen und schwer zu behandelnden generalisierten Epilepsie bei Säuglingen. Ferner dient es als Zusatztherapeutikum bei fokalen Anfällen von Erwachsenen, bei denen alle anderen Arzneimittelkombinationen nicht ausreichend wirksam waren oder nicht vertragen wurden.

Als Nebenwirkungen werden relativ häufig persistierende Gesichtsfeldeinengungen (bei etwa einem Drittel der Patienten!) sowie Sedierung, Benommenheit, Müdigkeit und Konzentrationsschwierigkeiten beobachtet. Aufgrund der Gefahr der Gesichtsfeldeinengung hat Vigabatrin nur noch Bedeutung als Reservemittel bei der Behandlung des West-Syndroms.

Tiagabin. Tiagabin (Gabitril®) hemmt selektiv die Wiederaufnahme von GABA aus dem synaptischen Spalt und verstärkt damit die GABA-Wirkung (○ Abb. 16.1). Es ist zur Zusatzbehandlung bei Patienten mit fokalen und sekundär generalisierten tonisch-klonischen Anfällen zugelassen, die mit anderen Antikonvulsiva nicht ausreichend behandelbar sind.

Als Nebenwirkungen treten häufig zentralnervöse Störungen (z. B. Müdigkeit, Schwindel, Tremor, Konzentrationsstörungen, emotionale Labilität) sowie Diarrhö und kleinflächige Hautblutungen (Ekchymosen) auf. Da die Biotransformation vor allem durch CYP3A4 erfolgt, kann es zu CYP3A4-bedingten Interaktionen kommen. Tiagabin ist jedoch kein CYP-Enzyminduktor.

16.2.4 Antikonvulsiva mit weiteren Wirkungsmechanismen

Levetiracetam. Levetiracetam (z. B. Keppra®) bindet an das synaptische Vesikelprotein 2A (SV2A), das an der Vesikelfusion und der Exozytose von Neurotransmittern beteiligt ist (o Abb. 16.1). Außerdem bewirkt Levetiracetam in verschiedenen Hirnarealen eine Blockade spannungsabhängiger Ca^{2+}-Kanäle (v. a. N-Typ), eine Hemmung verzögert gleichrichtender K^{+}-Kanäle sowie eine Inhibition der Ca^{2+}-Freisetzung aus intrazellulären Speichern.

Das Pharmakon ist zur Monotherapie und Zusatztherapie fokaler Anfälle indiziert. Außerdem dient es der Zusatzbehandlung von myoklonischen und tonisch-klonischen Anfällen.

In klinischen Studien war Levetiracetam als Monotherapeutikum bei neu diagnostizierter fokaler Epilepsie genauso wirksam wie Carbamazepin, aber besser verträglich. Als Zusatztherapeutikum bewirkte es bei sonst therapieresistenten fokalen Epilepsien eine deutliche Senkung der Anfallshäufigkeit. Daher stellt Levetiracetam ein Mittel der ersten Wahl zur Therapie fokaler Epilepsien dar.

Levetiracetam wird teilweise durch enzymatische Hydrolyse metabolisiert und überwiegend renal ausgeschieden. In-vivo-Interaktionen mit dem Cytochrom-P450-System sind nicht beschrieben.

Die häufigsten Nebenwirkungen sind zentralnervöse Störungen (z. B. Somnolenz, Kopfschmerzen, Schwindel, Tremor), psychiatrische Erkrankungen (z. B. Depression, Angst, Aggression), gastrointestinale Störungen (z. B. Abdominalschmerzen, Diarrhö), Rash und Nasopharyngitis.

Topiramat. Die anfallsunterdrückende Wirkung von Topiramat (z. B. Topamax®) basiert auf einer Hemmung von AMPA-Glutamatrezeptoren und spannungsabhängigen Na^{+}-Kanälen. Außerdem verstärkt es $GABA_A$-Rezeptor-vermittelte GABA-Wirkungen, ohne jedoch mit der Benzodiazepin- oder Barbiturat-Bindungsstelle zu interagieren.

Topiramat wird bei fokalen sowie generalisierten Epilepsien als Mono- oder Zusatztherapeutikum angewandt. In klinischen Studien war es bei verschiedenen Formen der Epilepsie wirksam, aber auch relativ schlecht verträglich. Neben Epilepsien ist es zur Prophylaxe von Migräne-Kopfschmerzen zugelassen.

Als Nebenwirkungen wurden häufig zentralnervöse Störungen (z. B. Parästhesie, Müdigkeit, Schwindel, Ataxie, kognitive Beeinträchtigungen, Tremor, Sehstörungen), psychische Erkrankungen (z. B. Depression), gastrointestinale Störungen, eine z. T. ausgeprägte Gewichtsabnahme und – gelegentlich – die Bildung von Nierensteinen beschrieben. Daher sollte auf eine ausreichende Flüssigkeitszufuhr geachtet werden.

Carbamazepin und Phenytoin beschleunigen den Abbau von Topiramat. Andererseits werden die Plasmaspiegel von Phenytoin durch Topiramat erhöht.

Im Tierversuch war Topiramat teratogen und Säuglinge, die im ersten Trimester einer Monotherapie mit Topiramat ausgesetzt waren, zeigten ein erhöhtes Risiko für kongenitale Fehlbildungen (z. B. Lippen-/Gaumenspalte). Daher sollte Topiramat bei Frauen im gebärfähigen Alter nur eingesetzt werden, wenn andere Arzneimittel unverträglich oder nicht wirksam sind, und es muss eine wirksame Verhütungsmethode sichergestellt sein.

Perampanel. Perampanel (Fycompa®) ist ein nicht-kompetitiver Antagonist an AMPA-Rezeptoren. In klinischen Studien war es als Zusatztherapeutikum bei Patienten mit therapierefraktärer Epilepsie wirksam. Dementsprechend ist es angezeigt zur Zusatztherapie bei fokalen Anfällen und primär generalisierten tonisch-klonischen Anfällen.

Die Metabolisierung erfolgt maßgeblich über CYP3A4, insofern sind CYP3A4-bedingte Wechselwirkungen zu beachten. Perampanel ist kein Induktor von CYP-Enzymen. Die häufigsten Nebenwirkungen betreffen das ZNS (Müdigkeit, Schwindel, Kopfschmerzen, Ataxie, Sehstörungen), Gewichtszunahme und Übelkeit.

Retigabin. Retigabin (Trobalt®) wirkt vorwiegend durch Öffnung der neuronalen K^+-Kanäle KCNQ2 und KCNQ3, die bei mehreren Epilepsieformen mutiert sind. Als Folge wird das Ruhemembranpotenzial stabilisiert und es kommt zur Kontrolle der elektrischen Erregbarkeit unterhalb der Erregungsschwelle. Dadurch wird die Auslösung von epileptiformen Aktionspotenzialentladungen verhindert. Angezeigt ist Retigabin als Zusatztherapie bei fokalen Anfällen.

Häufige Nebenwirkungen sind Schwindel, Müdigkeit, Verwirrtheitszustände, Aphasie, Tremor, Koordinations-, Gleichgewichts-, Gedächtnis- und Gangstörungen sowie Verschwommensehen und Obstipation. Das Potenzial für Wechselwirkungen mit anderen Wirkstoffen ist gering.

Sultiam. Sultiam (Ospolot®) ist ein Antikonvulsivum ohne sedativ-hypnotische Komponente. Als Hemmstoff der Carboanhydratase beruht seine Wirkung wahrscheinlich zumindest teilweise auf einem Stoffwechseleffekt in Richtung auf eine azidotische Stoffwechsellage. Sultiam wird bei der Rolando-Epilepsie, einer im Kleinkindes- und Schulalter auftretenden Epilepsieform mit großer Selbstheilungstendenz eingesetzt, wenn die Behandlung mit anderen Antikonvulsiva erfolglos war.

Als Nebenwirkungen werden häufig Magenbeschwerden, Parästhesien, Schwindel, Kopfschmerzen, Gewichtsverlust, Tachykardie, sowie Atemstörungen (Tachy-, Hyper-, Dyspnoe) beobachtet. Sultiam ist kontraindiziert bei bekannter akuter Porphyrie, bei Patienten mit Hyperthyreose oder arterieller Hypertonie. Bei einer Kombination von Sultiam mit Phenytoin wird der Phenytoinabbau in der Leber gehemmt und dadurch der Phenytoin-Plasmaspiegel erhöht.

Felbamat. Felbamat (Taloxa®) ist ein Antikonvulsivum mit bisher nicht eindeutig geklärtem Wirkmechanismus. Es ist zugelassen zur Zusatztherapie von Patienten mit refraktärem Lennox-Gastaut-Syndrom, wenn keine alternative Behandlung zur Verfügung steht.

Gefährliche, teilweise lebensbedrohliche Nebenwirkungen sind aplastische Anämien (Häufigkeit 1:4000) und toxische Hepatopathien (Häufigkeit etwa 1:7000). Daher sind Blutbild- und Transaminasenkontrollen alle zwei Wochen erforderlich. Außerdem kommen Müdigkeit, Schwindel, Ataxie, Kopfschmerzen und Schlafstörungen sowie Appetitlosigkeit vor. Bei Patienten mit in der Anamnese bekannten Blut- oder Lebererkrankungen sowie bei Patienten mit Niereninsuffizienz ist Felbamat kontraindiziert.

16.3 Strategien der Pharmakotherapie der Epilepsien

Bei selten auftretenden epileptischen Anfällen (< 2 pro Jahr) oder geringfügigen, die Lebensqualität wenig belastenden Anfällen ist eine medikamentöse Behandlung nicht zwingend erforderlich. Nach mehreren Anfällen oder bei Vorliegen einer erhöhten Epileptogenität sollte dagegen eine Pharmakotherapie mit Antikonvulsiva begonnen werden, da mit einer chronischen Anfallsdisposition gerechnet werden muss und das Unterlassen der Therapie mit einem hohen Gefährdungsrisiko einhergeht.

Die Behandlung sollte grundsätzlich mit einer **Monotherapie** eingeleitet werden. Das Antikonvulsivum muss dabei für jeden Patienten individuell ausgewählt werden, wobei Wirkstärke, Pharmakokinetik, Nebenwirkungsprofil und Teratogenität der Wirkstoffe ebenso zu berücksichtigen sind wie Komedikation, Begleiterkrankungen und Lebensstil des Patienten.

Bei **fokalen Epilepsien** ist die antikonvulsive Wirksamkeit von Carbamazepin, Lamotrigin, Levetiracetam, Oxcarbazepin, Phenobarbital,

Phenytoin, Topiramat, Valproinsäure und Zonisamid als Monotherapeutika weitgehend vergleichbar. Starke Enzyminduktoren wie Carbamazepin, Phenobarbital und Phenytoin sind jedoch grundsätzlich von Nachteil, da nicht nur mit zahlreichen pharmakologischen Interaktionen sondern auch mit negativen Effekten auf den Knochenstoffwechsel gerechnet werden muss. Unter Berücksichtigung des Interaktionspotenzials, der Verträglichkeit und der Evidenz aus klinischen Studien werden derzeit **Lamotrigin** und **Levetiracetam** als Mittel der ersten Wahl bei fokalen Epilepsien empfohlen.

Bei **generalisierten oder unklassifizierbaren Epilepsien** sind Valproinsäure und Topiramat vergleichbar gut wirksam, während Lamotrigin etwas schwächer aktiv ist. Aufgrund der etwas besseren Verträglichkeit wird **Valproinsäure** als Mittel der ersten Wahl empfohlen.

Absence-Epilepsien des Schulalters können mit Ethosuximid oder Valproinsäure therapiert werden, wobei **Ethosuximid** meist besser verträglich ist.

Bei inadäquatem Ansprechen auf ein erstes Monotherapeutikum wird ein zweites Präparat oder eine **Kombinationstherapie** mit zwei Wirkstoffen versucht. Eine Monotherapie mit einem zweiten Antikonvulsivum hat vor allem dann Aussicht auf Erfolg, wenn das erste Pharmakon nebenwirkungsbedingt nicht ausreichend hoch dosiert werden konnte. Bei der Kombination sind vorzugsweise Wirkstoffe mit unterschiedlichem Wirkmechanismus einzusetzen. Mit dem ersten Antikonvulsivum kann bei ca. 50 % der Patienten eine Anfallsfreiheit erzielt werden, nach Änderungen der Medikation (Mono- oder Kombinationstherapie) bei weiteren ca. 20 %. Etwa 60 % aller Patienten müssen lebenslang Antikonvulsiva einnehmen.

Ist eine Therapie auch mit einer Kombination nicht erfolgreich, ist die Frage der Operabilität zu prüfen. Eine Indikation für einen Epilepsiechirurgischen **resektiven Eingriff** besteht prinzipiell bei Patienten mit ausgeprägter, pharmakoresistenter Epilepsie.

Bei (geplanter) **Schwangerschaft** von Epilepsiepatientinnen ist zu beachten, dass das Risiko einer teratogenen Schädigung bei Kindern von unbehandelten Epileptikerinnen höher ist als bei Kindern gesunder Frauen. Da andererseits auch Antikonvulsiva ein teratogenes Potenzial besitzen, ist es nicht verwunderlich, dass die Häufigkeit von Missbildungen bei Kindern von behandelten Epileptikerinnen höher ist als bei der Gesamtbevölkerung. Eine Nicht-Behandlung birgt für den Embryo allerdings meist ein höheres Risiko als die medikamentöse Behandlung der Epilepsie. Eine Schwangerschaft ist somit keine generelle Indikation zum Abbruch einer Therapie mit Antikonvulsiva.

Der **Status epilepticus** stellt einen lebensbedrohlichen Notfall dar, der mit einer erheblichen Morbidität und Letalität einhergeht. Er erfordert eine sofortige intravenöse Therapie mit einem Benzodiazepin, präferenziell Lorazepam (0,05 mg/kg). Falls eine intravenöse Applikation nicht möglich ist, wird die intranasale oder bukkale Verabreichung von Midazolam (0,15–0,2 mg/kg) oder Lorazepam, alternativ die rektale Gabe von Diazepam (0,5 mg/kg) empfohlen. Bei Nichtansprechen auf die initiale Therapie mit Benzodiazepinen können alternativ Phenytoin (20 mg/kg), Valproinsäure (20–30 mg/kg), Levetiracetam (30–60 mg/kg) oder Phenobarbital (20 mg/kg) intravenös verabreicht werden. Kann der Status epilepticus auch damit nicht durchbrochen werden, sollten eine Intubation und Narkose erwogen werden.

17 Antiparkinsonmittel

17.1 Pathophysiologische Grundlagen

Das Parkinson-Syndrom ist nach dem Morbus Alzheimer die zweithäufigste neurodegenerative Erkrankung. Die Erkrankungshäufigkeit nimmt mit dem Lebensalter zu (Prävalenz ca. 0,3 % in der Gesamtbevölkerung und ca. 1 % bei den über 60-Jährigen). Mit der allgemein steigenden Lebenserwartung werden diese Zahlen weiter ansteigen.

Ätiopathogenetisch entscheidend ist (mit Ausnahme der durch Pharmaka ausgelösten Form, s. u.) ein **fortschreitender Verlust dopaminhaltiger Neurone**, v. a. in der **Substantia nigra**. Diese wegen des hohen Eisen- und Melaningehalts dunkel gefärbte Region im Mittelhirn ist ein Bestandteil der Basalganglien, die maßgeblich an der spezifischen Selektion und Prozessierung von motorischen und nicht-motorischen Handlungsmustern beteiligt sind sowie aktuell nicht geforderte Aktivierungsmuster unterdrücken.

Einen wichtigen Modulationsweg innerhalb der Basalganglien stellt die von den Neuronen der Substantia nigra ausgehende dopaminerge Projektion zum Putamen dar. Deren Störung infolge einer Degeneration von Neuronen löst das Parkinson-Syndrom aus. Tritt ein **Dopaminmangel** auf, sind Alterationen der Entladungsaktivität von Putamen-Neuronen und nachgeschalteter Neurone im Pallidum und Nucleus subthalamicus die Folge. Dies bewirkt ein Ungleichgewicht zu Gunsten anderer Überträgerstoffe wie GABA und Glutamat, ferner wird die inhibitorische GABAerge Aktivität der zum Thalamus projizierenden Neurone verstärkt. Infolgedessen nimmt die exzitatorische glutamaterge Aktivität der vom Thalamus auf den Cortex projizierenden Bahnen ab.

Ein bei Morbus Parkinson beginnender Verlust dopaminerger Neurone kann zunächst noch funktionell ausgeglichen werden, obwohl die absterbenden Zellen nicht ersetzt werden. Ab einem gewissen Stadium gelingt dies jedoch nicht mehr, sodass die motorischen Kontrollinstanzen im Thalamus, in den Basalganglien und im Cortex nicht mehr als koordiniertes Ganzes funktionieren und die Symptome des Parkinson-Syndroms auftreten.

Zu den **Kardinalsymptomen** des Parkinson-Syndroms zählen Akinese sowie Rigor, Ruhetremor und/oder posturale Instabilität (Standunsicherheit). Zusätzlich treten **fakultative Begleitsymptome** auf, insbesondere vegetative (z. B. Störungen von Blutdruck, Temperaturregulation, Blasen- und Darmfunktion, vermehrter Speichelfluss), sensorische (z. B. Dysästhesien, Schmerzen), psychische Symptome (z. B. Depression), Schlafstörungen, sowie kognitive Beeinträchtigungen bis hin zur Demenz.

Die verschiedenen Formen des Parkinson-Syndroms werden im Wesentlichen unterteilt in das **idiopathische** mit unklarer Ursache (ca.

75 % aller Erkrankungsfälle), das **genetisch bedingte**, das **atypische** im Rahmen anderer neurodegenerativer Erkrankungen und das **symptomatische** (sekundäre) Parkinson-Syndrom, das u. a. infolge von Vergiftungen (z. B. mit Kohlenmonoxid), Enzephalitis, Tumoren, posttraumatisch oder medikamenteninduziert (z. B. durch Antipsychotika, Lithium, Valproat, Cinnarizin, Flunarizin) auftritt. Im Gegensatz zu den anderen Formen ist das medikamenteninduzierte Parkinson-Syndrom nach Absetzen des Pharmakons meist reversibel.

17.2 Antiparkinsonmittel

Zur symptomatischen Pharmakotherapie des Parkinson-Syndroms werden verschiedene Wirkstoffgruppen verwendet, deren wichtigste Vertreter in ○ Abb. 17.1 und □ Tab. 17.1 dargestellt sind.

17.2.1 Levodopa (L-Dopa)

Das wirksamste Pharmakon zur Therapie des idiopathischen Parkinson-Syndroms ist **Levodopa** (L-Dopa). Die naheliegende Behandlung mit dem nicht mehr ausreichend gebildeten Neurotransmitter Dopamin ist deshalb nicht möglich, weil dieses die Blut-Hirn-Schranke nicht überwinden kann. Für die Aminosäure Levodopa, der endogenen Dopamin-Vorstufe, existiert dagegen ein aktiver Transporter, der diese durch die Blut-Hirn-Schranke in das Gehirn transportiert (○ Abb. 17.1). Dort wird Levodopa in noch intakte dopaminerge Neurone, daneben aber auch in andere Hirnareale, aufgenommen. Durch Einwirkung von Dopa-Decarboxylase entsteht dann die eigentliche Wirksubstanz **Dopamin**. Da bei alleiniger Gabe von Levodopa jedoch über 90 % der applizierten Dosis bereits in der Peripherie decarboxyliert werden, verhindert man diese Biotransformationsreaktion außerhalb des Zentralnervensystems mittels **Benserazid** oder **Carbidopa**, welche die Blut-Hirn-Schranke nicht permeieren können. Durch die gleichzeitige Gabe von Levodopa mit einem dieser **peripher wirkenden Decarboxylaseblocker** (Levodopa plus Benserazid, z. B. Madopar®; Levodopa plus Carbidopa, z. B. Nacom®) kann nicht nur die sonst erforderliche Levodopa-Dosis auf ein Fünftel reduziert werden, sondern es lassen sich auch periphere Nebenwirkungen von Levodopa deutlich verringern (○ Abb. 17.2). Das Ansprechen auf die Gabe von Levodopa gehört auch zu den bestätigenden diagnostischen Kriterien für ein idiopathisches Parkinson-Syndrom (Levodopa-Test).

Unter einer mehrjährigen Behandlung ändert sich allerdings die Wirksamkeit von Levodopa. Während in den ersten Behandlungsjahren die Levodopa-Gabe eine anhaltende und weitgehend gleichmäßige Beweglichkeit gewährleistet, kommt es bei den meisten Patienten nach einigen Jahren zu sog. **Fluktuationen**, d. h. zu Wirkungsschwankungen. Kennzeichnend ist der plötzliche Wechsel von guter Beweglichkeit und Akinese (On-off-Phänomen). Zusätzlich zu den Fluktuationen können Dyskinesien mit choreatischen Bewegungsstörungen (**Levodopa-induzierten Dyskinesien**) auftreten. Als Ursache der Wirkungsschwankungen wird neben dem fortschreitenden Verlust dopaminerger Neurone, der durch Levodopa nicht aufgehalten wird, auch eine geänderte Rezeptorsensibilität und -kinetik diskutiert. Trotz dieser Einschränkungen wird durch Levodopa die Lebenserwartung der Parkinsonkranken infolge der Abnahme krankheitsbedingter Komplikationen gesteigert.

Levodopa konkurriert bei der Aufnahme ins Blut und ins ZNS mit neutralen Aminosäuren um aktive Transportmechanismen in der Darmwand und der Blut-Hirn-Schranke. Proteinreiche Nahrung kann daher zu niedrigeren Plasmaspiegeln von Levodopa und einer verminderten zerebralen Verfügbarkeit führen. Levodopa sollte daher immer zeitlich versetzt von der Mahlzeit eingenommen werden.

Als von der Dosis und der Behandlungsdauer abhängige Nebenwirkungen treten motorische Symptome (Dys- und Hyperkinesien), vegetative Störungen (Übelkeit, Brechreiz, orthostatische Beschwerden) und neuropsychiatrische Veränderungen (Schlaflosigkeit, Unruhe, Tages-

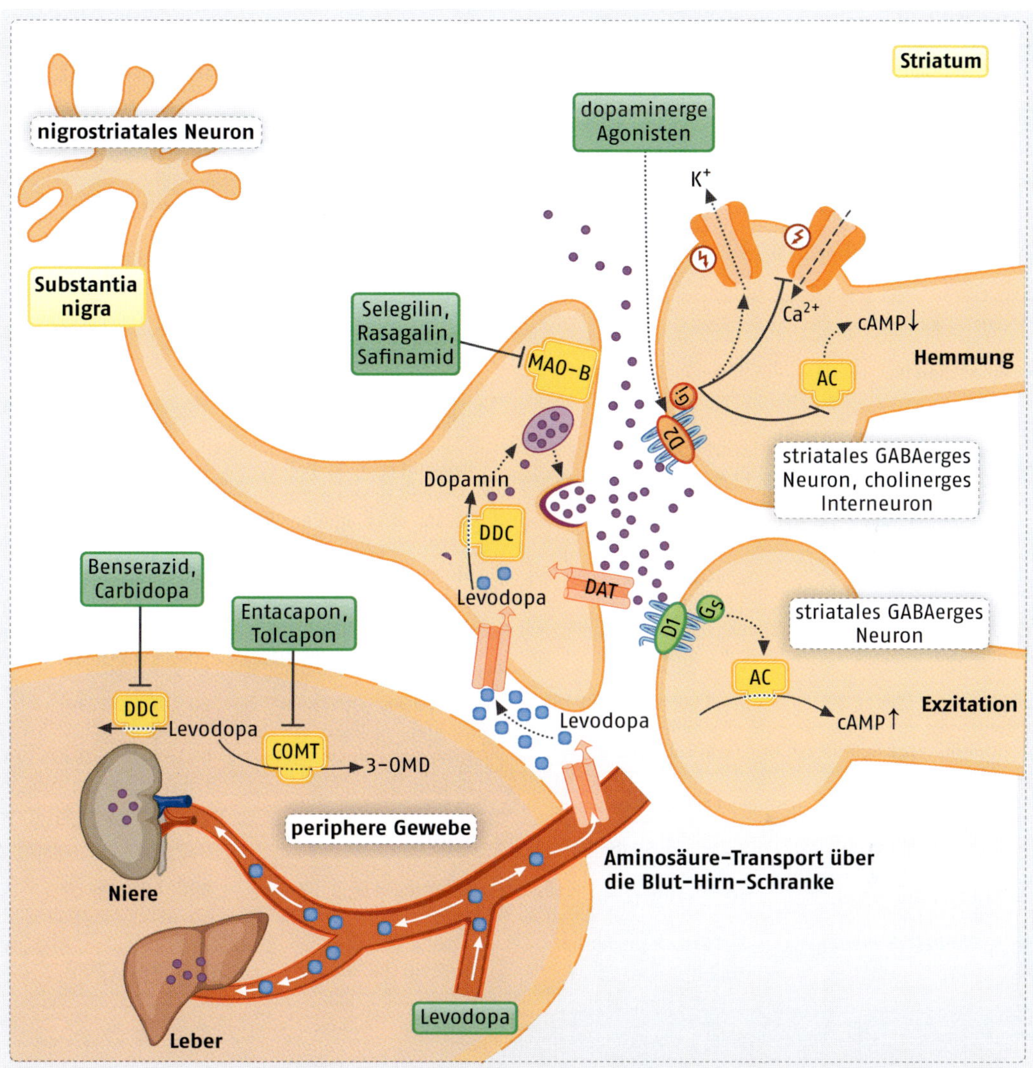

Abb. 17.1 Wirkungsmechanismen wichtiger Antiparkinsonmittel. Dopamin hemmt GABAerge Neurone und cholinerge Interneurone über D_2-Rezeptoren (D2) und aktiviert GABAerge Neurone über D_1-Rezeptoren (D1). Dopaminerge Agonisten stimulieren bevorzugt D_2-Rezeptoren. Benserazid und Carbidopa hemmen in peripheren Geweben (Abb. 17.2) durch Blockade der Dopamindecarboxylase (DDC) die Umwandlung von Levodopa in Dopamin. Entacapon und Tolcapon verhindern durch COMT-Hemmung den Abbau von Levodopa in 3-*O*-Methyldopa (3-OMD). Selegilin, Rasagilin und Safinamid hemmen durch Blockade von Monoaminoxidase-B (MAO-B) den Abbau von Dopamin in Neuronen des ZNS. **AC** Adenylylcyclase, **DAT** Dopamin-Transporter

müdigkeit, Psychosen, dopaminerges Dysregulationssyndrom sowie – selten – Impulskontrollstörungen, ▸Kap. 17.2.4.1) auf.

Kontraindikationen sind dekompensierte endokrine, renale, hepatische und kardiale Erkrankungen sowie Schizophrenien. Antipsychotika schwächen die Levodopa-Wirkung ab, Antihypertonika können vermehrt orthostatische Störungen auslösen. Die Gabe von Vitamin B_6 führt infolge gesteigerter Decarboxylaseaktivität

Tab. 17.1 Antiparkinsonmittel

INN (Handelspräparat)	Tagesdosis (HWZ)
Levodopa-Kombinationen	
Levodopa + Benserazid (z. B. Madopar®)	50 + 12,5 mg bis 800 + 200 mg (1,5 h)
Levodopa + Carbidopa (z. B. Nacom®)	50 + 12,5 mg bis 800 + 200 mg (1,5 h)
COMT-Hemmer	
Entacapon (Comtess®)	200–2000 mg (22,5 h)
Tolcapon (Tasmar®)	300–600 mg (1,5–3 h)
MAO-B-Hemmer	
Selegilin (z. B. Antiparkin®)	5–20 mg (1 h)
Rasagilin (AZILECT®)	1 mg (1 h)
Safinamid (Xadago®)	50–100 mg (20–30 h)
Dopaminerge Agonisten: Non-Ergot-Derivate	
Ropinirol (z. B. REQUIP®)	1–24 mg (6 h)
Pramipexol (z. B. Sifrol®)	0,26–3,3 mg (8–12 h)
Piribedil (Clarium®)	50–250 mg (12 h)
Rotigotin (z. B. Neupro®)	2–16 mg transdermal (5–7 h)
Apomorphin (z. B. APO-go®)	3–30 s. c. mg (0,5 h)
Dopaminerge Agonisten: Ergot-Derivate	
Bromocriptin (z. B. Pravidel®)	2,5–30 mg (1–38 h)
Cabergolin (z. B. Cabaseril®)	0,5–3 mg (63–68 h)
Lisurid (Dopergin®)	0,1–2 mg (10–23 h)
Pergolid (z. B. Parkotil®)	0,05–3 mg (7–16 h)
Zentral wirksame Anticholinergika	
Biperiden (z. B. Akineton®)	6–12 mg (18 h)
Bornaprin (Sormodren®)	6–12 mg (5 h)
Procyclidin (Osnervan®)	10–20 mg (12 h)
Trihexyphenidyl (Artane®)	6–16 mg (6–10 h)
Sonstige	
Amantadin (z. B. PK-Merz®)	200–600 mg (10–30 h)
Budipin (Parkinsan®)	30–60 mg (31 h)

zu einem teilweisen Wirkungsverlust von Levodopa. Die Wirkung von Noradrenalin und Adrenalin wird durch Levodopa verstärkt.

17.2.2 COMT-Hemmer

Zu der Stoffgruppe der Catechol-O-Methyl-Transferase (COMT)-Hemmer (Abb. 17.1) gehören **Entacapon** (z. B. Comtess®) und **Tolcapon** (Tasmar®). Durch die Blockade dieses Enzyms wird die Methylierung von Levodopa an der m-ständigen phenolischen OH-Gruppe zu unwirksamen Metaboliten verhindert und damit die Levodopa-Wirkung verstärkt. Die alleinige Gabe von COMT-Hemmern ist dagegen wirkungslos.

Entacapon hemmt die COMT in erster Linie in der Peripherie, während Tolcapon sie sowohl peripher als auch im ZNS inhibiert. Für die erwünschten Effekte steht bei beiden Wirkstoffen jedoch die periphere Wirkung im Vordergrund, da COMT im ZNS vor allem in Gliazellen lokalisiert ist und dopaminerge Neurone nur wenig bis keine COMT-Aktivität aufweisen.

COMT-Hemmer sind zugelassen zur Kombinationstherapie mit Levodopa und einem Decarboxylaseblocker, falls „end-of-dose"-Fluktuationen auftreten.

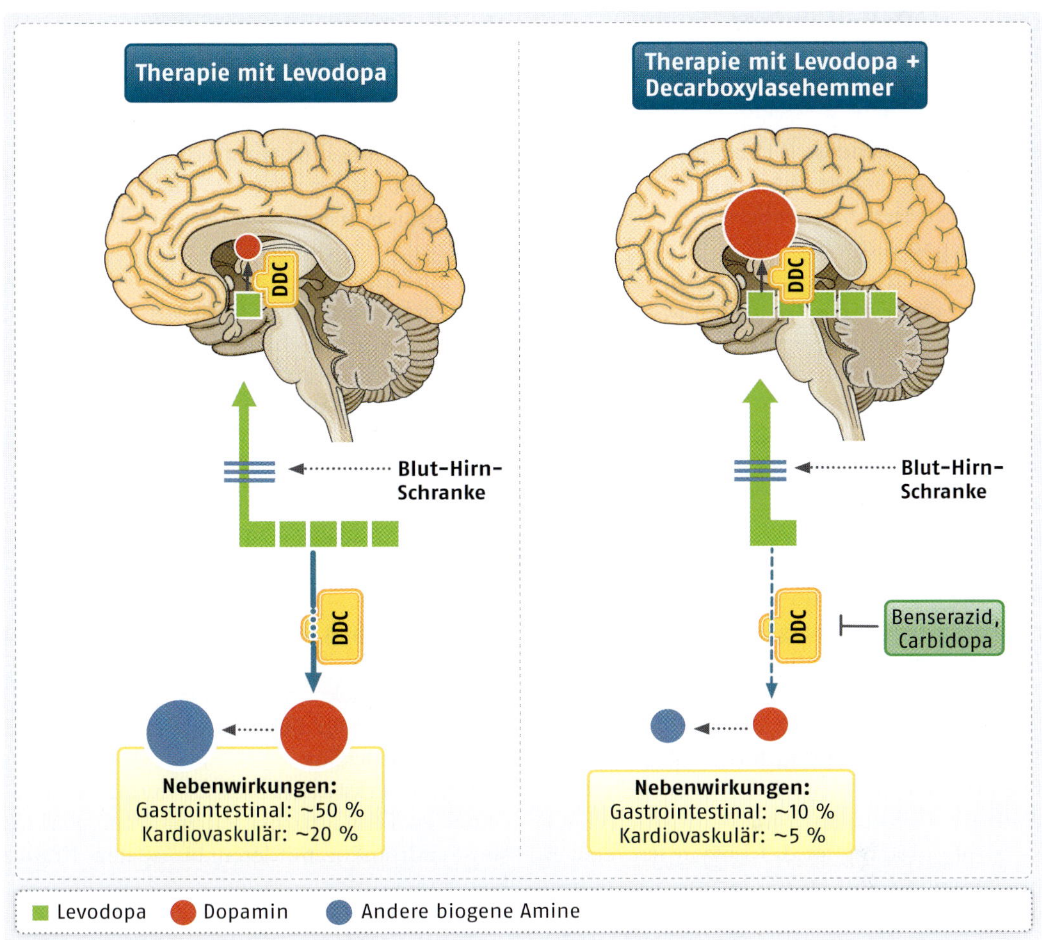

Abb. 17.2 Unterschiede in der Umwandlung von Levodopa in Dopamin ohne und in Gegenwart eines peripher wirkenden Dopa-Decarboxylase-(DDC)-Hemmers und Auswirkungen auf die Dosierung und Nebenwirkungen. Nach Birkmayer und Kapp

Als Nebenwirkungen einer Therapie mit Entacapon oder Tolcapon sind vor allem verstärkte unerwünschte Levodopa-Wirkungen zu nennen. Weiterhin treten häufig Diarrhöen (oft erst einige Monate nach Therapiebeginn) sowie eine dunkle Verfärbung des Urins auf.

Da es bei Tolcapon zusätzlich zu schweren, z. T. tödlichen Leberschädigungen kam, wurde es vorübergehend aus dem Handel genommen. Seine Wiederzulassung erfolgte nur für das fortgeschrittene Stadium des idiopathischen Parkinson-Syndroms, wenn andere Antiparkinsonmittel (einschließlich Entacapon) nicht ausreichend wirksam sind oder nicht vertragen werden. Wird Tolcapon in diesen Fällen als Mittel der 2. Wahl eingesetzt, darf dies nur unter strenger Kontrolle der Leberfunktion erfolgen.

Bei Leberinsuffizienz, Phäochromozytom und malignem neuroleptischem Syndrom sind COMT-Hemmer kontraindiziert. Außerdem sollten sie nicht zusammen mit nichtselektiven MAO-Hemmern oder mit Wirkstoffen, die durch COMT metabolisiert werden (z. B. Noradrenalin oder Adrenalin), angewandt werden.

17

17.2.3 MAO-B-Hemmer

Eine weitere Möglichkeit, die Dopamin-Konzentration an den zentralen dopaminergen Rezeptoren zu erhöhen, besteht in der Hemmung der Monoaminoxidase B (MAO-B). Die beiden bekannten Isoformen MAO-A und MAO-B unterscheiden sich hinsichtlich ihrer Gewebeexpression und Substratspezifität. MAO-B vermittelt den Abbau von Dopamin sowie die Deaminierung von Beta-Phenylethylamin, welches die Dopaminfreisetzung stimuliert und die neuronale Wiederaufnahme von Dopamin inhibiert. Eine Hemmung von MAO-B resultiert daher in einem Anstieg der synaptischen Dopamin-Konzentration. Durch die MAO-B-Blockade wird außerdem die Bildung von reaktiven Sauerstoffspezies verringert.

Zu den MAO-B-Hemmern (o Abb. 17.1) zählen **Selegilin**, **Rasagilin** und **Safinamid**. Während Selegilin und Rasagilin selektive MAO-B-Hemmer sind, beeinflusst Safinamid neben MAO-B auch nicht-dopaminerge Effektoren.

17.2.3.1 Selegilin, Rasagilin

Die Blockade der MAO-B ist bei Selegilin (z. B. Antiparkin®) zunächst kompetitiv, später durch kovalente Bindung an das Enzym irreversibel, bei Rasagilin (AZILECT®) bereits primär irreversibel.

Rasagilin und Selegilin sind zur Monotherapie in der Frühphase der Parkinson-Erkrankung sowie als Zusatztherapeutika (zusammen mit Levodopa) bei Patienten mit „end-of-dose"-Fluktuationen zugelassen.

Beide Substanzen besitzen eine geringe Halbwertszeit (ca. 1 Stunde), jedoch hält die Wirkung infolge irreversibler Blockade der MAO-B über 1–3 Tage an. Nach Einnahme von Selegilin kann es zu positiven Befunden beim Drogenscreening kommen, da es zu (–)-Methamphetamin und (–)-Amphetamin biotransformiert wird.

Als Nebenwirkungen von Selegilin werden häufig Schwindel, Kopfschmerzen, Übelkeit und Bradykardie beobachtet. Gelegentlich treten supraventrikuläre Arrhythmien und AV-Block auf. Nach Gabe von Rasagilin wurden vor allem Schwindel, Kopfschmerzen, Depression, Muskelschmerzen, grippeähnliche Symptome, Rhinitis, Konjunktivitis und Dermatitis beschrieben. Bei Kombination mit Levodopa kann eine Verstärkung der durch dieses ausgelösten unerwünschten Effekte auftreten.

Selegilin ist bei eingeschränkter Leber- und Nierenfunktion sowie peptischen Ulzera, Rasagilin bei stark eingeschränkter Leberfunktion kontraindiziert. Beide MAO-B-Hemmer sollten nicht gemeinsam mit anderen MAO-Hemmern, Serotonin-Wiederaufnahmehemmern oder Serotoninagonisten angewandt werden, da sonst die Gefahr der Auslösung eines Serotoninsyndroms besteht.

17.2.3.2 Safinamid

Safinamid (Xadago®) ist ein reversibler MAO-B-Hemmer, der zusätzlich spannungsgesteuerte Natriumkanäle und N-Typ-Calciumkanäle hemmt, wodurch die Freisetzung von Glutamat inhibiert wird. Inwieweit diese nicht-dopaminergen Effekte zu den erwünschten klinischen Wirkungen dieser Substanz beitragen, ist bisher nicht geklärt.

Safinamid ist zugelassen als Zusatztherapeutikum zu Levodopa bei Patienten mit Parkinson-Syndrom in mittleren bis späten Krankheitsstadien.

Häufige Nebenwirkungen sind Dyskinesie, Somnolenz, Schwindel, Kopfschmerzen, Katarakt, orthostatische Hypotonie und Übelkeit. Weiterhin können die Nebenwirkungen von Levodopa verstärkt werden. Safinamid sollte nicht gemeinsam mit anderen MAO-Hemmern, Serotonin-Wiederaufnahmehemmern oder Serotoninagonisten eingenommen werden.

17.2.4 Dopaminerge Agonisten

Insbesondere bei jüngeren Patienten stellen dopaminerge Agonisten, deren Hauptwirkung auf der Stimulation von D_2-Rezeptoren beruht, das Mittel der ersten Wahl zur Therapie des Parkinson-Syndroms dar. Die verschiedenen Wirkstoffe unterscheiden sich außer in ihren pharmakokinetischen Eigenschaften in der Affinität und intrinsischen Aktivität an den verschiedenen Dopamin- und anderen Neurotransmitter-

Rezeptoren. Anhand der chemischen Struktur können die verfügbaren dopaminergen Agonisten in **Ergot-Derivate** (d. h. Derivate des Mutterkorn-Alkaloids Ergotamin) und **Non-Ergot-Derivate** unterteilt werden.

17.2.4.1 Non-Ergot-Derivate

Zu den Non-Ergot-Derivaten der dopaminergen Agonisten zählen die oral verabreichten Wirkstoffe **Pramipexol**, **Ropinirol** und **Piribedil**, das transdermal applizierbare **Rotigotin** und das subkutan anzuwendende **Apomorphin**.

Die oral bzw. transdermal verabreichten Non-Ergot-Derivate sind indiziert zur Parkinson-Behandlung entweder als Monotherapeutika, um den Einsatz von Levodopa hinauszuzögern, oder in Kombination mit Levodopa, wenn die Wirksamkeit von Levodopa nachlässt bzw. unbeständig wird.

Pramipexol (z. B. Sifrol®) bindet stärker an D_3- als an D_2-Rezeptoren. Es wird fast vollständig unverändert über die Nieren ausgeschieden, daher ist bei reduzierter Nierenfunktion Vorsicht angezeigt. Außerdem können Medikamente, welche die tubuläre Sekretion beeinflussen, die Ausscheidung von Pramipexol hemmen. Dies ist für Cimetidin nachgewiesen und gilt vermutlich auch für andere Arzneistoffe, die aktiv tubulär ausgeschieden werden, z. B. Amantadin, Digoxin, Diltiazem, Trimethoprim und Verapamil.

Ropinirol (z. B. REQUIP®) ist ein D_2- und D_3-Agonist. Da die oxidative Metabolisierung hauptsächlich durch CYP1A2 erfolgt, muss bei zusätzlicher Einnahme von CYP1A2-hemmenden Arzneimitteln (z. B. Ciprofloxacin, Enoxacin oder Fluvoxamin) die Dosis angepasst werden.

Piribedil (Clarium®) bindet als Agonist mit hoher Affinität an die Dopaminrezeptor-Subtypen D_2 und D_3 sowie als Antagonist an α-adrenerge inhibitorische Rezeptoren (α_{2A} und α_{2C}).

Rotigotin (z. B. Neupro® transdermales Pflaster) ist ein $D_1/D_2/D_3$-Rezeptoragonist. Es wird kontinuierlich aus dem Pflaster abgegeben und über die Haut resorbiert. Steady-state-Konzentrationen werden ein bis zwei Tage nach der Pflasterapplikation erreicht und durch die einmal tägliche Anwendung, bei der das Pflaster 24 Stunden lang auf der Haut verbleibt, auf einem stabilen Niveau gehalten.

Vorsicht ist geboten, wenn Patienten Sedativa oder andere das ZNS (Zentralnervensystem) dämpfende Substanzen (z. B. Benzodiazepine, Antipsychotika, Antidepressiva) sowie Alkohol in Kombination mit Rotigotin einnehmen.

Apomorphin (z. B. APO-go®) ist ein Agonist an D_1- und D_2-Rezeptoren, der zur Behandlung von Fluktuationen, die durch orale Pharmaka nicht ausreichend behandelbar sind, verwendet wird. Die Anwendung erfolgt subkutan entweder kontinuierlich mittels einer Pumpe oder als „Rettungsmedikation" in Form eines Autoinjektors. Nach der Applikation wird Apomorphin schnell und vollständig aus dem subkutanen Gewebe resorbiert, was mit dem schnellen Einsetzen der klinischen Wirkung (nach 4–12 min) korreliert. Die Wirkung hält ca. 1 Stunde an.

Da Apomorphin während On-Perioden schwere Dyskinesien auslösen kann, ist es bei Patienten, die bereits auf die Gabe von Levodopa mit Dyskinesien oder Dystonien reagieren, kontraindiziert.

Nebenwirkungen. Da dopaminerge Agonisten auch an periphere Dopaminrezeptoren binden, treten im Vergleich zu Levodopa häufiger periphere Nebenwirkungen auf. Dementsprechend werden gastrointestinale Symptome (Übelkeit, Erbrechen, Obstipation) und vaskuläre Störungen (orthostatische Dysregulation, periphere Ödeme) häufig beobachtet. Ebenfalls häufig werden psychiatrische Störungen (Halluzinationen, abnorme Träume, Erregung, Zerstreutheit) und ZNS-Symptome (Impulskontrollstörungen, Tagesmüdigkeit, Schwindel, Kopfschmerzen) berichtet. Insbesondere Impulskontrollstörungen, die sich z. B. als pathologische Spielsucht, Hypersexualität, zwanghaftes Geldausgeben oder pathologisches Essverhalten äußern, können für die Betroffenen erhebliche Folgen haben.

Zur Reduktion der Nebenwirkungen sollten dopaminerge Agonisten immer langsam einschleichend dosiert werden. Dadurch kann die volle Wirkung erst nach einigen Wochen erreicht werden.

17.2.4.2 Ergot-Derivate

Die Ergot-Derivate **Bromocriptin** (z. B. Pravidel®), **Cabergolin** (z. B. Cabaseril®), **Lisurid** (Dopergin®) stimulieren vorwiegend D_2-Rezeptoren, während **Pergolid** (z. B. Parkotil®) ein D_1- und D_2-Agonist ist.

Die Nebenwirkungen gleichen denen der Non-Ergot-Derivate (s. o.). Bei Langzeittherapie mit Ergot-Derivaten sind jedoch zusätzlich – wenn auch selten – **Fibrosen** (Lungen-, Pleura-, Retroperitoneal- und Herzklappenfibrosen) aufgetreten. Daher sollten Ergot-Derivate nur noch im Ausnahmefall zur Therapie des Parkinson-Syndroms eingesetzt werden, z. B. bei Unverträglichkeit anderer Antiparkinsonmittel.

17.2.5 Zentral wirksame Anticholinergika

Lipophile, tertiäre Muscarinrezeptor-Antagonisten (▸ Kap. 20.2.1) stellen die ältesten noch verwendeten Antiparkinsonmittel dar. Aus klinischen Studien liegen allerdings keine überzeugenden Daten zur Wirksamkeit beim Parkinson-Syndrom vor. Dennoch scheinen Anticholinergika bei einigen Patienten mit vorherrschendem Ruhetremor klinisch nützlich zu sein.

Für die Parkinson-Therapie zugelassen sind **Biperiden** (z. B. Akineton®), **Bornaprin** (Sormodren®), **Procyclidin** (Osnervan®) und **Trihexyphenidyl** (Artane®). Der Einsatz dieser Arzneistoffe wird durch zentrale und periphere anticholinerge Nebenwirkungen (z. B. kognitive Störungen, Sehstörungen, Mundtrockenheit, Tachykardie, Obstipation, Harnverhalt) limitiert, die mit zunehmendem Alter häufiger auftreten.

Bei Parkinsonkranken, die bereits unter deutlichen psychoorganischen, insbesondere kognitiven Störungen oder exogen-psychotischen Symptomen leiden, sollten Anticholinergika nicht angewandt werden, da mit einer Verstärkung dieser Symptomatik gerechnet werden muss. Weitere Kontraindikationen sind Engwinkelglaukom, gastrointestinale Stenosen, Megakolon und Darmatonie.

17.2.6 Amantadin

Amantadin (z. B. PK-Merz®) ist eine ursprünglich zur Grippeprophylaxe entwickelte Substanz. Erst später stellte sich heraus, dass es NMDA-Rezeptoren hemmt und somit Glutamatwirkungen inhibiert. Zusätzlich erhöht Amantadin die extrazelluläre Dopaminkonzentration und hemmt die Acetylcholin-Freisetzung im ZNS. Es wird meist zusammen mit Levodopa und anderen Antiparkinsonmitteln eingesetzt. Besonders bewährt hat sich die Substanz bei der akinetischen Krise.

Häufige Nebenwirkungen sind Schwindel, Schlafstörungen, motorische und psychische Unruhe, Übelkeit, Mundtrockenheit, orthostatische Dysregulation und die Ausbildung einer Livedo reticularis (Bild einer marmorierten Haut), teilweise in Verbindung mit peripheren Ödemen. Sehr selten kann durch Amantadin eine lebensbedrohliche Torsades-de-pointes-Kammertachykardie ausgelöst werden. Daher müssen vor sowie in den ersten Wochen nach Therapiebeginn EKG-Kontrollen durchgeführt werden, und es besteht eine Kontraindikation bei Patienten mit vorbestehenden kardialen Erkrankungen und Arrhythmien.

Bei Patienten mit eingeschränkter Nierenfunktion kann es zur Akkumulation kommen. Da Amantadin nur schlecht dialysierbar ist, sollte es dialysepflichtigen Patienten nicht verabreicht werden.

17.2.7 Budipin

Budipin (Parkinsan®) hemmt NMDA-Rezeptoren und ist darüber hinaus ein Antagonist an Muskarinrezeptoren. Es verringert insbesondere den Tremor und ist zugelassen zur Kombinationstherapie bei Parkinsonpatienten ohne Fluktuationen.

Die Nebenwirkungen wie kognitive Störungen, Sehstörungen, Mundtrockenheit, Obstipation und Harnverhalt beruhen vorwiegend auf der anticholinergen Wirkungskomponente. In

Einzelfällen wurde über Herzrhythmusstörungen einschließlich Torsades de pointes berichtet. Daher müssen – wie bei Amantadin (s. o.) – EKG-Kontrollen durchgeführt werden und es bestehen Kontraindikationen bei Patienten mit vorbestehenden kardialen Erkrankungen und Arrhythmien. Darüber hinaus ist Budipin bei Verwirrtheitszuständen und Myasthenia gravis kontraindiziert.

Da Budipin über CYP2D6 metabolisiert wird, sind Interaktionen mit Arzneistoffen, die mittels CYP2D6 abgebaut werden (z. B. tri- und tetracyclischen Antidepressiva, Neuroleptika, Antiarrhythmika, Metoprolol oder Makrolid-Antibiotika), zu erwarten.

17.3 Strategie der Pharmakotherapie des idiopathischen Parkinson-Syndroms

Das idiopathische Parkinson-Syndrom kann mit den derzeit verfügbaren Pharmaka nur symptomatisch therapiert werden, neuroprotektive oder kurative Therapieansätze fehlen weitgehend. Die Therapiestrategie wird individuell unter Berücksichtigung von Alter und Komorbidität getroffen:

Initiale Therapie bei Patienten mit frühem Krankheitsbeginn (Alter orientierend unter 70 Jahren) ohne wesentliche Komorbidität. Bei dieser Patientengruppe wird die Behandlung meist als Monotherapie mit einem **Non-Ergot-Dopaminagonisten** begonnen. Für eine solche initiale Behandlung mit dopaminergen Agonisten bei jüngeren Patienten spricht die im Vergleich zu einer Levodopa-Therapie verminderte Häufigkeit und Schwere von motorischen Spätkomplikationen (v. a. Dyskinesien), die zumindest für die ersten Jahre der Therapie belegt ist.

Andererseits sind dopaminerge Agonisten schwächer wirksam als Levodopa und lösen häufiger als dieses Impulskontrollstörungen, Halluzinationen, Tagesmüdigkeit sowie periphere Nebenwirkungen aus. Bei unzureichender Wirkung oder nicht tolerierbaren Nebenwirkungen einer Monotherapie mit einem dopaminergen Agonisten kann eine Kombinationstherapie mit Levodopa durchgeführt werden. Ziel ist in diesem Fall die ausreichende symptomatische Behandlung bei niedriger, aber wirksamer Levodopa-Dosis.

Initiale Therapie bei Patienten mit spätem Krankheitsbeginn (Alter orientierend über 70 Jahren) oder multimorbiden Patienten jeder Altersgruppe. Die Standardbehandlung ist in diesen Fällen zunächst die **Levodopa-Monotherapie (plus Decarboxylaseblocker)**. Im Vergleich zu dopaminergen Agonisten besitzt Levodopa eine bessere symptomatische Wirkung und löst seltener nicht-motorische Nebenwirkungen aus, insbesondere bei älteren und multimorbiden Patienten.

Initiale Therapie bei Patienten mit milder Symptomatik. Bei wenig ausgeprägten Symptomen kann initial ein **MAO-B-Hemmer** (Rasagilin oder Selegilin) verabreicht werden, der im Vergleich zu Levodopa und dopaminergen Agonisten zwar schwächer wirksam aber meist besser verträglich ist.

Therapie bei Auftreten von Fluktuationen und Dyskinesien. Fluktuationen sowie Dyskinesien erfordern spezielle therapeutische Maßnahmen. Dazu gehören u. a. die **Kombinationstherapie** mit mehreren Antiparkinsonmitteln (z. B. zusätzliche Gabe eines COMT-Hemmers bei Levodopa-Therapie), die Anpassung der Dosierung und die intermittierende Gabe von **Apomorphin**. In fortgeschrittenen Stadien können durch eine kontinuierliche Applikation von Apomorphin oder eine intrajejunale Infusionstherapie mit Levodopa gleichmäßige Levodopa-Plasmaspiegel erreicht werden.

Ferner ist die **tiefe Hirnstimulation** (nach chirurgischer Implantation von Elektroden im Bereich des Nucleus subthalamicus bzw. Globus pallidus internus) eine potente Behandlungsmethode der Parkinson-Krankheit im fortgeschrittenen Stadium.

Pharmakotherapie des Tremors. Besteht unter der oben genannten Pharmakotherapie weiterhin ein therapiebedürftiger Ruhetremor, können ein Anticholinergikum oder Budipin eingesetzt werden.

Therapie der akinetischen Krise. Die meist erst in Spätstadien auftretende akinetische Krise ist durch eine plötzlich eintretende Beeinträchtigung der Motorik charakterisiert. Behandelt wird die akinetische Krise mit Amantadin (i. v.), Apomorphin (s. c.) oder über eine nasojejunale Sonde appliziertes Levodopa.

17.4 Pharmaka gegen Spätdyskinesien und hyperkinetische Bewegungsstörungen

17.4.1 Tiaprid

Tiaprid (z. B. Tiapridex®) hat D_2- und D_3-Rezeptor-antagonistische Eigenschaften und wird bei Neuroleptika-induzierten Spätdyskinesien sowie bei Bewegungsstörungen im Rahmen einer Chorea Huntington eingesetzt.

Die Tagesdosis beträgt 300–600 mg. Der Therapieerfolg zeigt sich eventuell erst nach einer Behandlungsdauer von 4–6 Wochen.

Als Nebenwirkungen wurden ZNS-Symptome (Schwindel, Kopfschmerzen, Tremor, Rigidität, Hypokinesie, vermehrter Speichelfluss, Benommenheit, Agitiertheit, Schlaflosigkeit, Müdigkeit), endokrine Störungen infolge einer Erhöhung des Prolactin-Spiegels (Brustschmerzen, Gynäkomastie, Galaktorrhö) sowie eine Verlängerung des QT-Intervalls beschrieben.

Tiaprid ist kontraindiziert bei Prolactin-abhängigen Tumoren, Phäochromozytom und einer gleichzeitigen Behandlung mit Levodopa oder dopaminergen Agonisten.

17.4.2 Tetrabenazin

Tetrabenazin (z. B. Tetmodis®) ist ein reversibler Hemmer des vesikulären Monoamintransporters 2 (VMAT2), wodurch es zu einer Entleerung der Speicher von Dopamin und anderen Monoaminen im ZNS kommt. Es wird eingesetzt bei hyperkinetischen Bewegungsstörungen bei Chorea Huntington, die auf andere Therapiemaßnahmen nicht angesprochen haben.

Die Anfangsdosis beträgt täglich 12,5–37,5 mg, die Tagesmaximaldosis 200 mg.

Häufige Nebenwirkungen sind Depression, Erregung, Verwirrung, Angstgefühl, Insomnie, Hypotonie, Dysphagie, Diarrhö und Obstipation. Ferner kann Tetrabenazin die QT-Zeit verlängern.

Vorsicht ist geboten bei gleichzeitiger Einnahme weiterer Medikamente, die zu einer Zunahme der QT-Zeit führen können, ebenso bei Patienten mit angeborenem langem QT-Syndrom. Wegen möglicher schwerer Wechselwirkungen mit der Folge einer hypertensiven Krise darf Tetrabenazin nicht bei gleichzeitiger Einnahme von MAO-Hemmern verabreicht werden. Weitere Kontraindikationen sind Depression, Phäochromozytom und Prolactin-abhängige Tumore.

18 Antiemetika

18.1 Pathophysiologische Grundlagen

Übelkeit und Erbrechen sind meist uncharakteristische Begleitsymptome zahlreicher Erkrankungen, insbesondere gastrointestinaler Störungen (z. B. Gastroenteritiden, Apendizitis), ZNS-Erkrankungen (z. B. Hirndrucksteigerung, Meningitis), vestibulärer Störungen (z. B. Kinetosen, Morbus Menière), Migräne, starker Schmerzen, Urämie, emetogener Arzneimittel (z. B. Zytostatika, Opioide), Strahlentherapie und Intoxikationen (z. B. durch Alkohol, Lebensmittel). Erbrechen tritt außerdem oft in der Schwangerschaft in Form der **Emesis gravidarum** (meist in den ersten 20 Schwangerschaftswochen) auf.

Erbrechen kann ausgelöst werden durch noxische Stimuli in der Chemorezeptor-Triggerzone der Area postrema der Medulla oblongata, im oberen Gastrointestinaltrakt und Herz, im vestibulären System sowie in höheren Zentren des ZNS.

In der Chemorezeptor-Triggerzone ist keine Blut-Hirn-Schranke vorhanden, sodass die Chemorezeptoren durch im Blut zirkulierende Toxine direkt aktiviert werden können. Infolge der Aktivierung der Chemorezeptoren wird das **Brechzentrum** stimuliert, das im Hirnstamm aus Teilen des Nucleus tractus solitarii, der Formatio reticularis und der Area postrema der Medulla oblongata gebildet wird. Die Aktivierung des Brechzentrums erfolgt insbesondere über H_1-, M_1- und Neurokinin-1-(NK_1-)Rezeptoren.

Vom oberen Gastrointestinaltrakt und Herz aus kann das Brechzentrum durch Aktivierung von Mechano- und Chemorezeptoren des N. glossopharyngeus oder N. vagus sowie durch Freisetzung von Serotonin aus enterochromaffinen Zellen und Aktivierung von 5-HT_3-Rezeptoren stimuliert werden. Das vestibuläre System kann das Brechzentrum nach übermäßiger Reizung durch Bewegungen oder Erkrankungen (z. B. Labyrinthitis) und Aktivierung von H_1- und M_1-Rezeptoren erregen. Höhere Zentren des ZNS können das Brechzentrum sowohl aktivieren als auch hemmen.

18.2 Antiemetisch wirkende Pharmaka

Antiemetika dienen zur Unterdrückung von Brechreiz und Erbrechen. Die antiemetogene Wirksamkeit der einzelnen Pharmaka ist je nach zugrunde liegender Ursache unterschiedlich stark ausgeprägt. Die Hauptindikationen der nachstehend beschriebenen Antiemetika sowie deren Halbwertszeiten und Dosierungen sind in ◘ Tab. 18.1 zusammengefasst.

18.2.1 Antihistaminika

Das H_1-Antihistaminikum **Diphenhydramin** (Generika) eignet sich insbesondere zur Prophylaxe und Behandlung der Symptome der Reise- bzw. Seekrankheit (Kinetose). Gleiches gilt auch für dessen Salz mit 8-Chlortheophyllin, dem **Dimenhydrinat** (z. B. Vomex A®), dessen pharmakologische Effekte vorwiegend durch Diphenhydramin hervorgerufen werden.

Als Nebenwirkungen treten häufig ZNS- und vegetative Symptome auf. Wegen der sedierenden Eigenschaften wird Diphenhydramin auch als Hypnotikum verwendet (▸ Kap. 11.3.3).

Betahistin (z. B. Aequamen®) ist indiziert zur Behandlung von Schwindelanfällen bei Funktionsstörungen des Vestibularapparates im Rahmen von Morbus Ménière, die typischerweise mit Übelkeit und Erbrechen einhergeht. Betahistin ist ein Agonist an H_1- und ein Antagonist an H_3-Rezeptoren und überwindet im Gegensatz zu Histamin die Blut-Hirn-Schranke. Als H_1-Agonist wirkt Betahistin am Innenohr gefäßerweiternd, durch den H_3-Antagonismus wird zudem die Erregung von Nervenzellen des Gleichgewichtorgans gehemmt.

Als unerwünschte Wirkungen können histaminartige Effekte wie Magen-Darm Unverträglichkeiten, Herzklopfen, Hautreaktionen oder Hitzegefühl auftreten. Bei gleichzeitiger Anwendung von H_1-Antihistaminika kann Betahistin deren Wirkung abschwächen.

18.2.2 Calciumantagonisten

Cinnarizin (zusammen mit Dimenhydrinat in Arlevert®) ist zur Behandlung von Schwindel verschiedener Genese zugelassen. Es wirkt antagonistisch an Calcium-, Histamin-, Dopamin-, Serotonin- und Bradykinin-Rezeptoren. Die Kombination der beiden Wirkstoffe ist am vestibulären System synergistisch wirksam, indem Cinnarizin die Aktivierung der Vestibulariskerne und die Ausprägung vestibulookulärer Reflexe bei Stimulation des Vestibularisapparates hemmt und Dimenhydrinat die neuronale Aktivität der in der Medulla oblongata lokalisierten Vestibulariskerne direkt senkt. Über die Verbindung der Vestibulariskerne mit dem Brechzentrum kann die antiemetische Wirkung erklärt werden.

Als Nebenwirkung tritt häufig eine Sedierung auf. Insbesondere in höheren Dosen und bei Älteren kann Cinnarizin extrapyramidalmotorische Störungen hervorrufen.

Flunarizin (z. B. Natil® N) ist zur symptomatischen Behandlung von vestibulärem Schwindel infolge von anhaltenden Funktionsstörungen des Gleichgewichtsapparates sowie zur Prophylaxe von Migräneanfällen indiziert. Es ist ein Ca^{2+}-Kanalblocker mit antivertiginöser und sedierender Wirkung, allerdings sind sein genauer Wirkmechanismus sowie seine Rezeptorspezifität und -affinität bislang nicht definitiv geklärt. In Tiermodellen wurde eine Hemmung des Ca^{2+}-Einstroms insbesondere in Zellen der glatten Gefäßmuskulatur beobachtet.

Häufige Nebenwirkungen sind Benommenheit, Müdigkeit und Gewichtszunahme. Bei der Langzeitbehandlung mit Flunarizin können extrapyramidal-motorische Störungen und depressive Symptome auftreten.

18.2.3 Antipsychotika und Prokinetika

Antipsychotika. Die klassischen Antipsychotika (▸ Kap. 10.1.1) **Perphenazin** (z. B. Decentan®), **Promethazin** (z. B. Atosil®), **Haloperidol** (z. B. Haldol®-Janssen) und **Droperidol** (Xomolix®) wirken besonders stark antiemetisch. Der antiemetische Effekt beruht vor allem auf der Blockade von Dopaminrezeptoren in der Area postrema, teilweise auch auf der Blockade von H_1- und Muscarinrezeptoren (z. B. bei Perphenazin). Da bei Anwendung dieser Antipsychotika häufig Nebenwirkungen auftreten, sollten sie zur Therapie des Erbrechens nur zurückhaltend eingesetzt werden.

Ein weiteres, als Antiemetikum verwendetes Antipsychotikum ist **Sulpirid** (z. B. Dogmatil®, ▸ Kap. 10.1.2), das bei peripher-labyrinthären Schwindelzuständen bei Morbus Menière einge-

Tab. 18.1 Antiemetika

INN (Handelspräparat)	Tagesdosis (HWZ)
H_1-Antihistaminika	
Diphenhydramin (z. B. Emesan®)	50–150 mg (4 h)
Dimenhydrinat (z. B. Vomex A®)	50–150 mg (4 h)
H_3-Antihistaminika	
Betahistin (z. B. Aequamen®)	18–36 mg (3 h)
Calciumantagonisten	
Cinnarizin (Bestandteil von Arlevert®)	60–100 mg (4–5 h)
Flunarizin (z. B. Natil® N)	5–10 mg (18 Tage)
Antipsychotika	
Haloperidol (z. B. Haldol®-Janssen)	1–3 mg (10–30 h)
Perphenazin (z. B. Decentan®)	12–24 mg (8–12 h)
Promethazin (z. B. Atosil®)	25–100 mg (10–40 h)
Sulpirid (z. B. Dogmatil®)	150–300 mg (7–10 h)
Droperidol (Xomolix®)	0,9–5 mg (2 h)
Prokinetika	
Metoclopramid (z. B. Paspertin®)	25–40 mg (2,5–4,5 h)
Alizaprid (Vergentan®)	150–300 mg (3 h)
Domperidon (z. B. Motilium®)	30–80 mg (7–9 h)
$5\text{-}HT_3$-Antagonisten	
Granisetron (z. B. Kevatril®)	2 mg (9 h)
Ondansetron (z. B. Zofran®)	8–16 mg (3 h)
Palonosetron (Aloxi®)	0,25 mg (40 h)
Neurokinin-1-Rezeptorantagonisten	
Aprepitant (EMEND®)	80–125 mg (9–13 h)
Fosaprepitant (IVEMEND®)	150 mg (9–13 h)
Netupitant (Akynzeo®)	300 mg (88 h)
Glucocorticoide	
Dexamethason (z. B. Fortecortin®)	10–24 mg (5 h)

setzt wird, wenn auf die Therapie mit anderen Antivertiginosa kein Ansprechen erfolgte.

Prokinetika. Metoclopramid (z. B. Paspertin®), **Domperidon** (z. B. Motilium®) und **Alizaprid** (Vergentan®) wirken wie Antipsychotika antiemetisch durch Blockade von Dopaminrezeptoren in der Area postrema. Außer als Antiemetika werden Metoclopramid und Domperidon bei Magenentleerungsstörungen eingesetzt (▸ Kap. 25.7).

18.2.4 5-HT$_3$-Antagonisten (Setrone)

Zur Prophylaxe und Therapie von Zytostatika- sowie durch Bestrahlung induzierter Übelkeit und Erbrechen sind 5-HT$_3$-Antagonisten wie

Granisetron (z. B. Kevatril®), **Ondansetron** (z. B. Zofran®) und **Palonosetron** (Aloxi®) Mittel der 1. Wahl. Ondansetron ist darüber hinaus zur Vorbeugung und Behandlung von postoperativer Übelkeit und Erbrechen zugelassen.

Zytostatika und Bestrahlung setzen Serotonin (5-HT) aus enterochromaffinen Zellen in den Dünndarm frei und lösen dadurch mittels 5-HT_3-Rezeptor-vermittelter Aktivierung vagaler Afferenzen einen Brechreflex aus. Setrone blockieren die Auslösung dieses Reflexes aufgrund ihrer antagonistischen Wirkung an peripheren (und evtl. zentralen) 5-HT_3-Rezeptoren. Zur Vermeidung von akuter Emesis bei hoch emetogener Chemotherapie werden sie meist mit **Dexamethason** (z. B. Fortecortin®) oder **Methylprednisolon** (z. B. Urbason®) kombiniert.

Als Nebenwirkungen treten häufig Kopfschmerzen, Schlafstörungen und Obstipation auf. Sehr selten wurden schwerwiegende Überempfindlichkeitsreaktionen und Herzrhythmusstörungen beobachtet. Patienten mit schwerer Beeinträchtigung der Darmmotilität sollten keine 5-HT_3-Antagonisten erhalten.

Bei gleichzeitiger Anwendung von Setronen mit anderen serotonergen Wirkstoffen (z. B. Serotonin-Wiederaufnahmehemmern, ▸ Kap. 10.2) kann ein Serotoninsyndrom auftreten.

18.2.5 Neurokinin-1-(NK_1-) Rezeptorantagonisten

Aprepitant (EMEND®), **Fosaprepitant** (IVEMEND®), ein Prodrug von Aprepitant, das – parenteral appliziert – sehr rasch durch ubiquitär vorkommende Phosphatasen zu Aprepitant gespalten wird, sowie **Netupitant** (Akynzeo®; fixe Kombination mit Palonosetron) hemmen die Stimulation von NK_1-Rezeptoren durch Substanz P und verringern dadurch die Symptome des Früherbrechens sowie vor allem die des verzögerten Erbrechens bei einer hochemetogenen Chemotherapie. Sie werden in Kombination mit 5-HT_3-Antagonisten und Dexamethason eingesetzt.

Häufige Nebenwirkungen sind Kopfschmerzen, Schluckauf, Müdigkeit, Obstipation und Dyspepsie.

Die Metabolisierung der NK_1-Rezeptorantagonisten erfolgt überwiegend über CYP3A4. Aprepitant ist nicht nur Substrat von CYP3A4, es bewirkt während der Therapie auch eine Hemmung sowie nach Therapieende eine moderate Induktion dieses Enzyms. NK_1-Rezeptorantagonisten dürfen daher nicht gleichzeitig mit Wirkstoffen angewendet werden, die hauptsächlich über CYP3A4 metabolisiert werden und eine geringe therapeutische Breite besitzen (z. B. Ciclosproin, Tacrolimus, Fentanyl).

19 Am Sympathikus angreifende Stoffe

Der Sympathikus ist der Teil des vegetativen Nervensystems, über den ergotrope (d.h. die Leistung steigernde) Reaktionen ausgelöst werden. Sympathische Fasern haben ihren Ursprung im zentralen Nervensystem und projizieren zu den sympathischen Ganglien und zum Nebennierenmark (Abb. 19.1). In den sympathischen Ganglien wird das Signal durch Freisetzung von **Acetylcholin** auf das postganglionäre Neuron umgeschaltet, dessen Erregung zur Freisetzung von **Noradrenalin** an den Erfolgsorganen führt. In Stress- und Notfallsituation werden aus den chromaffinen Zellen des Nebennierenmarks **Adrenalin** sowie untergeordnet auch Noradrenalin in die Blutbahn freigesetzt und gelangen auf dem Blutweg zu den Erfolgsorganen.

Adrenozeptoren. Die Wirkungen von Noradrenalin und Adrenalin werden über Adrenozeptoren vermittelt, die in drei Familien mit jeweils drei Subtypen unterteilt werden:

- **α_1-Rezeptoren** mit den Subtypen α_{1A}, α_{1B} und α_{1D},
- **α_2-Rezeptoren** mit den Subtypen α_{2A}, α_{2B} und α_{2C} und
- **β-Rezeptoren** mit den Subtypen β_1, β_2 und β_3.

Die meisten Zellen des menschlichen Körpers exprimieren mindestens einen der neun Adrenozeptor-Subtypen an ihrer Zelloberfläche. In Tab. 19.1 sind wichtige über Adrenozeptoren ausgelösten Sympathikus-Wirkungen zusammengestellt.

Adrenozeptoren sind **G-Protein-gekoppelte Rezeptoren**, deren Signaltransduktion je nach Rezeptortyp unterschiedlich ist (Abb. 19.2). Die Stimulation von α_1-Rezeptoren führt zur G_q-Protein-vermittelten Aktivierung von Phospholipase C mit Bildung von Inositoltrisphosphat (IP_3) und Diacylglycerol, die an Arterien

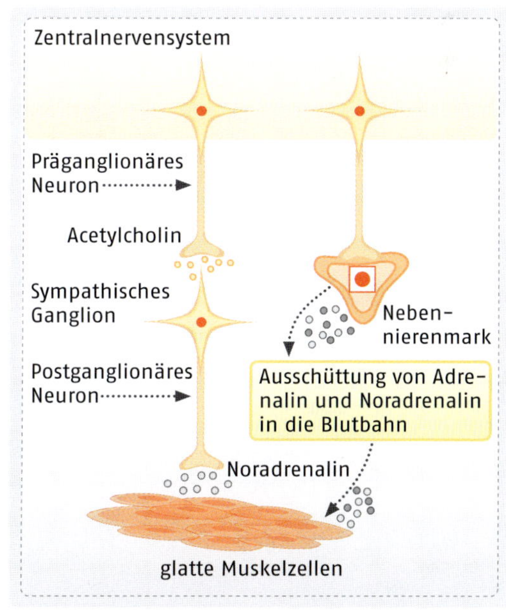

Abb. 19.1 Erregungsübertragung im sympathischen Nervensystem

Tab. 19.1 Effekte der Sympathikus-Aktivierung an verschiedenen Organen. Nach Goodman und Gilman, Ursino

Organ, Organsystem	Sympathikus-Wirkungen	Beteiligter Rezeptor
Auge		
M. dilatator pupillae	Mydriasis	α_1
Herz		
Sinusknoten	Herzfrequenz ↑	β_1
Kardiomyozyten	Kontraktilität ↑	β_1
	Kontraktilität ↓	β_3
AV-Knoten	Überleitungs-geschwindigkeit ↑	β_1
Gefäße		
Haut, Schleimhaut	Vasokonstriktion	α_1
Skelettmuskel	Vasokonstriktion	α_1
	Vasodilatation	β_2, β_3
Abdominalbereich	Vasokonstriktion	α_1
Herzkranzgefäße	Vasokonstriktion	α_1
	Vasodilatation	β_2
Gehirn	Vasokonstriktion	α_1
Genitale	Ejakulation (Vas deferens)	α_1
Niere	Vasokonstriktion	α_1
Venen	Vasokonstriktion	α_1
Magen-Darm-Trakt		
Speicheldrüsen	Schwache muköse Sekretion	α_1, β_3
Verdauungsdrüsen	Amylase-aktivierung	β_1
Gallenwege	Erschlaffung	β_2
Motilität/Tonus	Abnahme	α_2, β_2
Sphinkteren	Kontraktion	α_1
Pankreas		
Endokrin	Insulinsekretion ↓	α_2
Bronchialsystem		
Muskulatur	Erschlaffung	β_2
Drüsen	Hemmung	α_1
Haut		
Schweißdrüsen	Sekretion	Cholinerg
Niere und Harnwege		
Reninsekretion	Steigerung	β_1
Blasenwand-muskulatur	Erschlaffung	β_2, β_3
Innerer Schließ-muskel	Kontraktion	α_1
Genitalorgane		
Uterus	Kontraktion	α_1
	Erschlaffung	β_2, β_3
Stoffwechsel		
Leber	Glykogenolyse ↑	β_2
	Gluconeo-genese ↑	β_2
Fettzellen	Lipolyse ↑	β_2, β_3
	Thermogenese ↑	β_3
Skelettmuskel	Glykogenolyse ↑	β_2

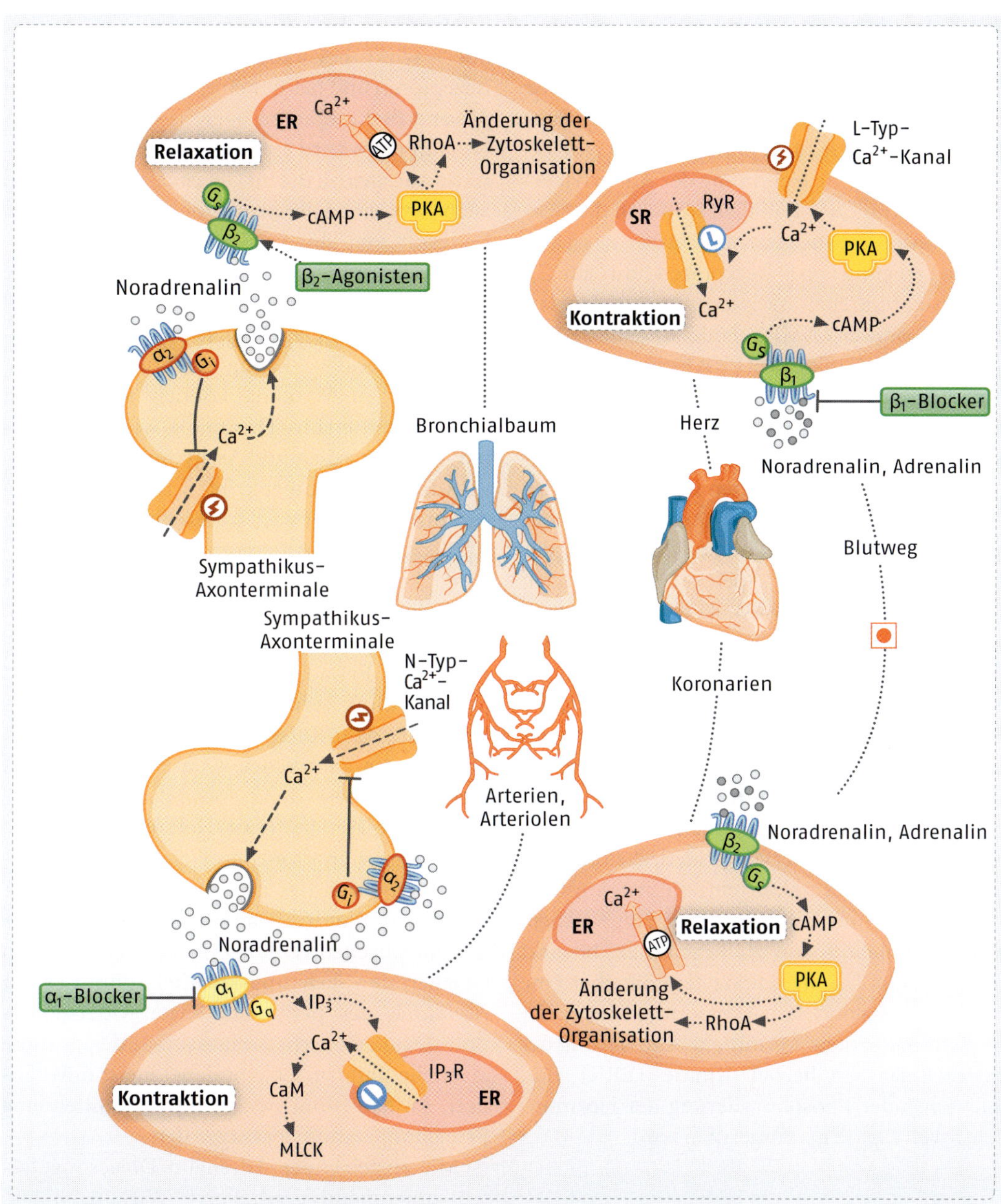

Abb. 19.2 Beispiele physiologischer Wirkungen, die über α- und β-Adrenozeptoren vermittelt werden. Noradrenalin und Adrenalin aus dem Nebennierenmark und Noradrenalin aus Nervenendigungen sympathischer Neurone führen über Stimulation von β_2-Rezeptoren zur Relaxation der Bronchialmuskulatur und der Koronargefäße. Die Stimulation von β_1-Rezeptoren der Herzmuskulatur erhöht die Kontraktionskraft des Herzens. Arterien und Arteriolen werden durch Stimulation von α_1-Rezeptoren mit Noradrenalin und Adrenalin kontrahiert. Die Stimulation von α_2-Rezeptoren an den Axonterminalen der Sympathikusneurone hemmt N-Typ-Ca^{2+}-Kanäle und die Noradrenalinfreisetzung. **IP_3R** Inositoltrisphosphat-Rezeptor, **MLCK** Myosin-Leichtkettenkinase, **PKA** Proteinkinase A, **RhoA** kleines G-Protein Rho A, **ER** Endoplasmatisches Retikulum, **SR** Sarkoplasmatisches Retikulum, **CaM** Calmodulin, **RyR** Ryanodin-Rezeptor

19

und Arteriolen Ca^{2+}-Ionen aus dem sarkoplasmatischen Retikulum freisetzen und u. a. durch Stimulation der Myosin-Leichtkettenkinase (MLCK) eine Vasokonstriktion bewirken. Eine Aktivierung von α_2-Rezeptoren bewirkt eine G_i-Protein-vermittelte Hemmung der Adenylylcyclase sowie von Ca^{2+}-Kanälen, wodurch die Noradrenalinfreisetzung gehemmt wird.

Die Erregung von β-Rezeptoren führt zur G_s-Protein-vermittelten Aktivierung von Adenylatcyclase, wodurch cAMP gebildet und die cAMP-abhängige Proteinkinase (PKA) stimuliert wird. Nach Stimulation von β_1-Rezeptoren am Herzen werden durch PKA spannungsabhängige Ca^{2+}-Kanäle phosphoryliert, was zu einem verstärkten Einstrom von Ca^{2+}-Ionen in die Zelle führt. Außerdem nimmt die Ca^{2+}-Aufnahme in das sarkoplasmatische Retikulum und damit der Füllungsgrad der Ca^{2+}-Speicher zu. In vielen Geweben der glatten Muskulatur wird dagegen über β_2-Rezeptoren durch PKA-abhängige Phosphorylierung des kleinen GTP-bindenden Proteins Rho das Zytoskelett reorganisiert, die Phosphorylierung der Myosin-Leichtketten gehemmt und die Konzentration der zytosolischen Ca^{2+}-Ionen herabgesetzt, was zu einer Relaxation führt. Über β_2-Rezeptoren werden auch Stoffwechseleffekte hervorgerufen, die u. a. eine Erhöhung der Serumkonzentrationen von Glucose, Lactat und Fettsäuren zur Folge haben. Eine Stimulation von β_3-Rezeptoren bewirkt u. a. eine Lipolyse in Adipozyten, die über eine G_s-Protein-vermittelte Aktivierung der PKA und eine G_i-Protein-vermittelte Aktivierung der extrazellulär regulierten Kinase (ERK) und nachfolgender Phosphorylierung der Hormonsensitiven Lipase hervorgerufen wird.

19.1 Noradrenalin und Adrenalin

Die pharmakologischen Wirkungen von Noradrenalin und Adrenalin sind ähnlich, aber nicht identisch. Unterschiede ergeben sich daraus, dass die Wirkstärken der beiden Substanzen an den Adrenozeptor-Typen verschieden sind.

Noradrenalin (Norepinephrin; z. B. Arterenol®) wirkt bevorzugt auf α_1-, α_2- und β_1-Rezeptoren und hat nur eine geringe Affinität zu β_2- und β_3-Rezeptoren. Durch Applikation von Noradrenalin wird eine ausgeprägte Vasokonstriktion ausgelöst, die im Gegensatz zu Adrenalin auch die Gefäße der Skelettmuskulatur umfasst. Es resultieren ein Anstieg des peripheren Widerstandes und eine Blutdrucksteigerung, die durch Stimulation von Barorezeptoren eine parasympathische Gegenregulation mit Bradykardie hervorrufen kann. Aufgrund der β_1-agonistischen Wirkung können jedoch auch unter Noradrenalin-Therapie – wenn auch selten – Tachykardien und Arrhythmien auftreten.

Adrenalin (Epinephrin; z. B. Suprarenin®) stimuliert alle α- und β-Rezeptortypen. Nach Applikation von Adrenalin überwiegen in Abhängigkeit von der verwendeten Dosis α-oder β-adrenerge Effekte.

In niedriger Adrenalin-Dosis ($< 2\,\mu g$ pro Minute beim Erwachsenen) stehen über β_1- und β_2-Rezeptoren-vermittelte Wirkungen im Vordergrund, da β-Rezeptoren auf geringere Adrenalin-Dosen ansprechen als α-Rezeptoren. Am Herzen werden durch Stimulation von β_1-Rezeptoren Herzkraft und Herzfrequenz gesteigert (positiv inotrope und chronotrope Wirkung), wodurch das Herzzeitvolumen und der systolische Blutdruck ansteigen. Aufgrund der β_2-agonistischen Wirkung (insbesondere an den Gefäßen der Skelettmuskulatur) kommt es zur Abnahme des peripheren Gefäßwiderstandes und des diastolischen Blutdrucks, der mittlere arterielle Blutdruck bleibt dabei meist unverändert. An den Bronchien wird β_2-vermittelt eine Bronchodilatation hervorgerufen.

Mit ansteigender Adrenalin-Dosierung treten zunehmend α-adrenerge Wirkungen auf. Hohe Dosen ($> 10\,\mu g$ pro Minute beim Erwachsenen) führen zur ausgeprägten peripheren Vasokonstriktion und kardialen Stimulation, was mit Zunahme des peripheren Widerstandes, Blutdrucksteigerung, Tachykardie und Arrhythmie verbunden ist.

Indikationen. Noradrenalin ist indiziert beim septischen Schock, der mit einem Verlust des Gefäßtonus einhergeht. Adrenalin wird bei kardiopulmonaler Reanimation und akuten anaphylaktischen Reaktionen sowie zur Gefäßverengung bei chirurgischen Eingriffen und als vasokonstriktorischer Zusatz zu Lokalanästhetika verwendet.

Kinetik. Die Halbwertszeit von Noradrenalin und Adrenalin beträgt 2–3 min. Beide Substanzen werden zu Vanillinmandelsäure metabolisiert, die renal eliminiert wird.

Nebenwirkungen und Kontraindikationen. Als Nebenwirkungen können insbesondere kardiovaskuläre (pektanginöse Beschwerden, Myokardschädigung, Tachykardie, Arrhythmie, Blutdruckanstieg), metabolische (Hyperglykämie, metabolische Azidose), renale (Oligurie, Anurie) und lokale (ischämische Nekrosen im Anwendungsgebiet) Störungen auftreten. Obwohl Noradrenalin und Adrenalin die Blut-Hirn-Schranke nicht überwinden, können reflektorisch ZNS-Störungen (Unruhe, Angst, psychotische Zustände) ausgelöst werden.

Noradrenalin und Adrenalin sind kontraindiziert bei Hypertonie, paroxysmaler Tachykardie, hochfrequenter Arrhythmie, Koronar- und Herzmuskelerkrankungen, Cor pulmonale, sklerotischen Gefäßveränderungen, Engwinkelglaukom, Hyperthyreose, Phäochromozytom, Prostataadenom mit Restharnbildung und schweren Nierenfunktionsstörungen. In Notfallsituationen kann jedoch die Applikation auch bei Vorliegen von Kontraindikationen gerechtfertigt sein.

19.2 Direkte Sympathomimetika

Direkte Sympathomimetika erregen wie Noradrenalin und Adrenalin Adrenozeptoren. Je nach Rezeptorselektivität unterscheidet man zwischen α- und/oder β-Adrenozeptor-Agonisten.

19.2.1 α-Adrenozeptor-Agonisten

α-Adrenozeptor-Agonisten werden insbesondere aufgrund ihrer vasokonstriktorischen Wirkung eingesetzt.

Lokal angewendete α-Adrenozeptor-Agonisten. Die sowohl α_1- als auch α_2-Adrenozeptoren stimulierenden Wirkstoffe **Oxymetazolin** (z. B. Nasivin®), **Tramazolin** (z. B. Rhinospray®) und **Xylometazolin** (z. B. Otriven®) werden als Nasenspray oder Nasentropfen zur Schleimhautabschwellung bei Schnupfen, allergischer oder vasomotorischer Rhinitis sowie zur Erleichterung des Sekretabflusses bei Nasennebenhöhlen- und Mittelohrentzündung eingesetzt. Zu beachten ist das nach 4–6 Stunden auftretende Reboundphänomen mit verstärkter Schleimhautschwellung, das oft zur wiederholten Anwendung führt und bei Dauergebrauch eine medikamentös-induzierte Rhinitis bis hin zur Atrophie der Nasenschleimhaut bewirken kann. Daher sollte die Anwendung auf maximal sieben Tage begrenzt werden.

Die α_1- und α_2-Agonisten **Naphazolin** (z. B. Televis Stulln®) und **Tetryzolin** (z. B. Berberil®) sowie der α_1-Agonist **Phenylephrin** (z. B. Visadron®) werden als abschwellende Augentropfen bei Konjunktivitiden verschiedener Genese verwendet (▸ Kap. 27.7).

Systemisch angewendete α-Adrenozeptor-Agonisten. Der α_1-Agonist **Midodrin** (Gutron®) wird systemisch zur Behandlung neurogener hypotoner Blutdruckstörungen eingesetzt, wenn alle verfügbaren sonstigen Maßnahmen ausgeschöpft sind. In gleicher Weise wie Noradrenalin erhöht es den peripheren Gefäßwiderstand und damit den systolischen und diastolischen Blutdruck.

Die übliche Anfangsdosis beträgt 5 mg pro Tag, die maximale Tagesdosis 30 mg. Als Nebenwirkungen können u. a. Juckreiz, Kältegefühl, Harnverhalt, Herzklopfen, ventrikuläre Rhythmusstörungen und pektanginöse Beschwerden auftreten. Bei Patienten mit Hyperthyreose, Phäochromozytom sowie benigner Prostatahyperplasie mit Restharnbildung ist Midodrin kontraindiziert.

Phenylephrin ist in niedriger Dosierung in einigen Paracetamol-Kombinationspräparaten enthalten, die zur systemischen Anwendung bei Erkältungen und grippalen Infekten vermarktet werden (z. B. Doregrippin®). Eine sich auf die Krankheitssymptome positiv auswirkende α-adrenerge Wirkung ist bei diesen Präparaten zumindest fraglich.

19.2.2 α,β-Adrenozeptor-Agonisten

Ein Wirkstoff, der sowohl α- als auch β-Adrenozeptoren stimuliert, ist das synthetische Noradrenalin-Derivat **Etilefrin** (z. B. Effortil®). Es ist indiziert bei Kreislaufregulationsstörungen mit Hypotonie. Die Blutdrucksteigerung ist neben der durch α-Adrenozeptorstimulation bedingten Vasokonstriktion auf die positiv inotrope und chronotrope Wirkung am Herzen infolge des β-adrenergen Effekts zurückzuführen.

Die mittlere Tagesdosis beträgt 30 mg. Als Nebenwirkungen können u. a. pektanginöse Beschwerden, Tachykardie, Arrhythmie, Hypertonie, Unruhe und Schwindelgefühl auftreten. Die Kontraindikationen entsprechen weitgehend denen von Adrenalin.

19.2.3 β-Adrenozeptor-Agonisten

β-Adrenozeptor-Agonisten mit annähernd gleicher β_1-und β_2-Wirkung. **Orciprenalin** (Alupent®) ist das einzige Pharmakon dieser Arzneistoffgruppe. Es wird zur parenteralen Kurzzeittherapie von Akutzuständen bei Asthma bronchiale (z. B. Status asthmaticus) und bronchopulmonalen Erkrankungen mit asthmatischer Komponente angewandt. Die Dosierung muss dem Einzelfall angepasst werden.

Als Nebenwirkungen treten häufig kardiovaskuläre (Tachykardie, Arrhythmie, Palpitationen), zentralnervöse (Nervosität, Kopfschmerzen, Schwindel), respiratorische (Husten, lokale Irritationen) und muskuläre (Muskelkrämpfe, Myalgie) Störungen auf. Bei hypertropher obstruktiver Kardiomyopathie, Tachyarrhythmie, schwerer Hyperthyreose und Phäochromozytom ist Orciprenalin kontraindiziert.

β_2-Sympathomimetika. β_2-Sympathomimetika dienen vor allem der Therapie des Asthma bronchiale (▸Kap. 24.1.1.1) und der COPD (▸Kap. 24.1.2). Die Wirkstoffe **Fenoterol** (z. B. Berotec®), **Salbutamol** (z. B. Sultanol®), **Terbutalin** (z. B. Aerodur®), **Formoterol** (z. B. Oxis® Turbohaler®), **Indacaterol** (Onbrez® Breezhaler®), **Olodaterol** (Striverdi®) und **Vilanterol** (Relvar® Ellipta®) werden inhalativ angewendet, während Wirkstoffe wie **Bambuterol** (Bambec®) und **Clenbuterol** (Spiropent®) in schweren Fällen systemisch gegeben werden. Die β_2-Selektivität dieser Wirkstoffe ist allerdings nur relativ, sodass bei höherer Dosierung mit β_1-vermittelten kardialen Nebenwirkungen gerechnet werden muss.

Fenoterol wird außerdem als Tokolytikum bei drohendem Abort und vorzeitiger Wehentätigkeit verwendet (Partusisten®). Das Myometrium besitzt eine relativ hohe β_2-Adrenorezeptorendichte, die in der Schwangerschaft weiter erhöht ist. Bei intravenöser Applikation setzt die tokolytische Wirkung von Fenoterol innerhalb weniger Minuten ein, das Wirkungsmaximum wird nach etwa 10 min erreicht. Nebenwirkungen und Kontraindikationen entsprechen – insbesondere bei höherer Dosierung – denen von Orciprenalin.

β_3-Sympathomimetika. Das bisher einzige β_3-Sympathomimetikum **Mirabegron** (Betmiga™) wird unter ▸Kap. 24.1.1.1 besprochen.

19.3 Indirekte Sympathomimetika

Die Wirkung der indirekten Sympathomimetika kommt dadurch zustande, dass sie Noradrenalin aus den Speichergranula der sympathischen Nervenendigungen freisetzen und/oder die Wiederaufnahme von Noradrenalin aus dem synaptischen Spalt in das Axoplasma hemmen. Durch die gesteigerte Noradrenalinkonzentration an den Rezeptoren wird der Sympathikustonus erhöht. Bei wiederholten Gaben nimmt die Wirkung ab, da Noradrenalin nicht ausreichend nachgebildet werden kann und somit immer weniger Überträgersubstanz freigesetzt wird (Tachyphylaxie).

Ephedrin, der Hauptwirkstoff von *Ephedra vulgaris*, ein indirektes **Sympathomimetikum**, besitzt neben den peripheren auch zentralerregende Wirkungen, da es die Blut-Hirn-Schranke gut überwinden kann. Wegen der dadurch bedingten teils ausgeprägten ZNS-Nebenwirkungen wird es heute nur noch selten eingesetzt.

Das schlechter ZNS-gängige **Pseudoephedrin**, ein Diastereomer von Ephedrin, wird u. a. in Kombinationspräparaten zur Behandlung von grippalen Infekten („Erkältungskrankheiten") angewandt.

Zu den indirekten Sympathomimetika zählen auch die **Amphetamine** (▸ Kap. 10.5.1) und **Cocain** (▸ Kap. 13.2).

19.4 Sympatholytika

Sympatholytika blockieren adrenerge Rezeptoren. Je nach Rezeptorselektivität unterscheidet man zwischen α_1- und β-Adrenozeptor-Antagonisten.

19.4.1 α_1-Adrenozeptor-Antagonisten

α_1-Adrenozeptor-Antagonisten. Aufgrund ihrer peripheren vasodilatierenden Eigenschaften werden α_1-Adrenozeptor-Antagonisten seit langem zur Therapie der **Hypertonie** (▸ Kap. 23.2.2) angewandt. Ihr Stellenwert in dieser Indikation ist jedoch deutlich zurückgegangen, nachdem in klinischen Studien beobachtet wurde, dass sie häufiger kardiovaskuläre Ereignisse (Herzinsuffizienz u. a.) auslösen als andere Antihypertonika. Daher werden α_1-Adrenozeptor-Antagonisten nicht mehr zur Mono- oder Zweifachkombinationstherapie der Hypertonie empfohlen, sondern vorzugsweise als Kombinationspartner in Dreifachkombinationen sowie als Option bei therapieresistenter Hypertonie eingesetzt.

Zu den bei essenzieller Hypertonie angewendeten α_1-Adrenozeptor-Antagonisten zählt **Doxazosin** (z. B. Cardular® PP), das die α_1-Adrenozeptor-Subtypen α_{1A}, α_{1B} und α_{1D} vergleichbar stark antagonisiert. Eine Analogsubstanz mit etwas schwächerer Rezeptor-Affinität ist **Terazosin** (z. B. Heitrin®).

Die übliche Anfangsdosis beträgt jeweils 1 mg, die maximale Tagesdosis 16 mg Doxazosin bzw. 20 mg Terazosin. Als Nebenwirkungen treten häufig kardiovaskuläre (Hypotonie, Tachykardie), pulmonale (Bronchitis, Husten, Dyspnoe), zentralnervöse (Somnolenz, Benommenheit, Kopfschmerzen), gastrointestinale (Übelkeit, Mundtrockenheit) und renale (Zystitis, Harninkontinenz) Störungen sowie Infektionen der Atem- und Harnwege, Pruritus und Myalgie auf.

Urapidil (z. B. Ebrantil®) weist neben der peripheren α_1-antagonistischen Wirkung eine zentrale Wirkkomponente auf, die auf eine Stimulation von 5-HT_{1A}-Rezeptoren zurückgeführt wird. Durch den zentralen Effekt moduliert Urapidil die Aktivität der Kreislaufregulationszentren, sodass der Sympathikustonus gesenkt und eine reflektorische Sympathikusaktivierung verhindert wird. Neben der oralen Anwendung bei essenzieller Hypertonie wird intravenös appliziertes Urapidil zur Therapie von hypertensiven Notfällen, als Option bei behandlungsresistentem Bluthochdruck sowie zur kontrollierten Blutdrucksenkung im Rahmen einer Operation verwendet.

Bei einer intravenösen Applikation werden 10–50 mg Urapidil langsam unter ständiger Blutdruckkontrolle verabreicht, wobei der blutdrucksenkende Effekt innerhalb von 5 min zu erwarten ist. Häufige Nebenwirkungen sind Übelkeit, Schwindel und Kopfschmerzen.

Neben der Hypertonie sind Blasenentleerungsstörungen im Rahmen eines **benignen Prostatasyndroms** (BPS, ▸ Kap. 26.3.1) ein weiteres Indikationsgebiet von α_1-Adrenozeptor-Antagonisten. Die Blockade von α_1-Adrenozeptoren vom Subtyp α_{1A} im Bereich der Prostata und der Urethra bewirkt eine Relaxation der glatten Muskulatur, sodass der Urinfluss gesteigert und das Restharnvolumen gesenkt werden. Dadurch können die obstruktiven und irritativen Symptome des BPS oft gelindert werden.

Ein bei BPS häufig verwendeter α_1-Adrenozeptor-Antagonist ist **Tamsulosin** (z. B. Alna® Ocas®), der eine besonders hohe Affinität zu den in der Prostata bevorzugt vorkommenden α_{1A}-Rezeptoren besitzt und daher nur untergeordnet blutdrucksenkend wirkt.

Die Dosierung beträgt 0,4 mg Tamsulosin einmal täglich. Schwindel stellt eine häufige Nebenwirkung dar. Gelegentlich tritt u. a. eine retrograde Ejakulation (d. h. Ausstoß der Samenflüssigkeit in die Harnblase) auf. Bei anamnestisch bekannter Hypotonie ist Tamsulosin kontraindiziert.

Ein Analogpräparat mit ebenfalls bevorzugter Blockade von α_{1A}-Rezeptoren ist **Silodosin** (Urorec®), bei dessen Anwendung jedoch wesentlich häufiger (bei > 10 % der Anwender) mit retrograden Ejakulationen zu rechnen ist.

Ebenfalls zur symptomatischen Therapie des BPS zugelassen sind **Alfuzosin** (z. B. Urion®), **Doxazosin** und **Terazosin** (s. o.), die allerdings aufgrund der jeweils vergleichbaren Affinität zu α_{1A}-, α_{1B}- und α_{1D}-Rezeptoren häufig orthostatische Hypotonien hervorrufen.

Mutterkornalkaloide. Zu den **Peptidalkaloiden** des Mutterkorns (Secale-Alkaloiden) gehören **Ergotamin** und die Substanzen der **Ergotoxingruppe** (Ergocristin, Ergocornin, Ergocryptin) sowie deren Dihydro-Derivate. Sie weisen ein komplexes Wirkungsspektrum auf, das darauf zurückzuführen ist, dass diese Stoffe als partielle Antagonisten bzw. partielle Agonisten an α-Adrenozeptoren, aber auch an Dopamin- und Serotoninrezeptoren wirken.

Ergotamintartrat (Ergo-Kranit® Migräne) wird aufgrund seiner gefäßkontrahierenden Wirkung beim schweren akuten Migräneanfall verwendet, ist jedoch nicht mehr Mittel der ersten Wahl (▸ Kap. 12.1.9.1). Das Gemisch von Dihydroergocornin, -cristin und -cryptin wird unter der Bezeichnung **Codergocrin** bzw. **Dihydroergotoxin** (Hydergin®) bei Hirnleistungsstörungen im Alter angewandt. Seine Wirksamkeit ist umstritten.

Als Nebenwirkungen kommen häufig Brechreiz und Erbrechen vor. Bei Ergotamin besteht bei längerer Anwendung in hoher Dosierung die Gefahr einer peripheren Durchblutungsstörung (Gangrän).

Bromocriptin (z. B. Pravidel®) und andere Peptid-substituierte Ergotalkaloid-Derivate wirken in erster Linie als dopaminerge Agonisten und werden zur Unterdrückung der Laktation (▸ Kap. 21.2.1.4) sowie bei Morbus Parkinson (▸ Kap. 17.2.4.2) eingesetzt.

19.4.2 β-Adrenozeptor-Antagonisten

β-Adrenozeptor-Antagonisten (Betablocker, β-Adrenozeptorblocker, β-Rezeptorenblocker) hemmen kompetitiv β-Adrenozeptoren. Durch Blockade von β_1-Rezeptoren wird die positiv inotrope und chronotrope Wirkung der Catecholamine am Herzen, durch Hemmung von β_2-Rezeptoren deren erschlaffende Wirkung an der glatten Muskulatur aufgehoben. Außerdem unterdrücken β-Adrenozeptor-Antagonisten die Stoffwechseleffekte der Catecholamine (Glykogenolyse, Lipolyse u. a.) und hemmen die Reninausschüttung aus der Niere. Therapeutisch erwünscht ist bei den meisten Indikationen vor allem die β_1-Blockade.

Wichtige β-Adrenozeptor-Antagonisten zur oralen Therapie mit den jeweiligen Dosierungen sind in ◘ Tab. 19.2 zusammengefasst.

Einige β-Adrenozeptor-Antagonisten besitzen eine **intrinsische sympathomimetische Aktivität (ISA)**, d. h. sie wirken dualistisch (partielle Agonisten und partielle Antagonisten) mit vorwiegend antagonistischer Wirkungskomponente. In großen kardiovaskulären Studien waren Betablocker mit ISA jedoch reinen β-Adrenozeptor-Antagonisten unterlegen. Daher werden zur Therapie kardiovaskulärer Erkrankungen Betablocker ohne ISA empfohlen.

Nichtselektive β-Adrenozeptor-Antagonisten. Prototyp der nichtselektiven Betablocker ist **Propranolol**. Nachdem es bei kardiovaskulären Indikationen großenteils durch β_1-selektive

Stoffe ersetzt wurde, wird es heute u. a. bei dem durch Stimulation von β_2-Rezeptoren bedingten essenziellen Tremor und zur Migräneprophylaxe (▸ Kap. 12.1.9.2) eingesetzt. Außerdem kann es zusammen mit spezifischen therapeutischen Maßnahmen bei Hyperthyreose (▸ Kap. 21.3.4.2) angewandt werden, da es durch β_2-Blockade die Umwandlung von T_4 zu T_3 hemmt.

Zu den nichtselektiven Betablockern zählen auch **Penbutolol** sowie das als Antiarrhythmikum (▸ Kap. 23.3.3.2) dienende **Sotalol** (z. B. Sotalex®), das zusätzlich zur β-Rezeptorblockade auch Kaliumkanäle blockiert. Weitere nichtselektive Betablocker sind die nur in der Augenheilkunde (▸ Kap. 27.1.1) lokal eingesetzten Verbindungen **Timolol** (z. B. Arutimol®), **Metipranolol** (z. B. Betamann®) und **Levobunolol** (z. B. Vistagan®).

β_1-selektive Adrenozeptor-Antagonisten. Die Adrenozeptor-Agonisten **Atenolol**, **Betaxolol**, **Bisoprolol**, **Metoprolol**, **Acebutolol** und **Esmolol** besitzen eine höhere Affinität zu β_1- als zu β_2-Rezeptoren. Jedoch ist eine solche Selektivität nur relativ, bei höherer Dosierung geht sie meist verloren. Trotz dieser Einschränkung ist eine β_1-Selektivität bei den meisten Indikationen für Betablocker von Vorteil, sodass β_1-präferierende Betablocker ohne ISA (v. a. Bisoprolol und Metoprolol) zu den am häufigsten verordneten Therapeutika bei kardiovaskulären Erkrankungen zählen.

β_1-Adrenozeptor-Antagonisten mit vasodilatierender Komponente. Wirkstoffe aus dieser Gruppe bewirken zusätzlich zu den aus der β_1-antagonistischen Wirkung hervorgehenden Effekten eine Vasodilatation. Der gefäßerweiternde Effekt von **Carvedilol** beruht auf der gleichzeitigen α_1-Adrenozeptor-blockierenden Wirkung. **Nebivolol** führt zu einer Gefäßerschlaffung durch Freisetzung von NO. **Celiprolol** wirkt vasodilatierend infolge einer partiellen agonistischen Aktivität an β_2-Rezeptoren.

Kinetik. Lipophile Betablocker (z. B. Propranolol, Metoprolol, Carvedilol, Nebivolol) weisen meist einen ausgeprägten First-Pass-Effekt auf, werden fast vollständig in der Leber metabolisiert (u. a. über CYP2D6) und ihre Metaboliten werden über den Urin und/oder die Fäzes ausgeschieden. Bei eingeschränkter Leberfunktion muss wegen der verminderten Metabolisierungsrate mit erhöhten Plasmaspiegeln gerechnet und die Dosis evtl. angepasst werden. Eine Dosisanpassung kann auch in Abhängigkeit vom CYP2D6-Polymorphismus (▸ Kap. 6.1) erforderlich sein. Bei stark lipophilen Substanzen (v. a. Propranolol) treten vermehrt zentrale (Neben-)Wirkungen auf, da sie gut ZNS-gängig sind.

Hydrophile Betablocker (z. B. Atenolol) besitzen dagegen nur einen geringen oder keinen First-Pass-Effekt, werden nur in geringem Maß metabolisiert und nahezu vollständig renal eliminiert. Bei Niereninsuffizienz muss die Dosis hydrophiler Betablocker reduziert werden, da die Halbwertszeit erheblich verlängert sein kann. Keine Dosisanpassung ist dagegen erforderlich bei lipophilen Betablockern sowie bei Bisoprolol, das zu etwa gleichen Anteilen über die Leber und Nieren eliminiert wird.

Indikationen. Wichtige Indikationen von Betablockern sind essentielle Hypertonie, koronare Herzkrankheit, Angina pectoris, akuter Herzinfarkt, Reinfarktprophylaxe, tachykarde Herzrhythmusstörungen (z. B. supraventrikuläre Extrasystolie und Tachykardie), funktionelle Herz-Kreislauf-Beschwerden, sowie mittelgradige bis schwere chronische Herzinsuffizienz.

Einige ZNS-gängige Betablocker (v. a. Propranolol und Metoprolol) stellen eine Option zur Migräneprophylaxe dar. Gut wasserlösliche Betablocker (z. B. Timolol, Metipranolol, Levobunolol) werden als Augentropfen bei Glaukom und anderen Augenkrankheiten eingesetzt. Das kurzwirksame Esmolol, das rasch durch Esterasen der Erythrozyten abgebaut wird (Halbwertszeit ca. 10 min), wird intravenös zur Kurzzeitbehandlung supraventrikulärer Tachykardien, zur Kammerfrequenzkontrolle bei Vorhofflimmern und Vorhofflattern sowie perioperativ bei Tachykardie und Hypertonie angewandt.

Nebenwirkungen. Häufig treten Müdigkeit, Bradykardie, periphere Durchblutungsstörungen, gastrointestinale Störungen, sowie – v. a. zu Behandlungsbeginn – Schwindel und Kopfschmerzen auf. Betablocker mit zusätzlicher vasodilatierender Komponente lösen darüber hinaus häufig orthostatische Hypotonien aus.

Gelegentlich kann ein latenter Diabetes mellitus erkennbar werden, oder ein manifester Diabetes mellitus kann sich verschlechtern. Auch die durch Sympathikus-Stimulation ausgelösten Warnsymptome einer Hypoglykämie können maskiert werden. Bei Patienten mit Neigung zu bronchospastischen Reaktionen besteht infolge einer möglichen Erhöhung des Atemwegswiderstandes die Gefahr, einen Bronchospasmus auszulösen. Besonders ausgeprägt sind diese Nebenwirkungen bei nichtselektiven Betablockern.

Da unter einer länger dauernden Betablocker-Therapie die Zahl der β-Rezeptoren zunimmt und vermehrt Noradrenalin freigesetzt wird, können beim plötzlichen Absetzen des Betablockers **Rebound-Effekte** (Blutdruckanstieg, Gefahr der Auslösung von Angina-pectoris-Anfällen oder eines Herzinfarkts) auftreten. Daher ist bei Beendigung der Therapie eine langsame Dosisreduktion erforderlich.

Kontraindikationen. Wichtige Kontraindikationen von Betablockern sind ausgeprägte Hypotonie und Bradykardie, AV-Block II. oder III. Grades, Sinusknoten-Syndrom, sinuatrialer Block, dekompensierte Herzinsuffizienz, Schock, metabolische Azidose, fortgeschrittene periphere Durchblutungsstörungen sowie schweres Asthma bronchiale.

Leichtes bis mittelgradiges Asthma bronchiale oder COPD stellen keine Kontraindikationen dar, da Patienten mit zusätzlichen kardiovaskulären Erkrankungen in klinischen Studien von β_1-selektiven Betablockern deutlich profitierten.

Interaktionen. Bei Kombination mit anderen Antiarrhythmika (v. a. Calciumantagonisten vom Verapamil- und Diltiazem-Typ) besteht die Gefahr der Auslösung eines AV-Blocks, falls die Sinusknotenfunktion und die Erregungsleitung am Herzen zu stark gehemmt werden. Eine gleichzeitige Anwendung von CYP2D6-Inhibitoren oder -Induktoren kann die Plasmaspiegel der über CYP2D6 metabolisierten Betablocker beeinflussen.

Tab. 19.2 β-Adrenozeptor-Antagonisten

INN	ISA[1]	Handelspräparat	HWZ	Tagesdosis (p. o.)
Nichtselektive β-Adrenozeptor-Antagonisten				
Penbutolol	+	Betapressin® u. a.	1,5 h	20–80 mg
Propranolol	–	Dociton® u. a.	3–4 h	80–320 mg
β_1-selektive β-Adrenozeptor-Antagonisten				
Acebutolol	+	Sali-Prent®	4 h	100–400 mg
Atenolol	–	Tenormin® u. a.	6–10 h	25–100 mg
Betaxolol	–	Kerlone® u. a.	16–20 h	10–20 mg
Bisoprolol	–	Concor® u. a.	10–12 h	5–20 mg
Esmolol	–	Brevibloc®	0,15 h	parenteral
Metoprolol	–	Beloc-Zok® u. a.	3–5 h	50–200 mg
β-Adrenozeptor-Antagonisten mit vasodilatierender Komponente				
Carvedilol	–	Dilatrend® u. a.	6–10 h	12,5–50 mg
Celiprolol	+	Selectol®	5–7 h	200–400 mg
Nebivolol	–	Nebilet® u. a.	10 h	5 mg

[1] ISA intrinsische sympathomimetische Aktivität

19.5 Antisympathotonika

Antisympathotonika verringern die Sympathikusaktivität durch Erregung von α_2-Rezeptoren oder Blockade des aktiven Transports aus dem Axoplasma in die synaptischen Vesikel.

19.5.1 α_2-Adrenozeptor-Agonisten

Clonidin, Moxonidin. Die Imidazol-Derivate Clonidin (z. B. Catapresan®) und Moxonidin (z. B. Cynt®) gelangen aufgrund ihrer Lipophilie rasch ins ZNS und stimulieren postsynaptische α_{2A}-Adrenozeptoren an einer zentralen Umschaltstelle des Barorezeptorreflexes. Dadurch kommt es zu einer Verminderung der Sympathikusaktivität und einer Steigerung des Vagustonus. Es resultieren eine Senkung der Herzfrequenz und des Herz-Zeit-Volumens sowie später auch eine Reduzierung des peripheren Gefäßwiderstandes. Die blutdrucksenkende Wirkung wird durch eine Verminderung der Reninfreisetzung und eine α_{2A}-vermittelte präsynaptische Hemmung der Noradrenalinausschüttung unterstützt.

Moxonidin wirkt darüber hinaus als Agonist an sog. **Imidazol-Rezeptoren** (Typ I1) in der Medulla oblongata, einer wichtigen Schaltstelle für sympathische Impulse. Die Bindung an diese Rezeptoren bewirkt ebenfalls eine Hemmung der peripheren Sympathikusaktivität.

Clonidin und Moxonidin gelten nur als Mittel der 2. Wahl zur Therapie der arteriellen Hypertonie, da sie in klinischen Studien anderen Antihypertonika unterlegen waren. Bei parenteraler Anwendung ist Clonidin bei hypertensiver Krise und hypertensivem Notfall indiziert. Außer als Antihypertonikum wird Clonidin zur Linderung der Beschwerden des akuten Alkoholentzugssyndroms sowie in Form von Augentropfen zur Glaukom-Therapie (▸Kap. 27.1.1) angewandt.

Die mittleren Einzeldosen betragen von Clonidin 0,075–0,3 mg, von Moxonidin 0,2–0,4 mg. Häufige Nebenwirkungen sind Müdigkeit, Kopfschmerzen, Schlafstörungen, depressive Verstimmungen, orthostatische Dysregulationen, Mundtrockenheit sowie Abnahme von Potenz und Libido. Bei plötzlichem Absetzen besteht die Gefahr erheblicher Blutdrucksteigerungen (Rebound-Phänomen). Wichtige Kontraindikationen sind Bradykardie, Erregungsbildungs- und Erregungsleitungsstörungen des Herzens, Herzinsuffizienz und depressive Verstimmung.

Methyldopa. Die Aminosäure α-Methyldopa (z. B. Presinol®) wird durch aktiven Transport in das Zentralnervensystem aufgenommen und dort in **α-Methylnoradrenalin** umgewandelt, das eine hohe Affinität zu α_2-Adrenozeptoren besitzt.

Methyldopa dient vor allem als Antihypertonikum in der Schwangerschaft, da bei seiner Einnahme nicht mit teratogenen Wirkungen zu rechnen ist. Die Dosierung beträgt 0,25–2 g/Tag in mehreren Einzeldosen. Die Nebenwirkungen gleichen denen der anderen oben genannten α_2-Agonisten. Weitere unerwünschte Wirkungen sind Fieber sowie (selten) hämolytische Anämie und Leberschädigung.

19.5.2 Reserpin

Das Rauwolfia-Alkaloid Reserpin hebt das Speichervermögen der Speichergranula für Catecholamine auf. Reserpin blockiert die Mg^{2+}-abhängige ATPase, die aktiv Protonen in die Vesikel pumpt und dadurch zu einer hohen intravesikulären Protonenkonzentration führt. Sinkt die H^+-Konzentration infolge Blockade der Protonenpumpe durch Reserpin, können basische Substanzen (z. B. Noradrenalin, Dopamin) nicht mehr intravesikulär protoniert und damit auch nicht mehr als Salz in den Vesikeln gespeichert werden. Diese enthalten dann nach kurzer Zeit wenig bis keine Überträgersubstanz mehr.

Beim Hypertoniker ruft Reserpin eine anhaltende Blutdrucksenkung hervor, die jedoch mit erheblichen ZNS-Nebenwirkungen verbunden ist.

20 Am Parasympathikus angreifende Stoffe

Durch eine Erregung des Parasympathikus werden vor allem **trophotrope Reaktionen** hervorgerufen, die der Restitution des Organismus dienen. In ◘ Tab. 20.1 sind wichtige Effekte bei Aktivierung des Parasympathikus zusammengestellt.

Parasympathische Erregungsübertragung. Vom Zentralnervensystem ausgehende parasympathische Fasern ziehen zu den parasympathischen Ganglien. Dort wird der Nervenimpuls durch Ausschüttung von Acetylcholin und Stimulation von Nicotinrezeptoren auf das postganglionäre Neuron umgeschaltet. Dessen Erregung führt an den Erfolgsorganen wiederum zur Freisetzung von Acetylcholin, welches durch Stimulation von Muscarinrezeptoren den jeweiligen Effekt auslöst (◘ Abb. 20.1).

Acetylcholinfreisetzung und -abbau. Nach der Freisetzung in den synaptischen Spalt wird Acetylcholin rasch durch die (spezifische) **Acetylcholinesterase**, die in der prä- und postsynaptischen Membran lokalisiert ist, zu unwirksamem Cholin und Essigsäure abgebaut. Neben der membrangebundenen, spezifischen Acetylcholinesterase kommt im Blut und in der Leber eine unspezifische Cholinesterase (**Pseudocholinesterase**) vor, durch die neben Acetylcholin auch andere Cholinester, z. B. Suxamethoniumchlorid, hydrolysiert werden. Die Funktion der unspezifischen Cholinesterase besteht vor allem darin, eine Acetylcholinwirkung entfernt vom Freisetzungsort zu verhindern.

Acetylcholinrezeptoren. Acetylcholin wirkt als Neurotransmitter an Synapsen des Zentralnervensystems, an den parasympathischen Ganglien und am postganglionären Parasympathikus. Ferner bewirkt es die Erregungsübertra-

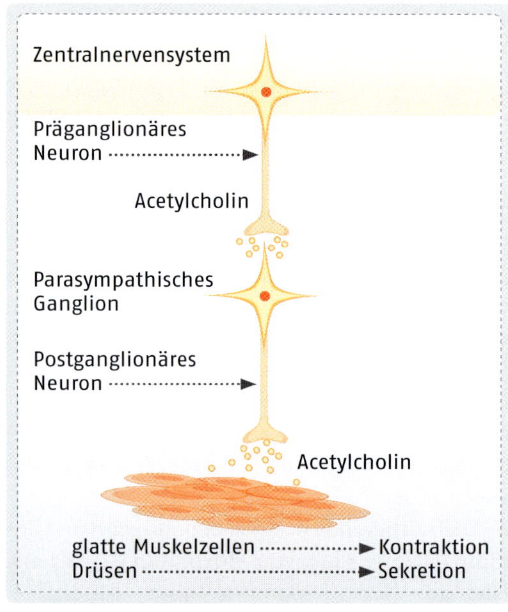

◘ **Abb. 20.1** Parasympathische Erregungsübertragung in schematischer Darstellung

Tab. 20.1 Effekte bei Aktivierung des Parasympathikus an verschiedenen Organen (Auswahl). Nach Goodman u. Gilman

Organ, Organsystem	Parasympathikus-Wirkungen
Auge	
M. dilator pupillae	Miosis
Ziliarmuskel	Nahakkommodation
Tränendrüse	Sekretion ↑
Herz	
Sinusknoten	Herzfrequenz ↓
Vorhofmuskulatur	Kontraktilität ↓
AV-Knoten	Überleitungsgeschwindigkeit ↓
Gefäße	
Genitale	Vasodilatation
Magen-Darm-Trakt	
Speicheldrüsen	Starke seröse Sekretion
Verdauungsdrüsen	Sekretionssteigerung
Gallenwege	Kontraktion
Motilität/Tonus	↑
Sphinkteren	Erschlaffung
Bronchialsystem	
Muskulatur	Kontraktion
Drüsen	Sekretionssteigerung
Niere und Harnwege	
Blasenwandmuskulatur	Kontraktion
Innerer Schließmuskel	Erschlaffung
Stoffwechsel	
Leber	(Glykogensynthese)

gung an den sympathischen Ganglien und an den Endplatten der quergestreiften Muskulatur. Acetylcholin stimuliert hierbei Nicotin- oder Muscarinrezeptoren.

Bei den **Nicotinrezeptoren** (n-Cholinozeptoren) handelt es sich um Liganden-gesteuerte Kationenkanäle (v.a. Natrium- und Calcium-permeabel), die außer durch Acetylcholin auch durch Nicotin erregt werden können. Sie kommen in Neuronen von ZNS und Ganglien sowie an der neuromuskulären Endplatte vor. Nicotinrezeptoren bestehen aus fünf Untereinheiten, die je nach Gewebe verschieden zusammengesetzt sind und unterschiedliche Ionenselektivitäten besitzen.

Die **Muscarinrezeptoren** (m-Cholinozeptoren) sind G-Protein-gekoppelte Rezeptoren, die neben Acetylcholin auch durch Muscarin (Bestandteil des Fliegenpilzes *Amanita muscaria* und verschiedener Risspilz-Arten) aktiviert werden können. Von ihnen existieren 5 Subtypen: M_1-, M_3- und M_5-Rezeptoren sind an stimulatorische G_q-Proteine, M_2- und M_4-Rezeptoren an inhibitorische G_i-Proteine gekoppelt.

Die Muscarinrezeptor-Subtypen weisen eine gewebespezifische Verteilung auf. M_1-, M_4- und M_5-Rezeptoren sind überwiegend im ZNS lokalisiert, während M_2- und M_3-Rezeptoren sowohl im ZNS als auch in peripheren Geweben exprimiert werden. Die im ZNS vorhandenen Muscarinrezeptoren regulieren zahlreiche kognitive, sensorische, motorische und autonome Prozesse und sind vermutlich an der Pathogenese von ZNS-Erkrankungen wie Morbus Alzheimer, Morbus Parkinson, Depression und Schizophrenie maßgeblich beteiligt. Muscarinrezeptoren in peripheren Geweben vermitteln die Acetylcholin-Wirkungen an den parasympathischen Endorganen. Hierbei sind M_2-Rezeptoren besonders am Herzen (Erniedrigung der Herzfrequenz), M_3-Rezeptoren an der glatten Muskulatur (Kontraktion) und den exokrinen Drüsen (Sekretion) funktionell bedeutsam.

Acetylcholinwirkungen. Nach intravenösen Acetylcholingaben treten folgende, sehr kurz dauernde Wirkungen auf (Tab. 20.1):

- die Herzfrequenz nimmt ab,
- der periphere Gefäßwiderstand sinkt,
- der Tonus der glatten Muskulatur des Magen-Darm-Kanals, der ableitenden Harnwege und der Bronchialmuskulatur nimmt zu,
- die Speichel-, Magensaft-, Bronchial- und Schweißsekretion werden gesteigert,
- die Pupille wird verengt und das Auge auf den Nahpunkt akkommodiert.

20.1 Parasympathomimetika

20.1.1 Muscarinrezeptor-Agonisten

Trotz seiner vielfältigen physiologischen Funktionen besitzt Acetylcholin wegen des raschen Abbaus außer als Miotikum bei Augenoperationen keine therapeutische Bedeutung. Für die Therapie geeignet sind dagegen Muscarinrezeptor-Agonisten (m-Cholinozeptor-Agonisten, **direkte Parasympathomimetika**), die wie Acetylcholin die Muscarinrezeptoren erregen (ohne Selektivität für einen Rezeptor-Subtyp), aber langsamer als dieses inaktiviert werden (◘ Tab. 20.2).

Hierzu gehört u. a. **Bethanechol** (Myocholine-Glenwood®). Es ist bei postoperativem Harnverhalt durch Blasenatonie indiziert, um eine Stimulation des Blasenmuskels zu induzieren.

Als Nebenwirkungen, die Ausdruck des erhöhten Parasympathikustonus sind, treten häufig Schweißausbrüche, starker Speichelfluss, Hypothermie, Bradykardie, Blutdruckabfall, Diarrhö und Flush auf.

Zu den Kontraindikationen zählen Asthma bronchiale, koronare Herzkrankheit, Hypotonie, Hypertonie, Bradykardie, AV-Überleitungsstörungen, Epilepsie, Parkinsonismus, kürzlich erfolgte gastrointestinale Operationen, Obstruktionen im Harn- bzw. Gastrointestinaltrakt, Hyperthyreose und Ulkuskrankheit.

Carbachol (Isopto®-Carbachol), der Carbaminsäureester von Cholin, und **Pilocarpin** (z. B. Pilomann®), das Hauptalkaloid der Jaborandiblätter, werden lokal als Antiglaukommittel verwendet (▸ Kap. 27.1.1). Pilocarpin dient außerdem – systemisch angewandt – zur Steigerung der Tränen- und Speichelsekretion beim Sjögren-Syndrom sowie zur Linderung der Beschwerden einer Speicheldrüsenunterfunktion nach Bestrahlung im Kopf-Hals-Bereich (Salagen®, Dosierung 4-mal tägl. 5 mg).

◘ **Tab. 20.2** Parasympathomimetika

INN (Handelspräparat)	Tagesdosis (HWZ)
Muscarinrezeptor-Agonisten	
Bethanechol (Myocholine-Glenwood®)	80–200 mg p. o. (0,5–1 h)
Carbachol (Isopto®-Carbachol)	2,25–4,5 mg okulär
Pilocarpin (z. B. Pilomann®, Salagen®)	0,5–1 mg okulär, 15 mg p. o. (1 h)
Cholinesterasehemmer (Carbaminsäure-Derivate)	
Physostigmin (Anticholium®)	2–4 mg i. v. (0,25 h)
Neostigmin (z. B. Neostig Carino®)	0,5–2 mg i. v. (0,5–1 h)
Pyridostigminbromid (z. B. Mestinon®)	30–720 mg p. o., 1–3 mg i. v. (1,5 h)
Distigminbromid (Ubretid®)	5 mg p. o., 0,5 mg i. m. (65 h)

20.1.2 Cholinesterasehemmer

Zur Aufrechterhaltung des normalen Tonus der glatten und quergestreiften Muskulatur wird an den Ganglien, den postganglionären Nervenendigungen und den motorischen Endplatten ständig Acetylcholin freigesetzt und kurz danach durch die Acetylcholinesterase hydrolysiert. Wird das Enzym durch Cholinesterasehemmer (**indirekte Parasympathomimetika**) gehemmt, nehmen als Folge der erhöhten Acetylcholinkonzentration der Parasympathikustonus und der Tonus der quergestreiften Muskulatur zu.

Zu den therapeutisch eingesetzten Cholinesterasehemmern zählen die Carbaminsäure-Derivate Physostigmin, Neostigmin, Pyridostigminbromid und Distigminbromid (◘ Tab. 20.2).

Ihr Wirkungsmechanismus besteht darin, dass sie durch Reaktion mit dem esteratischen Zentrum der Acetylcholinesterase unter Ester-Bildung die Spaltung von Acetylcholin **reversibel** hemmen.

Physostigmin (Anticholium®), das Hauptalkaloid der Kalabarbohne und Leitsubstanz der Carbaminsäure-Derivate, wird intravenös bei postoperativ auftretenden Störungen (z. B. bei zentralem anticholinergem Syndrom und verzögertem postoperativen Erwachen) sowie als Antidot bei Vergiftungen mit parasympatholytisch wirkenden Verbindungen angewandt. Aufgrund der guten ZNS-Gängigkeit kann es bei zu schneller Injektion zu generalisierten Krampfanfällen kommen.

Neostigmin (z. B. Neostig Carino®), das als quartäre Ammonium-Verbindung die Blut-Hirn-Schranke nicht überwinden kann, wird intravenös bei Myasthenia gravis und zur Antagonisierung der muskelrelaxierenden Wirkung nichtdepolarisierender Muskelrelaxantien eingesetzt.

Pyridostigminbromid (z. B. Mestinon®) ist zwar schwächer wirksam als Neostigmin, zeichnet sich jedoch durch allmählichen Wirkungseintritt, längere Wirkdauer und größere therapeutische Breite aus. Es wird intravenös bzw. oral in denselben Indikationsgebieten wie Neostigmin, außerdem beim Lambert-Eaton-Syndrom angewandt.

Distigminbromid (Ubretid®), eine bisquartäre Substanz, weist eine ähnliche Wirkung wie die oben genannten Pharmaka auf. Es besitzt jedoch im Vergleich zu diesen Substanzen einen langsameren Wirkeintritt und eine deutlich längere Halbwertszeit (65 h), sodass bei Dauertherapie nur alle 2–3 Tage eine Dosis i. m. oder oral appliziert wird. Distigminbromid ist zugelassen zur Behandlung von neurogenen Blasenentleerungsstörungen mit hypotonem Detrusor, Myasthenia gravis und postoperativer Darmatonie.

Nebenwirkungen und Kontraindikationen der Cholinesterasehemmer entsprechen weitgehend denen von Bethanechol.

Weitere therapeutisch verwendete Cholinesterasehemmer sind die Antidementiva **Donepezil**, **Galantamin** und **Rivastigmin** (▸ Kap. 10.6.1).

Neben den reversibel wirkenden Substanzen existieren auch **irreversible Cholinesterasehemmer**, die als Insektizide und chemische Kampfstoffe (z. B. Alkylphosphate) verwendet werden.

20.2 Parasympatholytika

Muscarinrezeptor-Antagonisten (Parasympatholytika, Anticholinergika, m-Cholinozeptor-Antagonisten) blockieren durch kompetitiven Antagonismus die Acetylcholin-vermittelte Erregungsübertragung an Muscarinrezeptoren. Die meisten Wirkstoffe besitzen keine oder eine nur geringe Selektivität für bestimmte Muscarinrezeptor-Subtypen. Daher sind die Wirkungen und Nebenwirkungen der Parasympatholytika grundsätzlich ähnlich. Unterschiede ergeben sich insbesondere bzgl. der Resorption und ZNS-Gängigkeit: Tertiäre Aminoverbindungen werden gut resorbiert und gelangen schnell ins ZNS, während quartäre Substanzen schlecht resorbierbar und kaum ZNS-gängig sind.

20.2.1 Tertiäre Aminoverbindungen

Leitsubstanz der Parasympatholytika ist das in der schwarzen Tollkirsche (*Atropa belladonna*) und anderen Nachtschattengewächsen vorkommende tertiäre Amin **Atropin**, das bei oraler Gabe gut resorbiert wird und sich schnell im gesamten Organismus verteilt. Als i. v. Präparat (z. B. Atropinsulfat B. Braun®) wird es zur Narkoseprämedikation und Kurzzeittherapie akuter bradykarder Rhythmusstörungen sowie als Antidot bei Vergiftungen mit Parasympathomimetika verwendet. Peroral (als Dysurgal®) wird es gegen Koliken im Magen-Darmbereich und der Gallen- und Harnwege angewandt. Ferner dient es in Form von Augentropfen als Mydriatikum (◘ Tab. 20.3).

Die Nebenwirkungen von Atropin sind dosisabhängig. Nach systemischer Applikation tre-

Tab. 20.3 Parasympatholytika

INN (Handelspräparat)	Tagesdosis (HWZ)
Tertiäre Aminoverbindungen	
Atropin (z. B. Atropinsulfat B. Braun®, Dysurgal®, Atropin-POS®)	0,5–1,5 mg i. v., 1,5–3 mg p. o., 0,75 mg okulär (12–38 h)
Scopolamin (Boro-Scopol® N)	0,15–0,45 mg okulär
Tropicamid (z. B. Mydriaticum Stulln®)	0,25 mg okulär
Propiverin (z. B. Mictonorm®)	15–45 mg p. o. (13–22 h)
Oxybutynin (z. B. Dridase®)	7,5–20 mg p. o. (2–3 h)
Tolterodin (Detrusitol®)	2–4 mg p. o. (2–10 h)
Fesoterodin (TOVIAZ®)	4–8 mg p. o. (7 h)
Solifenacin (Vesikur®)	5–10 mg p. o. (45–68 h)
Darifenacin (Emselex®)	7,5–15 mg p. o. (13–19 h)
Quartäre Ammoniumverbindungen	
Trospiumchlorid (z. B. Spasmex®)	30–45 mg p. o. (5–18 h)
Butylscopolaminiumbromid (z. B. Buscopan®)	20–100 mg i. v., i. m. oder s. c., 30–60 mg p. o., 30–40 mg rektal (5 h)
Methantheliniumbromid (Vagantin®)	150 mg p. o. (2 h)
Ipratropiumbromid (Itrop®)	20–45 mg p. o. (4 h)
Glycopyrroniumbromid (z. B. Robinul®)	0,2–0,4 mg i. m. oder i. v. (1 h)

ten häufig Mundtrockenheit, Abnahme der Schweißsekretion, Tachykardie sowie Sehstörungen auf. Bei höherer Dosierung können Arrhythmien, Muskelschwäche, Miktionsstörungen und Störungen der Darmperistaltik auftreten. Außerdem kann es zu zentralnervösen Symptomen (z. B. Unruhe- und Erregungszustände, Halluzinationen, Sprachstörungen, Verwirrtheitszustände, Krämpfe) und Auslösung eines Glaukomanfalls kommen.

Zu den Kontraindikationen zählen tachykarde Herzrhythmusstörungen, Koronarstenose, obstruktive Harnwegserkrankungen, Prostatahyperplasie mit Restharnbildung, mechanische Verschlüsse des Magen-Darm-Trakts, paralytischer Ileus, Megakolon, Engwinkelglaukom, Myasthenia gravis und akutes Lungenödem.

Das ebenfalls in Nachtschattengewächsen enthaltene **Scopolamin** (Boro-Scopol® N) sowie **Tropicamid** (z. B. Mydriaticum Stulln®) werden als Augentropfen zur Pupillenerweiterung eingesetzt (▸ Kap. 27.3).

Einige tertiäre Parasympatholytika werden peroral zur symptomatischen Therapie der Harninkontinenz mit Dranginkontinenz, Pollakisurie und/oder imperativem Harndrang angewandt (▸ Kap. 26.3.2). Hierzu zählen **Propiverin** (z. B. Mictonorm®), **Oxybutynin** (z. B. Dridase®), **Tolterodin** (Detrusitol®), **Fesoterodin** (TOVIAZ®), **Solifenacin** (Vesikur®) und **Darifenacin** (Emselex®). Tolterodin wird durch CYP2D6 in das äquipotente 5-Hydroxymethyltolterodin abgebaut, daher kann die Wirkung in Abhängigkeit vom CY2D6-Polymorphismus schwanken. Solifenacin und Darifenacin besitzen eine gewisse M_3-Selektivität, doch gibt es keine überzeugende Evidenz für eine dadurch bedingte bessere Verträglichkeit oder Wirkung. Die Nebenwirkungen dieser Wirkstoffe entsprechen weitgehend denen von Atropin.

Die in der Parkinson-Therapie verwendeten Wirkstoffe **Biperiden** (z. B. Akineton®), **Bornaprin** (Sormodren®), **Procyclidin** (Osnervan®) und **Trihexyphenidyl** (Artane®) sind in ▸ Kap. 17.2.5 dargestellt.

Pirenzepin (z. B. Gastrozepin®), ein vorwiegend an M_1-Rezeptoren angreifender Antagonist, wird unter Ulkustherapeutika besprochen (▸ Kap. 25.1.2.6).

20.2.2 Quartäre Ammoniumverbindungen

Trospiumchlorid (z. B. Spasmex®), das eine hohe Affinität zu M_1- und M_3-Rezeptoren und eine etwas geringere Affinität zu M_2-Rezeptoren besitzt, dient ebenso wie die oben erwähnten Wirkstoffe zur Behandlung der Harninkontinenz. Aufgrund des quartären Stickstoffatoms erfolgt die Resorption nach oraler Applikation langsam und in geringem Umfang, die absolute Bioverfügbarkeit beträgt ca. 10 %.

Häufige Nebenwirkungen sind Mundtrockenheit, Dyspepsie, Verstopfung, Bauchschmerzen und Übelkeit. Von Vorteil ist, dass der Wirkstoff nicht ZNS-gängig ist und daher nicht mit ZNS-Nebenwirkungen gerechnet werden muss.

Butylscopolaminiumbromid (z. B. Buscopan®), ein halbsynthetisches Scopolamin-Derivat, ist – insbesondere bei parenteraler Anwendung – bei Spasmen der glatten Muskulatur, vor allem des Gastrointestinaltrakts und der weiblichen Geschlechtsorgane, sowie zur Erleichterung endoskopischer Untersuchungen des Magen-Darm-Kanals indiziert.

Nach oraler oder rektaler Gabe wird Butylscopolaminiumbromid nur geringfügig resorbiert (zu 8 bzw. 3 %), die absolute Bioverfügbarkeit liegt unter 1 %. Es wird postuliert, dass eine lokale Hemmung von Rezeptoren in der Muskelschicht des Gastrointestinaltrakts zur Wirkung nach oraler/rektaler Applikation beitragen könnte. Dies ist jedoch umstritten.

Methantheliniumbromid (Vagantin®) ist zugelassen zur Therapie von übermäßigem Schwitzen, Reizblase, Ulcus ventriculi, Ulcus duodeni, Gastritis und Reizmagen. Nach oraler Anwendung ist die Bioverfügbarkeit sehr gering, außerdem treten große individuelle Schwankungen der Serumspiegel auf.

Ipratropiumbromid (Itrop®) wird peroral bei vagal-bedingten Sinusbradykardien, AV-Blockierungen II. Grades und Vorhofflimmern mit bradykarder Überleitung verwendet. Die absolute Bioverfügbarkeit beträgt 3 %.

Glycopyrroniumbromid (Robinul®) wird als intravenöse Injektion in der Anästhesiologie zur Herabsetzung des Speichelflusses, der Sekretion im Bronchialsystem sowie zur Blockade vagaler kardialer Reflexe und dadurch bedingter Bradykardie während der Narkoseeinleitung verwendet. Außerdem wird es zur Verringerung der Nebenwirkungen von Cholinesterasehemmern genutzt.

Ein weiteres wichtiges Indikationsgebiet der quartären Parasympatholytika sind obstruktive Lungenerkrankungen (insbesondere COPD), bei denen **Ipratropiumbromid** (z. B. Atrovent®), **Glycopyrroniumbromid** (Seebri®), **Tiotropiumbromid** (Spiriva®), **Aclidiniumbromid** (z. B. Eklira® Genuair®) und **Umeclidiniumbromid** (ANORO®) inhalativ angewendet werden (▸ Kap. 24.1.2). Bei der inhalativen Anwendung ist die schlechte Resorbierbarkeit dieser Substanzen (ebenso wie ein hoher First-Pass-Effekt) von Vorteil, da dadurch wenig systemische Nebenwirkungen auftreten.

20.3 Muskulotrope Spasmolytika

Unabhängig von der vegetativen Innervation kann die glatte Muskulatur auch durch direkte Einwirkung auf die glatten Muskelzellen erschlafft werden. Auf diese Weise wirkende Pharmaka werden als muskulotrope Spasmolytika bezeichnet. Leitsubstanz ist das heute nicht mehr therapeutisch verwendete Opiumalkaloid **Papaverin**, das alle glatten Muskeln erschlafft.

Zu den noch verwendeten muskulotropen Spasmolytika gehört **Mebeverin** (Duspatal®), das eine selektive Wirkung auf die glatte Muskulatur des Verdauungstrakts besitzen soll. Es wird bei Reizdarmsyndrom angewendet, die Wirksamkeit ist jedoch nicht eindeutig belegt. Die Dosierung beträgt 400 mg/Tag. Anticholinerge Nebenwirkungen treten nicht auf.

21 Hormone und am hormonellen System angreifende Pharmaka

Neben dem vegetativen Nervensystem verfügt der tierische und menschliche Organismus über eine weitere Regulationsmöglichkeit seines inneren Milieus, die hormonelle Steuerung. Während im Nervensystem Informationen auf dem Leitungsweg sowie in den Synapsen chemisch und – seltener – elektrisch übertragen werden, kann man das hormonelle System mit einem „drahtlosen" Kommunikationssystem vergleichen. Der Inhalt der Nachricht ist in diesem Fall in der chemischen Struktur spezieller Substanzen verschlüsselt, die – von spezialisierten (inkretorischen) Drüsenzellen gebildet und sezerniert – in Zielzellen spezifische Wirkungen hervorrufen. Derartige chemische Informationsträger bezeichnet man als **Hormone**.

Während das Nervensystem vorrangig der schnellen und gezielten Informationsübertragung dient, ist das hormonelle System hauptsächlich für die längerdauernde und zugleich globale Steuerung der Zellfunktionen zuständig.

21.1 Hypothalamushormone

Da die Regulationen im Dienste der Erhaltung, Fortpflanzung und Arbeitsbereitschaft des Organismus sowohl über das endokrine als auch über das vegetative Nervensystem vermittelt werden, ist eine enge Koordination der beiden Systeme erforderlich, für die der Hypothalamus zuständig ist. Hier liegen übergeordnete vegetative Zentren, die einerseits die Aktivität von Sympathikus und Parasympathikus und andererseits die Hormonabgabe der Hypophyse beeinflussen. Hypothalamus und Hypophyse zusammen sind somit eine übergeordnete Funktionseinheit für hormonelle Regulationen.

In der Regio intermedia des Hypothalamus werden hierzu Hormone gebildet, die mit dem Blutstrom zum Hypophysenvorderlappen gelangen. Dort setzen sie als **Releasing-Hormone,** (Liberine, Reline, Freisetzungshormone) die entsprechenden Hypophysenhormone frei oder blockieren als **Release-Inhibiting-Hormone** (Hemmhormone) deren Ausschüttung. Dazu gehören Somatotropin- (Somatoliberin), Thyreotropin- (Thyroliberin), Corticotropin- (Corticoliberin) und Gonadotropin-Releasing-Hormon (Gonadoliberin) sowie Somatotropin-Inhibiting-Hormon (Somatostatin) und Prolactin-Release-Inhibiting-Hormon (Prolactostatin = Dopamin). Mit Ausnahme von Dopamin handelt es sich dabei um Peptide mit einer geringen Zahl von Aminosäuren.

Einige dieser **Hormone** werden in synthetischer Form in der **Diagnostik**, **Thyroliberin** (Protirelin; z. B. Antepan®) in der Schilddrüsen-, **Corticoliberin** (Corticorelin; z. B. CRH Ferring) in der Nebennierenrinden-, **Gonadoliberin** (Gonadorelin; z. B. Relefact® LH-RH) in der Gonadenfunktionsdiagnostik und **Somatoliberin** (Somatorelin; GHRH Ferring) bei einem Verdacht auf Wachstumshormonmangel eingesetzt.

Die Dosierungen betragen von Protirelin 200–400 µg i. v. bzw. 2 mg nasal, von Corticorelin und Gonadorelin 100 µg i. v. sowie von Somatorelin 50 µg einmalig.

Als wichtige Nebenwirkung kann ein passageres Hitzegefühl auftreten, daneben kommt es in seltenen Fällen lokal oder systemisch zu allergischen Reaktionen. Bei schwerwiegenden Unverträglichkeitsreaktionen in vorangegangenen Untersuchungen ist die Gabe von Hypothalamushormonen kontraindiziert.

Ferner werden vom Hypothalamus – und zwar in der Regio anterior – die **Hypophysenhinterlappenhormone Oxytocin** und **Adiuretin** (Vasopressin) in Form von Vorläuferhormonen (**Präprohormonen**) – Adiuretin als **Präproadiuretin**, Oxytocin als **Präprooxyphysin** – gebildet und als **Neurosekret** an den Hypophysenhinterlappen abgegeben (s. u.).

Somatostatin und Somatostatin-Analoga. Somatostatin (z. B. Somatostatin 3 mg Inresa) hemmt insbesondere durch Adenylylcyclase-Inhibition nicht nur die Freisetzung von Wachstumshormon, sondern auch die Sekretion von Peptidhormonen des Gastrointestinaltrakts, z. B. die von Gastrin, Insulin und Glucagon (▸ Kap. 21.5.2). Bei der Therapie von Ulkusblutungen und Blutungen infolge einer erosiven Gastritis hat es sich dementsprechend als wirksam erwiesen. Außerdem wird Somatostatin zur Prophylaxe von postoperativen Komplikationen nach chirurgischen Eingriffen am Pankreas sowie zur Sekretionshemmung bei Pankreas- und oberen Darmfisteln eingesetzt. Aufgrund seiner kurzen Halbwertszeit von wenigen Minuten muss es in Form einer Dauertropfinfusion (Dosierung 3,5 µg/kg und Stunde) appliziert werden.

Da es wegen der Beeinflussung der endokrinen Pankreasfunktion nach Gabe von Somatostatin initial zu einem kurzdauernden Blutzuckerabfall und nach 2–3 Stunden zu einer Erhöhung des Blutzuckerspiegels kommen kann, ist eine Kontrolle der Blutzuckerwerte in kurzen Zeitabständen durchzuführen.

Synthetische Somatostatin-Analoga mit höherer Aktivität und einer wesentlich längeren Halbwertszeit als Somatostatin sind **Lanreotid** (Somatuline Autogel®) und **Octreotid** (z. B. Sandostatin®). Sie dienen außer zur Akromegalie-Therapie (▸ Kap. 21.2.1.6) der Behandlung von endokrin aktiven gastrointestinalen Tumoren (Karzinoiden, VIPomen, Glucagonomen). Da Octreotid auch die exokrine Pankreassekretion hemmt, wird es ferner prä- und perioperativ zur Pankreatitisprophylaxe bei Pankreasoperationen eingesetzt.

Die Dosierung von Lanreotid beträgt initial 60 mg s. c. alle 28 Tage, danach wiederum alle 28 Tage je nach Ansprechen maximal 120 mg s. c. Von Octreotid werden initial 50–100 µg s. c. 1–3-mal täglich, danach 10–30 mg in Retardform (Sandostatin® LAR®-Monatsdepot) i. m. alle 28 Tage appliziert.

Als Nebenwirkungen können neben Störungen des Blutzuckerspiegels (Hypo- und Hyperglykämien) Schmerzen am Injektionsort, Kopfschmerzen, Appetitlosigkeit, Übelkeit, Erbrechen, Cholelithiasis, Durchfall oder Steatorrhö auftreten. In Schwangerschaft und Stillzeit sind Octreotid und Lanreotid kontraindiziert.

21.2 Hypophysenhormone

21.2.1 Hypophysenvorderlappenhormone (HVL-Hormone)

21.2.1.1 Thyrotropin

Thyrotropin (Thyreotropin, thyreotropes Hormon, TSH = Thyreoidea Stimulating Hormone) ist ein aus zwei Untereinheiten, einer α- und einer β-Untereinheit, bestehendes artspezifisches Glykoproteid. Nach Bindung an einen G-Protein-gekoppelten Rezeptor fördert es die Aufnahme von Iodid aus dem Blut in die Schilddrüse (▸ Kap. 21.3.1), beschleunigt die Oxidation von Iodid zu Iod und die Biotransformation von Diiodtyrosin zu Thyroxin und Triiodthyronin. Ferner steigert es die enzymatische Freisetzung von Thyroxin (bzw. Triiodthyronin) aus Thyreoglobulin und damit die Ausschüttung der Hormone ins Blut. Auch wird das Schilddrüsenwachstum geringgradig stimuliert. Die Halbwertszeit beträgt etwa eine Stunde.

Thyrotropin besitzt sowohl diagnostische als auch therapeutische Bedeutung. Das gentechnologisch hergestellte Handelspräparat Thyrogen® enthält Thyrotropin alfa. Wird es unmittelbar vor einer Radioiod-Ganzkörperszintigraphie appliziert, kann es durch Stimulation des Iodeinbaus zur Diagnose von Schilddrüsenresten und noch gut differenzierten (Iod-speichernden) Schilddrüsenkarzinomen bei thyreoidektomierten Patienten eingesetzt werden. Zusammen mit Radioiod (▸ Kap. 21.3.4.1) wird es ferner therapeutisch zur Ablation (Entfernung, Zerstörung) von (restlichem) Schilddrüsengewebe nach Operation eines Schilddrüsenkarzinoms eingesetzt, sofern dieses wiederum noch gut differenziert ist.

Die Dosierung beträgt 2-mal 0,9 mg i. m. im Abstand von 24 Stunden. Die zweite Injektion hat dabei 24 Stunden vor der Radioiod-Gabe zu erfolgen.

Als Nebenwirkungen wurden Übelkeit, Erbrechen, Schwindel, Fieber, Grippesymptome sowie Jucken und Urtikaria an der Injektionsstelle beschrieben. Bei Schwangerschaft und in der Stillzeit ist Thyrotropin alfa kontraindiziert.

21.2.1.2 Corticotropin

Corticotropin (ACTH = Adrenocorticotropes Hormon), ein aus 39 Aminosäuren bestehendes Polypeptid, wird aus dem in Proopio-melanocortin-(POMC-)Zellen gebildeten Vorläuferhormon **Proopiomelanocortin** (POMC), der gleichzeitigen Vorstufe von β-Endorphin, Met-Enkephalin, β-Lipotropin und Melanotropin (s. u.), freigesetzt. Als sog. glandotropes Hormon stimuliert es in der Nebennierenrinde die Produktion und Sekretion von Glucocorticoiden sowie schwächer auch die von Mineralocorticoiden und Androgenen.

Sein Wirkungmechanismus besteht vor allem darin, dass durch Aktivierung seines G_s-Protein-gekoppelten Rezeptors vermehrt cAMP gebildet wird.

Corticotropin ist artunspezifisch. Pro Tag werden etwa 20 mg ACTH von der Hypophyse in einem zirkadianen Rhythmus abgegeben. Die Halbwertszeit beträgt etwa 15 min.

Tetracosactid (β^{1-24}-Corticotropin; Synacthen®) wird anstelle von Corticotropin, das nicht mehr im Handel ist, diagnostisch bei Verdacht auf Nebennierenrindeninsuffizienz (▸ Kap. 21.7.3) eingesetzt. Therapeutisch wird es bei frühkindlichen Epilepsieformen, insbesondere bei West-Syndrom (▸ Kap. 16.2.3), verwendet. Als Polypeptid muss es parenteral gegeben werden.

Die Nebenwirkungen und Kontraindikationen entsprechen großenteils denen der Glucocorticoide (▸ Kap. 21.7.1). Im Gegensatz zu diesen ist das adrenogenitale Syndrom (s. u.) eine weitere Kontraindikation von Tetracosactid.

21.2.1.3 Gonadotropine

Die Besprechung der Gonadotropine erfolgt in ▸ Kap. 21.8.2.

21.2.1.4 Prolactin

Das aus 199 Aminosäuren aufgebaute Prolactin (LTH = Lactotropes Hormon) stimuliert die Milchproduktion (Lactopoese) in der Brustdrüse. Beim Mann sind die physiologischen Funktionen noch weitgehend unklar, bekannt sind Sexualstörungen bei einer **Hyperprolactinämie**, z. B. einem Prolactinom (s. u.).

Bei Frauen sind die Plasma-Prolactinspiegel etwa 1,5-mal höher als bei Männern. Bei beiden Geschlechtern findet man eine zirkadiane Rhythmik mit maximalen Prolactinspiegeln während des Schlafs. In der Schwangerschaft ist physiologischerweise die Prolactinausschüttung gesteigert. Außerdem führt eine Reizung von Mechanorezeptoren in den Brustwarzen durch den Säugling zu einer Zunahme der Prolactinsekretion.

Die Rückkopplung zum Hypothalamus erfolgt durch Prolactin selbst, und zwar wird bei erhöhtem Prolactinspiegel vermehrt **Dopamin** ausgeschüttet, das die Prolactinsekretion hemmt. Dopamin ist somit mit dem **Prolactin-Release-Inhibiting-Hormon** identisch. Die Halbwertszeit von Prolactin beträgt weniger als eine Stunde, eine therapeutische Bedeutung besitzt es nicht.

Eine pathologische Hyperprolactinämie findet man bei einer Reihe von Krankheitsbildern, insbesondere bei **Prolactinomen** und als Nebenwirkungen einiger Pharmaka (z. B. Neuroleptika, Metoclopramid). Als Symptome treten bei Frauen Galaktorrhö (Milchabsonderung) und Zyklusstörungen (Amenorrhö), bei Männern Libidoverlust und Erektionsstörungen auf. Erhöhte Prolactinspiegel sind daher auch eine wichtige Ursache von Infertilität.

Pharmakotherapie der Hyperprolactinämie. Wie oben beschrieben, ist Dopamin mit Prolactin-Release-Inhibiting-Hormon identisch. Daher kann mit **dopaminergen Agonisten**, die vorwiegend als Antiparkinsonmittel (▸Kap. 17.2) eingesetzt werden, durch Stimulation hypophysärer Dopaminrezeptoren die Prolactin-Freisetzung effektiv gehemmt und eine Normalisierung der Hyperprolactinämie sowie eine Tumorregression sowohl bei Mikro- als auch bei Makroadenomen erreicht werden.

Neben **Bromocriptin** (z. B. Pravidel®), mit dem die meisten Erfahrungen vorliegen, werden **Cabergolin** (z. B. Dostinex®), **Metergolin** (Liserdol®) und **Quinagolid** (Norprolac®) als Prolactinhemmer verwendet. Außer zur Therapie von Prolactinomen sind sie zur Unterdrückung der Laktation nach der Geburt und zum Abstillen, ferner bei Galaktorrhö, Prolactin-bedingter Amenorrhö und Sterilität sowie Akromegalie (s. u.) indiziert.

Die Dosierung beträgt bei Bromocriptin im Mittel 5 mg, bei Metergolin 4–8 mg und bei Quinagolid 0,05 mg täglich. Von dem langwirkenden Cabergolin werden bei hyperprolactinämischen Störungen 0,5–1 mg wöchentlich gegeben. Zum primären Abstillen genügt die einmalige Gabe von 1 mg. Kinetik, Nebenwirkungen, Kontraindikationen und Interaktionen ▸Kap. 17.2.4.

21.2.1.5 Somatropin

Das Wachstumshormon Somatropin (Somatotropin, STH: Somatotropes Hormon, GH: Growth Hormone) ist ein einkettiges Peptidhormon aus 191 Aminosäuren.

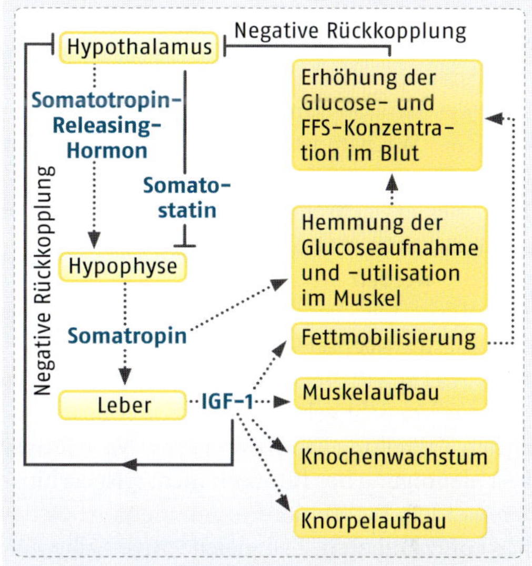

○ **Abb. 21.1** Stoffwechselwirkungen von Somatropin und IGF-1 C. **FFS** freie Fettsäuren, **IGF-1** insulin-like growth factor 1. Nach Vaupel, Schaible, Mutschler 2015

Seine Wirkung ist streng artspezifisch, tierische Wachstumshormone sind beim Menschen wirkungslos. Wie ○Abb. 21.1 zeigt, besitzt Somatropin ein sehr breites Aktivitätsspektrum. Allerdings löst es die anabolen und wachstumsfördernden Wirkungen nicht selbst, sondern durch die Synthese von **IGF-1** (insulin-like growth factor 1), aus. Dieser wird in der Leber, aber auch in anderen Geweben gebildet. Außerdem hat er eine kurzdauernde insulinartige Wirkung (daher auch die Bezeichnung). Somatropin verhält sich somit einerseits als effektorisches (selbst wirkendes), andererseits als glandotropes Hormon.

Die volle Wirkung des Wachstumshormons bzw. von IGF-1 wird nur erreicht, wenn gleichzeitig Schilddrüsen-, Nebennierenrinden- und Sexualhormone in physiologischen Konzentrationen vorhanden sind. Umgekehrt ist der wachstumsfördernde Effekt dieser Hormone bei Fehlen von Somatropin herabgesetzt. Die Halbwertszeit beträgt bei intravenöser Injektion 20–30 min.

Somatropin (z. B. Saizen®) ist zur Behandlung des hypophysären Minderwuchses (s. u.) sowie der Wachstumsstörung von Mädchen mit Ullrich-Turner-Syndrom (X-Monosomie) indiziert. Bei Erwachsenen kann es außerdem bei nachgewiesenem Growth-Hormon-Mangel angewandt werden.

Aufgrund des beschriebenen Eingriffs in den Glucosestoffwechsel wirkt Somatropin in höherer Dosierung diabetogen, daher ist bei Diabetes mellitus Vorsicht geboten. Infolge der beschleunigten Zellteilung kann ferner eine Wachstumsbeschleunigung bei Tumoren nicht ausgeschlossen werden. Bei Tumorerkrankungen ist es daher kontraindiziert. Die gleichzeitige Gabe von Glucocorticoiden schwächt die Wirkung von Somatropin ab.

Somatropin-Antagonisten. Ein pegyliertes Analogon von Somatropin mit antagonistischen Eigenschaften, das zur Behandlung der Akromegalie (s. u.) eingesetzt wird, ist **Pegvisomant** (SOMAVERT®), das selektiv an Wachstumshormonrezeptoren bindet. Nach s. c. Applikation wird es langsam resorbiert, maximale Plasmakonzentrationen werden erst nach 1,5–3 Tagen erreicht. Die Halbwertszeit wird mit 74–172 Stunden angegeben.

Die Dosierung beträgt initial 80 mg s. c., danach täglich 10 mg s. c.

Der Wirkstoff ist im Allgemeinen gut verträglich. Bei Patienten, die Insulin oder orale Antidiabetika erhalten, kann zu Therapiebeginn eine Dosisreduktion der blutzuckersenkenden Pharmaka erforderlich sein.

21.2.1.6 Funktionsstörungen der Adenohypophyse und ihre Therapie

Hypophysenvorderlappeninsuffizienz. Bei diesem auch **Hypopituitarismus** genannten Krankheitsbild handelt es sich um eine verminderte Ausschüttung von Hypophysenvorderlappenhormonen. Als Ursachen sind vor allem Hypophysenvorderlappen-Adenome, ferner Hirntumore, genetische Defekte, Entzündungen, infiltrative (z. B. bei Sarkoidose) und regressive Veränderungen (z. B. infolge von Durchblutungsstörungen), Entwicklungsstörungen und Traumen zu nennen. Die klinischen Folgen hängen davon ab, welche Hormone betroffen sind.

Die **Therapie** hat sich dementsprechend nach den betroffenen Hormonen zu richten. Ein hypophysär bedingter **Cortisolmangel** wird durch die Gabe von Cortisol (15 mg morgens, 5 mg abends) ausgeglichen, in Belastungssituationen (z. B. nach Operationen, hohem Fieber) sind höhere Dosen erforderlich.

Tritt durch verminderte oder fehlende Thyrotropinausschüttung eine **Hypothyreose** (▸Kap. 21.3.3) auf, ist unter Kontrolle der Plasmakonzentration der Schilddrüsenhormone die orale Applikation von täglich 75–150 µg Levothyroxin indiziert.

Bei einem **Gonadotropinmangel** werden entweder Gonadotropine oder Sexualhormone (Estrogene, Gestagene, Androgene, ▸Kap. 21.8) eingesetzt.

Kommt es bei Erwachsenen infolge eines nachgewiesenen **Wachstumshormonmangels** zu Stoffwechselstörungen und eingeschränkter körperlicher Leistungsfähigkeit, ist die s. c. Injektion von Somatropin (initial 0,15–0,2 mg bis max. 1,5 mg täglich, jeweils am Abend) angezeigt.

Hypophysärer Minderwuchs. Der hypophysäre Minderwuchs beruht auf einem Mangel an Somatropin während der Wachstumsphase. In ausgeprägter Form entsteht ein **Zwergwuchs** (Körpergröße < 140 cm), bei dem die Körperproportionen erhalten bleiben. Als Ursache kommen neben seltenen genetischen Störungen Missbildungen, Infektionen oder Tumoren des Zentralnervensystems sowie Schädel-Hirn-Verletzungen in Betracht. Relativ häufig findet man Hinweise auf ein Geburtstrauma. Das erklärt auch, warum vielfach kein isolierter Somatropinmangel, sondern eine allgemeine Hypophysenvorderlappeninsuffizienz mit geringer Ausprägung sonstiger Hormonmangel-Symptome besteht. Kinder mit Wachstumshormonmangel erhalten Somatropin (0,025–0,35 mg/kg s.c.) 1-mal täglich vor dem Schlafengehen.

Hypophysärer Riesenwuchs und Akromegalie. Ein hypophysärer Riesenwuchs (**Gigantismus**), der ebenfalls zu einem proportionierten Körperbau führt, entsteht, wenn vor dem Abschluss des Längenwachstums zu viel Somatropin gebildet wird. Zu diesem Zeitpunkt sind die Epiphysenfugen noch nicht geschlossen, die Knochen können also noch in die Länge wachsen. Der **Akromegalie** liegt zwar wie dem hypophysären Riesenwuchs eine Somatropin-Überproduktion zugrunde, doch kommt es im Unterschied zum Gigantismus wegen des schon erfolgten Epiphysenschlusses nur zu einem appositionellen Knochenwachstum (Zunahme des Knochendickenwachstums). Daneben tritt eine Wachstumsstimulation der Haut, der Hautanhangsgebilde und teilweise auch der inneren Organe (Splanchnomegalie) auf. Klinisch beobachtet man eine Vergröberung der Gesichtszüge, eine Vergrößerung des Schädels, der Hände und Füße sowie eine Verdickung von Nase, Zunge und Lippen. Bei etwa 50 % der Patienten ist der Blutdruck erhöht, bei 40 % findet man wegen der Insulin-antagonistischen Wirkung des Wachstumshormons eine Hyperglykämie oder einen manifesten (hypophysären) Diabetes mellitus (▸Kap. 21.6.1), bei etwa 30 % eine Struma und Schlafapnoe. Die ebenfalls zu beobachtende Abnahme von Libido und Potenz sowie das Auftreten einer Amenorrhö sind die Folgen der Erregung von Prolactinrezeptoren durch sehr hohe Wachstumshormon-Konzentrationen. Bei beiden Krankheitsbildern ist die Ursache meist ein **Adenom** der Wachstumshormon-produzierenden eosinophilen Zellen der Adenohypophyse.

Therapeutisch kommt vor allem die operative Tumorentfernung in Betracht, daneben eine Bestrahlung, die allerdings weniger wirksam und wegen der Gefahr eines vollständigen Hypophysenausfalls auch gefährlicher ist. Bei unzureichendem Erfolg, bestehenden Kontraindikationen dieser beiden Methoden sowie zur operativen Vorbehandlung wird eine **medikamentöse Therapie** durchgeführt. Diese besteht in der Gabe der Somatostatin-Analoga **Lanreotid** und **Octreotid** (▸Kap. 21.1) oder, wenn diese nicht vertragen werden bzw. nicht ausreichend wirksam sind, in der Applikation des Wachstumshormonrezeptor-Antagonisten **Pegvisomant** (s. o). Ferner können **dopaminerge Agonisten** (▸Kap. 17.2.4), die bei Akromegalen im Gegensatz zu Gesunden die Somatropinsekretion senken (paradoxe Somatropinsekretionshemmung), angewandt werden.

21.2.2 Hypophysenhinterlappenhormone (HHL-Hormone)

21.2.2.1 Adiuretin und Analoga

Die physiologische Aufgabe von **Adiuretin** (ADH = Antidiuretisches Hormon, Vasopressin) besteht darin, die Harnkonzentrierung in der Niere zu fördern. Bereits in sehr niedrigen Konzentrationen erhöht es die Permeabilität für Wasser in der Niere und dadurch die Wasserresorption. Auf dieser Eigenschaft beruht die Bezeichnung Adiuretin. In höheren Dosen kontrahiert es sämtliche glatte Muskeln, so auch die der Gefäße (daher die Bezeichnung **Vasopressin**). Adiuretin ist außerdem an der Regulation der Corticotropin-Freisetzung beteiligt und regt in höheren Konzentrationen die Synthese des von-Willebrand-Faktors und von Faktor VIII (▸Kap. 23.1.3.1) an.

Die Antidiurese und die verstärkte von-Willebrand-Faktor- sowie Faktor-VIII-Synthese wird durch V_2-Rezeptoren, die Muskelkontraktion (insbesondere die Vasokonstriktion) durch V_{1a}-Rezeptoren und die ACTH-Sekretion durch V_{1b}-Rezeptoren hervorgerufen. V_2-Rezeptor-Erregung stimuliert die Adenylylcyclase, V_{1a}- und V_{1b}-Rezeptor-Eregung bewirkt eine Aktivierung des Phosphoinositol-Wegs.

Die Kontrolle der Hormonwirkung erfolgt über Volumen-, Presso- und Osmosensoren. Neben physiologischen Stimuli führen auch Schmerzen sowie andere sensorische Reize und Stress zu einer Adiuretin-Sekretion. Außerdem kann eine Adiuretin-Freisetzung durch cholinerge Stoffe, einige Antiepileptika und tricyclische Antidepressiva hervorgerufen werden.

Alkohol, Coffein, Glucocorticoide und Phenytoin hemmen dagegen die ADH-Sekretion. Aufgrund der beschriebenen Eigenschaften wurde Adiuretin vor allem als Antidiuretikum bei Diabetes insipidus (▸Kap. 26.2.1.1) sowie infolge des vasokonstriktorischen Effekts bei Ösophagusvarizenblutungen angewandt. Durch Gefäßverengung im Splanchnikusgebiet sinkt nämlich der Druck in der Pfortader und damit auch in den Ösophagusvenen. Nachdem es jedoch durch Molekülveränderungen gelang, Adiuretin-Analoga zu entwickeln (s. u.), die vorwiegend antidiuretisch oder vasokonstriktorisch wirken, hat Adiuretin praktisch keine therapeutische Bedeutung mehr.

Adiuretin-Analoga. Desmopressin (z. B. Minirin®) ist ein V_2- und V_{1b}-Rezeptor-Agonist und ein V_{1a}-Rezeptor-Antagonist. Dies erklärt seine antidiuretische und zugleich fehlende vasokonstriktorische Wirkung. Im Vergleich mit Adiuretin besitzt es zusätzlich den Vorteil der längeren Halbwertszeit von ca. 2 Stunden. Es ist vor allem bei Diabetes insipidus (▸Kap. 26.2.1.1) indiziert. Auch kann es – unterstützend zur psychotherapeutischen Behandlung – bei nächtlichem Bettnässen gegeben werden. Bei Patienten mit leichter bis mittelschwerer Hämophilie A (▸Kap. 23.1.3) dient Desmopressin (0,3–0,4 µg/kg i. v.) ferner zur Behandlung bzw. Prophylaxe von Blutungen im Rahmen operativer Eingriffe.

Als Nebenwirkungen kann es infolge der antidiuretischen Wirkung zu Wasserretention, in schweren Fällen zum Hirnödem kommen. Außerdem wurden Übelkeit, Erbrechen, abdominelle Krämpfe sowie vereinzelt Überempfindlichkeitsreaktionen beschrieben. Kontraindikationen sind Polydipsie bei Alkoholkranken, Hyponatriämie, Herzinsuffizienz sowie schwere Störungen des Wasser- und Elektrolythaushalts.

Terlipressin (z. B. Glycylpressin®) dient zur Behandlung von Ösophagusvarizenblutungen. Es stellt ein Prodrug von Lysin-Vasopressin, dem bei Schweinen vorkommenden Vasopressin, dar. Der aktive Wirkstoff wird durch Abspaltung von drei Glycinresten langsam freigesetzt. Die Wirkdauer steigt damit auf 3–4 Stunden. Die Dosierung beträgt initial 2 mg, dann alle 4 Stunden 1 mg i. v. Als Nebenwirkungen wurden u. a. Bradykardie, Konstriktion der Koronararterien, Blutdruckanstieg, Bauchschmerzen, Diarrhö und Spasmen der Uterusmuskulatur beobachtet. In der Schwangerschaft ist Terlipressin kontraindiziert, bei Patienten mit Asthma bronchiale, Hypertonie, fortgeschrittener Arteriosklerose und Niereninsuffizienz sind die Anwendungsbeschränkungen zu beachten.

Felypressin wurde bereits in ▸Kap. 13 erwähnt.

21.2.2.2 Oxytocin

Oxytocin wird in ▸Kap. 21.8.8.1 behandelt.

21.3 Schilddrüsenhormone

21.3.1 Levothyroxin, Triiodthyronin

Die Schilddrüse produziert zwei den Stoffwechsel beeinflussende Hormone: Levothyroxin (L-Thyroxin = T_4) mit 4 und – in deutlich geringerer Menge – Triiodthyronin (Liothyronin = T_3) mit 3 Iodatomen. Ferner sezerniert die Schilddrüse das an der Regulation des Ca^{2+}-Blutspiegels beteiligte Calcitonin (▸Kap. 21.4.2).

Levothyroxin und Triiodthyronin leiten sich von der Aminosäure Tyrosin ab. Die iodfreie Grundsubstanz der Schilddrüsenhormone wird als Thyronin bezeichnet. Die Schilddrüse sezerniert täglich ca. 90 µg T_4 und 8 µg T_3.

Wirkungsmechanismus und physiologische Wirkungen der Schilddrüsenhormone. Das eigentlich wirksame Schilddrüsenhormon ist **Triiodthyronin**. Nach Durchtritt durch die Zellmembran bindet es an einen nukleären Rezeptor. Der so gebildete Hormon-Rezeptor-Komplex ist nach Bindung an spezifische DNA-Sequenzen durch Beeinflussung der Genexpression ein wichtiger Regulator der Transkription und damit konsekutiv der Proteinbiosynthese in den Zielzellen (○Abb. 21.2). Insbesondere werden die Na^+/K^+-ATPase und mitochondriale Enzyme (vor allem Enzyme des Kohlenhydrat- und Fettstoffwechsels) vermehrt gebildet.

Triiodthyronin bewirkt auf diese Weise eine Steigerung des Energieumsatzes, des Sauerstoffverbrauchs und der Wärmebildung im gesamten Körper (Ausnahme Gehirn). In der Leber werden die Glykogenolyse und Gluconeogenese gesteigert (Insulin-antagonistischer Effekt). T_3 erhöht ferner die Zahl der LDL-Rezeptoren (▸Kap. 23.2.1.2) in der Hepatozytenmembran und die Dichte der kardialen β_1-Rezeptoren. In physiologischen Konzentrationen wirkt es anabol, in hohen Konzentrationen dagegen aufgrund eines beschleunigten Eiweißabbaus in der Muskulatur katabol. Im Fettstoffwechsel steigert T_3 einerseits die Lipolyse im Plasma, andererseits fördert es die Lipogenese im Fettgewebe und in der Leber. Zusammen mit Somatropin sind physiologische Konzentrationen der Schilddrüsenhormone des Weiteren die Voraussetzung für ein normales Längenwachstum sowie die normale Organentwicklung.

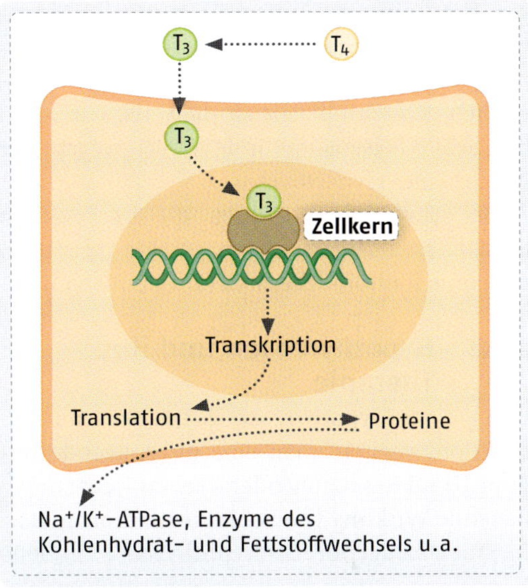

Abb. 21.2 Wirkungsmechanismus der Schilddrüsenhormone. T_3 Triiodthyronin, T_4 Levothyroxin

21.3.2 Strumaprophylaxe und -therapie

Unter einer Struma (Kropf) versteht man eine Vergrößerung der Schilddrüse durch Vermehrung der Follikelzahl (**Schilddrüsenhyperplasie**). Auf die Schilddrüsenfunktion kann daraus aber nicht geschlossen werden: So gibt es Strumen bei normaler Funktion (euthyreote Struma) sowie bei Unter- und Überfunktion der Schilddrüse (s. u.).

Euthyreote Struma. Diese durch normale T_3- und T_4-Spiegel charakterisierte **Struma** ist die häufigste Schilddrüsenerkrankung (ca. 90 %) in Deutschland. Sie ist vorwiegend durch die **Unterversorgung** mit **Iod** bedingt (**endemische Iodmangelstruma**). Mehr als 20 % der deutschen Bevölkerung weisen aufgrund eines Iodmangels eine vergrößerte Schilddrüse auf. Solange durch vermehrte Bildung von Schilddrüsengewebe und optimale Nutzung des zugeführten Iods die zu niedrige Iodversorgung kompensiert werden kann, kommt es noch nicht zu Schilddrüsenhormon-Mangelsymptomen, sondern nur zur Kropfbildung. Diese ist neben der erhöhten Ausschüttung von Thyrotropin auf eine Reihe von Wachstumsfaktoren, z. B. epidermalem Wachstumsfaktor (EGF) oder IGF-1 (▸Kap. 21.2.1.5), die bei intrathyreoidalem Iodmangel vermehrt gebildet werden, zurückzuführen. Ist der Iodmangel jedoch nicht mehr auszugleichen, entwickelt sich eine (manifeste) Hypothyreose (s. u.). Bei lange bestehender euthyreoter Struma und damit lange vorhandenem Iodmangel besteht die Gefahr der Entwicklung von kalten, d. h. nicht hormonaktiven, und heißen Knoten.

Die **Prophylaxe** der euthyreoten Struma ist durch ausreichende Zufuhr von Iodid möglich. Der tägliche Iodbedarf beträgt 150–200 µg, in der Schwangerschaft 230–260 µg. Bei unzureichender Iodaufnahme mit der Nahrung und dem Trinkwasser ist eine Iodprophylaxe mit 5 g iodiertem Kochsalz täglich, was einer Zufuhr von 100 µg Iod entspricht, oder durch Gabe von Kaliumiodid-Tabletten, ebenfalls in einer täglichen Dosierung von 100 µg Iod, erforderlich.

Die **medikamentöse Therapie** eines euthyreoten Kropfes erfolgt entweder mit Iodid (z. B. bei Kindern, Jugendlichen) in einer Dosierung von 200–300 µg/Tag oder mit einer Iodid/Thyroxin-Kombination (z. B. bei Patienten > 40 Jahren, Schwangeren). Innerhalb von 6–12 Monaten lässt sich damit durchschnittlich eine Volumenreduktion der Schilddrüse um 25–40 % erreichen. Kontraindiziert ist die Gabe von Iodid bei Schilddrüsenautonomie (s. u.) wegen der Gefahr einer Hyperthyreose.

Bei sehr großen Strumen, die die Funktion benachbarter Organe stören, ist eine **Operation** oder eine **Radioiodtherapie** (s. u.) notwendig.

21.3.3 Hypothyreosen und ihre Therapie

Unter einer Hypothyreose (Schilddrüsenunterfunktion) versteht man eine ungenügende Bildung bzw. Freisetzung oder – selten – eine ungenügende Wirkung von Schilddrüsenhormonen.

Eine **Neugeborenenhypothyreose** (1:5000 Neugeborene) tritt bei einer Schilddrüsenaplasie oder -hypoplasie, genetisch bedingten Störungen der Hormonsynthese oder unzureichender Thyrotropinausschüttung auf. Sie kann aber auch durch ausgeprägten, anhaltenden Iodmangel der Schwangeren oder durch Medikamente, die deren Schilddrüsenfunktion unterdrücken, hervorgerufen werden. Sofern allerdings die Mutter während der Schwangerschaft ausreichend Schilddrüsenhormone produziert, kann der Bedarf des Feten soweit gedeckt werden, dass beim Neugeborenen, auch wenn es selbst intrauterin keine ausreichende Menge an Schilddrüsenhormonen synthetisieren konnte, zum Zeitpunkt der Geburt keine deutlichen Symptome einer Hypothyreose zu beobachten sind. Nach der Geburt kommt es dagegen, falls keine Substitution mit Schilddrüsenhormonen erfolgt, zu einer immer stärker in Erscheinung tretenden Verzögerung der körperlichen und geistigen Entwicklung. Werden jedoch möglichst rasch nach der Geburt ausreichende Mengen an Schilddrüsenhormonen gegeben, entwickeln sich die Kinder normal. Daher ist ein **Hypothyreose-Screening** bei Neugeborenen gesetzlich vorgeschrieben.

Postnatal erworbene Hypothyreosen, bei denen die Störung in der Schilddrüse selbst liegt, können durch anhaltenden Iodmangel, entzündliche Prozesse (insbesondere chronische lymphozytäre Hashimoto-Thyreoiditis), Schilddrüsentumoren, Radioiodbehandlung oder Thyreostatikagabe (s. u.) verursacht werden. Die T_3- und T_4-Spiegel sind erniedrigt. Als Folge davon kommt es auf dem Rückkopplungsweg zu einem Anstieg der TSH-Konzentration. Das Vollbild der Erwachsenen-Hypothyreose wird wegen der eigentümlichen Verdickung und Schwellung der Haut infolge der Einlagerung von Glykosaminoglykanen als **Myxödem** bezeichnet. Aufgrund des geringeren Grundumsatzes kommt es zu erniedrigter Körpertemperatur und vermindertem geistigem Antrieb mit langsamer, heiserer Sprache. Die Patienten sind häufig kälteempfindlich, leicht ermüdbar, bradykard, obstipiert und übergewichtig. Haare und Nägel brechen leicht, es bestehen Libido- und Potenzverlust.

21.3.3.1 Substitutionstherapie mit Levothyroxin bzw. Triiodthyronin

Levothyroxin (z. B. Euthyrox®) und **Triiodthyronin** (Liothyronin; Thybon®) werden als Monosubstanzen oder auch in Kombination (z. B. Novothyral®) zur Therapie von Hypothyreosen eingesetzt (Wirkungsmechanismus s. o.).

Kinetik. Peroral zugeführtes Levothyroxin wird zu ca. 80 % (gleichzeitige Nahrungszufuhr verringert die Resorptionsrate deutlich), Triiodthyronin zu 90–100 % resorbiert. Das im Blut zirkulierende Levothyroxin (ca. 6–12 µg/100 ml) ist nahezu vollständig an Eiweiß, z. B. an Thyroxinbindendes Globulin (TBG), Thyroxin-bindendes Präalbumin (TBPA, Transthyretin) und an Albumin gebunden. Der freie Anteil von Triiodthyronin ist mit 0,5 % etwa zehnmal höher als der von L-Thyroxin.

T_4 wird in der Peripherie, vor allem in Leber und Niere, durch Monodeiodierung durch die Thyroxindehalogenase größtenteils zu T_3 bzw. zu dem inaktiven 3,5,5‘-Triiodthyronin (rT_3 = reverse T_3) umgewandelt. Weitere Metabolisierungsreaktionen erfolgen durch erneute Deiodierung, Konjugation mit aktivierter Glucuronsäure oder aktiviertem Sulfat, Decarboxylierung und/oder Desaminierung. Diese Metaboliten sind unwirksam. Mit der Galle ausgeschiedene Konjugate von T_3 und T_4 werden allerdings im Darm weitgehend dekonjugiert und die freien Hormone wieder rückresorbiert (enterohepatischer Kreislauf). Die Halbwertszeit von Levothyroxin beträgt 7 Tage, die von Triiodthyronin dagegen nur 1–2 Tage.

Indikationen. Schilddrüsenhormone sind indiziert zur Substitution bei allen Arten einer Schilddrüsenunterfunktion, zur Strumaprophylaxe nach Kropfoperationen sowie zusammen mit Thyreostatika bei Hyperthyreosen zur Vermeidung einer iatrogenen Hypothyreose. Mittel der Wahl ist – wegen der ausgeglichenen Hormonspiegel infolge seiner langen Wirkdauer – **Levothyroxin** (als Monotherapeutikum oder in Kombination mit Iodid, z. B. Thyronajod®).

Dosierung. Die Dosierung erfolgt individuell unter entsprechender Kontrolle. Zur Vermeidung potenzieller kardialer Nebenwirkungen wird die Substitutionstherapie mit niedrigen Dosen begonnen und alle 2–4 Wochen bis zur vollen Erhaltungsdosis von 0,1–0,2 mg Levothyroxin täglich gesteigert. Zur Rezidivprophylaxe der euthyreoten Struma nach Kropfoperationen werden meist nur 0,05–0,1 mg T_4 benötigt. In der Regel muss die Behandlung lebenslang erfolgen. In der Schwangerschaft ist der normale Bedarf an Schilddrüsenhormonen um etwa 40 % erhöht.

Nebenwirkungen. Sofern korrekt dosiert wird, muss nicht mit Nebenwirkungen gerechnet werden. Überdosierung führt zu den Symptomen einer Hyperthyreose (s. u.).

Interaktionen. Durch Anionenaustauscherharze (z. B. Colestyramin) und Aluminium- oder Eisen-haltige Verbindungen wird die Resorption der Schilddrüsenhormone vermindert. Glucocorticoide, Propylthiouracil und nicht-selektive Betablocker hemmen die Umwandlung von T_4 zu T_3. Estrogene erniedrigen die freie Plasma-Thyroxin-Konzentration. Barbiturate und andere Enzyminduktoren können die hepatische Thyroxin-Clearance erhöhen. Schilddrüsenhormone steigern ihrerseits die Wirkung von Antikoagulanzien des Cumarintyps und verringern oder verstärken den blutzuckersenkenden Effekt von Antidiabetika.

Kontraindikationen. Relative Kontraindikationen sind Angina pectoris, Myokardinfarkt, Myokarditis und tachykarde Herzrhythmusstörungen.

21.3.4 Hyperthyreosen und ihre Therapie

Bei einer Hyperthyreose (Schilddrüsenüberfunktion) ist die Ausschüttung von Levothyroxin und Triiodthyronin gesteigert. Aufgrund der verschiedenen Ursachen muss zwischen nicht-immunogenen und immunogenen Hyperthyreosen unterschieden werden. Bei den **nicht-immunogenen Formen** liegt eine uni- oder multifokale **funktionelle Autonomie** der Schilddrüse vor (**autonomes Adenom** bzw. **multiple „heiße" Knoten**). Es handelt sich hierbei um ein lokalisiertes, tumorartiges Wachstum von Teilen des Schilddrüsengewebes, die nicht mehr der hypothalamisch-hypophysären Regelung unterliegen, sondern autonom vermehrt Schilddrüsenhormone produzieren und in die Blutbahn abgeben. Weitere mögliche Ursachen einer nicht-immunogenen Hyperthyreose sind Entzündungen, verstärkte TSH-Freisetzung oder die Aufnahme hoher Ioddosen bzw. die überhöhte Zufuhr von Schilddrüsenhormonen.

Die **immunogenen Hyperthyreosen** sind durch eine diffuse Vergrößerung der Schilddrüse charakterisiert (diffuse toxische Struma). Zu ihnen gehören insbesondere solche vom Typ des **Morbus Basedow**, denen Autoimmunreaktionen zugrunde liegen. Als krankheitsauslösende Stoffe wurden beim Morbus Basedow von B-Lymphozyten gebildete **Thyreoidea-stimulierende Immunglobuline** (TSI) vom IgG-Typ nachgewiesen. Diese agonistisch wirkenden, zur Hyperplasie führenden Autoantikörper (**TSH-Rezeptor-Antikörper**; TRAK) verdrängen Thyrotropin von dessen Bindungsstellen in der Membran der Thyreozyten und rufen eine langanhaltende Schilddrüsenstimulation hervor.

Bei allen Hyperthyreosen sind der Grundumsatz und dadurch bedingt die Körpertemperatur, das Herzzeitvolumen und die Herzfrequenz erhöht, die Erregbarkeit ist gesteigert, und trotz guten Appetits kommt es zur Gewichtsabnahme. Die Patienten klagen über Herzklopfen, Hitzeunverträglichkeit, Durchfälle und Schwitzen. Aufgrund einer vermehrten Stimulation des ZNS treten Unruhezustände, Schlaflosigkeit und ein feinschlägiger Tremor auf. Bei Morbus Basedow findet man zusätzlich häufig eine **endokrine Orbitopathie** mit beidseitigem Hervortreten der Augäpfel (**Exophthalmus**).

Die **thyreotoxische Krise** ist die stärkste, akut lebensbedrohliche Form einer Hyperthyreose. Als Folge der schweren Stoffwechselentgleisung kommt es zu Tachykardien, Arrhythmien, hohem Fieber, schweren Durchfällen und Erbrechen sowie zu Bewusstseinsstörungen bis hin zum Koma.

21.3.4.1 Thyreostatika und Radioiod

Thyreostatika hemmen die Hormonbildung bzw. die Hormonfreisetzung in der Schilddrüse und können daher zur Therapie einer Schilddrüsenüberfunktion eingesetzt werden. Nach der Art ihres Wirkungsmechanismus unterscheidet man folgende Gruppen:

- Thiouracile und Mercaptoimidazol-Derivate (Iodisationshemmstoffe),
- Perchlorat-Ionen (Iodinationshemmstoff) sowie
- Iodid-Ionen und Iod-Kaliumiodid.

Thiouracile und Mercaptoimidazole

Das charakteristische gemeinsame Strukturmerkmal aller Thyreostatika dieses Typs ist der Thioharnstoffrest. Aus der Gruppe der Thiouracile wird nur noch **Propylthiouracil** (Propycil®) verwendet. Eine qualitativ gleiche, aber erheblich stärkere Wirkung besitzen die Mercaptoimidazole **Carbimazol** (Generika) und dessen aktiver Metabolit **Thiamazol** (z. B. Favistan®).

Wirkungsmechanismus. Durch Blockade der Peroxidase blockieren diese Wirkstoffe die Umwandlung von Iodid zu Iod (**Iodisationshemmstoffe**), ferner unterdrücken sie den Einbau von Iod in Tyrosin-Reste und die Kopplung von Iod-Tyrosinen zu Iod-Thyroninen. Propylthiouracil verringert ferner die periphere Aktivierung von T_4 zu T_3 durch Deiodierung, allerdings ist die klinische Relevanz dieses Effekts umstritten. Auch gibt es Hinweise für eine immunsuppressive Wirkung der Thioharnstoff-Derivate, die vor allem bei Patienten mit Morbus Basedow von Bedeutung ist. Infolge der genannten Effekte wird der Hormongehalt der Schilddrüse allmählich verringert und der Schilddrüsenhormonspiegel des Blutes herabgesetzt. Da die Schilddrüse zunächst aber noch über genügend im Thyreoglobulin gespeichertes T_3 und T_4 verfügt, setzt die Wirkung der Thioharnstoff-Derivate erst nach 1–2 Wochen ein. Ein evtl. vorhandener Exophthalmus geht nicht zurück bzw. kann sogar noch verstärkt werden. Wie bei anderen Thyreostatika besteht durch erhöhte Ausschüttung von thyreotropem Hormon die Gefahr einer strumigenen Wirkung (Kropfbildung). Diese kann durch die Gabe von Thyreostatika in adäquater, relativ niedriger Dosierung, wodurch die Hormonsynthese nur partiell gehemmt und somit kein hypothyreoter Zustand entsteht, vermieden werden.

Indikationen. Die Thyreostatika vom Thioharnstofftyp sind zur Therapie von Hyperthyreosen, insbesondere bei Morbus Basedow, indiziert.

Kinetik. Thiouracile und Mercaptoimidazole werden gut resorbiert. Das Prodrug Carbimazol wird vollständig zu Thiamazol aktiviert. Die Halbwertszeiten betragen von Propylthiouracil 1,5–2, von Carbimazol und Thiamazol 6–13 Stunden. Da Thiamazol jedoch in der Schilddrüse angereichert wird, ist seine Wirkdauer wesentlich länger. Wichtige Biotransformationsreaktionen sind S-Oxidation und Glucuronidierung. Die Ausscheidung aller drei Verbindungen erfolgt sowohl renal als auch biliär.

Dosierung. Die Anfangsdosen betragen für Propylthiouracil 150–400 mg, für Carbimazol 15–60 mg und für Thiamazol 10–40 mg täglich. Nach Erreichen einer euthyreoten Stoffwechsellage wird auf Erhaltungsdosen übergegangen: Propylthiouracil 50–150 mg, Carbimazol 5–20 mg und Thiamazol 2,5–10 mg pro Tag. Bei Morbus Basedow kann nach einer einjährigen Therapie ein Auslassversuch unternommen werden.

Thyreostatika vom Thioharnstofftyp überwinden die Plazentaschranke. Wegen der Hypothyreosegefahr beim Kind müssen sie in der Schwangerschaft (und Stillperiode) daher in der niedrigst möglichen Dosis gegeben werden.

Nebenwirkungen. Als (annähernd dosisabhängige) Nebenwirkungen können Übelkeit und Geruchsstörungen, ferner allergische Reaktionen (u. a. Erytheme, Urtikaria) und z. T. gefährliche Knochenmarkschäden (Leuko-, Thrombopenie, Agranulozytose) auftreten. Das Risiko einer solchen Knochenmarkdepression ist bei der niedrig dosierten Gabe von Mercaptoimidazolen am geringsten. Da eine Agranulozytose sich sehr rasch entwickelt, müssen die Patienten auf die entsprechenden Anzeichen (Pharyngitis, Tonsillitis, Stomatitis, Fieber) und die Notwendigkeit des sofortigen Therapieabbruchs hingewiesen werden. Eine wichtige kardiale Nebenwirkung ist das Auftreten von Vorhofflimmern.

Interaktion, Kontraindikationen. Iodid beeinträchtigt die Wirkung der Thyreostatika. Als Kontraindikationen sind retrosternale Strumen wegen der Gefahr einer Luftröhrenkompression zu nennen.

Perchlorat-Ionen

Perchlorat-Ionen unterdrücken kompetitiv die Aufnahme von Iodid in die Schilddrüse (**Iodinationshemmstoffe**). In Form des Natriumsalzes (Irenat®) sind sie zur Blockade der Radionuklid-Aufnahme in die Schilddrüse bei szintigrafischen Untersuchungen anderer Organe mit radioaktiv markiertem Iod oder Technetium sowie mit Radioiod-markierten Antikörpern indiziert, um die Strahlenbelastung der Schilddrüse abzusenken. Ferner kann Perchlorat als Thyreostatikum bei Unverträglichkeit von Thioharnstoff-Derivaten angewandt werden, allerdings wird dabei heute die Radioiodtherapie (s. u.) meist bevorzugt.

Die Resorption von Perchlorat erfolgt sehr rasch, maximale Gewebespiegel in der Schilddrüse werden nach etwa 4 Stunden erreicht. Perchlorat wird nicht metabolisiert und unverändert renal ausgeschieden. Die Iodaufnahmeblockierung hält nach einmaliger Gabe nur einige Stunden an, die Halbwertszeit ist nicht genau bekannt.

Die Dosierung von Natriumperchlorat beträgt bei szintigrafischen Untersuchungen 200–400 (in Einzelfällen bis 1000) mg 4 Tage vor und 2–3 Wochen nach Applikation des Nuklids. Bei der Verwendung als Thyreostatikum werden initial in den ersten 1–2 Wochen 4–5-mal täglich 200 mg, danach als mittlere Erhaltungsdosis 4-mal 100 mg/Tag eingesetzt.

Als Nebenwirkungen stehen Magen-Darm-Störungen im Vordergrund. Agranulozytosen, aplastische Anämien oder ein nephrotisches Syndrom treten selten auf. Bei Plummerung (s. u.), retrosternaler Struma und Blutbildveränderungen unter vorausgegangener Perchlorat-Gabe sind Perchlorat-Ionen kontraindiziert. Iodhaltige Stoffe beeinträchtigen ihre Wirkung.

Iod und Radioiod

Iodid und elementares Iod. In hoher Dosierung wirken Iodid und elementares Iod als Thyreostatika, indem sie u. a. die Freisetzung der Schilddrüsenhormone aus Thyreoglobulin hemmen. Indiziert ist die hochdosierte Gabe von Iodid bzw. Iod jedoch nur bei Unverträglichkeit der thyreostatischen Behandlung vor der Operation sehr großer Strumen (bei M. Basedow). Dadurch soll einerseits das Risiko einer intraoperativen thyreotoxischen Krise gesenkt und andererseits die Durchblutung der Schilddrüse herabgesetzt werden. Die Vorbehandlung (**Plummerung**) wird mit Lugol'scher Lösung (wässrige Lösung von 5 % Iod, 10 % Kaliumiodid; Dosis z. B. 3-mal 5 Tropfen täglich) über 10–14 Tage (Wirkungsmaximum) durchgeführt. Bei Verzögerung der Operation besteht

21

das Risiko, dass die Hyperthyreose iodinduziert wieder aufflammt.

Radioiod (^{131}Iod). Radioaktives Iod wird in gleicher Weise wie nicht-radioaktives Iod in die Schilddrüse aufgenommen und dort gespeichert (Halbwertszeit 8 Tage). Seine radioaktive Strahlung, vor allem die β-Strahlung, kann zur Zerstörung von Schilddrüsengewebe und damit zur Herabsetzung der Schilddrüsenhormonproduktion genutzt werden. Wegen der geringen Reichweite der β-Strahlen ist nahezu ausschließlich Schilddrüsengewebe und kaum Nachbargewebe betroffen. Der volle Therapieerfolg ist erst nach 2–4 Monaten zu erwarten.

Außer bei malignen Schilddrüsentumoren ist Radioiod zur Therapie von Hyperthyreosen (funktioneller Autonomie, Rezidiven eines Morbus Basedow, Unverträglichkeit von Thioharnstoff-Derivaten) sowie bei Patienten mit behandlungsbedürftiger euthyreoter Struma indiziert. In niedriger Dosierung wird Radioiod zur Funktionsdiagnostik der Schilddrüse (Radioiod-Test) verwendet.

Die Dosierung erfolgt individuell, die mittlere Dosis zur Behandlung von hyperthyreoter Autonomie beträgt 200 Gray (Gy).

Vorteilhaft sind die relativ große Wirksamkeit, das Fehlen lokaler Nebenwirkungen sowie die geringe Rezidivrate. Als Nachteile sind die lange Latenzzeit bis zum Eintreten der Wirkung, die vielfach durch eine thyreostatische Intervallbehandlung überbrückt werden muss, besonders aber die Gefahr der Entstehung einer Hypothyreose noch nach vielen Jahren (Späthypothyreose) zu nennen.

Insgesamt betrachtet ist aber das Risiko der Radioiodtherapie einer Hyperthyreose niedrig, auch die Gefahr der Entstehung von Schilddrüsenkarzinomen oder von Leukämien sowie von Keimdrüsenschädigungen ist bei den therapeutisch verwendeten Dosierungen im Gegensatz zu den bei Reaktorkatastrophen inkorporierten Dosen gering. Daher wird eine Radioiodbehandlung heute im Gegensatz zu früher auch bei jüngeren Patienten (ab ca. 25 Jahren) durchgeführt. Schwangerschaft und Stillzeit sowie Wachstumsalter sind Kontraindikationen.

21.3.4.2 Strategie der Therapie von Hyperthyreosen

Ziel der Behandlung von Hyperthyreosen ist die Beseitigung von Symptomen und die Vermeidung von Folgeschäden (z.B. einer koronaren Herzkrankheit). Dies ist möglich durch (die oben beschriebene) Gabe von Thyreostatika, Radioiodtherapie oder die chirurgische Entfernung von hypersekretorischem Schilddrüsengewebe.

Während Thyreostatika nur die Organfunktion hemmen, bewirken die beiden anderen Verfahren eine dauerhafte Beseitigung des Gewebes und werden daher als **definitive Therapie** der **konservativen** (medikamentösen) **Behandlung** gegenüber gestellt. Letztere eignet sich besonders für den Morbus Basedow, der zu spontanen Remissionen neigt und oftmals nach einer thyreostatischen Therapie über ca. 1 Jahr nicht erneut auftritt. Der Stellenwert einer Thyreostatika-Therapie ist hierbei somit hoch.

Bei den nicht-immunogenen Formen einer Hyperthyreose ist dagegen mit Pharmaka kein therapieüberdauernder Erfolg zu erzielen. In diesen Fällen sowie bei Rezidiven des Morbus Basedow ist somit eine definitive Behandlung angezeigt. Auch bei diesen Patienten müssen aber zur Verringerung des Operationsrisikos bzw. bis zum Eintritt der Wirkung einer Radioiodtherapie überbrückend Thyreostatika gegeben werden.

Bei **endokriner Orbitopathie** werden zusätzlich zu einer Normalisierung der Schilddrüsenfunktion Allgemeinmaßnahmen (z.B. Verwendung von getönten Brillengläsern und Tränenersatzmitteln), Retrobulbärbestrahlung sowie in Ausnahmefällen chirurgische Interventionen durchgeführt. In aktiven Stadien der Erkrankung werden außerdem Glucocorticoide zur Entzündungshemmung eingesetzt (initial 1–2 mg/kg Prednisolon täglich über 1–2 Wochen, anschließend Reduktion der Tagesdosis um 5 mg/Woche, übliche Erhaltungsdosis 20 mg/Tag während 6 Monaten).

Bei der **thyreotoxischen Krise** werden zur Behandlung der Flüssigkeits- und Salzverluste unter strenger Kontrolle Glucose- und Elektrolytlösungen infundiert. Störungen der Serum-K^+-Konzentration müssen ebenfalls behoben werden. Die Hyperthermie-Behandlung erfolgt mit physikalischen Methoden (Eisbeuteln, feuchten Wickeln). Sofern eine notfallmäßige Schilddrüsenoperation – die Therapie der Wahl – nicht durchführbar ist, werden zur Unterdrückung der weiteren Synthese von Schilddrüsenhormonen Thyreostatika, z. B. Thiamazol in einer Dosierung von 160–240 mg pro Tag als Dauerinfusion, appliziert. Durch Plasmapherese lassen sich im Blut zirkulierende, plasmaproteingebundene Schilddrüsenhormone entfernen. Wegen der häufig gleichzeitig bestehenden Nebennierenrindeninsuffizienz ist auch der Einsatz von Glucocorticoiden in hoher Dosierung günstig (z. B. Prednisolon 100–200 mg i. v. täglich). Zur Unterdrückung der peripheren Hormonwirkungen werden Betablocker (▸ Kap. 19.4.2) gegeben.

21.4 Die Calciumhomöostase beeinflussende Hormone und Therapeutika

An der Regulation des Calciumhaushalts sind hauptsächlich drei Hormone beteiligt: Parathyrin (Parathormon), Calcitonin und Calcitriol. Ihre Effektororgane sind der Knochen, der Darm und die Niere. Ziel dieser Regulation ist die Konstanz der Calciumionen-Konzentration (≈ 2,5 mmol/l) im Extrazellularraum.

21.4.1 Parathyrin (Parathormon)

Das in den **Nebenschilddrüsen** über seine Vorstufe Präproparathyrin produzierte, lebenswichtige Parathyrin (Parathormon, PTH = Parathyreotropes Hormon) ist ein Polypeptid aus 84 Aminosäuren, doch sind auch noch einige seiner Bruchstücke (s. u.) wirksam. Durch das Hormon wird – cAMP-vermittelt – die Plasmakonzentration des Gesamt-Calciums zwischen 2,25 und 2,5 mmol/l und die von anorganischem Phosphat (P_i) auf ≈ 1,3 mmol/l gehalten. Etwa die Hälfte des Calciums ist gebunden, die andere Hälfte frei.

In der **Niere** fördert PTH die Ca^{2+}- und Mg^{2+}-Resorption im distalen Tubulus, die Ausscheidung von HPO_4^{2-} und $H_2PO_4^-$ im proximalen Tubulus und die Synthese von Calcitriol (▸ Kap. 29.1.1.2). Ein wesentlicher Teil der Parathormonwirkung kommt somit indirekt über die vermehrte Calcitriol-Bildung zustande.

Im **Knochen** wirkt PTH einerseits Knochen abbauend, andererseits Knochen aufbauend, wobei insgesamt die Knochen aufbauende Funktion überwiegt. Der Knochenabbau wird durch Aktivierung von Osteoklasten gesteigert. Diese osteolytische Wirkung beruht dabei vor allem auf der Freisetzung von Interleukin-6 (IL-6). Gleichzeitig stimuliert PTH aber die Osteoblasten-Proliferation und -Sekretion und regt die Freisetzung von osteoanabolen Wachstumsfaktoren, insbesondere die von IGF-1 (▸ Kap. 21.2.1.5), an. Darüber hinaus verhindert es die Apoptose von Osteoblasten.

Am **Intestinaltrakt** erhöht das Hormon – wiederum indirekt über die vermehrte Calcitriol-Bildung – die Resorption von Calcium- und Phosphationen.

Die Gesamtwirkung von Parathyrin besteht somit in einer raschen Konzentrationsanhebung von Ca^{2+} im Blut und in einer Senkung des Phosphatspiegels um den gleichen Faktor. Die Regelgröße für die Ausschüttung von Parathormon ist die Ca^{2+}-Konzentration im Extrazellularraum: Niedrige Ca^{2+}-Konzentrationen fördern die PTH-Sekretion, hohe Ca^{2+}-Konzentrationen hemmen sie über einen Ca^{2+}-Sensor (Ca^{2+}-Rezeptor) in der Membran der Hauptzellen. Die Halbwertszeit von PTH beträgt nur ca. 4 min.

Parathyrin besitzt keine therapeutische Bedeutung. An seiner Stelle werden Vitamin D_3 oder Dihydrotachysterol bei Parathormonmangel eingesetzt (s. u.). Das Parathormon-Fragment **Teriparatid** (▸ Kap. 21.4.3.4) dient zur Osteoporosebehandlung.

21.4.1.1 Hypoparathyreoidismus und seine Therapie

Dieses Krankheitsbild ist durch einen **Parathyrinmangel** bedingt. Der seltenen **primären Form** liegen als Ursachen angeborene Störungen (aplastische oder hypoplastische Nebenschilddrüsen) oder eine Autoimmunerkrankung mit einer Schädigung der Nebenschilddrüsen zugrunde. Die wesentlich häufigere **iatrogen bedingte Form** ist die Folge von Schilddrüsenoperationen, bei denen die Nebenschilddrüsen versehentlich teilweise oder ganz mitentfernt wurden oder deren Blutversorgung geschädigt wurde.

Der Parathyrinmangel führt zu einer **Hypocalcämie** (▸Kap. 26.2.2) und **Hyperphosphatämie**. Die klinische Manifestation dieser Form der Hypocalcämie wird als **parathyreoprive Tetanie** bezeichnet und äußert sich in (anfallsweise auftretenden) Krämpfen der quergestreiften Muskulatur sowie Parästhesien. In typischer Weise sind die Extremitäten betroffen. Es kommt zu einer tonischen Kontraktion der Hand- und Fußmuskulatur. Ein Laryngospasmus stellt eine akute Lebensgefahr dar. Vor allem bei der primären Form können als weitere Symptome trockene und spröde Haut, Haarausfall, verdichtete Knochenstrukturen und intrakranielle Verkalkungsherde hinzukommen. Ferner können zentralnervöse Symptome (z. B. Reizbarkeit, Ängstlichkeit und depressive Verstimmung) auftreten.

Therapie. Zur Behandlung dienen **Colecalciferol** (Vitamin D_3, ▸Kap. 29.1.1.2) oder das mit diesem chemisch nahe verwandte **Dihydrotachysterol** (z. B. A. T. 10®), die den gleichen Effekt wie Parathyrin hervorrufen, aber billiger und peroral applizierbar sind. Mit beiden Substanzen ist eine vollständige **Substitutionstherapie** möglich. Vorteilhaft ist bei Dihydrotachysterol die im Vergleich mit Vitamin D_3 kürzere Halbwertszeit und damit bessere Steuerbarkeit ($t_{1/2}$ von Vitamin D_3 4–5 Tage, von Dihydrotachysterol 16–18 Stunden).

Die individuelle Dosierung lässt sich nur durch laufende Kontrolle der Blutcalcium-Konzentration ermitteln. Es muss ein Mittelweg zwischen einer Unterdosierung mit erhöhter Krampfbereitschaft und einer Überdosierung mit dem Risiko einer allgemeinen Verkalkung gefunden werden. Die durchschnittliche Gabe von Dihydrotachysterol beträgt 0,5–1,5 mg täglich.

21.4.1.2 Hyperparathyreoidismus und seine Therapie

Als Hyperparathyreoidismus (HPT) werden sämtliche Formen einer Nebenschilddrüsenüberfunktion mit erhöhten PTH-Plasmakonzentrationen bezeichnet.

Der **primären** (autonomen) **Form**, die mit einer **Hypercalcämie** und einer **Hypophosphatämie** einhergeht, liegt in ca. 80 % ein Nebenschilddrüsenadenom und in etwa 20 % eine Hyperplasie der Nebenschilddrüsen zugrunde. Die Symptome dieses Krankheitsbildes ergeben sich vorrangig aus dem Ausmaß und der Dauer der Hypercalcämie (**Hypercalcämie-Syndrom**). Während bei leichteren Fällen der Erkrankung viele Patienten asymptomatisch sind, beobachtet man bei ausgeprägten Hypercalcämien neben Adynamie, Nykturie und Polyurie häufig Nierensteinkoliken infolge der Bildung von Calciumphosphat-Steinen, seltener eine Nephrokalzinose oder Knochenerkrankungen. Außerdem werden vermehrt Magenulzera und Pankreatitis infolge der durch die Hypercalcämie hervorgerufenen erhöhten Gastrinsekretion beobachtet.

Beim **sekundären** (regulatorischen) **Hyperparathyreoidismus** versucht der Organismus, durch vermehrte Ausschüttung von Parathyrin einen infolge einer anderen Erkrankung erhöhten Phosphat- und erniedrigten Calciumblutspiegel auszugleichen. Zu diesen Erkrankungen gehören die **Rachitis** (▸Kap. 29.1.1.2), bei der nicht ausreichend Vitamin D_3 zur Bildung von 1,25-Dihydroxy-Vitamin-D_3 vorhanden ist, und die **chronische Niereninsuffizienz** mit verringerter Phosphatausscheidung und reduzierter Hydroxylierung von 25-Hydroxy-Vitamin-D_3 zu 1,25-Dihydroxy-Vitamin-D_3 (Calcitriol).

Therapie des primären Hyperparathyreoidismus. Ein primärer Hyperparathyreoidismus wird bei symptomatischen Patienten meist durch die operative Entfernung des Tumors behandelt. Die medikamentöse Therapie besteht bei starker Hypercalcämie in Ca^{2+}-senkenden Maßnahmen. Hierzu gehört die Infusion von physiologischer NaCl-Lösung, wodurch infolge der vermehrten Natriurese auch die Calciumausscheidung gesteigert wird. Die Gabe von Furosemid (▸Kap. 26.1.2) erhöht diesen Effekt. Ein weiteres wichtiges Therapieprinzip beruht auf der Hemmung der Osteoklastenfunktion durch die Gabe eines Bisphosphonats (▸Kap. 21.4.3.1) bis zur Normalisierung der Plasma-Calcium-Konzentration. Ca^{2+}-retinierende Thiazid-Diuretika (▸Kap. 26.1.1) und Herzglykoside (▸Kap. 23.3.2.2) sind kontraindiziert.

Therapie des sekundären Hyperparathyreoidismus. Beim sekundären Hyperparathyreoidismus richtet sich die Behandlung nach der Ursache. Liegt ein Mangel an Vitamin D_3 vor, wird dieses substituiert. Bei dem Krankheitsbild aufgrund einer Niereninsuffizienz ist die Phosphatzufuhr auf ca. 600 mg Phosphat/Tag durch Ernährung mit phosphatarmen Lebensmitteln zu begrenzen.

Calciumcarbonat (2–3 g/Tag) kann als Phosphatbinder durch Bildung von nichtresorbierbarem Calciumphosphat eingesetzt werden. **Sevelamer** (Renagel®) ist ein nichtresorbierbares Polymer, das alternativ zu Calciumcarbonat als (organischer) Phosphatbinder in einer Dosierung von 0,8–1,6 g zu jeder Mahlzeit angewandt wird.

Sofern mit den genannten Maßnahmen keine Normalisierung der Ca^{2+}-Konzentration im Blut erzielt werden kann, ist **Calcitriol** indiziert. Bei Dialysepatienten erwies sich darüber hinaus das Vitamin-D-Derivat **Paricalcitol** (Zemplar®) in Bezug auf Lebensverlängerung Calcitriol als überlegen. Der Wirkstoff wird während der Dialyse nicht öfter als jeden zweiten Tag als Bolusinjektion appliziert. Die mittlere Halbwertszeit wird mit ca. 15 Stunden angegeben. Die Initialdosis beträgt 0,04–0,1 µg/kg. Die weitere Dosierung richtet sich nach der PTH-Plasmakonzentration. Als häufigste Nebenwirkungen wurden Hypercalcämie, Hyperphosphatämie, Juckreiz und Geschmacksveränderungen beobachtet. Bei Patienten mit Hypercalcämie und bekannter Vitamin-D-Intoxikation ist Paricalcitol kontraindiziert.

Eine weitere Therapiemöglichkeit bei dialysepflichtigen Patienten mit sekundärem Hyperparathyreoidismus besteht in der Anwendung von **Cinacalcet** (Mimpara®). Die Substanz wirkt calcimimetisch, d.h. sie erhöht die Empfindlichkeit des Ca^{2+}-sensiblen Rezeptors der Hauptzellen der Nebenschilddrüse auf extrazelluläres Calcium und senkt dadurch die Parathyrin-Freisetzung. Sie eignet sich daher auch als Bestandteil eines Therapieregimes, das je nach Bedarf zusätzlich Phosphatbinder und Vitamin D_3 umfasst. Cinacalcet ist oral applizierbar, durch gleichzeitige Nahrungszufuhr kann die Bioverfügbarkeit erhöht werden. Die Biotransformation erfolgt vor allem durch CYP3A4 und CYP1A2, die Halbwertszeit beträgt 30–40 Stunden. Die empfohlene Anfangsdosierung liegt bei 30 mg 1-mal täglich, sie kann alle 2–4 Wochen bis auf maximal 180 mg 1-mal täglich erhöht werden. Als Nebenwirkungen wurden u.a. Übelkeit, Erbrechen, Anorexie, Schwindel, Parästhesien, Hautausschläge (Rash), Myalgie, Hypocalcämie und verringerte Testosteronwerte beschrieben. Wegen der Hypocalcämie-Gefahr sind die Calcium-Plasmaspiegel sorgfältig zu kontrollieren. Cinacalcet darf nur mit Vorsicht gleichzeitig mit starken Hemmstoffen oder Induktoren von CYP3A4 und/oder CYP1A2 angewandt werden. Außerdem ist es ein starker CYP2D6-Inhibitor, daher ist auf entsprechende Interaktionen zu achten.

Aluminiumhaltige Phosphatbinder, z. B. Aluminiumhydroxid, sollten wegen der Gefahr einer Aluminium-induzierten Osteo- und Enzephalopathie nicht mehr verwendet werden.

21.4.2 Calcitonin

Calcitonin (Thyreocalcitonin) ist ein Peptidhormon, das aus 32 Aminosäuren besteht. Die Bildung erfolgt in den C-Zellen der Schilddrüse, der Nebenschilddrüsen und des Pankreas. Tierische Calcitonine sind beim Menschen ebenfalls wirksam (s. u.).

Physiologische Wirkungen, Wirkungsmechanismus. Calcitonin antagonisiert unter physiologischen Bedingungen teilweise die Wirkungen von Parathyrin. Da es die Freisetzung von Ca^{2+} und Phosphat aus dem **Knochen** hemmt und gleichzeitig deren Einbau in den Knochen fördert, senkt es schnell die Ca^{2+}-Konzentration des Blutes. Diese Wirkung ist teilweise auch dadurch bedingt, dass Calcitonin die Osteoklastentätigkeit herabsetzt. An der **Niere** steigert Calcitonin geringfügig die Ausscheidung von Phosphat, Ca^{2+} sowie Na^{+}, K^{+} und Mg^{2+}. Auf die Erniedrigung der renalen Phosphat-Rückresorption wirken somit Parathyrin und Calcitonin synergistisch. Unabhängig von seinen hormonellen Effekten hat Calcitonin eine **analgetische Wirkung** insbesondere bei Knochenschmerzen.

Die Regulation der Calcitonin-Abgabe erfolgt durch die Calciumionen-Konzentration im Extrazellularraum: Die Zunahme des Calciumspiegels steigert, die Abnahme hemmt die Hormonsekretion. Diese wird ferner nach Nahrungsaufnahme durch gastrointestinale Hormone, z. B. Gastrin und Cholecystokinin, stimuliert. Auf diese Weise werden die mit der Nahrung aufgenommenen Calciumionen rasch in die Knochendepots eingebaut, sodass es nicht zu einem Anstieg der Blut-Ca^{2+}-Konzentration kommt. Das wiederum bedeutet, dass der Parathyrinpiegel nicht abfällt, was eine schnelle Ausscheidung der resorbierten Calciumionen durch die Niere zur Folge hätte (Calcium-konservierende Wirkung von Calcitonin). Die Halbwertszeit von Calcitonin beträgt ca. 45 min.

Indikationen. Calcitonin ist indiziert zur Prävention eines akuten Verlustes an Knochenmasse nach einer plötzlichen Immobilisation, bei Morbus Paget (Osteodystrophia deformans), wenn andere Therapien unwirksam sind, sowie zur Behandlung von Hypercalcämien infolge maligner Erkrankungen. Therapeutisch verwendet wird vor allem synthetisches **Lachs-Calcitonin** (Calcitonin Rotexmedica) mit einer Halbwertszeit von 50–80 min. Wegen seiner Polypeptidstruktur muss Calcitonin parenteral appliziert werden.

Dosierung. Die Dosierung beträgt zur Prävention eines akuten Verlustes an Knochenmasse und bei M. Paget 100 IE s. c. oder i. m. pro Tag. Bei tumorbedingter Hypercalcämie werden 100 IE (bis max. 400 IE) s. c. oder i. m. alle 6–8 Stunden gegeben.

Nebenwirkungen. Sehr häufig treten gastrointestinale Nebenwirkungen (Übelkeit, Erbrechen) und vaskuläre Störungen mit Hautrötung im Gesicht (10–20 min nach Anwendung) auf. Bei Langzeitanwendung ist das Krebsrisiko erhöht, die Bildung bösartiger Tumore wird häufig beobachtet. Da es sich um ein Peptid handelt, besteht außerdem das Risiko systemischer allergischer Reaktionen. Bei Patienten mit Hypocalcämie ist Calcitonin kontraindiziert.

21.4.3 Osteoporose, Prophylaxe und Therapie

Die Osteoporose ist eine durch Störungen des Knochenstoffwechsels bedingte Knochenerkrankung (Osteopathie), die zu einer Abnahme der Knochenmasse pro Volumeneinheit (**Knochendichte**) und zu einer Beeinträchtigung der Mikroarchitektur des Knochengewebes führt. Infolge der Struktur- und Funktionsveränderungen kommt es häufig zu **Knochenbrüchen**, vor allem Wirbel-, Oberschenkelhals- und Unterarmfrakturen, ohne ein adäquates Trauma. Laut WHO liegt eine Osteoporose vor, wenn die Knochendichte an Wirbelsäule und Hüfte 2,5 Standardabweichungen unter dem Mittelwert für eine normale, gesunde Bevölkerung liegt oder wenn eine pathologische Fraktur auftritt. Zur Bestimmung der Knochendichte stehen verschiedene densitometrische Messtechniken (z. B. Dual-X-Ray-Absorptiometry, DXA) zur Verfügung.

Die Osteoporose ist die häufigste Knochenerkrankung beim Menschen (Prävalenz in

Deutschland 4–6 Mio, davon 80 % Frauen). Man unterscheidet primäre und sekundäre Formen.

Primäre Osteoporosen. Besondere Bedeutung kommt der **postmenopausalen Osteoporose** (Typ-I-Osteoporose) der Frau zu. Durch das Sistieren der Ovarienfunktion fällt der Estrogenblutspiegel ab. Dies bewirkt eine gesteigerte Osteolyse durch verringerte Sekretion von Calcitonin und Sensibilisierung der Osteoklasten gegen Parathyrin. Die Folge ist ein Anstieg der Calciumionen-Konzentration im Extrazellularraum. Dies wiederum ist die Ursache für eine verringerte Bildung von Calcitriol und eine deshalb erniedrigte Calciumresorption aus dem Darm sowie eine verstärkte renale Calciumausscheidung. Letztendlich wird durch diese Vorgänge das Gleichgewicht zwischen Knochenaufbau und -abbau zugunsten des Abbaus verschoben.

Bei der **senilen Osteoporose** (Typ-II-Osteoporose) ist neben einer genetischen Disposition eine erniedrigte Calcitriolkonzentration im Plasma ein wesentlicher pathogenetischer Faktor. Alte Patienten nehmen häufig zu wenig Vitamin D_3, die Vorstufe von Calcitriol, auf. Auch ist bei dieser Bevölkerungsgruppe meist die endogene Vitamin-D_3-Synthese durch mangelnde Sonnenlicht-Exposition verringert. Außerdem ist im höheren Alter häufig die Fähigkeit der Niere zur Bildung von Calcitriol aus 25-Hydroxycolecalciferol reduziert.

Sekundäre Osteoporosen. Diesen Osteoporoseformen, deren Anteil nur etwa 5 % ausmacht, liegen u. a. endokrine Störungen (z. B. Hypercortisolismus, Hyperthyreose), Immobilisation, Glucocorticoid- oder Zytostatikatherapie sowie Mangelernährung zugrunde. Im Unterschied zu den primären Osteoporosen sind Männer häufiger betroffen als Frauen.

Zur Anwendung von Calciumsalzen, Vitamin D_3, Calcitonin und Estrogenen (einschließlich SERM) zur Osteoporoseprophylaxe bzw. -Therapie vgl. ▸ Kap. 21.4.3.6.

21.4.3.1 Bisphosphonate

Bisphosphonate sind stabile Pyrophosphat-Analoga. Sie greifen wie Pyrophosphat, das aufgrund seiner raschen Hydrolyse durch Gewebe-Phosphatasen zu Phosphat nicht für die Therapie geeignet ist, in mehrfacher Weise in den Calciumstoffwechsel ein. Zu den therapeutisch genutzten Bisphosphonaten zählen **Alendronat**, **Clodronat**, **Etidronat**, **Ibandronat**, **Pamidronat**, **Risedronat** und **Zoledronat**. Gemäß ihrer chemischen Struktur können sie in verschiedene Gruppen (◘ Tab. 21.1) eingeteilt werden.

Wirkungen. Durch Hemmung der Osteoklastentätigkeit blockieren Bisphosphonate die Calciumfreisetzung aus dem Knochen sowie den Knochenabbau (**antiresorptive Wirkung**). Außerdem hemmen sie die Adhäsion von Tumorzellen an die Knochenmatrix und unterdrücken damit tumorbedingte Osteolysen sowie Hypercalcämien. Auch verhindern sie Weichteilverkalkungen durch Ausfällung von Calciumphosphat bei Hyperphosphatämie. Ungünstig ist, dass sie mit dem normalen Ca^{2+}-Einbau interferieren und damit die Mineralisation der Knochenmatrix hemmen können.

Obwohl dieses Wirkprofil im Prinzip allen Bisphosphonaten gemeinsam ist, unterscheiden sich die einzelnen Substanzen in der Wirkstärke und dem Verhältnis der Hemmung von Knochenresorption und -mineralisation. Während beispielsweise bei dem Alkylbisphosphonat Etidronat eine Resorptions-/Mineralisationshemmung im Verhältnis 1:1 ermittelt wurde, liegt bei dem Aminobisphosphonat Alendronat die therapeutisch relevante, den Knochenabbau verhindernde Dosis 6000-fach niedriger als die geringste, die Mineralisation beeinträchtigende Dosis. Der Grund hierfür liegt darin, dass Osteoklasten den Knochen enzymatisch zusammen mit Salzsäure abbauen und basisch-substituierte Bisphosphonate sich als Hydrochloride im sauren Milieu des Resorptionsbereichs anreichern.

Wirkungsmechanismus. Der Wirkungsmechanismus auf molekularer Ebene ist nur teilweise bekannt. Nicht basisch substituierte Bisphos-

Tab. 21.1 Bisphosphonate

INN (Handelsname)	Indikation, Dosierung
Nicht basisch substituierte (halogenierte, Alkyl- und Aryl-)Bisphosphonate	
Clodronat[1] (z. B. Bonefos®)	Tumorinduzierte Osteolyse, Hypercalcämie: 1500 mg i. v. (Infusion) einmalig bzw. 300 mg i. v. 1-mal tgl. über 5–7 Tage bzw. 1600–3200 mg p. o. 1-mal tgl.
Etidronat (Etidronat 2000 JENAPHARM®)	Osteoporose: 400 mg p. o. 1-mal tgl. über 14 Tage, danach Calcium 500 mg tgl. über 76 Tage, Wiederholung des Zyklus alle 3 Monate; M. Paget[2]: 5 mg/kg KG p. o. tgl. über max. 6 Monate
Aminobisphosphonate	
Alendronat (z. B. Tevanate®)	Osteoporose: 10 mg p. o. 1-mal tgl. bzw. 70 mg p. o. 1-mal wöchentlich
Pamidronat[1] (z. B. Aredia®)	M. Paget[2]: 30 mg i. v. (Infusion) 1-mal wöchentlich über 6 Wochen; tumorinduzierte Hypercalcämie: 15–90 mg i. v. (Infusion) einmalig; tumorinduzierte Osteolyse: 90 mg i. v. (Infusion) alle 4 Wochen
N-substituierte Aminobisphosphonate	
Ibandronat (z. B. Bonviva®)	Osteoporose: 150 mg p. o. 1-mal monatlich bzw. 3 mg i. v. 1-mal vierteljährlich; tumorinduzierte Hypercalcämie: 2–4 mg i. v. einmalig; Prävention bei Knochenmetastasen: 50 mg p. o. 1-mal tgl. bzw. 6 mg i. v. 1-mal monatlich
Bisphosphonate mit einem basischen Heterocyclus	
Risedronat (z. B. Actonel®)	Osteoporose: 5 mg p. o. 1-mal tgl. bzw. 35 mg p. o. 1-mal wöchentlich; M. Paget[2]: 30 mg p. o. 1-mal tgl. über 2 Monate
Zoledronat (z. B. Aclasta®)	Osteoporose: 5 mg i. v. (Infusion) 1-mal jährlich; M. Paget[2]: 5 mg i. v. (Infusion) einmalig; tumorinduzierte Hypercalcämie: 4 mg i. v. (Infusion) einmalig; Prävention bei Knochenmetastasen: 4 mg i. v. (Infusion) 1-mal monatlich

[1] Gemäß Fachinformation nicht zur Osteoporosetherapie indiziert,
[2] Ostitis deformans

phonate werden in Osteoklasten mittels einer Transferase in ATP eingebaut und wirken dadurch, dass die ATP-Derivate nur schwer hydrolysiert werden können, auf Osteoklasten zytotoxisch. Bei den stickstoffhaltigen (basischen) Bisphosphonaten wurde gefunden, dass sie die Farnesylpyrophosphat-Synthase hemmen und dadurch die Ankopplung eines Farnesylrestes an für die Osteoklastenfunktion essenzielle kleine G-Proteine (z. B. Ras, Rho), die sog. Prenylierung, unterdrücken.

Kinetik. Bei oraler Gabe werden Bisphosphonate schlecht resorbiert (Resorptionsquote von Clodronat 4–5 %, von Etidronat < 10 %, von N-haltigen Substanzen 0,5–2 %). Gleichzeitige Nahrungsaufnahme senkt infolge deren Calciumgehalts – es bilden sich schlecht resorbierbare Calcium-Bisphosphonate – die Bioverfügbarkeit zusätzlich. Während die im Plasma gemessene Halbwertszeit von Bisphosphonaten verhältnismäßig kurz ist (meist wenige Stunden), beträgt die Verweildauer im Knochen Monate bis (viele) Jahre. Die Ausscheidung erfolgt vorwiegend renal.

Indikationen, Dosierungen. Bisphosphonate sind zur Behandlung von Osteoporose und

Morbus Paget (Ostitis deformans), zur palliativen Therapie tumorinduzierter Osteolysen und Hypercalcämien sowie bei Schmerzen infolge von Knochenmetastasen angezeigt, wobei sich die einzelnen Substanzen bzgl. der zugelassenen Anwendungsgebiete teilweise unterscheiden (◘ Tab. 21.1). Insbesondere bei Osteoporose wurde ihre Wirksamkeit durch zahlreiche Doppelblindstudien nachgewiesen. Beispielsweise reduzierte Alendronat bei postmenopausalen Frauen mit mindestens einer Wirbelkörperfraktur zu Studienbeginn nach dreijähriger Therapie die Inzidenz von vertebralen, Hüftgelenk- und Unterarmfrakturen im Vergleich zu Placebo um etwa 50 %. Die Dosierungen sind in ◘ Tab. 21.1 zusammengefasst.

Bei peroraler Gabe sollen Bisphosphonate zur Vermeidung einer Ösophagitis bzw. von Ösophaguserosionen nüchtern mindestens 30 min vor dem Frühstück mit einem Glas Wasser bei aufrechtem Oberkörper appliziert werden. Außerdem ist darauf zu achten, dass die Patienten bis 30 min (bei Ibandronsäure bis 60 min) nach der Einnahme sich nicht wieder hinlegen.

Nebenwirkungen. Als unerwünschte Wirkungen können gastrointestinale Störungen (insbesondere bei peroraler Gabe), allergische Hautreaktionen, Knochen- und Muskelschmerzen, grippeartige Symptome, Hypocalcämie und Hypophosphatämie, peptische Ulzera und selten Kieferosteonekrosen sowie atypische Femurfrakturen auftreten. Als weitere Nebenwirkungen kommen relativ selten zentralnervöse Störungen (Verwirrtheit, Halluzinationen, Sehstörungen) vor. Bei i. v. Gabe besteht die Gefahr einer passageren Proteinurie. Etidronat verzögert dosisabhängig die Mineralisation von neugebildetem Knochengewebe. Bei nicht sachgemäßer Anwendung kann es zu einer Ösophagitis sowie zu Ösophagus-Erosionen bzw. -Ulzera kommen.

Interaktionen. Calcium-, Eisen- und Magnesiumsalze verringern die Resorption von Bisphosphonaten.

Kontraindikationen. Bei Niereninsuffizienz sowie in der Schwangerschaft und Stillzeit sind Bisphosphonate kontraindiziert. Schwere akute Entzündungen des Gastrointestinaltrakts schließen die orale Gabe aus. Etidronat darf außerdem bei Osteomalazie nicht eingesetzt werden.

21.4.3.2 Denosumab

Denosumab (z. B. Prolia®) ist der erste zur Osteoporosetherapie eingesetzte humane monoklonale Antikörper. Er bindet mit hoher Affinität und Spezifität an RANKL, den von Osteoblasten gebildeten **Liganden** des **Receptor Activator of Nuclear Factor kappa B** (RANK). Dadurch wird RANKL daran gehindert, seinen Rezeptor auf der Oberfläche von Osteoklasten und deren Vorläuferzellen zu aktivieren. Durch die Aufhebung der RANKL/RANK-Wechselwirkung werden die Differenzierung und Reifung sowie die Funktion der Osteoklasten gehemmt, auch wird ihre Lebensdauer verkürzt. Die Folge ist eine verbesserte Knochendichte sowie eine verringerte Knochenresorption (**antiresorptive Wirkung**) und ein dadurch signifikant geringeres Frakturrisiko. Denosumab besitzt damit das gleiche Wirkprofil und den identischen Wirkmechanismus wie das körpereigene **Osteoprotegerin** (OPG), der physiologische Hemmstoff von RANKL.

Nach s. c. Injektion von Denosumab werden maximale Plasmaspiegel nach ca. 19 Tagen erreicht, die Halbwertszeit beträgt 26 Tage.

Indiziert ist Denosumab zur Osteoporosetherapie bei postmenopausalen Frauen sowie bei Männern mit erhöhtem Frakturrisiko (insbesondere bei Prostatakarzinom) in einer Dosierung von 60 mg s. c. alle 6 Monate. Zur Prävention skelettbezogener Komplikationen durch Knochenmetastasen werden 120 mg s. c. alle 4 Wochen gegeben.

Als Nebenwirkungen kommen sehr häufig Muskel- und Gliederschmerzen, häufig auch Infektionen der Harn- und oberen Atemwege, Katarakt, Obstipation, und Exantheme vor. Bei mangelnder Versorgung mit Calcium und Vitamin D wurden Fälle von schwerer Hypocalcämie beobachtet. Ferner können Hautinfektionen und – wie bei Bisphosphonaten – selten Kieferosteonekrosen sowie atypische Femurfrakturen auftreten. Bei Hypocalcämie ist Denosumab kontraindiziert.

21.4.3.3 Strontiumranelat

Ein weiterer Wirkstoff zur Osteoporosetherapie ist Strontiumranelat (Protelos®). Er besteht aus zwei Strontium-Ionen und einem Molekül Ranelicsäure, einer Tetracarbonsäure. Strontiumranelat steigert den Knochenaufbau durch Vermehrung der Präosteoblasten sowie durch Steigerung der Kollagensynthese (**osteoanabole Wirkung**) und hemmt gleichzeitig die Knochenresorption durch Verminderung der Osteoklastendifferenzierung und deren Resorptionsaktivität (**antiresorptive Wirkung**).

Infolge seiner hohen Polarität ist die orale Bioverfügbarkeit relativ gering (nüchtern ca. 25 %; bei gleichzeitiger Nahrungsaufnahme deutlich reduziert). Die Ausscheidung erfolgt renal und mit den Fäzes. Die Halbwertszeit wird mit 60 Stunden angegeben.

Aufgrund seines ungünstigen Nebenwirkungsprofils wurden die Indikationen von Strontiumranelat stark eingeschränkt. Es darf nur noch zur Behandlung schwerer Osteoporosen mit hohem Frakturrisiko bei postmenopausalen Frauen und bei Männern unter einer antiandrogenen Hormontherapie infolge eines Prostatakarzinoms angewandt werden, für die eine Behandlung mit anderen Osteoporosemitteln nicht möglich ist. Die Dosierung beträgt 2 g p. o. 1-mal täglich vor dem Schlafengehen.

Als häufige Nebenwirkungen sind neben Kopfschmerzen, Bewusstseinsstörungen, Schwindel, Übelkeit, Stomatitis, Magen-Darm-Beschwerden, Hautreaktionen, vor allem **Myokardinfarkt** und **venöse Thromboembolien** zu nennen.

Da die Resorption von Tetracyclinen und Fluorchinolonen durch Strontiumranelat verringert wird, soll während der Behandlung mit diesen Antiinfektiva die Strontiumranelat-Behandlung ausgesetzt werden. Kontraindikationen sind venöse Thromboembolien, koronare Herzkrankheit, periphere arterielle Verschlusskrankheit, zerebrovaskuläre Erkrankungen und unkontrollierte Hypertonie. In Schwangerschaft und Stillzeit ist Strontiumranelat ebenfalls kontraindiziert.

21.4.3.4 Teriparatid

Teriparatid (FORSTEO®) ist ein rekombinant hergestelltes, humanes **Parathormon-Fragment**, das außer zur Behandlung von Frauen mit postmenopausaler Osteoporose bei Männern zur Therapie einer primären oder hypogonadalen Osteoporose mit hohem Frakturrisiko eingesetzt wird. Die empfohlene Dosis beträgt 20 µg s. c. pro Tag für maximal 24 Monate (wegen eines potenziellen Osteosarkomrisikos).

Durch Bindung an den Parathormon-Rezeptor (▸ Kap. 21.4.1) regt Teriparatid Osteoblasten zur Bildung neuer Knochensubstanz an und wirkt damit **osteoanabol**. Seine Halbwertszeit beträgt ca. 1 Stunde.

Die häufigsten Nebenwirkungen sind neben der Gefahr einer Hypercalcämie, Hypercalcurie, und Hyperurikämie, Übelkeit, Kopf- und Gliederschmerzen sowie Schwindel. Außerdem sind im Tierversuch **Osteosarkome** aufgetreten.

Hypercalcämie, schwere Niereninsuffizienz, primärer Hyperparathyreoidismus und Morbus Paget sowie vorausgegangene Bestrahlung des Skeletts stellen Kontraindikationen dar. Bei Patienten, die mit Digitalisglykosiden behandelt werden, ist wegen vorübergehend erhöhter Blutcalciumspiegel Vorsicht geboten.

21.4.3.5 Fluorid

Fluorid stimuliert die Osteoblastenproliferation sowie die Matrixsynthese und fördert auf diese Weise den Aufbau neuer Knochensubstanz. Diese osteoanabole Wirkung beruht zumindest teilweise auf der Hemmung einer Phosphotyrosyl-Phosphatase in den Osteoblasten, wodurch die Aktivität einer Mitogen-aktivierten Proteinkinase (p44-MAPK) erhöht wird. Dem günstigen Effekt steht jedoch als unerwünschte Wirkung eine unregelmäßige und verzögerte Mineralisation der Knochenmatrix sowie eine Veränderung der Apatit-Kristallstruktur, in die es anstelle einer Hydroxylgruppe eingebaut wird, entgegen: Es bildet sich ein spröder, wenig belastbarer Knochen. Aus diesem Grund wurde die Fluoridtherapie der Osteoporose weitgehend verlassen.

In den Fällen, in denen Fluoride noch angewandt werden, sollen zur Vermeidung von Plasmaspiegelspitzen retardierte Präparate, z. B. Ossofortin® plus, das Retardtabletten mit **Natriumfluorid** und gleichzeitig Brausetabletten mit Calcium (500 mg) und Vitamin D_3 (25 µg Colecalciferol) enthält, angewendet werden. Die Dosierung beträgt 20 mg Fluorid täglich über mind. 2 Jahre. Die Verwendung von Fluorid zur Kariesprophylaxe ist unter ▸ Kap. 29.2 beschrieben.

Als Nebenwirkungen werden Magenbeschwerden sowie Schwellungen und Schmerzen im Sprung-, Knie- und Hüftgelenkbereich mit und ohne Mikrofrakturen beobachtet. Die gleichzeitige Einnahme von Aluminium-, Calcium- oder Magnesium-haltigen Präparaten verringert die Resorption von Natriumfluorid.

Bei schweren Leber- und Nierenfunktionsstörungen, Osteomalazie, akuten Gelenkentzündungen, bei Kindern und Jugendlichen im Wachstumsalter sowie bei Frauen im gebärfähigen Alter sind Fluoride in der für eine Osteoporosebehandlung erforderlichen Dosierung kontraindiziert.

21.4.3.6 Strategie der Osteoporoseprophylaxe und -therapie

Zu den Risikofaktoren für osteoporotische Frakturen zählen neben allgemeinen Risiken (z. B. Alter, Geschlecht, multiple Stürze, Immobilität, Nicotin, Untergewicht, Calciummangel) Risiken durch spezielle Grunderkrankungen (z. B. Diabetes mellitus, rheumatoide Arthritis, Epilepsie, Herzinsuffizienz) sowie durch eine medikamentöse Therapie (z. B. mit Glucocorticoiden, Aromatasehemmern, Antidepressiva, Glitazonen oder PPI bei Langzeiteinnahme).

Die **Prävention der Osteoporose** besteht demnach in regelmäßiger Bewegung, Förderung von Muskelkraft und Koordination, ausreichender Kalorienzufuhr bei Untergewicht sowie der Zufuhr von mindestens 1000 mg Calcium/Tag durch calciumreiche Ernährung bzw. durch Einnahme von Calciumpräparaten sowie insbesondere bei älteren Patienten in der zusätzlichen Gabe von 500–1000 IE Vitamin D_3.

Auch bei der **Osteoporosebehandlung**, die das Ziel der Knochenstabilitäts-Verbesserung sowie der Verhinderung von (neuen) Frakturen hat, ist für eine ausreichende Calcium- und Vitamin-D_3-Versorgung im Sinne einer **Basistherapie** zu sorgen. Eine Indikation zur Therapie mit spezifischen Osteoporosemitteln besteht, wenn das 10-Jahresfrakturrisiko größer als 30 % ist (gemessen anhand eines sog. Trabecular Bone Score). In ◘ Tab. 21.2 sind die für bestimmte Patientengruppen empfohlenen Osteoporosemittel mit nachgewiesener Wirksamkeit zusammengefasst.

Nach ihrer Wirkung lassen sich die Osteoporosemittel in sog. **Antiresorptiva** (Bisphosphonate, Denosumab, Raloxifen), die die verstärkte Resorption von Knochengewebe hemmen, und knochenaufbaufördernde **Osteoanabolika** (Teriparatid) einteilen. Strontiumranelat wirkt sowohl antiresorptiv als auch osteoanabol.

Bisphosphonate, die am häufigsten verordneten Osteoporosemittel, sind oral und/oder parenteral applizierbar und zeichnen sich durch eine hohe Affinität zum Knochen, eine lange Verweildauer im Knochen und eine z. T. lang anhaltende Wirkung nach Absetzen aus (z. B. bei Zoledronat bis zu 3 Jahre). Eine wirksame Alternative stellt der monoklonale Antikörper **Denosumab** dar (s. c. Applikation, 2-mal jährlich), der im Gegensatz zu den Bisphosphonaten auch bei stark eingeschränkter Nierenfunktion angewendet werden kann. Seltene, aber schwerwiegende Nebenwirkungen einer hochdosierten Behandlung mit Bisphosphonaten und Denosumab sind Kieferosteonekrosen und atypische Femurfrakturen. **Raloxifen**, ein oraler selektiver Estrogen-Rezeptor-Modulator (SERM, ▸ Kap. 21.8.4.1), senkt bei postmenopausalen Frauen das Frakturrisiko um 30–50 %. Nachteilig ist, dass die vasomotorischen Symptome in der Frühmenopause verstärkt werden können, von Vorteil ist, dass das Risiko für Estrogen-Rezeptor-positive Mammakarzinome gesenkt wird.

Tab. 21.2 Osteoporosemittel für bestimmte Patientengruppen gemäß Leitlinie Dachverband Osteologie, 2014

Patientengruppe	Osteoporosemittel
Postmenopausale Frauen	Bisphosphonate (Alendronat, Ibandronat, Risedronat, Zoledronat), Denosumab, Estrogene und selektive Estrogen-Rezeptor-Modulatoren (z. B. Raloxifen, Bazedoxifen[1]), Strontiumranelat, Teriparatid
Postmenopausale Frauen mit Glucocorticoid-Therapie	Bisphosphonate (Alendronat, Risedronat, Zoledronat), Teriparatid
Männer (ab dem 60. Lebensjahr)	Bisphosphonate (Alendronat, Risedronat, Zoledronat), Strontiumranelat, Teriparatid
Männer (ab dem 60. Lebensjahr) mit Glucocorticoid-Therapie	Bisphosphonate (Alendronat, Zoledronat), Teriparatid

[1] In Deutschland nicht zugelassen

Wie auch bei der oralen Hormontherapie (HT) mit Estrogenen ist das Risiko für venöse Thromboembolien durch Raloxifen (leicht) erhöht. Patientinnen, die wegen klimakterischer Beschwerden im Rahmen einer HT mit **Estrogenen** behandelt werden, benötigen in der Regel keine weiteren Osteoporosemittel. In der Osteoporosetherapie wurde der Einsatz von Estrogenen, die sich als sehr wirksam erwiesen haben, wegen eines erhöhten Brustkrebsrisikos jedoch streng limitiert. Das stark osteoanabol wirksame **Teriparatid** (s.c. Applikation, 1-mal täglich) darf wegen eines potenziellen Osteosarkomrisikos nur über 2 Jahre angewendet werden, im Anschluss an die Teriparatid-Behandlung ist in der Regel eine weiterführende antiresorptive Therapie erforderlich. **Strontiumranelat,** das eine duale Wirkung (antiresorptiv und osteoanabol) besitzt, ist wie einige Bisphosphonate 1-mal täglich oral anwendbar, zu beachten ist das erwähnte erhöhte Herzinfarkt- und Thromboembolierisiko.

21.5 Pankreashormone und Blutzuckerregulation

21.5.1 Insulin

Synthese, Speicherung und Abbau. Insulin ist ein Polypeptid, das aus zwei Peptidketten A und B besteht, die durch zwei Disulfidbrücken miteinander verknüpft sind. Bei der Insulinsynthese entsteht als erstes Translationsprodukt an den Ribosomen der B-Zellen das nur aus einer Kette aufgebaute **Präproinsulin**. Aus diesem wird im endoplasmatischen Retikulum **Proinsulin** gebildet, in dem die A- und B-Kette des Insulins noch durch das sog. **C-Peptid** verbunden sind. Letzteres wird im Golgi-Apparat abgespalten. Das so entstandene **Insulin** wird als Hexamer – an Zink gebunden – in Vesikeln gespeichert, aus denen es bei Bedarf (zusammen mit dem C-Peptid) durch Exozytose freigesetzt werden kann. Im Plasma liegt Insulin dann weitgehend ungebunden vor. Die Halbwertszeit beträgt weniger als 10 min, die Wirkhalbwertszeit ca. 40 min. Der Insulin-Abbau findet vor allem in der Leber und in den Nieren statt. Insgesamt enthält die Bauchspeicheldrüse etwa 80 IE (s. u.) Insulin, von denen täglich etwa die Hälfte sezerniert wird.

Insulinfreisetzung. Der adäquate Reiz der Insulinfreisetzung ist ein Anstieg des Blutglucosespiegels. Daneben ruft eine Erhöhung der Plasmakonzentration verschiedener Aminosäuren (z. B. Arginin, Lysin), freier Fettsäuren und einiger gastrointestinaler Hormone, insbesondere der **Inkretine**, des **G**astric **I**nhibitory **P**eptide (GIP) und des **G**lucagon-**l**ike **P**eptide **1** (GLP-1, s. u.), eine Insulinausschüttung hervor. Deren Ausmaß wird durch das vegetative Nervensystem moduliert: Parasympathische Impulse steigern, sympathische hemmen die Insulinsekretion. Glucagon (in hohen Dosen) fördert, Somatostatin hemmt die Insulinabgabe.

Die durch einen Anstieg des Blutglucosespiegels ausgelöste Insulinfreisetzung kommt durch gesteigerte Glucoseoxidation in der B-Zelle und dadurch vermehrte ATP-Bildung zustande. Als Folge davon werden ATP-gesteuerte Kaliumkanäle geschlossen. Dies wiederum führt zu einer Abnahme der Kaliumpermeabilität und dadurch zu einer Abnahme des Membranruhepotenzials von etwa -65 auf -30 mV. Hierdurch werden spannungsabhängige Calciumkanäle aktiviert, worauf Calciumionen aus dem Extrazellularraum einströmen und den Exozytosevorgang auslösen.

Insulinwirkungen. Insulin ist ein wachstumsförderndes, anaboles Hormon. Es verbessert die Aufnahme von Glucose und Aminosäuren in die Zellen von quergestreifter Muskulatur und Fettgewebe, steigert den oxidativen Glucoseabbau, verringert die Gluconeogenese in der Leber, erhöht die Glykogenbildung in der Leber sowie im Muskel, verhindert den Glykogenabbau und stimuliert die Bildung von Fetten aus Glucose. Alle diese Vorgänge führen dazu, dass der Blutglucosespiegel sinkt.

Im Fettgewebe, das die Insulinfreisetzung durch Sekretion von Leptin hemmt, fördert Insulin durch Aktivierung von Lipoproteinlipasen die Aufnahme freier Fettsäuren, die dann in Form von Triglyceriden als Depotfett gespeichert werden. Auch durch den verstärkten Abbau von Glucose zu Acetyl-CoA nimmt die Triglyceridbildung zu. Außerdem wirkt Insulin der Fettmobilisierung und dem Fettabbau im Fettgewebe entgegen. Auch in der Leber hemmt es die Lipolyse. Weitere Wirkungen sind die gesteigerte Aufnahme von Kaliumionen in die Zellen und die Senkung der katabolen Wirkung von Glucocorticoiden und Schilddrüsenhormonen.

Nach Wechselwirkung des Hormons mit dem Insulinrezeptor kommt es zu dessen Autophosphorylierung. Dadurch erlangt der Rezeptor die Eigenschaften einer **aktiven Tyrosinkinase**. Anschließend wird eine Reihe von Stoffwechselenzymen in den Effektorzellen (verstärkt) exprimiert und **präformierte Glucosetransporter** (GLUT4) werden in die Zellmembran eingebaut. Außerdem steigt durch Aktivierung der Na^+/K^+-ATPase die Aufnahme von Kaliumionen in die Zellen.

Letztendlich bewirken die beschriebenen Vorgänge die Erniedrigung des Blutglucose-Spiegels infolge verbesserter Glucoseverwertung und verringerter Gluconeogenese sowie gesteigerter Glykogen-, Protein- und Triglycerid-Synthese.

21.5.2 Glucagon

Das in den A-Zellen des Inselorgans gebildete Glucagon ist wie Insulin ein Polypeptid. Die Speicherung erfolgt in Sekretgranula (α-Granula). Die Halbwertszeit beträgt infolge rascher Hydrolyse in der Leber, den Nieren und im Blut nur wenige Minuten. Die Freisetzung von Glucagon aus den A-Zellen wird durch Hypoglykämie (z. B. infolge von Hunger) einen Anstieg der Konzentration von glucoplastischen Aminosäuren im Blutplasma sowie durch schwere körperliche Arbeit, Stress, Vagusreizung und Aktivierung von β-Adrenozeptoren ausgelöst. Hemmend auf die Glucagonsekretion wirken Hyperglykämie, Insulin, Inkretine und Somatostatin.

Glucagonwirkungen. Glucagon stellt bei der Regulation der Glucosekonzentration des Blutes und bei vielen Stoffwechselvorgängen in der Leber einen Gegenspieler von Insulin dar. Es mobilisiert die Energiereserven des Organismus bei gesteigertem Energiebedarf und drohender Hypoglykämie. Wie Adrenalin (▸ Kap. 19.1) steigert es den Glykogenabbau in der Leber, jedoch – im Gegensatz zu Adrenalin – nicht gleichzeitig auch im Muskel. Außerdem fördert Glucagon in der Leber die Gluconeogenese aus Aminosäuren und Lactat, sodass insgesamt der Blutzuckerspiegel erhöht wird.

Auf den Fettstoffwechsel hat Glucagon eine zweifache Wirkung: Einerseits erhöht es die Fettsäureoxidation und die Bildung von Ketonkörpern in der Leber, andererseits verstärkt es die Lipolyse im Fettgewebe und in der Leber. Im Proteinstoffwechsel bewirkt Glucagon über verstärkte Proteolyse die Bereitstellung von Aminosäuren für die Gluconeogenese.

Diese Stoffwechselwirkungen kommen durch Stimulation des membranständigen G-Protein-gekoppelten Glucagon-Rezeptors, der dadurch induzierten Bildung von cAMP und schlussendlich durch die cAMP-Kinase vermittelte Phosphorylierung von Stoffwechsel-Enzymen zustande.

Therapeutische Verwendung. Außer bei Hypoglykämien (s. u.) wird Glucagon (GlucaGen®) zur Motilitätshemmung bei Untersuchungen des Gastrointestinaltrakts angewandt. Die Dosierung beträgt bei Hypoglykämien 1 mg s. c. oder i. m., zur Motilitätshemmung 0,2–2 mg i. m. oder langsam i. v.

Als Nebenwirkungen sind Übelkeit, Erbrechen und Bauchschmerzen sowie sehr selten Überempfindlichkeitsreaktionen beschrieben. Bei Phäochromozytom ist Glucagon kontraindiziert. Glucagon verstärkt den gerinnungshemmenden Effekt von Warfarin, Indometacin verringert die Glucagon-Wirkung.

21.5.3 Regulation des Blutzuckerspiegels

Die Blutglucosekonzentration wird normalerweise auf einem Nüchternwert von 3,05–5,55 mmol/l (55–100 mg/dl) gehalten. Sie resultiert aus glucoseliefernden und glucoseverbrauchenden Vorgängen im Organismus. Durch Aktivierung oder Hemmung der verschiedenen, vorwiegend hormonell gesteuerten Vorgänge wird der Blutglucosespiegel auf den vorgegebenen Sollwert einreguliert. Trotz wechselnder Kohlenhydrataufnahme mit der Nahrung und Veränderungen der Glucoseoxidationsrate, die bei Arbeit um ein Vielfaches ansteigen kann, ist bei Gesunden das Regelsystem in der Lage, auftretende Abweichungen von diesem Sollwert rasch auszugleichen.

Hypopglykämien. Eine Hypoglykämie liegt vor, wenn der Blutzuckerspiegel unter 2,5 mmol/l (45 mg/dl) absinkt. Hypoglykämien können z. B. durch Fasten, nach nicht korrekter Medikation mit Insulin oder oralen Antidiabetika sowie nach Alkoholabusus (Hemmung der Gluconeogenese) auftreten. Ferner können Insulin-bildende Inselzelltumoren oder extrapankreatische Tumoren mit Bildung von Tryptophanabbauprodukten, welche die periphere Glucoseverwertung fördern, einer Hypoglykämie zugrunde liegen. Als weitere Ursachen kommen in Frage: schwere Lebererkrankungen mit Glucosebildungsstörungen, angeborene Stoffwechselerkrankungen mit Defekten glykogenolytischer Enzyme, Hypophysen- und Nebennierenrindenunterfunktion sowie erhöhter Glucoseverbrauch durch schwere Muskelarbeit und Glucosurie.

Eine Hypoglykämie führt zu einer Aktivierung des Sympathikus und ruft dadurch zahlreiche Symptome wie Unruhe, Angstgefühl, Herzklopfen, Übelkeit, Zittern, Heißhunger und Schwitzen hervor. Bei der Diabetestherapie (s. u.) kommt diesen bei Überdosierung eine Warnfunktion zu. **Neurologische Symptome** einer Hypoglykämie zeigen sich in Schwächegefühl, Schlaf- und Denkstörungen, Verwirrtheit, Sehstörungen, Schwindel und Krämpfen. Sehr niedrige Blutzuckerwerte (< 1,95 mmol/l bzw. 35 mg/dl), meist infolge Insulinüberdosierung oder eines Insulinoms, führen zum **hypoglykämischen Schock** bzw. **Koma.**

Zur medikamentösen Behandlung von Hypoglykämien werden Glucagon (s. o.) und Diazoxid eingesetzt.

Diazoxid (PROGLICEM®) erhöht (neben seinem blutdrucksenkenden Effekt) den Blutglucosespiegel durch Hemmung der Insulinsekretion und Steigerung der Glucoseabgabe aus der Leber. Der Wirkungsmechanismus besteht in der Öffnung von K_{ATP}-Kaliumkanälen, wodurch die B-Zellmembran hyperpolarisiert und konsekutiv die Ca^{2+}-Einstrom-vermittelte Insulinfreisetzung unterdrückt wird. Die Dosierung erfolgt individuell (initial täglich 5 mg/kg).

Als Nebenwirkungen wurden Schmerzen in der Brust, Angst, Anorexie, Parästhesien, Thrombozytopenie, Tachykardie u. a. beobachtet. Bei Herzinfarkt oder eingeschränkter kardialer Reserve ist Diazoxid kontraindiziert.

21.6 Pharmaka zur Therapie des Diabetes mellitus

21.6.1 Pathophysiologische Grundlagen

Unter einem Diabetes mellitus versteht man ein Syndrom, das durch (absoluten oder relativen) Insulinmangel mit chronischer Hyperglykämie (Nüchternglucosekonzentration ≥ 126 mg/dl, Blutzuckerwert beim oralen 2-Stunden-Glucose-Toleranz-Test > 200 mg/dl, jeweils im venösen Plasma zweimal an voneinander unabhängigen Zeitpunkten gemessen) und durch im Verlauf der Erkrankung entstehende Organschäden (Spätkomplikationen) gekennzeichnet ist. Ein **absoluter Insulinmangel** liegt vor, wenn die Bauchspeicheldrüse infolge der Zerstörung von Inselzellen nicht mehr in der Lage ist, Insulin zu sezernieren. Von einem **relativen Insulinmangel** wird gesprochen, wenn infolge einer gestörten Inselzellfunktion die Insulinsekretion den Erfordernissen nicht mehr ausreichend angepasst werden kann, bzw. durch gestörte intrazelluläre Signalübertragung das Ansprechen auf Insulin vermindert ist (**Insulinresistenz**).

Diabetes mellitus ist die häufigste und zugleich hinsichtlich ihrer Folgen die **bedeutsamste Stoffwechselstörung**. In Deutschland sind davon 5–8 % der Bevölkerung mit deutlich steigender Tendenz (!) betroffen. Noch wesentlich häufiger ist eine gestörte Glucosetoleranz (**Prädiabetes**, s. u.).

Diabetes-Typen. Unter ätiologischen sowie pathogenetischen und klinischen Gesichtspunkten wird zwischen verschiedenen Diabetes-Typen unterschieden. Von diesen entfallen ca. 90 % auf einen Typ-2-Diabetes.

Beim **Typ-1-Diabetes** nimmt nach Beginn der Erkrankung der Insulinmangel kontinuierlich zu, bis schließlich überhaupt kein Insulin mehr sezerniert wird. Daher ist dann eine Insulinsubstitution unumgänglich (und lebensrettend!).

Beim **Typ-2-Diabetes** besteht dagegen lange nur ein relatives Insulindefizit. Erst in Spätstadien der Erkrankung kann es zu einem weitgehend vollständigen Insulinmangel kommen. 80 % der Typ-2-Diabetiker sind übergewichtig!

An der **Entstehung** beider Typen sind sowohl **genetische** als auch **exogene Faktoren** beteiligt. Bei Typ-1-Diabetikern sind bestimmte HLA-Antigene (z. B. DR3, DR4) genetisch prädisponierend, andere HLA-Antigene (z. B. DR2) haben dagegen eine protektive Wirkung. Bei entsprechender genetischer Disposition sind dann für die Manifestation eines Typ-1-Diabetes meist immunologische Prozesse entscheidend. Infolge einer T-Zell-vermittelten **Autoimmunreaktion** mit lymphozytärer Insulitis (Autoimmun-Inselzellentzündung) kommt es zur selektiven Zerstörung von B-Zellen und damit zum Versiegen der Insulinproduktion und -freisetzung. Als auslösende Faktoren werden **virale Infektionen** (z. B. mit Coxsackie- oder Mumpsviren) oder **Umweltnoxen** angenommen. Schon vor dem Ausbruch der Erkrankung lassen sich Autoantikörper gegen Insulin und Inselzellproteine, z. B. Glutamat-Decarboxylase, das große strukturelle Ähnlichkeit mit Coxsackie-Virus-Proteinen besitzt, nachweisen.

Beim Typ-2-Diabetes ist die Wahrscheinlichkeit der Vererbung noch deutlich höher als beim Typ 1, doch ist der Erbgang im Einzelnen nicht geklärt. Gesichert ist, dass es sich um ein polygenetisches Geschehen handelt. Als **Realisationsfaktoren** spielen Überernährung und Übergewicht (Adipositas) sowie körperliche Inaktivität eine entscheidende Rolle.

Eine Vorstufe des manifesten Typ-2-Diabetes (Prädiabetes) ist das sog. **metabolische Syndrom,** das durch Adipositas, Hyperglykämie, Insulinresistenz, Hypertonie, Dyslipidämie sowie thrombophile Diathese charakterisiert ist und von dem in Deutschland 8–12 Mio Menschen betroffen sind.

Der beim manifesten Typ-2-Diabetes auftretende relative Insulinmangel beruht meist auf einer **Insulinresistenz** der Zielzellen, seltener auf einer Insulinsekretionsstörung. Bei Insulinresistenz sprechen die insulinsensitiven Gewebe (Leber, Muskulatur, Fettgewebe) vermindert auf Insulin an. In der Leber werden beispielsweise trotz Hyperglykämie die Gluconeogenese und

Glucoseabgabe ins Blut nicht unterdrückt. Auch vermag die Skelettmuskulatur, deren Anteil am Glucosestoffwechsel wegen ihrer großen Masse besonders hoch ist, nicht genügend Glucose aufzunehmen. Bei übergewichtigen Typ-2-Diabetikern ist die Ansprechbarkeit peripherer Gewebe auf Insulin stets vermindert und daher bei Krankheitsbeginn die Insulinsekretion zur Aufrechterhaltung eines normalen Blutglucosespiegels sogar erhöht. In späteren Stadien kann durch die anhaltend gesteigerten Anforderungen an die pankreatischen B-Zellen deren Funktion jedoch erschöpft werden: Die Plasmainsulinspiegel sinken, gleichzeitig steigt der Blutglucosespiegel deutlich an.

Ein **Gestationsdiabetes** liegt vor, wenn bei einer Frau erstmals in der Gravidität eine Hyperglykämie nachgewiesen wird. Bei etwa 1–3 % aller Schwangeren ist mit einem Schwangerschaftsdiabetes zu rechnen. Unbehandelt nimmt das Risiko von Präeklampsie, Hydramnion, Frühgeburten, erhöhtem Geburtsgewicht sowie gesteigerter Morbidität und Mortalität des Neugeborenen zu. Eine frühzeitige Erkennung und Behandlung eines Gestationsdiabetes ist daher zwingend geboten.

Stoffwechselstörungen durch Insulinmangel. Die mangelhafte Glucoseverwertung in den Zellen infolge verringerter Glucoseaufnahme sowie die Steigerung der Gluconeogenese führen zur Hyperglykämie und bei Überschreiten der Nierenschwelle für Glucose zur Glucosurie. Die gesteigerte Lipolyse im Fettgewebe sowie in der Leber und im Muskel bewirkt einen Anstieg der freien Fettsäuren im Plasma. In schweren Fällen treten Ketonkörper im Blut wegen verstärkten Abbaus von Fettsäuren und begrenzter Endoxidation von Acetyl-Coenzym A im Citratzyklus auf (Ketoazidose). Durch das erhöhte Fettsäurenangebot in der Leber nimmt ferner die Bildung von triglyceridreichen VLDL-Lipoproteinen und damit der Lipoproteingehalt des Blutes zu. Außerdem ist der Eiweißabbau, vor allem in der Muskulatur, gesteigert. Der Abbau ketogener Aminosäuren verstärkt zudem die Ketonkörperbildung. Bei der schwersten Form der akuten diabetischen Stoffwechselentgleisung, dem **diabetischen Koma**, besteht eine extreme Glucoseverwertungsstörung. Es werden zwei Formen unterschieden: das wesentlich häufigere (ca. 80–90 %) ketoazidotische Koma, das vor allem bei Typ-1-Diabetikern auftritt, und das hyperosmolare Koma bei Typ-2-Diabetikern.

Beim klassischen **ketoazidotischen Koma** entwickelt sich durch die Bildung größerer Mengen von Ketonkörpern eine Ketoazidose. Da die Säuren in Form ihrer Natrium- oder Kaliumsalze ausgeschieden werden, tritt ein Verlust an Na^+ und K^+ auf. Die Glucoseexkretion im Urin löst darüber hinaus eine osmotische Diurese mit Wasserverlust aus. Das ketoazidotische Koma ist somit durch Azidose, Elektrolytverschiebungen, Dehydratation und Minderdurchblutung des Gehirns mit Hypoxie gekennzeichnet.

Beim **hyperosmolaren Koma** ist die Blutglucosekonzentration mit >600 mg/dl deutlich höher als beim ketoazidotischen Koma. Die hyperosmolare Form entwickelt sich meist allmählich über ein Prodromalstadium (Präkoma) mit Appetitlosigkeit, Übelkeit, Erbrechen, Muskelschwäche und Schläfrigkeit sowie Polydipsie und Polyurie. Im Koma selbst erscheinen Haut, Schleimhäute und Zunge trocken, die Augenbulbi sind weich, die Atmung ist vertieft und verlangsamt. Beim ketoazidotischen Koma riecht außerdem die Ausatmungsluft des Patienten nach Aceton.

(Spät-)Folgen des Diabetes mellitus. Bei unzureichend behandeltem Typ-1-Diabetes ist die Lebenserwartung erheblich verkürzt. Die Behandlung mit Insulin führt – abhängig davon, wie gut dadurch der Glucosestoffwechsel eingestellt wird – zu einer deutlichen Lebensverlängerung. Trotzdem tritt durch die sog. **Diabetes-Spätschäden** der Tod häufig früher als bei nichtdiabetischen Personen ein. Zudem beeinträchtigen Gefäßerkrankungen und Störungen des Nervensystems die Lebensqualität erheblich. Dies gilt auch für Typ-2-Diabetiker.

Bei einer erhöhten Blutglucosekonzentration kann Glucose mit einer Reihe von körpereigenen Eiweißen nichtenzymatisch reagieren (**nichtenzymatische Glykierung**). Als Folge davon treten Struktur- und Funktionsveränderungen der betroffenen Proteine auf. Neben Serum- und Gewebeproteinen ist auch Hämoglobin betroffen. Es wird u. a. **HbA_{1c}** gebildet, dessen Konzentration im Blut ein wichtiger Parameter bei der Therapiekontrolle ist (anzustrebender Wert < 6,5 %).

Die **diabetische Mikroangiopathie** tritt vor allem an der Niere und der Netzhaut auf. Die **diabetische Nephropathie** ist durch Proteinurie, Hypertonie und fortschreitende Niereninsuffizienz infolge einer Glomerulosklerose gekennzeichnet. Sie ist die wichtigste Ursache für eine dialysepflichtige Niereninsuffizienz. Die Netzhautschädigung (**diabetische Retinopathie**) äußert sich in Mikroaneurysmen und kapillären Gefäßverschlüssen. Bei hypoxiebedingter Neubildung retinaler Gefäße besteht wegen deren Verletzlichkeit die Gefahr von Blutungen und damit von Erblindung.

Die **diabetische Makroangiopathie** entspricht der Arteriosklerose des Nichtdiabetikers. Sie tritt allerdings früher und häufiger als diese auf. Als fördernder Faktor gilt, insbesondere bei Typ-2-Diabetikern, das metabolische Syndrom (s. o.). Aufgrund der Makroangiopathie kommt es bei Diabetikern gehäuft zu Herzinfarkten, arterieller Verschlusskrankheit oder Schlaganfällen. Wegen der oft gleichzeitig vorhandenen Neuropathie fehlt vielfach der bei Ischämien, z. B. koronarer Herzkrankheit, üblicherweise auftretende Schmerz (**stumme Ischämien**)!

Neuropathien, die neben einer osmotischen Zellschädigung die Folge einer Mikroangiopathie sind, findet man bei 60–90 % der Diabetiker. Am häufigsten entwickelt sich eine **periphere Polyneuropathie** mit sensorischen Symptomen (u. a. Taubheitsgefühl, Parästhesien, nächtlichen Wadenkrämpfen, Reflexausfällen). Seltener kommen motorische Störungen (z. B. Muskelschwäche, Paresen) sowie Neuropathien des myenterischen Nervensystems mit Beeinträchtigung der gastrointestinalen Motorik (**diabetischen Gastroparese** mit verzögerter Magenentleerung, Obstipation), orthostatischer Dysregulation, Herzrhythmusstörungen, Impotenz u. a. vor.

Beim sog. **diabetischen Fuß** handelt es sich um eine weitere gefürchtete diabetische Spätkomplikation mit atrophischen, geschwürigen und gangränösen Hautveränderungen und deren Komplikationen (z. B. Superinfektionen, Osteomyelitis). Bei etwa 60 % der betroffenen Patienten liegen Infektionen, bei etwa 25 % neurovegetativ-ischämische und bei dem Rest makroangiopathisch-ischämische Störungen vor, die nicht selten die Amputation des betroffenen Fußes erfordern.

Infolge der Gefäßschäden und der Neuropathie des vegetativen Nervensystems können als sonstige Diabetes-Folgen auch vielfältige Hauterkrankungen (z. B. Ekzeme, bakterielle und Pilzinfektionen) auftreten. Das hohe Infektionsrisiko eines Diabetikers ist jedoch auch Folge einer **sekundären Immundefizienz bei Hyperglykämie** mit Einschränkung der Phagozytenfunktionen und der zellulären Immunität. Der herabgesetzte Immunstatus führt zu häufigen Allgemein-, insbesondere Harnwegsinfektionen.

21.6.2 Therapeutisch angewandte Insuline

Zur Diabetesbehandlung werden **Humaninsulin** sowie modifizierte Humaninsuline (Insulin-Analoga) eingesetzt. Die **Insulin-Analoga** weisen besondere pharmakokinetische Eigenschaften, z. B. raschen Wirkungseintritt bzw. kurze oder lange Wirkdauer auf. Nach der Stärke der Initialwirkung, der Zeit bis zum Wirkungsmaximum und der Wirkungsdauer unterscheidet man kurz wirkendes Insulin (Altinsulin, Normalinsulin, Bolusinsulin), besonders rasch (und kurz) wirkende Insuline, Basalinsuline (Verzögerungsinsuline, Basisinsuline, Depotinsuline) oder Kombinationsinsuline (◘ Tab. 21.3).

Als **Altinsulin** bezeichnet man Insulinzubereitungen, die gelöstes Insulin ohne resorptionsverzögernde Zusätze enthalten. Sie besitzen einen raschen Wirkungseintritt (nach ca. 30 min), ein Wirkungsmaximum 1–3 Stunden nach Injektion und eine Wirkdauer von 7–8 h. Zu den

21

Tab. 21.3 Insulinpräparate

INN (Handelspräparat)	Wirkungseintritt (Wirkdauer)
Besonders rasch und kurz wirkende Insuline	
Insulin aspart (NovoRapid®)	10–20 min (3–5 h)
Insulin glulisin (Apidra®)	10–20 min (2–3 h)
Insulin lispro (HUMALOG®)	15 min (2–5 h)
Kurz wirkende Insuline	
Insulin human = Normal-insulin (z. B. Actrapid®)	30 min (7–8 h)
Intermediärinsuline	
Insulin-Isophan = Insulin NPH (z. B. Protaphane®)	90 min (ca. 24 h)
Intermediärinsuline kombiniert mit schnell wirkenden Insulinen	
Insulin aspart, biphasisch (NovoMix®)	10–20 min (ca. 24 h)
Insulin human-Isophan, biphasisch (z. B. Actraphane®)	30 min (ca. 24 h)
Insulin lispro, biphasisch (HUMALOG® Mix)	15 min (ca. 24 h)
Langzeitinsuline	
Insulin degludec (Tresiba®)	5 h (> 42 h)
Insulin detemir (Levemir®)	3–4 h (ca. 24 h)
Insulin glargin (z. B. Lantus®)	4–5 h (> 30 h)

besonders rasch wirkenden Insulinen gehören die gentechnologisch gewonnenen Humaninsulin-Analoga **Insulin lispro** (z. B. HUMALOG®), **Insulin aspart** (NovoRapid®) und **Insulin glulisin** (Apidra®). Bei Insulin lispro, Insulin aspart und Insulin glulisin wurden Aminosäure-Substitutionen vorgenommen. Durch diese Veränderungen wird die Bildung von Hexameren, wie sie bei nativem Humaninsulin auftritt, unterbunden und als Folge davon die Resorptionsgeschwindigkeit aus der Subkutis erheblich erhöht: Die Zeit bis zum Erreichen der maximalen Plasmakonzentration beträgt im Vergleich zu Humaninsulin nur etwa die Hälfte. Durch den schnellen Wirkungseintritt können diese drei Insulin-Analoga unmittelbar vor den Mahlzeiten appliziert werden, der sonst bei Altinsulin erforderliche Spritz-Ess-Abstand entfällt.

Basalinsuline sind andererseits dadurch gekennzeichnet, dass durch Komplexbildung oder partialsynthetische Abwandlung ihre Resorptionsgeschwindigkeit verringert ist, wodurch eine längere Wirkdauer erreicht wird. Die Basalinsuline können nochmals in **Intermediärinsuline** (Wirkdauer < 24 Stunden) und **Langzeitinsuline** (Wirkdauer 24–36 Stunden) unterteilt werden.

Ein schwer löslicher Komplex entsteht in den **NPH-Insulinen** (NPH = neutrales Protamin Hagedorn) durch die Bindung von Insulin an das basische Protein **Protamin.** NPH-Insuline zeichnen sich durch ihre Mischbarkeit mit Altinsulin aus, wodurch eine individuelle Zusammensetzung der Injektionslösung möglich wird.

Kombinationsinsuline enthalten Altinsulin bzw. ein rasch wirkendes Insulin-Analogon in fixer Kombination mit deren Protaminkomplexen als Verzögerungsinsulin.

Aminosäure-Substitution und Verlängerung der Peptidkette von Insulin führt zu dem lang wirksamen Insulin-Analogon **Insulin glargin** (z. B. Lantus®). Bei **Insulin detemir** (Levemir®) wird die Wirkungsverlängerung durch Amidierung mit Myristinsäure erreicht, bei **Insulin degludec** (Tresiba®) ist eine C16-Fettsäure angehängt. Infolge dieser Molekülveränderungen bilden die Langzeitinsuline nach Injektion in das subkutane Fettgewebe ein Depot aus Multi-Hexameren, aus dem eine langsame, kontinuierliche Freisetzung erfolgt.

Insulinbehandlungsformen. Nach dem Applikationsmodus unterscheidet man verschiedene Formen der Behandlung mit Insulin: die konventionelle Insulintherapie (CT), die intensivierte konventionelle Insulintherapie (ICT), die supplementäre Insulintherapie (SIT) mit präprandialen Injektionen ohne Basalinsulin ggf. unter Beibehaltung oraler Antidiabetika, die basalunterstützte orale Therapie mit Basalinsulin (BOT) unter Beibehaltung oraler Antidiabetika sowie die Insulinpumpen-Therapie.

Bei der **konventionellen Insulintherapie** wird etwa 30 min vor dem Frühstück und dem Abendessen eine festgelegte Menge eines Kombinationsinsulins gespritzt (Verhältnis der morgendlichen zur abendlichen Insulindosis meist 2:1 oder 3:2). Aufgrund der zunächst hohen und dann lang anhaltenden, über dem physiologischen Basalwert liegenden Insulinblutspiegel ist es erforderlich, dass der Patient die Zeit der Injektion, die Zeit der Mahlzeiteinnahme sowie die errechnete Kohlenhydratmenge streng einhält. Auch sind Zwischenmahlzeiten erforderlich.

Die **intensivierte konventionelle Insulintherapie** (Basis-Bolus-Therapie) zielt darauf ab, durch eine ein-, zwei- oder (selten) dreimal tägliche Injektion eines Verzögerungsinsulins den Basalbedarf (ca. 50 % des Gesamtbedarfs) zu decken sowie durch zusätzliche Applikation eines rasch wirkenden Insulins vor bzw. zu jeder Mahlzeit die Insulinzufuhr dem physiologischen Bedarf besser als bei der konventionellen Therapie anzupassen. Voraussetzung ist eine regelmäßige, mehrmals tägliche Blutzuckerselbstmessung durch den Patienten sowie eine den jeweiligen Bedingungen (Blutzuckerwert, Nahrungsmenge) entsprechende Dosierung. Spezielle Injektionssysteme, sog. Pens, erleichtern die erforderlichen häufigen Injektionen.

Bei der **supplementären Insulintherapie** werden kurz wirkende Insuline zu den Hauptmahlzeiten ohne Verwendung von Basalinsulin mit einem oralen Antidiabetikum (z. B. Metformin) kombiniert. Dieses Therapieregime wird angewendet, wenn Blutglucosewerte nüchtern im Zielbereich vorliegen, diese jedoch insbesondere postprandial erhöht sind und durch andere Maßnahmen (Lebensstiländerungen und zusätzliche orale Antidiabetika) nicht wirksam beseitigt werden können.

Die **basalunterstützte orale Therapie** mit Basalinsulin vor dem Schlafengehen wird bei erhöhten Nüchternblutzuckerwerten in den Morgenstunden bei bereits bestehender Therapie mit oralen Antidiabetika angewendet. Sie eignet sich gut als Übergangstherapie von oralen Antidiabetika zur Insulintherapie für Patienten, bei denen eine Normalisierung der morgendlichen Nüchternblutglucosekonzentration mit anderen Maßnahmen nicht mehr zu erreichen ist.

Bei der **Insulinpumpen-Therapie** wird mit einer tragbaren Infusionspumpe Insulin einerseits kontinuierlich und andererseits diskontinuierlich in Form zusätzlicher Dosen bei jeder Mahlzeit zugeführt. Sie kommt wegen der hohen Kosten nur in ausgewählten Fällen, z. B. bei sehr hohen morgendlichen Blutzuckerwerten oder häufigen Hypoglykämien sowie bei sonst nur sehr schwer einstellbaren Diabetikern, in Betracht.

Dosierung. Die Dosierung erfolgt individuell und angepasst an die Zeit der Nahrungszufuhr, die Nahrungsmenge, die Begleitmedikation mit oralen Antidiabetika (s. u.) sowie den Grad der Insulinresistenz. Eine genaue Angabe der durchschnittlichen täglichen Insulinmenge ist daher, insbesondere beim Typ-2-Diabetes, nur sehr bedingt möglich. Beim Typ-1-Diabetes liegt die mittlere Dosierung (s. c.) im Wachstumsalter bei 0,8–1 IE/kg Körpergewicht und Tag, im Erwachsenenalter bei 30–70 IE täglich. Der Injektionsort soll wegen des Risikos von Lipodystrophien innerhalb der gewählten Spritzregion (Bauch, Oberarm, Gesäß, Oberschenkel) gewechselt werden.

Beim Coma diabeticum (Coma hyperglycaemicum) werden 0,1 IE Altinsulin/kg/h sowie 0,9 %ige (0,45 % bei Oligurie) Natriumchloridlösung zur Volumenauffüllung infundiert. Der Zielwert des Blutglucosespiegels beträgt 8–12 mM. Um eine Hypokaliämie zu vermeiden, muss außerdem Kaliumchlorid (5 bis maximal 20 mval K^+) zugeführt werden. (Bei eintretender Insulinwirkung kommt es zum Kaliumtransport von extrazellulär nach intrazellulär.) Eine Azidose (pH-Wert <7,1) ist durch die Infusion einer $NaHCO_3$-Lösung auszugleichen.

Nebenwirkungen. Bei jeder Insulinbehandlung besteht die Gefahr einer **Hypoglykämie** durch Überdosierung. Der erfahrene Diabetiker, der frühzeitig die ersten Anzeichen einer zu starken Erniedrigung des Blutzuckerspiegels erkennt, kann die Überdosierung von Insulin durch rasche orale Zufuhr von Glucose oder kohlenhydratreicher Nahrungsmittel ausgleichen. Bei schweren Fällen besteht die Therapie in der parenteralen Zufuhr von Glucose.

Allergische Reaktionen treten seit der Einführung von Humaninsulin und -Analoga nur noch selten auf. Meist sind sie weniger durch das entsprechende Insulin als durch Hilfsstoffe bedingt. Davon zu unterscheiden ist die Bildung von Antikörpern gegen Insulin. Ein Wechsel des Insulinpräparats kann in diesem Fall vorteilhaft sein, z. T. müssen aber auch sehr hohe Insulindosen zur Überwindung der Insulinresistenz gegeben werden.

Interaktionen. Glucocorticoide, Saluretika, Schilddrüsenhormone und Sympathomimetika vermindern, nicht β_1-selektive β-Rezeptorenblocker sowie Zytostatika vom Cyclophosphamid-Typ verstärken die Blutzuckersenkung durch Insulin. Nichtselektive Betablocker maskieren außerdem die Symptome einer Hypoglykämie.

21.6.3 Metformin

Das Biguanid Metformin (z. B. Glucophage®) ist aufgrund von Langzeitstudien mit einer Mortalitätssenkung um 36 % – im Vergleich zur alleinigen diätetischen Behandlung – Mittel der 1. Wahl bei Diabetes mellitus Typ 2.

Wirkungen und Wirkungsmechanismus. Metformin senkt erst nach einigen Behandlungstagen beim Diabetiker, nicht dagegen beim Stoffwechselgesunden, dosisabhängig den Blutzuckerspiegel. Diese Abnahme der Blutglucosekonzentration kommt durch verringerte Glucoseproduktion in der Leber (infolge Hemmung der Gluconeogenese und Glykogenolyse), verminderte Glucoseresorption im Darm sowie durch verbesserte Glucoseverwertung in den peripheren Geweben zustande. HbA_{1c} nimmt um 1–2 % ab. Da die Freisetzung von Insulin aus den B-Zellen nicht stimuliert wird, besteht ein Hypoglykämierisiko nur in Ausnahmefällen (z. B. bei Verzehr größerer Alkoholmengen). Eine Gewichtszunahme aufgrund der Medikation tritt nicht auf, die Einhaltung von Diätvorschriften wird wegen eines anorexigenen Effekts erleichtert. Außerdem bewirkt Metformin eine VLDL-und LDL-Senkung sowie eine HDL-Erhöhung (▸ Kap. 23.2.1.1). Durch Hemmung von Plasminogenaktivator-Inhibitor-1 wirkt Metformin ferner antithrombotisch. Aufgrund dieses Wirkungsspektrums verbessert es die Insulinsensitivität beim Diabetiker und reduziert sowohl mikro- als auch makrovaskuläre Spätschäden der Erkrankung.

Sein Wirkungsmechanismus auf molekularer Ebene ist vielfältig: Metformin hemmt partiell den Komplex I der mitochondrialen Atmungskette. Als Folge davon kommt es zu einer Abnahme der oxidativen Phosphorylierung und dadurch zu einer erhöhten Konzentration von Adenosinmonophosphat (AMP). Dieses stimuliert die AMP-Kinase, die ihrerseits Enzyme der Fettsäuren- und Triglyceridsynthese sowie der Gluconeogenese hemmt und die ferner Enzyme der β-Oxidation von Fettsäuren und Transportproteine für die Glucoseaufnahme stimuliert. Durch Inhibition von mTOR (▸ Kap. 31.3.8) kann Metformin außerdem antiproliferative Effekte auslösen, die sich günstig auf das beim Diabetiker erhöhte Risiko von Tumorerkrankungen auswirken.

Bei Überdosierung oder ungenügender renaler Ausscheidung von Metformin sowie bei Erkrankungen mit Hypoxierisiko (COPD, Asthma, Herzinsuffizienz, KHK u. a.) wird Glucose verstärkt anaerob abgebaut. Pyruvat, das nun vermehrt anfällt und dessen oxidativer Abbau gestört ist, wird zu Lactat reduziert. Dieses kann nicht wie üblich durch Glucoseneubildung verwertet werden. Die Folge ist die Gefahr einer **lebensbedrohlichen Lactatazidose.**

Kinetik. Metformin weist eine orale Bioverfügbarkeit von 50–60 % auf, die Halbwertszeit beträgt 3 Stunden. Der Wirkstoff reichert sich im Gastrointestinaltrakt, der Leber und den Nieren an. Er wird nicht an Eiweiß gebunden und unverändert renal ausgeschieden.

Indikationen und Dosierung. Metformin ist bei Typ-2-Diabetikern indiziert, bei denen diätetische Maßnahmen mit Gewichtsreduktion sowie körperliche Aktivität zur Blutzuckernormalisierung nicht ausreichen. Da es keinen Hyperinsulinismus hervorruft und das Abnehmen erleichtert, eignet es sich besonders für übergewichtige Typ-2-Diabetiker. Außer als Monotherapeutikum kann Metformin in Kombination mit anderen oralen Antidiabetika oder Insulin eingesetzt werden. Auch bei übergewichtigen und adipösen Typ-1-Diabetikern, insbesondere bei Vorhandensein einer Insulinresistenz, senkt Metformin die erforderliche Insulindosis und beugt einer weiteren Gewichtszunahme vor.

Die Dosierung beträgt initial 500 oder 850 mg 2- bis 3-mal täglich während oder nach den Mahlzeiten, nach 10–15 Tagen wird sie in Abhängigkeit vom Blutzuckerspiegel angepasst. Die klinisch maximal wirksame Tagesdosis liegt bei 2 g.

Nebenwirkungen. Metformin führt relativ häufig zu gastrointestinalen Störungen. Weitere Nebenwirkungen sind metallischer Geschmack und (selten) allergische Hautreaktionen sowie in Einzelfällen Störungen der Hämatopoese (megaloblastäre Anämie durch Hemmung der Resorption von Vitamin B_{12} und Folsäure).

Kontraindikationen. Bei Niereninsuffizienz, Coma oder Praecoma diabeticum, Ketoazidose, respiratorischer Insuffizienz, schweren Herz-Kreislauf- oder Leberschädigungen, Alkoholismus, besonderen Belastungen (Infekten, operativen Eingriffen) und reduziertem Allgemeinzustand sowie in der Schwangerschaft und Stillzeit ist Metformin kontraindiziert.

Interaktionen. Die blutzuckersenkende Wirkung von Metformin wird durch eine Reihe von Arzneistoffen vermindert (s. Insuline). In Kombination mit Diuretika, v. a. Schleifendiuretika, ist eine Einschränkung der Nierenfunktion möglich und das Risiko einer Lactatazidose erhöht. Alkoholkonsum erhöht ebenfalls dieses Risiko und ist daher strikt zu meiden.

21.6.4 Insulinotrope Antidiabetika

Insulinotrope orale Antidiabetika, zu denen die Sulfonylharnstoffe und die Glinide gehören, setzen – vor allem durch Verbesserung der Ansprechbarkeit auf physiologische Glucosereize – Insulin aus den B-Zellen des Pankreas frei. Sie sind daher nur wirksam, wenn die körpereigene Insulinproduktion wenigstens noch teilweise erhalten ist. Zwar führen sie in der Regel zur gewünschten Normalisierung des Glucosestoffwechsels, jedoch bedingt die Mehrsekretion von Insulin als Wirkprinzip beim übergewichtigen Typ-2-Diabetiker eine weitere Gewichtszunahme (Insulin-Mastkur). Die Anwendung der insulinotropen Antidiabetika, insbesondere bei übergewichtigen Typ-2-Diabetikern, sollte daher sehr zurückhaltend erfolgen.

Wirkungsmechanismus. Insulinotrope Antidiabetika blockieren Kaliumkanäle (K^+_{ATP}-Kanäle) von B-Zellen. Als Folge davon nimmt die Kaliumpermeabilität und dadurch das Membranruhepotenzial ab. Die hierdurch bedingte Öffnung spannungsabhängiger Calciumkanäle führt zu einer erhöhten zytosolischen Calciumionen-Konzentration und damit zu einer gesteigerten Exozytose von Insulin.

21.6.4.1 Sulfonylharnstoffe

Indikationen. Sulfonylharnstoffe sind zur Therapie von (vor allem normalgewichtigen) Typ-2-Diabetikern (als Monotherapeutika oder in Kombination mit Metformin) indiziert. Auch werden sie bei einer Kontraindikation für Metformin angewandt. Kommt es bei der Behandlung mit Sulfonylharnstoffen zu einer sekundären Insuffizienz der B-Zellen, können sie mit In-

Tab. 21.4 Orale Antidiabetika der Sulfonylharnstoff-Reihe

INN (Handelspräparat)	Tagesdosis (HWZ)
Glibenclamid (Euglucon®)	3,5–10,5 mg (5–9 h)
Gliclazid (Diamicron Uno®)	30–120 mg (12–20 h)
Glimepirid (z. B. Amaryl®)	1–6 mg (5–8 h)
Gliquidon (Glurenorm®)	15–120 mg (3–4 h)

sulin und/oder Inkretinmimetika (s. u.) kombiniert werden. Bei völligem Sistieren der Insulinsekretion hat eine komplette Umstellung auf Insulin zu erfolgen.

Kinetik. Nach oraler Gabe werden Sulfonylharnstoffe meist schnell und gut resorbiert. Im Plasma liegen sie zu über 95 % an Plasmaproteine gebunden vor. Bei der Biotransformation unterscheiden sich die verschiedenen Substanzen dagegen stärker. So wird Glibenclamid durch CYP2C9 am Cyclohexylrest hydroxyliert, Gliquidon überwiegend durch CYP3A4 demethyliert und hydroxyliert. Von Glimepirid werden – wiederum durch CYP2C9-Metabolismus – Hydroxy- und Carboxy-Derivate gebildet, während die hepatische Verstoffwechslung von Gliclazid über CYP2C19 erfolgt. Gliquidon und Gliclazid sowie ihre Metaboliten werden zu 95 % biliär und nur zu 5 % renal ausgeschieden. Bei Glibenclamid und Glimepirid erfolgt die Ausscheidung dagegen jeweils zu 50 % biliär und renal. Bei leichter bis mäßiger Niereninsuffizienz ist die Gesamtelimination nicht verändert, und es können dieselben Dosierungsschemata verwendet werden wie bei Patienten mit normaler Nierenfunktion.

Dosierung. Die üblichen Tagesdosen der verschiedenen Präparate, die in der Regel morgens zum Frühstück eingenommen werden, sind in Tab. 21.4 angegeben.

Nebenwirkungen. Wie nach Insulininjektionen sind z. T. schwere hypoglykämische Zustände möglich. Die Gefahr besteht insbesondere bei den stark und lang wirkenden Präparaten (relativ oft in der Anfangszeit der Therapie mit Glibenclamid beschrieben) und bei Patienten mit Alkoholabusus und Niereninsuffizienz. Nachteilig ist ferner, wie oben schon erwähnt, der durch das freigesetzte Insulin gesteigerte Appetit. Des Weiteren kommen gastrointestinale Beschwerden sowie allergische Reaktionen, selten auch Leukopenie und Thrombozytopenie vor.

Kontraindikationen. Sulfonylharnstoffe sind kontraindiziert bei Typ-1-Diabetes, starker Acetonurie, im diabetischen Präkoma und Koma, in der Schwangerschaft und Stillperiode, bei schwerer Niereninsuffizienz sowie bei allen Stoffwechselentgleisungen im Verlauf von Infektionskrankheiten, Operationen und anderen Belastungen, die eine besonders gute Einstellung des Diabetes erfordern.

Interaktionen. Cumarin-Derivate, Betablocker, Fibrate, Zytostatika vom Cyclophosphamid-Typ, Salicylate, Sulfonamide und Tetracycline verstärken die blutzuckersenkende Wirkung aufgrund metabolischer Interaktion in der Leber bzw. Verdrängung aus der Plasmaprotein-Bindung. Andererseits wird die blutzuckersenkende Wirkung von Sulfonylharnstoffen durch eine Reihe von Arzneistoffen vermindert (s. o. unter Insuline). Potente CYP2C9-Inhibitoren (z. B. Fluconazol) erhöhen die AUC für Glibenclamid und Glimepirid ungefähr 2-fach, Miconazol u. a. CYP2C19-Inhibitoren steigern das Hypoglykämierisiko von Gliclazid. CYP3A4-Inhibitoren (z. B. Clarithromycin) erhöhen die Wirkung von Gliquidon.

Insgesamt betrachtet hat die Bedeutung der früher sehr häufig verwendeten Sulfonylharnstoffe in letzter Zeit stark abgenommen. Zwar ist die dosisabhängige Senkung von HbA_{1c} durch Sulfonylharnstoffe gut belegt, doch lässt ihre Wirksamkeit in der Regel im Behandlungsverlauf nach, weshalb sie zur Langzeitmonotherapie eines Typ-2-Diabetes nur bedingt geeignet sind.

Auch sind die Nebenwirkungen, z. B. die hohe Hypoglykämiegefahr, erheblich. Eine Reduktion des mikrovaskulären Risikos konnte bislang nur für Glibenclamid und Gliclazid nachgewiesen werden.

21.6.4.2 Glinide

Die beiden Glinide **Nateglinid** (STARLIX®) und **Repaglinid** (z. B. NovoNorm®) sind zwar chemisch von den Sulfonylharnstoffen verschieden, doch sind die Wirkungen, der Wirkungsmechanismus, die Indikationen, Neben- und Wechselwirkungen der beiden Substanzgruppen weitgehend identisch mit der Ausnahme, dass Nateglinid nur für die Kombinationstherapie mit Metformin zugelassen ist.

Glinide werden sehr rasch resorbiert (t_{max} 30 min), die Bioverfügbarkeit von Nateglinid beträgt 75 %, die von Repaglinid 60 %. Die Halbwertszeiten sind mit 1,5 h für Nateglinid und 1 h für Repaglinid kurz im Vergleich zu denen von Sulfonylharnstoffen. Die Biotransformation von Repaglinid erfolgt überwiegend über CYP2C8, in geringerem Ausmaß über CYP3A4, die von Nateglinid vorwiegend über CYP2C9 mit anschließender Glucuronidierung. Nateglinid wird renal und fäkal, Repaglinid zu über 90 % biliär ausgeschieden. Die Glinide werden kurz vor den Hauptmahlzeiten eingenommen, die Insulinfreisetzung ist dann aufgrund ihrer Pharmakokinetik weitgehend an den physiologischen Bedarf angepasst. Während postprandiale Blutglucosespiegel gesenkt werden, nimmt eine erhöhte Nüchternblutglucosekonzentration kaum ab. Die Dosierung beträgt, abhängig vom HbA_{1c}-Wert und der zugeführten Kohlenhydratmenge, von Nateglinid 60–120 (–180) mg und von Repaglinid 0,5–4 mg pro Hauptmahlzeit (maximale Tagesdosis 16 mg).

Als Nebenwirkung besteht die Gefahr von Hypoglykämien, auch wenn das Risiko für deren Auftreten während der Nacht im Vergleich zu Sulfonylharnstoffen wohl geringer ist. Im Unterschied zu Sulfonylharnstoffen sind Glinide bei schwerer Niereninsuffizienz nicht explizit kontraindiziert. Gegenanzeigen bestehen dagegen bei Diabetes mellitus Typ 1, Ketoazidose mit oder ohne Koma und schweren Leberfunktionsstörungen.

Besondere Vorsicht ist geboten, wenn Nateglinid zusammen mit anderen, stärkeren CYP2C9-Inhibitoren (z. B. Fluconazol, Gemfibrozil) gegeben wird, oder bei Patienten, deren CYP2C9 wenig aktiv ist. Die gleichzeitige Gabe von CYP2C8-Inhibitoren (z. B. Trimethoprim Deferasirox) führte zu einem Anstieg der systemischen Repaglinid-Exposition. Pharmakokinetische Interaktionen können zudem mit Arzneistoffen auftreten, die Repaglinid bzw. Nateglinid aus ihrer Plasmaprotein-Bindung (höher als 95 %) verdrängen.

21.6.4.3 Inkretinwirkungen imitierende oder verstärkende Antidiabetika

Zu den (physiologischen) Inkretinen gehören das **Glucose-abhängige insulinotrope Peptid** (GIP, auch als gastro-inhibitorisches Peptid bezeichnet) und das **Glucagon-like Peptide 1** (GLP-1). Diese bei Diabetikern vermindert freigesetzten Enterohormone stimulieren glucoseabhängig die Insulinsekretion, senken die Glucagonkonzentration und somit die hepatische Glucoseabgabe, reduzieren den Appetit, verlangsamen die Entleerung des Magens und reduzieren dadurch die Geschwindigkeit der Glucoseresorption. Außerdem erhöhen sie die Insulinsensitivität und fördern den Energieumsatz. Dieses Wirkprinzip kann in seiner Gesamtheit erfolgreich bei Typ-2-Diabetikern genutzt werden, und zwar mit **Inkretinmimetika**, die die Wirkung von GLP-1 nachahmen und länger als dieses wirken, sowie mit Enzymhemmstoffen, die den GLP-1- und GIP-Abbau blockieren, den **Dipeptidyl-Peptidase-4-Inhibitoren**, den sog. Gliptinen.

Inkretinmimetika

Zu den Inkretinmimetika gehören **Exenatid** (ursprünglich aus der Krustenechse *Heloderma suspectum* stammend), **Albiglutid, Dulaglutid, Liraglutid** und **Lixisenatid** (◘ Tab. 21.5). Gemeinsam ist diesen Peptiden die hohe Homologie zu GLP-1. Wie dieses aktivieren sie den GLP-1-Rezeptor, einen G_s-Protein gekoppelten Re-

▫ Tab. 21.5 Inkretinmimetika und Dipeptidyl-Peptidase-4-(DPP-4)-Inhibitoren

INN (Handelspräparat), HWZ	Dosierung
Inkretinmimetika	
Albiglutid (Eperzan®), 120 h	30–50 mg s. c., 1-mal wöchentlich
Dulaglutid (Trulicity®), 110 h	0,75–1,5 mg s. c., 1-mal wöchentlich
Exenatid (BYETTA®), 2,5 h	10–20 µg/Tag s. c.
Exenatid (Bydureon®), 2,5 h	2 mg s. c., 1-mal wöchentlich
Liraglutid (Victoza®), 12–15 h	0,6–1,8 mg/Tag s. c.
Lixisenatid (Lyxumia®), 3 h	10–20 µg/Tag s. c.
Dipeptidyl-Peptidase-4-Inhibitoren	
Linagliptin (Trajenta®), 125–140 h	5–10 mg/Tag p. o.
Saxagliptin (Onglyza®), 3 h	2,5–5 mg/Tag p. o.
Sitagliptin (JANUVIA®), 12 h	25–100 mg/Tag p. o.
Vildagliptin (Galvus®) 2–3 h	50–100 mg/Tag p. o.

zeptor (▸Kap. 3.1.2.1), der über die Erhöhung der cAMP-Konzentration eine Insulinfreisetzung bewirkt. Ein Vorteil dieser Wirkstoffe gegenüber GLP-1 ist ihre Resistenz gegen den Abbau durch die **Dipeptidylpeptidase 4** (DPP-4), ein weiterer Vorteil ihre glucoseabhängige Wirkung, d. h. bei niedriger Blutglucosekonzentration (< 70 mg/dl) wird kein Insulin freigesetzt, und bei < 50 mg/dl wird auch die Glucagonsekretion nicht mehr gehemmt. Daher zeigen die Inkretinmimetika keinen Anstieg der Hypoglykämie-Inzidenz. Auch ist eine relevante Verminderung des HbA_{1c}-Werts für die Inkretinmimetika gezeigt. Außerdem führen diese Arzneistoffe zuverlässig zu einer Gewichtsreduktion.

Indikationen. Inkretinmimetika eignen sich zur Behandlung von Typ-2-Diabetikern als Monotherapeutika oder in Kombination mit Metformin und/oder Sulfonylharnstoffen bzw. Pioglitazon (s. u.), bei denen mit der maximal verträglichen Dosis der einzelnen oralen Antidiabetika die Plasmaglucose-Zielwerte nicht erreicht werden können. Albiglutid, Exenatid und Lixisenatid sind auch zusammen mit einem Basalinsulin zugelassen. Als Polypeptide werden Inkretinmimetika s. c. injiziert.

Kinetik. Ihre längere Wirkdauer im Vergleich zu GLP-1 beruht auf einer langsamen Resorption infolge Selbstassoziation (Liraglutid), erhöhter Bindung an Plasmaalbumin (Liraglutid), erhöhter enzymatischer Stabilität gegen DPP-4 (Albiglutid, Dulaglutid, Exenatid, Lixisenatid, Liraglutid) sowie Fusion mit Albumin (Albiglutid) oder einer humanen IgG4-Fc-Domäne (Dulaglutid). Hinsichtlich der Biotransformation ist anzunehmen, dass Inkretinmimetika als Polypeptide durch ubiquitäre proteolytische Enzyme gespalten werden.

Dosierung. Die Dosierungen und Halbwertszeiten der Inkretinmimetika sind in ▫ Tab. 21.5 aufgeführt. Für Exenatid ist eine Depot-Injektionssuspension von 2 mg Exenatid (BYDUREON®) verfügbar, die nur einmal wöchentlich appliziert wird.

Nebenwirkungen. Als Nebenwirkungen wurden gastrointestinale Störungen (Übelkeit, Dyspepsie, Diarrhö), akute Pankreatitis, Nasopharyngitis und zentralnervöse Beschwerden (u. a. Kopfschmerzen, Nervosität) beschrieben. Hypoglykämien treten meist nur bei gleichzeitiger Sulfonylharnstoff- oder Insulin-Gabe auf. Wegen unzureichender Daten sollten Inkretinmimetika nicht bei Schwangeren und während der Stillzeit angewandt werden. Ob bei langfristiger Inkretin-basierter Therapie die Gefahr von histologischen Pankreas-Veränderungen im Sinne präneoplastischer/neoplastischer Läsionen besteht, ist noch nicht geklärt.

Kontraindikationen. Nicht empfohlen werden Inkretinmimetika bei schwerer Nierenfunktionsstörung sowie bei diabetischer Gastroparese und eingeschränkter Leberfunktion.

Die antihyperglykämische und gewichtsreduzierende Wirkung von z. B. Exenatid oder Liraglutid ist gut belegt. Langzeitdaten aus kontrollierten Studien zu klinischen Endpunkten (diabetischen Komplikationen, kardiovaskulärer Morbidität und Mortalität) und Sicherheit liegen allerdings noch nicht vor.

DPP4-Inhibitoren, Gliptine

Zu den DPP4-Inhibitoren gehören **Linagliptin**, **Saxagliptin**, **Sitagliptin** und **Vildagliptin** (◘ Tab. 21.5). Durch Blockade der **Dipeptidyl-Peptidase 4** (DPP-4) hemmen sie den GLP-1-Abbau und verlängern dadurch die GLP-1-Wirkung, ohne wie die insulinotropen Substanzen eine Gewichtszunahme zu verursachen.

Kinetik. Gliptine werden rasch resorbiert, die Bioverfügbarkeit beträgt von Linagliptin 30 %, von Sitagliptin 90 %, von Saxagliptin 75 % und von Vildagliptin 85 %. Linagliptin wird kaum biotransformiert und vor allem fäkal, Sitagliptin zu ca. 80 % unverändert renal, Saxagliptin zusammen mit seinem aktiven Hauptmetaboliten 5-Hydroxy-Saxagliptin renal und hepatisch, Vildagliptin nach Hydrolyse der Nitril- und – untergeordnet – der Amidgruppe renal ausgeschieden.

Indikationen. Indiziert sind Gliptine bei Typ-2-Diabetikern als Monotherapeutika, bei denen Diät und Bewegung allein den Blutzucker nicht ausreichend senken und für die Metformin aufgrund von Kontraindikation oder Unverträglichkeit nicht geeignet ist. Eine Zulassung besteht auch für die Zweifachtherapie zusammen mit Metformin, einem Sulfonylharnstoff, Pioglitazon oder Insulin, ebenso für die Dreifachkombination mit Metformin und einem Sulfonylharnstoff.

Nebenwirkungen. Als Nebenwirkungen können Kopfschmerzen, ferner Schwindel, Obstipation, HNO-Infektionen, Nasopharyngitis und Arthralgien, bei der Kombination mit einem Sulfonylharnstoff auch Hypoglykämien auftreten.

Kontraindikationen. Bei Pankreatitis sind Gliptine kontraindiziert. Ein Verdacht auf Zunahme von Pankreatitis und Pankreastumoren besteht ähnlich wie für Inkretinmimetika. Während der Schwangerschaft und Stillzeit dürfen Gliptine nicht eingenommen werden

Zwar ist die antihyperglykämische Wirkung von DPP-4-Inhibitoren gut belegt, doch liegen Langzeitdaten zur Wirksamkeit bezüglich klinischer Endpunkte derzeit nur für Linagliptin vor, das in Deutschland nicht zur Verfügung steht. Bei Monotherapie besteht nur ein geringes Hypoglykämie-Risiko.

21.6.5 SGLT2-Inhibitoren, Gliflozine

Canagliflozin, **Dapagliflozin** und **Empagliflozin** sind die ersten Vertreter der Gliflozine (◘ Tab. 21.6). Sie hemmen den ausschließlich in der Niere lokalisierten **Natrium-abhängigen Glucose-Transporter Isotyp 2** (SGLT2, sodium dependent glucose transporter) im proximalen Tubulus der Niere, über den glomerulär filtrierte Glucose großenteils reabsorbiert wird. Die selektive Blockade von SGLT2 reduziert dementsprechend die Glucose-Rückresorption und bewirkt damit eine Ausscheidung von Glucose mit dem Harn – bei mittlerer Dosierung eines Gliflozins ca. 70 g/Tag –, was einen antihyperglykämischen Effekt zur Folge hat. Aufgrund dieses Wirkmechanismus kam es bei den verschiedenen Substanzen nach 24 Behandlungswochen neben der Blutglucosesenkung (HbA_{1c} im Vergleich mit Placebo um 0,5–0,7 % vermindert) zu einem Gewichtsverlust um 2–3 kg sowie zur Reduktion des Blutdrucks um 4 mmHg systolisch und 2 mmHg diastolisch als positiven Begleiteffekten. Die normale endogene Glucoseproduktion als Reaktion auf eine Hypoglykämie wurde durch die Gliflozine nicht behindert.

Tab. 21.6 SGLT2-Inhibitoren, Gliflozine

INN (Handelspräparat)	Tagesdosis (HWZ)
Canagliflozin (Invokana®)	100–300 mg (11 h)
Dapagliflozin (Forxiga®)	5–10 mg (13 h)
Empagliflozin (Jardiance®)	10–25 mg (12 h)

Indikationen. Gliflozine sind zugelassen für die Typ-2-Diabetes-Monotherapie bei Unverträglichkeit/Kontraindikation von Metformin sowie in Kombination mit anderen antihyperglykämisch wirkenden Substanzen inklusive Insulin.

Kinetik. Nach oraler Gabe werden Gliflozine schnell und gut resorbiert. Die maximalen Plasmakonzentrationen werden innerhalb von 2 Stunden nach Gabe im nüchternen Zustand erreicht. Gliflozine werden wenig (Empagliflozin) bis extensiv (Dapagliflozin) metabolisiert, wobei hauptsächlich inaktive glucuronidierte Metaboliten entstehen.

Nebenwirkungen. Im Vergleich zu Placebo behandelten Patienten ist die Häufigkeit von Harnwegsinfektionen geringfügig (Placebo 3,7 %, Dapagliflozin 4,3 %), die von Genitalinfektionen allerdings deutlich erhöht (Placebo 0,9 %, Dapagliflozin 4,8 %). Gliflozine weisen selbst kein Hypoglykämierisiko auf, jedoch muss bei der Kombination mit anderen Antidiabetika (Sulfonylharnstoffen, Gliniden, Insulinen) darauf geachtet und deren Dosierung angepasst werden. Bei der Evaluierung von Karzinomraten einzelner Organsysteme zeigte sich, dass Karzinome der Harnblase, der Mamma und der Prostata unter einer Gliflozin-Therapie numerisch etwas häufiger auftreten.

Kontraindikationen. Da die antihyperglykämische Effektivität von Gliflozinen von der Nierenfunktion abgängig ist, wird ihre Anwendung bei Nierenfunktionseinschränkungen wegen nachlassender Wirksamkeit nicht empfohlen bzw. ist bei starker Niereninsuffizienz kontraindiziert. Gliflozine sollten auch nicht bei Typ-1-Diabetikern eingesetzt werden.

Interaktionen. Bei mit Schleifendiuretika therapierten Patienten ist zur Vermeidung einer Volumendepletion die Anwendung von Gliflozinen nicht indiziert.

Mit Empagliflozin wurde vor Kurzem im Rahmen der EMPA-REG Outcome®-Studie eine Verrringerung kardiovaskulärer Todesfälle um 38 % bei Patienten mit Typ-2-Diabetes und hohem kardiovaskulärem Risiko gezeigt.

21.6.6 α-Glucosidase-Inhibitoren

α-Glucosidase-Inhibitoren hemmen im Bürstensaum des Dünndarms die enzymatische Spaltung von Oligo- und Disacchariden. Die Resorption von Kohlenhydraten wird dadurch verzögert, als Folge davon lassen sich postprandiale Blutzuckerspitzen vermeiden, die vor allem für Patienten mit Typ-2-Diabetes charakteristisch sind. Der basale Blutzuckerwert wird etwas gesenkt, insgesamt lassen sich niedrigere Blutglucose-Durchschnittswerte erreichen. Das glykierte Hämoglobin nimmt mit 0,7–1 % allerdings geringer ab als durch die Wirkung von Metformin oder insulinotropen Antidiabetika.

Acarbose. Das Pseudotetrasaccharid Acarbose (z. B. Glucobay®) wird nach oraler Gabe nur wenig (< 2 %) resorbiert. In tieferen Darmabschnitten wird der Wirkstoff von Darmbakterien und Verdauungsenzymen hydrolysiert. Der größere Teil der Abbauprodukte wird mit den Fäzes ausgeschieden, ca. 20 % werden resorbiert. Das durch Abspaltung eines Moleküls Glucose entstandene Pseudotrisaccharid besitzt noch etwa 1/3 der Aktivität der Muttersubstanz. Die Wirkdauer liegt bei 4–6 Stunden. Acarbose ist als Monotherapeutikum oder in Kombination mit anderen oralen Antidiabetika bei Typ-2-Diabetes indiziert. Zur Verringerung von Nebenwirkungen (s. u.) hat die Behandlung einschleichend mit initial ein- bis maximal zweimal täglich 50 mg unmittelbar zu Beginn einer Mahlzeit zu erfolgen. Danach kann die Dosis pro Woche um 50 mg bis auf dreimal 100 mg/Tag erhöht werden.

Die Nebenwirkungen – Blähungen, evtl. Diarrhö – beruhen darauf, dass infolge der Glucosidase-Hemmung Poly- und Disaccharide teilweise erst im Kolon durch Darmbakterien unter Gasbildung abgebaut (vergärt) werden. Durch einschleichende Dosierung lassen sich diese unerwünschten Wirkungen deutlich abschwächen. Sehr selten kommt es zu einem Anstieg der Leberenzyme im Blut, der durch Metaboliten der Acarbose verursacht sein soll. Bei chronischen Darmerkrankungen mit Verdauungs- und Resorptionsstörungen sowie bei Erkrankungen, die sich durch vermehrte Gasbildung im Darm verschlechtern können (z. B. bei Darmulzera und -stenosen), ist Acarbose kontraindiziert.

Da Acarbose die Kohlenhydratresorption verzögert, muss bei einer Therapie-induzierten Hypoglykämie Glucose gegeben werden, deren Resorption durch α-Glucosidase-Hemmung – im Gegensatz zu der von Saccharose – nicht beeinträchtigt wird.

Miglitol (Diastabol®) besitzt ähnliche pharmakodynamische Eigenschaften wie Acarbose. Im Gegensatz zu dieser wird es zu 60–90 % resorbiert und unverändert renal ausgeschieden. Die Halbwertszeit beträgt 2–3 Stunden. Die Therapie wird mit einer Dosierung von dreimal täglich 50 mg begonnen. In Abhängigkeit von Wirksamkeit und Verträglichkeit kann im Verlauf eine Dosiserhöhung auf dreimal täglich 100 mg erfolgen. Nebenwirkungen, Kontraindikationen und Interaktionen entsprechen denen von Acarbose.

21.6.7 Pioglitazon

Infolge hepatischer oder kardiovaskulärer Nebenwirkungen von Thiazolidindionen ist von dieser Stoffklasse nur noch **Pioglitazon** (Actos®) im Handel. Dessen blutzuckersenkende Wirkung kommt dadurch zustande, dass es den γ-Subtyp des Peroxisomen-Proliferator-aktivierten Rezeptors (PPARγ) stimuliert. Der zu den intrazellulären Rezeptoren (▸Kap. 3.1.2.1) gehörende PPARγ dimerisiert mit dem Retinoid-Rezeptor (RXR) und steigert durch Interaktion mit der DNA die Bildung von Proteinen, welche die Differenzierung von Fettzellen aus Präadipozyten und die Glucoseverwertung fördern. Als Folge dieser Wirkungen sinken die Plasmakonzentrationen von freien Fettsäuren, Triglyceriden und Glucose, wodurch die Insulinsensitivität erhöht und der HbA_{1c}-Wert reduziert werden.

Pioglitazon ist zur Typ-2-Diabetes-Behandlung als Monotherapeutikum sowie in Kombination mit Metformin oder einem Sulfonylharnstoff indiziert. Auch für die Dreifach-Kombination Pioglitazon, Metformin, Sulfonylharnstoff besteht eine Zulassung, wenn sonst keine ausreichende Blutzuckerkontrolle erreicht wird. Die Kombination mit Insulin ist wegen der Gefahr einer Herzinsuffizienz nur in Ausnahmefällen erlaubt.

Pioglitazon wird gut resorbiert, nahezu vollständig an Plasmaeiweiße gebunden und hepatisch metabolisiert. Die Ausscheidung der Metaboliten erfolgt sowohl renal als auch biliär. Die Halbwertszeit von Pioglitazon wird mit 3–7 Stunden angegeben. Die Dosierung beträgt 15–30 (–45) mg peroral einmal täglich.

Als Nebenwirkungen wurden Flüssigkeitsretention, Ödeme und dadurch bedingte Gewichtszunahme, Auslösen einer Herzinsuffizienz, Anämie, Fettstoffwechsel- und Leberfunktionsstörungen, Verminderung der Knochendichte mit vermehrten peripheren Frakturen, ferner Kopfschmerzen und erhöhter Appetit sowie Flatulenz beobachtet. Außerdem wurde ein erhöhtes Blasenkrebsrisiko festgestellt. Bei Lebererkrankungen und Herzinsuffizienz ist Pioglitazon kontraindiziert. Orale hormonelle Kontrazeptiva können in ihrer Wirkung durch Pioglitazon abgeschwächt werden.

In Anbetracht des Nebenwirkungsspektrums und des unzureichenden Wirksamkeitsnachweises im Hinblick auf klinische Endpunkte ist Pioglitazon nur in Ausnahmen (z. B. Unverträglichkeit anderer Antidiabetika) zu empfehlen.

21.6.8 Strategien der Therapie des Diabetes mellitus

Behandlungsziele einer Diabetes-Therapie sind die **Beseitigung der Diabetes-Symptome** unter **Vermeidung von Hypoglykämien** und **Erhalt der Lebensqualität**, ferner die Prophylaxe bzw. **Verringerung der Spätschäden** sowie die **Verlängerung der Lebensdauer**. Das bedeutet, dass die **Gluconeogenese verringert**, der **Blutzuckerspiegel und HBA$_{1c}$-Wert gesenkt** und die **Insulinresistenz vermindert** werden müssen.

Beim (meist normal- bis untergewichtigen) **Typ-1-Diabetiker** sind Nahrungszufuhr und das praktizierte **Insulinregime** (CT, ICT, Insulinpumpentherapie, s. o.) so aufeinander abzustimmen, dass der Patient normoglykämisch ist. Dabei sind das Ausmaß des Insulindefizits, die Ansprechbarkeit auf die Insulingabe, die Pharmakokinetik des verwendeten Insulinpräparats und die körperliche Aktivität zu berücksichtigen.

Beim vielfach übergewichtigen **Typ-2-Diabetiker** müssen dagegen stets **diätetische Maßnahmen** zur **Gewichtsreduktion** (bis zur Gewichtsnormalisierung mit einem BMI < 25) unternommen werden, da bei entsprechendem Erfolg eine antidiabetische Pharmakotherapie in vielen Fällen dann nicht mehr erforderlich ist. Außerdem ist grundsätzlich bei jedem Diabetiker eine **Raucherentwöhnung** angezeigt. Darüber hinaus ist wichtig darauf hinzuweisen, dass durch regelmäßige **körperliche Bewegung** die Insulinresistenz abnimmt. Die genannten Maßnahmen stellen die Basis jeder Diabetes-Therapie dar.

Wird ein individuell angesetztes HbA$_{1c}$-Ziel (HbA$_{1c}$-Zielkorridor 6,5–7,5 %; der Glykierungsgrad von Hämoglobin zeigt – entsprechend der Lebensdauer der Erythrozyten – die Einstellung der Blutzuckerwerte während der letzten 6–8 Wochen an) durch die o. g. **Basistherapie** der Diabetesbehandlung nach 3–6 Monaten nicht erreicht, wird als **zweite Stufe** die pharmakologische Behandlung als Monotherapie initiiert. **Metformin** ist hierbei, sofern keine Kontraindikationen vorliegen, Mittel der 1. Wahl. Als Alternativen bei Metformin-Unverträglichkeit oder -Kontraindikation stehen DPP-4-Inhibitoren, SGLT2-Inhibitoren, Sulfonylharnstoffe, Glinide, α-Glucosidasehemmer oder Pioglitazon zur Verfügung. Eine Insulinmonotherapie, meist mit einem Verzögerungsinsulin, ist bereits in dieser Stufe der Therapie zumindest initial angezeigt, wenn das HbA$_{1c}$ hoch ist und eine rasche Stoffwechselverbesserung angestrebt wird. Sobald eine Stoffwechselkompensation (Reduktion der Glucose-Toxizität) erreicht ist, kann nicht selten, insbesondere bei kürzerer Diabetesdauer, auf Insulin zugunsten eines oralen Antidiabetikums wieder verzichtet werden. Sulfonylharnstoffe und Glinide sind vor allem bei normal- oder untergewichtigen Typ-2-Diabetikern sowie bei Patienten in Spätstadien eines Typ-2-Diabetes indiziert, da diese Patientengruppen Insulin dann nicht mehr ausreichend sezernieren. In Anfangsstadien eines Typ-2-Diabetes mit Übergewicht sollten insulinotrop wirkende Sulfonylharnstoffe und Glinide dagegen nicht eingesetzt werden, da sie Übergewicht und Hyperinsulinämie weiter verstärken.

Wird das individuell angesetzte HbA$_{1c}$-Ziel (s. o.) durch eine Monotherapie mit Metformin oder einem alternativen Antidiabetikum nach 3 bis spätestens 6 Monaten wiederum nicht erreicht, erfolgt in der **dritten Stufe** eine pharmakologische Zweifach-Behandlung, in der Regel mit Metformin als Basistherapeutikum plus einem anderen Antidiabetikum. Für andere Zweifach-Kombinationen gibt es zwar noch wenig eindeutige Evidenz, doch sind insgesamt gesehen Zweifach-Kombination für viele Patienten sowohl erforderlich als auch im Hinblick auf Nebenwirkungen günstiger, da bei den Kombinationen die Einzelsubstanzen häufig niedriger dosiert werden können. Bei Nichtansprechen einer Therapie ist immer die Therapietreue des Patienten zu hinterfragen, bevor eine Eskalation der laufenden Behandlung erfolgt.

Bei erneutem Nichterreichen des HbA$_{1c}$-Zielwerts von 6,5–7,5 % trotz Zweifachkombinationen ist in der **vierten Stufe** ein Insulinregime erforderlich (SIT, BOT, CT, ICT, s. o.), u. U. zusätzlich zu oralen Antidiabetika, insbesondere Metformin (bei Adipösen) oder auch einem

DPP-4- oder SGLT2-Inhibitor. Welche Form der Insulintherapie gewählt wird, richtet sich nach den Bedürfnissen des Patienten und den Plasmaglucoseprofilen im Alltag. Oberstes Gebot jeder Insulintherapie ist die Vermeidung von schweren Unterzuckerungen und einer signifikanten Gewichtszunahme.

Die Kontrolle einer guten Diabetes-Einstellung erfolgt insbesondere durch die regelmäßige Bestimmung der Nüchtern-Blutglucosekonzentration, die Prüfung auf Glucose und Ketonkörper im Urin sowie die Messung von HbA_{1c}. Bei Diabetikern sowie Patienten mit einem metabolischen Syndrom ist außerdem eine effektive antihypertensive Behandlung mit anzustrebenden Blutdruckwerten von systolisch < 130 mmHg und diastolisch 75–80 mmHg sowie eine Senkung der Plasmalipide auf eine LDL-Konzentration < 100 mg/dl durchzuführen. Um einen diabetischen Fuß zu vermeiden, sind regelmäßige Fußinspektionen, Fußpflege, geeignetes Schuhwerk und Schutz vor Verletzungen erforderlich. Zur Therapie einer diabetischen Polyneuropathie können α-Liponsäure (Thioctsäure) und Benfotiamin (▸ Kap. 29.1.2.1), außerdem zur Behandlung der neuropathischen Schmerzen (▸ Kap. 12.1.8) zusätzlich Amitriptylin, Carbamazepin, Gabapentin oder Pregabalin eingesetzt werden. Die medikamentöse Behandlung einer diabetischen Gastroparese besteht in der Gabe eines Prokinetikums (▸ Kap. 18.2.3), z. B. Domperidon.

Bei Coma und Praecoma diabeticum, azidotischer Stoffwechsellage, schweren Infekten sowie bei Hyperglykämien in der Schwangerschaft sind Altinsulin bzw. rasch wirkende Insuline indiziert.

21.7 Hormone der Nebennierenrinde

In der Nebennierenrinde werden aus Cholesterol über Progesteron als Zwischenstufe in der Zona fasciculata und reticularis insbesondere den Kohlenhydrat-, Fett- und Proteinstoffwechsel beeinflussende **Glucocorticoide**, in der Zona glomerulosa vor allem in den Elektrolyt- und Wasserhaushalt eingreifende **Mineralocorticoide** gebildet. In der Zona reticularis werden außerdem **Androgene** (▸ Kap. 21.8.3.2) – allerdings nur in geringen Mengen – synthetisiert. Durch ihre Wirkungen leisten die Gluco- und Mineralocorticoide einen wesentlichen Beitrag zur **Homöostase** des Organismus, insbesondere verleihen sie ihm die Fähigkeit, auf innere und äußere Beanspruchung („Stress“) zu reagieren. Ein vollständiger Ausfall der Nebennierenrinde führt – unbehandelt – in kurzer Zeit zum Tode.

Glucocorticoide. Das wichtigste **endogene Glucocorticoid** ist **Cortisol** (Hydrocortison). Die Basalsekretion beträgt 15–60 mg/Tag. Cortisol fördert die Gluconeogenese durch vermehrten Proteinabbau (katabole Wirkung) und erhöht dadurch den Blutzuckerspiegel sowie die Glykogenbildung in der Leber. Außerdem verstärkt es die lipolytischen Effekte der Catecholamine. Bei vermehrter Sekretion in Belastungssituationen (bis zu 240 mg Cortisol/Tag) sowie bei therapeutischer Anwendung von Glucocorticoiden kommen folgende Wirkungen hinzu:

- Blockade inflammatorischer und immunologischer Prozesse durch Suppression der Bildung von Entzündungsmediatoren und Hemmung der angeborenen und erworbenen Immunfunktionen (antiphlogistische und immunsuppressive Wirkung),
- Unterdrückung der Vermehrung von Fibroblasten (antiproliferative Wirkung) sowie der Kollagensynthese bei gleichzeitig beschleunigtem Kollagenabbau,
- im Schockzustand verstärktes Ansprechen der Gefäße auf Catecholamine und Verbesserung der Mikrozirkulation.

Allerdings erhöhen Glucocorticoide auch die Thrombozytenzahl und damit das Thromboserisiko. Des Weiteren vermindern sie die Gonadotropinsekretion des Hypophysenvorderlappens (▸ Kap. 21.2.1) und reduzieren dadurch die Gonadenfunktion. Außerdem steigern sie die Erregbarkeit des Gehirns und senken die Krampfschwelle. Zudem treten euphorisierende oder depressionsauslösende Effekte hinzu. Glucocorticoide behindern ferner die Umwandlung von Vitamin D_3 in Calcitriol, woraus eine vermehrte renale Sekretion von Ca^{2+}-Ionen resultiert. Bei erforderlicher gleichzeitiger Einnahme von Glucocorticoiden und einem Vitamin-D_3-Präparat sollte daher Calcitriol (▸Kap. 29.1.1.2) eingesetzt werden.

Für die Bewältigung schwerer Stress-Situationen (z. B. Infektionen, Traumen, operative Eingriffe) sind Glucocorticoide unentbehrlich, da sie eine Schädigung des Organismus durch übermäßige Zytokinbildung (s. u.) hemmen.

Mineralcorticoide. Die Abgabe des Mineralocorticoids **Aldosteron** aus der Nebennierenrinde wird vor allem durch Volumenänderungen in den Gefäßen, Änderung der Nierendurchblutung und der NaCl-Konzentration im distalen Tubulus der Niere geregelt. Bei Na^+-Mangel im Blut, Abnahme der Nierendurchblutung und erniedrigter Cl^--Ionenkonzentration an der Macula densa (○Abb. 26.2) setzen die juxtaglomerulären Zellen der Niere Renin frei, das – Angiotensin-II-vermittelt – die Aldosteron-Ausschüttung stimuliert. Ebenso wird diese durch eine (zu) hohe K^+-Konzentration im Blut gesteigert. Bei Blutverlusten kann die Aldosteron-Ausschüttung ferner durch Aktivierung von Volumenrezeptoren ausgelöst werden.

Die Wirkung der Mineralocorticoide besteht in der Reabsorption von Na^+-Ionen und Wasser sowie der vermehrten Sekretion von K^+-Ionen im distalen Tubulus und Sammelrohr der Niere. Die Folge ist eine Erhöhung des extrazellulären Flüssigkeitsvolumens und des Blutdrucks. Außerdem sind Mineralcorticoide für die Homöostase der Serumkalium-Konzentration verantwortlich.

Wirkungsmechanismus. Wie die anderen Steroidhormone besitzen Gluco- und Mineralocorticoide intrazelluläre Rezeptoren (▸Kap. 3.1.2.1). Während an den **Glucocorticoid-Rezeptor** nur Glucocorticoide binden, stimulieren den **Mineralocorticoid-Rezeptor** viele Gluco- und Mineralocorticoide gleichermaßen.

21.7.1 Glucocorticoide als Arzneistoffe

Außer der Substitution bei einer vergleichsweise seltenen Nebennierenrindeninsuffizienz liegt die therapeutische Bedeutung der Glucocorticoide in ihrer antientzündlichen, antiallergischen und immunsuppressiven Wirkung. **Prednisolon** und **Prednison** wirken etwa viermal stärker antiphlogistisch als Cortisol bei gleichzeitig geringerer Beeinflussung des Elektrolytstoffwechsels. Eine weitere Wirkungssteigerung konnte durch die Einführung von Halogenatomen erreicht werden. Die Affinität zum Mineralocorticoid-Rezeptor wird durch Ersatz von Wasserstoffatomen durch Hydroxyl- oder Methylgruppen an bestimmten Positionen des Steroidgerüsts eliminiert. Zwar sind die auf diese Weise erhaltenen Glucocorticoide stärker wirksam und beeinflussen auch den Na^+- und K^+-Haushalt nur noch wenig, doch haben sich die Erwartungen, dass sich die erwünschten antiphlogistischen Wirkungen von den unerwünschten Wirkungen auf z. B. den Glucose- und Knochenstoffwechsel trennen lassen, nicht erfüllt.

□Tab. 21.7 enthält Glucocorticoide zur systemischen Anwendung (Glucocorticoide zur lokalen Anwendung an Atemwegen ▸Kap. 24.1.1.2 und Haut ▸Kap. 28.3.2.1). Hydrophile Ester-Prodrugs von Betamethason, Prednisolon und Methylprednisolon (z. B. Hydrogensuccinate) eignen sich zur i. v. Injektion für die Notfalltherapie.

Kinetik. Glucocorticoide werden aus dem Gastrointestinaltrakt gut resorbiert. Während die Elimination von Cortisol und Prednisolon relativ rasch erfolgt, werden halogenierte Cortisol-Derivate langsamer metabolisiert.

Indikationen. Glucocorticoide sind bei einer Vielzahl sehr unterschiedlicher Erkrankungen, denen immunologische bzw. entzündliche Reaktionen oder eine Hyperproliferation der Gewebe zugrunde liegen, indiziert. Hierzu zählen **Hauterkrankungen** (z. B. Ekzeme, Psoriasis, Erythema nodosum, Strahlenerytheme), **rheumatische Erkrankungen** (z. B. rheumatoide Arthritis, akutes rheumatisches Fieber, Polymyal-

Tab. 21.7 Glucocorticoide zur systemischen Anwendung

INN (Handelspräparat)	Tagesdosis (HWZ)
Nicht fluorierte Glucocorticoide	
Cortisol = Hydrocortison (Generika)	10–40 mg p. o., i. v. (1,5 h)
Prednisolon (z. B. Decortin® H)	5–150 mg p. o. (3 h)
Prednison (z. B. Decortin®)	5–150 mg p. o. (3 h)
Methylprednisolon (z. B. Urbason®)	4–160 mg p. o. (2–3 h)
Cloprednol (z. B. Syntestan®)	1,25–12,5 mg p. o. (3 h)
Deflazacort (z. B. Calcort®)	6–18 mg p. o. (2 h)
Fluorierte Glucocorticoide	
Betamethason (z. B. CELESTAMINE® N)	0,5–15 mg p. o. (7 h)
Dexamethason (z. B. Fortecortin®)	4–40 mg p. o. (36 h)
Triamcinolon (z. B. Volon®)	4–80 mg p. o. (5 h)
Triamcinolonacetonid (z. B. Volon® A)	10–280 mg i. m., i. art., intraläsional (1,5 h)
Triamcinolonhexacetonid (Lederlon®)	2–20 mg i. m., i.art., intraläsional (1,5 h)
Esterprodrugs zur parenteralen Injektion	
Betamethasondihydrogenphosphat (z. B. CELESTAN® solubile)	2–200 mg i. v., i. m., i.art. (M 7 h)
Dexamethasondihydrogenphosphat (z. B. Fortecortin® Inject)	4–100 mg i. v., i. m., i. art. (M 36 h)
Methylprednisolon-21-hydrogensuccinat (z. B. Urbason® solubile)	250–1000 mg i. v. (M 2–3 h)
Prednisolonhydrogensuccinat (z. B. Prednisolut® i. v.)	40–1000 mg i. v. (M 3 h)
Triamcinolonacetonid-21-dihydrogenphosphat (z. B. Volon® A solubile)	10–400 mg i. v. (M 1,5 h)

M Aktiver Metabolit

gia rheumatica und Kollagenosen), **allergische Reaktionen** (z. B. Asthma bronchiale, angioneurotisches Ödem, allergische Rhinitis, Insektenstiche, Urtikaria, anaphylaktischer Schock), **Nierenerkrankungen** (z. B. nephrotisches Syndrom), **hämatologische Erkrankungen** (z. B. hämolytische Anämien, thrombopenische Purpura), **Lungenerkrankungen** (z. B. chronisch obstruktive Atemwegserkrankung, Morbus Boeck, toxisches Lungenödem), **chronisch-entzündliche Darmerkrankungen**, **Zytostatika-induziertes Erbrechen** (in Kombination mit NK_1- und 5-HT_3-Antagonisten, ▸Kap. 18.2.4), **Lebererkrankungen** (z. B. nicht infektiös-bedingte chronisch-aggressive Autoimmunhepatitis), **maligne Tumoren** (z. B. akute lymphoblastische Leukämie, Morbus Hodgkin, Non-Hodgkin-Lymphome, chronisch lymphatische Leukämie, multiples Myelom), **Symptomlinderung in der Palliativtherapie** von Tumoren (z. B. bei Inappetenz, Anorexie und allgemeiner Schwäche im fortgeschrittenen Stadium), **Erkrankungen des Nervensystems** (z. B. BNS-Krämpfe, Multiple Sklerose, Myasthenia gravis), **Hirnödem** (insbesondere tumorbedingtes Hirnödem), **schwere Schockzustände** und **Transplantationen**. Glucocorticoide bessern die Symptomatik dieser Krankheiten aufgrund ihrer antientzündlichen, antiproliferativen und immunsuppressiven Wirkungen. Da außer Glucocorticoiden häufig aber auch spezifischer wirksame Arzneistoffe angezeigt und den Glucocorticoiden vorzuziehen sind, wird bezüglich der zusammenfassenden Darstellung der Pharmakotherapie dieser Erkrankungen auf die entsprechenden Kapitel verwiesen.

Bei Infektionskrankheiten dürfen Glucocorticoide nur gemeinsam mit Antiinfektiva gegeben werden. Sie haben dabei die Aufgabe, infektionsbedingte toxische Reaktionen (z. B. bei Tuberkulose, Typhus) zu verhindern.

In der **Substitutionstherapie** bei Nebennierenrindeninsuffizienz wird präferentiell Cortisol (Hydrocortison) angewendet.

Anwendungskriterien. Glucocorticoide sollen unter sorgfältiger Beachtung der Nebenwirkungen angewandt werden. Stets ist die für das Erreichen des therapeutischen Effekts erforderliche Dosis individuell zu ermitteln und von Zeit zu Zeit anhand der Aktivität der Erkrankung zu überprüfen. Selbst sehr hohe Einzeldosen eines Glucocorticoids, auch bei einer Behandlung über einige Tage, rufen gewöhnlich keine gefährlichen Nebenwirkungen hervor. Wenn möglich, sollte die Tagesdosis in einer morgendlichen Gabe verabreicht werden, da Glucocorticoide dann weniger in den natürlichen Regelkreis der Cortisolsekretion eingreifen und die Gefahr einer Nebennierenrindenatrophie abnimmt. Reicht eine einmal tägliche Dosierung nicht aus, empfiehlt sich eine zweite Gabe am frühen Nachmittag bzw. frühen Abend. Bei Beendigung einer länger dauernden Therapie mit Glucocorticoiden darf die Dosis nur langsam reduziert werden, da sonst mit Komplikationen infolge einer Therapie-bedingten Nebennierenrindenatrophie zu rechnen ist. Diese treten insbesondere in Stress-Situationen und dadurch erhöhtem Cortisolbedarf auf. Dem muss durch Gabe von Cortisol in ausreichender Dosierung Rechnung getragen werden.

Dosierung. Die Dosierung erfolgt entsprechend den oben genannten Kriterien nach dem Ansprechen des Patienten sowie der Schwere der Erkrankung. Die Anfangsdosen für z. B. Prednisolon können dabei zwischen 30 und 1000 mg schwanken. Die Erhaltungsdosen von Prednisolon betragen 5–15 mg pro Tag peroral. Bei akut bedrohlichen Zuständen müssen hohe Glucocorticoid-Dosen i. v. injiziert oder infundiert werden.

Nebenwirkungen. Die Nebenwirkungen der Glucocorticoide nehmen bei Langzeittherapie mit steigender Dosis zu. Infolge der immunsuppressiven Wirkung besteht die Gefahr von Infektionen sowie der Reaktivierung latenter Infekte. Gastrointestinale Ulzera können bei gleichzeitiger Anwendung von nichtsteroidalen Antiphlogistika (▸ Kap. 12.2.1) erstmals oder erneut auftreten, allein rufen Glucocorticoide jedoch keine Magen- oder Zwölffingerdarmgeschwüre hervor. Die Wundheilung ist verzögert. Wegen der katabolen bzw. antiproliferativen Wirkungen sind ferner Atrophien von Muskulatur, Haut (Striaebildung) und Fettgewebe möglich. Bei Kindern tritt eine (in der Regel reversible) Wachstumshemmung auf. Bei Erwachsenen besteht bei Langzeitanwendung infolge Auflösung der mesenchymalen Knochenmatrix und teilweise auch durch die Vitamin-D_3-antagonistische Wirkung sowie durch die Hemmung der Knochenneubildung infolge verminderter Expression des Prokollagen-I-Gens eine erhebliche Osteoporosegefahr. Besonders gefährdet sind Patienten mit eingeschränkter motorischer Aktivität.

Wegen des Eingriffs in den Glucosestoffwechsel kann eine Hyperglykämie auftreten und ein latenter Diabetes mellitus manifest werden (diabetogene Wirkung). Der Eingriff in den Lipidstoffwechsel führt bei lang dauernder hochdosierter Gabe zu einer charakteristischen Umverteilung des Fettgewebes mit Stammfettsucht und Vollmondgesicht sowie zu Hypercholesterolämie mit erhöhtem Arterioskleroserisiko. Bei den Substanzen, die noch eine mineralcorticoidartige Wirkungskomponente besitzen, tritt eine Retention von Na^+-Ionen und Wasser sowie eine gesteigerte Exkretion von K^+-Ionen auf. Durch die Beeinflussung zentralnervöser Funktionen besteht die Gefahr von Schlafstörungen,

Antriebshemmung oder psychischen Alterationen. Langzeitbehandlung kann besonders bei Kindern den Hirndruck erhöhen, wobei die Symptome eines Hirntumors vorgetäuscht werden. Weiterhin können Glucocorticoide den intraokularen Druck erhöhen und dadurch zu Glaukom (▸Kap. 27.1) und schließlich zur Erblindung führen. Dabei haben die Anwendung am Auge selbst und die systemische Gabe den gleichen Effekt. Ferner ist ein erhöhtes Thromboembolierisiko zu erwähnen. In ihrer Gesamtheit werden diese von Glucocorticoiden hervorgerufenen Nebenwirkungen als **Cushing-Syndrom** bezeichnet. Mit dem Auftreten dieses Syndroms ist zu rechnen, wenn die interindividuell stark schwankende **Cushing-Schwelle** überschritten wird. Bei Tagesdosen von ≤ 7,5 mg Prednisolon sind diese Nebenwirkungen meist wenig bedeutsam.

Interaktionen. Glucocorticoide reduzieren die Wirkung von Antikoagulanzien und oralen Antidiabetika. Bei gleichzeitiger Gabe von Glucocorticoiden und nichtsteroidalen Antirheumatika, insbesondere Salicylsäure-Derivaten, steigt die Gefahr gastrointestinaler Blutungen. Glucocorticoid-bedingte K^+-Verluste verstärken die Wirkung von Herzglykosiden. CYP-Enzyme-induzierende Pharmaka verringern die Glucocorticoid-Wirkungen.

Kontraindikationen. Relative Kontraindikationen, bei denen der zu erwartende Nutzen sorgfältig gegen das Risiko abgewogen werden muss, sind schwere Infektionserkrankungen (z. B. Systemmykosen), Magen-Darm-Ulzera, schwere Osteoporose, Psychosen, verschiedene Viruserkrankungen während der virämischen Phase (z. B. Varizellen) sowie Glaukom. Die Substitutionstherapie bei Cortisolmangel ist jedoch stets durchzuführen.

21.7.2 Mineralocorticoide als Arzneistoffe

Als hochwirksames Mineralocorticoid steht das Cortisol-Derivat **Fludrocortison** (Astonin® H) zur Verfügung. Es wird mit einer Halbwertszeit von einer Stunde vorzugsweise renal ausgeschieden. Die therapeutische Bedeutung ist – verglichen mit den Glucocorticoiden – gering. Außer bei einer primären Nebennierenrindeninsuffizienz (Morbus Addison, s. u.) ist es bei sonst schwer therapierbaren hypotonen Kreislaufstörungen indiziert. Zur Hypotoniebehandlung werden 0,1–0,3 mg täglich peroral verabreicht.

Als Nebenwirkungen können bei der Hypotoniebehandlung sowie nach Überdosierung bei einer Substitutionstherapie Ödeme sowie Kaliumverluste auftreten. Hypertonie, Herzinsuffizienz, Leberzirrhose und Nephrosen sind Kontraindikationen.

21.7.3 Therapie von Funktionsstörungen der Nebenniere

Nebennierenrindeninsuffizienz. Die **primäre Form**, bei der die Nebennieren selbst geschädigt sind, wird als **Morbus Addison** bezeichnet. Zu manifesten Funktionsausfällen kommt es erst, wenn ca. 90 % der Rindensubstanz zerstört sind. Häufigste Ursache der mit ca. 100 Fällen/1 Mio Einwohner seltenen Erkrankung sind Autoimmunreaktionen. Die **sekundäre Form** der Nebennierenrindeninsuffizienz ist die Folge einer verringerten ACTH-Ausschüttung wegen einer Hypothalamus- und/oder Hypophysenvorderlappeninsuffizienz, z. B. infolge eines Tumors. Da die Mineralocorticoid-Produktion von der ACTH-Sekretion weitgehend unabhängig ist, fehlen bei der sekundären NNR-Insuffizienz die Elektrolytstoffwechselstörungen. Zur Vermeidung lebensbedrohlicher Krisen und zum Erhalt der Leistungsfähigkeit ist bei primärer Nebennierenrindeninsuffizienz die gleichzeitige Gabe eines Glucocorticoids (Cortisol) und eines Mineralocorticoids erforderlich. Bei sekundärer Nebennierenrindeninsuffizienz ist wegen der noch erhaltenen Aldosteron-Basissekretion meist die alleinige Gabe eines Glucocorticoids ausreichend.

Cortisol wird in Tagesdosen von 20–25 mg bei den primären und 15–20 mg bei der sekundären Form verabreicht, wobei ca. 2/3 der Dosis morgens, ca. 1/3 am frühen Nachmittag gegeben werden. Patienten mit Morbus Addison erhalten zusätzlich 0,05–0,2 mg Fludrocortison täglich. Bei moderatem Stress z. B. infolge stärkerer körperlicher bzw. seelischer Belastung oder eines grippalen Infekts ist die Dosis vorübergehend zu verdoppeln. Schwere Stress-Situationen erfordern eine Behandlung mit höheren Cortisoldosen. Ab einer Tagesdosis von 50 mg Hydrocortison kann auf die Gabe von Fludrocortison verzichtet werden.

Hypercortisolismus (Cushing-Syndrom). Die Blut-Cortisolkonzentration ist über einen längeren Zeitraum erhöht. Beim adrenal bedingten **primären Cushing-Syndrom** liegen gutartige oder bösartige Nebennierenrindentumoren, bei den häufigeren **sekundären Formen** meist ein Mikroadenom der Hypophyse mit vermehrter Freisetzung von ACTH oder Tumoren mit ektoper ACTH-Bildung (z. B. Bronchialkarzinom) vor. Am häufigsten findet man jedoch ein **iatrogenes Cushing-Syndrom** infolge einer längerfristigen Gabe von Glucocorticoiden in hoher Dosierung (s. o.). Charakteristisch für das Cushing-Syndrom sind das ausdruckslose, runde, dunkelrot verfärbte Vollmond-Gesicht sowie die Stammfettsucht. Diese entsteht aufgrund der erhöhten Cortisolkonzentration, die zu Hyperglykämie und gesteigerter Lipolyse in den Extremitäten führt. Der reaktive Hyperinsulinismus führt dann zu einer vermehrten Lipogenese am Stamm. Unbehandelt beträgt die mittlere Überlebenszeit 5 Jahre. Die Behandlung von Nebennierenrindentumoren (primäre Form) oder Hypophysentumoren (sekundäre Form) erfolgt durch Entfernung des hormonbildenden Gewebes. Außerdem kann Ketoconazol (Ketoconazole HRA®) zur Behandlung eines endogenen Cushing-Syndroms bei Erwachsenen sowie Jugendlichen angewendet werden. Ketoconazol blockiert als CYP-Hemmer in der Nebenniere die Cortisolsynthese. Bei iatrogenem Cushing-Syndrom muss die Glucocorticoid-Dosis überprüft und eine Dosisreduktion versucht werden.

Hyperaldosteronismus. Ein Hyperaldosteronismus ist durch die vermehrte Bildung von Aldosteron gekennzeichnet. Die Ursache des **primären Hyperaldosteronismus** (Conn-Syndroms) ist ein Nebennierenrindenadenom oder eine -hyperplasie. Bedingt durch den Kaliumverlust kommt es zu Muskelschwäche, Adynamie, Müdigkeit, Polyurie, Nykturie und Parästhesien sowie – bedingt durch die Hypervolämie – zu Hypertonie, Kopfschmerzen und tetanischen Erscheinungen. Ein Aldosteron-produzierendes Nebennierenrindenadenom ist operativ zu entfernen. Zur Vorbehandlung sind Aldosteronantagonisten, z. B. Spironolacton (▸ Kap. 26.1.3.1) 200–300 mg täglich, indiziert, um den Serumkaliumspiegel zu normalisieren. Ein postoperativer Hypoaldosteronismus wird mit 0,05–0,2 mg Fludrocortison täglich behandelt. Beim **sekundären Hyperaldosteronismus** beruht die vermehrte Aldosteronproduktion auf einer Aktivierung des Renin-Angiotensin-Aldosteron-Systems (▸ Kap. 23.3.2.1) infolge eines erniedrigten Plasmavolumens bzw. renalen Plasmaflusses (z. B. bei Herzinsuffizienz, Nierenarterienstenose, nephrotischem Syndrom, Leberzirrhose, chronischem Laxanzienabusus). Die Therapie des sekundären Hyperaldosteronismus besteht in der Ausschaltung bzw. Therapie der auslösenden Ursache.

Adrenogenitales Syndrom (AGS). Die **angeborene Form** beruht auf Enzymdefekten, in deren Folge die Nebennierenrinde nicht oder nur unzulänglich in der Lage ist, Gluco- und Mineralocorticoide zu bilden. Wegen der unzureichenden Rückkopplung von Cortisol zum Hypothalamus bzw. zur Hypophyse steigt die Produktion von ACTH und – unter Ausbildung einer Nebennierenrindenhyperplasie – von Androgenen. Bei Mädchen beobachtet man Virilisierungserscheinungen, bei Knaben kommt es zu einer vorzeitigen Ausbildung der sekundären Geschlechtsmerkmale ohne adäquate Entwicklung der Keimdrüsen, da der erhöhte Androgenspiegel die Gonadotropinausschüttung hemmt. Auch die Spermatogenese fehlt. Bei beiden Geschlechtern tritt nach auffallend schnellem Wachstum in den ersten Lebensjahren durch vorzeitigen Epiphysenschluss ein frühzeitiger Wachstumsstillstand ein. Die Therapie besteht in der Substitution mit Cortisol, damit sinkt die pathologisch erhöhte Androgenbildung.

21.8 Sexualhormone und davon abgeleitete Pharmaka

Wie die Glucocorticoide werden auch die effektorischen Sexualhormone durch Umwandlung von Cholesterol gebildet. Beim Mann synthetisieren die **Testes** das Androgen Testosteron. Die wichtigsten Sexualhormone der Frau sind die vorzugsweise in den **Ovarien** gebildeten Estrogene und das Gestagen Progesteron. Dieses entsteht insbesondere im **Gelbkörper** und – bei schwangeren Frauen – in der **Plazenta**. Übergeordnete Hormone vom Hypothalamus, das **Gonadotropin-Releasinghormon** (Gonadoliberin), und von der Hypophyse, die Gonadotropine **Follikel-stimulierendes Hormon** und **Luteinisierendes Hormon**, steuern die Bildung dieser Steroidhormone.

Testosteron und Progesteron sowie in niedrigen Konzentrationen auch Estrogene hemmen die Sekretion der übergeordneten Hormone, vor allem die GnRH-Abgabe. Hohe Estrogenkonzentrationen erhöhen dagegen die LH- und FSH-Sekretion im Sinn einer positiven Rückkopplung.

Gonadotropin-Releasinghormon (GnRH), ein Decapeptid, wird unter neuronaler Kontrolle vom Hypothalamus pulsatil (beim Mann etwa alle 120 min, bei Frauen alle 90 min) sezerniert. Diese pulsatile Freisetzung ist für die physiologische Wirkung essenziell. Durch Aktivierung hypophysärer, G_q-Protein-gekoppelter GnRH-Rezeptoren werden – IP_3- bzw. Ca^{2+}-vermittelt – die Bildung und Abgabe von FSH bzw. LH gesteigert.

Gonadotropine sind das **Follikel-stimulierende Hormon** (FSH) und das **Luteinisierende Hormon** (LH) aus der Hypophyse sowie das (humane) **Choriongonadotropin** (HCG), welches – GnRH unabhängig – in der Plazenta entsteht. Die Wirkung von HCG ist der von LH sehr ähnlich, beide aktivieren den LH-Rezeptor, während FSH mit einem eigenen, dem FSH-Rezeptor, interagiert. Beim Mann fördert LH die Testosteronbildung in den Leydig-Zellen, FSH stimuliert die Spermienbildung durch die Sertoli-Zellen. Bei der Frau steigert FSH im Ovar das Wachstum und die Reifung der Follikel, die Expression von LH-Rezeptoren an Theka- und Granulosazellen sowie die Aromatasebildung (s. u.) und die Estrogenproduktion in Granulosazellen. LH erhöht ferner die Androgensynthese in Thekazellen, löst den Eisprung aus und fördert die Umwandlung des Follikelrests in den Gelbkörper. Da HCG Im Blut bereits 10 Tage, im Urin ca. 2 Wochen nach der Konzeption nachweisbar ist, eignet es sich für Schwangerschaftstests.

21.8.1 GnRH, GnRH-Analoga und GnRH-Antagonisten als Arzneistoffe

Mit GnRH und GnRH-Agonisten (Tab. 21.8) kann die Sekretion der Gonadotropine sowohl erhöht als auch reduziert werden. Eine Zunahme erfolgt bei einmaliger bzw. pulsatiler Gabe. Kontinuierliche Applikation der stärker und länger wirksamen GnRH-Agonisten führt dagegen nach einem initialen Anstieg der FSH- und LH-Sekretion zur Down-Regulierung der GnRH-Rezeptoren in der Hypophyse, wodurch die Sekretion der Gonadotropine innerhalb von 2–3 Wochen sistiert. In der Folge stellen auch die Keimdrüsen die Produktion der effektorischen Sexualhormone ein. Eine ausschließliche und zugleich schnellere Hemmung der Gonadotropinsekretion bewirken GnRH-Antagonisten.

Gonadotropin-Releasinghormon (GnRH). Dieses wird als Diagnostikum und zur Therapie genutzt. Diagnostisch dient es bei Männern und Frauen gleichermaßen zur Differenzialdiagnose eines Hypogonadismus: Nimmt durch die i. v. Injektion von GnRH der LH-Plasmaspiegel nicht zu, liegt ein **sekundärer Hypogonadismus** durch eine Hypophysenschädigung vor, steigt er dagegen an, handelt es sich um die **primäre Form**, bei der die Ovarien bzw. Hoden betroffen sind.

Bei hypothalamisch bedingtem **Kryptorchismus**, bei dem man eine Tagesdosis von 1,2 mg (Kryptocur®) über 4 Wochen intranasal verabreicht, wird die Behandlung am besten zwischen dem 12. und 24. Lebensmonat durchgeführt. Im Plasma wird GnRH rasch hydrolysiert, die Halbwertszeit beträgt 4 min. Häufige Nebenwirkungen sind erhöhte Aktivität einschließlich Schlafstörungen, Unruhe, Agitiertheit.

GnRH-Agonisten. Die stärker und länger wirkenden GnRH-Analoga **Buserelin**, **Goserelin**, **Leuprorelin**, **Nafarelin** und **Triptorelin** (▫ Tab. 21.8) hemmen durch komplette Down-Regulation der hypophysären Rezeptoren die Bildung der Sexualhormone vollständig. Dadurch kann einem hormonabhängigen Wachstum von Tumoren entgegengewirkt werden. GnRH-Agonisten werden dementsprechend zur palliativen Behandlung des metastasierten Prostata- (▸ Kap. 31.9.2) und Mammakarzinoms (▸ Kap. 31.9.1) angewandt. Zu beachten ist hierbei, dass GnRH-Agonisten bei männlichen Patienten in den ersten 2–3 Behandlungswochen zu einem vorübergehenden Anstieg der Serumkonzentration von Testosteron und damit zu einer Zunahme der tumorbedingten Beschwerden (**Flare-Phänomen**) führen. Die zusätzliche Gabe eines Antiandrogens 3 Tage vor Beginn und in den ersten 2–3 Wochen der Therapie mit GnRH-Agonisten ist daher indiziert. Bei Patientinnen mit Brustkrebs ist in Kombination mit Tamoxifen (▸ Kap. 31.5.3.1) die unter der Therapie mit GnRH-Analoga allein zu beobachtende Abnahme der Knochendichte reduziert. Ferner eignet sich die kontinuierliche Gabe von GnRH-Agonisten zur Behandlung von Endometriose, Pubertas praecox und präoperativen Verkleinerung von Myomen. Eine weitere Indikation ist die Ausschaltung der körpereigenen Steuerung der Follikelreifung bei der assistierten Reproduktion (In-vitro-Fertilisation, s. u.).

Als Nebenwirkungen sind klimakterische Beschwerden (vasomotorische Störungen, Libidoverlust) sowie Ödeme zu nennen. Langzeittherapie kann zu Osteoporose führen und ist daher bei nicht lebensbedrohlichen Indikationen kontraindiziert.

GnRH-Antagonisten. Die antagonistisch wirkenden GnRH-Analoga **Abarelix** (Plenaxis®), **Cetrorelix** (Cetrotide®), **Degarelix** (FIRMAGON®) und **Ganirelix** (Orgalutran®) unterscheiden sich von den GnRH-Agonisten in ihrer Wirkung durch den schnellen Abfall der Bildung von Gonadotropinen und Sexualhormonen ohne deren vorausgehenden Anstieg (▫ Tab. 21.8).

Zugelassen sind Cetrorelix und Ganirelix zur Vermeidung eines vorzeitigen LH-Anstiegs bei kontrollierter ovarieller Hyperstimulation im Rahmen einer assistierten Reproduktion. Sie werden dabei zusammen mit rekombinantem humanem FSH eingesetzt. Dadurch kommt es auch zu einem schnelleren Follikelwachstum und damit zu einer Verkürzung der Behandlungsdauer bis zur Entnahme der reifen Eizellen.

Degarelix und Abarelix werden zur Palliativtherapie des hormonabhängigen Prostatakarzinoms angewandt (▸ Kap. 31.9.2). Die Nebenwirkungen entsprechen denen der GnRH-Agonisten.

21.8.2 Gonadotropine als Pharmaka

Auch die Gonadotropine (▫ Tab. 21.9) haben Bedeutung als Arzneimittel erlangt. Dies gilt sowohl für die beiden hypophysären Hormone FSH und LH als auch für Choriongonadotropin (HCG). Ursprünglich konnten diese Arzneistoffe nur durch Extraktion aus Urin gewonnen werden. So enthält der Harn menopausaler Frauen FSH sowie LH in intakter Form (humanes Menopausen-Gonadotropin, HMG, Menotropin), und auch HCG wird in aktiver Form renal ausgeschieden. Heute werden Gonadotropine jedoch vorwiegend gentechnologisch hergestellt. Von FSH gibt es zwei solcher Proteine, **Follitropin α** und **Follitropin β**, die sich in ihrer Glykosylierung und damit in ihrer Wirkstärke etwas unterscheiden. Als Glykoproteine werden sie i. m. oder s. c. appliziert. Die Verweildauer im Körper ist lang.

Tab. 21.8 Gonadotropin-Releasinghormon (GnRH), GnRH-Analoga und GnRH-Antagonisten

INN	Handelspräparat	HWZ	Indikationen	Dosierung
Gonadorelin	Lutrelef® u. a.	< 10 min	Hypogonadismus-Diagnose, Kryptorchismus	25–100 µg/Tag i. v., 1,2 mg/Tag nasal
GnRH-Agonisten				
Buserelin	Metrelef® u. a.	1–2 h	Endometriose, Prostatakarzinom, In-vitro-Fertilisation	0,9–1,2 mg/Tag nasal
Goserelin	Zoladex®-GYN u. a.	2–3 h	Endometriose, Myome, Prostata-, Mammakarzinom	3,6 mg 28-Tage-Implantat; 10,8 mg/3 Monate s. c.
Leuprorelin	Enantone®-Gyn u. a.	3 h	Endometriose, Myome, Mammakarzinom	3,75 mg/Monat s. c., i. m.
Nafarelin	Synarela®	4 h	Endometriose, In-vitro-Fertilisation	0,4–0,8 mg/Tag nasal
Triptorelin	Decapeptyl® Gyn u. a.	20 min	Myome, Endometriose, In-vitro-Fertilisation	3,75 mg/Tag s. c., i. m.
GnRH-Antagonisten				
Cetrorelix	Cetrotide®	12–30 h	Vermeidung eines vorzeitigen LH-Anstiegs bei In-vitro-Fertilisation	0,25 mg/Tag s. c.
Ganirelix	Orgalutran®	13 h		0,25 mg/Tag s. c.
Abarelix	Plenaxis®	13–16 d	Prostatakarzinom	100 mg i. m. Tag 1, 15, 29, danach monatlich
Degarelix	FIRMAGON®	28–43 d		240 mg s. c. initial, danach 80 mg monatlich

Infolge ihrer Förderung der Follikelreifung sind FSH und HMG zur Behandlung der weiblichen Infertilität indiziert. Die Dosierung erfolgt individuell anhand des sonografisch feststellbaren Follikelwachstums. Die Ovulation der reifen Follikel kann für eine natürliche Konzeption durch Gabe von HCG oder LH ausgelöst werden, der Eisprung erfolgt ca. 36 Stunden nach der Injektion. Alternativ sind diese Substanzen auch zur Vorbereitung einer In-vitro-Fertilisation nutzbar. Zum Heranreifen mehrerer Follikel sind hohe FSH- bzw. Menotropin-Dosen erforderlich. Vor der operativen Entnahme der reifen Eizellen wird wiederum HCG zur letzten Ausreifung injiziert. Ein vorzeitiger Eisprung wird dabei mit GnRH-Agonisten oder -Antagonisten (s. o.) unterdrückt.

Beruht eine männliche Infertilität auf einer Hypophysenunterfunktion, ist eine Behandlung mit FSH (150 IE dreimal/Woche) und HCG (1500–6000 IE einmal wöchentlich) über mehrere Monate möglich. Bei Kryptorchismus erhalten Knaben (s. o.) altersabhängig 500–2000 IE HCG einmal wöchentlich über 5 Wochen. Bleibt der Behandlungserfolg aus, ist eine einmalige Wiederholung sinnvoll. Bei erneutem Therapieversagen ist eine operative Behandlung (Verlegung der Hoden in den Hodensack) angezeigt.

Tab. 21.9 Gonadotropine

INN	Handelspräparat	HWZ	Indikationen	Dosierung
Follitropin α	GONAL-f® u. a.	24 h	Stimulation der Follikelreifung, unzureichende Spermatogenese, assistierte Reproduktion bei der Frau	37,5–350 IE s. c./Tag
Follitropin β	Puregon®	40 h		
Menotropin	Menogon® HP	30 h	Ovulationsauslösung; ovarielle Hyperstimulation in assistierter Reproduktionsmedizin	75–150 IE/Tag s. c., i. m.
Lutropin α	Luveris®	12 h	Stimulation der Follikelreifung bei Frauen mit schwerem LH- u. FSH-Mangel	75 IE/Tag s. c.
Choriongonadotropin	Predalon® u. a.	30 h	Ovulationsauslösung; Reproduktionsmedizin: Auslösung der Luteinisierung nach Stimulation des Follikelwachstums	5000–10 000 IE i. m. einmalig
Choriongonadotropin α	Ovitrelle®	30 h		250 µg s. c. einmalig

Ferner dient HCG zur Differenzialdiagnose des Hypogonadismus beim Mann. Bei normaler Funktion der Keimdrüsen steigt nach i. m. Injektion von 5000 IE die Testosteronproduktion.

Eine bedeutsame Nebenwirkung einer Fertilisationsbehandlung mit Gonadotropinen ist eine **ovarielle Überstimulation**, wodurch bei mehr als 10 % der Schwangerschaften **Mehrlinge** geboren werden. Daneben können als Zeichen einer solchen Überstimulation bedrohliche Ödeme im Bauch- und Brustraum, akute Atemstörungen und Oligurie auftreten. Bei der Heranreifung mehrerer großer Follikel ist daher die Behandlung abzubrechen. Das Risiko dieser Komplikation ist evtl. bei dem kürzer wirkenden rekombinanten LH geringer als bei dem länger wirksamen HCG.

21.8.3 Männliche Sexualhormone und Analoga

21.8.3.1 Androgenwirkungen

Testosteron bzw. sein durch 5α-Reduktase erzeugter Metabolit **5α-Dihydrotestosteron** fördern pränatal die Entwicklung der männlichen Sexualorgane und in der Pubertät die der sekundären männlichen Geschlechtsmerkmale (androgene Wirkung). Bei Männern halten sie die Funktion der Sexualorgane aufrecht. Zusammen mit FSH regulieren sie die Spermienproduktion, in hohen Konzentrationen hemmen sie dagegen die Spermiogenese. Sie erhöhen ferner die Libido und Potenz, sind mitbestimmend für die psychische Verhaltensweise des Mannes, steigern die Eiweiß- und Nucleinsäuresynthese (anabole Wirkung), stimulieren die Erythrozytenproduktion, verstärken die Talgproduktion, führen – bei entsprechender genetischer Veranlagung – zum Haarverlust (androgenetischer Alopezie) und fördern den Knochenaufbau und den Abschluss des Knochenwachstums in der Pubertät (Epiphysenschluss).

Bei Frauen bewirkt eine verstärkte Androgenproduktion der Nebennieren bzw. Ovarien ebenso wie eine längere Behandlung mit Testosteron Virilisierungserscheinungen.

Wirkungsmechanismus. Die Androgene vermitteln ihre Wirkung über einen intrazellulären Rezeptor (▸ Kap. 3.1.2.1). Die höchste Rezeptoraffinität, vor allem aber die längste Verweildauer am Androgenrezeptor und damit die stärkste androgene Wirkung besitzt 5α-Dihydrotestosteron. Andere Androgene, insbesondere die in der Nebennierenrinde gebildeten Formen, weisen nur eine geringe Affinität zum Androgenrezeptor auf.

21.8.3.2 Androgene als Arzneistoffe

Testosteron. Infolge eines hohen First-Pass-Effekts ist Testosteron bei oraler Applikation weitgehend unwirksam. Die transdermale Applikation in Form eines Hydrogels (z. B. Androtop Gel®) ist jedoch möglich (Bioverfügbarkeit ca. 10 %).

Im Plasma ist Testosteron zu etwa 98 % an **Sexualhormon-bindendes Globulin** (SHBG) gebunden. Nur der freie Wirkstoff ist biologisch aktiv, seine Konzentration nimmt im Alter durch vermehrte SHBG-Synthese ab. Die Halbwertszeit beträgt etwa 0,5–2 h. Ein wichtiger Metabolit ist das bereits erwähnte 5α-Dihydrotestosteron. Zu einem geringen Teil wird Testosteron auch in Estrogene umgewandelt. Die Ausscheidung erfolgt vorwiegend über die Nieren in Form von Glucuroniden oder Schwefelsäurehalbestern nach hepatischer Verstoffwechslung.

Testosteron-Derivate. Zur Substitutionstherapie bei Androgenmangel (Hypogonadismus) stehen die Testosteronester **Testosteronenantat** (z. B. Testoviron®) und **Testosteronundecanoat** (z. B. Nebido®) für die i. m. Anwendung, letzteres auch für die orale Anwendung (Andriol®) zur Verfügung (◻ Tab. 21.10). Antrieb, Muskelkraft und Libido steigen unter der Therapie ebenso wie das allgemeine Wohlbefinden. Die Halbwertszeiten bei i. m. Injektion werden mit 8 Tagen angegeben, doch kann die Wirkdauer bis zu 3 Monaten betragen. Bei oraler Verabreichung gelangt Testosteronundecanoat unter Umgehung eines hepatischen First-Pass-Effekts über die Lymphgefäße direkt in den großen Kreislauf. Für eine ausreichende Resorption (7 %) ist die Einnahme zusammen mit einer Mahlzeit wichtig.

Bei Behandlung mit hohen Dosen tritt gelegentlich ein cholestatischer Ikterus auf. Ferner besteht bei einer Langzeittherapie die Gefahr einer Retention von Na^+-, K^+-, Ca^{2+}-, Cl^-- und Phosphat-Ionen sowie von Wasser. Eine Atrophie der männlichen Keimdrüsen erklärt sich aus der Hemmung der hypophysären Gonadotropinsekretion. Androgene verstärken die blutgerinnungshemmende Wirkung von Cumarin-Derivaten. Bei Männern mit Prostata- oder Mammakarzinom sind Androgene kontraindiziert.

◻ **Tab. 21.10** Androgene und antiandrogen wirksame Pharmaka

INN (Handelspräparat), HWZ	Dosierung
Androgene	
Testosteron (z. B. Androtop® Gel), 0,5–2 h	25–50 mg/Tag transdermal
Testosteronenantat (z. B. Testoviron-Depot®), 8 Tage	250 mg i. m. alle 2–4 Wochen
Testosteronundecanoat (z. B. Andriol®), 2–3 h; i. m. 8 Tage	40–120 mg/Tag p. o., 1000 mg i. m. alle 10–14 Wochen
Androgenrezeptor-Antagonisten	
Cyproteronacetat (z. B. Androcur®), 2 Tage	10–300 mg/Tag p. o., 300–600 mg i. m. alle 14 d
5α-Reduktase-Hemmer	
Finasterid (z. B. PROSCAR®), 5–6 h	1–5 mg/Tag p. o.
Dutasterid (z. B. Avodart®), 28 Tage	0,5 mg/Tag p. o.

21.8.3.3 Anabolika

Testosteron-Derivate, z. B. die nicht zur Anwendung am Menschen bestimmten Substanzen Nandrolon, Stanozol und Metenolon, werden neben **Wachstumshormon** und **β₂-Sympathomimetika** (▸ Kap. 19.2.3) missbräuchlich von Sportlern zur Vermehrung der Muskelmasse (**Doping**) angewendet. Auch durch Bodybuilder erfolgt nicht selten ein Anabolikamissbrauch in sehr hohen Dosen, wobei verschiedene Wirkstoffe nacheinander bzw. in Kombination angewendet werden. Langfristige Folgen sind eine

21

Abnahme der Herzleistung, verbunden mit dem Risiko für das Auftreten von Herzversagen und Sekundentod. Eine häufige Nebenwirkung ist zudem die Verkleinerung der Hoden mit Sistieren der Spermienproduktion, die auch nach Absetzen noch über Monate bestehen bleiben kann. Bei alkylierten Androgenen können schwere Leberfunktionsstörungen, Anstieg der Thrombozytenzahl und Abnahme der HDL- sowie Anstieg der LDL-Konzentration im Plasma sowie psychische Veränderungen und Akne hinzukommen. Bei Frauen treten zudem als erste Symptome einer beginnenden Virilisierung irreversible Stimmveränderungen (Stimmbruch!) auf, die Körperbehaarung kann maskuline Form annehmen.

21.8.3.4 Androgenrezeptor-Antagonisten (Antiandrogene)

Androgenrezeptor-Antagonisten (◘ Tab. 21.10) heben die Wirkung von Testosteron bzw. 5α-Dihydrotestosteron durch kompetitiven Antagonismus an Androgenrezeptoren auf. Sie unterdrücken dadurch Libido und Spermiogenese. Der Prototyp **Cyproteronacetat** (z. B. Androcur®) ist ein Progesteron-Derivat, das neben der antiandrogenen auch eine starke gestagene Wirkung besitzt. Aufgrund dieser Wirkung hemmt es die LH-Freisetzung und damit auch die Testosteronproduktion. Es wird dementsprechend beim Prostatakarzinom (▸Kap. 31.9.2) sowie bei männlichen Patienten mit abnormaler oder krankhaft gesteigerter Sexualität eingesetzt. Außerdem findet es Anwendung zur initialen Abmilderung des Flare-Phänomens unter der Therapie mit GnRH-Agonisten (s. o.).

Bei gebärfähigen Frauen ist Cyproteronacetat, in Kombination mit Ethinylestradiol (z. B. Diane®-35), zur Behandlung von ausgeprägtem Hirsutismus bzw. androgenetischer Alopezie und schwerer Acne vulgaris (bei Versagen einer systemischen Antibiotikatherapie) indiziert. Ferner dient Cyproteronacetat (z. B. Climen®) infolge seiner gestagenen Wirkung zur Hormonersatztherapie in der Menopause und zur Prävention einer Osteoporose bei postmenopausalen Frauen mit hohem Frakturrisiko, die andere Arzneimittel zur Osteoporoseprävention nicht vertragen (s. u.).

Die antiandrogene Wirkung ist nach Absetzen von Cyproteronacetat reversibel.

Die Dosierung variiert zwischen 2 mg/Tag (Aknebehandlung, Osteoporoseprävention) und 100–200 mg/Tag (Therapie des Prostatakarzinoms).

Als Nebenwirkungen wurden Lebertumoren und Meningiome beschrieben. Bei männlichen Patienten wurden zudem Anämie, Antriebshemmung und Gynäkomastie beobachtet. Bei Frauen treten Ovulationshemmung und Vergrößerung der Mammae auf. Kontraindikationen bestehen bei Lebererkrankungen und thromboembolischen Erkrankungen sowie bei schwerer Depression.

Die bei fortgeschrittenem Prostatakarzinom angewandten Antiandrogene Bicalutamid, Enzalutamid und Flutamid werden in ▸Kap. 31.5.5 beschrieben.

21.8.3.5 5α-Reduktasehemmer

Da bei vielen Organen, z. B. der Prostata und den Haarfollikeln, 5α-Dihydrotestosteron deutlich stärker wirkt als Testosteron, kann durch die Hemmung des Enzyms 5α-Reduktase in diesen Organen eine antiandrogene Wirkung erzielt werden. Organe, bei denen die androgene Wirkung durch Testosteron selbst zustande kommt (z. B. Muskulatur, ZNS), werden durch 5α-Reduktasehemmer dagegen in ihrer Funktion nicht beeinträchtigt.

Die 5α-Reduktasehemmer **Finasterid** (PROSCAR®, Dosierung 5 mg/Tag) und **Dutasterid** (Avodart®, Dosierung 0,5 mg/Tag) sind zugelassen zur Behandlung von Patienten mit benignem Prostatasyndrom (▸Kap. 26.3.1).

Aufgrund seines Eingriffs in den Androgenstoffwechsel eignet sich Finasterid auch in einer Dosierung von 1 mg täglich zur Behandlung der **androgenetischen Alopezie** des Mannes (PROPECIA®, ▸Kap. 28.9). Während einer solchen Behandlung ist das Fortschreiten des Haarverlusts verzögert.

21.8.3.6 Androgen-Biosynthese-Inhibitor

Abirateronacetat (ZYTIGA®) ist zusammen mit Prednison oder Prednisolon zur Behandlung des metastasierten, kastrationsresistenten Prostatakarzinoms nach Versagen der Androgenentzugstherapie und bei Patienten, deren Erkrankung während oder nach einer Docetaxel-haltigen Chemotherapie progredient ist, indiziert (▸Kap. 31.9.2). Eine pharmakologische Kastration mit einem GnRH-Analogon soll während der Behandlung mit Abirateronacetat von Patienten, die nicht orchektomiert sind, fortgeführt werden. Abirateron inhibiert selektiv das Enzym 17α-Hydroxylase/C-17,20-Lyase (CYP17), das in Hoden, Nebennieren und Prostata-Tumorgewebe für die Androgen-Biosynthese erforderlich ist. Während eine Behandlung mit GnRH-Analoga oder eine Orchiektomie zwar die Androgenproduktion in den Hoden senkt, sich jedoch nicht auf die Androgenproduktion in den Nebennieren oder im Tumor auswirkt, hemmt Abirateron in allen betreffenden Organen die Umwandlung von Pregnenolon bzw. Progesteron in die Testosteron-Vorstufen Dehydroepiandrosteron (DHEA) bzw. Androstendion. Gleichzeitig kommt es dadurch zu einer erhöhten Mineralocorticoid-Produktion in den Nebennieren.

Abirateronacetat wird in einer täglichen Dosierung von 1000 mg verabreicht. Nach oraler präprandialer Gabe beträgt die Zeit bis zum Erreichen der maximalen Abirateron-Konzentration im Plasma 2 h. Die Gabe zusammen mit Nahrungsmitteln führt im Vergleich zur Gabe im nüchternen Zustand, abhängig vom Fettgehalt der Mahlzeit, bis zum 10-fachen Anstieg der AUC und bis zur 17-fachen Zunahme der systemischen Abirateron-Exposition. Daher darf Abirateronacetat nicht zusammen mit Nahrungsmitteln eingenommen werden.

Nach Hydrolyse von Abirateronacetat zu Abirateron wird dieses hydroxyliert und sulfatiert. Da Abirateron ein CYP3A4-Substrat ist, sollen starke CYP3A4-Inhibitoren oder -Induktoren während einer Abirateron-Behandlung vermieden werden. Die Halbwertszeit von Abirateron beträgt etwa 15 Stunden.

Als Nebenwirkungen treten Hypertonie, Hypokaliämie und Flüssigkeitsretention infolge der beschriebenen gesteigerten Mineralocorticoid-Synthese sowie Hepatotoxizität auf. Bei einem starken Anstieg der Transaminasen (z. B. von Alanin-Aminotransferase auf das 20-fache des Normwerts) muss die Behandlung vorübergehend unterbrochen werden und eine Dosisanpassung erfolgen.

21.8.4 Weibliche Sexualhormone

21.8.4.1 Estrogene, SERM und Antiestrogene

Das biologisch aktivste, in den Follikelepithelien der Ovarien produzierte estrogene Hormon ist **Estradiol**. Daneben werden **Estron** und **Estriol** gebildet. In geringen Mengen synthetisieren auch Testes, Nebennierenrinde, Brustdrüse, Gehirn und Knochen Estrogene, nennenswerte Mengen werden ferner im Fettgewebe hergestellt. Bei Frauen im gebärfähigen Alter beträgt die Estrogensekretion (abhängig von der Zyklusphase) 25–100 µg/Tag. Im Klimakterium sinkt sie auf 5–10 µg täglich.

Wirkungen. Estrogene, vor allem Estradiol, sind Wachstumsfaktoren, die vorwiegend auf die Geschlechtsorgane einwirken, aber auch andere Organe beeinflussen. Sie fördern das Wachstum der weiblichen Sexualorgane, prägen die sekundären weiblichen Geschlechtsmerkmale und vergrößern die subkutanen Fettdepots unter Ausbildung der typischen weiblichen Körperformen. Auch erhöhen sie die Zahl von Progesteronrezeptoren und ermöglichen so die Wirkung von Gestagenen. Neben diesen bewirken sie die zyklischen Veränderungen der Uterusschleimhaut und der Viskosität des Zervikalsekrets (s. u.), beeinflussen Stoffwechselvorgänge in der Leber (insbesondere die Synthese von Plasmaproteinen, s. u.), im Darm (Förderung der Absorption von Ca^{2+}-Ionen) und im Knochen (Förderung des Einbaus von Ca^{2+}-Ionen, Steigerung von Knochenwachstum und in der Pubertät Epiphysenschluss). Ferner hemmen sie die Proliferation von Sebozyten (Abnahme der Talgproduktion), senken den peripheren Gefäßwiderstand (u. a. über eine erhöhte NO-Bil-

Tab. 21.11 Estrogene und Arzneistoffe mit Estrogenwirkung

INN (Handelspräparat)	Tagesdosis (HWZ)
Natürliche Estrogene und Derivate	
Estradiol, (z. B. Estradot®)	0,025–0,1 mg (1 h) transdermal
Estradiol, (z. B. Estrifam®)	1–2 mg (1 h) p. o.
Estradiolvalerat (z. B. Progynova®)	2 mg (13 h) p. o.
Konjugierte equine Estrogene (z. B. Presomen®)	0,3–0,6 mg p. o.
Estriol (z. B. Ovestin®)	1–3 mg (3 h) vaginal, p. o.
Synthetische Estrogene	
Ethinylestradiol (Bestandteil oraler Kontrazeptiva)	0,025–0,04 mg p. o.; 0,015 mg vaginal (13 h)
Estrogene mit Organselektivität	
Tibolon (Liviella®)	2,5 mg (6 h) p. o.
Raloxifen (z. B. Evista®)	56 mg (28 h) p. o.

dung), retinieren in pharmakologischen Dosen NaCl und Wasser (Mineralocorticoid-Wirkung und vermehrte Angiotensinogenbildung), steigern die Bildung von Serotoninrezeptoren und besitzen eine stimmungsaufhellende Wirkung.

Die vermehrte Synthese von Transportproteinen (z. B. dem Sexualhormon-bindenden Globulin SHBG und Transcortin) durch Estrogene führt zu einer stärkeren Bindung an diese Transporter und damit zu einer geringeren Wirkung von Androgenen und Glucocorticoiden. In den Leberstoffwechsel greifen Estrogene durch die vermehrte Bildung von HDL und Abnahme von LDL (▸Kap. 23.2.1.1) sowie durch gesteigerte Synthese von Gerinnungsfaktoren (Fibrinogen, Faktoren VII, VIII, X, XII) bei gleichzeitiger Abnahme der gerinnungshemmenden Eiweiße (Protein C und S, Antithrombin, ▸Kap. 23.1.2.1) ein. Estrogene fördern daher auch die Blutgerinnung (Thrombosegefahr bei Estrogen-Behandlung, s. u.).

Wirkungsmechanismus. Estrogene wirken mittels intrazellulärer Rezeptoren, die im Ligand-gebundenen Zustand die Gentranskription beeinflussen (▸Kap. 3.1.2.1). Estrogenrezeptoren kommen insbesondere in Uterus, Ovar, Brustdrüse, Gefäßen, Lunge, Knochen, Hippocampus und Hypothalamus vor. Ob es zu einer verstärkten oder reduzierten Genexpression kommt, entscheidet die Ausstattung der Zielzelle mit Ko-Aktivatoren und Ko-Repressoren, die im Zellkern mit dem aktivierten Estrogenrezeptor assoziieren.

Estrogene als Arzneistoffe

Hierzu zählen Estradiol, Estradiolester, Ethinylestradiol und aus Stutenharn isolierte konjugierte Estrogene (equine Estrogene). Sie unterscheiden sich signifikant in ihren pharmakokinetischen Eigenschaften (Tab. 21.11), jedoch nur wenig hinsichtlich ihrer Pharmakodynamik. Ethinylestradiol wirkt allerdings an zentralen Estrogenrezeptoren stärker als Estradiol und unterdrückt daher besonders effektiv die Freisetzung von Gonadotropinen.

Kinetik der humanen Estrogene. Estradiol (Halbwertszeit 1 h) und Estron unterliegen vor allem in der Leber einem vielfältigen Metabolismus durch Hydroxylierungen und Dehydrierungen sowie Konjugationen mit aktivierter Glucuronsäure und aktivem Sulfat. (Ein Metabolit, der therapeutische Verwendung bei Veränderungen im Genitalbereich nach der Menopause besitzt, ist Estriol.) Die Estrogen-Konjugate werden teilweise biliär sezerniert und im Dickdarm wieder gespalten. Durch erneute Absorption unterliegen die Estrogene somit einem enterohepatischen Kreislauf. Allerdings ist Estradiol bei oraler Gabe wegen eines hohen First-Pass-Effekts nur wenig wirksam.

Kinetik von Depot- und oral wirksamen Estrogenen. Wegen der geringen Wirksamkeit nach oraler Gabe wurden Estradiol-Derivate entwickelt, die besser oral bzw. länger wirksam sind. Eine längere Wirkdauer besitzen **Estradiolvalerat** und **Ethinylestradiol.** Letzteres wird in der Leber langsam inaktiviert und ist daher auch oral gut wirksam (Bioverfügbarkeit 25–65 %). Ethinylestradiol ist das am häufigsten oral applizierte, jedoch nur vor der Menopause verwendete Estrogen. Wie Estradiol werden konjugiertes Estradiolvalerat und Ethinylestradiol nach Dekonjugation im Dickdarm rückresorbiert.

Indikationen. Estrogene sind indiziert bei Uterus-Hypoplasie und deren Folgeerscheinungen (z. B. Dysmenorrhö), bei Estrogenmangel infolge Ovarialinsuffizienz, zur Hormonsubstitutionstherapie bei Estrogen-Mangelsymptomen nach der Menopause (s. u.), zur Osteoporose-Prävention bei postmenopausalen Frauen mit hohem Frakturrisiko, ferner insbesondere zur Kontrazeption sowie in zyklusgerechter Anwendung in Kombination mit Gestagenen bei primärer und sekundärer Amenorrhö.

Dosierung. Die Dosierung erfolgt individuell und abhängig von der Indikation. Zur Estrogensubstitution, z. B. prä- und postmenopausal oder nach Ovarektomie, kann Estradiol oral (z. B. als Estradiolvalerat 1–2 mg täglich), außerdem in sehr viel niedrigerer Dosierung (25–100 µg pro Tag) – wegen Umgehung des First-Pass-Effekts – transdermal appliziert werden (▸ Kap. 21.8.6).

Nebenwirkungen. Estrogene erhöhen – dosisabhängig – das Thromboembolie-Risiko. Bei Phlebitiden oder erhöhter Thrombosegefahr sind sie daher sofort abzusetzen. Bei lang dauernden Estrogengaben atrophieren ferner die Ovarien infolge einer Hemmung der Gonadotropinausschüttung. Spannungsgefühl in den Brüsten, Gewichtszunahme, Übelkeit, Na^+-Retention mit Ödembildung (infolge ihrer Mineralocorticoid-Wirkung, s. o., und vermehrter Angiotensinogenbildung) sowie Hyperpigmentierung der Haut können als weitere Nebenwirkungen hinzukommen. Hinzuweisen ist ferner auf die vermehrte Bildung von Endometriumkarzinomen bei alleiniger Estrogengabe in der Postmenopause. Zu den Risiken einer Hormonersatztherapie s. u.

Interaktionen. Durch Enzyminduktoren wird die Estrogen-Wirkung herabgesetzt. Bei gleichzeitiger Gabe von Estrogenen und Antidiabetika ist die Glucose-Toleranz vermindert.

Kontraindikationen. Estrogene sind kontraindiziert bei hormonabhängigen Uterus- und Mammatumoren, Endometriose, schweren Leberfunktionsstörungen, idiopathischem Schwangerschaftsikterus und schwerem Schwangerschaftspruritus in der Anamnese, Hyperbilirubinämie, thromboembolischen Erkrankungen, schwerem Diabetes mellitus sowie schlecht einstellbarer Hypertonie bzw. Hyperlipidämie.

Selektive Estrogenrezeptor-Modulatoren (SERM)

Selektive Estrogenrezeptor-Modulatoren (SERM) unterscheiden sich von Estrogenen wie Estradiol dadurch, dass sie – substanzspezifisch – nur einen Teil der Estrogenwirkungen auslösen, andere dagegen unterdrücken. Dazu gehören **Raloxifen** (z. B. Evista®, ◘ Tab. 21.11), das relativ selektiv den Knochenabbau hemmt, **Clomifen** (Generika), das bei weiblicher Sterilität infolge ausbleibender Ovulation einen Eisprung auslöst, ferner das zur adjuvanten Therapie nach Primärbehandlung des Mammakarzinoms eingesetzte **Tamoxifen** (▸ Kap. 31.5.3.1).

Die im Vergleich mit Estradiol verschiedenen Wirkungen der SERM sollen auf unterschiedlichen Affinitäten zu Estrogenrezeptor-Subtypen bzw. auf Konformationsänderungen der Transaktivierungsdomänen des Estrogenrezeptors bei Bindung eines Estrogens oder eines SERM beruhen. SERM-Estrogenrezeptor-Komplexe binden nämlich nicht an alle Estrogen-Response-Elemente in gleicher Weise.

Raloxifen aktiviert u. a. die Expression von Transformierendem Wachstumsfaktor-β (TGF-β), einem starken Hemmstoff der Osteoklastentätigkeit und damit des Knochenabbaus. Dieser Effekt von Raloxifen auf den Knochen manifestiert sich in einer Zunahme der Knochendichte und Senkung der Frakturinzidenz. Raloxifen ist daher zur Osteoporoseprophylaxe und -Therapie in der Postmenopause indiziert (▸Kap. 21.4.3.6). Es besitzt keine Estrogen-agonistische Wirkung auf die Brustdrüse. Im Gegenteil, während 4-jähriger Osteoporose-Behandlung reduzierte Raloxifen das Risiko, an Brustkrebs zu erkranken, um 60 %. Seine Dosierung beträgt einmal täglich 60 mg.

Bei oraler Gabe wird Raloxifen zwar gut resorbiert, jedoch beträgt die Bioverfügbarkeit infolge eines ausgeprägten First-Pass-Effekts nur ca. 2 %. Der Wirkstoff wird wie Estrogene als Glucuronid biliär sezerniert und nach Spaltung in tieferen Darmabschnitten erneut resorbiert. Infolge des enterohepatischen Kreislaufs ist die Halbwertszeit mit 28 h vergleichsweise hoch.

Im Gegensatz zu Tamoxifen induziert Raloxifen keine Endometriumhyperplasie. Doch können unter einer Raloxifen-Therapie vermehrt Hitzewallungen auftreten. Als weitere unerwünschte Wirkungen sind tiefe Venenthrombosen zu nennen. Bei thromboembolischen Ereignissen in der Vorgeschichte ist Raloxifen daher kontraindiziert.

Clomifen führt zu einer vermehrten Freisetzung von GnRH und damit zu einer erhöhten Gonadotropinausschüttung. Bei Frauen mit anovulatorischen Zyklen kann so eine Ovulation ausgelöst werden. Clomifen ist daher bei funktioneller weiblicher Sterilität infolge einer hypothalamisch-hypophysären Dysfunktion indiziert. Obwohl Clomifen von Estrogenrezeptoren im Zellkern mit hoher Affinität gebunden wird, löst es nur geringe estrogene Effekte aus und stimuliert z. B. nicht die Neusynthese von Estrogenrezeptoren. Dadurch kommt es zu einer Abnahme der Sensitivität der Zielzellen gegen Estrogene. Im Hypothalamus führt dies zu einer Abschwächung des negativen Feedbacks der endogenen Estrogene und so zu einer Steigerung der hypothalamischen GnRH-Freisetzung, die ihrerseits eine verstärkte Sekretion von LH und FSH bewirkt. Bei primärer hypophysärer oder ovarieller Insuffizienz ist Clomifen daher nicht wirksam.

Der Wirkstoff wird bei oraler Gabe gut resorbiert. Infolge eines enterohepatischen Kreislaufs liegt die Halbwertszeit bei 5 Tagen. Die Dosierung beträgt 50 mg am 5.–9. Zyklustag. Die Behandlungsdauer soll sechs Zyklen nicht überschreiten. Als Nebenwirkungen kann es zu Hitzewallungen, Appetitlosigkeit, Kopfschmerzen, Sehstörungen und Spannungsgefühl in den Brüsten kommen. In seltenen Fällen wurden zystische Veränderungen der Keimdrüsen beobachtet. Ferner können vermehrt Mehrlingsschwangerschaften auftreten.

Tibolon

Tibolon (Liviella®, ◻ Tab. 21.11) wird zu Metaboliten mit estrogenen sowie gestagenen und androgenen Wirkungen biotransformiert. Der estrogenartig wirkende Metabolit 3-Hydroxy-Tibolon hemmt z. B. den Knochenabbau. Tibolon ist zur Behandlung von Estrogenmangelsymptomen bei postmenopausalen Frauen, bei denen die Menopause mehr als 1 Jahr zurückliegt, indiziert. Eine Linderung der Wechseljahresbeschwerden wird im Allgemeinen bereits in den ersten Wochen der Behandlung erzielt. Die Tagesdosis beträgt 2,5 mg. Bei oraler Gabe wird Tibolon zu einem hohen Prozentsatz resorbiert und vorzugsweise in Form von Konjugaten mit den Fäzes ausgeschieden.

Häufige Nebenwirkungen sind Durchbruchblutungen, Hypertrichose und Gewichtszunahme. Die Behandlung älterer Frauen (> 60 Jahre) wegen Osteoporose führt zu einer Verdopplung des Schlaganfall-Risikos. Auch steigt das Risiko eines Mammakarzinoms und Endometriumkarzinoms signifikant an, ebenso ist das Risiko für ein Ovarialkarzinom leicht erhöht. Eine Therapie mit Tibolon sollte daher nur begonnen werden, wenn postmenopausale Beschwerden die Lebensqualität stark beeinträchtigen.

Antiestrogene

Antiestrogene sind Substanzen, die Estrogenwirkungen aufheben. Ein reines Antiestrogen, das sich in der Therapie des Mammakarzinoms bewährt hat, ist **Fulvestrant** (▸Kap. 31.5.3.1). Bei dieser Indikation werden ferner **Aromatasehemmer** (▸Kap. 31.5.3.2), die mit der Estrogensynthese interferieren, eingesetzt.

21.8.4.2 Gestagene und Antigestagene

Das physiologische Gestagen Progesteron wird im Ovar, in der Nebennierenrinde und den Testes gebildet. Die stärkste Abgabe in das Blut erfolgt aus dem Corpus luteum bzw. der Plazenta. In der zweiten Zyklushälfte sezerniert der Gelbkörper etwa 20 mg Progesteron täglich. Während der Schwangerschaft kann die Progesteron-Produktion in der Plazenta bis auf 250 mg täglich ansteigen. Wie Estradiol ist Progesteron bei parenteraler Applikation nur kurz, bei oraler Gabe wegen eines ausgeprägten First-Pass-Effekts nur wenig wirksam. Progesteron wird vor allem in der Leber hydroxyliert. Der Hauptmetabolit ist Pregnandiol, das als Glucuronid im Urin ausgeschieden wird.

Wirkungen. Das nur beim weiblichen Geschlecht aktive Progesteron senkt die Zahl der Estrogenrezeptoren, hemmt die estrogenbedingte Proliferation der Uterusschleimhaut und stimuliert die Entwicklung des sekretorischen Endometriums. Außerdem erhöht es die Viskosität des Zervixschleims, unterdrückt die LH-Ausschüttung der Hypophyse und damit die Ovulation, fördert die Drüsenbildung in den Brüsten, steigert die Ruhetemperatur um ca. 0,5 °C, ist als sog. Schwangerschaftshormon für die Erhaltung einer Schwangerschaft unentbehrlich (z. B. durch Hemmung der Uteruskontraktilität und Menstruation, stärkere Ventilation der Schwangeren und damit bessere O_2-Versorgung des Embryos) und verstärkt die Wirkung der Estrogene auf das Skelettsystem. Durch Progesteron können Estrogen-Wirkungen antagonisiert, daneben aber auch verstärkt werden.

Wirkungsmechanismus. Progesteron erhöht die Expression von Zielgenen durch Stimulation des Progesteronrezeptors, dessen Synthese wiederum durch Estrogene gesteigert wird.

Gestagene als Arzneistoffe

Als Arzneistoffe verwendete Progesteron-Derivate sind in ◘ Tab. 21.12 zusammengefasst. Sie weisen zum Teil auch Affinität zu Androgen- bzw. Mineralocorticoid-Rezeptoren (s. o.) auf und stimulieren oder hemmen diese. Dadurch ergeben sich substanzspezifische Wirkprofile (◘ Tab. 21.13), die bei der Gestagen-Auswahl für eine Patientin beachtet werden sollten.

Die Gestagene **Megestrolacetat**, **Chlormadinonacetat**, insbesondere aber **Cyproteronacetat** (s. o.), weisen neben gestagenen auch antiandrogene Eigenschaften auf. **Drospirenon** wirkt sowohl antiandrogen als auch antimineralocorticoid. Zu den Gestagenen mit agonistischen androgenen Eigenschaften gehören **Norethisteron**, **Norgestrel** bzw. **Levonorgestrel** und **Gestoden**. **Norgestimat** und sein Hauptmetabolit **Norelgestromin** besitzen dagegen neben hoher gestagener Aktivität nur noch eine minimale androgene Wirkung. **Dydrogesteron** hat so gut wie keine relevante Affinität zum Androgenrezeptor. **Desogestrel** stellt ein Prodrug von **Etonogestrel** dar.

Indikationen. Wegen ihrer Beeinflussung von Endometrium und Ovarien dienen Gestagene (oft in Kombination mit Estrogenen) zur Kontrazeption (s. u.), zur Hormonsubstitution in der Postmenopause (s. u.) und ovariellen Hemmung von Gebärmutterblutungen sowie zur Behandlung von Dysmenorrhö, Endometriose und fortgeschrittenen Uterus-, Mamma- und Nierenkarzinomen. Gestagene können ferner zur Unterdrückung der Menstruation (z. B. bei Sportlerinnen) eingesetzt werden.

Nebenwirkungen. Unerwünschte Wirkungen sind bei zyklusgerechter Anwendung in niedrigen Dosen selten. Bei längerer Anwendung können neben der Ovulationshemmung psychische und körperliche Störungen auftreten, z. B. Libidoverlust, Kopfschmerzen, Übelkeit, Erbrechen, Spannungsschmerzen in der Brustdrüse. Eine Gewichtszunahme kann Folge der Aktivierung von Mineralocorticoidrezeptoren sein. Gestagene mit androgenen Eigenschaften können zusätzlich Virilisierungserscheinungen hervorrufen.

Interaktionen. Enzyminduktoren (z. B. Barbiturate, Carbamazepin, Phenytoin, Rifampicin oder Johanniskrautextrakt) beschleunigen die

Tab. 21.12 Gestagene

INN (Handelspräparat)	Tagesdosis (HWZ)
Progesteron-Gruppe	
Progesteron (z. B. Utrogest®)	200–300 mg (0,1 h)
Chlormadinonacetat (z. B. Chlormadinon JENAPHARM®)	2–4 mg (36 h)
Dydrogesteron (z. B. Duphaston®)	10–20 mg (36 h)
Medrogeston (in Presomen®)	2–5 mg (13 h)
Medroxyprogesteronacetat (z. B. Depo-Clinovir®)	150 mg alle 3 Monate (30–60 h)
Megestrolacetat (Megestat®)	80–320 mg (15–30 h)
Nomegestrolacetat (Bestandteil von Zoely®)	2,5 mg (28–83 h)
Nortestosteron-Derivate	
Dienogest (Bestandteil von z. B. Climodien®)	2 mg (9 h)
Drospirenon (Bestandteil von z. B. Petibelle®)	3 mg (27 h)
Etonogestrel (Implanon NXT®)	68 mg alle 3 Jahre (30 h)
Gestoden (Bestandteil von z. B. Minulet®)	75 µg (12–15 h)
Levonorgestrel (z. B. Microlut®)	30 µg (26 h)
Norethisteronacetat (Bestandteil von z. B. Activelle®)	0,5 mg (4–13 h)
Norelgestromin (Bestandteil von EVRA®, transdermales Pflaster)	0,2 mg (28 h)
Norgestimat (Bestandteil von z. B. Cilest®)	25 µg (45 h)
Prodrugs von Nortestosteron-Derivaten	
Desogestrel (z. B. Cerazette®)	75 µg (30 h)

Biotransformation von Gestagenen und können daher die empfängnisverhütende Wirkung (s. u.) verringern.

Kontraindikationen. Gestagene mit androgenen Eigenschaften sind in der Schwangerschaft kontraindiziert, da bei weiblichen Feten die Gefahr einer Maskulinisierung besteht. Analog dürfen Gestagene mit antiandrogener Wirkungskomponente wegen der Gefahr einer Feminisierung männlicher Feten in der Schwangerschaft nicht eingesetzt werden. Kontraindikationen für alle Gestagene sind schwere Leberschäden, Hyperbilirubinämie sowie thromboembolische Erkrankungen.

Antigestagene

Antigestagene hemmen als Progesteronrezeptor-Antagonisten die normale Entwicklung der Uterusschleimhaut. Die einzige derzeit zur Verfügung stehende Substanz dieses Typs ist **Mifepriston** (RU-486; Mifegyne®), ein an C-11 substituiertes Norethisteron-Derivat. Bei Einnahme in der Schwangerschaft kommt es innerhalb weniger Stunden zu einer Degeneration der Uterusschleimhaut und einer Störung der Plazentafunktion. Anwendung in den ersten Schwangerschaftswochen führt in der Mehrzahl der Fälle zum Abort. Mifepriston dient daher als Abortivum in der Frühschwangerschaft (bis zum 49. Tag). Aufgrund der langen Halbwertszeit reicht eine einmalige Gabe von 600 mg Mifepriston

Tab. 21.13 Partialwirkungen ausgewählter Gestagene

Gestagen	Antiestrogen	Androgen	Antiandrogen	Antimineralcorticoid
Progesteron	+	–	(+)	+
Chlormadinonacetat	+	–	+	–
Dienogest	+	–	+	–
Drospirenon	+	–	+	+
Dydrogesteron	+	–	–	(+)
Etonogestrel	+	+	–	–
Levonorgestrel	+	+	–	–
Medrogeston	+	–	–	–
Medroxyprogesteron	+	(+)	–	–
Nomegestrolacetat	+	–	(+)	–
Norethisteronacetat	+	+	–	–

+ Partialwirkung vorhanden, (+) evtl. schwache Partialwirkung, – keine Partialwirkung

aus. Um jedoch einen sicheren Schwangerschaftsabbruch zu erzielen, wird nach 48 Stunden zusätzlich ein Prostaglandin-Derivat (z. B. Sulproston, ▸Kap. 22.3.1.1) gegeben.

Als Nebenwirkungen können schwere Blutungen, Übelkeit, Erbrechen, starke Bauchschmerzen und Müdigkeit auftreten.

Selektive Progesteronrezeptor-Modulatoren

Das mit Mifepriston strukturverwandte **Ulipristalacetat** (ellaOne®) ist ein peroral applizierter selektiver Progesteron-Rezeptor-Modulator mit sowohl antagonistischen als auch partiell agonistischen Eigenschaften, der das Andocken von Progesteron an seinen Rezeptor verhindert. Hauptwirkungen sind die Unterdrückung oder Verzögerung der Ovulation sowie die Hemmung der Nidation (s. u.). Ulipristalacetat ist aufgrund dieser Eigenschaften zur **Notfallkontrazeption** innerhalb von 5 Tagen nach ungeschütztem Geschlechtsverkehr bzw. Versagen von kontrazeptiven Maßnahmen zugelassen. Die Dosis beträgt einmal 30 mg. Das Präparat ist rezeptfrei erhältlich.

Ulipristalacetat wird desacetyliert und außerdem durch CYP3A4 metabolisiert. Nebenwirkungen sind u. a. Bauchschmerzen, Menstruationsstörungen, Krankheitsgefühl, Fieber, Durst und Schüttelfrost. Ulipristalacetat ist kontraindiziert bei schweren Leberfunktionsstörungen und schwerem Asthma.

21.8.5 Der ovarielle Zyklus

Am monatlichen Zyklus der geschlechtsreifen Frau wirken in komplexer Weise der Hypothalamus, die Hypophyse, die Ovarien und der Uterus zusammen. Gonadotropin-Releasing-Hormon bewirkt, wie oben beschrieben, die Ausschüttung von Follikel-stimulierendem Hormon (FSH, Follitropin) und luteinisierendem Hormon (LH, Lutropin) aus der Adenohypophyse. Unter dem Einfluss von FSH reift dann eine Kohorte von Follikeln heran, die mit zunehmender Reifung vermehrt Estrogene, insbesondere Estradiol, bilden (○ Abb. 21.3). Die Estrogene erhöhen die Zahl von FSH-Rezeptoren auf der Follikeloberfläche, deren Stimulation die Follikelreifung fördert. Schließlich wird der Follikel mit

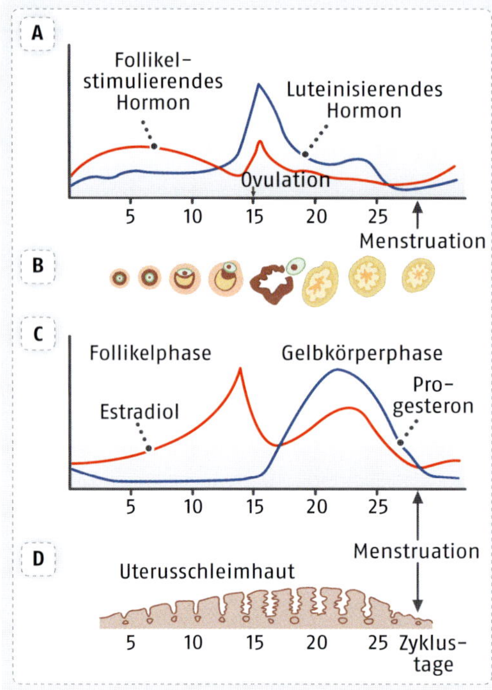

Abb. 21.3 A Zyklische Veränderung der Gonadotropinkonzentration, B davon abhängige Wirkungen auf den Funktionszustand der Follikel, C auf die Konzentrationen der Sexualhormone, D auf die Proliferation und Differenzierung der Uterusschleimhaut

den meisten FSH-Rezeptoren zur endgültigen Ausreifung selektiert: Die vermehrte Estrogensynthese sowie vom dominanten Follikel sezerniertes Inhibin unterdrücken die FSH-Produktion, wodurch die Stimulation der Begleitfollikel abnimmt.

Interessanterweise nimmt in der Zyklusmitte mit steigenden Estrogenkonzentrationen die GnRH-, die LH- und später auch die FSH-Ausschüttung nicht ab, sondern zu; d.h. in dieser Phase kommt es vorübergehend zu einer positiven Rückkopplung mit einem LH-Gipfel, durch den der **Eisprung** (Ovulation, d.h. das Platzen des reifen Follikels unter Ausstoßung der Eizelle) ausgelöst wird.

Nach der Ovulation wandelt sich der geplatzte Follikel zum **Corpus luteum** um, das die Progesteronproduktion aufnimmt, während der Estradiolspiegel fällt. Unter dem Einfluss einer nunmehr verstärkten negativen Rückkopplung sinken die LH- und FSH-Konzentrationen wieder auf basale Werte.

Von entscheidender Bedeutung für diesen normalen Ablauf des ovariellen Zyklus und damit für die Fertilität der Frau ist die schon erwähnte **pulsatile GnRH-Freisetzung** (▸Kap. 21.8).

21.8.6 Hormonelle Kontrazeption

Die Konzeptionsverhütung bei Frauen erfolgt meist durch orale, z. T. aber auch transdermale, intrauterine oder intramuskuläre Applikation weiblicher Sexualhormone. Wegen ihrer hohen Zuverlässigkeit wurde die hormonelle Kontrazeption (▫Tab. 21.14) zur wichtigsten Möglichkeit der Geburtenkontrolle. Als Wirkstoffe enthalten die Präparate – bezogen auf den jeweiligen gesamten Zyklus – entweder eine Kombination von einem Estrogen mit einem Gestagen oder ausschließlich ein Gestagen.

Einphasen-Methode. Bei der Einphasen-Methode wird 21 Tage lang eine fixe Estrogen-Gestagen-Kombination eingenommen, gefolgt von einer Pause über 7 Tage. 3–4 Tage nach Absetzen des Präparats tritt eine **Abbruchblutung** (Hormonentzugsblutung) ein, die ungefähr einer Menstruation entspricht. Der Wirkungsmechanismus der (oral, transdermal, vaginal) applizierten Einphasenpräparate beruht auf der Unterdrückung der Ovulation durch Hemmung der Gonadotropin-Freisetzung, insbesondere durch Vermeidung des Konzentrationsgipfels von LH, der für die Ovulation entscheidend ist (○Abb. 21.3). Außerdem verhindern sie, selbst wenn noch eine Ovulation stattfinden sollte, die Einnistung des Eis (es unterbleibt die volle sekretorische Umwandlung des Endometriums) und hemmen das Penetrationsvermögen der Spermien durch Viskositätserhöhung des Zervixschleims. Insgesamt ist dementsprechend ihre Zuverlässigkeit hoch.

Präparate mit niedriger Estrogendosis (< 50 µg; sog. Mikropille) sind zu bevorzugen.

Tab. 21.14 Hormonelle Kontrazeptiva (mit Tagesdosen)

Estrogen	Gestagen	Handelspräparate
Gestagen-haltige Präparate		
–	Levonorgestrel (0,03 mg)	Microlut® u. a.
–	Desogestrel (0,075 mg)	Cerazette® u. a.
–	Etonogestrel (0,03–0,07 mg) 3-J-Implantat	Implanon NXT®
–	Medroxyprogesteronacetat (150 mg[1] i. m., „3-Monats-spritze")	Depo-Clinovir®
–	Norethisteronenantat (200 mg, i. m.)	Noristerat® u. a.
Einphasenpräparate		
Ethinylestradiol (20–35 µg) „Mikropille"	Norethisteron (0,5–1 mg)	EVE® 20 u. a.
	Norgestimat (0,25 mg)	Cilest® u. a.
	Levonorgestrel (0,1–0,15 mg)	Microgynon® u. a.
	Desogestrel (0,15 mg)	Marvelon® u. a.
	Dienogest (2 mg)	Valette® u. a.
	Gestoden (0,075 mg)	Bsp. Minulet®
	Chlormadinonacetat (2 mg)	Belara® u. a.
	Drospirenon (3 mg)	Petibelle® u. a.
Ethinylestradiol (50 µg)	Levonorgestrel (0,12 mg)	Gravistat® u. a.
Estradiol (1,5 mg)	Nomegestrolacetat (2,5 mg)	Zoely® u. a.
Zweiphasenpräparate		
Ethinylestradiol (40–50 µg)	Desogestrel (0,025/0,12 mg)	Biviol® u. a.
	Chlormadinonacetat (1/2 mg)	Neo-Eunomin® u. a.
Dreistufenpräparate		
Ethinylestradiol (30–40–30 µg/ 35–30–30 µg)	Levonorgestrel (0,05/0,075/ 0,12 mg)	Triquilar® u. a.
	Norethisteron (0,5/0,75/1 mg)	TriNovum® u. a.
	Desogestrel (0,05/0,1/0,15 mg)	Novial® u. a.
	Norgestimat (0,18/0,215/ 0,25 mg)	Pramino® u. a.
Estradiolvalerat (3-2-2-1 mg)	Dienogest (0/2/3/0 mg)	Qlaira®
Transdermale Systeme		
Ethinylestradiol (34 µg)	Norelgestromin (0,2 mg)	EVRA®
Vaginale Freisetzungssysteme		
Ethinylestradiol (15 µg)	Etonogestrel (0,12 mg)	NuvaRing®

[1] Dosis für 3 Monate

Zweiphasen-Methode. Bei der Zweiphasen-Methode werden in der ersten Zyklusphase nur Estrogene oder Estrogene zusammen mit einem niedrig dosierten Gestagen, in der zweiten Phase die übliche Estrogen-Gestagen-Kombination gegeben. Im ersten Fall spricht man von **Sequenz**-, im zweiten Fall von **Zweistufenpräparaten**.

Dreiphasen-Methode. Bei dieser Methode sind die Präparate noch stärker als bei der Zweiphasen-Methode dem weiblichen Zyklus angepasst. Entsprechend dem Hormonspiegelverlauf während eines Zyklus enthalten die Präparate für die ersten sechs Tage nach Beginn der Regelblutung eine niedrige Estrogen- und Gestagendosis, für die anschließenden 5 Tage eine erhöhte Estrogen- und Gestagenmenge und für die restlichen 10 Tage eine wieder auf den ursprünglichen Wert erniedrigte Estrogen- sowie eine nochmals gesteigerte Gestagendosis.

Zweistufen- sowie Dreiphasenpräparate entsprechen in ihrer Zuverlässigkeit annähernd den Einphasenpräparaten.

Transdermale Systeme. Als Kontrazeptivum zur transdermalen Applikation steht ein Ethinylestradiol- und Norelgestromin- (aktiver Metabolit von Norgestimat, s. o.) haltiges Pflaster (EVRA®) zur Verfügung, dessen tägliche Hormonabgabe 20 µg Ethinylestradiol und 150 µg Norelgestromin beträgt. Das Pflaster wird nach 7 Tagen gewechselt und nach insgesamt 21 Behandlungstagen erfolgt wie bei den oralen Kontrazeptiva eine Applikationspause von 7 Tagen. Die Sicherheit soll der von oralen Kontrazeptiva entsprechen.

Vaginalring. Ein mit Ethinylestradiol und Etonogestrel beladener Vaginalring (NuvaRing®), der am 1. Zyklustag in die Vagina eingeführt und dort für 21 Tage belassen wird, bewirkt einen ebenso sicheren Konzeptionsschutz wie Einphasenpräparate. Die täglich abgegebenen Hormonmengen (15 µg Ethinylestradiol, 120 µg Etonogestrel) sind bei guter Zyklusstabilität gering.

Gestagenpräparate. Eine Antikonzeption ist auch mit der alleinigen Gabe von Gestagenen möglich (◘ Tab. 21.14). Unter der **Minipille** versteht man solche niedrig dosierte, reine Gestagenpräparate, die kontinuierlich eingenommen werden. Ihre kontrazeptive Wirkung beruht vorwiegend auf der **Viskositätserhöhung des Zervixschleims,** bei einem Teil der Frauen (ca. 30 %) wird aber auch die Ovulation gehemmt. Der **Pearl Index**, definiert als die Zahl der Schwangerschaften („Versagerrate") bezogen auf 100 empfängnisfähige Frauenjahre, liegt erheblich höher als bei den Ein- bzw. Zweiphasenpräparaten. Auch ist die empfängnisverhütende Sicherheit bei Einnahmefehlern eingeschränkt: Wird z. B. die Minipille mit Levonorgestrel drei Stunden später als gewöhnlich eingenommen, besteht kein sicherer Empfängnisschutz mehr. Desogestrel erlaubt dagegen ein größeres Zeitfenster bei der Einnahme. Hier sind Verzögerungen von bis zu 12 Stunden möglich.

Bei der **Dreimonatsspritze** werden 150 mg Medroxyprogesteronacetat (Depo-Clinovir®) bzw. 200 mg Norethisteronenantat (Noristerat®) im Abstand von 3 Monaten intramuskulär appliziert. Ein Etonogestrel-haltiges subkutanes Implantat (Implanon NXT®) setzt den Wirkstoff sogar über 3 Jahre frei.

Neben den genannten Präparaten werden gestagenhaltige **Intrauterinspiralen**, die über längere Zeit kleine Gestagenmengen abgeben, als Kontrazeptiva eingesetzt. Sie verhüten wie die Minipille eine Fertilisation durch Verdickung des Zervixschleims, ferner stören sie den Endometriumaufbau. Die Zuverlässigkeit ist hoch. Mirena® ist beispielsweise ein solches Levonorgestrel-haltiges Präparat, das allerdings nach neueren Daten, wenngleich selten, nicht unerhebliche Risiken (Uterusperforation, erhöhte Brustkrebsinsidenz, ektope Schwangerschaft) aufweist. In älteren Systemen ist elementares Kupfer das kontrazeptive Agens (z. B. Nova T®).

Notfallkontrazeption. Bei der postkoitalen Kontrazeption („Pille danach") wird, wie oben beschrieben, einmal 30 mg Ulipristalacetat (ellaOne®) innerhalb von 5 Tagen nach ungeschütztem Geschlechtsverkehr eingenommen. Alternativ steht Levonorgestrel in einer Dosis von 1,5 mg (PiDaNa®) für diese Indikation zur Verfügung. Allerdins muss es dann innerhalb von 72 Stunden nach ungeschütztem Geschlechtsverkehr angewendet werden. Levonorgestrel wirkt über eine Verzögerung der Ovulation bzw. eine Ovulationsblockade durch Unterdrückung des LH-Peaks. Im Gegensatz zu Ulipristalacetat interferiert es mit dem Ovulationsprozess nur, wenn es vor dem Anstieg des LH-Spiegels verabreicht wird. Wird es später im Zyklus verabreicht, hat es keinen Notfallverhütungseffekt mehr.

Die Versagerrate wird für Ulipristalacetat mit 1 %, für Levonorgestrel mit 2 % angegeben.

Nebenwirkungen. Befindlichkeitsstörungen (nachlassende Libido, Müdigkeit, Übelkeit, Erbrechen, Spannungsgefühl in den Brüsten) sind bei modernen, niedrig dosierten **Estrogen/Gestagen-Kombinationen** mit 20–35 µg Ethinylestradiol pro Pille sehr gering. Das Risiko für venöse Thromboembolien ist dagegen erhöht und steigt mit Überschreiten der Ethinylestradioldosis von 30 µg/Tag deutlich an. Bei den heute üblichen kombinierten oralen Kontrazeptiva mit niedrigem Estrogengehalt wird das venöse Thromboembolierisiko allerdings hauptsächlich vom Gestagenbestandteil beeinflusst. Bei Frauen, die kein hormonelles Kontrazeptivum einnehmen, geht man von einer Häufigkeit von 5–10 Thromboembolien pro 100 000 Frauen und Jahr aus. Diese steigt bei Kontrazeptiva, die Levonorgestrel enthalten, auf 20 Fälle/100 000 Frauen/Jahr, bei Gestoden-, Drospirenon- oder Desogestrel enthaltenden Präparaten nochmal auf das Doppelte. Am höchsten ist das thromboembolische Risiko (Anstieg um den Faktor 9!) bei der Kombination Rauchen und Einnahme von Kontrazeptiva. Thrombosen ereignen sich aber auch vermehrt bei übergewichtigen Frauen, bei Frauen mit Bluthochdruck, Diabetes mellitus, Blutgerinnungsstörungen, Thrombose-Erkrankungen und Herzkrankheiten in der Familie. Diese Frauen sollten normalerweise nicht mit hormonellen Kontrazeptiva verhüten, vor allem dann nicht, wenn mehrere Risiken zusammentreffen. Bei Frauen, die längere Zeit hormonelle Kontrazeptiva einnehmen, kann außerdem eine Hypertonie auftreten. Zunehmendes Lebensalter erhöht das Risiko kardiovaskulärer Komplikationen.

Unerwünschte androgene Effekte (Seborrhö, Akne) lassen sich durch die Gabe eines Gestagens ohne intrinsische androgene Aktivität oder mit antiandrogener Wirkung vermeiden. Eine Gewichtszunahme ist bei Gabe von Gestagenen mit antimineralcorticoider Wirkung, z. B. von Drospirenon, gering (◘ Tab. 21.13). Meist treten Nebenerscheinungen ohnehin in stärkerem Maß nur bei der erstmaligen Verwendung auf. Dies gilt auch für Zyklusanomalien. Als weitere Nebenwirkung hormoneller Kontrazeptiva kann es zu einer Erniedrigung der Glucosetoleranz kommen. Eine kanzerogene, d. h. krebsauslösende Wirkung besitzen die genannten Präparate dagegen nicht. Doch dürfen sie, wie alle Estrogen-haltigen Medikamente, bei Patientinnen mit einem estrogenabhängigen Tumor wegen ihrer tumorpromovierenden Wirkung nicht gegeben werden.

Bei der oralen Gabe von **Gestagen-Monopräparaten** (Minipille) liegt häufig eine **mangelhafte Zyklusstabilität** vor. Es kann zu Zwischenblutungen (Durchbruchblutungen), Abweichungen von der Menstruationsstärke und -dauer sowie – seltener – zu Amenorrhö kommen. Auch bei gestagenhaltigen Intrauterinsystemen nimmt die Menstruationsstärke ab, teilweise hört die Menstruation auf. Bei der **postkoitalen Kontrazeption** sind Übelkeit und Erbrechen, gastrointestinale Schmerzen sowie Blutungen unabhängig von der Menstruation, z. T. verspätet, als sehr häufige unerwünschte Wirkungen zu nennen. Hinzu kommen Kopfschmerz und Schwindel als häufige Nebenwirkungen.

Wie eine Untersuchung an >20 000 Frauen gezeigt hat, die – z. T. über 25 Jahre – orale Kontrazeptiva einnahmen, liegt deren Gesamtmortalität nicht höher als bei Frauen, die keine hormonelle Kontrazeption vornahmen. Ferner wurde beim Vergleich mit einem Kontrollkollektiv ohne hormonelle Kontrazeption ein besserer Gesundheitsstatus, insbesondere hinsichtlich der Eisenversorgung, bei Frauen nachgewiesen, die oral hormonell verhüteten.

Interaktionen. Die Wirkung der hormonellen Kontrazeptiva wird unsicher bei der gleichzeitigen Gabe von Enzyminduktoren (s. o. bei Gestagenen). Ferner können Breitbandantibiotika, z. B. Aminopenicilline und Tetracycline, wegen Unterbrechung des enterohepatischen Kreislaufs der weiblichen Sexualhormone infolge fehlender Dekonjugierung der Phase-II-Metaboliten durch Darmbakterien die Zuverlässigkeit des Konzeptionsschutzes beeinträchtigen. Dies trifft vor allem für die niedrig dosierten Präparate zu. Außerdem kann wegen verringerter Glucosetoleranz der Bedarf an Antidiabetika steigen.

Kontraindikationen. Bestehende und vorausgegangene Thrombosen (Gestagene als Monotherapeutika nur bei bestehenden Thrombosen), entzündliche und degenerative Gefäßleiden, schwere Leberfunktionsstörungen, Schwangerschaftsikterus und -pruritus in der Anamnese sowie Hyperbilirubinämie sind Kontraindikationen. Bei erstmals unter der Behandlung mit Kontrazeptiva auftretenden migräneartigen Kopfschmerzen oder akuten Sehstörungen (Verdacht auf thromboembolische Komplikationen), Cholestase und stärkerem Blutdruckanstieg sowie vor Operationen sind die Präparate sofort abzusetzen.

21.8.7 Hormonersatztherapie in der Postmenopause

Klimakterium. Während des Klimakteriums, den sog. Wechseljahren, d. h. in der Übergangsphase von der vollen Geschlechtsreife in das Senium, stellen die weiblichen Keimdrüsen ihre Funktion ein. Diese erlischt im Mittel mit 51 ± 3 Jahren. Zunächst werden die Menstruationsblutungen unregelmäßiger und schwächer, Ovulationen und Gelbkörperbildungen bleiben aus. Mit dem Abfall der Estrogen- und Gestagenspiegel steigt andererseits für einige Jahre die Gonadotropinausschüttung stark an. Als **Menopause** wird der Zeitpunkt der letzten Menstruation, als **Prämenopause** der Zeitraum drei Jahre vor und als **Postmenopause** der Zeitraum 7 Jahre nach der Menopause bezeichnet.

Zwar ist das Erlöschen der Funktion der weiblichen Keimdrüsen ein physiologischer Prozess ist, doch treten bei etwa zwei Drittel der Frauen **klimakterische Ausfallerscheinungen** auf. Diese beruhen vor allem auf dem Abfall der Estrogensekretion. Sie äußern sich in Form von reversiblen vasomotorischen (z. B. Hitzewallungen, Tachykardien) und anderen vegetativen Symptomen (z. B. Schwindel, Schwitzen), in der Regel ebenfalls reversiblen psychischen Symptomen (z. B. Angstgefühlen, depressiver Verstimmung) und metabolischen Dysfunktionen (z. B. Osteoporose, Hyperlipoproteinämien, Atrophie von Haut und Schleimhaut).

Durch **Estrogenersatz** bessern sich die vasomotorischen Störungen, die psychischen Symptome und die atrophischen Veränderungen im Urogenitaltrakt. Ferner beugen Estrogene bei Langzeitanwendung der Osteoporose vor. Durch die Kombination eines Estrogens mit einem Gestagen kann ein vermehrtes Auftreten von Endometriumkarzinomen durch die Hormonersatztherapie vermieden werden. Diese Kombination ist daher bei allen Frauen mit noch vorhandenem Uterus angezeigt, bei hysterektomierten Frauen kann dagegen eine alleinige Estrogensubstitution vorgenommen werden.

Allerdings wird derzeit eine (längerfristige) **Hormonersatztherapie** (hormone replacement therapy, HRT) kontrovers diskutiert. Große Untersuchungen (z. B. HERS, WHI-Studie, Million-Women-Studie) haben neben den positiven Effekten auch deutliche Risiken einer HRT gezeigt. So traten vermehrt kardiovaskuläre Komplikationen, insbesondere Schlaganfälle, koronare Herzerkrankungen sowie Lungenembolien bei einer Estrogen/Gestagen-Kombination (0,625 mg konjugierte Estrogene, 2,5 mg Medroxyprogesteronacetat) und bei reiner Estrogen-Therapie auf. Mit Estrogen/Gestagen-Kombinationen, aber auch bei mit Tibolon (s. o.) behan-

Tab. 21.15 Arzneimittel zur Hormonersatztherapie (mit Tagesdosen)

Estrogen	Gestagen	Handelspräparate
Estrogene		
Estradiol, p. o. (1–2 mg)	–	Estrifam® u. a.
Estradiolvalerat, p. o. (1–2 mg)	–	Progynova®
Estradiol, transderm. (25–50 µg)	–	Dermestril® u. a.
Estriol, p. o. (2 mg)	–	Estriol JENAPHARM® u. a.
Konj. Estrogene, p. o. (0,3–0,6 mg)	–	Presomen® u. a.
Kombinationspräparate zur oralen Anwendung		
Estradiol (1–2 mg)	Norethisteronacetat (0,5 mg)	Activelle® u. a.
	Dydrogesteron (5–10 mg)	Femoston® u. a.
	Drospirenon (2 mg)	Angeliq® u. a.
Estradiolvalerat (1–2 mg)	Norethisteron (0,7 mg)	Merigest® u. a.
	Medroxyprogesteronacetat (2,5–5 mg)	Indivina® u. a.
	Levonorgestrel (0,15 mg)	Klimonorm® u. a.
	Dienogest (2 mg)	Velbienne® u. a.
	Cyproteronacetat (1 mg)	Climen® u. a.
Konjugierte Estrogene (0,3–0,6 mg)	Medrogeston (5 mg)	Presomen® 28 comp. u. a.
	Medroxyprogesteronacetat (2,5–5 mg)	Climopax® u. a.
Kombinationen, transdermale Systeme		
Estradiol (0,05 mg)	Norethisteronacetat (0,25 mg)	Sequidot® u. a.
	Levonorgestrel (0,01 mg)	Fem7® Combi u. a.

delten Frauen, wurden zudem häufiger Mammakarzinome als in der Kontrollgruppe diagnostiziert. Die WHI-Studie wurde daher vorzeitig abgebrochen. Kritisch ist allerdings anzumerken, dass in dieser Studie ein Gemisch equiner Estrogene und keine reinen humanen Estrogene verwendet wurden.

Vor diesem Hintergrund sollte eine Hormonersatztherapie im Klimakterium und in der Postmenopause nur bei deutlicher Symptomatik und unter sorgfältiger Nutzen/Risiko-Abwägung eingeleitet werden. Estrogene sind in möglichst geringer Dosis zu geben (z. B. Estradiol oder Estradiolvalerat 2 mg täglich, Tab. 21.15). Ferner ist zu beachten, dass die zyklische Anwendung von Gestagenen mit Entzugsblutungen verbunden ist. Diese können durch kontinuierliche Anwendung vermieden werden, ohne dass damit das Risiko eines Endometriumkarzinoms steigt.

Durch eine **Lokaltherapie mit Estriol** (◘ Tab. 21.15) können Symptome im Vaginalbereich (Juckreiz, starke Austrocknung) gebessert werden.

Den Anforderungen an eine moderne Arzneimittelprüfung genügende klinische Studien mit **Phytoestrogenen** fehlen bislang, sodass keine exakten Aussagen über Wirksamkeit und Risiken dieser Präparate möglich sind.

21.8.8 Uteruswirksame Substanzen

21.8.8.1 Oxytocin

Das Hypophysenhinterlappenhormon Oxytocin ist die physiologische uteruskontrahierend wirkende Substanz. Die Empfindlichkeit der Uterusmuskulatur gegen Oxytocin ist allerdings sehr unterschiedlich und hängt vor allem vom Estrogen-Gestagen-Quotienten ab. Estrogene steigern die Erregbarkeit und die Spontanaktivität des Uterus, Gestagene machen ihn für Oxytocin unempfindlicher. Gegen Ende der Schwangerschaft produziert die Plazenta in steigendem Maß Estrogene, welche die Gebärmuttermuskulatur gegen Oxytocin durch Stimulation der Oxytocinrezeptor-Synthese sensibilisieren. Außerdem führt die Dehnung der Uteruswand durch das schnelle Wachstum des Feten reflektorisch zu einer vermehrten Oxytocinausschüttung. In physiologischen Dosen löst Oxytocin rhythmische Kontraktionen des Uterus aus. Dauerkontraktionen (Tetanus uteri) treten nur bei hoher Dosierung oder direkter Injektion in die Gebärmutter auf. Oxytocin löst ferner die Nachwehen aus und stillt dadurch die durch den Geburtsvorgang ausgelöste intrauterine Blutung.

Oxytocin kontrahiert nicht nur die Uterusmuskulatur, sondern auch die myoepithelialen Zellen der Milchdrüse. Dadurch wird nach der Geburt die Milch aus den Endstücken in die größeren Ausführungsgänge ausgepresst. Die Ausschüttung von Oxytocin aus der Hypophyse erfolgt reflektorisch beim Saugen des Kindes. Die Oxytocin-Wirkung ist dabei außerordentlich hoch: schon 0,01 IE sind für die Stimulation der Milchausschüttung ausreichend (1 IE = 0,002 mg Oxytocin).

Oxytocin wird vorwiegend in Niere und Leber, während des Stillens außerdem in der Brustdrüse inaktiviert. Die Halbwertszeit beträgt wenige Minuten. Bei Schwangeren wurde außerdem im Plasma ein Oxytocin abbauendes Enzym, die Oxytocinase, nachgewiesen.

Oxytocin (Oxytocin-Rotexmedica) ist indiziert zur Einleitung der Geburt am Termin sowie aus medizinischen Gründen (z. B. bei vorzeitigem Blasensprung, Präeklampsie und Eklampsie), während der Geburt bei Wehenschwäche, zur Blutungsprophylaxe nach Abort und in der Nachgeburtsperiode – wenn Methylergometrin (Methergin®) und Prostaglandin-Derivate kontraindiziert sind – zur Lösung der Plazenta, Verringerung des partalen Blutverlusts (s. o.) und Prophylaxe bzw. Beseitigung einer Uterusatonie.

Die Dosierung beträgt zur Einleitung der Geburt und Wehenstimulation als Dauertropfinfusion $0{,}5–2 \times 20^{-3}$ IE/min. Die Dauertropfinfusion hat den Vorteil der exakten Steuerung der Wehentätigkeit.

Als Nebenwirkung kann eine zu starke und damit sehr schmerzhafte Wehentätigkeit auftreten. Insbesondere bei Überdosierung besteht die Gefahr einer Dauerkontraktion des Uterus. Weitere mögliche Nebenwirkungen sind Blutdruckabfall sowie Übelkeit und Erbrechen. Bei Krampfwehen, schweren Schwangerschaftstoxikosen, mechanischen Geburtshindernissen, drohender Uterusruptur und vorzeitiger Lösung der Plazenta ist Oxytocin kontraindiziert. Wegen verstärkter Uteruskontraktionen ist die gleichzeitige Gabe von Prostaglandinen (s. u.) nicht möglich.

21.8.8.2 Carbetocin

Zur Vorbeugung von Uterusatonie nach Kaiserschnittgeburt steht mit Carbetocin (PABAL® Injektionslösung) ein langwirksamer **Oxytocin-Agonist** zur Verfügung. Die Halbwertszeit beträgt etwa 40 min. In der Regel reicht eine einmalige intravenöse Dosis von 100 µg aus. Die

Wirkung ist vergleichbar mit der einer Oxytocin-Infusion über mehrere Stunden.

Carbetocin darf nicht während Wehen vor der Geburt und nicht zur Wehenauslösung angewendet werden. Grundsätzlich sollte es mit Vorsicht bei Migräne, Asthma und kardiovaskulären Erkrankungen eingesetzt werden.

21.8.8.3 Prostaglandin-Derivate

Weitere physiologische uteruskontrahierende Substanzen sind die Prostaglandine (▸Kap. 22.3.1.1). Bei Nichtgraviden ist insbesondere Prostaglandin $F_{2\alpha}$ an der Menstruationsauslösung beteiligt. Dysmenorrhoische Beschwerden werden z. T. durch erhöhte Prostaglandinbildung hervorgerufen. Bei einer Schwangerschaft nimmt die Prostaglandinsynthese um den Geburtstermin deutlich zu.

Therapeutisch werden Prostaglandine zur Zervixerweichung bei einer Ausräumung der Uterusschleimhaut bei Nichtschwangeren und bei Schwangeren bis zur 12. Schwangerschaftswoche zur Abortauslösung, ferner zur Geburtseinleitung am normalen Schwangerschaftsende und zur Einleitung einer Schwangerschaftsbeendigung im zweiten Trimenon eingesetzt.

Bei der Geburt wird, bedingt durch die zervixerschlaffende Wirkung und damit die raschere Eröffnung des Muttermundes sowie unterstützt durch den uteruskontrahierenden Effekt, vor allem die Eröffnungsperiode beschleunigt. Als Wirkstoffe stehen **Prostaglandin E_2** (Dinoproston; z. B. MINPROSTIN® E_2) sowie die Prostaglandin-E_2- bzw. -E_1-Derivate **Sulproston** (Nalador®) und **Gemeprost** (Cergem®) zur Verfügung.

Die Dosierung der Prostaglandine ist stets individuell. Zur Abortauslösung sind wesentlich höhere Dosen als zur Geburtseinleitung am Ende der Schwangerschaft erforderlich. Die Applikation erfolgt bei Verwendung als Abortivum vorwiegend intrauterin (extraamnial), wegen der schlechteren Verträglichkeit seltener intravenös. Zur Geburtseinleitung werden die Substanzen wegen der dabei erforderlichen geringeren Dosis dagegen vielfach intravenös gegeben. Prostaglandin E_2 kann auch intravaginal appliziert werden.

Als Nebenwirkungen treten dosisabhängig Übelkeit, Erbrechen, Diarrhö, Hitzewallungen und Kopfschmerzen auf. Ferner werden Asthmaanfälle, Muskelkrämpfe und epileptische Anfälle beobachtet. Überdosierung kann einen Tetanus uteri auslösen. Bei Asthma, Glaukom, Krampfleiden sowie akuten Magen-Darm-Störungen dürfen Prostaglandine, wenn überhaupt, nur mit größter Vorsicht angewandt werden.

21.8.8.4 Methylergometrin

Methylergometrin greift wie Oxytocin direkt an der Uterusmuskulatur an und ruft rhythmische Kontraktionen hervor. Indikationen für **Methylergometrin** (z. B. Methergin®) in der Geburtshilfe, und zwar ausschließlich in der Nachgeburtsperiode, sind verzögerte Lösung der Plazenta, Blutungen nach Lösung der Plazenta, Stauung des Wochenflusses und mangelhafte Rückbildung des Uterus im Wochenbett. Die Dosierung beträgt 0,1–0,2 mg peroral oder parenteral.

Bei hoher Dosierung kann es zu Übelkeit, Erbrechen und Schmerzen im Unterbauch sowie zu Schwindel, Kopfschmerzen, Tachy- oder Bradykardien kommen.

21.8.8.5 Tokolytika

Tokolytika (Wehenhemmer) werden eingesetzt zur Uteruserschlaffung bei drohender Frühgeburt, bei operativen Eingriffen in der Schwangerschaft (z. B. Cerclage, Myomenukleation), vorzeitig einsetzenden Wehen, geburtshilflichen Notfällen (z. B. Sectio) sowie äußerer Wendung des Feten aus der Beckenendlage in die Schädellage. Allerdings kann oftmals durch eine Tokolyse das Eintreten der Geburt lediglich um 24–48 h herausgeschoben werden. Doch kann diese Zeit für eine Lungenreifung des Kindes durch Gabe von Glucocorticoiden an die Mutter sowie zur Verlegung der Schwangeren in eine Klinik mit Neugeborenen-Intensivstation genutzt werden, wodurch die Überlebenschancen des Kindes steigen.

Fenoterol. Die Dosierung des **β_2-Sympathomimetikums** (▸Kap. 19.2.3) Fenoterol (Partusisten®) beträgt 0,5–3 µg/min. Die Patientinnen müssen vor allem zu Behandlungsbeginn streng überwacht werden (Kontrolle von Puls, Blutdruck und Urinausscheidung). Wegen der erforderlichen hohen Dosierung ist trotz der relativen β_2-Selektivität mit kardialen Nebenwirkungen (Tachykardie, ventrikulären Rhythmusstörungen, pektanginösen Beschwerden) zu rechnen. Gleichzeitige Gabe von β_1-selektiven Rezeptorblockern (z. B. Atenolol oder Metoprolol) kann diese unerwünschten Wirkungen unterdrücken oder zumindest abschwächen.

Bei obstruktiver Kardiomyopathie, Herzklappenstenosen, Tachykardien, Thyreotoxikose und pulmonaler Hypertonie sind Tokolytika dieses Typs kontraindiziert.

Atosiban. Atosiban (Tractocile®) ist ein kompetitiver **Oxytocin-Rezeptor-Antagonist** zum Hinauszögern einer drohenden Frühgeburt. Die Substanz wird i. v. infundiert (Dosierung 6,75 mg als Bolus, danach 300 µg/min als Dauerinfusion während 3 h, an die sich eine weitere Dauerinfusion mit 100 µg/min anschließt). Die Halbwertszeit beträgt 1,7 h.

Häufige Nebenwirkungen sind Übelkeit, Kopfschmerzen und Schwindel, selten treten Fieber und Exantheme auf. Kontraindikationen sind vorzeitiger Blasensprung sowie gestörte Herzfrequenz des Fetus, pränatale Blutungen, Präeklampsie oder Eklampsie, die eine sofortige Entbindung notwendig machen, intrauteriner Fruchttod sowie Situationen von Mutter oder Fetus, bei denen die Fortführung der Schwangerschaft ein Risiko bedeutet.

Mg^{2+}-Ionen. Für eine Tokolyse werden Mg^{2+}-Ionen in hoher Dosis infundiert (initial 4–6 g; Erhaltungsdosis 2–4 g stündlich). Als Nebenwirkungen treten Herzklopfen, Kopfschmerzen, Schwindel und Übelkeit auf. Zeichen einer Überdosierung sind Hyporeflexie, EKG-Veränderungen bis zum Herzstillstand sowie Atemdepression.

22 Mediatoren

Mediatoren (Autakoide) sind aus bestimmten Zellen bzw. Zellverbänden freigesetzte Substanzen. Hierzu werden insbesondere Histamin, Serotonin und die Stoffe der Arachidonsäurekaskade (Prostaglandine, Thromboxan A_2, Prostacyclin, Leukotriene) sowie Kinine gerechnet.

22.1 Histamin

Vorkommen, Freisetzung und Abbau. Histamin kommt als Decarboxylierungsprodukt der Aminosäure Histidin im menschlichen Organismus in allen Geweben vor. Die höchsten Konzentrationen findet man in den Lungen, der Haut und im Magen-Darm-Kanal. In den Mastzellen und basophilen Granulozyten wird Histamin in protonierter Form, an Anionen – z. B. an Heparin oder Proteoglykane – gebunden und gespeichert. Seine Freisetzung aus dieser Speicherform erfolgt bei Zerstörung von Zellen (z. B. bei Verletzungen), IgE-vermittelt bei Überempfindlichkeitsreaktionen sowie IgE-unabhängig durch verschiedene chemische Substanzen, sog. Histaminliberatoren (s. u.).

Histaminliberatoren. Einige Arzneistoffe sind in der Lage, Histamin freizusetzen. Hierzu gehören Morphin, periphere Muskelrelaxantien (z. B. Rocuroniumbromid und Suxamethoniumchlorid), iodhaltige Röntgenkontrastmittel und Plasmaersatzmittel (z. B. Hydroxyethylstärke). Ein weiterer Histaminliberator ist **Mastoparan**, ein Bestandteil des Wespengifts, das G-Proteine aktiviert und dadurch ebenfalls zu einer IgE-unabhängigen Histaminfreisetzung führt.

Histaminrezeptoren und -wirkungen. Histamin greift an vier verschiedenen, G-Protein-gekoppelten Rezeptoren an, die als H_1-, H_2-, H_3- und H_4-Rezeptoren bezeichnet werden.

Stimulation von H_1-Rezeptoren bewirkt durch Aktivierung der NO-Bildung über Ca^{2+}/Calmodulin in Endothelzellen und dessen Diffusion in die glatte Muskulatur des Gefäßes einen Blutdruckabfall infolge Vasodilatation von Arteriolen. Zudem ermöglicht Histamin – über RhoA-Aktivierung und Ausbildung von Stressfasern sowie src-Kinase-abhängige Phosphorylierung von Cadherin – eine Öffnung der Kittleisten, was die parazelluläre Permeabilität erhöht und damit den Übertritt von Plasmaproteinen, Plasmawasser und zellulären Blutbestandteilen in das Gewebe hervorruft. Vasodilatation und erhöhte parazelluläre Permeabilität tragen zur Entwicklung eines anaphylaktischen Schocks (s. u.) bei. Weiterhin erleichtert Histamin die Einwanderung von Leukozyten, indem es die Expression von Adhäsionsproteinen an der Oberfläche der Endothelzellen stimuliert, wodurch Pathogene in infiziertem Gewebe angegriffen und entzündliche Reaktionen begünstigt werden. Durch Stimulation afferenter Neurone löst Histamin ferner Juckreiz aus. Außerdem kontrahiert es, durch Erhöhung der zytosolischen Ca^{2+}-Konzentration, die glatte Muskulatur von Bronchien und Darm. Im ZNS sind H_1-Rezeptoren am Erhalt des Wachzustands sowie an der Regulation der Nahrungsaufnahme beteiligt.

Erregung von H_2-Rezeptoren führt durch Aktivierung der Adenylylcyclase zur Erhöhung der Herzfrequenz und Zunahme der Kontraktilität des Herzens sowie zur Steigerung der Drüsensekretion, insbesondere in der Magenschleimhaut. H_2-Rezeptoren regulieren ferner die Zellproliferation und -differenzierung. Im Immunsystem verschiebt Histamin, vorwiegend durch eine Stimulation von H_2-Rezeptoren, die TH1/TH2-Balance zugunsten einer TH2-Antwort (▸Kap. 32.1). Zudem wird durch H_2-Rezeptoren die Suppressoraktivität regulatorischer T-Zellen angeregt, wodurch die immunologische Toleranz aufrechterhalten wird. Neuronal werden über postsynaptische H_2-Rezeptoren und zytosolischem cAMP-Anstieg exzitatorische Wirkungen vermittelt.

Bei den **H_3-Rezeptoren** handelt es sich um präsynaptische Histamin-Rezeptoren von ZNS-Neuronen, deren Erregung die Histamin-, Noradrenalin-, Serotonin-, und Acetylcholinfreisetzung hemmt. H_3-Rezeptoren sind ferner an zahlreichen neuronalen Funktionen wie Kognition, Schlaf-Wach-Status und Regulation der Energiehomöostase beteiligt.

Der **H_4-Rezeptor** wird vornehmlich in T-Lymphozyten, eosinophilen Granulozyten und Mastzellen exprimiert und stimuliert deren Chemotaxis, woraus sich seine pro-inflammatorische Rolle ableiten lässt. Auch spielt er eine Rolle bei der Differenzierung myeloischer Stammzellen und der Auswanderung reifer Immunzellen aus dem Knochenmark.

22.1.1 H_1-Antihistaminika

Während die sog. 1. Generation der H_1-Antihistaminika (◘Tab. 22.1) nicht nur periphere, sondern auch zentrale H_1-Rezeptoren blockiert, wirken die Antihistaminika der 2. Generation aufgrund geringerer Lipophilie nahezu selektiv an peripheren H_1-Rezeptoren. Weiterentwicklungen dieser H_1-Antihistaminika der 2. Generation sind Levocetirizin, Desloratadin und Fexofenadin. Levocetirizin ist das aktive Enantiomer von Cetirizin, im Vergleich zu Cetirizin kann die Dosis von Levocetirizin daher halbiert werden. Levocetirizin besitzt gegenüber Cetirizin keine relevanten therapeutischen Vorteile.

Wirkungen. H_1-Antihistaminika heben kompetitiv die Wirkungen von Histamin an H_1-Rezeptoren auf. Wirkstoffe der 1. Generation, deutlich weniger dagegen die der 2. Generation, wirken infolge der Blockade zentraler H_1-Rezeptoren sedierend (vgl. H_1-Antihistaminika als Schlafmittel). Reaktionsvermögen, Psychomotorik und Kognition sind beeinträchtigt, Alkohol verstärkt diese Nebenwirkungen erheblich.

Außer ihren H_1-antihistaminischen Eigenschaften besitzen einige Antihistaminika, z. B. Promethazin oder Diphenhydramin, zusätzlich eine anticholinerge, in sehr hohen Dosen auch eine lokalanästhetische Wirkung. Ferner konnte bei einigen Verbindungen, z. B. Azelastin, Cetirizin und Ketotifen, ein Mastzellmembran-stabilisierender Effekt nachgewiesen werden. Cyproheptadin blockiert auch $5\text{-}HT_{2A}$- und $5\text{-}HT_{2B}$-Rezeptoren und ruft als Nebenwirkung eine Appetitsteigerung hervor.

Indikationen. H_1-Antihistaminika sind indiziert bei allen Erkrankungen, die auf einer Freisetzung von Histamin beruhen, wie z. B. allergischer Rhinitis und Konjunktivitis, (Kälte-) Urtikaria, Insektenstichen, Pruritus, Quincke-Ödem, Arzneimittelallergien oder Serumkrankheit. Einige Substanzen mit stärker sedierender Wirkung, z. B. Promethazin, Diphenhydramin, Doxylamin oder Hydroxyzin sind bei Schlafstörungen indiziert. Diphenhydramin und insbesondere dessen Salz mit 8-Chlortheophyllin, das Dimenhydrinat, eignen sich zur Prophylaxe und Behandlung von Übelkeit und Erbrechen, letzteres auch bei Kinetosen (▸Kap. 18.2.1).

Anwendung. Im Allgemeinen genügt die lokale oder orale Anwendung. Bei schweren allergischen Reaktionen, insbesondere bei allergisch

Tab. 22.1 H_1-Antihistaminika

INN (Handelspräparat)	Tagesdosis (HWZ)
Antihistaminika der 1. Generation zur Behandlung von Schlafstörungen	
Diphenhydramin (z. B. Dolestan®)	25–50 mg p. o. (4 h)
Doxylamin (z. B. Gittalun®)	25–50 mg p. o. (10 h)
Hydroxyzin (z. B. Atarax®)	25–75 mg p. o. (7–20 h)
Promethazin (z. B. Prothrazin®)	25–50 mg p. o. (10–14 h)
Antihistaminika der 1. Generation zur Behandlung von Übelkeit und Erbrechen	
Diphenhydramin (z. B. Diphenhydramin-Hevert®)	25–50 mg p. o. (4 h)
Dimenhydrinat (8-Chlortheophyllinsalz von Diphenhydramin, Vomex A®)	50–400 mg p. o., i. v. (4 h)
Promethazin (z. B. Prothrazin®)	25–50 mg p. o. (10–14 h)
Antihistaminika der 1. Generation zur Behandlung von Allergien, Juckreiz, Urtikaria	
Bamipin (Soventol®)	2%iges Gel topisch (–)
Clemastin (Tavegil®)	1–2 mg p. o., i. v. (35–40 h)
Cyproheptadin (Peritol®)	12–32 mg p. o. (7 h)
Dimetinden (Fenistil®)	3–8 mg p. o., i. v. (6 h)
Emedastin (Emadine®)	0,1 mg okulär (–)
Ketotifen (z. B. Zaditen®)	1–2 mg p. o.; 0,05 mg okulär (20 h)
Antihistaminika der 2. Generation zur Behandlung von Allergien, Juckreiz, Urtikaria	
Azelastin (Allergodil®)	0,03 mg okulär; 0,3 mg nasal; 4 mg p. o. (20 h)
Cetirizin (z. B. Zyrtec®)	10 mg p. o. (7 h)
Levocetirizin (z. B. XUSAL)	5 mg p. o. (7 h)
Desloratadin (z. B. AERIUS®)	5 mg p. o. (27 h)
Ebastin (z. B. Ebastel®)	10–20 mg p. o. (15–19 h[1])
Fexofenadin (z. B. Telfast®)	120–180 mg p. o. (11–15 h)
Levocabastin (Livocab®)	0,2 mg okulär; 0,5–1 mg nasal (–)
Mizolastin (z. B. Zolim®)	10 mg p. o. (13 h)
Rupatadin (z. B. Urtimed®)	10 mg p. o. (6 h)

[1] Aktiver Metabolit

bedingtem Schock, kommt auch die intramuskuläre oder intravenöse Injektion in Betracht.

Kinetik. Bei oraler Gabe werden H_1-Antihistaminika rasch und gut resorbiert. Die meisten Verbindungen unterliegen in der Leber einer ausgeprägten Biotransformation und werden vor allem in Form von Metaboliten ausgeschieden. Vorzugsweise unverändert exkretiert werden dagegen Cetirizin und Fexofenadin. Bei einem Teil der neueren Substanzen begrenzt die rasche und weitgehende Biotransformation zu hydrophilen H_1-wirksamen Metaboliten die Möglichkeit zur Überwindung der Blut-Hirn-Schranke. Cetirizin und Fexofenadin weisen selbst nur eine geringe Lipophilie und damit eine geringe Penetration ins ZNS auf.

Nebenwirkungen. Die häufigste Nebenwirkung von H_1-Antihistaminika der 1. Generation ist das beeinträchtigte Reaktionsvermögen durch den zentral dämpfenden Effekt. Als weitere Nebenwirkungen können Obstipation, Mundtrockenheit und Miktionsstörungen sowie ventrikuläre Arrhythmien durch Verlängerung der QT-Zeit infolge der Blockade des K^+-Kanals vom HERG-Typ auftreten, besonders bei einer bestehenden Hypokaliämie und bei Patienten mit manifesten Herzerkrankungen. Die topische Applikation an Auge und Nasenschleimhaut kann zu lokalen Reizungen (z. B. Brennen) führen. H_1-Antihistaminika mit anticholinergen Wirkungen sind bei Engwinkelglaukom kontraindiziert.

Interaktionen. Die Wirkung von Analgetika, Hypnotika, Narkotika, zentraldämpfenden Psychopharmaka und Alkohol kann durch sedierende H_1-Antihistaminika verstärkt werden. Anticholinerge Wirkungen von H_1-Antihistaminika und Parasympatholytika sowie trizyklischen Antidepressiva verstärken sich. Überdosierungen einiger Antihistaminika, ihre Komedikation mit QT-Zeit verlängernden Arzneistoffen (u. a. Makroliden oder Azol-Antimykotika), eine deutlich eingeschränkte Leberfunktion oder gleichzeitige Gabe von CYP3A4-Hemmstoffen, können lebensbedrohliche ventrikuläre Tachyarrhythmien (u. a. Torsades de pointes) hervorrufen.

Vergiftungen. In toxischen Dosen führen zentralgängige H_1-Antihistaminika mit lokalanästhetischer bzw. anticholinerger Wirkungskomponente zu Erregungszuständen, tonisch-klonischen Krämpfen, Mydriasis, Akkommodations- und Miktionsstörungen sowie Tachy- und Stenokardien. Der Tod erfolgt durch Atemlähmung oder Herz-Kreislaufversagen. Besonders gefährdet sind Kinder. Die Therapie besteht in resorptionsverhindernden Maßnahmen (▸Kap. 34.1.2), bei Krämpfen wird ferner Diazepam gegeben, bei Atemlähmung assistiert beatmet. Als Antidot gegen die anticholinergen Effekte kann Physostigmin appliziert werden.

22.1.1.1 Therapie der allergischen Rhinitis und Konjunktivitis

Die H_1-Antihistaminika der 2. Generation sind bei guter Verträglichkeit wirksam gegen die Symptome der allergischen Rhinitis und Konjunktivitis, allerdings sind sie weniger effektiv bei nasaler Obstruktion. Neben H_1-Antihistaminika stellen nasal applizierte **Glucocorticoide** (▸Kap. 21.7.1) einen guten Therapieansatz bei diesen Krankheitsbildern dar, da sie zu einer wesentlichen Besserung der Nasen- und Augenbeschwerden führen. Auch wird die Konzentration von Entzündungsmediatoren in der Nasenschleimhaut nachhaltig verringert. Intranasale Glucocorticoide können dementsprechend zur Steigerung der antiallergischen Wirkung mit topischen oder oralen Antihistaminika sowie Cromoglicinsäure (DNCG; ▸Kap. 24.1.1.2) kombiniert werden.

22.1.2 H_2-Antihistaminika

Diese Substanzgruppe wird in ▸Kap. 25.1.2.2 besprochen.

22.2 Serotonin

Serotonin (5-Hydroxytryptamin, 5-HT) entsteht im Organismus aus der essenziellen Aminosäure Tryptophan durch Hydroxylierung zu 5-Hydroxytryptophan und anschließende Decarboxylierung. Es kommt sowohl neuronal als auch extraneuronal vor. Das neuronal gespeicherte Serotonin, das in weiten Teilen des Gehirns, vor allem in den Raphe-Kernen, sowie im gesamten Gastrointestinaltrakt gebildet wird, wirkt als Neurotransmitter. Extraneuronal wird Serotonin in großen Mengen in den enterochromaffinen Zellen des Dünndarms synthetisiert und gespeichert. Eine Dehnung der Darmwand infolge eines Druckanstiegs im Lumen setzt daraus 5-HT frei. Daneben geben die enterochromaffinen Zellen Serotonin an Thrombozyten ab, wenn diese die Darmgefäße passieren.

Therapeutischer Einsatz von 5-HT_1-, 5-HT_2- und 5-HT_4-Rezeptoragonisten und -antagonisten. Agonismus an 5-HT_{1A}-Rezeptoren des dorsalen Raphenukleus bzw. der Amygdala wird als Teilwirkung der Blutdrucksenkung durch Urapidil (▸Kap. 19.4.1) sowie der anxiolytischen Wirkung von Buspiron (▸Kap. 10.4) angesehen. 5-HT_{1B}/5-HT_{1D}-Agonisten (Triptane, ▸Kap. 12.1.9.1) eignen sich besonders zur Therapie des akuten Migräneanfalls. Bei der Migränebehandlung mit dem Mutterkornalkaloid Ergotamin (▸Kap. 12.1.9.1) tragen serotonerge Effekte zur Wirkung bei. Der 5-HT_2-Antagonismus von Cyproheptadin hat als Begleitwirkung eine Appetitsteigerung und Gewichtszunahme zur Folge. Der 5-HT_{2A}-und 5-HT_{2C}-Antagonismus trägt ferner wesentlich zur Besserung der Negativsymptomatik bei der Behandlung der Schizophrenie mit atypischen Neuroleptika wie Clozapin bei (▸Kap. 10.1.2). Weitere am serotonergen System angreifende Pharmaka sind die als Antidepressiva bedeutsamen Serotoninwiederaufnahmehemmer (▸Kap. 10.2.1.2). Der 5-HT_4-Agonist Prucaloprid (▸Kap. 22.6.5) ist zur symptomatischen Behandlung der chronischen Verstopfung bei Erwachsenen indiziert, bei denen Laxanzien keine ausreichende Wirkung erzielen.

5-HT_3-Antagonisten. Setrone erlangten als potente 5-HT_3-Antagonisten große Bedeutung beim Zytostatika-, Strahlen-induzierten und postoperativen Erbrechen (▸Kap. 18.2.4). Zu diesen gehören **Granisetron** (Kevatril® u. a.), **Ondansetron** (Zofran® u. a.) sowie **Palonosetron** (Aloxi®). Unterschiede innerhalb dieser Substanzgruppe ergeben sich vor allem hinsichtlich der Halbwertszeiten (Ondansetron 3 h, Granisetron 4–10 h, Palonosetron 40 h) und der Tagesdosierung (Palonosetron 0,25 mg, Granisetron 2 mg, Ondansetron 8–16 mg).

Granisetron wird vorwiegend durch CYP3A4 und Ondansetron durch CYP3A4, CYP2D6 und CYP1A2 verstoffwechselt, Palonosetron hauptsächlich durch CYP2D6 metabolisiert. CYP-Hemmer haben jedoch keine signifikanten Auswirkungen auf deren Clearance. Als Nebenwirkung von Setronen können häufig Kopfschmerzen und schwere Obstipation auftreten.

Die Wirksamkeit beim frühen Erbrechen (innerhalb der ersten 24 Stunden nach Gabe von z. B. Cisplatin), nicht jedoch bei spätem Erbrechen (nach 2–5 Tagen) übertrifft die der anderen Antiemetika.

Auch **Metoclopramid** blockiert neben Dopaminrezeptoren in hohen Dosen 5-HT_3-Rezeptoren im Bereich der Area postrema des Brechzentrums und des Darms. Allerdings ist seine Wirksamkeit geringer als die der Setrone.

22.3 Eicosanoide (Prostaglandine, Thromboxan A_2, Prostacyclin, Leukotriene)

Eicosanoide sind an zahlreichen physiologischen und pathophysiologischen Prozessen, insbesondere an entzündlichen Reaktionen, beteiligt. Anders als Histamin und Serotonin werden sie nicht vesikulär gespeichert, sondern entstehen erst bei Bedarf aus ihrer Vorstufe, der **Arachidonsäure**. Diese ist in die Phospholipide der Zellmembranen eingebaut. Auf Reize der verschiedensten Art, insbesondere nach zellschädigenden Noxen, wird Arachidonsäure durch Aktivierung von Phospholipase A_2 freigesetzt und anschließend oxidativ biotransformiert, wobei folgende Produkte entstehen:

- Prostaglandine (PGD, PGE, PGF), Prostacyclin (PGI) und Thromboxan A_2 (TXA_2) auf dem Cyclooxygenase-Weg und
- Leukotriene (LTB, LTC und LTD) auf dem Lipoxygenase-Weg (s. u.).

22.3.1 Substanzen des Cyclooxygenase-Wegs

Katalysiert durch die Cyclooxygenase mit den beiden Isoformen COX-1 und COX-2 entsteht aus Arachidonsäure zunächst Prostaglandinendoperoxid PGG_2, das in PGH_2 überführt wird. Aus PGH_2 können dann Prostaglandine (PG) in zahlreichen Geweben, Thromboxan A_2 (TXA_2) in Thrombozyten und Prostacyclin

(PGI_2) im Gefäßendothel gebildet werden. Durch den Prostaglandin-Transporter Multi Drug Resistance Protein 4 werden die synthetisierten Prostaglandine aus den Zellen freigesetzt.

22.3.1.1 Prostaglandine

Wirkungen. Neben der in ▸Kap. 12.1.1 beschriebenen Beteiligung der Prostaglandine an Schmerz und Entzündung sind die Effekte von PGE_2 auf die Säure- und Schleimsekretion im Magen, die antiaggregatorische und vasodilatierende Wirkung von PGI_2 und PGE_2, die Nierendurchblutung fördernde und tubuläre Na^+-Resorption hemmende Wirkung von PGE_2 sowie die uteruskontrahierende Wirkung von PGE_2 und $PGF_{2\alpha}$ von therapeutischer Relevanz.

Therapeutische Anwendung. Wegen ihrer Wirkung auf die Uterus- und Gefäßmuskulatur werden natürliche und synthetische Vertreter der Gruppen PGE und PGF als Arzneistoffe eingesetzt.

Alprostadil ist aufgrund seiner vasodilatierenden Wirkung bei erektiler Dysfunktion (z. B. CAVERJECT®, Dosierung 10–40 µg, ▸Kap. 23.2.8) und bei schweren Formen der arteriellen Verschlusskrankheit (prostavasin®, Dosierung 20–80 µg) indiziert. Die Anwendung erfolgt lokal durch Injektion in den Schwellkörper bzw. systemisch durch intravenöse Infusion. Eine weitere Indikation ist die vorübergehende Offenhaltung des Ductus arteriosus Botalli (Minprog®, Dosierung 3–6 µg/kg/h) zur Steigerung der pulmonalen Durchblutung bei Neugeborenen mit angeborenen Herzfehlern bis eine korrigierende Operation durchgeführt werden kann. Die Halbwertszeit von Alprostadil beträgt 0,1–0,2 h.

Dinoproston (z. B. PROPRESS®, Dosierung 3–10 mg, Halbwertszeit 0,02–0,05 h), **Gemeprost** (Cergem®, Dosierung 1–5 mg, Halbwertszeit 0,75–1 h), **Misoprostol** (MISODEL, Dosierung bis zu 200 µg, Halbwertszeit 0,6 h) und **Sulproston** (Nalador®, Dosierung bis zu 0,5–1 mg, Halbwertszeit 2 h) dienen aufgrund ihrer uteruskontrahierenden Wirkung zur Auslösung eines Aborts in der Frühschwangerschaft. Während der Geburt beschleunigen sie die Öffnung des Muttermundes, im Anschluss an die Geburt dienen sie der Behandlung atonischer Uterusblutungen. Die Applikation erfolgt intravenös oder vaginal/intrazervikal.

Misoprostol wird zur Ulkusprophylaxe (Dosierung 0,2–0,6 mg, Halbwertszeit 0,6 h) bei Therapien mit NSAIDs (▸Kap. 12.2.1) infolge seiner Wirkungen auf die Säure- und Schleimsekretion im Magen in fixer Kombination mit Diclofenac (Arthotec® forte) eingesetzt.

Latanoprost, Tafluprost, Travoprost und **Bimatoprost** senken bei lokaler Anwendung am Auge den Augeninnendruck und dienen daher zur Glaukombehandlung (▸Kap. 27.1).

Nebenwirkungen. Als Nebenwirkungen können Übelkeit, Diarrhö, Flush, Kopfschmerzen und heftige Schmerzen im Unterbauch auftreten. Diese sind bei systemischer Gabe stärker ausgeprägt als bei lokaler Anwendung. Am Applikationsort können Prostaglandine zudem Keratitis, Iritis und Schmerzen auslösen. Eine Impotenzbehandlung mit Alprostadil kann zu Priapismus führen.

Interaktionen. Die abortive Wirkung der Prostaglandinderivate wird durch Mifepriston (▸Kap. 21.8.4.2) erhöht.

22.3.1.2 Prostacyclin und Derivate

Das körpereigene Prostacyclin (PGI_2) wirkt stark vasodilatierend und thrombozytenaggregationshemmend und wird im Gefäßendothel durch Prostacyclin-Synthase gebildet. Ein stabileres synthetisches Prostacyclin-Analogon ist **Iloprost** (▸Kap. 23.2.3). Es ist – parenteral appliziert – zur Behandlung der Thrombangiitis obliterans indiziert. Eine inhalative Applikation erfolgt bei primärer pulmonaler Hypertonie. Die Nebenwirkungen sind ähnlich wie bei Prostaglandin-E-Derivaten.

22.3.1.3 Cyclooxygenase-Hemmer

Wie in ▸Kap. 12.1.3.1 beschrieben, beruht die Wirkung der nichtsteroidalen Antirheumatika bzw. Antiphlogistika (NSAIDs) großenteils auf einem Eingriff in die Arachidonsäurekaskade durch Hemmung der Cyclooxygenasen. Die Blockade des Cyclooxygenase-Wegs kann zu einer verstärkten Bildung von Leukotrienen (s. u.) und damit zu unerwünschten Wirkungen führen (z. B. Auslösung von sog. Analgetika-Asthma durch NSAIDs).

22.3.2 Substanzen des Lipoxygenase-Wegs

Außer durch Cyclooxygenasen kann Arachidonsäure durch Lipoxygenasen (LOX) zu Hydroperoxiden oxidiert werden. Dadurch entstehen verschiedene Hydroperoxy-eicosatetraensäuren (HPETE), die anschließend mittels Peroxidase zu Hydroxy-eicosatetraensäuren (HETE) und zu **Leukotrienen** (LT) umgewandelt werden.

Die Cysteinyl-Leukotriene (LTC_4, LTD_4, LTE_4) bilden gemeinsam die sog. **slow-reacting substance of anaphylaxis.**

Physiologische und pathophysiologische Bedeutung. LTB_4 wirkt chemotaktisch auf Leukozyten, Fibroblasten und Keratinozyten und ist daher für die Wundheilung wichtig. Eine Beteiligung von LTB_4 an der Entstehung entzündlicher Darmerkrankungen, der rheumatoiden Arthritis und der Psoriasis wird angenommen.

LTC_4, LTD_4 und LTE_4 sind an der Auslösung von Asthma beteiligt. Sie wirken außerordentlich stark bronchokonstriktorisch

22.3.2.1 Leukotrienrezeptor-Antagonisten

In der Asthmatherapie eingesetzte Leukotrienrezeptor-Antagonisten wie **Montelukast** werden in ▸ Kap. 24.1.1.2 beschrieben.

22.3.2.2 Lipoxygenasehemmer

Für das bei der Behandlung der Colitis ulcerosa bewährte **Mesalazin** (▸ Kap. 25.3.2) konnte eine Lipoxygenasehemmung nachgewiesen werden, auf der zumindest ein Teil seiner Wirkung und der seiner Vorstufen **Olsalazin** und **Sulfasalazin** beruht. Auch in der Basistherapie der rheumatoiden Arthritis könnte diese Wirkung von Sulfasalazin von Bedeutung sein.

22.4 Kinine

Zu den Kininen gehört insbesondere das Nonapeptid **Bradykinin.** Kinine werden im Blutplasma aus einem α_2-Globulin durch die Protease **Kallikrein** gebildet.

Wirkungen. Die Kinine sind außerordentlich wirksame Verbindungen. Sie erhöhen das Herzzeitvolumen, bewirken eine periphere Vasodilatation und senken dadurch den Blutdruck. Ferner steigern sie die Kapillarpermeabilität und können so zu Ödemen führen, haben eine starke bronchokonstriktorische Wirkung und sind in der Lage, die glatte Muskulatur des Darms sowohl zu kontrahieren als auch zu relaxieren.

Ihre Wirkung kommt durch **Stimulation von Bradykinin-Rezeptoren** zustande, von denen zwei Subtypen – B_1 und B_2 – bekannt sind. Für die oben genannten Effekte ist der B_2-Rezeptor verantwortlich. Unter therapeutischen Gesichtspunkten relevant ist die Auslösung von Reizhusten durch Bradykinin bei einer Behandlung mit ACE-Hemmern (▸ Kap. 23.2.2.2).

Aprotinin. Das Polypeptid ist ein Inhibitor von Kallikrein und anderer Proteasen (z. B. Trypsin, Chymotrypsin, Plasmin). Es wird in der Chirurgie als Bestandteil von Gewebeklebern eingesetzt (Beriplast® P Combi-Set). Dabei verhindert es aufgrund seiner antifibrinolytischen Eigenschaften einen zu raschen Abbau von Fibringerinnseln durch Plasmin.

23 Herz-Kreislauf-Pharmaka

Das Herz-Kreislauf-System ist eine funktionale Einheit, zu der

- das Blut als Transportmittel,
- die Gefäße als Transportwege,
- das Herz als Pumpe und
- eine nervale, hormonelle und endotheliale (lokale) Steuerung gehören.

23.1 Blut

23.1.1 Anämien und Antianämika

Der Begriff Anämie bezeichnet einen Hämoglobin- oder Erythrozytenmangel. Eine Hämoglobinmangelanämie liegt vor, wenn der Hämoglobingehalt des Blutes beim Mann unter 130 g/l und bei der Frau unter 120 g/l liegt. Für eine exakte Diagnose der Anämieform müssen außer dem Hämoglobingehalt auch die Erythrozytenzahl, -form und -größe sowie der Hämatokrit bestimmt werden. Ist die Hämoglobinkonzentration des einzelnen Erythrozyten normal, liegt eine **normochrome Anämie** vor. Ist sie erniedrigt, spricht man von einer **hypochromen**, ist sie erhöht von einer **hyperchromen Anämie**.

Die allgemeinen Symptome sind blasse Farbe von Haut und Schleimhäuten. Bei hoher körperlicher Belastung kommt es aufgrund der zur ausreichenden Sauerstoffversorgung erforderlichen Steigerung der Blutzirkulation zu einer starken Zunahme der Herzfrequenz. Weitere Symptome sind Kurzatmigkeit, Schwindel und Schwarzwerden vor den Augen sowie rasche Ermüdbarkeit.

Einer medikamentösen Therapie sind vor allem die nachstehend beschriebenen Eisen-, Erythropoetinmangel- und makrozytären Anämien zugänglich.

23.1.1.1 Eisenmangelanämien

Die Eisenmangelanämien sind die häufigsten Anämieformen. Der Hämoglobingehalt ist bei diesen Anämieformen stärker erniedrigt als die Erythrozytenzahl, der Hämoglobingehalt pro Erythrozyt somit geringer als normal. Es handelt sich somit um hypochrome Anämien. Ursächlich liegen diesen ein **erhöhter Eisenbedarf** (z. B. während des Wachstums oder der Schwangerschaft sowie bei Infektionen), ein **erhöhter Eisenverlust** (z. B. bei verstärkten Regelblutungen oder Blutungen aus dem Gastrointestinaltrakt) oder eine **verminderte Eisenzufuhr** (z. B. wegen eines ungenügenden Eisengehalts der Nahrung bei vorwiegender Milchernährung im Kindesalter sowie bei Vegetariern oder infolge von **Eisenresorptionsstörungen** bei Magen-Darm-Erkrankungen) zugrunde.

Aufgrund des Eisenmangels besteht die Therapie der Eisenmangelanämie in der oralen oder – wesentlich seltener – parenteralen Zufuhr von Eisensalzen. Bei der oralen Applikation von Eisenpräparaten sollten wegen der in der Regel schlechten Bioverfügbarkeit von dreiwertigem

Eisen solche mit zweiwertigem Eisen verwendet werden (◘ Tab. 23.1).

Eisenpräparate. Die im Handel befindlichen oralen Eisenpräparate mit zweiwertigem Eisen (◘ Tab. 23.1) enthalten häufig Stabilisatoren, z. B. Ascorbinsäure, welche die Oxidation zu dreiwertigem Eisen verhindern. Zusatz von organischen Säuren, z. B. Bernsteinsäure, erhöht die Resorptionsfähigkeit des zugeführten Eisens nicht. Die parenterale Eisentherapie ist wegen der Gefahr einer akuten Eisenvergiftung (▸ Kap. 34.2.6) und einer Gefäßwandschädigung an der Injektionsstelle nur dann gerechtfertigt, wenn orale Eisengaben sehr schlecht vertragen werden oder entzündliche Darmerkrankungen (z. B. Colitis ulcerosa) durch eine orale Eisentherapie verschlimmert werden können. Allgemein wird dreiwertiges, komplexgebundenes Eisen (z. B. Eisen(III)-natriumgluconat oder Eisen(III)-carboxymaltose) verwendet (◘ Tab. 23.1). Kombinationspräparate von Eisen mit anderen Stoffen, z. B. Vitaminen, verbessern den therapeutischen Effekt von Eisen nicht und sind daher überflüssig.

Bei der Dosierung ist zu berücksichtigen, dass neben dem akuten Eisenmangel auch der Speichereisenmangel beseitigt werden muss. Bei oraler Applikation werden täglich ca. 100–300 mg Eisen gegeben. Bei parenteraler Gabe liegt die Dosierung zwischen 20 und 100 mg Eisen täglich.

Als Nebenwirkungen der oralen Eisenmedikation werden vor allem Magen-Darm-Störungen (bei bis zu 50 % der Patienten) in Form von Übelkeit, Erbrechen, Durchfällen, aber auch Obstipation und Krämpfen beobachtet. Einnahme zu den Mahlzeiten schwächt die Nebenwirkungen ab, hat aber auch stärkere Schwankungen der Resorptionsquote zur Folge.

Bei parenteraler Applikation von Eisenpräparaten kann es zu Gefäßwandschädigung, Übelkeit und Erbrechen, ferner zu Muskel- und Gelenkbeschwerden sowie allergischen Reaktionen kommen. Besonders bei Überdosierung und damit Überschreiten der Plasma-Transferrin-Bindungskapazität besteht die Gefahr eines starken Blutdruckabfalls (Schocks). Bei chronischer Zufuhr überhöhter Eisenmengen wird Eisen im Retikuloendothel abgelagert (**Hämosiderose**).

◘ **Tab. 23.1** Oral und parenteral applizierte Eisensalze

Eisensalz	Handelspräparat
Orale Anwendung	
Eisen(II)-fumarat	Ferrum Hausmann® u. a.
Eisen(II)-gluconat	Eisen Verla® u. a.
Eisen(II)-glycinsulfat	ferro sanol®
Eisen(II)-succinat	Ferrlecit® 2
Eisen(II)-sulfat	Tardyferon®
Parenterale Anwendung	
Eisen(III)-natriumgluconat-Komplex	Ferrlecit®
Eisen(II)-chlorid	in Tracutil®
Eisen(III)-carboxymaltose	FERINJECT®
Eisen(III)-hydroxid-Saccharose-Komplex	Venofer® u. a.
Eisen(III)-hydroxid-oxid-citrat-Isomalto-oligosaccharidalkohol-Hydrat-Komplex	MonoFer®

Durch Antazida, insbesondere wenn diese Magnesium-, Calcium- oder Aluminiumioonen enthalten, wird die Eisenresorption beeinträchtigt. Durch Bildung eines schwerlöslichen Komplexes hemmen Eisenverbindungen die Resorption von einigen Tetracyclinen und Fluorchinolonen.

23.1.1.2 Erythropoetinmangel-Anämie (renale Anämie)

Für die Erythropoese im roten Knochenmark ist Erythropo(i)etin (EPO) erforderlich, das vor allem in den peritubulären Zellen des distalen Tubulus der Niere gebildet wird (Molekularmasse

34 000 Da). Durch einen Hypoxie-induzierten Faktor (HIF-1) wird die Genexpression von EPO reguliert. Dieses entfaltet seine Wirkung nach Bindung an einen Rezeptor auf der Zelloberfläche von Erythrozytenvorläufern. Kann das Hormon infolge einer Nierenerkrankung (Niereninsuffizienz) nicht mehr ausreichend synthetisiert und freigesetzt werden, entwickelt sich als Folge eine Anämie. Deren Behandlung ist durch die Gabe von rekombinantem Erythropoetin (**Epoetin**) möglich, das innerhalb von 2–6 Wochen zu einem Anstieg der Erythrozytenzahl führt. Eine Zunahme des Hämoglobinwerts um mehr als 2 g/dl innerhalb von vier Wochen ist zu vermeiden.

Außer bei renaler Anämie wird Epoetin bei Anämien infolge von therapeutischen Maßnahmen bei Tumorerkrankungen sowie Virus-Infektionen (hier besonders wichtig bei HIV-Infektionen) sowie zur Vorbereitung einer Eigenblutspende eingesetzt. Therapeutisch verwendet werden als verschiedene rekombinante Erythropoetinformen **Epoetin alfa** (z. B. ERYPO®), **Epoetin beta** (NeoRecormon®), **Epoetin theta** (z. B. Biopoin®) und **Epoetin zeta** (z. B. Retacrit®). Die Halbwertszeiten werden mit 4–12 Stunden angegeben. Die Dosierung beträgt 150–300 Einheiten/kg i. v. oder s. c. dreimal wöchentlich.

Darbepoetin alfa (Aranesp®) ist ein weiteres rekombinantes Erythropoetin mit einer deutlich längeren Halbwertszeit (ca. 25 Stunden), die darauf zurückzuführen ist, dass es einen höheren Glykosilierungsgrad als andere rekombinante Erythropoetine besitzt. Die Substanz kann in wöchentlichen Abständen gegeben werden.

Mit dem Epoetin-beta-Derivat **Methoxy-Polyethylenglycol-Epoetin beta** (MIRCERA®) konnte durch Bindung von Erythropoetin an Methoxy-Polyethylenglycol eine noch stärkere Erhöhung der Wirkhalbwertszeit auf 130 Stunden erreicht werden, sodass die Substanz in einer Dosierung von 120–360 mg nur noch einmal monatlich gegeben werden muss. Methoxy-Polyethylenglycol-Epoetin beta ist derzeit allerdings nur zur Behandlung der renalen Anämie bei Patienten mit chronischen Nierenerkrankungen zugelassen.

Als Nebenwirkungen von Erythropoetin-Präparaten können grippeähnliche Beschwerden und Blutdrucksteigerungen (insbesondere bei Langzeitgaben im Rahmen einer Niereninsuffizienz) auftreten. Auch kann es zu einem Verschluss des arterio-venösen Shunts bei Dialysepatienten kommen. Vereinzelt wurden ferner Thrombozytose, Thrombose, Aplasie der roten Blutzellen durch Autoantikörperbildung, Hautveränderungen und zentralnervöse Störungen, u. a. epileptiforme Krämpfe, beobachtet. Bei schwer kontrollierbaren Hypertonien ist Epoetin kontraindiziert.

Auch bei Personen mit normalem Hämatokrit kann die Erythropoetin-Gabe die Zahl der Erythrozyten und damit die der Sauerstoffträger im Blut erhöhen. Daher wird Epoetin von Leistungssportlern als „Doping" missbräuchlich verwendet.

23.1.1.3 Makrozytäre Anämien

Die makrozytären (synonym megaloblastären) Anämien beruhen auf einer gestörten Erythrozyten-Bildung infolge eines Mangels an Vitamin B_{12} oder Folsäure. Beide Vitamine sind an der Synthese der Desoxyribonucleinsäuren in unreifen Knochenmarkzellen beteiligt und beeinflussen die Zellteilung. Ihr Mangel führt im Knochenmark zu einer Verzögerung bei der Teilung der Erythrozyten-Stammzellen. Diese reifen im Knochenmark nicht zu normalen Erythrozyten (Normozyten) aus, sondern es werden sog. **Megalozyten** gebildet. Bei diesen unterbleibt eine Reihe von Teilungsschritten, wodurch die Zahl der ins strömende Blut abgegebenen roten Blutkörperchen vermindert wird. Die Megalozyten enthalten – bezogen auf die Normozyten – zuviel Hämoglobin, weshalb man von einer makrozytären hyperchromen Anämie spricht.

Perniziöse Anämie (Vitamin-B_{12}-Mangel-Anämie). Diese wichtigste Form der makrozytären Anämie, auch als Perniziosa oder Morbus Biermer bezeichnet, entsteht durch langdauernden Vitamin-B_{12}-Mangel. Voraussetzung für ihr Auftreten ist die Unfähigkeit der Magenschleimhaut zur Produktion von Magensaft (Achylia gastrica) bei Typ-A-Gastritis. Es wird dann auch kein sog. **Intrinsic-Faktor**, ein Mucoprotein, in den Belegzellen der Magenschleimhaut gebildet, der für die Resorption von Vitamin B_{12}, dem Extrinsic-Faktor, notwendig ist. Der zwischen Vitamin B_{12} und dem Intrinsic-Faktor gebildete Komplex wird durch Endozytose in die Mukosazellen aufgenommen. Dort wird der Intrinsic-Faktor gegen Transcobalamin II, ein Transportprotein, ausgetauscht und anschließend der neu entstandene Komplex exozytotisch aus der Zelle ausgeschleust.

Da der tägliche Bedarf an Vitamin B_{12} lediglich 1 µg beträgt und im Leberdepot 1000–2000 µg gespeichert sind, dauert es nach Unterbrechung der Vitamin-B_{12}-Resorption 2–5 Jahre, bis sich eine megaloblastäre Anämie entwickelt. Die Erkrankung, die unbehandelt zum Tode führt, ist durch Blässe, strohgelbe Verfärbung der Haut, Glossitis und Durchfälle gekennzeichnet. Daneben beobachtet man in etwa 20–30 % der Fälle neurologische Ausfallerscheinungen infolge einer Schädigung von Neuronen des Rückenmarks (s. u.) mit Parästhesien und Muskelparesen.

Vitamin B_{12} (Cyanocobalamin) ist erforderlich für die normale Rückgewinnung von Tetrahydrofolsäure aus *N*-Methyltetrahydrofolsäure (sekundärer Folsäuremangel bei perniziöser Anämie). Der resultierende Mangel an Nucleotiden stört die Erythrozytenneubildung. Zudem ist die Lipidsynthese unzureichend, wodurch die Myelinscheiden mangelhaft ausgebildet werden. Folglich treten neben der makrozytären Anämie schwere neurologische Ausfallerscheinungen auf (**funikuläre Myelose**). Außerdem kommt es zur Atrophie der Schleimhaut des Magen-Darm-Kanals.

Die kausale Therapie dieser Störungen besteht in der parenteralen Applikation von Vitamin-B_{12}-Präparaten.

Die Dosierung beträgt zunächst 100 µg täglich i. m. oder i. v. während zwei Wochen, dann bis zur Normalisierung des Hämatokrits 100 µg zweimal wöchentlich. Zur Dauerbehandlung genügen 100 µg einmal pro Monat. Besonders geeignet ist **Hydroxocobalamin**, das eine stärkere Eiweißbindung besitzt als Cyanocobalamin und eine natürliche Depotform darstellt. Die Gefahr einer Überdosierung besteht bei Vitamin-B_{12}-Präparaten auch bei Anwendung hoher Dosen nicht.

Bei zahlreichen anderen, neben der Behandlung der perniziösen Anämie für Vitamin B_{12} genannten Indikationen (z. B. Neuritiden, Migräne, Zoster, Leberparenchymschäden, Leistungssteigerung) ist dessen Wirksamkeit sehr fraglich bzw. nicht vorhanden.

Cyanocobalamin ist z. B. in B_{12} „ANKERMANN“®, Hydroxocobalamin z. B. im VITAMIN B_{12} DEPOT ROTEXMEDICA enthalten

Folsäuremangel-Anämie. Neben der perniziösen Anämie ist eine Reihe weiterer makrozytärer Anämien bekannt, die nicht auf einem Vitamin-B_{12}-, sondern auf einem Folsäure-Mangel beruhen. Alle diese Anämieformen sprechen gut auf eine Folsäurebehandlung an.

Folsäure gehört wie Vitamin B_{12} zu den Vitaminen der B-Gruppe. Unter Beteiligung von Ascorbinsäure wird sie im Organismus zu **Tetrahydrofolsäure** reduziert, die als wichtige Überträgersubstanz für Methylgruppen („aktivierter Formaldehyd“) und Formylgruppen („aktivierte Ameisensäure“; N^{10}-Formyl-tetrahydrofolsäure), also von Ein-Kohlenstoff-Fragmenten, dient.

Obwohl Folsäure von den Darmbakterien im Kolon synthetisiert wird, können Folsäure-Hypovitaminosen durch Mangelernährung experimentell hervorgerufen werden. Dies spricht dafür, dass die von den Darmbakterien gebildete Folsäure aus dem Kolon nur schlecht aufgenommen werden kann. Dagegen wird mit der Nahrung zugeführte Folsäure im Dünndarm durch aktiven Transport resorbiert. Die im Organismus normalerweise gespeicherte Folsäure-Menge von ca. 15 mg deckt den Bedarf für etwa 3–4 Monate.

Folsäuremangel ist bei normaler Ernährung selten und tritt nur bei Verdauungsstörungen, mangelhafter Resorption bzw. Verwertung, nach Anwendung von Folsäure-Antimetaboliten sowie u. U. bei einer Therapie mit Pyrimethamin, Antiepileptika (Barbituraten, Primidon, Phenytoin) sowie nach Gabe von oralen Kontrazeptiva infolge einer Hemmung der Dihydrofolatreduktase auf. Einen Folsäuremangel findet man ferner bei Alkoholikern (infolge einer Ernährungsstörung und einer direkten Antifolatwirkung von Ethanol). In der Schwangerschaft liegt ein erhöhter Bedarf vor, eine Folsäure-Prophylaxe in der Schwangerschaft ist daher indiziert.

Eine Folsäure-Hypovitaminose äußert sich in einer Störung der Zellteilung, von der hauptsächlich das blutbildende Gewebe betroffen ist. (Im Blutbild ist eine durch Folsäuremangel bedingte makrozytäre Anämie von einer perniziösen Anämie nicht zu unterscheiden.) Ferner treten Diarrhö und Gewichtsverlust auf. Bei einem Folsäuremangel in der Frühschwangerschaft kommt es beim Feten zu Dysraphien, insbesondere zu Spaltbildungen in der Wirbelsäule (Spina bifida).

Zur Therapie der oben genannten Anämieformen werden Folsäure-Präparate in einer Dosierung von 10–20 mg oral oder 1–5 mg parenteral täglich gegeben (z. B. Folsan®). Die parenterale Gabe ist nur bei Malabsorptionssyndrom oder nach Resektion oberer Dünndarmabschnitte indiziert. Überdosierungserscheinungen von Folsäure sind nicht bekannt, doch können hohe Folsäuredosen die antiepileptische Wirkung von Barbituraten, Primidon und Phenytoin stark reduzieren bis aufheben.

23.1.2 Plasmaersatzflüssigkeiten

23.1.2.1 Homologe Plasmapräparate

Von den körpereigenen Plasmabestandteilen haben sich Humanalbumin und pasteurisierte Plasma-Protein-Lösungen zum Volumenersatz bewährt. **Humanalbumin-Lösungen** werden meist aus gepooltem Plasma durch Alkoholfraktionierung nach Cohn hergestellt. Im Handel sind 5 %ige isoonkotische und 20- bzw. 25 %ige hyperonkotische Lösungen (z. B. Humanalbin®). Da diese keine Antikörper bzw. Agglutinine enthalten, ist eine sofortige Verwendung ohne Blutgruppenbestimmung möglich. **Pasteurisierte Plasma-Protein-Lösungen** (Biseko®) enthalten humane Serumproteine und somit Albumin und Immunglobuline. Beide Arten von Lösungen sind bei allen Formen des Volumenmangels, bei Hypoalbuminämie, Hyperglobulinämie und zur normovolämischen Hämodilution indiziert. In seltenen Fällen kann es zu febrilen und allergischen Reaktionen kommen.

23.1.2.2 Körperfremde kolloidale Plasmaersatzmittel

Wegen des hohen Preises und der beschränkt zur Verfügung stehenden Menge können anstelle körpereigener Plasmapräparate körperfremde kolloidale Lösungen als Plasmaersatzflüssigkeiten eingesetzt werden. Sie sollen nicht antigen, einfach herstellbar, sterilisierbar, haltbar und auch bei Temperaturschwankungen stabil sein. Diese Forderungen werden allerdings nur teilweise erfüllt. Alle Plasmaersatzmittel können – in unterschiedlicher Häufigkeit bei den einzelnen Präparaten und in unterschiedlicher Schwere – zu anaphylaktischen Reaktionen führen. Die Patienten müssen daher zu Infusionsbeginn streng überwacht werden. Bei schwerer Herzinsuffizienz, Hypervolämie und Hyperhydratation sind Plasmaersatzmittel kontraindiziert.

Hydroxyethylstärke (HAES). Wegen des raschen Abbaus durch α-Amylase ist lösliche Stärke nicht als Plasmaersatzmittel einsetzbar. Durch Einführung von Hydroxyethylgruppen in Amylopektin-Hydrolysate wurden jedoch für den Volumenersatz geeignete Biopolymere erhalten, deren enzymatischer Abbau durch die Substitution verzögert ist. Im Handel sind heute nur noch Hydroxyethylstärke-Präparate mit einer mittleren Molekularmasse von 130 kDa (z. B. Vitafusal®). Neben ihrer Volumenwirkung verringern sie die Blutviskosität und sollen dadurch die Mikrozirkulation verbessern. Die Blutgerinnung wird nur wenig beeinflusst. Die intravasale Verweildauer beträgt 2–3 Stunden. Die Ausscheidung erfolgt vorwiegend renal und daneben mit den Fäzes. Insbesondere die wiederholte Infusion von Hydroxyethylstärke kann zu schwer therapierbarem Juckreiz führen.

Gelatine-Präparate. Für die Verwendung in Plasmaersatzflüssigkeiten steht **Gelatinepoly-**

succinat (flüssiges Gelatine-Polymerisat aus abgebauter, succinylierter Gelatine; z. B. Gelafusal®) mit einer mittleren Molekularmasse von 30 kDa zur Verfügung. Die intravasale Verweildauer und die Beeinflussung der Hämostase entsprechen denen der HAES-Präparate. Die Hauptmenge der Gelatine-Derivate wird mit dem Urin, ein geringer Teil über den Darm ausgeschieden. Durch Peptidasen erfolgt außerdem in gewissem Umfang eine enzymatische Spaltung.

23.1.3 Hämostase

Ein normal funktionierendes Blutstillungssystem ist für den Organismus lebensnotwendig, da beim Ausbleiben der Hämostase schon kleinere Verletzungen zu schweren Blutungen führen können. Andererseits ist bei erhöhter Gerinnungsneigung die Bildung von Thromben begünstigt und damit die Thrombose- und Emboliegefahr erhöht.

Störungen der Hämostase (hämorrhagische Diathese). Eine Störung der Blutstillung kann bedingt sein durch Veränderung der Thrombozytenzahl oder Beeinträchtigung der Thrombozytenfunktion, Mangel an Gerinnungsfaktoren (Koagulopathien) sowie vaskuläre Veränderungen.

Eine **thrombozytär bedingte hämorrhagische Diathese** beruht am häufigsten auf einer Verminderung der Plättchenzahl (**Thrombozytopenie, Thrombopenie**). Störungen der Plättchenfunktion (**Thrombasthenie**) sind dagegen verhältnismäßig selten. Charakteristisch für sämtliche thrombozytär bedingten Hämostasestörungen ist die **petechiale Blutung**. Schwere Blutungen treten bei einer Verringerung der Thrombozytenzahl unter 10 000/µl auf.

Bei den **Koagulopathien** unterscheidet man angeborene und erworbene Formen. Die bei weitem häufigsten angeborenen Koagulopathien sind die dominant vererbten **von-Willebrand-Erkrankungen**. Bei diesen Krankheiten ist der von-Willebrand-Faktor, der für die Adhäsion von Thrombozyten an die subendotheliale Matrix verletzter Gefäße benötigt wird, vermindert oder in seiner Funktion gestört. Die klassischen Gerinnungstests und die Thrombozytenzahl sind normal, die Blutungszeit ist dagegen typischerweise verlängert.

Zu den **angeborenen Koagulopathien** gehören außerdem die **Hämophilien.** Die häufigste und zugleich wichtigste **Hämophilie A** beruht auf einem Mangel an Antihämophilem Globulin A (Faktor VIII), die seltenere **Hämophilie B** auf einem Mangel an Antihämophilem Globulin B (Christmas-Faktor, Faktor IX). Wegen der Gerinnungsstörung können selbst geringe Traumen zu schwersten Blutungen, vor allem in Muskeln und Gelenken, führen. Ferner besteht die Gefahr lebensbedrohlicher Blutungen im Magen-Darm-Bereich und im Gehirn.

Den **erworbenen Koagulopathien** liegt meist ein Vitamin-K-Mangel, eine Leberparenchymschädigung und damit eine verminderte Synthese von Gerinnungsfaktoren oder eine intravasale Blutgerinnung in größerem Umfang (disseminierte intravasale Gerinnung, s. u.) zugrunde. Die Blutungs- und Gerinnungszeiten sind dabei verlängert.

Thrombose und Embolie. Unter einem Thrombus versteht man ein intravital und intravasal entstandenes Blutgerinnsel. Man unterscheidet **weiße** (Plättchenthromben) und **rote Thromben**. Weiße Thromben entstehen nach Thrombozytenaggregation und -zerfall durch Einlagerung von Fibrinfäden zwischen die sich aggregierenden Thrombozyten vor allem in Arterien. Im stagnierenden, meist venösen Blut sowie in durch Plättchenthromben stenosierten Arterien bilden sich dagegen die roten (Erythrozytenbedingten) Gerinnungsthromben. Begünstigt wird die Thrombenbildung durch Gefäßwandschädigungen (Plaques), verlangsamte Zirkulation (häufig bei längerer Immobilisation), Wirbelbildung (Vorhofflimmern) und Hyperkoagulabilität (bei Thrombozytosen, postoperativ, nach Traumen, arteriellen und venösen Verschlusskrankheiten, Infekten, erhöhten Glucocorticoid-Blutspiegeln, bösartigen Geschwülsten sowie während der Schwangerschaft bzw. Einnahme von Ovulationshemmern).

Die **klinischen Folgen** einer Thrombose hängen von der Lokalisation und der Ausdehnung ab. Besonders gefährlich sind Thrombosen in sog. Endarterien (Arterien ohne Kollateralen), die zu einer **ischämischen Nekrose** (vgl. Herzinfarkt, ischämischem Schlaganfall) führen. Wird ein Thrombus losgerissen und mit dem Blutstrom verschleppt, spricht man von einem **Embolus**. Dieser kann eine **Embolie**, d.h. einen akuten Gefäßverschluss, auslösen.

23.1.3.1 Hämostase fördernde Stoffe

Diese werden bei hämorrhagischer Diathese sowie bei akuten Blutungen benötigt. Eine sinnvolle Therapie hat sich nach den Ursachen der Hämostasestörungen zu richten.

Vitamin-K-Gruppe (Phyllochinone)

Das physiologische K-Vitamin ist **Menachinon** (Vitamin K_2). Es kann durch **Phytomenadion** (Vitamin K_1), das in grünen Pflanzenteilen vorkommt, ersetzt werden. Durch Abspaltung des Phytylrestes von Phytomenadion durch Darmbakterien entsteht **Menadion** (Vitamin K_3), das im Organismus teilweise zu Menachinon umgewandelt wird. Der tägliche Bedarf an Vitamin K liegt bei 1 mg.

Vitamin K ist für die Synthese der Blutgerinnungsfaktoren II, VII, IX und X sowie von Protein C und S in der Leber erforderlich. Es wirkt dabei als Coenzym bei der **γ-Carboxylierung von Glutaminsäure-haltigen Seitenketten.** Die so entstandenen γ-Carboxyglutamyl-Verbindungen sind in der Lage, Calciumionen komplex zu binden, was zu einer Konformationsänderung der Gerinnungsfaktoren führt, die Voraussetzung für deren Funktion ist. Die eigentliche Wirkform von Vitamin K stellt das entsprechende Hydrochinon-Derivat dar, das bei der γ-Carboxylierung von Glutaminsäure zu Vitamin-K-2,3-epoxid oxidiert und durch eine Epoxidreduktase mit NADH als Coenzym wieder regeneriert wird.

Ein **Vitamin-K-Mangel** ist selten, solange das mit der Nahrung zugeführte Vitamin K resorbiert werden kann. Dessen Resorption ist aber, ebenso wie die der anderen fettlöslichen Vitamine und der Fette selbst, an die Anwesenheit von Galle im Darm gebunden, d.h. sie erfolgt nicht, wenn die Gallesekretion in den Darm unmöglich oder stark behindert ist. Dies ist beispielsweise beim Gallengangverschluss, bei einer schweren Cholangitis und bei Stauungsikterus der Fall. Man beobachtet dann einen zu geringen Prothrombingehalt des Blutes und als dessen Folge eine erhöhte Blutungsneigung. Auch die Faktoren VII, IX und X werden dabei in der Leber nur noch in unzureichender Menge gebildet. Vitamin-K-Mangelzustände mit der Gefahr von Hirnblutungen können auch bei Neugeborenen auftreten, wenn die Mutter nicht ausreichend mit Vitamin K versorgt wurde (Melaena neonatorum).

Indiziert sind Vitamin-K-Präparate (z.B. Konakion® MM) bei allen Vitamin-K-Mangelzuständen. Sie dienen außerdem als Antidot bei Überdosierungen von Antikoagulanzien vom Coumarol-Typ (s.u.).

Erwachsene erhalten als Substitutionstherapie 10–20 mg Vitamin K_1 täglich oral. Nur bei lebensbedrohlichen Blutungen im Rahmen von Überdosierungen mit Antikoagulanzien ist die intravenöse Gabe zusätzlich zur Applikation von Gerinnungsfaktoren indiziert (Gefahr von schockartigen Zwischenfällen). Neugeborenen werden prophylaktisch 1–2 mg oral, bei solchen mit bestehendem Risiko auch i.m. oder i.v., gegeben.

Vitamin K kann den Prothrombingehalt des Blutes nur dann erhöhen, wenn die Leber diese Substanz noch zu bilden vermag. Ist sie schwer geschädigt, z.B. bei Leberzirrhose oder Leberatrophie, sind Vitamin-K-Präparate unwirksam.

Faktor-VIII-, -IX- und -VIIa-Präparate

Die wirksame Therapie und Prophylaxe von Blutungsepisoden infolge einer Hämophilie ist die Gabe von Frischplasma bzw. bei der Hämophilie A von **Antihämophilem Globulin A**, meist in Form von Präparaten, die Faktor VIII in angereicherter Form (Faktor-VIII-Konzentrate; z.B. Beriate®) oder rekombinantes Antihämophiles Globulin A (Octocog alfa; z.B. KOGENATE Bayer) enthalten. **Moroctocog alfa** (ReFacto® AF), **Simoctocog alfa** (Nuwiq) und **Turoctocog alfa** (NovoEight®) sind rekombinante Faktor-VIII-Präparate mit verkürzten Domänen. Simoctocog alfa wird im Unterschied zu Moroctocog alfa und Turoctocog alfa statt in tierischen in humanen Zellen produziert. Simoctocog alfa besitzt daher auch Glykosylierungen, wie sie typisch für den humanen Faktor VIII sind. Auf Materialen tierischen Ursprungs wird während der Herstellung und Aufreinigung von Simoctocog alfa komplett verzichtet, was das Risiko der Antikörperbildung (Auftreten von „Hemmkörpern") minimieren soll.

Bei der Hämophilie B gibt man **Faktor-IX-Konzentrat** (z.B. AlphaNine®) oder das rekombinante Protein **Nonacog alfa** (BeneFIX). Für Patienten mit Faktor-VII-Mangel steht **Faktor-VII** (Immuseven) bzw. rekombinanter aktivierter Faktor VII als Eptacog alfa (NovoSeven®) zur Verfügung. Letzterer ist auch indiziert bei Hämophilie-Patienten mit Hemmkörpern gegen Blutgerinnungsfaktoren VIII oder IX. Bei schweren Blutungen aufgrund eines Mangels an den Vitamin-K-abhängigen Gerinnungsfaktoren (II, VII, IX, X), z.B. durch Überdosierungen mit Antikoagulanzien vom Dicoumarol-Typ, können **Prothrombinkomplexpräparate** (z.B. Octaplex® 500) gegeben werden. Bei kongenitalem Mangel an Faktor XIII (Fibrinstabilisierendem Faktor) kann mit Fibrogammin® P ein entsprechendes Substitutionspräparat eingesetzt werden. Eine hämorraghische Diathese aufgrund eines fehlenden oder fehlerhaften von-Willebrand-Faktors kann mit humanem **von-Willebrand-Faktor** (WILLFACT®) behandelt werden, wenn Desmopressin kontraindiziert oder unwirksam ist (s.u.).

Eine Substitutionstherapie mit Gerinnungsfaktoren sollte jedoch nur dann erfolgen, wenn sie aufgrund des Schweregrades der Gerinnungsstörung erforderlich ist. Bei leichteren Blutungen genügen häufig lokale Maßnahmen (Drucktamponade, Verschorfung, Anwendung von Thrombinpräparaten). Ferner kann in weniger schweren Fällen auch Desmopressin gegeben werden, das die Freisetzung von Faktor VIII aus dem Gefäßendothel fördert.

Fibrinogen

Plötzliche Fibrinmangelzustände treten bei disseminierter intravasaler Gerinnung (**Verbrauchskoagulopathie**) auf, d.h. durch einen akuten Verbrauch zirkulierender Gerinnungsfaktoren bei ausgedehnten Gefäßwandschäden, Strömungsverlangsamung des Blutes (z.B. im Schock), bestimmten Geburtskomplikationen (z.B. vorzeitiger Plazentalösung, Fruchtwasserembolie) sowie u.U. bei Hirn- und Lungenoperationen. Auch eine angeborene Hypofibrinogenämie kommt vor. Die daraus resultierenden Blutungen können durch Infusion von **Fibrinogen** (Haemocomplettan® P) zum Stehen gebracht werden. Zur **Gewebeklebung** und Blutstillung steht dem Chirurgen eine Mischung aus Fibrinogen, Fibronectin, Faktor XIII, Aprotinin und Thrombin sowie $CaCl_2$ (z.B. TISSUCOL Duo) als biologischer Zweikomponentenkleber zur Verfügung.

Thrombozyten

Für die Blutungsstillung und Blutgerinnung (s.u.) erfüllen sie folgende Aufgaben: Auch im nicht verletzten Gewebe dichten sie Gefäßlücken in den Kapillaren ab, bilden bei Gefäßverletzungen durch Zusammenballung einen mechanischen Verschluss (Trombozytenpfropf), führen zu einer raschen Vasokonstriktion im verletzten Gefäßbezirk, lösen bei ihrer Aktivierung zusammen mit plasmatischen Faktoren die Blutgerinnung aus und fördern die Zusammenziehung (Retraktion) des Thrombus.

Wirkstoffe zur Erhöhung der Thrombozytenzahl. Ähnlich wie Erythropoetin die Zahl der Erythrozyten im Blut vermehrt, ist **Thrombopoetin** (TPO) eine endogene Substanz, die hauptsächlich in Leber, Niere und Knochenmark gebildet wird und zu einer beschleunigten Entwicklung der Megakaryozyten, den Vorläuferzellen der Thrombozyten, führt.

Niedermolekulare Substanzen mit TPO-analoger Wirkung sind Eltrombopag und Romiplostim. **Eltrombopag** (Revolade®) interagiert als Agonist mit einer Membrandomaine des menschlichen TPO-Rezeptors. Dadurch wird ein TPO-ähnliches Wachstumssignal erzeugt. Etwa ein Fünftel einer Dosis wird über CYP1A2 und CYP2C8 verstoffwechselt. Die Halbwertszeit liegt zwischen 21 und 32 Stunden.

Eltrombopag ist zugelassen zur Therapie erwachsener, splenektomierter Patienten mit chronischer immun(idiopathischer-)thrombozytopenischer Purpura (ITP), bei denen andere Therapien versagten. Auch bei nicht splenektomierten, inoperablen Patienten kann Eltrombopag zur Second-Line-Therapie verwendet werden. Die Anfangsdosis beträgt 50 mg einmal täglich und wird individuell so angepasst, dass die Thrombozytenzahl bei $\geq 50 \times 10^9$/l liegt. Eltrombopag kann Leberfunktionsstörungen hervorrufen. Ein engmaschiges Monitoring ist daher geboten. Da Eltrombopag ein Hemmstoff von OATP1B1 ist, kann die Kombination mit anderen Substraten dieses Transporters, z. B. Repaglinid oder Fexofenadin, deren Konzentrationen erhöhen.

Romiplostim (Nplate®) aktiviert TPO-Rezeptor-vermittelt intrazelluläre Transkriptionsprozesse zur Steigerung der Thrombozytenproduktion. Es besitzt keine Homologie zu endogenem TPO. Kreuzreaktionen zwischen Antikörpern gegen Romiplostim und endogenem TPO treten daher nicht auf. Die Eliminations-Halbwertszeit von Romiplostim beträgt 3,5 Tage. Es ist bei immun(idiopathischer-)thrombozytopenischer Purpura indiziert, die gegen Corticosteroid- und (Anti-D-)Immunglobulin-Therapien refraktär ist. Die Anfangsdosis beträgt 1 µg/kg Körpergewicht s. c. Die Thrombozytenzahl sollte so lange wöchentlich bestimmt werden, bis eine stabile Thrombozytenzahl von $\geq 50 \times 10^9$/l für mindestens 4 Wochen ohne Dosisanpassung erreicht wurde.

Die Progression vorbestehender myelodysplastischer Syndrome wird durch Romiplostim stimuliert. Weitere unerwünschte Wirkungen sind erneutes Auftreten von Thrombozytopenie und Blutungen nach Absetzen der Behandlung, Retikulinvermehrung im Knochenmark sowie thrombotische/thromboembolische Komplikationen bei Therapiefehlern (Überdosierung).

Wirkstoffe zur Erniedrigung der Thrombozytenzahl. Wie eine Thrombozytopenie kann auch eine erhöhte Thrombozytenzahl medikamentös beeinflusst werden. Mittel der Wahl bei jüngeren Patienten ist **Interferon alfa** (▸ Kap. 32.3.1), bei älteren Patienten **Hydroxyurea**. **Anagrelid** (Xagrid®) wird bei Risikopatienten mit essenzieller Thrombozythämie eingesetzt, die eine vorangegangene Therapie nicht vertragen oder deren erhöhte Thrombozytenzahl nicht ausreichend gesenkt werden konnte. Anagrelid hemmt die Thrombozytenbildung über eine Verzögerung der Megakaryozytenreifung und eine Verringerung ihrer Größe und Ploidie. Es wird mittels CYP1A2 verstoffwechselt und mit einer Halbwertszeit von 1,3 Stunden ausgeschieden. Die Anfangsdosis beträgt 1 mg/Tag, die Erhaltungsdosis erfolgt, der Thrombozytenzahl entsprechend, individuell.

Bei Blutungsneigung infolge Thrombozytenmangels durch Autoantikörper (Autoimmunthrombozytopenie) können Glucocorticoide angewandt werden. Sie führen zu einer – allerdings oft nur vorübergehenden – Zunahme der Thrombozyten im Blut, verhindern die Bildung von Autoantikörpern und verringern die Membranpermeabilität der Kapillaren. Bei Thrombozytopenien aufgrund einer Thrombozytenbildungsstörung sind Glucocorticoide dagegen nicht indiziert.

23.1.3.2 Thrombozytenfunktionshemmer

Einer wirksamen Prophylaxe und Therapie thrombo-embolischer Erkrankungen – in den westlichen Industrienationen die **häufigste Todesursache** – kommt eine außerordentliche Bedeutung zu. Da **arterielle Thrombosen**, die sich meist auf dem Boden arteriosklerotischer Veränderungen oder auf körperfremden Oberflächen (z. B. künstlichen Aortenklappen) entwickeln, zumindest initial vorwiegend durch **Plättchenthromben** bedingt sind, werden **Thrombozytenfunktionshemmer (Thrombozytenaggregationshemmer)** zur Verhütung arterieller Thromben und deren Komplikationen eingesetzt.

Cyclooxygenasehemmstoffe

Acetylsalicylsäure (z. B. Aspirin®, ▸Kap. 12.1.3.1) ist noch immer der am häufigsten eingesetzte Thrombozytenaggregationshemmer. Der Wirkungsmechanismus beruht auf der Acetylierung von Plättchenmembran- und Plasmaproteinen sowie vor allem – ebenfalls durch Acetylierung – auf der **irreversiblen Hemmung der Cyclooxygenase-1** (COX-1). Dabei ist von Vorteil, dass die thrombozytenaggregationshemmende Wirkung von Acetylsalicylsäure wesentlich länger anhält als die – ebenfalls durch COX-1-Blockade vermittelte – Hemmung der Prostacyclinsynthese im Endothel. Im Gegensatz zu den Prostacyclin-bildenden Endothelien können nämlich Blutplättchen, deren COX-1 acetyliert wurde, kein neues Enzym und damit auch kein die Thrombozytenaggregation auslösendes Thromboxan A_2 mehr synthetisieren, da sie keinen Zellkern zur Transkription von mRNA aufweisen. Eine Thrombozytenaggregation ist somit erst wieder durch neu entstandene Plättchen möglich.

Weiterhin ist günstig, dass resorbierte Acetylsalicylsäure bereits im Pfortaderblut die COX-1 der Blutplättchen acetyliert. Durch rasche Deacetylierung der Acetylsalicylsäure im Blutkreislauf wird die Prostacyclinsynthese an den Endothelien der Gefäße weniger beeinflusst. Für die Thrombozytenaggregationshemmung sind 100 mg pro Tag ausreichend, d. h. dass dazu wesentlich niedrigere Mengen Acetylsalicylsäure als für die analgetische Wirkung erforderlich sind.

ADP-Hemmstoffe

Diese Substanzklasse hemmt selektiv die Bindung von Adenosindiphosphat (ADP) an dessen Thrombozyten-Rezeptoren $P2Y_1$ und $P2Y_{12}$ (◉ Abb. 23.1), die beide G-Protein-gekoppelt sind (G_q im Falle von $P2Y_1$ und G_i im Falle von $P2Y_{12}$). Durch Blockade dieser Rezeptoren unterbleibt die ADP-induzierte Vernetzung der Thrombozyten über den GP-IIb/IIIa-Rezeptorkomplex (s. u.), wodurch die Thrombozytenaggregation gehemmt wird.

Clopidogrel (z. B. Plavix®) ist ein Prodrug, das durch Oxidation und nachfolgende Hydrolyse bioaktiviert wird. Dieser Aktivierungsschritt, der wesentlich mittels CYP3A4 und CYP2C19 erfolgt, betrifft im Mittel nur 15 % einer oral verabreichten Dosis. Die restlichen 85 % werden durch hepatische Esterasen zu unwirksamen Metaboliten abgebaut. Potente Hemmstoffe von CYP2C19, z. B. verschiedene Antidepressiva oder Omeprazol, können daher sehr wahrscheinlich die Bioaktivierung von Clopidogrel und damit dessen Wirksamkeit einschränken. Außerdem gibt es genetische Varianten von CYP2C19, die mit einer reduzierten Aktivität des Enzyms einhergehen (CYP2C19*2) und damit zu einer geringeren Bioaktivierung führen. Diese Varianten treten bei bis zu 25 % der Patienten auf. Die Halbwertszeit von Clopidogrel beträgt acht Stunden. Allerdings bindet der aktive Metabolit irreversibel an den $P2Y_{12}$-Rezeptor, sodass es nach Absetzen von Clopidogrel etwa 5–7 Tage dauert, bis die normale Thrombozytenfunktion wieder hergestellt ist.

Clopidogrel ist indiziert zur Prävention atherothrombotischer Ereignisse nach Myokardinfarkt oder ischämischem Schlaganfall sowie bei peripherer arterieller Verschlusskrankheit. Die Dosierung beträgt 75 mg pro Tag. Eine weitere Indikation ist das akute Koronarsyndrom (s. u.), bei dem Clopidogrel zusammen mit Acetylsalicylsäure eingesetzt wird. Hierbei wird initial eine deutlich höhere „loading dose" von Clopidogrel (300 mg) verabreicht. Ebenso ist eine duale Plättchenaggregationshemmung mit Clopidogrel und Acetylsalicylsäure erforderlich, wenn Stentthrombosen nach akuter Koronarintervention verhindert werden sollen. So ist bei der Implantation eines Drug-eluting Stent (s. u.) die duale Plättchenhemmung für 6–12 Monate, bei einem unbeschichteten Stent mindestens 1 Monat durchzuführen.

Als Nebenwirkungen treten aufgrund des Wirkmechanismus vermehrt Blutungen auf, sodass die gleichzeitige (chronische) Gabe anderer Substanzen, die die Hämostase hemmen (z. B. Heparine, Phenprocoumon, neue orale Antikoagulanzien) nur bei eindeutiger Indikation er-

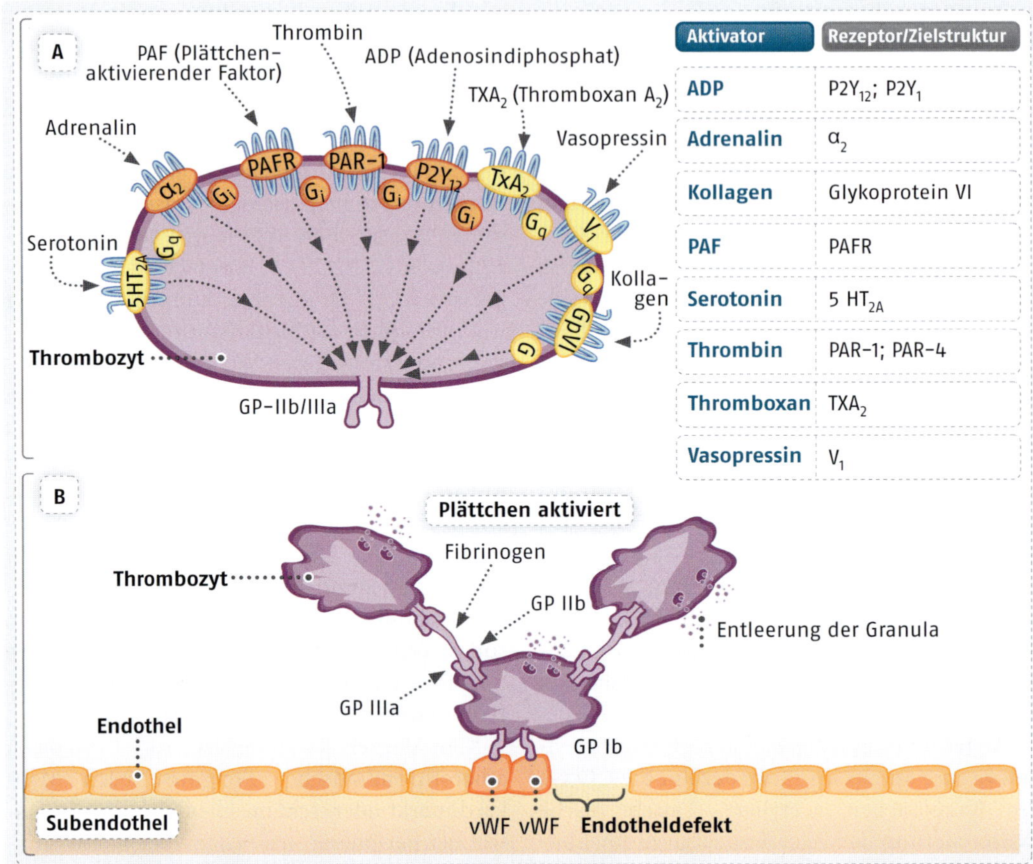

Abb. 23.1 A Mechanismus der Plättchenaktivierung, **B** Plättchenaggregation über GP-IIb/IIIa-Rezeptoren. **vWF** von Willebrandt-Faktor

folgen sollte. Veränderungen des Blutbildes (Leukopenie) wurden weniger häufig als bei Ticlopidin (s. u.) beobachtet. Auch gastrointestinale Nebenwirkungen sind seltener als unter der Therapie mit Acetylsalicylsäure.

Prasugrel (Efient®) wird ebenso wie Clopidogrel als Prodrug eingesetzt. Auch hier bindet der mittels CYP3A4, CYP2B6 und in geringerem Ausmaß über CYP2C9 und CYP2C19 gebildete aktive Metabolit irreversibel an den $P2Y_{12}$-Rezeptor. Der Anteil der Dosis, der bioaktiviert wird, ist bei Prasugrel aber deutlich größer als bei Clopidogrel. Außerdem ist der Beitrag von CYP2C19 zur Bildung des aktiven Metaboliten so klein, dass es keinen relevanten Unterschied zwischen den verschiedenen Genotypen gibt. Daraus resultiert eine geringere interindividuelle Variabilität der Prasugrel-Wirkung im Vergleich zu der von Clopidogrel. Die Halbwertszeit des aktiven Metaboliten beträgt 7 Stunden, die Wirkhalbwertszeit aufgrund der irreversiblen Bindung an den Rezeptor mehrere Tage.

Prasugrel ist in einer Dosierung von 10 mg/Tag (Initialdosis 60 mg) in Kombination mit Acetylsalicylsäure zur Prävention atherothrombotischer Ereignisse bei Patienten mit akutem Koronarsyndrom zugelassen, bei denen eine perkutane Katheterintervention durchgeführt wurde. Das Nebenwirkungsspektrum entspricht dem von Clopidogrel, das Blutungsrisiko ist etwas erhöht. Bei Patienten, die älter sind als 75

Jahre oder weniger als 60 kg wiegen, beträgt die Erhaltungsdosis 5 mg.

Ticlopidin (Ticlopidin-neuraxpharm®) ist eine mit Clopidogrel strukturell eng verwandte Substanz. Auch diese erfordert eine Bioaktivierung über CYP3A4 und bindet irrreversibel an den $P2Y_{12}$-Rezeptor. Es wird bei Hämodialysepatienten mit Shuntkomplikationen sowie zur Apoplexprophylaxe eingesetzt, wenn Acetylsalicylsäure wegen Unverträglichkeit nicht verwendet werden kann. Die Dosierung beträgt 250–500 mg pro Tag.

Als Nebenwirkungen kommen Blutungen, Thrombo- und Leukopenie, evtl. auch Agranulozytose, Magen-Darm-Störungen, Urtikaria und Leberschädigungen vor. Die gefährlichste Nebenwirkung ist die thrombotisch-thrombozytopenische Purpura. Aufgrund des etwas günstigeren Nebenwirkungsprofiles werden heute überwiegend Clopidogrel oder Prasugrel an Stelle von Ticlopidin eingesetzt.

Ticagrelor (Brilique®) ist im Gegensatz zu Clopidogrel, Prasugrel und Ticlopidin ein reversibler Inhibitor des $P2Y_{12}$-Rezeptors, der keine Bioaktivierung benötigt. Allerdings wird es durch CYP3A4 zu einem ebenfalls wirksamen Metaboliten verstoffwechselt. Die Wirkung tritt rasch ein und klingt entsprechend der Halbwertszeit der aktiven Wirkstoffe ab (Ausgangssubstanz 7 Stunden, aktiver Metabolit 8,5 Stunden). Die Indikation ist analog zu der von Prasugrel bei einer Dosierung von zweimal 90 mg/Tag (einmalige Initialdosis 180 mg). Das Nebenwirkungsspektrum entspricht ebenfalls dem der anderen Inhibitoren des $P2Y_{12}$-Rezeptors. Zusätzlich trat in Studien bei 14 % der Patienten eine Dyspnoe auf.

Glykoprotein-(GP-)IIb/IIIa-Antagonisten

Thrombozyten tragen auf der Zelloberfläche etwa 30 000–50 000 GP-IIb/IIIa-Rezeptoren pro Zelle. Diese zu den sog. **Integrinen** gehörenden Rezeptoren (Integrin α_{IIb}, β_3) bestehen aus einer α- und einer β-Untereinheit und binden ihren endogenen Liganden Fibrinogen erst nach Aktivierung, z. B. durch Thrombin, ADP oder Noradrenalin, wodurch ihre Konformation geändert wird. Fibrinogen bildet dann zwischen mehreren aktivierten Thrombozyten Brücken aus und induziert so die Bildung eines Plättchenthrombus (**o** Abb. 23.1).

GP-IIb/IIIa-Antagonisten zeigen in Kombination mit Acetylsalicylsäure und Heparin insbesondere bei Patienten mit akutem Koronarsyndrom sowie bei perkutaner Koronarintervention günstige Effekte. Die wichtigste Nebenwirkung sind Blutungen.

Abciximab (ReoPro®) ist das Fab-Fragment eines chimären monoklonalen Antikörpers gegen GP-IIb/IIIa, der an dieses sowie an andere Rezeptoren (z. B. Vitronectin) bindet. Die Substanz wird parenteral appliziert und hat in freier Form eine initiale und eine sekundäre Halbwertszeit von 10 bzw. 30 min. Da Abciximab in die Thrombozyten aufgenommen und aus diesen wieder freigesetzt werden kann, ist der Wirkstoff jedoch noch länger als eine Woche nachweisbar. So ist bis etwa 24 Stunden nach Ende der Infusion die Plättchenaggregation eingeschränkt.

Die Dosierung beträgt 0,25 mg/kg als intravenöser Bolus 10–60 min vor dem Beginn einer perkutanen Koronarintervention (PCI), gefolgt von einer Dauerinfusion von 0,125 µg/kg/min (maximal 10 µg/min) während 12 Stunden. Als Nebenwirkung sind für Abciximab Thrombozytopenien bei etwa 2 % der behandelten Patienten beschrieben. Diese beruhen möglicherweise auf der Bildung eines antigenen Epitops durch Bindung des Antikörpers an den Rezeptor.

Eptifibatid (Integrilin®), ein synthetisch hergestelltes cyclisches Heptapeptid, ist ein spezifischer GP-IIb/IIIa-Antagonist, der wie Abciximab intravenös verabreicht wird (180 µg/kg als Bolus, gefolgt von einer Dauerinfusion von 2,0 µg/kg/min bis zu 72 Stunden). Die Wirkdauer ist mit 6–12 Stunden kürzer als die von Abciximab.

Tirofiban (AGGRASTAT®) ist dagegen ein nicht-peptidischer, niedermolekularer GP-IIb/IIIa-Hemmer. Auch diese Substanz muss parenteral eingesetzt werden (initiale Infusionsrate 0,4 µg/kg/min über 30 min, Erhaltungsdosis 0,1 µg/kg/min). Die Halbwertszeit beträgt 2 Stunden. Die Substanz wird zum größten Teil in unveränderter Form über die Niere ausgeschieden. Die Behandlung sollte mindestens 48 Stunden dauern und ist auf maximal 108 Stunden begrenzt.

Dipyridamol

Dipyridamol hemmt die Aufnahme von Adenosin in Erythrozyten, Thrombozyten und Endothelzellen. Dadurch kommt es zu einem Anstieg der Adenosinkonzentration mit Auswirkungen auf den thrombozytären Adenosin-A_2-Rezeptor: Die thrombozytäre Adenylylcyclase wird stimuliert, und die cAMP-Spiegel in den Thrombozyten steigen an. Auf diese Weise wird die durch unterschiedliche Stimuli – u. a. Plättchen-aktivierenden Faktor (PAF), Kollagen und Adenosindiphosphat (ADP) – ausgelöste Thrombozytenaggregation gehemmt.

Dipyridamol wird in Kombination mit 25 mg Acetylsalicylsäure (Aggrenox®) in einer Dosis von 2-mal 200 mg täglich zur Sekundärprävention ischämischer Schlaganfälle sowie transitorischer ischämischer Attacken eingesetzt. Die Substanz wird langsam resorbiert, die Bioverfügbarkeit wird mit 30–64 %, die Halbwertszeit mit 10 Stunden angegeben. Hauptmetabolit ist ein Glucuronid. Die Ausscheidung erfolgt vorwiegend biliär. Als Nebenwirkungen des Kombinationspräparats sind neben den unerwünschten Wirkungen von Acetylsalicylsäure Benommenheit, Muskelschmerzen, Hitzewallungen, Hypotonie, Tachykardie sowie Verschlechterung einer koronaren Herzerkrankung beschrieben.

Cilostazol

Cilostazol (Pletal®) ist ein Phosphodiesterase-3-Inhibitor mit Thrombozytenaggregations-hemmenden und vasodilatierenden Eigenschaften. Ferner soll die Substanz einen hemmenden Einfluss auf die Proliferation glatter Muskelzellen haben. Nach Bioaktivierung zum aktiven Metaboliten Dehydro-Cilostazol wird der Wirkstoff mit einer Halbwertszeit von 10 Stunden mittels CYP3A4, CYP2C19 und CYP1A2 eliminiert. Die Kombination von Cilostazol mit Induktoren oder Hemmstoffen dieser Enzyme ist dementsprechend zu vermeiden. Cilostazol ist indiziert bei Patienten mit Claudicatio intermittens ohne Ruheschmerz und Gewebsnekrosen. Die maximale und schmerzfreie Gehstrecke wird verlängert. Die Dosierung beträgt zweimal täglich 100 mg peroral 30 min vor oder 2 Stunden nach Frühstück und Abendessen. Als häufigste Nebenwirkung werden Kopfschmerzen angegeben.

23.1.3.3 Blutgerinnungshemmende Stoffe (Antikoagulanzien)

Antikoagulanzien dienen wie die Thrombozytenaggregationshemmer der Prophylaxe und Therapie thrombo-embolischer Prozesse. Sie werden ferner bei der Herstellung von Blutkonserven sowie bei extrakorporalem Kreislauf und Dialyse benötigt Nach ihrem Wirkungsmechanismus unterscheidet man **direkte Antikoagulanzien**, die selbst mit den Gerinnungsfaktoren interagieren, und **indirekte Antikoagulanzien**, welche die Biosynthese von Gerinnungsfaktoren hemmen.

Heparine

Das körpereigene direkte Antikoagulans **Heparin** kommt zusammen mit Histamin in Granula von Mastzellen und basophilen Granulozyten vor. Es ist genuin (unfraktioniert) ein Gemisch polyanionischer Polysaccharide mit einer Molekularmasse von 6–30 kDa, die Carboxylgruppen und Sulfatreste enthalten, die Heparin zu einer der stärksten im menschlichen Organismus vorkommenden Säuren machen. Parenteral zugeführt verhindert es die Blutgerinnung durch Angriff an verschiedenen Stellen des Gerinnungssystems. Der wesentliche Wirkungsmechanismus ist die **Aktivierung von Antithrombin**, das seinerseits Thrombin und andere Serin-Proteasen hemmt. Die Antithrombin-Aktivierung erfolgt durch einen Pentasaccharid-Anteil im Heparin-Molekül, dessen Bindung an Antithrombin zur Konformationsänderung und damit Aktivierung führt. Für die Thrombinhemmung ist die Bildung eines ternären Komplexes aus Heparin, Antithrombin und Thrombin erforderlich.

Diese erfolgt jedoch nur dann, wenn das verwendete Heparin eine Kettenlänge von mehr als 18 Monomeren besitzt. Für die ebenfalls auftretende Hemmung der Gerinnungsfaktoren Xa und IXa ist dagegen lediglich die Bindung von Heparin an Antithrombin notwendig, die auch bei kurzkettigen Heparinen auftritt. Dieser Mechanismus erklärt, warum unfraktioniertes Heparin Faktor Xa und Thrombin hemmt, während niedermolekulare Heparine (low molecular weight heparins; LMWH, s. u.) ihre gerinnungshemmende Wirkung insbesondere über den Faktor Xa entfalten.

Ein wesentlicher Vorteil von Heparin besteht darin, dass es sofort nach Applikation wirkt. Allerdings wird es wie die meisten natürlich vorkommenden polymeren Substanzen im Organismus schnell abgebaut, sodass seine Wirkung nur einige Stunden anhält. Wegen seiner hohen Molekularmasse und der negativen Ladungen, wodurch die Resorption bei oraler Gabe verhindert wird, kann es zur systemischen Anwendung nur parenteral (intravenös, subkutan) gegeben werden.

Standard-Heparin (unfraktioniertes Heparin, UFH). Das unfraktionierte Produkt wird als Standard-Heparin bezeichnet. Die Dosierung erfolgt meist nach Internationalen Einheiten und nicht in mg. Dabei entspricht 1 mg Standard-Heparin (z. B. Calciparin®) etwa 170 IE Unfraktioniertes Heparin ist hinsichtlich seiner Molekularmasse sehr heterogen (5–30 kDa mit einem Mittelwert von 15 kDa, was etwa 50 Monomeren entspricht). Da langkettige Heparine schneller eliminiert werden als solche mit einer kurzen Kettenlänge, ist die Pharmakokinetik der verschiedenen Fraktionen von Standard-Heparin sehr unterschiedlich. Außerdem enthält nur ein Teil des Heparins (ca. 30 %) die für die Wirkung verantwortliche Pentasaccharidstruktur, sodass insgesamt der Einfluss auf die Gerinnung schwer abzuschätzen ist. Ein häufiges Monitoring ist daher erforderlich.

Niedermolekulare Heparine (low molecular weight heparins; LMWH). Durch begrenzten Abbau können aus dem Nativprodukt sog. niedermolekulare Heparine gewonnen werden, wobei verschiedene Herstellungswege zu Präparaten mit unterschiedlicher Molekularmasse, aber ähnlichen pharmakodynamischen Eigenschaften führen, u. a. **Certoparin** mit 5,4 kDa (Mono-Embolex®), **Dalteparin** mit 6,1 kDa (Fragmin®), **Enoxaparin** mit 4,5 kDa (Clexane®), **Nadroparin** mit 4,3 kDa (Fraxiparin®), **Reviparin** mit 4,4 kDa (Clivarin®) und **Tinzaparin** mit 6,5 kDa (innohep®). LMWH binden auch in geringerem Ausmaß als Standard-Heparin an Plasmaproteine, Thrombozyten und das Endothel. Trotzdem ist ihre Halbwertszeit deutlich länger (ca. 2–4 Stunden nach intravenöser Gabe, 4–6 Stunden nach subkutaner Gabe). Der relative Anteil der für die Wirkung verantwortlichen Pentasaccharidstruktur ist höher als bei UFH. Aus diesen Eigenschaften folgt eine bessere Vorhersagbarkeit des gerinnungshemmenden Effekts. Daher kann beim Einsatz von LMWH auf ein regelmäßiges Monitoring bei den meisten Patienten verzichtet werden (Ausnahme z. B. bei Niereninsuffizienz).

Fondaparinux. Ausgehend von der Anthithrombin-bindenden Region des Heparins wurde das Pentasaccharid Fondaparinux (Arixtra®) synthetisiert, das, ähnlich wie niedermolekulares Heparin, eine selektive Faktor-Xa-Hemmung ohne Thrombin-Beeinflussung ermöglicht. Fondaparinux verstärkt die durch Antithrombin vermittelte Faktor-Xa-Wirkung um den Faktor 300, indem es selektiv an Antithrombin bindet. Die Substanz soll eine bessere Steuerbarkeit der Therapie ermöglichen und außerdem aufgrund einer fehlenden Bindung an den Plättchenfaktor 4 keine Heparin-induzierte Thrombozytopenie (HIT, s. u.) auslösen. Doch konnte gezeigt werden, dass Antikörper gegen den Pättchenfaktor 4 mit gleicher Frequenz nach Gabe von Fondaparinux wie nach Anwendung von Enoxaparin auftreten, trotzdem kam es in keinem Fall zu einer HIT. Fondaparinux wird unverändert über die Niere ausgeschieden. Die Halbwertszeit von 15 Stunden ermöglicht eine einmal tägliche Gabe. Die Dosierung von Fondaparinux beträgt 2,5 mg s. c. einmal täglich.

Indikationen von Heparinen. Grundsätzlich gibt es keinen wesentlichen Unterschied bei den Indikationen für Standard-Heparin oder niedermolekulare Heparine. Sie sind ähnlich effektiv bei der prä- und postoperativen Thrombose- und Embolieprophylaxe, bei instabiler Angina pectoris, bei perkutaner Koronarintervention, in der Akutphase eines Herzinfarkts (zusammen mit einem Fibrinolytikum), zur Reduktion thrombo-embolischer Komplikationen, bei disseminierter intravasaler Gerinnung, extrakorporalem Kreislauf oder Dialyse. Aufgrund der beschriebenen besseren pharmakokinetischen Eigenschaften besitzen niedermolekulare Heparine jedoch im Vergleich zu Standard-Heparin bei gleicher Wirksamkeit eine Reihe klinischer Vorteile. Wesentlich sind vor allem die längere Wirkung mit der Option der einmal täglichen Gabe sowie die Möglichkeit, die Therapie ohne intensives Monitoring durchzuführen. LMWH werden daher vermehrt eingesetzt. Andererseits haben LMWH auch Nachteile: Erstens kann das Monitoring nicht über den partiellen Thromboplastinzeit-Test (PTT) erfolgen, sondern erfordert eine Bestimmung der Faktor-Xa-Aktivität, die nicht in allen Krankenhäusern und in der Regel auch nicht als Notfalluntersuchung möglich ist. Zweitens kann die Wirkung der kleineren LMWH-Moleküle im Falle einer Überdosierung nicht durch Protaminsulfat (s. u.) antagonisiert werden.

Dosierung. Die Dosierung hängt davon ab, ob, wie oben beschrieben, eine vollständige Antikoagulation erreicht werden muss oder aber nur eine Hyperkoagulabilität erniedrigt werden soll. Zur vollständigen Antikoagulation (z. B. bei extrakorporalem Kreislauf) werden – nach einer Bolusinjektion von 5000–10 000 IE – als Dauertropfinfusion 20 000–30 000 IE Standard-Heparin appliziert. Die Wirkung ist durch Bestimmung der Thrombin- und Rekalzifizierungszeit zu kontrollieren.

Mit **Protaminsulfat** steht ein sofort wirkendes Antidot zur Verfügung. Dieses ist ein stark basisches Protein, das Heparin durch Komplexbildung inaktiviert. Protamin wird dementsprechend bei Heparin-induzierten Komplikationen, am Ende einer Operation mit extrakorporalem Kreislauf oder nach Abschluss einer Austauschtransfusion verwendet.

Zur (insbesondere postoperativen) Thrombose- und Lungenembolieprophylaxe wird heute vor allem die subkutane Gabe niedriger Heparindosen bevorzugt (**Low-dose-Heparin**). Hierbei erhalten die Patienten präoperativ 2–5 Stunden vor der Operation sowie postoperativ während 5–10 Tagen in 6-, 8- und später 12-stündlichen Intervallen 3000–5000 IE Standard-Heparin oder einmal täglich eine entsprechende Dosis von niedermolekularem Heparin. Die Zahl der Thrombosen kann dadurch erheblich verringert werden, während andererseits bei dieser Dosierung die Gerinnungstests kaum beeinflusst werden.

Nebenwirkungen. Als Nebenwirkungen können Blutungen, z. B. Haut- und Schleimhautblutungen, auftreten. Eine weitere wichtige Nebenwirkung ist die **Heparin-induzierte Thrombozytopenie** (HIT). Die **HIT Typ I** ist eine frühzeitig nach Therapiebeginn auftretende, komplikationslos verlaufende, nichtimmunogene Thrombozytopenie, bei der sich die Thrombozytenzahl trotz weiterer Gabe von Heparin rasch normalisiert. Wesentlich bedeutsamer ist die **HIT Typ II**. Sie tritt häufig am Anfang der Behandlung mit einer Latenz von 5–10 Tagen auf und beruht auf einer IgG-vermittelten Plättchenaktivierung, wobei ein Komplex aus Heparin und Plättchenfaktor 4 (PF4) als Zielantigen identifiziert wurde. Die Plättchenaktivierung erklärt die bei einer HIT II auftretenden thrombo-embolischen Komplikationen, die auf den ersten Blick bei Thrombozytopenie paradox erscheinen. Diese Form der HIT persistiert bis zum Absetzen von Heparin. Ihre Häufigkeit wurde mit ca. 3 % für Standard-Heparin und mit etwa 0,3 % für niedermolekulares Heparin bei Patienten mit großen orthopädischen Eingriffen ermittelt. Um bei gegebener Indikation (z. B. einer erforderlichen Thromboseprophylaxe) Patienten, die infolge einer Heparintherapie eine HIT II entwickelten, trotzdem mit einem Gerinnungshemmer behandeln zu können, wurde als

Alternative eine Reihe anderer Substanzen (z. B. Hirudin oder Danaparoid, s. u.) entwickelt.

Als weitere Nebenwirkungen einer Heparinbehandlung wurden allergische Reaktionen (Urtikaria, Rhinitis u. a.), Hautnekrosen, reversibler Haarausfall und bei Langzeittherapie Osteoporosen beobachtet. In Einzelfällen wurde ein Heparin-induzierter Hypoaldosteronismus beschrieben. Nach dem Absetzen von Heparin kann es zu einem Rebound kommen.

Kontraindikationen. Bei Blutungsneigung, Magen-Darm-Ulzera, Abortus imminens sowie schweren Leber-, Nieren- und Pankreaserkrankungen ist Heparin kontraindiziert.

Interaktionen. Gleichzeitige Gabe von Thrombozytenaggregationshemmern sowie einigen Penicillinen oder Cephalosporinen verstärkt die Blutungsgefahr. Antihistaminika, Digitalis-Glykoside und Tetracycline vermindern die Heparinwirkung.

Heparinoide

Unter Heparinoiden versteht man Präparate mit heparinartiger Wirkung, die – parenteral appliziert – insbesondere zur Behandlung von Patienten mit Heparin-induzierter Thrombozytopenie erheblich an Bedeutung gewonnen haben.

Danaparoid-Natrium (Orgaran®) ist ein Gemisch niedermolekularer Glykosaminglykane aus Schweinedarmmukosa. Das Präparat besteht zu 84 % aus Heparansulfat, zu 12 % aus Dermatansulfat und zu 4 % aus Chondroitinsulfat. Die Wirkung wird durch eine Hemmung von Faktor Xa (Heparansulfatfraktion) und von Thrombin (Dermatansulfatfraktion) erreicht. Die Halbwertszeit beträgt 24 Stunden, die Ausscheidung erfolgt zu 40–50 % renal. Danaparoid ist indiziert zur Thromboseprophylaxe bei Patienten mit HIT II in der Anamnese, zur Antikoagulation bei manifester Thrombose und HIT II sowie zur Thromboseprophylaxe bei Heparinunverträglichkeit. Die Dosierung bei der Prophylaxe venöser Thromben beträgt 750 Anti-Xa-Einheiten 2-mal täglich während 7–10 Tagen.

Pentosanpolysulfat (z. B. Fibrezym®) ist ein heparinähnliches, niedermolekulares Polysaccharid auf pflanzlicher Basis (1,4-β-D-Xylan-2,3-bishydrogensulfat), das selektiv den Faktor Xa hemmt. Es ist zur Behandlung von peripheren arteriellen Durchblutungsstörungen indiziert. Dazu werden 6-stündlich 50 mg s. c. injiziert, mit dem Nachlassen der akuten Symptome erfolgt eine stufenweise Reduktion der Injektionen bis auf 100 mg täglich für die Dauer von 10 Tagen.

Heparine und Heparinoide zur lokalen Anwendung

In einer Reihe von Handelspräparaten sind Heparin (z. B. Thrombophob®) oder Heparinoid (z. B. Thrombocid®) zur lokalen Applikation bei geschlossenen Sport- und Unfallverletzungen, Blutergüssen, varikösem Symptomenkomplex, oberflächlichen Thrombosen oder Thrombophlebitiden enthalten. Die Wirksamkeit der genannten Präparate bei der Prophylaxe oberflächlicher Thrombosen und bei Venenerkrankungen ist stark umstritten. Etwas besser werden sie bezüglich der Behandlung von oberflächlichen Blutergüssen und stumpfen Traumen beurteilt.

Hirudin und Hirudin-Derivate

Das Drüsensekret des **Blutegels** (*Hirudo medicinalis*) enthält eine hochpotente gerinnungshemmende Substanz, das Hirudin. Das Polypeptid ist im Gegensatz zu Heparin ein **direkter Thrombinhemmer,** d. h. es wirkt ohne Beteiligung von Antithrombin.

Das Hirudin-Derivat **Bivalirudin** (Angiox®) besteht aus zwanzig Aminosäuren, von denen die ersten vier an das katalytische Zentrum von Thrombin binden. Die Substanz wird renal mit einer Halbwertszeit von 25 min eliminiert, wobei die Wirkung auch dadurch terminiert wird, dass Thrombin in der Lage ist, Bivalirudin langsam katalytisch zu spalten. Die Substanz kann als Alternative zu Heparin bei perkutanen Koronarinterventionen eingesetzt werden. Die Dosierung erfolgt als initiale intravenöse Bolusgabe von 0,75 mg/kg Körpergewicht und einer sich daran unmittelbar anschließenden intravenösen Infusion mit einer Dosis von 1,75 mg/kg/Stunde, mindestens für die Dauer des Eingriffs.

Argatroban

Argatroban (Argatra®) ist ebenso wie Bivalirudin ein direkter, parenteral anzuwendender Thrombininhibitor. Es wirkt unabhängig von Antithrombin III, hemmt die Bildung von Fibrin und die Aktivierung der Gerinnungsfaktoren V, VIII, XIII und Protein C sowie die Stimulation der Thrombozytenaggregation. Die Indikation besteht in der Antikoagulation bei Patienten mit HIT II (s. o.), die eine parenterale antithrombotische Therapie benötigen.

Die Dosierung richtet sich nach dem individuellen Zustand des Patienten. Bei postoperativen Patienten werden 0,05–0,1 µg/kg/min als Dauerinfusion verabreicht. Die Überwachung der Antikoagulation kann mit der aktivierten partiellen Thromboplastinzeit (aPTT) erfolgen, die Ziel-aPTT liegt bei 50–60 Sekunden.

Der Metabolismus erfolgt durch Hydroxylierung und Aromatisierung mit konsekutiver biliärer Sekretion in die Fäzes. Die Halbwertszeit beträgt knapp 1 h.

Vitamin-K-Antagonisten

Dicoumarol und Dicoumarol-Analoga hemmen als Vitamin-K-Antagonisten die Synthese von funktionstüchtigem Prothrombin sowie die der Faktoren VII, IX und X in der Leber. Sie sind somit **indirekte Antikoagulanzien**. Therapeutisch eingesetzt werden Warfarin (Coumadin®) und Phenprocoumon (z. B. Marcumar®).

Warfarin (Halbwertszeit 40 Stunden) wirkt mittellang. Es handelt sich um ein Racemat, wobei das S-Enantiomer eine wesentlich stärkere antikoagulatorische Wirkung als das R-Enantiomer besitzt. Warfarin wird über CYP2C9 verstoffwechselt, das einen genetischen Polymorphismus aufweist. Es gibt Hinweise, dass Patienten mit verringerter CYP2C9-Aktivität bei Gabe von Standarddosen einem höheren Blutungsrisiko ausgesetzt sind.

Phenprocoumon (Halbwertszeit 150 Stunden) ist ein Präparat mit Langzeitwirkung. Dabei ist zu berücksichtigen, dass die Eliminationsgeschwindigkeit interindividuell stark schwankt. Diese Schwankungen sind zumindest teilweise auf eine interindividuelle Variabilität im Stoffwechsel der Substanz zurückzuführen. Phenprocoumon wird in geringerem Ausmaß als Warfarin durch CYP2C9, dafür vermehrt durch CYP3A4 abgebaut. Ein Teil der Substanz wird unverändert im Urin ausgeschieden.

Wirkungsmechanismus. Die Vitamin-K-Antagonisten greifen in die posttranslationale Prozessierung bestimmter Gerinnungsfaktoren ein. Sie verhindern die Vitamin-K-vermittelte γ-Carboxylierung von Glutaminsäure in Vorstufen von Gerinnungsfaktoren (u. a. die Umwandlung von Decarboxy-Prothrombin in Prothrombin). Dabei blockieren sie die für einen normalen Ablauf der Carboxylierungsprozesse notwendige Regenerierung von Vitamin-K-Hydrochinon aus Vitamin-K-Epoxid durch Hemmung der Vitamin-K-Epoxid-Reduktase. Dies betrifft neben den beschriebenen Gerinnungsfaktoren auch Protein C und Protein S.

Dieser Mechanismus macht verständlich, warum die Wirkung dieser Substanzen nicht sofort, sondern erst nach einer Latenz eintritt. Erst wenn die Konzentration der im Blut vorhandenen Gerinnungsfaktoren unter einen kritischen Wert absinkt, wird die verringerte oder fehlende Neubildung in der Leber manifest. Die Halbwertszeiten der betroffenen Gerinnungsfaktoren sind dabei sehr unterschiedlich. Neben den Gerinnungsfaktoren benötigt eine Reihe weiterer Proteine die Carboxylierung für ihre normale Funktion.

Kinetik. Nach oraler Gabe werden die Vitamin-K-Antagonisten gut resorbiert. Bemerkenswert ist ihre hohe Plasmaeiweißbindung (Phenprocoumon über 99 %, Warfarin ca. 90 %).

Indikationen. Vitamin-K-Antagonisten sind wie Heparin zur Prophylaxe und Therapie von Thromboembolien indiziert und eignen sich vor allem zur Langzeittherapie.

Bei der Einleitung der Therapie mit Vitamin-K-Antagonisten muss immer zusätzlich ein parenterales Antikoagulans gegeben werden, z. B. ein LMWH. Neben den prokoagulatorischen Gerinnungsfaktoren II, VII, IX und X sind nämlich auch die antikoagulatorischen Gerinnungsfaktoren Protein C und Protein S Vitamin-K-abhängig. Vor allem Protein C hat eine sehr viel kürzere Halbwertszeit (wenige Stunden) als z. B. Faktor X (mehrere Tage). Hierdurch wird zu Beginn der Therapie mit Vitamin-K-Antagonisten ein Protein-C-Mangel induziert, während die Werte für Faktor X und Faktor II noch normal sind. In dieser prokoagulatorischen Phase ist das Risiko für einen Gefäßverschluss deutlich erhöht, wenn die Gerinnung nicht durch ein parenterales Antikoagulans gehemmt wird. Bei Patienten mit schwerem angeborenem Protein-C-Mangel, die bei Einleitung einer Therapie mit Vitamin-K-Antagonisten besonders gefährdet sind, kann Protein C (CEPROTIN) substituiert werden.

Dosierung. Die Dosierung der Vitamin-K-Antagonisten erfolgt individuell (übliche Erhaltungsdosen von Phenprocoumon 1,5–6 mg/Tag, von Warfarin 5–15 mg/Tag). Eine Überwachung der Behandlung erfolgt durch Bestimmung des **International-Normalized-Ratio-(INR-)Werts.** Für die wichtigsten Indikationen wird ein INR-Wert von 2–3 angestrebt, ein INR-Wert von 4,5 sollte wegen Blutungsgefahr nicht überschritten werden (Normalwert 1).

Nebenwirkungen, Kontraindikationen. Die unerwünschten Wirkungen und Gegenanzeigen sind ähnlich wie bei Heparin. Zusätzlich können bei den Vitamin-K-Antagonisten, vor allem bei Frauen nach einer Geburt und im Klimakterium, Hautnekrosen (Prädilektionsstellen Oberschenkelinnenseite, Bauch, Brustdrüsen) auftreten, insbesondere nach Gabe hoher Anfangsdosen. Auch dürfen Cumarin-Derivate im Gegensatz zu Heparin nicht in der Schwangerschaft und während des Stillens gegeben werden, da sie die Plazentaschranke passieren und auch in die Milch übergehen können.

Vitamin K als Antidot. Durch hohe Dosen von Vitamin K ist die Wirkung der Dicoumarol-Derivate aufhebbar. Doch muss wie beim Wirkungseintritt der Vitamin-K-Antagonisten mit einer Latenz gerechnet werden, da die Synthese einer ausreichenden Menge von Gerinnungsfaktoren eine gewisse Zeit (ca. 6–12 Stunden) erfordert. Ist eine sofortige Wiederherstellung der Blutgerinnungsfähigkeit notwendig, müssen Gerinnungsfaktoren gegeben bzw. bei schweren Blutungen Bluttransfusionen vorgenommen werden.

Tab. 23.2 Verstärkung und Abschwächung der Wirkung von Vitamin-K-Antagonisten durch Zweitpharmaka (Auswahl)

Pharmakodynamische Interaktionen[1]	Pharmakokinetische Interaktionen
Verstärkung	
▪ Antikoagulanzien, z. B. Heparine, NOAK (z. B. Rivaroxaban), ▪ Thrombozytenaggregationshemmer, z. B. Clopidogrel, ASS, NSAIDs (z. B. Naproxen), ▪ SSRI[2] (z. B. Escitalopram), SNRI (z. B. Venlafaxin), tricyclische Antidepressiva (z. B. Amitriptylin), Tramadol, ▪ Antibiotika[3], ▪ Levothyroxin[4]	▪ CYP2C9-Inhibitoren, z. B. Amiodaron, Fluconazol, Fluvastatin, Metronidazol, Phenylbutazon, ▪ CYP3A4-Inhibitoren, z. B. Azol-Antimykotika, Makrolid-Antibiotika, Grapefruit, ▪ Fibrate, Phenylbutazon (u. a. Verdrängung der Cumarine aus der Plasmaproteinbindung)
Abschwächung	
▪ Vitamin-K-reiche Nahrungsmittel, z. B. Grünkohl, Rosenkohl, Brokkoli, Spinat	▪ CYP-Induktoren z. B. Rifampicin, Carbamazepin, Glucocorticoide, Johanniskraut, Phenobarbital, Phenytoin ▪ Colestyramin (Hemmung der Resorption)

[1] Schwerwiegende Blutungen werden hauptsächlich durch pharmakodynamische Interaktionen hervorgerufen.
[2] SSRI, SNRI, tricyclische Antidepressiva und auch Tramadol hemmen die Aufnahme von Serotonin in Thrombozyten und damit die Thrombozytenfunktion.
[3] Evtl. reduzierte Vitamin-K-Resorption und reduzierte Bildung von Vitamin K_2 durch Darmbakterien; bestimmte Cephalosporine hemmen außerdem das Vitamin-K-Recycling ähnlich wie Cumarine.
[4] Gesteigerte Metabolisierung der Gerinnungsfaktoren.

Interaktionen. Die Gabe von Vitamin-K-Antagonisten zusammen mit anderen Wirkstoffen kann wegen der geringen therapeutischen Breite der Cumarin-Derivate zu schweren Wechselwirkungen führen. Die wichtigsten sind in ◘ Tab. 23.2 zusammengefasst.

Selektive orale Thrombin- und Faktor-Xa-Inhibitoren

Auch wenn der klinische Nutzen der Vitamin-K-Antagonisten zweifelsfrei nachgewiesen werden konnte, ist ihr Einsatz durch die beschriebenen Neben- und Wechselwirkungen sowie die Notwendigkeit eines regelmäßigen Therapeutischen Drugmonitorings erschwert. Mit den neuen direkten Thrombin- und Faktor-Xa-Inhibitoren stehen nun Alternativen unter der Bezeichnung **NOAK** (neue orale Antikoagulanzien) zur Verfügung. Hierzu gehören der kompetitive und reversible **Thrombinhemmer Dabigatranetexilat** sowie die selektiven und reversiblen **Faktor-Xa-Hemmer Apixaban, Edoxaban** und **Rivaroxaban**.

Indikationen. Die NOAK sind derzeit zugelassen bei erwachsenen Patienten zur Prophylaxe und Therapie von tiefen Venenthrombosen (TVT) und Lungenembolien (LE), insbesondere nach elektiven Hüft- oder Kniegelenkoperationen. Weiterhin sind sie indiziert zur Prophylaxe von Schlaganfällen und systemischen Embolien bei nicht valvulärem Vorhofflimmern. Dies trifft insbesondere bei Patienten zu, die bereits einen Schlaganfall oder eine transitorische ischämische Attacke erlitten haben, bzw. die eine Herzinsuffizienz oder eine linksventrikuläre Auswurffraktion von weniger als 40 % aufweisen.

Nebenwirkungen, Interaktionen. Ihren Wirkungen entsprechend sind Haut-, Weichteil-, Hirn-, Nasen- sowie Vaginalblutungen die wichtigsten Nebenwirkungen der NOAK. Bei schwerer Beeinträchtigung der Nieren- und Leberfunktion sind sie kontraindiziert. Durch andere Antikoagulanzien sowie durch Thrombozytenaggregationshemmer wird die Blutungsgefahr erhöht.

Dabigatranetexilat, Apixaban, Edoxaban und Rivaroxaban sind Substrate für die Efflux-Transporter P-gp (ABCB1) und BCRP (ABCG2). Somit steigt die Bioverfügbarkeit, wenn gleichzeitig starke P-gp-Inhibitoren eingenommen werden. Hieraus erwächst ein Interaktionspotenzial mit Inhibitoren und Induktoren von P-gp. Demzufolge sollten NOAK nicht mit z. B. Verapamil, Clarithromycin, Azol-Antimykotika oder HIV-Proteaseinhibitoren kombiniert werden. Das gleiche gilt für z. B. Rifampicin, Johanniskraut und Carbamazepin.

Dabigatranetexilat (Pradaxa®) ist ein Prodrug, das rasch durch plasmatische und hepatische Esterasen zu Dabigatran bioaktiviert wird. Dabigatran verhindert die Thrombin-induzierte Umwandlung von Fibrinogen in Fibrin sowie die Thrombin-abhängige Thrombozytenaggregation und damit die Entstehung von Thromben. Neben freiem wird auch Fibrin-gebundenes Thrombin durch Dabigatran gehemmt. Die Dosierung beträgt bei Knie- und Hüftgelenkoperationen einmal täglich 220 mg, bei Vorhofflimmern mit normaler Nierenfunktion zweimal täglich 150 mg. Patienten > 80 Jahre sowie mit erhöhter Blutungsgefahr erhalten zweimal täglich 110 mg peroral.

Die orale Bioverfügbarkeit von Dabigatran liegt bei nur 6.5 %. Es wird überwiegend unverändert renal ausgeschieden. Nur ein kleiner Teil wird zu Acylglucuroniden verstoffwechselt. Die Halbwertszeit beträgt 12–14 Stunden. Aufgrund dieser pharmakokinetischen Eigenschaften ist verständlich, dass bei Patienten mit eingeschränkter Nierenfunktion mit einer Kumulation von Dabigatran und dadurch mit einer verstärkten Wirkung zu rechnen ist.

Rivaroxaban (Xarelto®) greift wie Apixaban und Edoxaban (s. u.) durch Hemmung von Faktor Xa an einer zentralen Stelle in die Gerinnungskaskade ein, da Faktor Xa, der die Umwandlung von Prothrombin zu Thrombin katalysiert, sowohl für den intrinsischen als auch für den extrinsichen Weg der Gerinnung benötigt wird. Die Faktor-Xa-Hemmung ist konzentrationsabhängig und klingt mit einer Halbwertszeit von 7–11 Stunden ab. Die Bioverfügbarkeit beträgt 80–100 %.

Die perorale Dosierung beträgt einmal täglich 10 mg bei Patienten mit Hüft- und Kniegelenkoperationen sowie einmal täglich 20 mg bei Vorhofflimmern. Zur Behandlung von tiefen Venenthrombosen (TVT) sowie zur Sekundärprophylaxe von TVT und Lungenembolie (LE) nach TVT werden während drei Wochen zweimal täglich 15 mg, anschließend einmal täglich 20 mg pro Tag eingenommen. Für die Dosierung zweimal täglich 2,5 mg, zusätzlich eingenommen zu Acetylsalicylsäure (eventuell plus Clopidogrel), besteht eine Indikation für die Prophylaxe atherothrombotischer Ereignisse nach akutem Koronarsyndrom mit erhöhten kardialen Biomarkern.

Zwei Drittel einer Dosis von Rivaroxaban werden mittels CYP3A4 metabolisiert, das letzte Drittel wird unverändert renal ausgeschieden. Bei stark eingeschränkter Nierenfunktion ist daher Vorsicht geboten und bei einer Kreatinin-Clearance unter 15 ml/min sollte die Substanz nicht eingesetzt werden.

Apixaban (Eliquis®) besitzt eine Bioverfügbarkeit von 50 %. Es wird mit einer Halbwertszeit von 12 Stunden zu etwa einem Drittel unverändert über die Niere ausgeschieden. Ein signifikanter Anteil wird über CYP3A4 verstoffwechselt.

Die Dosierung beträgt zur Prophylaxe von TVT und LE 2,5 mg zweimal täglich. Zur Prophylaxe von Schlaganfällen bei Vorhofflimmern sind 5 mg zweimal täglich erforderlich, ebenso bei der Therapie von TVT und LE.

Edoxaban (Lixiana®) weist eine Bioverfügbarkeit von 60 % auf, die durch Nahrung nicht beeinflusst wird. Die Halbwertszeit liegt bei 10–14 Stunden. Für alle Indikationen beträgt die Dosis 60 mg einmal täglich. Häufig treten Anämie und Leberfunktionsstörung auf.

Die Interpretation von Laborwerten ist bei einer Therapie mit NOAK erschwert, da die bei den therapeutischen Dosen beobachteten Veränderungen der Gerinnungsparameter sehr variieren, sodass Rückschlüsse auf Veränderungen der Hämostase nur bedingt möglich sind. Die herkömmlichen Gerinnungstests (INR, aPTT) werden daher nicht zur Beurteilung der pharmakodynamischen Wirkungen von NOAK empfohlen. In klinischen Laboratorien sind allerdings mittlerweile spezifische Tests für das Monitoring von Rivaroxaban, Apixaban und Edoxaban (Anti-Xa-Aktivität) und Dabigatran (modifizierte Thrombinzeit, z. B. Hemoclot-Thrombin) etabliert. Das Ausmaß und die Letalität von NOAK-induzierten zerebralen Blutungen können durch Gabe von Prothrombinkomplexpräparaten (s. o.) reduziert werden. Ein spezifisches Antidot bei Überdosierung bzw. Blutungen von Dabigatran ist **Idarucizumab** (Praxbind®), ein humanisiertes Antikörper-Fragment (Fab), das Dabigatran spezifisch bindet und somit inhibiert. Mit Idarucizumab ist somit eine rasche Aufhebung der gerinnungshemmenden Wirkung von Dabigatran möglich.

23.1.3.4 Fibrinolytika (Thrombolytika)

Ist es zur Thrombenbildung in den Gefäßen gekommen, können die Gerinnsel durch die beschriebenen Antikoagulanzien nicht mehr aufgelöst werden. Dagegen gelingt eine Fibrinolyse und damit eine Thrombolyse in einem hohen Prozentsatz mit **Thrombolytika** (Plasminogenaktivatoren, indirekten Fibrinolytika), insbesondere wenn die Therapie möglichst rasch nach der Thrombenbildung eingeleitet wird. Sie ist angezeigt bei frischem Myokardinfarkt, wenn keine Möglichkeit zur sofortigen Koronarintervention besteht, ischämischem Hirninfarkt (Apoplex), akuten Verschlüssen von Extremitätenarterien, frischen Venenthrombosen des Beckens und der Extremitäten, Lungenembolien sowie Thrombosierung von arteriovenösen Shunts bei Dialysepatienten.

Bei Herzinfarktpatienten kann eine Rekanalisation verschlossener Koronargefäße in etwa 60–80 % der Fälle erreicht werden, doch ist eine Lysetherapie nur sinnvoll, wenn sie spätestens 6 Stunden nach dem Infarkt durchgeführt wird. Besonders gute Erfolge werden bei gleichzeitiger

Gabe eines Fibrinolytikums mit Thrombozytenaggregationshemmern erreicht. Bei Patienten mit Hirninfarkten kann eine systemische Therapie mit Alteplase (s. u.) in entsprechend dafür ausgerüsteten Abteilungen („stroke units") durchgeführt werden.

Die wichtigsten unerwünschten Wirkungen sind Blutungskomplikationen. Bei Gabe von Streptokinase (s. u.) ist außerdem mit allergischen Reaktionen zu rechnen. Die Gegenanzeigen sind die gleichen wie bei einer Antikoagulanzientherapie.

Als Thrombolytika werden Urokinase und Gewebeplasminogenaktivator bzw. dessen Analogsubstanzen Reteplase und Tenecteplase, als körperfremder Stoff Streptokinase verwendet.

Urokinase (Urokinase HS medac) ist als rekombinante, endogen im Urin vorkommende, Serinprotease in der Lage, Plasminogen in Plasmin umzuwandeln. Die Standarddosen für Urokinase betragen 3500–4500 IE/kg Körpergewicht initial, anschließend gleiche Dosis stündlich als Dauertropfinfusion.

Gewebeplasminogenaktivator (tissue-type plasminogen activator = t-PA), ein in Endothelzellen vorkommender Plasminogenaktivator, wird gentechnologisch hergestellt (**Alteplase**; rekombinanter Plasminogen-Aktivator = rt-PA; Actilyse®). Obwohl rt-PA im Gegensatz zu den anderen Plasminogenaktivatoren erst durch Bindung an Fibrin seine volle enzymatische Aktivität gewinnt – fibringebundenes rt-PA hat eine wesentlich höhere Affinität zu Plasminogen als nicht gebundenes – und dadurch eine hohe Thrombusselektivität besteht, ist auch bei Anwendung dieses Stoffs eine systemische Aktivierung des Fibrinolysesystems möglich. Das Protein hat eine kurze Halbwertszeit von 5–10 min (rasche Inaktivierung durch Plasminogen-Aktivator-Inhibitor-1).

Bei Myokardinfarkt wird zunächst ein Bolus von 15 mg i. v. appliziert, gefolgt als Infusion von 50 mg in 30 min und abschließend 35 mg in 60 min (Gesamtdosis 100 mg). Bei Hirninfarkt beträgt die Dosierung 0,9 mg/kg (maximal 90 mg) i. v. innerhalb von 60 min.

Reteplase (Rapilysin®) besteht aus einer Teilsequenz von t-PA (355 Aminosäuren) und besitzt eine längere Halbwertszeit als Alteplase. Das Protein wird überwiegend renal eliminiert. Die Dosierung beträgt für Reteplase bei Verdacht auf Herzinfarkt mit anhaltender ST-Hebung oder frischem Linksschenkelblock zweimal 560 mg als Bolusinjektion im Abstand von 30 min.

Tenecteplase (Metalyse®) hat durch strukturelle Änderungen eine längere Halbwertszeit als t-PA und wird in geringerem Ausmaß durch den Plasminogen-Aktivator-Inhibitor-1 (PAI-1) inaktiviert. Von der Substanz werden körpergewichtsabhängig maximal 50 mg als Einmalbolus gegeben. (Patienten mit einem Körpergewicht < 60 kg erhalten maximal 30 mg.)

Streptokinase (Streptase®) wird von β-hämolysierenden Streptokokken gebildet und besitzt selbst keine enzymatische Aktivität. Erst der aus Streptokinase mit Plasminogen gebildete Komplex wirkt aufgrund einer Konformationsänderung von Plasminogen als Plasminogenaktivator. Die Dosierung für Streptokinase bei tiefer Venenthrombose, Lungenembolie, Thrombosen der peripheren Arterien und Verschluss der Zentralgefäße des Auges sowie arteriellen Verschlusskrankheiten in der Langzeitlyse beträgt 250 000 IE initial während 30 min, dann stündlich 100 000 IE. Beim akuten Myokardinfarkt werden in der Kurzzeitlyse 1,5 Mio IE während einer Stunde appliziert. Die Streptokinase-Dosis ist zu Behandlungsbeginn deswegen so hoch, weil bei nahezu allen Patienten infolge vorausgegangener Streptokokkeninfektionen Antikörper gegen Streptokinase vorliegen, deren inhibitorische Wirkung zu Behandlungsbeginn erst aufgehoben werden muss.

23.1.3.5 Antifibrinolytika

Eine gesteigerte Fibrinolyse (Hyperfibrinolyse) findet man bei zahlreichen pathologischen Zuständen, u. a. bei verschiedenen Schockformen, nach Operationen im Urogenitalbereich (Urokinase-Freisetzung), bei Leukosen, Karzinomen und Leberzirrhosen. Auch im Rahmen einer fibrinolytischen Therapie kann es zu Hyperfibrinolyse mit der Gefahr von Blutungen kommen. Therapeutisch können in solchen Fällen unter strenger Kontrolle des Gerinnungsstatus Hemmstoffe der Fibrinolyse (Antifibrinolytika) verabreicht werden. Dazu gehören **Tranexamsäure** (Cyklokapron®) und **p-Aminomethylbenzoesäure** (Pamba®). Diese Substanzen besetzen die Lysinbindungsstellen am Plasminogen und verhindern so dessen Bindung an Fibrin. Weiterhin hemmen sie irreversibel die physiologischen Plasminogenaktivatoren und dadurch die Spaltung von Peptidbindungen, an denen Lysin beteiligt ist. Auf diese Weise blockieren sie die Umwandlung von Plasminogen zu Plasmin.

Bei einer Halbwertszeit von zwei Stunden hält die Wirkung etwa 4–6 Stunden an. Der überwiegende Teil der Substanzen wird unverändert über die Niere ausgeschieden. Die Dosierung beträgt von Tranexamsäure 250–500 mg langsam i.v., dann 125 mg/Stunde als Dauertropfinfusion, von p-Aminomethylbenzoesäure 500–750 mg/Tag oral. Als Nebenwirkungen treten orthostatische Dysregulation sowie Übelkeit, Erbrechen und Diarrhö auf.

Bei schweren Nierenfunktionsstörungen sind die Verbindungen wegen Kumulationsgefahr kontraindiziert. Bei Thromboseneigung und während einer Schwangerschaft dürfen sie nur bei strengster Indikationsstellung eingesetzt werden.

23.2 Gefäßsystem und Kreislauf

23.2.1 Hyperlipoproteinämien (Hyperlipidämien)

23.2.1.1 Pathophysiologische Grundlagen

Die Entstehung der Arteriosklerose ist eng mit den Lipidblutspiegeln assoziiert. Besondere Bedeutung kommt dabei den **Low-density-Lipoproteinen** (LDL) zu. LDL kann in die Gefäßwand eingelagert werden und wird dort teilweise in **oxidiertes LDL** umgewandelt. Vor allem dieses wird durch Makrophagen phagozytiert, die sich anschließend in **Schaumzellen** umwandeln und damit den Kern einer arteriosklerotischen Ablagerung in der Gefäßwand (**Plaque**) bilden. Eine LDL-Reduktion durch Lipidsenker führt daher zu einer reduzierten Progredienz der Bildung von arteriosklerotischen Ablagerungen in der Gefäßwand.

Hyperlipoproteinämien. Störungen im Lipidstoffwechsel treten bei einem Drittel der Gesamtbevölkerung auf. Sie äußern sich vor allem als Hyperlipoproteinämien, d.h. in einer Vermehrung einer oder mehrerer Lipoproteinfraktionen. Den **primären Hyperlipoproteinämien** liegen (mono-)genetisch bedingte Störungen des Lipidstoffwechsels, den **sekundären Formen** Krankheiten wie Hypothyreose, Diabetes mellitus, Gicht oder nephrotisches Syndrom zugrunde. Die **ernährungsbedingte oder reaktive Hyperlipidämie** entsteht durch übermäßige Zufuhr von Fetten sowie Übergewicht und Alkoholabusus. Die häufigste Form jedoch ist die sog. **polygene Hyperlipoproteinämie**, die 70 % der Patienten mit zu hohem Cholesterol betrifft. Sie entsteht durch ein Zusammenspiel mehrerer disponierender Genveränderungen, deren Auswirkung durch zusätzliche – typischerweise durch die zuvor genannten – Risikofaktoren verstärkt wird.

Therapie von Hyperlipoproteinämien. Grundlage jeder Behandlung einer Hyperlipoproteinämie ist eine entsprechende Diät. Es muss für eine Gewichtsnormalisierung eine geeignete Nahrungszusammensetzung (ca. 55 % der Nahrungsenergie als Kohlenhydrate, bis zu 30 % als Fette – davon je 10 % mit gesättigten, einfach ungesättigten und mehrfach ungesättigten Fettsäuren – sowie 10–20 % als Proteine) und eine tägliche Ballaststoffzufuhr (Gemüse, Früchte u.a.) von mindestens 35 g gesorgt werden. Die Cholesterolaufnahme sollte 300 mg/Tag nicht überschreiten. Ist mit den diätetischen Maßnahmen allein keine ausreichende Normalisierung des Lipidblutspiegels möglich und besteht dadurch ein erhöhtes Arterioskleroserisiko, sind zusätzlich lipidsenkende Medikamente in Erwägung zu ziehen.

Angestrebt wird – neben einem HDL >35 mg/dl bei Männern und >40 mg/dl bei

23

Frauen – bei Patienten **ohne weitere Risikofaktoren** eine LDL-Konzentration < 155 mg/dl, eine Gesamtcholesterolkonzentration < 215 mg/dl und eine Triglyceridkonzentration < 200 mg/dl. Bei Patienten **mit weiteren Risikofaktoren** (HDL-Konzentration < 35 mg/dl, männliches Geschlecht, Zigarettenrauchen, familiäre Belastung, Bluthochdruck, Diabetes mellitus, koronare Herzkrankheit) sollte eine LDL-Konzentration < 100 mg/dl, eine Gesamtcholesterolkonzentration < 180 mg/dl und eine Triglyceridkonzentration < 150 mg/dl erreicht werden. Bei Patienten **mit sehr hohem Risiko** ist eine LDL-Konzentration von < 70 mg/dl anzustreben.

23.2.1.2 Lipidsenker

Statine (CSE-Hemmer)

Eine besonders effektive Möglichkeit zur Senkung eines erhöhten Cholesterol-Blutspiegels besteht in der **Blockade der HMG-CoA-Reduktase**, dem Schrittmacherenzym der endogenen Cholesterolsynthese. Sinkt durch die Hemmung des Enzyms, insbesondere in der Leber, die intrahepatozytäre Cholesterolkonzentration, werden im Sinne eines Feedback-Mechanismus mehr LDL-Rezeptoren gebildet, damit mehr Cholesterol aus dem Blut aufgenommen werden kann. Als Folge davon nehmen die LDL-Konzentration sowie die des Gesamt-Cholesterols im Blut ab. Außerdem wird durch CSE-Hemmer die HDL-Konzentration etwas erhöht und die Triglycerid-Konzentration in Abhängigkeit vom Ausgangswert gesenkt. In Langzeitstudien mit Statinen konnte sowohl eine signifikante Abnahme der Herzinfarktrate als auch eine Senkung der Gesamtmortalität nachgewiesen werden.

Die Statine (◘ Tab. 23.3) unterscheiden sich erheblich in ihrer Pharmakokinetik und in ihrer Wirkstärke. Die Senkung von LDL- sowie die des Gesamtcholesterols variiert dosis- und substanzabhängig zwischen 20 und 60 %. Bei Simvastatin handelt es sich um ein inaktives Lacton (Prodrug), das vor allem in der Leber in die aktive ringoffene Form, die Hydroxysäure, überführt wird. Die anderen CSE-Hemmer werden dagegen in Form der aktiven Hydroxysäure appliziert.

◘ Tab. 23.3 Statine

INN (Handelspräparat)	Dosierung (HWZ)
Atorvastatin (z. B. Sortis®)	10–80 mg (14 h)
Fluvastatin (LOCOL®)	40–80 mg (2 h)
Lovastatin (Generika)	10–80 mg (1–2 h)
Pravastatin (Pravasin®)	10–40 mg (2 h)
Rosuvastatin (CRESTOR®)	5–20 mg (19 h)
Simvastatin (z. B. ZOCOR®)	5–80 mg (2 h)

Pleiotrope Effekte. Außer der Lipidsenkung werden Statinen zahlreiche zusätzliche, sog. pleiotrope Effekte zugeschrieben z. B. verstärkte Expression der NO-Synthase mit der Folge einer Vasodilatation, ferner antientzündliche und antioxidative Wirkungen, die sehr wahrscheinlich wesentlich an der Wirksamkeit der Statine beteiligt sind.

Kinetik. Nach oraler Gabe werden CSE-Hemmer nur teilweise resorbiert und unterliegen einem ausgeprägten First-Pass-Effekt, woran verschiedene CYP-Enzyme beteiligt sind. Dieser oxidative Stoffwechsel führt mit Ausnahme von Fluvastatin und Pravastatin zu aktiven Metaboliten. Die Bioverfügbarkeit der einzelnen Substanzen ist sehr unterschiedlich. Bei Simvastatin nimmt bei gleichzeitiger Nahrungszufuhr die Resorptionsquote zu, bei Pravastatin ab. Die Ausscheidung erfolgt renal und mit den Fäzes.

Nebenwirkungen und Interaktionen. CSE-Hemmer sind im Allgemeinen gut verträglich. Als unerwünschte Wirkungen werden gastrointestinale Störungen, Kopfschmerzen, Müdigkeit, Schlafstörungen, Juckreiz und Mundtrockenheit, Überempfindlichkeitsreaktionen, ferner Anstieg der Serum-Transaminasenwerte und der Bilirubin-Plasmakonzentration sowie Myalgien, Myopathien und selten auch Linsentrübungen beobachtet.

Überdosierung oder Interaktionen mit anderen Pharmaka können zu Myopathie und im Extremfall zu **Rhabdomyolyse** (Auflösung der quergestreiften Muskulatur) führen, da hohe Gewebekonzentrationen von CSE-Hemmern den myozytären Energiestoffwechsel blockieren. Solche Wechselwirkungen treten besonders dann auf, wenn Statine mit niedriger Bioverfügbarkeit und hohem CYP3A4-vermitteltem First-Pass-Stoffwechsel mit Substanzen kombiniert werden, die CYP3A4 hemmen. Außerdem konnte gezeigt werden, dass ein genetischer Polymorphismus im hepatischen Aufnahmetransporter OATP1B1 die hepatische Statinabsorption herabsetzt und dadurch den Plasmaspiegel von Statinen und die Häufigkeit muskulärer Nebenwirkungen erhöht. Das Vorkommen des polymorphen Allels liegt bei 15 % in der europäischen Bevölkerung.

Bei gleichzeitiger Gabe von CSE-Hemmern mit Antikoagulanzien vom Cumarin-Typ kann deren antikoagulierende Wirkung verstärkt werden. (Dies ist in besonderem Maß bei Fluvastatin zu erwarten, da dieses ebenso wie die Cumarin-Antikoagulanzien durch CYP2C9, verstoffwechselt wird.) Da aber die Kompetition um verstoffwechselnde Enzyme nur einen Teil der Wechselwirkungen erklärt, sind vermutlich auch andere Prozesse für das Wechselwirkungspotenzial der CSE-Hemmer von Bedeutung.

Kontraindikationen. Bei Lebererkrankungen, vorbestehenden Myopathien sowie in der Schwangerschaft und Stillperiode sind CSE-Hemmer kontraindiziert.

Cholesterol-Resorptionshemmer

Die Resorption von Cholesterol im Dünndarm, das entweder mit der Nahrung zugeführt oder in die Galle sezerniert wurde, ist ein wichtiger Prozess, der die Menge des im Organismus befindlichen Cholesterols mitbestimmt. **Ezetimib** (EZETROL®) blockiert selektiv das für die intestinale Resorption von Cholesterol verantwortliche Protein NPC1L, das auch an der Resorption von verwandten Phytosterolen beteiligt ist. Ezetimib ist indiziert (allein oder in Kombination mit Statinen) zur Behandlung von Hypercholesterolämien sowie einer Sitosterolämie. Nach oraler Gabe wird es nicht über das P450-Enzymsystem abgebaut, sondern durch Glucuronyltransferasen zum Glucuronid verstoffwechselt, das ebenfalls die Cholesterolresorption hemmt. Die Plasmaproteinbindung beträgt 99,7 %, die Halbwertszeit der Ausgangssubstanz bzw. die des Metaboliten 22 Stunden. Ezetimib kann daher einmal täglich gegeben werden (Standarddosis 10 mg).

Als Nebenwirkung von Ezetimib wurde in Einzelfällen eine Erhöhung der Serumtransaminasen beobachtet, die im Allgemeinen asymptomatisch und reversibel war. Außerdem wurde über gastrointestinale Störungen berichtet.

Da die Hemmung der Cholesterolresorption zu einer gesteigerten endogenen Cholesterolsynthese führt, erschien die Kombination von Ezetimib mit einem Statin sinnvoll. Additive LDL-Cholesterol-senkende Effekte wurden dann tatsächlich für die Kombination von Ezetimib mit allen Statinen nachgewiesen. Günstig ist auch, dass aufgrund der unterschiedlichen Metabolisierungswege der beiden Wirkstoffe keine pharmakokinetischen Interaktionen bei der Kombination auftreten. Eine fixe Kombination von Ezetimib mit Simvastatin ist beispielsweise INEGY®. Allerdings gibt es für die Ezetimib/Statin-Kombinationen aus großen kontrollierten klinischen Studien bisher keine Daten, die im Vergleich mit der alleinigen Statingabe eine signifikante Verringerung kardiovaskulärer Ereignisse oder eine Erniedrigung der kardiovaskulären Mortalität zeigen.

Ionenaustauscher und Omega-3-Säurenethylester

Colestyramin (z. B. Quantalan®) ist ein basisches Ionenaustauscherharz, das Gallensäuren bindet. Dadurch kann die wegen des enterohepatischen Kreislaufs normalerweise geringe Gallensäurenausscheidung bis fast auf das Zehnfache gesteigert werden. Das Gallensäure-Defizit wird durch Neusynthese aus Cholesterol ausgeglichen und damit dessen intrazelluläre Konzentration gesenkt. Die Folge ist eine Zunahme der LDL-Rezeptoren auf den Hepatozyten, wodurch mehr LDL aus dem Blut in die Leber aufgenommen wird und damit der Blutcholesterol-Spiegel abnimmt. Colestyramin ist indiziert zur Kombinationstherapie mit einem Statin, um eine additive Reduktion des LDL-Cholesterolspiegels bei primärer Hypercholesterolämie zu erzielen. Ferner ist es als Monotherapeutikum für Hypercholesterolämie-Patienten zugelassen, bei denen ein Statin nicht vertragen wird. Daneben wird es bei chologener Diarrhö angewandt. Die Dosierung beträgt 12–24 g pro Tag. Als Nebenwirkungen sind Obstipation, Steatorrhö als Folge einer Fettresorptionsstörung und andere gastrointestinale Beschwerden sowie bei längerer Anwendung auch Hypovitaminosen der fettlöslichen Vitamine zu nennen. Wird Colestyramin gleichzeitig zusammen mit Cumarin-Derivaten, Digitalis-Glykosiden, Schilddrüsenhormonen oder Tetracyclinen eingenommen, verringert es deren Resorption. Durch die neueren Lipidsenker hat die Bedeutung von Colestyraminn erheblich abgenommen.

Mit **Colesevelam** (Cholestagel®) steht ein weiteres Gallensäure-bindendes Polymer für die genannten Indikationen zur Verfügung. Außerdem kann es auch in Kombination mit Ezetimib (und/oder einem Statin) eingesetzt werden. Die Dosierung beträgt 4–6-mal 625 mg pro Tag.

Omega-3-Säurenethylester (z. B. Omacor®) enthält die Ethylester von Eicosapentaen- (EPA; 46 %) und Docosahexaensäure (DHA; 38 %), die als „falsche" Substrate der Triglyceride-synthetisierenden Enzyme eine Senkung der VLDL bewirken. Das Präparat wird zur Kontrolle der Triglyceride adjuvant in der Sekundärprophylaxe nach Herzinfarkt – zusätzlich zu Statinen, Thrombozytenaggregationshemmern, Betablockern und ACE-Hemmern (einmal täglich 1 g p. o.) – weiterhin bei endogenen Hypertriglyceridämien (zweimal täglich 1–2 g) angewandt. Häufig treten gastrointestinale Nebenwirkungen und Erhöhung der Transaminasen auf.

Fibrate und Analoga

Vor Einführung der Statine waren diese Stoffe die wichtigsten Lipidsenker. Danach haben sie ihre Bedeutung vor allem wegen der relativ geringen LDL-Senkung und zahlreicher Nebenwirkungen weitgehend verloren. Dementsprechend wurden sie mit Ausnahme der nachstehend beschriebenen Verbindungen vom Markt genommen.

Bezafibrat (Befibrat®) und dessen Analogon **Gemfibrozil** (Gevilon®) senken den Triglycerid-Blutspiegel durch Steigerung der Aktivität der Lipoproteinlipase und damit vermehrter Umwandlung von VLDL – über IDL – zu LDL um 30–50 %. Außerdem werden die VLDL-Freisetzung aus der Leber und die hepatische Cholesterolbildung verringert. Der HDL-Spiegel steigt. Die letzteren Effekte der Fibrate sind durch Stimulation des nukleären Transkriptionsfaktors PPARα vom Typ der **Peroxisomen-Proliferator-aktivierten Rezeptoren** erklärbar.

Bezafibrat und Gemfibrozil sind nur indiziert bei schwerer Hypertriglyceridämie sowie bei gemischten Hyperlipidämien, wenn ein Statin nicht vertragen wird. Der therapeutische Nutzen einer Senkung der Triglyceride wird allerdings kontrovers diskutiert. Unumstritten ist, dass sehr hohe Triglyceridkonzentrationen zu einer Pankreatitis führen können und daher behandelt werden müssen.

Die Halbwertszeiten der beiden Lipidsenker betragen 1–2 h, die Tagesdosen belaufen sich auf 400–600 mg (Bezafibrat) und 900–1200 mg (Gemfibrozil). Als Nebenwirkungen kann es u. a. zu Anämien, Leukopenien, Übelkeit, Erbrechen, Urtikaria, Dermatitis sowie Muskelbeschwerden kommen, die im Extremfall zu einer Rhabdomyolyse führen können. Gemfibrozil hemmt CYP-Enzyme mit der Gefahr ausgeprägter Interaktionen.

Proprotein-Convertase-Subtilisin/Kexin-9-(PCSK9-)Hemmer

Bindet LDL-Cholesterol an seinen zellulären Rezeptor, wird es zusammen mit diesem internalisiert und abgebaut. Danach kehrt der Rezeptor in die Zellmembran zurück. PCSK9 reguliert den LDL-Cholesterolspiegel, indem es ebenfalls an den LDL-Rezeptor bindet und auch mit ihm von Hepatozyten internalisiert wird. PCSK9-gebundene LDL-Rezeptoren werden jedoch proteolysiert und gelangen deshalb nicht wieder an die Zelloberfläche. Sie stehen daher nicht mehr für eine Bindung von LDL zur Verfügung. Dadurch steigt der LDL-Cholesterolspiegel im Plasma. Ein neues Therapieprinzip der Lipidsenkung besteht nun darin, dass der Antikörper **Evolocumab** (Repatha®) an von Hepatozyten freigesetztes PCSK9 bindet, wodurch dieses nicht mehr mit LDL-Rezeptoren interagieren kann. Als Folge davon nimmt der LDL-Cholesterol-Blutspiegel ab.

Evolocumab ist als Monotherapeutikum oder in Kombination mit anderen Lipidsenkern bei Patienten zugelassen, die Statin-intolerant sind oder bei denen Statine kontraindiziert sind. Der PCSK9-Hemmer kann auch mit einem Statin kombiniert werden, wenn Patienten ihren LDL-Cholesterol-Wert trotz maximal tolerierter Statin-Dosis nicht ausreichend senken können. Bei primärer Hypercholesterolämie oder gemischter Dyslipidämie werden entweder alle zwei Wochen 140 mg Evolocumab oder einmal im Monat 420 mg s.c. verabreicht. Häufigste Nebenwirkungen sind Nasopharyngitis, Infektionen der oberen Atemwege, Rückenschmerzen, Arthralgien, Grippe und Übelkeit.

Gentherapie bei Lipoproteinlipasedefizienz

Alipogentiparvovec (Glybera®) ist das erste in Europa zugelassene Gentherapeutikum, das zur Behandlung Erwachsener mit familiärem Lipoproteinlipase-Mangel, bei denen trotz fettarmer Ernährung schwere oder multiple Pankreatitis-Schübe aufgetreten sind, indiziert ist. Der Ausfall des Enzyms führt zu einem verminderten Abbau der Chylomikronen und damit zu einer ausgeprägten Hypertriglyzeridämie. Die Diagnose muss durch einen Gentest abgesichert sein. Mit Alipogentiparvovec kann der Enzymdefekt korrigiert werden, indem mittels eines viralen Vektors ein hochaktives Lipoproteinlipase-Gen in Myozyten eingeschleust wird. Diese werden in die Lage versetzt, Lipoproteinlipase zu produzieren.

Alipogentiparvovec wird in einer Sitzung mittels zahlreicher intramuskulärer Injektionen in die Beine verabreicht. Das Injektionsvolumen und die Anzahl der Spritzen hängen vom Gewicht des Patienten ab. Bei einem Körpergewicht von 50 kg sind z. B. 34 0,5-ml-Spritzen an ebenso vielen Injektionsstellen notwendig. Aufgrund der erforderlichen Anzahl von Injektionen wird eine Spinal- oder Regionalanästhesie vor der intramuskulären Anwendung empfohlen. Drei Tage lang vor der Behandlung und zwölf Wochen lang danach werden die Patienten immunsuppressiv behandelt, um Reaktionen des Immunsystems gegen die Behandlung zu reduzieren. Dazu werden Ciclosporin und Mycophenolatmofetil empfohlen. Zudem wird geraten, eine halbe Stunde vor Injektion eine intravenöse Gabe von Methylprednisolon vorzunehmen.

Die am häufigsten berichtete Nebenwirkung von Alipogentiparvovec sind Schmerzen im Bein, die bei etwa einem Drittel der Patienten auftreten. Auch Kopfschmerz, Müdigkeit, erhöhte Körpertemperatur und blaue Flecken traten sehr häufig auf. Thrombozytenaggregationshemmende oder andere gerinnungshemmende Arzneimittel dürfen nicht zeitgleich angewendet werden.

23.2.2 Hypertonie und Antihypertonika

23.2.2.1 Pathophysiologische Grundlagen

Als Bluthochdruck (Hypertonie) bezeichnet man jede die Norm überschreitende, anhaltende Steigerung des arteriellen Blutdrucks: systolisch ≥ 140 mmHg, diastolisch ≥ 85 mmHg. Da der Blutdruck die Resultante aus Herzzeitvolumen und peripherem Widerstand ist, kann eine Hypertonie durch ein erhöhtes Herzzeitvolumen, einen erhöhten peripheren Widerstand oder durch eine Erhöhung beider Parameter bedingt sein. Während man bei Jüngeren bevorzugt einen **Herzzeitvolumenhochdruck** findet, liegt bei Älteren häufiger ein **Widerstandshochdruck** vor. Nicht selten findet man auch eine isolierte Erhöhung des systolischen Blutdrucks, dessen Gefährdungspotenzial in der Vergangenheit stark unterschätzt wurde.

Hypertoniefolgen. Hypertonie ist eine der wichtigsten Ursachen der Arteriosklerose, als deren Folge es zum apoplektischen Insult

(Schlaganfall), zur **koronaren Herzkrankheit**, **Linksherzhypertrophie** sowie **Herzinsuffizienz** und **Niereninsuffizienz** kommen kann.

Hypertonieformen. Nach klinischen und organpathogenetischen Gesichtspunkten werden die **primäre** (essenzielle) Hypertonie sowie **sekundäre** Hypertonieformen als Folge pathologischer Organveränderungen unterschieden. An der Entstehung der zahlenmäßig bedeutsamsten Hypertonieform, der **essenziellen Hypertonie** (ca. 90 %), ist eine Vielzahl auslösender Faktoren beteiligt, z. B. familiäre Belastung, Bewegungsarmut, häufige Stress-Situationen oder Überernährung. Die sekundäre Hypertonie wird unterteilt in

- **renale** Formen mit **renovaskulärer** Ursache infolge Stenosierung der Arteria renalis oder **renoparenchymaler** Ursache (u. a. bei chronischer Glomerulonephritis, pyelonephritischer Schrumpfniere, Zystenniere, Amyloidose, Panarteriitis nodosa, Schwangerschaftsnephropathie),
- **endokrine** Formen (u. a. bei Phäochromozytom, Conn-Syndrom, Akromegalie, Cushing-Syndrom, Hyperthyreose),
- **kardiovaskuläre Formen** (u. a. bei Aortenisthmusstenose, Aortensklerose, totalem Herzblock, hyperkinetischem Herzsyndrom) sowie
- **neurogene** Formen (u. a. ZNS-Tumoren, Enzephalitis, Meningitis, Kohlenmonoxid- und Thalliumvergiftungen).

Zu den sekundären Hypertonien wird ferner der Medikamenten-induzierte Hochdruck, z. B. durch hormonelle Kontrazeptiva und nichtsteroidale Antirheumatika, gerechnet.

Für die Entwicklung und Aufrechterhaltung der essenziellen Hypertonie sind Veränderungen zentralnervöser Funktionen, insbesondere ein erhöhter Sympathikustonus, bedeutsam. Außerdem wird eine verminderte Bildung körpereigener vasodilatierender Substanzen (u. a. NO, Prostaglandin E_2, Bradykinin) mit der Hochdruckpathogenese in Verbindung gebracht. Bei Übergewichtigen entwickelt sich signifikant häufiger eine Hypertonie als bei Normalgewichtigen, besonders wenn eine Insulinresistenz und – dadurch bedingt – eine Hyperinsulinämie, d. h. ein metabolisches Syndrom (▸ Kap. 21.6.1) vorliegt.

Prognostische Faktoren. Das kardiovaskuläre Gesamtrisiko von Hypertonikern erhöht sich durch zahlreiche beeinflussbare (z. B. Rauchen, Dyslipoproteinämie, Diabetes mellitus, Adipositas, körperliche Inaktivität) und nicht beeinflussbare Risikofaktoren (z. B. positive Familienanamnese, männliches Geschlecht, Postmenopause, Alter). Durch gemeinsame Betrachtung des Schweregrads der Hypertonie und der Risikofaktoren lassen sich Rückschlüsse auf die Prognose der Erkrankung ziehen. So ist beispielsweise eine schwere Hypertonie (> 180 mmHg systolisch, > 110 mmHg diastolisch) bei gleichzeitigem Vorliegen einer Herzinsuffizienz oder einer koronaren Herzkrankheit mit einem sehr hohen Risiko verbunden (Wahrscheinlichkeit, innerhalb der nächsten 10 Jahre zu versterben > 30 %).

23.2.2.2 Therapeutische Maßnahmen bei Hypertonie

Vor bzw. zusätzlich zur Anwendung von Arzneimitteln (s. u.) sind bei der Hochdrucktherapie folgende Maßnahmen vorzunehmen: Einstellen des Rauchens, Senkung des Alkoholkonsums auf < 30 g/Tag, verstärkte körperliche Betätigung und Abbau von Stressfaktoren, Einschränkung der Kochsalzzufuhr, Gewichtsreduktion bei Übergewichtigen und sorgfältige Überprüfung der Indikation für eine Therapie mit nichtsteroidalen Antiphlogistika, Glucocorticoiden oder Kontrazeptiva. Eine Verminderung des kardiovaskulären Gesamtrisikos wird außerdem durch die konsequente Behandlung eines Diabetes mellitus erreicht.

Die **medikamentöse Therapie** eines Bluthochdrucks ist – der komplexen Blutdruckregulation entsprechend – mit zahlreichen, sehr unterschiedlich wirkenden Substanzen möglich. Ihre Angriffsorte sind schematisch in ○ Abb. 23.2 dargestellt.

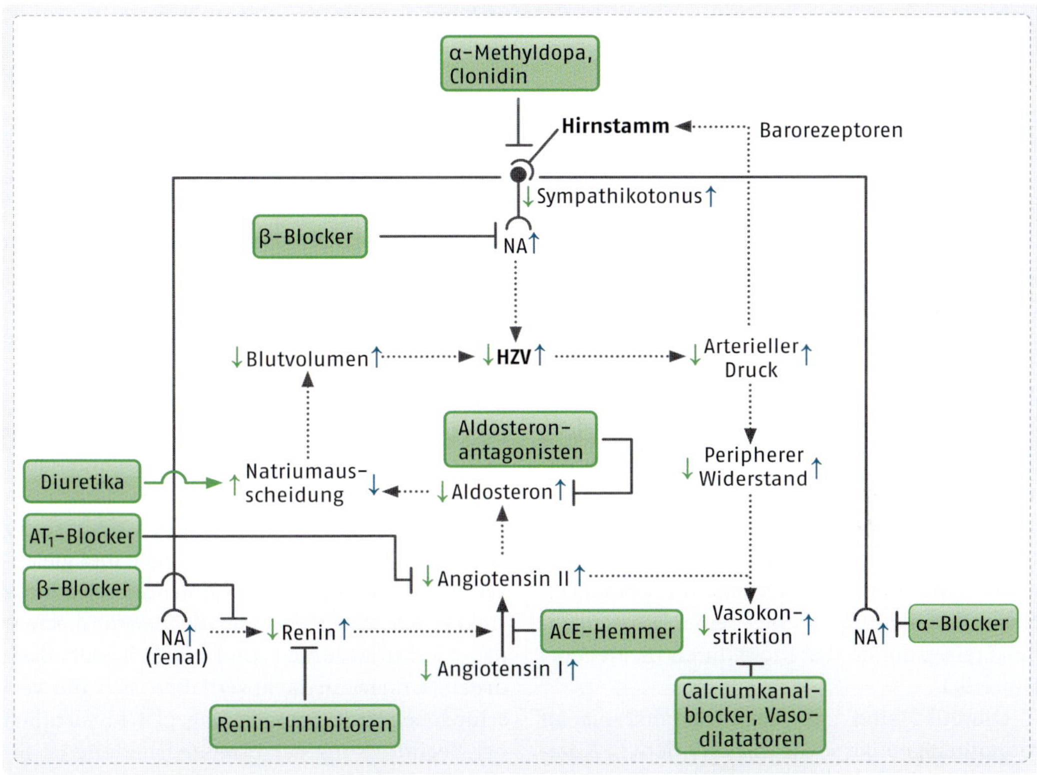

Abb. 23.2 Angriffsorte von Antihypertonika. **HZV** Herzzeitvolumen, **NA** Noradrenalin

Am Sympathikus angreifende Antihypertonika

Der blutdrucksenkende Effekt von **α_1-Adrenozeptorblockern** (▸Kap. 19.4.1) beruht auf ihrer Vasodilatation. Aufgrund orthostatischer Nebenwirkungen sowie wegen des fehlenden Nachweises einer Lebensverlängerung durch eine Therapie mit α-Blockern gehört diese Stoffgruppe nicht mehr zu den Hochdruckmitteln der 1. Wahl.

β-Adrenozeptorblocker (▸Kap. 19.4.2) werden aufgrund eindeutig positiver Studienergebnisse bezüglich Lebensverlängerung und ihrer insgesamt guten Verträglichkeit (sofern die Kontraindikationen beachtet werden) sehr häufig zur Blutdrucksenkung eingesetzt. Besonders wirksam sind sie bei Patienten mit gesteigerter Sympathikusaktivität, d. h. in der Regel bis zu einem Alter von 55–60 Jahren. Mit zunehmendem Alter – aus einem Herzzeitvolumenhochdruck wird dann immer mehr ein Widerstandshochdruck – nimmt die Wirksamkeit von Betablockern ab, doch können sie in vielen Fällen auch bei alten Patienten erfolgreich eingesetzt werden. Ihr blutdrucksenkender Effekt beruht auf der Erniedrigung des Herzzeitvolumens, der Verringerung der Renin-Ausschüttung in den Nieren mit der Folge der verringerten Bildung von Angiotensin II und der erniedrigten Freisetzung von Aldosteron. Die mit Betablockern erreichbare Blutdrucksenkung ist bei allen Verbindungen, unabhängig von ihren physiko-chemischen Eigenschaften und ihrem Wirkprofil, gleich.

Antisympathotonika (▸Kap. 19.5), zu denen die zentral wirksamen **α_2-Sympathomimetika** bzw. **Imidazolinrezeptor-Agonisten** sowie **Reserpin** gehören, werden vor allem dann angewandt, wenn Kontraindikationen gegen Betablocker vorliegen.

Diuretika

Eine weitere, für die Hochdrucktherapie besonders bedeutsame Substanzgruppe sind die Diuretika (▸ Kap. 26). Die Blutdrucksenkung nach Applikation dieser Stoffe verläuft in zwei Phasen. Die initiale Druckabnahme ist die Folge der gesteigerten Natriumionenausscheidung. Dadurch sinken Plasma- und Herzzeitvolumen, der periphere Widerstand nimmt dagegen (reflektorisch) etwas zu. Die Aufrechterhaltung der Blutdrucksenkung in der zweiten Phase, bei der das Plasmavolumen wieder weitgehend normalisiert ist und auch die Na^+-Ausscheidung annähernd dem Wert vor Therapiebeginn entspricht, beruht vermutlich vor allem auf einem verminderten Ansprechen der glatten Gefäßmuskulatur auf vasokonstriktorische Reize infolge des verringerten Natriumionengehalts der Gefäßwand. Diskutiert wird ferner eine gesteigerte Nierendurchblutung infolge einer Prostaglandin-Freisetzung in der Niere durch (Schleifen-) Diuretika.

Diuretika sind zur Hochdrucktherapie als Monotherapeutika sowie insbesondere in Kombination mit anderen Antihypertonika Mittel der 1. Wahl. Dies gilt nicht zuletzt für ältere Hypertoniker. Verbindungen mit längerer Wirkdauer (z. B. **Thiazide**), sind kurz wirksamen Stoffen (z. B. **Schleifendiuretika**) bei dieser Indikation in der Regel vorzuziehen. Um Kalium- und Magnesiumverluste zu vermeiden, können diese bei Patienten mit normaler oder allenfalls geringgradig eingeschränkter Nierenfunktion mit kaliumsparenden Diuretika, z. B. Amilorid oder Triamteren, kombiniert werden. Jedoch wird heute bei der sehr häufig eingesetzten Kombination von Diuretika mit ACE-Hemmern oder Sartanen (s. u.) der Kaliumverlust bereits weitgehend vermieden.

Calciumkanalblocker (Calciumantagonisten)

Calciumkanalblocker hemmen den Einstrom von Calciumionen durch den spannungsabhängigen L-Typ-Calciumkanal. Alle Calciumkanalblocker binden an die α_{1c}-Untereinheit des L-Typ-Calciumkanals, jedoch in Abhängigkeit vom Strukturtyp an unterschiedliche Bindungsstellen. Die α_{1c}-Untereinheit besteht aus vier repetitiven Teilstücken, die ihrerseits die Membran jeweils sechsmal (S1 bis S6) durchqueren. Die vier Teilstücke sind ringförmig angeordnet. Die ionenleitende Pore wird von den Zwischensegmentbereichen S5/S6 dieser vier Teilstücke gebildet.

Calciumkanalblocker werden unterteilt in den **1,4-Dihydropyridin**- (**Nifedipin**-), **Verapamil**- und **Diltiazem**-Typ. Pharmakodynamisch ist den drei Typen gemeinsam, dass sie infolge der Abnahme der zytosolischen Ca^{2+}-Konzentration – allerdings unterschiedlich stark ausgeprägt – an der glatten Gefäßmuskulatur zu einer Erniedrigung des Gefäßmuskeltonus und damit zu einer Vasodilatation führen. Am Herzen setzen sie die Kontraktilität herab, wodurch der Umsatz an energiereichem Phosphat und gleichzeitig der Sauerstoffbedarf abnehmen. Dadurch sinken der periphere Gefäßwiderstand sowie das Herzzeitvolumen und folglich der Blutdruck. Unterschiedlich verhalten sich die verschiedenen Stoffgruppen dagegen hinsichtlich der Beeinflussung der Erregungsbildung im Sinus- und der Erregungsleitung im AV-Knoten. Calciumkanalblocker vom Verapamil-Typ sowie Diltiazem wirken am Sinusknoten negativ chronotrop und am AV-Knoten negativ dromotrop. Bei den Substanzen vom Nifedipin-Typ, die in therapeutischer Dosierung vor allem vasodilatierend wirken, kann es im Gegensatz dazu bei schnell freisetzenden, kurzwirkenden Präparaten durch die rasche Blutdrucksenkung wegen einer dadurch bedingten Sympathikusaktivierung zu einer reflektorischen Herzfrequenzsteigerung kommen.

Trotz der strukturellen Heterogenität der Substanzen gibt es bemerkenswerte pharmakokinetische Gemeinsamkeiten: Die meisten Calciumkanalblocker, mit Ausnahme von Clevidipin, werden durch CYP3A4 verstoffwechselt. Es besteht somit die Möglichkeit von Arzneimittelinteraktionen mit allen Substanzen, die dieses Enzym hemmen oder induzieren. Die gleichzeitige Gabe von Grapefruitsaft bewirkt z. B. eine erhöhte Bioverfügbarkeit dieser Calciumkanalblocker.

1,4-Dihydropyridine. Vertreter dieser Stoffgruppe sind in ◻ Tab. 23.4 zusammengefasst.

Alle hier aufgelisteten Dihydropyridine sind zur Hochdruckbehandlung, Amlodipin und Nisoldipin außerdem bei koronarer Herzkrankheit zugelassen. Clevidipin ist für die rasche Blutdrucksenkung in perioperativen Situationen bestimmt.

Als Nebenwirkungen der Dihydropyridine, die vor allem bei schnell- und kurzwirkenden, nicht retardierten Präparaten auf der raschen und ausgeprägten Vasodilatation beruhen, kann es zu unerwünschtem starkem Blutdruckabfall, reflektorischer Herzfrequenzsteigerung, Kopfschmerzen, Schwindel, Übelkeit, gastrointestinalen Störungen, Hautrötung und Knöchelödemen kommen. Insbesondere die Herzfrequenzsteigerung ist therapeutisch ungünstig und wird mit einer erhöhten Inzidenz von Herzinfarkten in Verbindung gebracht. Wegen teratogener Effekte sind Dihydropyridine während der gesamten Schwangerschaft kontraindiziert. Schwere Hypotonie ist eine weitere Kontraindikation.

Eine Sonderstellung unter den Dihydropyridinen nimmt **Nimodipin** (z. B. Nimotop®) ein. Aufgrund seiner hohen Lipophilie und der dadurch bedingten raschen Penetration ins Zentralnervensystem wird es zur Prophylaxe und Therapie ischämiebedingter neurologischer Ausfallerscheinungen infolge zerebraler Vasospasmen nach Subarachnoidalblutungen eingesetzt (Dosierung initial für die Dauer von 2 Stunden 1 mg/Stunde, danach bei guter Verträglichkeit 2 mg/Stunde als Infusion während ca. 10 Tagen; orale Anschlussbehandlung während 7 Tagen mit sechsmal täglich 60 mg). Des Weiteren wird die Substanz bei hirnorganisch bedingten Leistungsstörungen im Alter verwendet, die Wirksamkeit ist hierbei umstritten. Die Halbwertszeit beträgt 1,5 h.

◻ **Tab. 23.4** 1,4-Dihydropyridine

INN (Handelspräparat)	Dosierung (HWZ)
Amlodipin (z. B. Norvasc®)	5–10 mg (35–50 h)
Clevidipin (Cleviprex®)	4–6 mg/h i. v. (0,25 h)
Felodipin (Modip®)	5–10 mg (18 h)
Isradipin (vascal®)	5–10 mg (8 h)
Lercanidipin (z. B. Corifeo®)	10–20 mg (8–10 h)
Manidipin (Manyper®)	10–20 mg (22–24 h)
Nifedipin (z. B. Adalat®)	30–60 mg (2–3 h)
Nilvadipin (Escor®)	8–16 mg (15–20 h)
Nisoldipin (Baymycard®)	10–40 mg (10–12 h)
Nitrendipin (z. B. Bayotensin®)	10–20 mg (8–12 h)

Verapamil. Das Phenylalkylamin Verapamil (Generika) wird wie Nifedipin bei oraler Applikation nahezu quantitativ resorbiert. Es unterliegt einem ausgeprägten stereoselektiven First-Pass-Effekt durch CYP3A4, wobei das stärker wirkende S-Enantiomer bevorzugt biotransformiert wird. Ferner wird Verapamil durch CYP1A2 metabolisiert. Die Ausscheidung der Metaboliten erfolgt vorwiegend renal. Außer bei Hypertonie ist Verapamil bei koronarer Herzkrankheit und supraventrikulären Tachykardien indiziert. Die durchschnittliche Tagesdosis bei Hypertonie beträgt 120–240 mg, die Halbwertszeit 4 h.

Als Nebenwirkungen wurden Überleitungsstörungen (AV-Block), Bradykardien, unerwünschter Blutdruckabfall, Verstärkung einer Herzinsuffizienz, Hautrötung, Obstipation (häufig) und allergische Hautreaktionen beobachtet. Bei AV-Block II. und III. Grades, dekompensierter Herzinsuffizienz, Sinusknotensyndrom, frischem Herzinfarkt (besonders bei Bradykardie) und schwerer Hypotonie ist Verapamil kontraindiziert.

Bei gleichzeitiger Gabe von Verapamil mit anderen Antiarrhythmika sowie mit Herzglykosiden ist die Gefahr einer Überleitungsstörung oder einer Bradykardie erhöht; Betablocker verstärken die kardiodepressive, Antihypertonika die blutdrucksenkende Wirkung. Bei gemeinsamer Applikation von Verapamil und Theophyllin kommt es durch Kompetition um CYP1A2 zu einem signifikanten Anstieg der Theophyllin-Plasmakonzentration. Die Hemmung von P-Glykoprotein durch Verapamil erklärt Interaktionen mit Arzneistoffen, die zwar nicht verstoffwechselt, aber durch P-Glykoprotein transportiert werden. Ein klinisch relevantes Beispiel ist die Wechselwirkung von Verapamil mit Digoxin, die zu einer signifikanten Erhöhung der Digoxin-Plasmakonzentrationen führt.

Diltiazem. Das Benzothiazepin-Derivat Diltiazem (Dilzem®) ist in seinem pharmakodynamischen Wirkprofil dem von Verapamil ähnlich. Nach oraler Gabe wird es praktisch vollständig resorbiert. Die Bioverfügbarkeit liegt wegen eines deutlichen First-Pass-Effekts durch CYP3A4 jedoch nur bei etwa 50 %. Die Substanz mit einer Halbwertszeit von 4–5 Stunden wird im Organismus desacetyliert und außerdem oxidativ O- und N-demethyliert. Die Ausscheidung erfolgt fast ausschließlich in Form von Metaboliten renal und daneben auch biliär. Die mittlere Tagesdosierung beträgt 180 mg, die Halbwertszeit 6 h. Die Nebenwirkungen, Kontraindikationen und Interaktionen entsprechen weitgehend denen von Verapamil. Wegen teratogener Wirkungen im Tierversuch muss vor der Gabe von Diltiazem bei Frauen im gebärfähigen Alter eine Schwangerschaft ausgeschlossen werden.

Angiotensin-Konversionsenzym-Hemmer (ACE-Hemmer)

ACE-Hemmer sind Antihypertensiva, deren Wirkung auf der Hemmung des Angiotensin-Konversionsenzyms beruht, das Angiotensin I in Angiotensin II überführt. Dadurch wird die Bildung von Angiotensin II, einer der stärksten blutdrucksteigernden Substanzen, unterdrückt und als Folge davon der periphere Widerstand gesenkt. (Angiotensin II wirkt nicht nur direkt, sondern auch indirekt durch Freisetzung von Catecholaminen aus dem Nebennierenmark, Erleichterung der Noradrenalinfreisetzung aus sympathischen Nervenendigungen und Erhöhung des Sympathikustonus durch zentralen Angriff an der Area postrema vasokonstringierend.) Außerdem kommt es durch die Abnahme der Angiotensin-II-Bildung zu einer verringerten Freisetzung von Aldosteron und damit zu einer schwachen diuretischen Wirkung. ACE-Hemmer verzögern ferner den Abbau der vasodilatierend wirkenden Kinine, da das Angiotensin-Konversionsenzym mit der Kininase II, dem für die Biotransformation von Kininen verantwortlichen Enzym, identisch ist. Der Anstieg der Konzentrationen dieser Peptide (Bradykinin und Kallidin) trägt zur antihypertensiven Wirkung bei.

Mit Ausnahme von Lisinopril handelt es sich bei den ACE-Hemmern um Prodrugs, aus denen durch Esterhydrolyse die eigentlichen Wirksubstanzen mit der Endung -at (z. B. Benazeprilat) entstehen. Wiederum außer Lisinopril werden ACE-Hemmer gut resorbiert und weisen orale Bioverfügbarkeiten von 25–65 % auf. Aufgrund rascher Dissoziation vom Enzym und geringer Halbwertszeit wirkt Quinapril nur kurz. Die übrigen ACE-Hemmer besitzen dagegen infolge einer langsamen Dissoziation vom Zielenzym eine hohe Wirkhalbwertszeit, sodass eine einmal tägliche Gabe trotz kurzer Plasmahalbwertszeit ausreicht. Die Ausscheidung des resorbierten Wirkstoffs erfolgt bei den meisten Verbindungen vorwiegend renal, Fosinopril wird zu gleichen Teilen renal und biliär eliminiert.

Übliche Tagesdosen von ACE-Hemmern bei Hypertonie enthält ◘ Tab. 23.5. Bei Patienten mit aktiviertem Renin-Angiotensin-Aldosteron-System (u. a. Diuretika-Vorbehandlung, stärkeren Wasser- und Salzverlusten, schwerer Herzinsuffizienz) kann es bei Gabe von ACE-Hemmern zu einer massiven Blutdrucksenkung kommen. In diesen Fällen muss einschleichend mit besonders niedrigen Dosen therapiert werden.

Vor allem **Reizhusten** (bei etwa 10 % der Behandelten), ferner Übelkeit, Kopfschmerzen, Schwindelgefühl, hypotone Dysregulationen, Geschmacksstörungen, Diarrhö, Muskelkrämpfe, Photosensibilisierung und allergische Hautreaktionen sind als Nebenwirkungen beschrie-

Tab. 23.5 ACE-Hemmer

INN (Handelspräparat)	Dosierung (HWZ)
Benazepril (Cibacen®)	10–40 mg (11 h)
Cilazapril (Dynorm®)	1,25–5 mg (9 h)
Enalapril (z. B. XANEF®)	5–20 mg (11 h)
Fosinopril (Fosinorm®)	10–40 mg (11 h)
Lisinopril (z. B. Acerbon®)	10–20 mg (12 h)
Moexipril (Fempress®)	7,5–30 mg (10 h)
Perindopril (Coversum®)	2–8 mg (5 h)
Quinapril (Accupro®)	10–40 mg (3 h)
Ramipril (z. B. Delix®)	2,5–10 mg (15 h)

ben. Schwerwiegender ist die (allerdings seltene) Gefahr eines akuten Nierenversagens, eines angioneurotischen Ödems sowie von Leukopenien. Von diesen letztgenannten unerwünschten Wirkungen sind insbesondere Patienten mit eingeschränkter Nierenfunktion betroffen. Patienten mit Nierenfunktionsstörungen müssen daher gründlich überwacht werden.

Bei Patienten mit Nierenarterienstenose (beidseitig oder einseitig bei Einzelniere), nach Nierentransplantation und mit primärem Hyperaldosteronismus sind ACE-Hemmer kontraindiziert, ebenso trifft dies auf Schwangerschaft und Stillzeit zu. Relative Kontraindikationen sind schwere Autoimmun- und Kollagenkrankheiten. Vorsicht ist auch bei Patienten mit obstruktiven Lungenerkrankungen geboten.

Wegen der Gefahr von Hyperkaliämien sollen ACE-Hemmer – zumindest in der Allgemeinpraxis – nicht mit Kalium-sparenden Diuretika kombiniert werden. Hemmstoffe der Prostaglandinsynthese (nichtsteroidale Antiphlogistika) schwächen die blutdrucksenkende Wirkung von ACE-Hemmern ab, allerdings beeinträchtigt die Kombination von niedrig dosierter Acetylsalicylsäure mit ACE-Hemmern deren Wirkung nicht. Narkosemittel verstärken die antihypertensiven Effekte von ACE-Hemmern.

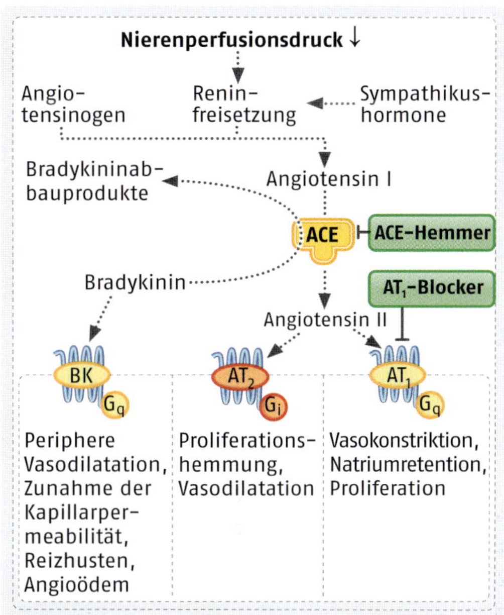

Abb. 23.3 Angriffspunkte von ACE-Hemmern und AT_1-Blockern. **BK** Bradykinin-Rezeptor

Angiotensin-II-Typ1-Rezeptor-Antagonisten (AT_1-Blocker, Sartane)

Neben der Verhinderung der Umwandlung von Angiotensin I in Angiotensin II durch ACE-Hemmer kann das Renin-Angiotensin-Aldosteron-System durch Angiotensin-II-Rezeptor-Antagonisten blockiert werden. Diese Wirkstoffe vermeiden die durch Hemmung des Bradykininabbaus bedingten Nebenwirkungen von ACE-Hemmern. Außerdem führen Sartane nicht wie ACE-Hemmer zu einem **Angiotensin-Escape-Phänomen** infolge der Bildung von Angiotensin II durch lokale Enzymsysteme (z. B. Chymase, Chymostatin like angiotensin generating enzyme und t-PA). Wie in Abb. 23.3 dargestellt, werden die Wirkungen von Angiotensin II über zwei Rezeptortypen, die **AT_1- und AT_2-Rezeptoren**, vermittelt. Während für die Blutdruckerhöhung und die Zellproliferation der AT_1-Rezeptor verantwortlich ist, bewirkt eine Stimulation des AT_2-Rezeptors eine Proliferationshemmung.

Alle AT_1-Blocker sind bei essenzieller Hypertonie indiziert. Einige von ihnen, z. B. Candesar-

Tab. 23.6 AT_1-Blocker

INN (Handelspräparat)	Dosierung (HWZ)
Azilsartan-medoxomil (Edarbi®)	40–80 mg (11 h)
Candesartan-cilexetil (z. B. Atacand®)	8–16 mg (9 h)
Irbesartan (z. B. Aprovel®)	150–300 mg (13 h)
Losartan (z. B. LORZAAR®)	50–100 mg (2 h, M[1] 7 h)
Olmesartan-medoxomil (Olmetec®)	10–40 mg (15 h)
Telmisartan (z. B. Micardis®)	20–80 mg (24 h)
Valsartan (z. B. DIOVAN®)	80–160 mg (9 h)

[1] Aktiver Metabolit

tan, Valsartan, Losartan, sind zusätzlich zur Herzinsuffizienzbehandlung zugelassen. Die Halbwertszeiten und Dosierungen von Sartanen sind in Tab. 23.6 angegebenen.

Als Nebenwirkungen treten erwartungsgemäß Reizhusten und Angioödem unter der Therapie mit AT_1-Blockern deutlich seltener als bei ACE-Hemmern auf, weil das Bradykinin abbauende Enzym nicht gehemmt wird. Insgesamt liegen die meisten unerwünschten Wirkungen auf Placebo-Niveau. Selten kann es zu Somnolenz, Schwindel, Obstipation, Hyperkaliämie, Transaminasen- oder Kreatinin-Anstieg sowie Geschmacksstörungen kommen. Gegenanzeigen von AT_1-Blockern sind schwere Leber- und Niereninsuffizienz, hypertrophe Kardiomyopathie sowie Schwangerschaft und Stillzeit.

Derzeit werden AT_1-Blocker vor allem bei Neueinstellungen sowie bei Patienten eingesetzt, die ACE-Hemmer nicht vertragen. Ob bzw. inwieweit die selektive Blockade der Angiotensin-II-Rezeptoren einer ACE-Hemmung therapeutisch überlegen ist, ist nach wie vor umstritten.

Aliskiren

Der direkte Reninhemmer **Aliskiren** (Rasilez®) ist ein weiterer Wirkstoff, der in das Renin-Angiotensin-Aldosteron-System eingreift. Das Peptidomimetikum besitzt eine Bioverfügbarkeit von nur 3 %, die für den klinischen Effekt in der Regel jedoch offensichtlich ausreicht. Zugelassen ist Aliskiren zur Behandlung der essenziellen Hypertonie entweder als Monotherapeutikum oder in Kombination mit anderen Antihypertensiva, nicht jedoch mit ACE-Hemmern und Sartanen. Diarrhö ist die häufigste Nebenwirkung.

Nach Gabe von 150–300 mg/Tag wird die Substanz mit einer Halbwertszeit von 40 Stunden größtenteils unverändert ausgeschieden. Da die geringe Bioverfügbarkeit zumindest teilweise auf eine Elimination durch gastrointestinales P-Glykoprotein zurückzuführen ist, sollte die gleichzeitige Gabe von P-Glykoprotein-Induktoren oder -Inhibitoren vermieden werden. Insgesamt betrachtet ist der klinische Nutzen von Aliskiren noch nicht abschließend zu beurteilen.

Sonstige Vasodilatatoren

Hierzu gehören Dihydralazin, Hydralazin und Minoxidil. Dihydralazin und Hydralazin senken den peripheren Widerstand und damit den Blutdruck vor allem durch Angriff an kleineren Arterien und Arteriolen. Minoxidil steigert die Öffnungswahrscheinlichkeit ATP-abhängiger Kaliumkanäle. Es bewirkt dadurch eine Hyperpolarisation der Zellmembran und als Folge davon einen verringerten Einstrom von Calciumionen durch spannungsabhängige Calciumkanäle. Dies vermindert den Tonus von Arteriolen und damit den Blutdruck. Dihydralazin, Hydralazin und Minoxidil werden als Reserveantihypertonika für die orale Hochdruckbehandlung eingesetzt. Dihydralazin dient ferner zur Therapie von Schwangeren mit einer hypertensiven Gestose.

Dihydralazin (Nepresol®) wird nach oraler Applikation rasch resorbiert, doch unterliegt es durch Acetylierung einem First-Pass-Effekt, der bei Schnell- und Langsam-Acetylierern unterschiedlich stark ausgeprägt ist. In Abhängigkeit von der genetisch variablen Acetylierung liegt die Halbwertszeit zwischen einer und acht Stunden, die Wirkdauer zwischen 6–8 Stunden. Die Bioverfügbarkeit bei schnellen Acetylierern beträgt 22–30 %, bei langsamen Acetylierern ist sie auf 38–50 % erhöht. Die Dosierung ist initial zweimal täglich 12,5 mg und kann unter intensiver Beobachtung auf zweimal 25 mg gesteigert werden.

Hydralazin muss wegen seiner Nebenwirkungen (s. u.) mit anderen Antihypertonika kombiniert werden (z. B. in pertenso® mit Propranolol und Bendroflumethiazid). Dadurch kann die Einzeldosis von sonst 25 mg auf 10 mg erniedrigt werden. 90 % einer Dosis werden als Hydrazonmetaboliten über die Niere ausgeschieden. Ohne Ermittlung des Acetylierer-Status sollte eine Tagesdosis von 50 mg nicht überschritten werden.

Als Nebenwirkungen können bei beiden Wirkstoffen, sofern sie als Monotherapeutika angewandt werden, infolge der Blutdrucksenkung reflektorisch durch Aktivierung des Sympathikus sowie des Renin-Angiotensin-Aldosteron-Systems eine Steigerung der Herzfrequenz und eine Erhöhung des Schlagvolumens sowie eine Natrium- und Wasserretention mit der Bildung lokaler Ödeme, ferner Kopfschmerzen, Schwindel- und Schwächegefühl, Übelkeit, Magen-Darm-Beschwerden und Diarrhö auftreten. Außerdem werden allergische Reaktionen beobachtet. Durch die Kombination mit einem Betablocker und einem Diuretikum lässt sich ein großer Teil dieser unerwünschten Wirkungen vermeiden.

Bei längerdauernder Anwendung hoher Dosen kann sich eine rheumatoide Arthritis entwickeln. Falls die Behandlung dann nicht abgebrochen wird, besteht die Gefahr, dass es insbesondere bei langsamen Acetylierern sowie Trägern eines HLA-DR_4-Antigens zu einem Lupus-erythematodes-acutus-ähnlichen Syndrom kommt, das nach Absetzen des Präparats mit Nebennierenrindenhormonen behandelt werden kann. Evtl. auftretende Parästhesien oder Neuritiden, die auf einer Antivitamin-B_6-Wirkung von Dihydralazin beruhen, sprechen gut auf Gaben von Vitamin B_6 an.

Minoxidil (Lonolox®) wirkt stärker und länger anhaltend blutdrucksenkend als Dihydralazin und Hydralazin. Infolge seiner ebenfalls bedeutsamen Nebenwirkungen ist es aber nur bei Hochdruckpatienten indiziert, bei denen andere Antihypertonika – auch kombiniert angewandt – nicht ausreichend wirksam sind. Wegen der bei alleiniger Gabe auftretenden erheblichen Gegenregulationen (Sympathikusaktivierung, Salz- und Wasserretention) muss es wie Hydralazin zusammen mit einem Diuretikum und einem Betablocker oder einem zentral wirksamen α_2-Sympathomimetikum eingesetzt werden.

Bei oraler Gabe wird Minoxidil fast vollständig resorbiert. Die Halbwertszeit beträgt ca. 4 Stunden, der blutdrucksenkende Effekt hält über 24 Stunden an. Der quantitativ wichtigste Metabolit ist das Glucuronid. Ferner wird in der Leber Minoxidilsulfat gebildet, das maßgeblich zur Wirkung beitragen soll. Die Ausscheidung der Metaboliten erfolgt vorwiegend renal. Die üblichen Tagesdosen für Erwachsene liegen zwischen 5 und 40 mg. Man beginnt mit einer Anfangsdosis von 5 mg/Tag und erhöht dann die Dosis langsam bis zur ausreichenden Blutdrucksenkung (maximale Tagesdosis 100 mg). Eine außergewöhnliche Nebenwirkung ist die **Hypertrichose**, die häufig im Gesicht beginnt und sich nach Absetzen des Wirkstoffs wieder zurückbildet. (Minoxidil ist in topischer Anwendung deshalb zur Therapie der androgenetischen Alopezie bei Frauen und Männern zugelassen). Ferner wurden, vor allem bei Patienten mit eingeschränkter Nierenfunktion, Perikardergüsse beobachtet.

23.2.2.3 Therapie hypertensiver Notfälle

Ein plötzlicher starker Anstieg des systolischen und diastolischen Blutdrucks sowie Komplikationen einer chronischen Hypertonie, z. B. eine Hirnblutung oder eine akute Linksherzinsuffizienz mit Lungenödem, erfordern eine rasche Blutdrucksenkung. Initial werden 0,5–1,0 mg/h **Glyceroltrinitrat** als Infusion gegeben. Eine Alternative besteht in der oralen Gabe von 5 mg **Nifedipin** oder **Nitrendipin** in einer schnell resorbierbaren Form. Ferner können 25 mg **Urapidil** i. v. verabreicht werden. Schließlich kann **Clonidin** (Dosierung 0,075 mg) langsam i. v. gegeben werden. Der Wirkungseintritt ist jeweils innerhalb weniger Minuten zu erwarten. Durch den starken Blutdruckabfall treten als Nebenwirkungen Kopfschmerzen und Palpitationen auf. Wird damit keine ausreichende Wirkung erzielt oder steigt der Blutdruck erneut rasch an, werden i. v. Dauerinfusionen mit Glyceroltrinitrat sowie alternativ mit Clonidin, Urapidil und Dihydralazin durchgeführt, wobei eine Intensivüberwachung gewährleistet sein muss. Liegen keine Kontraindikationen vor, können zusätzlich 20–40 mg Furosemid i. v. gegeben werden. Bei immer noch unbefriedigendem Therapieerfolg und nicht sicherem Ausschluss eines Phäochromozytoms empfiehlt sich ein nochmaliger Versuch mit 25 mg Urapidil i. v.

23.2.2.4 Hochdrucktherapie in Schwangerschaft und Stillzeit

Eine **Blutdruckerhöhung bei einer Schwangeren** (mehrfache Überschreitung eines Blutdrucks von 140/90 nach der 20. Schwangerschaftswoche) bedeutet für den Feten ein erhöhtes Risiko. Liegen die Blutdruckwerte über 170 mmHg systolisch und 110 mmHg diastolisch, ist die perinatale Kindersterblichkeit stark erhöht. Wegen der Gefahr einer verminderten utero-plazentaren Perfusion soll der erhöhte Blutdruck langsam auf einen Zielblutdruck < 140 mmHg systolisch und < 90 mmHg diastolisch gesenkt werden. Besonders geeignete Antihypertonika in der Schwangerschaft sind **α-Methyldopa** sowie **β_1-Blocker** (z. B. Atenolol, Bisoprolol oder Metoprolol). Ein Einsatz von Dihydralazin kann ebenfalls, insbesondere bei hypertensiver Gestose (s. u.) erwogen werden. Kontraindiziert sind Diuretika, ACE-Hemmer und AT_1-Blocker wegen Verringerung des zirkulierenden Blutvolumens und dadurch Verschlechterung der utero-plazentaren Durchblutung. Calciumkanalblocker sind wegen embryotoxischer und teratogener Effekte in Tierversuchen ebenfalls kontraindiziert.

Hypertensive Notfälle in der Schwangerschaft können mit **Dihydralazin** (5 mg i. v.) oder **Urapidil** (6,25 mg i. v.) behandelt werden. Bei **Krampfbereitschaft** werden zusätzlich **Magnesiumsulfat** (4 g i. v.) oder **Diazepam** (5–10 mg i. v.) gegeben.

Zur Behandlung einer Hypertonie während der **Stillperiode** sind mit Ausnahme der auch hier kontraindizierten Diuretika alle Substanzen geeignet, die im Rahmen der üblichen Bluthochdruckbehandlung in Frage kommen. Beim Einsatz von Betablockern ist zu beachten, dass hohe Konzentrationen im kindlichen Organismus erreicht werden können, die in Einzelfällen zu einem Abfall des Blutdrucks bzw. einer relevanten Reduktion der Herzfrequenz führen.

23.2.2.5 Hochdrucktherapie bei Diabetikern

Ein hypertensiver Diabetiker besitzt im Vergleich zu einer Kontrollperson ein vierfach erhöhtes kardiovaskuläres Morbiditäts- und Letalitätsrisiko. Ein Zielwert von < 130/80 mmHg ist anzustreben. Besonders geeignet bei diesem Patientenkollektiv sind ACE-Hemmer (alternativ AT_1-Blocker), mit denen in mehreren Studien gezeigt werden konnte, dass ein Fortschreiten der diabetischen Nephropathie durch sie verlangsamt wird. Bei Patienten mit metabolischem Syndrom ist ebenfalls eine sorgfältige Einstellung des Blutdrucks wichtig.

23.2.2.6 Strategie der Hypertoniebehandlung

Eine antihypertensive Therapie wird mit dem Ziel der Normalisierung des Blutdrucks (< 140 und < 90 mmHg) durchgeführt. Der optimale Bereich für den diastolischen Blutdruck liegt bei 80–85 mmHg. Insbesondere bei Hypertonikern mit koronarer Herzkrankheit ist allerdings darauf zu achten, dass der Blutdruck nicht zu stark gesenkt wird. Werte < 120 und < 70 mmHg sollten bei diesen Patienten vermieden werden, damit der Perfusionsdruck in den Koronarien nicht zu stark abnimmt. Bei Patienten mit Niereninsuffizienz sollte dagegen ein Blutdruck von

<130 und <80 mmHg angestrebt werden. Bei gleichzeitiger Proteinurie ≥ 1 g/Tag werden noch niedrigere Werte von ≤ 125 und <75 mmHg empfohlen.

Bei leichter Hypertonie kann zunächst eine **Monotherapie** mit Betablockern, ACE-Hemmern, AT_1-Blockern, Diuretika oder Calciumkanalblockern versucht werden. Gelingt bei der Anwendung üblicher Dosen eines Monotherapeutikums – auch bei Wechsel des Antihypertensivums – keine befriedigende Einstellung des Blutdrucks, wird eine der folgenden **Zweierkombinationen** eingesetzt: Diuretikum + ACE-Inhibitor bzw. AT_1-Blocker, Dihydropyridin-Calciumkanalblocker + Betablocker, Calciumkanalblocker + ACE-Inhibitor bzw. AT_1-Antagonist, Calciumkanalblocker + Diuretikum und Betablocker + Diuretikum (nicht bei Patienten mit metabolischem Syndrom). Bei wiederum nicht ausreichender Wirkung ist eine **Dreierkombination**, bestehend aus Diuretikum + Betablocker + Vasodilatator, Diuretikum + ACE-Hemmer (oder AT_1-Blocker) + Calciumkanalblocker oder Diuretikum + α_2-Sympathomimetikum + Vasodilatator indiziert (Vasodilatator bedeutet hierbei die Auswahl einer der folgenden Substanzen: Dihydropyridin-Calciumkanalblocker, ACE-Hemmer, α_1-Blocker, Dihydralazin oder Minoxidil). Mit solchen Dreierkombinationen ist in ca. 90 % der Fälle eine ausreichende Blutdrucksenkung möglich.

23.2.3 Therapie der pulmonalen Hypertonie

Die pulmonal-arterielle Hypertonie (PAH) ist durch einen mittleren pulmonalarteriellen Blutdruck von > 21 mmHg in Ruhe oder > 28 mmHg unter Belastung gekennzeichnet. Bei einer PAH liegt ein Ungleichgewicht zwischen gefäßerweiternden und -verengenden Botenstoffen vor. Eine Schlüsselrolle spielt dabei der Vasokonstriktor Endothelin-1. Die daraus resultierende Einschränkung des Gefäßlumens führt zur Druckerhöhung im kleinen Kreislauf, zur Erhöhung der Nachlast im rechten Ventrikel und schließlich zum Cor pulmonale mit Rechtsherzversagen. Die pulmonale arterielle Hypertonie ist ein schweres Krankheitsbild mit schlechter Prognose (5-Jahres-Überlebensrate ca. 50 %). Eine Heilung ist nur durch Transplantation möglich. Die Pharmakotherapie der pulmonalen Hypertonie basiert auf dem Versuch, durch vasodilatierende Substanzen das (Rest-)Lumen der pulmonalen Gefäße zu erhöhen und damit die Blutversorgung zu verbessern.

Iloprost (Ventavis) und **Treprostinil** (REMODULIN®) sind **Prostacyclin-Analoga** mit gefäßerweiternder Wirkung. Iloprost, das als Aerosol in Einzeldosierung von 2,5–5 µg appliziert wird (6–9 Einzeldosen/Tag), besitzt eine Halbwertszeit von 30 min. Bei Treprostinil, s. c. oder als i. v. Dauerinfusion verabreicht, variiert die Halbwertszeit zwischen 1,5 und 4,5 h mit der Infusionsdauer. Die Initialdosis von 1,25 ng/kg/min kann zur Aufrechterhaltung der Wirkung wöchentlich um 2,5 ng/kg/min gesteigert werden. In klinischen Studien betrugen die nach 12, 24 und 48 Monaten erreichten mittleren Dosen 26, 36 bzw. 42 ng/kg/min.

Bosentan (Tracleer®) wurde als erster Vertreter der **Endothelinrezeptor-Antagonisten** zur Behandlung der pulmonalen Hypertonie eingeführt. Es ist ein nichtselektiver, dualer Antagonist an ET_A- und ET_B-Rezeptoren. Die Bioverfügbarkeit beträgt ca. 50 %, die Plasmaproteinbindung mehr als 98 % und die Halbwertszeit etwa 5,5 Stunden. Die Therapie wird mit einer Dosierung von 62,5 mg pro Tag über vier Wochen begonnen, die anzustrebende Erhaltungsdosis beträgt zweimal 125 mg pro Tag.

Die Clearance erfolgt durch hepatischen Metabolismus mittels CYP3A4 und CYP2C9. Durch Autoinduktion der verstoffwechselnden Enzyme nimmt unter einer Dauertherapie die Clearance von Bosentan zu (Rückgang der Plasmakonzentrationen auf 50–65 % der ursprünglichen Werte). Ferner tritt eine ausgeprägte Hemmung eines hepatischen Transportproteins, der **Gallensalzexport-Pumpe** (ABCB11) auf, wodurch die Leberenzymwerte unter Behandlung ansteigen können. Bei gleichzeitiger Gabe von Bosentan und Warfarin sollte der INR-Wert engmaschig kontrolliert werden. Bei hormonellen Kontrazeptiva besteht die Möglichkeit eines Verlusts der kontrazeptiven Wirkung durch die CYP-induzierende Wirkung von Bosentan. Wegen des hemmenden Einflusses von Glibenclamid auf ABCB11 sollte diese Substanz nicht gleichzeitig mit Bosentan verwendet werden.

Außer zur Behandlung einer pulmonalen Hypertonie wurde Bosentan bei Patienten mit Sklerodermie zur Verringerung der Zahl von Ulzera an Fingern und Zehen zugelassen.

Als Endothelinrezeptor-Antagonisten mit Selektivität für den ET_A-Rezeptor sind **Ambrisentan** (Volibris®) und **Macitentan** (Opsumit®), in einer Dosierung von 5–10 mg bzw. 10 mg/Tag zur Behandlung der pulmonalen Hypertonie zugelassen. Ambrisentan wird mit einer Halbwertszeit von 15 Stunden im Wesentlichen über eine Glucuronidierungsreaktion eliminiert, Macitentan mit einer Halbwertszeit von 16 h über CYP3A4 zu einem aktiven Metaboliten transformiert (Halbwertszeit 48 h). Als Nebenwirkungen von Bosentan, Ambrisentan und Macitentan treten sehr häufig Kopfschmerzen, Nasopharyngitis, periphere Ödeme, Hypotonie und Diarrhö auf.

Auch das Therapieprinzip der **cGMP-vermittelten Vasodilatation** durch **PDE5-Hemmer** hat Eingang in die Behandlung der pulmonalen Hypertonie gefunden. Für das ursprünglich zur Behandlung der erektilen Dysfunktion entwickelte **Sildenafil** und **Tadalafil** (s. u.) besteht nunmehr auch eine Zulassung bei PAH (Revatio® bzw. ADCIRCA®) in einer Dosierung von dreimal täglich 20 mg bzw. einmal täglich 40 mg.

Den NO/cGMP-Signalweg stimuliert auch **Riociguat** (Adempas®), ein Aktivator der löslichen Guanylatcyclase (sGC; ▸Kap. 3.2.2). Riociguat verfügt über einen dualen Wirkmechanismus. Durch Stabilisierung der NO-sGC-Bindung erhöht es die Empfindlichkeit von sGC gegen endogenes NO. Außerdem stimuliert es sGC auch direkt und unabhängig von NO. Riociguat führt so zu einer erhöhten cGMP-Produktion und damit Vasodilatation pulmonaler Gefäße. Indikationen bestehen für PAH und ihre Sonderform der chronisch thromboembolischen pulmonalen Hypertonie; hierbei kommt es – ausgehend von einer tiefen Bein- oder Beckenvenenthrombose – zu einer Lungenembolie, bei der sich der Thromboembolus nicht vollständig auflöst und die Erkrankung in ein chronisches Stadium übergeht. Die orale Bioverfügbarkeit von Riociguat ist hoch (94 %), die Halbwertszeit beträgt 7 h. Die Dosis von Riociguat soll langsam auf maximal dreimal täglich 2,5 mg auftitriert werden.

Die durch CYP1A1, CYP3A4, CYP2C8 und CYP2J2 katalysierte N-Demethylierung ist der wichtigste Metabolisierungsweg. Zu einer pharmakodynamischen Interaktion mit Riociguat kommt es bei gleichzeitiger Behandlung mit Nitraten und PDE5-Inhibitoren. Häufige Nebenwirkungen sind Kopfschmerz, Schwindel, Dyspepsie, periphere Ödeme, Übelkeit, Diarrhö und Erbrechen.

23.2.4 Hypotonie, orthostatische Dysregulation und Antihypotonika

Eine Hypotonie liegt vor, wenn der systolische Blutdruck unter Ruhebedingungen unter 100 (– 110) mmHg liegt. Bei der **primären** (essenziellen, konstitutiven) **Hypotonie** ist eine Erniedrigung des Sollwerts in den Kreislaufregulationszentren anzunehmen. **Sekundäre Hypotonien** können kardiovaskulär (z. B. durch Herzinsuffizienz, Myokarditis, Herzinfarkt, Herzrhythmusstörungen, Hypovolämie, Lungenembolie), endokrin (z. B. durch Nebennierenrindeninsuffizienz, Hypothyreose, Hypophyseninsuffizienz) oder neurogen (z. B. durch diabetische oder Alkohol bedingte Neuropathie, apoplektischen Insult, Morbus Parkinson) bedingt sein. Auch treten sie während und nach Infektionskrankheiten auf. Eine sekundäre Hypotonie kann ferner eine Nebenwirkung zahlreicher Medikamente sein. So können z. B. Betablocker, Nitrate, Diuretika, Psychopharmaka wie MAO-Hemmer, Sedativa, Antihistaminika und Zytostatika wie Vincristin als Nebenwirkung Hypotonien induzieren.

Die **asymptomatische chronische Hypotonie** stellt eine Variante der normalen Kreislaufregulation ohne Beschwerden dar, die keiner Behandlung bedarf. Bei der **chronischen Hypotonie** findet man subjektive Symptome wie z. B.

Schwindel, Kältegefühl und Wetterfühligkeit. Unter der **regulativen Hypotonie** versteht man orthostatische Dysregulationen, d. h. Störungen, die beim Lagewechsel vom Liegen zum Stehen auftreten. Eine Sonderform ist **die vasovagale (Fehl-)Reaktion**, bei der es infolge einer Vagusstimulation – häufig als Folge einer Stress-Situation mit Angst – zu Bradykardie und Blutdruckabfall bis zur Synkope (Ohnmacht) kommen kann.

Behandlungsbedürftig ist eine Hypotonie z. B. bei alten Patienten (Gefahr von Synkopen), Diabetikern und Alkoholikern (Gefahr stark ausgeprägter orthostatischer Dysregulationen) sowie Schwangeren (Gefahr vermehrter Aborte, Frühgeburten und Missbildungen, Wachstumshemmung des Feten, erhöhter perinataler kindlicher Mortalität). In diesen Fällen ist vor oder zusätzlich zu einer medikamentösen Therapie den Patienten zu empfehlen, rasches Aufstehen, besonders morgens nach längerem Liegen, zu vermeiden. Als günstig erweisen sich auch körperliches Training und physikalische Maßnahmen wie Wechselduschen, Trockenbürstungen oder Stützstrümpfe, ferner – nicht bei Schwangeren! – kochsalzreiche Kost (Vermehrung des Plasmavolumens) und Coffein-haltige Getränke.

Ansatzpunkte einer medikamentösen Therapie hypotoner Störungen sind die Erhöhung des Venentonus und damit Verbesserung des venösen Rückstroms, Steigerung der Kontraktilität des Herzens und damit Gewährleistung eines ausreichenden Herzzeitvolumens auch bei relativ niedrigem Füllungsdruck, Erhöhung des peripheren Widerstands und damit des Ausgangsblutdrucks sowie Reduktion der Ausscheidung von Natriumionen und damit Erhöhung des zirkulierenden Plasmavolumens mittels **Fludrocortison** (▸ Kap. 21.7.2). Zur Erhöhung des peripheren Widerstands und zur Steigerung der Kontraktilität werden (nur bei Formen mit vermindertem Sympathikustonus!) **Sympathomimetika** eingesetzt. Wird eine solche Therapie erwogen, sind nur Substanzen geeignet, die α- und β-Rezeptoren gleichzeitig stimulieren. Hierzu gehören direkte α,β-Sympathomimetika, z. B. Etilefrin (▸ Kap. 19.2.2).

23.2.5 Medikamentöse Schocktherapie

Der Kreislaufschock ist durch eine akute Minderperfusion lebenswichtiger Organe meist infolge eines Blutdruckabfalls charakterisiert. Wegen des verminderten Sauerstoffangebots kommt es zu einer **Gewebsazidose** und Funktionsstörung der betroffenen Organe. Als Ursachen eines Schocks kommen in Betracht: unzureichende Gefäßfüllung und damit Verminderung des Rückstroms durch Volumenmangel infolge von Blutungen, Plasma- oder Flüssigkeitsverlusten (**Volumenmangelschock**), Beeinträchtigung der Herztätigkeit entweder durch Insuffizienz des linken Ventrikels infolge von Herzinfarkt, Myokarditis, Herzrhythmusstörungen, Klappenfehlern, Herzbeuteltamponade oder Lungenembolie (**kardiogener Schock**) und abnorme Weitstellung der Gefäße in der Körperperipherie durch Endotoxine bei einer Sepsis (**septischer Schock**), infolge allergischer Reaktionen (**anaphylaktischer Schock**) oder neurogen aufgrund außergewöhnlich starker Schmerzen, Kopf- oder Rückenmarksverletzungen oder stumpfer Traumen (**neurogener Schock**).

Allen Schockformen ist das Missverhältnis von Gefäßkapazität und zirkulierendem Blutvolumen gemeinsam. Auf den Blutdruckabfall durch den Volumenverlust reagiert das Kreislaufzentrum in der Medulla oblongata mit einer allgemeinen Aktivierung des Sympathikus. Durch diese sympathisch bedingte Gegenregulation wird das Blut umverteilt: Die Peripherie wird weitgehend von der Blutversorgung zugunsten der lebenswichtigen Organe Gehirn, Herz und Lungen ausgeschlossen (**Zentralisation**). In den schlecht durchbluteten Bezirken werden ferner, ebenfalls als Folge der mangelhaften Sauerstoffversorgung, gefäßdilatierende Substanzen freigesetzt, die vor allem im Arteriolengebiet wirksam werden. Das bedeutet, dass der Blutzustrom, nicht aber der Blutabstrom wieder möglich ist. Flüssigkeit tritt daher ins Gewebe aus. Wegen der geringen Strömungsgeschwindigkeit des Blutes aggregieren zudem die Erythrozyten, wodurch die Viskosität des Blutes stark zunimmt. Schließlich sistiert die

Blutströmung in den Kapillaren durch Thrombosierung völlig. Der ursprünglich noch reversible Schock geht in den irreversiblen Schock über. Besonders gefährdet im Schock sind die Nieren, da sie zu den am stärksten durchbluteten Organen gehören und daher besonders empfindlich auf Durchblutungsstörungen reagieren. Ziel der Schocktherapie ist die möglichst rasche Wiederherstellung der gestörten Gewebeperfusion und die Beseitigung der schockauslösenden Ursache.

Volumensubstitution. Die wichtigste Maßnahme bei den meisten Schockformen (Ausnahme kardiogener Schock) ist die Volumensubstitution. Die zirkulierende Flüssigkeitsmenge muss dadurch möglichst schnell zum Normalwert erhöht werden, und zwar durch Elektrolytlösungen, Plasmaersatzflüssigkeiten, Plasmapräparate oder Blut (nur in Ausnahmefällen, wenn Sauerstoffträger unbedingt erforderlich sind).

Die Hämodynamik beeinflussende Pharmaka in der Schocktherapie. Neben der Volumenauffüllung kommt kreislauf- und herzwirksamen Substanzen große Bedeutung zu. In der Zentralisations- sowie in der Spätphase des Schocks sind nach ausreichender Volumenauffüllung u. U. gefäßerweiternde Stoffe günstig.

Dopamin (Generika) ist, wie in ▸Kap. 17 beschrieben, ein biogenes Amin aus der Gruppe der Catecholamine. In Dosierungen von 1–2 µg/kg/min dilatiert es durch Stimulation dopaminerger Rezeptoren die Mesenterial- und Nierengefäße, wodurch eine vermehrte Nierendurchblutung und eine gesteigerte Diurese resultieren. Bei Dosierungen von 2–10 µg/kg KG/min kommt es zusätzlich zu einer Erregung von β-Rezeptoren mit Zunahme des Herzminutenvolumens. Bei Dosierungen von mehr als 10 µg/kg KG/min tritt durch Stimulation von α-Rezeptoren außerdem eine periphere Vasokonstriktion auf, die in Kombination mit dem erhöhten Herzminutenvolumen zu einem Anstieg des Blutdrucks führt.

75 % einer Dosis von Dopamin werden zu der pharmakologisch inaktiven Homovanillinsäure abgebaut, die übrigen 25 % in Noradrenalin umgewandelt und u. a. zu Vanillinmandelsäure metabolisiert. Bei längerer Anwendung nimmt die Wirkung wegen Desensibilisierung ab. Wegen der Auslösung von Herzrhythmusstörungen sowie von immunsuppressiven Wirkungen hat Dopamin in der Schocktherapie an Bedeutung verloren.

Die positive Inotropie von **Dobutamin** (Generika) erklärt sich durch die agonistische Wirkung an kardialen β_1-Rezeptoren, wodurch es zu positiver Chronotropie und Kontraktilitätssteigerung mit Anstieg des Herzminutenvolumens kommt. Dobutamin besitzt ferner eine agonistische Wirkung an β_2- und – in geringerem Maß – α_2-Rezeptoren in der Peripherie. Der systemische Gefäßwiderstand, bei höheren Dosen auch der pulmonale Gefäßwiderstand, nehmen ab. Bei kardiogenem Schock (s. u.) ist Dobutamin Mittel der 1. Wahl.

Die Metabolisierung führt zu Glucuroniden sowie zu dem pharmakologisch inaktiven 3-O-Methyl-Dobutamin. Die übliche Dosierung liegt bei 2,5–10 µg/kg/min. Bei kontinuierlicher Gabe kommt es nach etwa 2 Tagen wie bei Dopamin durch Desensibilisierung zu einer Wirkungsabschwächung.

Sonstige Sympathomimetika. Bei Schockformen mit Erniedrigung des peripheren Widerstands in der Anfangsphase werden **Adrenalin** (z. B. Emerade®) bei anaphylaktischem und **Noradrenalin** (Arterenol®) bei septischem Schock eingesetzt.

Antikoagulanzien, Fibrinolytika. Zur Prophylaxe und/oder Therapie der beim protrahierten Schock auftretenden Gerinnungsstörungen werden Antikoagulanzien (s. o.) und Fibrinolytika (s. o.) angewandt.

Therapie des kardiogenen Schocks. Beim kardiogenen Schock handelt es sich um eine kritische Verringerung des Herzzeitvolumens trotz ausreichenden Kreislaufvolumens. Neben den besonders wichtigen Bemühungen, die Schockursachen zu beseitigen, z. B. durch Ballondilatation und Stent-Implantation beim Myokardinfarkt oder Fibrinolyse bei Lungenembolie, muss die Herzarbeit durch Vor- und/oder Nachlast-senkende Substanzen (Nitrate, ACE-Hemmer, Diuretika, Vasodilatatoren) ökonomisiert, die Kontraktionskraft durch positiv inotrope Substanzen (Dobutamin, β-Agonisten, PDE3-Hemmer) erhöht und eine Herzrhythmusstörung behoben werden. Bei akuten **bradykarden Herzrhythmusstörungen** besteht die Therapie in der Gabe eines Parasympatholytikums oder β-Sympathomimetikums, alternativ in der Implantation eines Herzschrittmachers. Bei **tachykarden Herzrhythmusstörungen** steht die Terminierung der Tachykardie durch Kardioversion oder Antiarrhythmika (s. u.) im Vordergrund. Elektrolyt- und Säure-Basen-Störungen sind auszugleichen. Außerdem sind eine Schmerzbehandlung mit Morphin und eine Sedierung mit einem Benzodiazepin durchzuführen.

23.2.6 Therapie arterieller Durchblutungsstörungen

23.2.6.1 Periphere Durchblutungsstörungen

Die **Raynaud-Krankheit** ist durch eine erhöhte Verengungsbereitschaft bestimmter Bezirke des Gefäßsystems (insbesondere im Finger- und Zehenbereich) charakterisiert. Als Folge der dadurch bedingten Vasospasmen kommt es zu einer länger anhaltenden, intermittierenden Mangeldurchblutung mit Taubheitsgefühl und starken Schmerzen. Bevorzugt betroffen sind junge Frauen. Die Anfälle werden meist durch Kälte oder seelische Erregung ausgelöst. Auch Ergotamin (▸ Kap. 19.4.1) kann einen Anfall hervorrufen. Die Therapie besteht neben der Vermeidung auslösender Noxen und autogenem Training in der Gabe von vasodilatierend wirkenden Pharmaka. Als geeignet haben sich **Calciumkanalblocker**, z. B. Nifedipin, in einer Dosierung von dreimal täglich 10–30 mg erwiesen. Außerdem können **α_1-Antagonisten**, z. B. Doxazosin (Dosierung 4 mg/Tag), gegeben werden.

Die **periphere arterielle Verschlusskrankheit** (PAVK) mit zugrunde liegender Arteriosklerose entsteht durch eine fortschreitende Stenosierung bzw. den Verschluss der arteriellen Beingefäße. Im **Stadium I** werden nur nach extremer Belastung Beschwerden angegeben. Im **Stadium II** ist durch die fortgeschrittene Arteriosklerose die Durchblutung und damit die Sauerstoffversorgung vor allem in den unteren Extremitäten so stark reduziert, dass beim Gehen wegen der Anreicherung saurer Stoffwechselprodukte Schmerzen auftreten, die zum Stehenbleiben zwingen („**Schaufensterkrankheit**"). Nach kurzer Ruhe verschwinden die Schmerzen wieder. Man bezeichnet diesen Zustand als **Claudicatio intermittens** (intermittierendes Hinken). Beim **Stadium III** treten Schmerzen in den Extremitäten bereits in Ruhe auf. Im **Stadium IV** findet man zusätzlich Hautschädigungen mit Nekrosen, nicht selten besteht die Notwendigkeit zur Amputation.

Die Grundlage der **konservativen Behandlung einer PAVK** ist neben der Ausschaltung von Risikofaktoren die **gezielte aktive Bewegungstherapie** in Form eines progressiven Intervalltrainings bis zur Schmerzgrenze. Vor allem im Stadium II können damit gute Erfolge erzielt werden: Durch die reaktive Hyperämie wird die Ausbildung von Kollateralen gefördert, die beeinträchtigte Gehfähigkeit verbessert und die Progredienz der Erkrankung verzögert.

Als instrumentelles lumeneröffnendes Verfahren kann **die perkutane Katheterangioplastie** plus **Einführung eines Stents** vor allem bei kurzen isolierten Stenosen bzw. Verschlüssen eingesetzt werden. Die **medikamentöse Therapie** peripherer arterieller Durchblutungsstörungen umfasst:

- **Thrombozytenaggregationshemmer**: Die günstige Wirkung von z. B. Acetylsalicylsäure bei PAVK wurde in großen Studien zweifelsfrei nachgewiesen.
- **ACE-Hemmer**: Der ACE-Hemmer Ramipril ist auch bei der peripheren arteriellen Verschlusskrankheit wirksam. Noch nicht untersucht ist, ob andere ACE-Hemmer eine ähnliche Wirkung erzielen. Möglich ist, dass Ramipril die Durchblutung in den kleineren

Blutgefäßen verbessert oder sich günstig auf den Stoffwechsel in der Muskulatur auswirkt.

- **Vasodilatatoren**: Gefäßerweiternde Substanzen bei PAVK beinhalten die Gefahr einer noch weiter verschlechterten Durchblutung in den gefährdeten Arealen, und zwar entweder durch einen wegen der allgemeinen Gefäßerweiterung bedingten Blutdruckabfall oder – bei gleichbleibendem Blutdruck – durch Vasodilatation gesunder Bezirke (Steal-Effekt). Im Stadium III und IV der PAVK hat sich allerdings **Prostaglandin E_1** (Alprostadil; z. B. prostavasin®) bewährt. Neben der gefäßerweiternden und aggregationshemmenden Wirkung von PGE_1 ist an dessen günstigem therapeutischem Effekt wahrscheinlich eine Hemmung der Proliferation glatter Gefäßmuskelzellen beteiligt. Die Dosierung beträgt intraarteriell mittels Perfusor 10–20 µg ein- bis zweimal täglich; intravenös als Infusion 40 µg zweimal täglich.

Auch das Prostacyclin-Derivat **Iloprost** (Ilomedin®) wird bei fortgeschrittener Thrombangiitis obliterans – einer durch Rauchen induzierten entzündlichen Sonderform der PAVK – in Fällen, bei denen eine Revaskularisierung nicht möglich ist, intravenös als Infusion in einer Dosierung von 0,5–2 ng/kg/min während 6 Stunden angewandt. Die Halbwertszeit beträgt 0,5 Stunden. Die Substanz wird über Oxidation der Carboxylseitenkette metabolisiert. Die Metaboliten werden überwiegend renal ausgeschieden.

Verbesserung der Fließeigenschaften des Blutes. Zur Verlängerung der Gehstrecke bei PAVK-Patienten im Stadium II, wenn andere Maßnahmen wie z. B. ein Gehtraining, gefäßlumeneröffnende und/oder rekonstruktive Verfahren nicht angezeigt sind, sind einsetzbar:

Naftidrofuryl (z. B. Dusodril®), ein 5-HT_2-Rezeptor-Blocker, antagonisiert die vasokonstriktorischen und Plättchenaggregation-fördernden Wirkungen von Serotonin. Die Tagesdosis liegt bei dreimal 200 mg. Als Nebenwirkungen sind zentralnervöse und gastrointestinale Störungen, periphere Ödeme und Miktionsbeschwerden beschrieben. Bei frischem Myokardinfarkt, Herz- und Koronarinsuffizienz, arteriellen Blutungen sowie orthostatischer Dysregulation ist Naftidrofuryl kontraindiziert. Antihypertonika, Betablocker und Antiarrhythmika werden in ihrer Wirkung durch Naftidrofuryl verstärkt.

Pentoxifyllin (z. B. Trental®) verbessert die Fließeigenschaften des Blutes durch eine Senkung der erhöhten Blutviskosität. Der Wirkungsmechanismus basiert auf einer Inhibition der Phosphodiesterase mit konsekutiver, cAMP-vermittelter Hemmung der Erythrozyten- und Thrombozytenaggregation. Außerdem werden pathologisch erhöhte Plasmafibrinogenspiegel gesenkt und die Aktivierung sowie endotheliale Adhäsion von Leukozyten vermindert. Die Dosierung beträgt zur Einleitung einer Behandlung bei PAVK im Stadium II 1–2mal täglich 100–300 mg als Infusion, ergänzt durch die orale Gabe von 400–600 mg/Tag. Die Therapie wird danach mit 3mal täglich 400 mg p. o. fortgesetzt. Wegen der Gefahr einer aplastischen Anämie sind regelmäßig Blutbildkontrollen durchzuführen. Als Nebenwirkungen kann es zu Flush, Schwindel Tremor, Fieber oder Magen-Darm-Beschwerden kommen. Kontraindikationen sind akuter Herzinfarkt, hämorrhagische Diathese und Magen-Darm-Ulzera. Die Wirkung von Antikoagulanzien und Antidiabetika wird durch Pentoxifyllin verstärkt.

Fibrinolyse von thrombotischen oder embolischen Gefäßverschlüssen. Bei akuten bis subakuten thrombotischen Gefäßverschlüssen, die nicht länger als 1–2 Monate bestehen, kommt eine Therapie mit Fibrinolytika (s. o.) in Betracht. Neben der Auflösung des Thrombus führt eine solche Behandlung auch zur Erniedrigung der Blutviskosität durch Senkung des Fibrinogenspiegels.

23.2.6.2 Medikamentöse Behandlung zerebraler Durchblutungsstörungen

Wie die peripheren beruhen auch die zentralen (akuten und chronischen) Durchblutungsstörungen zu ca. 90 % auf arteriosklerotischen Veränderungen der betreffenden Gefäße. Die arterielle Hypertonie stellt einen wesentlichen Risikofaktor sowohl für erstmalige als auch für Rezidivschlaganfälle dar.

Bei den **akuten ischämischen Durchblutungsstörungen** unterscheidet man **transitorische ischämische Attacken** (TIA), bei denen sich die neurologischen Symptome innerhalb von 24 Stunden komplett zurückbilden, **prolongierte reversible ischämische neurologische Defizite** (PRIND) mit ebenfalls kompletter Rückbildung der Symptome, allerdings erst innerhalb einer Woche, den **Hirninfarkt** (akuten zerebralen Insult; Apoplex) mit nur teilweiser Rückbildung der neurologischen Symptome und den **progredienten Hirninfarkt** mit zunehmender Symptomatik oder fehlender Rückbildungstendenz. Bei der **chronischen zerebrovaskulären Insuffizienz** kommt es wegen der generalisierten arteriosklerotischen Veränderungen der Hirnarterien zu zahlreichen, initial symptomlosen, kleinen, lakunären Hirninfarkten, die allmählich zu einer **Multiinfarktdemenz** (▸ Kap. 10.7) führen.

Therapeutisch werden bei transitorischen ischämischen Attacken und prolongierten ischämischen neurologischen Defiziten **Thrombozytenaggregationshemmer**, insbesondere Acetylsalicylsäure, in einer Dosierung von 0,1–0,3 g täglich, eingesetzt. Bei einer Thrombolysetherapie (s. u.) oder während 24 Stunden danach sollte Acetylsalicylsäure dagegen nicht gegeben werden. Wichtig sind ferner Maßnahmen zur Aufrechterhaltung eines ausreichenden Perfusionsdrucks (z. B. Behandlung einer Herzinsuffizienz oder von hämodynamisch sich auswirkenden Herzrhythmusstörungen).

Auch beim ischämischen Apoplex bilden diese allgemein-internistischen Maßnahmen die Basis der Behandlung. Nur wenn der Patient innerhalb der ersten 4,5 Stunden nach Eintritt des Schlaganfalls in eine Spezialklinik (stroke unit) eingeliefert wird und eine Hirnblutung ausgeschlossen werden konnte, kann wie bei einem Herzinfarkt eine systemische Fibrinolyse mit rt-PA durchgeführt werden. Endovaskuläre Rekanalisationsverfahren erhöhen die Rate der frühen Rekanalisation bei proximalen intrakraniellen Gefäßverschlüssen.

Bei Patienten mit akutem ischämischem Apoplex ist häufig der Blutdruck erhöht, was aber bis zu einer Grenze von 180–220/105–120 zur Aufrechterhaltung der zerebralen Perfusion in den ersten Tagen nach dem Schlaganfall nicht therapiert wird. Höhere Werte sind dagegen behandlungsbedürftig, wobei **Urapidil**, **Clonidin** sowie **Dihydralazin** plus **Metoprolol** (s. o.) empfohlen werden. Starke Blutdruckschwankungen sind zu vermeiden.

Zur Behandlung eines Hirnödems bzw. des erhöhten intrakraniellen Drucks bei einem Apoplex werden **Osmodiuretika** (▸ Kap. 26.1.5), z. B. 25–50 g **Mannitol** als Infusion alle 3–6 h in den ersten 48 Stunden nach dem Insult eingesetzt.

Zur **Sekundärprävention** von **ischämischen Schlaganfällen** und **transitorischen ischämischen Attacken** (TIA) hat sich die Kombination von Dipyridamol mit Acetylsalicylsäure (z. B. Aggrenox®) in Studien als nützlich erwiesen. Patienten mit arterieller Hypertonie nach ischämischem Schlaganfall oder TIA sollen langfristig, vorzugsweise mit einem ACE-Hemmer, antihypertensiv behandelt werden.

23.2.7 Venenerkrankungen und Venentherapeutika

Neben der akuten Entzündung oberflächlicher Venen (**Thrombophlebitis**), der tiefen Venenthrombose (**Phlebothrombose**) und der **Varikose** (Krampfadern) kommt der **chronisch venösen Insuffizienz** (CVI) als Folgeerkrankung von Veränderungen des oberflächlichen und tiefen Venensystems große Bedeutung zu. Dieses Krankheitsbild ist durch einen Symptomenkomplex mit Schweregefühl und Schmerzen in den Beinen nach längerem Stehen oder Sitzen sowie Ödemneigung besonders im Knöchelbereich charakterisiert. Es beruht auf einer venösen Abflussstörung mit Erhöhung des Venendrucks infolge Obstruktion oder Klappeninsuffizienz der tiefen Venen nach Phlebothrombose, insuffizienter Perforansvenen und/oder oberflächlicher Varikose. Dem pathophysiologischen Geschehen entsprechend ist neben chirurgischen Eingriffen (Varizenentfernung, Ligatur insuffizienter Perforansvenen) die wichtigste therapeutische Maßnahme bei CVI eine korrekt durchgeführte **Kompressionsbehandlung** mit Stütz- bzw. Kompressionsstrümpfen oder Kompressionsverbänden. Als günstig erweist sich auch die Anregung der venösen Zirkulation durch Gehübungen, Bewegungsbäder, Radfahren und Beingymnastik sowie nächtliches Hochlagern der Beine. Zur **medikamentösen Therapie** venöser Rückflussstörungen werden angewandt:

Diuretika. Zur initialen Ausschwemmung venös bedingter Ödeme (z. B. vor Anpassen eines Kompressionsstrumpfes oder gleichzeitig mit dem Anlegen eines Kompressionsverbandes) können **Thiazid-Diuretika**, die eine protrahierte Diuresesteigerung hervorrufen, in niedriger Dosierung angewandt werden. Eine Dauertherapie ist nicht indiziert. Schleifendiuretika sollten wegen der Gefahr einer Erhöhung der Blutviskosität vermieden werden.

Ödemprotektiva. Hierzu gehören Präparate, die Extrakte aus Samen von ***Aesculus hippocastanum***, oder daraus isolierte Triterpenglykoside (**Aescin**), Extrakte aus **roten Weinlaubblättern** oder **Flavon-Derivate**, u. a. **Rutin** bzw. partialsynthetisch aus diesem gewonnenes Trihydroxyethyl-rutin (**Troxerutin**) bzw. **O-(β-Hydroxyethyl)-Rutoside**, enthalten. Diese Stoffe sollen die Kapillarpermeabilität und damit die Kapillarfiltration herabsetzen, das lokale Ödem dadurch verhindern oder zumindest verringern und gleichzeitig den venösen Rückstrom verbessern. Die klinische Wirksamkeit ist umstritten. Rosskastaninenextrakt enthält z. B. Venostasin®; Extrakt aus roten Weinlaubblättern Antistax®; Troxerutin z. B. Troxeven®; Hydroxyethyl-Rutoside z. B. Venoruton®.

Venenmittel zur lokalen Anwendung. Topisch angewandte Venenmittel enthalten vor allem Heparin. Eine über den Massageeffekt hinausgehende Wirksamkeit ist nicht belegt.

23.2.8 Erektionsfördernde Pharmaka

Unter einer **erektilen Dysfunktion** versteht man eine unzureichende Erektion, die einen normalen befriedigenden Geschlechtsverkehr unmöglich macht (Impotentia coeundi). Die Inzidenz steigt mit zunehmendem Alter. Mit 65 Jahren beträgt sie 25–30 %. Als Ursachen sind zu nennen: verringerter arterieller Einstrom in die Schwellkörper oder verstärkter venöser Abstrom, zu geringe Testosteronproduktion, Hyperprolactinämie, Querschnittslähmung, Multiple Sklerose, Polyneuropathie infolge Diabetes mellitus sowie psychogene und durch Arzneimittel (Antiandrogene, Antidepressiva, Antihypertensiva, Tranquillanzien) bedingte Störungen. Therapeutisch kann bei nachgewiesenem Androgenmangel Testosteron angewandt werden. Bei Diabetikern ist auf eine gute Stoffwechseleinstellung zu achten.

Injektion des vasodilatierend wirkenden Prostaglandins **Alprostadil** (CAVERJECT®) in die Schwellkörper ist wirksam, jedoch für die Patienten erheblich belastend.

Mit **Sildenafil** (z. B. VIAGRA®), **Vardenafil** (LEVITRA®), **Avanafil** (Spedra®) und **Tadalafil** (CIALIS®) stehen nunmehr im Unterschied zu Alprostadil oral anwendbare Pharmaka zur Behandlung der erektilen Dysfunktion zur Verfügung. Als **Hemmstoffe der Phosphodiesterase 5** (PDE5) blockieren sie den Abbau von cGMP. cGMP erschlafft die den Penis versorgenden arteriellen Gefäße und die sinusoidalen glatten Muskelfasern der Schwellkörper. Durch erhöhten Bluteinstrom in das Corpus cavernosum und dessen konsekutive Schwellung wird der Blutabfluss über intrakavernöse Venen behindert. Die verschiedenen PDE5-Hemmer unterscheiden sich im Wesentlichen durch ihre pharmakokinetischen Eigenschaften und damit im Wirkungseintritt sowie der Wirkdauer. Die Halbwertszeiten für Sildenafil, Vardenafil, Avanafil und Tadalafil betragen 3–5, 4–5, 10–17 bzw. 18 h bei Dosierungen von 25–100, 5–20, 100–200 bzw. 10–20 mg.

Sie werden sämtlich durch CYP3A4 biotransformiert. Sildenafil wird darüber hinaus durch

CYP2C9 zum noch aktiven Hauptmetaboliten N-Desmethyl-Sildenafil umgewandelt. Die gleichzeitige Gabe von CYP3A4-Hemmstoffen kann daher zu erheblichen Arzneimittelinteraktionen führen. Als Nebenwirkungen werden häufig Kopfschmerzen und Flush sowie gelegentlich Dyspepsie, Sehstörungen, verstopfte Nase und Schwindel beobachtet. Auch kann es zu Priapismus kommen. Bei Patienten, die Nitrate oder andere NO-Donatoren einnehmen, sind PDE5-Hemmer wegen der Gefahr erheblicher, u. U. tödlicher Nebenwirkungen kontraindiziert. Weitere Kontraindikationen sind schwere kardiovaskuläre und hepatische Erkrankungen.

23.3 Herz

23.3.1 Koronare Herzkrankheit

23.3.1.1 Pathophysiologische Grundlagen

Vor allem die größeren Koronararterienäste können von einer Arteriosklerose betroffen sein. Die **Koronarsklerose**, die zu einer Einengung der koronaren Strombahn oder durch eventuelle zusätzliche Thrombenbildung zu teilweisem oder vollständigem Verschluss von Koronararterienästen führt, ist die wichtigste Ursache der **koronaren Herzkrankheit** (KHK), deren Spektrum von der **asymptomatischen Form** über die **stabile Angina pectoris** bis zum **Akuten Koronarsyndrom** reicht (s. u.). Etwa 1/3 aller Todesfälle ist dadurch bedingt. Rechtzeitige Präventivmaßnahmen, deren Ziel es ist, die Koronarsklerose-fördernden Risikofaktoren zu erkennen und – soweit möglich – auszuschalten, sind daher dringend erforderlich. Als Risikofaktoren sind gesichert: **Rauchen, Adipositas, Hypertonie, Hyperlipoproteinämie und Diabetes mellitus.** Häufig treten diese Faktoren kombiniert, insbesondere beim **metabolischen Syndrom** (▸ Kap. 21.6.1), auf. Ferner können ungenügende körperliche Bewegung, hektische Lebensweise und anhaltende psychische Frustrationen eine koronare Herzkrankheit begünstigen. Daher ist eindringlich zu betonen, dass Menschen, die regelmäßig Sport treiben, wesentlich seltener einen Herzinfarkt erleiden und bei eingetretenem Herzinfarkt eine dreimal größere Überlebenschance haben als Untrainierte.

Angina pectoris

Bei einer Angina pectoris liegt ein **Missverhältnis von Sauerstoffangebot und Sauerstoffverbrauch** (Koronarinsuffizienz) bei reduzierter, in fortgeschrittenen Fällen weitgehend aufgehobener Koronarreserve vor. Als kontinuierlich arbeitendes Organ, das keine Sauerstoffschuld eingehen kann, reagiert der Herzmuskel empfindlich auf eine mangelhafte Sauerstoffversorgung. Den **Angina-pectoris-Anfall** erlebt der Patient mit einem charakteristischen Druckgefühl hinter dem Brustbein, so als werde der Brustkorb von Fassreifen eingeengt oder in einen Schraubstock gespannt (daher die Bezeichnung Angina pectoris = Enge der Brust). Vielfach strahlt der Schmerz bis in die linke Schulter und den Oberarm aus, gelegentlich werden die Beschwerden auch im Nacken und im Schlüsselbeinbereich oder vor allem bei Frauen als Magenverstimmung angegeben. Außer durch eine **Koronarsklerose**, der weitaus wichtigsten Ursache einer Angina pectoris, kann diese durch vegetative Fehlsteuerung, Arrhythmien oder Herzinsuffizienz sowie überhöhten Sauerstoffbedarf infolge gesteigerter Herzleistung (z. B. bei Hochdruck, Herzklappenfehlern) oder zu niedrigem Sauerstoffgehalt des Blutes (z. B. bei Anämien, Methämoglobinämie, Kohlenmonoxidvergiftung) bedingt sein.

Besonders betroffen sind bei einem Angina-pectoris-Anfall die endokardnahen Schichten des linken Herzens, da im Anfall der linksventrikuläre enddiastolische Ventrikeldruck ansteigt, dadurch die myokardiale Komponente des Koronarwiderstands zunimmt und als Folge davon die endokardnahe Durchblutung sinkt. Interessanterweise kommt es bei einer mangelhaften Durchblutung des Herzens nicht immer zu pektanginösen Beschwerden. Fehlen diese trotz einer – z. B. mittels Belastungs-EKG nachweisbaren – koronaren Durchblutungsstörung, liegt eine **stumme Myokardischämie** vor.

Akutes Koronarsyndrom

Die lebensbedrohlichen Formen der koronaren Herzkrankheit werden heute unter dem Begriff Akutes Koronarsyndrom (acute coronary syndrome, ACS) zusammengefasst. Dieses schließt die **instabile Angina pectoris**, den **nicht-transmuralen** und den **transmuralen Myokardinfarkt** ein. Mittels EKG-Untersuchungen können die entsprechenden Unterscheidungen vorgenommen werden. So liegt bei Infarkt-Patienten, deren EKG keine ST-Streckenhebung aufweist, ein nicht-transmuraler (non ST-elevation myocardial infarction, **NSTEMI**), bei Patienten, bei denen eine Hebung der ST-Strecke nachweisbar ist, dagegen ein transmuraler Infarkt (ST-elevation myocardial infarction, **STEMI**) vor.

Instabile Angina pectoris. Bei der instabilen Angina pectoris wechseln im Gegensatz zur stabilen Angina Häufigkeit und Schwere der Symptome. So können an einem Tag spontan sehr heftige Angina-pectoris-Attacken auftreten, während am darauffolgenden Tag ein Anfall erst durch erhebliche körperliche Belastung auslösbar ist. Als Ursache der unterschiedlich stark ausgeprägten Symptome werden in ihrer Größe wechselnde thrombotische Auflagerungen auf atheromatösen Plaques, Plaqueruptur mit Thrombusbildung sowie Koronarspasmen angenommen. Die spastische Gefäßverengung ist so zu erklären, dass bei exzentrisch gelegener Stenose der nicht betroffene Gefäßwandanteil spastisch reagieren kann. In allen Fällen einer instabilen Angina pectoris sind die Patienten stark herzinfarktgefährdet, eine stationäre Aufnahme mit invasiver Diagnostik ist indiziert.

Herzinfarkt (Myokardinfarkt). Wird die Koronardurchblutung akut in einem Teil des Herzens unterbrochen, kommt es in diesem Gebiet zum Untergang von Herzmuskelgewebe (Myokardnekrose) und damit zum Herzinfarkt (Myokardinfarkt), der in der Regel unter einem vernichtenden Druck- und Schmerzgefühl zu Blutdruckabfall, Fieber, Leukozytose, Blutzuckeranstieg und Auftreten erhöhter Muskelenzymkonzentrationen im Serum sowie typischen Veränderungen im Elektrokardiogramm führt. Es gibt jedoch auch Infarkte, die stumm verlaufen. Häufigste **Ursache** eines Herzinfarkts ist ein **thrombotischer Verschluss eines Koronararterienastes** infolge der **Ruptur einer arteriosklerotischen Plaque**. Interessanterweise sind von diesen Verschlüssen häufig solche Gefäße betroffen, deren Lumen durch die Plaque erst geringgradig verengt war. Dies ist darauf zurückzuführen, dass die dort befindlichen Plaques noch instabil sind und daher an ihrer Schulter einreißen können. Die Folge ist dann ein durch einen Thrombozyten- und nachfolgend einen Gerinnungsthrombus hervorgerufener akuter Gefäßverschluss. Eine präventive Therapie zielt somit nicht zuletzt auf eine Plaque-Stabilisierung.

Besonders gefährlich ist ein Myokardinfarkt, wenn Komplikationen hinzukommen. Von diesen sind die wichtigsten: Herzrhythmusstörungen (insbesondere ventrikuläre Arrhythmien), mechanisches Versagen des Herzmuskels mit der Gefahr eines Lungenödems oder eines kardiogenen Schocks, Ausbildung eines Herzwandaneurysmas, Entstehung von Herzwandthromben im Bereich des Aneurysmas, die als Emboli in Organe des großen Kreislaufs (z. B. ins Gehirn oder in die Peripherie) weggeschwemmt werden können, und die fast immer tödliche Herzruptur, d. h. der Einriss im Infarktbereich mit Blutung in den Herzbeutel (Herzbeuteltamponade), oder der Abriss eines Papillarmuskels und dadurch Zerstörung des Mitralklappen-Halteapparats. Sofern solche Komplikationen nicht auftreten bzw. überlebt werden, vernarbt der Infarktbezirk, d. h. er wird bindegewebig umgebaut. Das Herz kann dann entweder den Alltagsanforderungen wieder genügen oder es entsteht eine chronische Herzinsuffizienz.

23.3.1.2 Koronartherapeutika (Antianginosa)

Eine wirksame antianginöse Therapie lässt sich auf folgende Weise erreichen (○ Abb. 23.4): Senkung des myokardialen Sauerstoffverbrauchs durch Erniedrigung der Kontraktilität, der Herzfrequenz und/oder der myokardialen Wandspannung, Erhöhung des Sauerstoffangebots vor allem in den Innenwandschichten des Herzens durch Verlängerung der Diastolendauer und Senkung der extravasalen Komponente des Koronarwiderstands und Beseitigung von Koronarspasmen.

Auf diese Weise wird das Missverhältnis zwischen Sauerstoffangebot und Sauerstoffbedarf aufgehoben oder zumindest herabgesetzt. Beim Angina-pectoris-Anfall ist das Ziel der Behandlung dessen rasche Kupierung, die Prophylaxe oder wenigstens die Reduzierung neuer Angina-pectoris-Anfälle und die Verbesserung der Prognose, insbesondere die Verringerung der Gefahr eines Herzinfarkts.

Nitrate

Die verschiedenen Nitrate wirken pharmakodynamisch weitgehend gleich und unterscheiden sich somit vor allem in ihrer Pharmakokinetik, d.h. vor allem im Wirkungseintritt und in der Wirkdauer, sowie in der Nitrattoleranz (s.u.). Durch Angriff an der Venenmuskulatur führen sie zu einer Venenerweiterung und damit zu einer vermehrten Blutaufnahme im venösen Teil des Gefäßsystems (**venous pooling**). Als Folge davon wird der venöse Rückstrom zum Herzen vermindert, das Füllungsvolumen herabgesetzt und die diastolische Wandspannung erniedrigt (Preload-Reduktion = **Vorlastsenkung**). Gleichzeitig wird – allerdings untergeordnet und nur kurzfristig – durch Dilatation der großen Arterienstämme der Aortendruck erniedrigt, der periphere Widerstand und die systolische Wandspannung nehmen ab (Afterload-Reduktion = **Nachlastsenkung**). Außerdem dilatieren Nitrate die epikardialen Koronararterien und heben Koronarspasmen auf. Durch die Vor- und Nachlast-Reduktion und die dadurch bedingte Verringerung der Herzarbeit sinkt der Sauerstoffbedarf des Herzens, außerdem wird durch Abnahme der extravasalen Komponente des Koronarwiderstands eine Verbesserung des Sauerstoffangebots erreicht. Besonders günstig ist die Wirkung bei Koronarkranken unter Belastung. Als Ausdruck der verbesserten myokardialen Leistung steigt die Belastbarkeit des Patienten. Trotz dieser erwünschten Wirkungen der Nitrate konnte eine Erniedrigung der Mortalität jedoch bisher nicht belegt werden.

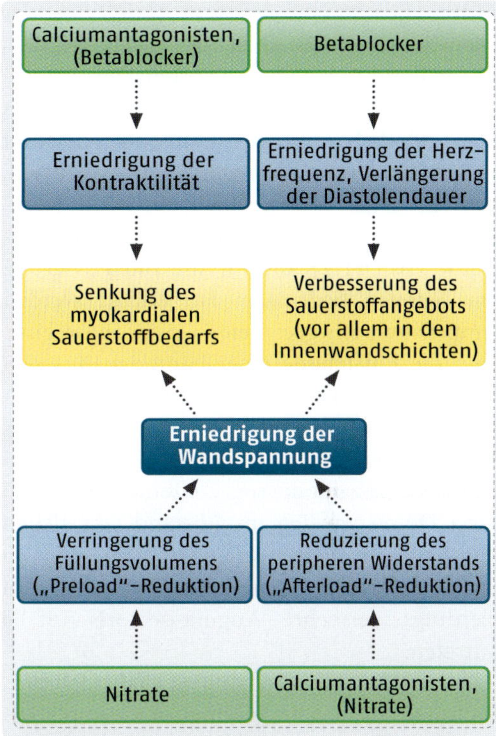

Abb. 23.4 Erniedrigung des myokardialen Sauerstoffverbrauchs und Verbesserung des Sauerstoffangebots durch Koronartherapeutika

Nitrate werden im Organismus durch reduzierende Biotransformation in die eigentlichen Wirksubstanzen, insbesondere **Stickstoffmonoxid** (NO), überführt. Nitrate sind somit typische Prodrugs. NO stimuliert die lösliche Guanylylcyclase (sGC), welche die Bildung von cGMP katalysiert. cGMP bewirkt dann über die Proteinkinase G (PKG) eine Abnahme der intrazellulären Calciumionen-Konzentration und dadurch eine Erniedrigung des Gefäßtonus.

Abhängig von dem angewandten Nitrat, dessen Dosierungshöhe und -dauer wird nach einiger Zeit – meist schon innerhalb von 24 Stunden – eine deutliche Abschwächung der hämodynamischen Nitratwirkung (Nitrattoleranz) beobachtet. Als Ursache wird diskutiert, dass nach einer Nitratgabe vermehrt reaktive Sauerstoffspezies gebildet werden. Diese bewirken eine verstärkte Umwandlung von NO in Peroxynitrit und damit eine geringere Aktivierung der Guanylylcyclase. Daneben wird diskutiert, dass infolge der durch NO ausgelösten Vasodilatation verstärkt Angiotensin II gebildet und aus dem Endothel vermehrt Endothelin freigesetzt wird. Außerdem wurde neuerdings beschrieben, dass eine Nitrattoleranz auch durch die Hemmung der mitochondrialen Aldehyd-Dehydrogenase (ALDH 2), die für die Bioaktivierung von Nitraten bedeutsam ist, erklärt werden kann. Durch ein geeignetes Dosierungsregime kann die Entstehung einer hämodynamischen Nitrattoleranz, nicht jedoch die Bildung von endothelschädigenden reaktiven Sauerstoffspezies vermieden werden. Zu einem solchen Dosierungsschema zählt die sog. „exzentrische Gabe" (zwei Dosen am Tag im Abstand von sieben Stunden) von lang wirkenden Nitraten. Im nächtlichen Nitrat-freien Intervall können dann allerdings vermehrt Angina-pectoris-Anfälle auftreten.

Bei oraler – Glyceroltrinitrat und Isosorbiddinitrat (s. u.) auch bei sublingualer – Applikation werden Nitrate gut resorbiert. Insbesondere in der Leber werden sie nach Esterspaltung durch Konjugation zu inaktiven Metaboliten biotransformiert, die vorwiegend renal ausgeschieden werden. Die mittleren Einzeldosen der Nitrate betragen 0,2–2,4 mg von Glyceroltrinitrat, 20–60 mg von Isosorbiddinitrat und-mononitrat sowie 50–80 mg von Pentaerythrityltetranitrat.

Die Nebenwirkungen sind weitgehend die Folge der gefäßerweiternden Wirkung. So können – vor allem zu Behandlungsbeginn – häufig Kopfschmerzen („**Nitratkopfschmerz**"), ferner Schwindel, Übelkeit, Schwächegefühl und Hautrötung auftreten. Bei höherer Dosierung besteht die Gefahr eines stärkeren Blutdruckabfalls mit reflektorischer Tachykardie. Außerdem wurde, wie oben erwähnt, von einer Endothelschädigung (endothelialer Dysfunktion) durch Nitrate berichtet. Bei schweren hypotonen Zuständen, insbesondere im Schock, sowie bei hypertropher obstruktiver Kardiomyopathie sind Nitrate kontraindiziert. Die antihypertensive Wirkung von blutdrucksenkenden Substanzen wird durch Nitrate verstärkt.

Glyceroltrinitrat (z. B. Nitrolingual®) ist nach wie vor das **wichtigste Mittel zur Therapie des akuten Angina-pectoris-Anfalls.** Sublingual gegeben, wirkt es innerhalb von Sekunden bis wenigen Minuten. Intravenös appliziertes Glyceroltrinitrat schwächt die Wirkung von Heparin ab. Besondere Vorsicht ist geboten, wenn Nitrate gleichzeitig mit PDE5-Hemmern verabreicht werden. In diesem Fall kommt es zu einer massiven Verstärkung der Vasodilatation mit ausgeprägtem Blutdruckabfall.

Isosorbiddinitrat (ISDN; z. B. isoket®) kann sowohl im akuten Anfall, wo es allerdings etwas langsamer wirkt als Glyceroltrinitrat, als auch als sog. Langzeitnitrat zur Angina-pectoris-Prophylaxe eingesetzt werden. Bei oraler Gabe wird es zwar schon bei der ersten Leberpassage großenteils biotransformiert, doch sind die dabei entstehenden Mononitrate (ISMN), das Isosorbid-2- und das Isosorbid-5-mononitrat, noch biologisch aktiv und besitzen außerdem eine längere Wirkdauer (Halbwertszeit von 5-ISMN ca. 4 Stunden).

Isosorbidmononitrat (ISMN; z. B. Ismo®) wurde aufgrund seiner langen Halbwertszeit und hohen Bioverfügbarkeit als eigener Wirkstoff in den Handel gebracht. Wegen seiner geringeren Lipophilie und des dadurch bedingten verzögerten Wirkungseintritts kann es nur zur Angina-pectoris-Prophylaxe, nicht dagegen zur Anfallskupierung verwendet werden.

Pentaerythrityltetranitrat (PETN; Pentalong®) wird ebenfalls ausschließlich als Langzeitnitrat verwendet. Bereits im Gastrointestinaltrakt wird es großenteils durch unspezifische Esterasen in das aktive Trinitrat überführt. Dieses wird nach Resorption zu den ebenfalls aktiven Metaboliten Pentaerythrityldi- und -mononitrat (Halbwertszeit 4 bzw. 10 h) verstoffwechselt. Die Metaboliten werden mit Glucuronsäure konjugiert und unterliegen einem enterohepatischen Kreislauf. Die Nitrattoleranz von PETN ist im Vergleich zu den anderen Nitraten viel schwächer ausgeprägt. Als Ursache hierfür wurde gefunden, dass es durch Hämoxygenase-Induktion und verstärkte Ferritin-Expression antioxidativ wirkt sowie die mitochondriale Aldehyd-Dehydrogenase (ALDH2) im Gegensatz zu z. B. Glyceroltrinitrat nicht inaktiviert. Auch die Häufigkeit des Nitratkopfschmerzes ist bei PETN geringer.

β-Adrenozeptorblocker

Betablocker eignen sich zur **Anfallsprophylaxe** bei Angina pectoris. Infolge der Hemmung der β-Rezeptoren schirmen sie das Herz gegen überhöhte sympathisch-adrenerge Impulse ab, verlangsamen die Herzfrequenz und reduzieren in geringerem Maß auch die Kontraktilität. Dadurch sinkt der Sauerstoffbedarf des Herzens. Besonders ausgeprägt sind diese Wirkungen bei körperlicher und emotionaler Belastung. Nachteilig ist die initiale Zunahme des enddiastolischen Drucks und Volumens und dadurch die Erhöhung der myokardialen Komponente des Koronarwiderstands. Bei Patienten mit latenter Herzinsuffizienz kann diese durch die Gabe eines Betablockers manifest werden. Bei gesicherter Diagnose einer **vasospastischen Angina pectoris** sollten Betablocker nur zusammen mit vasodilatierenden Substanzen (Calciumkanalblockern, Nitraten) eingesetzt werden. Auch bei der **Sekundärprophylaxe des Herzinfarkts** haben sich Betablocker als sehr wirksam erwiesen (kardioprotektive Wirkung). Dementsprechend sind sie bei Patienten mit koronarer Herzkrankheit unverzichtbar. Dosierungen, Nebenwirkungen und Kontraindikationen sind in ▸ Kap. 19.4.2 aufgeführt.

I_f-Kanal-Blocker

Der sowohl für Na^+, K^+ und Ca^{2+} durchlässige Schrittmacher-Kanal (pacemaker current; I_f) löst in selbst-depolarisierenden Zellen Aktionspotenziale und dadurch Herzaktionen aus. Eine Hemmung des I_f-Kanals führt deshalb zu einer Reduktion der Herzfrequenz ohne Beeinflussung des adrenergen Systems und damit ohne negativ inotrope Wirkung. Die ungewöhnliche Tatsache, dass diese Kanäle durch Hyperpolarisation und intrazelluläres cAMP aktiviert werden, hat zur Bezeichnung I_f (f = funny) geführt. Bisher wurden vier Isoformen des I_f-Kanals kloniert. Sie gehören zur HCN-Familie (**h**yperpolarization-activated, **c**yclic **n**ucleotide-gated channels; HCN1–HCN4).

Ivabradin (Procoralan®) hemmt hauptsächlich den HCN4-Kanal sinuatrialer Zellen im durch Hyperpolarisation aktivierten Zustand. Der Arzneistoff weist dabei eine „use dependence" auf (vgl. Klasse-I-Antiarrhythmika), d. h., dass seine Wirkung von der Herzfrequenz abhängt, da er nur bei geöffnetem Kanal an seinen Wirkort im Kanalinneren gelangen kann. Ivabradin ist indiziert zur Behandlung der chronischen stabilen Angina pectoris bei Patienten mit normalem Sinusrhythmus, bei denen Betablocker kontraindiziert, unverträglich oder nicht ausreichend wirksam sind. Die Dosierung beträgt zweimal täglich 5 mg. Die Bioverfügbarkeit liegt aufgrund eines ausgeprägten First-Pass-Stoffwechsels nur bei 40 %. Ivabradin wird über CYP3A4 zu einem N-demethylierten, aktiven Metaboliten verstoffwechselt, die gleichzeitige Gabe von Ivabradin und CYP3A4-Hemmstoffen ist daher kontraindiziert. Induktoren von CYP3A4 können die Wirkung abschwächen. Die Halbwertszeit beträgt 11 Stunden.

Als Nebenwirkung können, wie zu erwarten, Bradykardien auftreten. Als spezifische Ivabradin-Nebenwirkung wurden sog. **Phosphene** beschrieben. Darunter wird verstärkte Helligkeit in einem begrenzten Bereich des Gesichtsfeldes, insbesondere bei plötzlichem Helligkeitswechsel verstanden. Diese bei etwa 15 % der Patienten auftretende Nebenwirkung wird darauf zurückgeführt, dass auch retinale I_h-Kanäle durch Ivabradin gehemmt werden. Bei Herzfrequenz in Ruhe unter 60 Schlägen/min, AV-Block III. Grades, Sick-Sinus-Syndrom, instabiler Angina pectoris, akutem Myokardinfarkt, kardiogenem Schock sowie schwerer Leberinsuffizienz ist Ivabradin kontraindiziert.

Ranolazin

Als Zusatzmedikation bei stabiler Angina pectoris ist Ranolazin (Ranexa®) indiziert, wenn die Erkrankung durch die übliche Standardmedikation nicht voll kontrollierbar ist oder damit Unverträglichkeiten auftreten. Die antianginöse Wirkung von Ranolazin beruht auf einer **Hemmung des späten Natriumeinstroms** in Kardiomyozyten. Dieser ist unter den Bedingungen einer myokardialen Ischämie erhöht. Durch Ranolazin wird die intrazelluläre Natriumakkumulation reduziert und infolge dessen die intrazelluläre Calciumüberladung, vermittelt durch die Aktivität des Na^+/Ca^{2+}-Austauschers, verringert. Diese Reduktion der zytosolischen Calciumkonzentration verbessert die myokardiale Relaxation und vermindert dadurch die diastolische linksventrikuläre Steifigkeit.

Die Resorption von Ranolazin ist sehr variabel, die mittlere Bioverfügbarkeit liegt bei 55 %, die Halbwertszeit bei etwa 1,5 Stunden. Ranolazin wird durch CYP3A4 und CYP2D6 verstoffwechselt und ist seinerseits ein Hemmstoff von CYP3A4 und P-Glykoprotein. Die Ausscheidung erfolgt zu ca. 25 % mit den Fäzes und zu etwa 75 % renal. Die Dosierung beträgt zweimal 375–750 mg/Tag.

Als häufigste Nebenwirkungen wurden Schwindel, Kopfschmerzen, Asthenie und Übelkeit beobachtet. Bei stark eingeschränkter Leber- oder Nierenfunktion ist Ranolazin nicht indiziert. Da die Hemmung des späten Natriumeinstroms durch Ranolazin zu einer verlängerten kardialen Repolarisationszeit führt, sollten Substanzen, die ihrerseits das QT_c-Intervall verlängern (z. B. Sotalol), nicht mit Ranolazin kombiniert werden. Das Wechselwirkungsrisiko ist ebenso groß bei Kombination mit Inhibitoren und Induktoren von CYP3A4 und CYP2D6, P-gP-Hemmstoffen (z. B. Atorvastatin) und -Substraten (z. B. Digoxin).

Trapidil

Trapidil (Rocornal®), zugelassen für die Behandlung der chronisch stabilen Angina pectoris, wenn andere antianginöse Arzneistoffe nicht ausreichend wirksam sind, bewirkt in therapeutischen Konzentrationen eine Aktivierung der Proteinkinase A und die konsekutive Phosphorylierung zentraler Signalmoleküle. Dies ist vermutlich die mechanistische Grundlage für seine vasodilatierenden, positiv inotropen und chronotropen Effekte sowie seine Thrombozytenaggregationshemmung, wozu die in höheren Konzentrationen von Trapidil beobachtete nicht-selektive Hemmung der Phosphodiesterasen 1–4 beiträgt. Nach oraler Applikation – Dosierung 2–3mal täglich 200 mg – wird Trapidil rasch und vollständig resorbiert. Die Halbwertszeit beträgt 2–4 Stunden. Die inaktiven, in der Leber gebildeten Metaboliten werden innerhalb 24 Stunden fast vollständig und überwiegend renal eliminiert. Seltene Nebenwirkungen sind Kopfschmerzen, Schwindel, Magen-Darm-Beschwerden, Überempfindlichkeitsreaktionen wie Hautrötung, Juckreiz, Ausschlag und Quaddelbildung.

Calciumkanalblocker

Die bereits oben beschriebenen Calciumkanalblocker bewirken eine direkte Verringerung der Herzarbeit durch Hemmung der elektromechanischen Kopplung und eine dadurch bedingte Erniedrigung der Kontraktilität (negativ inotrope Wirkung), ferner eine indirekte Entlastung des Herzens durch Reduktion der Nachlast und – weniger deutlich – auch der Vorlast (○ Abb. 23.4). An den Koronarien greifen sie vor allem an den größeren Arterienästen an und sind dort in der Lage, diese zu erweitern sowie Koronarspasmen aufzuheben. Aufgrund dieser Eigenschaften können sie zur Angina-pectoris-Anfallsprophylaxe und zur Therapie der vasospastischen (Prinzmetal-)Angina eingesetzt werden.

Thrombozytenaggregationshemmer

Bei der Therapie des akuten Koronarsyndroms (ACS) sind – der beschriebenen Pathogenese entsprechend – thrombozytenaggregationshemmende Substanzen (▸ Kap. 23.1.3.2) von besonderer Bedeutung. So lässt sich durch die Gabe von **Acetylsalicylsäure** eine signifikante Verringerung der Mortalität erreichen. Bei Patienten mit ASS-Unverträglichkeit können ADP-Hemmer wie **Clopidogrel**, **Prasugrel** oder **Ticagrelor** gegeben werden. Die nur i. v. verfügbaren GP-IIb/IIIa-Inhibitoren **Tirofiban** und **Eptifibatid** werden ebenfalls bei akutem Koronarsyndrom eingesetzt. Darüber hinaus ist zur ACS-Behandlung **Heparin** (unfraktioniertes Heparin oder LMWH, s. o.) indiziert. Bei Kombinationen dieser Pharmaka (z. B. Acetylsalicylsäure plus GP-IIb/IIIa-Hemmer plus Heparin) ist das erhöhte Blutungsrisiko zu beachten.

Medikamenten-beschichtete Stents (Drug-eluting stents)

Eine Standardtherapie beim akuten Koronarsyndrom besteht in der Ballonangioplastie mit nachfolgender Stentimplantation (**Perkutane Koronarintervention, PCI**). Allerdings kann eine Proliferation glatter Gefäßmuskelzellen zu einer Einengung des Stentlumens führen (**In-Stent-Stenose**). Daher wurden Stents entwickelt, die im Unterschied zu **Bare-metal stents (BMS)** im Gefäß Pharmaka freisetzen, welche die Zellproliferation verhindern sollen (**Drug-eluting stents; DES**). Derzeit sind zwei solche Systeme im Gebrauch. Der CYPHER®-Stent setzt Sirolimus und der TAXUS®-Stent Paclitaxel frei. Beide Systeme führen zu einer langfristigen Verhinderung der Restenose. Verschiedentlich kam es jedoch zu einer lebensbedrohlichen, in einem hohen Prozentsatz sogar tödlichen **„In-Stent-Thrombose"**. Besonders wichtig ist daher eine langfristige Hemmung der Thrombozytenaggregation mit Acetylsalicylsäure plus Clopidogrel bzw. Prasugrel (6–12 Monate nach DES-, mindestens 4 Wochen nach BMS-Implantation). **Nobori®-Stents** aus biodegradierbaren Marterialien und Beschichtung mit Umirolimus, einem Sirolimus-Derivat, das ausschließlich auf der abluminalen Seite des Stents freigesetzt wird, repräsentieren die Nachfolgetechnologie. Gemäß Studien zeigen diese Stents Vorteile hinsichtlich Wirksamkeit und Sicherheit.

23.3.1.3 Therapie des akuten Koronarsyndroms

Bei Vorliegen eines akuten **Koronarsyndroms ohne ST-Streckenhebung** (NSTEMI) wird nach den derzeit geltenden Leitlinien folgendermaßen vorgegangen: Unabhängig von der Symptomatik ist so schnell wie möglich (spätestens innerhalb von 48 Stunden) eine invasive Diagnostik anzustreben. Die Vorgehensweise ist in ○ Abb. 23.5 zusammengefasst.

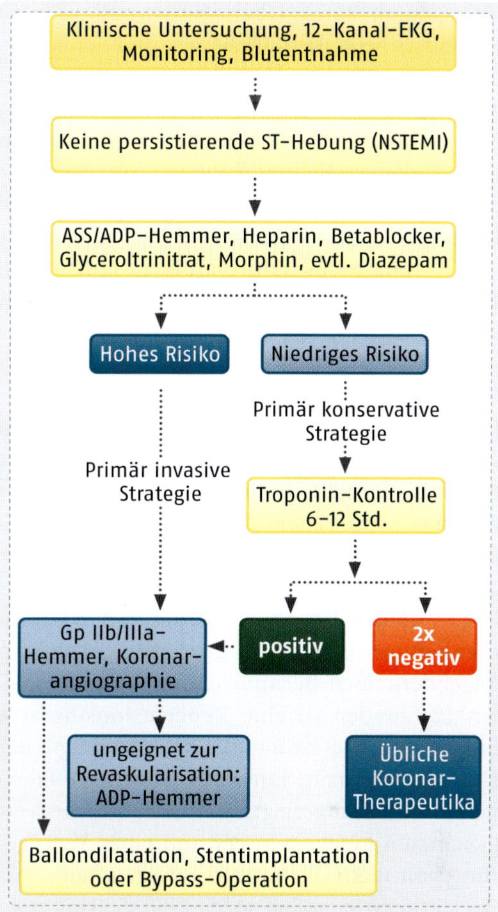

○ **Abb. 23.5** Therapeutisches Vorgehen beim akuten Koronarsyndrom ohne ST-Streckenhebung (NSTEMI)

Alle Patienten erhalten sofort **Acetylsalicylsäure** (250–500 mg i. v.); die Medikation ist lebenslänglich mit einer Dosierung von 100 mg/Tag weiterzuführen. Zusätzlich zu ASS wird bei instabiler Angina intravenös unfraktioniertes oder niedermolekulares **Heparin** appliziert. Zur hämodynamischen Entlastung des Herzens wird ferner häufig **Glyceroltrinitrat** (0,8–2,4 mg sublingual; nicht bei ausgeprägter Hypotonie!) verabreicht. (Es liegen allerdings keine Studien vor, die dadurch einen Überlebensvorteil zeigen.) Besonders bei hohem Blutdruck und hoher Frequenz wird **Metoprolol** (oder ein anderer Betablocker) intravenös verabreicht. Bei der meist erforderlicher kardiologischen Intervention (Herzkatheter, Ballondilatation mit Stentimplantation) wird ein intravenöser **Glykoprotein-IIb/IIIa-Antagonist** eingesetzt (bei unbekanntem Koronarstatus **Tirofiban** oder **Eptifibatid**, sonst **Abciximab**). Alle Patienten bekommen außerdem vor der Koronarangiographie oder unmittelbar im Anschluss daran einen **ADP-Rezeptor-Antagonisten**, der für 1 Jahr weitergeführt wird. Zur Schmerzbekämpfung werden **stark wirkende Analgetika** (z. B. 10 mg Morphinsulfat langsam i. v. oder s. c., (▸ Kap. 12.1.5) und zur psychischen Ruhigstellung **Tranquillanzien** (z. B. Diazepam 5–10 mg langsam i. v. oder s. c. (▸ Kap. 10.4) angewandt.

Ein **akutes Koronarsyndrom mit ST-Streckenhebung** (STEMI) wird leitlinienkonform folgendermaßen behandelt: Innerhalb der ersten 12 Stunden ist eine **Reperfusionstherapie** indiziert, hierbei ist die PCI die bevorzugte Behandlungsstrategie. Eine medikamentöse Fibrinolyse ist nur angezeigt, wenn eine PCI im Vergleich zum Lysebeginn erst mit einer Verzögerung von mehr als 90 min erfolgen kann. Als Begleittherapie sollen **ASS** (250–500 mg i. v.) und **Heparin** (in der Regel 60 IE/kg als i. v. Bolus, max. 5000 IE) gegeben werden. Betablocker sind bei fehlenden Kontraindikationen ebenfalls frühzeitig einzusetzen. Die Therapie mit Analgetika und Tranquillanzien erfolgt wie oben beschrieben.

23.3.1.4 Sekundärprophylaxe der koronaren Herzkrankheit (KHK)

Für die Sekundärprävention der KHK gelten hinsichtlich der Vermeidung bzw. Beeinflussung der Risikofaktoren die gleichen Kriterien wie bei der Primärprävention. Der systolische und diastolische Blutdruck ist auf Werte von maximal 130 mmHg systolisch bzw. 85 mmHg diastolisch einzustellen. **Betablocker** sollen, sofern keine Kontraindikationen vorliegen, bei allen KHK-Patienten eingesetzt werden. Ebenso sind in den meisten Fällen **ACE-Hemmer** oder alternativ **AT_1-Blocker** indiziert. Außerdem ist die Gabe von **Statinen** erforderlich. Die Blutglucose-Konzentration soll nüchtern < 6 mmol/l betragen. Zur Thrombozytenaggregationshemmung wird **Acetylsalicylsäure**, bei ASS-Gegenanzeigen oder nicht tolerierbaren Nebenwirkungen **Clopidogrel**, **Prasugrel** oder **Ticagrelor** angewandt. Bei Patienten mit Vorhofflimmern (s. u.) sind Antikoagulanzien erforderlich.

23.3.2 Herzinsuffizienz

23.3.2.1 Pathophysiologische Grundlagen

Unter einer Herzinsuffizienz versteht man eine eingeschränkte körperliche Belastbarkeit aufgrund einer nachweisbaren kardialen Funktionsstörung. Das bedeutet, dass das Herz bei ausreichendem venösem Angebot nicht in der Lage ist, die für die Versorgung des Körpers erforderliche Pumpleistung zu erbringen, das Herzzeitvolumen somit zu gering ist. Je nachdem, welche Teile des Herzens betroffen sind, spricht man von **Rechts-**, **Links-** oder **globaler Insuffizienz**. Nach der Zeitspanne, in der die Herzinsuffizienz sich entwickelt bzw. besteht, wird die **akute** von der **chronischen Insuffizienz** unterschieden. 2–5 % der Bevölkerung zwischen dem 65. und 75. Lebensjahr und nahezu 10 % der über 80-jährigen leiden an einer Herzinsuffizienz. Die 1-Jahresletalität kann bei hochgradiger Herzinsuffizienz 50 % betragen und liegt damit im Bereich fortgeschrittener Tumorerkrankungen.

Dem Schweregrad entsprechend kann zwischen einer **Belastungsinsuffizienz** und einer **Ruheinsuffizienz** oder zwischen Insuffizienzen I. bis IV. Grades (**NYHA I-IV**) differenziert werden (**NYHA I**: Alltägliche körperliche Belastung verursacht keine inadäquate Erschöpfung, Luftnot oder Angina pectoris; **NYHA II**: Keine Beschwerden in Ruhe, stärkere körperliche Belastung ruft Erschöpfung, Rhythmusstörungen, Luftnot oder Angina pectoris hervor; **NYHA III**: Höhergradige Einschränkung der körperlichen Leistungsfähigkeit bei gewohnter Tätigkeit, schon geringe Belastung löst Erschöpfung, Rhythmusstörungen, Luftnot und/oder Angina pectoris aus; **NYHA IV**: Beschwerden bei allen körperlichen Aktivitäten und in Ruhe, Bettlägerigkeit). Je nach Schweregrad, vermindert sich die Ejektionsfraktion von normalen Werten (≥ 55 %) über leichtgradig (45–54 %), mittelgradig (30–44 %) hin zu hochgradig eingeschränkt (< 30 %).

Als Ursache einer **akuten Herzinsuffizienz** kommt vor allem ein größerer Ausfall von Herzmuskelgewebe durch einen Myokardinfarkt oder – seltener – eine Myokarditis in Betracht. Außerdem kann eine akute Überbelastung des Herzens, z. B. bei plötzlichem Druckanstieg im Lungenkreislauf durch Lungenembolie oder bei Abriss einer Herzklappe, eine akute Herzinsuffizienz auslösen. Komplikationen im Verlauf einer chronischen Herzerkrankung (z. B. hohes Fieber, Thyreotoxikose) sind weitere Ursachen für ein akutes Herzversagen.

Einer **chronischen Herzinsuffizienz** liegen insbesondere koronare Herzerkrankung, Hypertonie, Kardiomyopathien und Herzrhythmusstörungen zugrunde. Seltenere Ursachen sind angeborene und erworbene Herzfehler, toxische Schädigungen (z. B. durch Alkohol, Quecksilber, Arsen, Zytostatika) sowie Behinderung der Füllung oder Auswurfleistung (z. B. bei Perikarderguss oder konstriktiver Perikarditis). Als Folgen der durch diese Ursachen bedingten ungenügenden Pumpleistung werden verschiedene Kompensationsmechanismen in Gang gesetzt, die für das Verständnis der Herzinsuffizienz als einer progredienten Erkrankung wichtig sind (o Abb. 23.6).

So geht die chronische Herzinsuffizienz infolge der erniedrigten Auswurfleistung des Herzens, die zu einem reduzierten arteriellen zirkulierenden Blutvolumen sowie zu einem verminderten renalen Blutfluss führt, mit einer **langanhaltenden Aktivierung** des **Renin-Angiotensin-Aldosteron-Systems (RAAS)** einher. Die Aktivierung des RAAS bewirkt eine Vasokonstriktion mit Nachlasterhöhung sowie eine Retention von Natriumchlorid und Wasser, wodurch auch die Vorlast erhöht und eine Ödembildung begünstigt wird. Die Plasmareninaktivität ist ein prognostischer Marker für den Verlauf der Erkrankung: Je höher diese ist, desto schlechter die Prognose.

Gleichzeitig wird durch eine Stimulation des Hypophysenhinterlappens vermehrt **Adiuretin** (Vasopressin) ausgeschüttet, das über eine Aktivierung von V_2-Rezeptoren in den Sammelrohren der Nephrone eine Wasserretention bewirkt. Die Stimulation von V_1-Rezeptoren der glatten Gefäßmuskulatur trägt zur allgemeinen Vasokonstriktion bei.

Ferner ist die Plasmakonzentration von **Aldosteron** bei Patienten mit Herzinsuffizienz stark erhöht. Der Grund hierfür ist neben der Aktivierung des RAAS die durch den verringerten Leberblutfluss bedingte Abnahme der hepatischen Aldosteron-Clearance. Darüber hinaus ist die Dauer der Aldosteronwirkung bei Herzinsuffizienz verändert. Während bei Gesunden die durch Aldosteron ausgelöste Natriumretention innerhalb kurzer Zeit sistiert, bleibt sie bei einer Herzinsuffizienz lange erhalten.

Ein weiteres wesentliches Merkmal einer chronischen Herzinsuffizienz ist die Barorezeptor-vermittelte **Erhöhung der Sympathikusaktivität**. Die hohen Catecholaminspiegel führen, auch durch zusätzliche Aktivierung des RAAS, zu einer Erhöhung der Nachlast. In den Herzmuskel- und Sinusknotenzellen induziert die Hypercatecholaminämie Hypertrophie und supraventrikuläre Tachykardie. Viele Patienten mit fortgeschrittener Herzinsuffizienz versterben am plötzlichen Herztod infolge einer ventrikulären Rhythmusstörung. Darüber hinaus bewirkt die Hypercatecholaminämie eine Downregulation der β_1-Rezeptoren. Die gesteigerte Aktivität der β-Adrenozeptorkinase entkoppelt die Rezeptoren von der nachgeschalteten Signaltransduktion. Inhibitorische G-Proteine werden vermehrt gebildet und die Adenylylcyclaseaktivität wird verringert. Diesen Effekten kann durch Gabe von Betablockern entgegengewirkt werden. Wie die Zunahme der Plasmareninaktivität ist somit auch der erhebliche Anstieg der Plasmacatecholamin-Konzentration prognostisch ungünstig.

Die gesteigerte Aktivität des RAAS und die dadurch bedingte Stimulation des AT_1-Rezep-

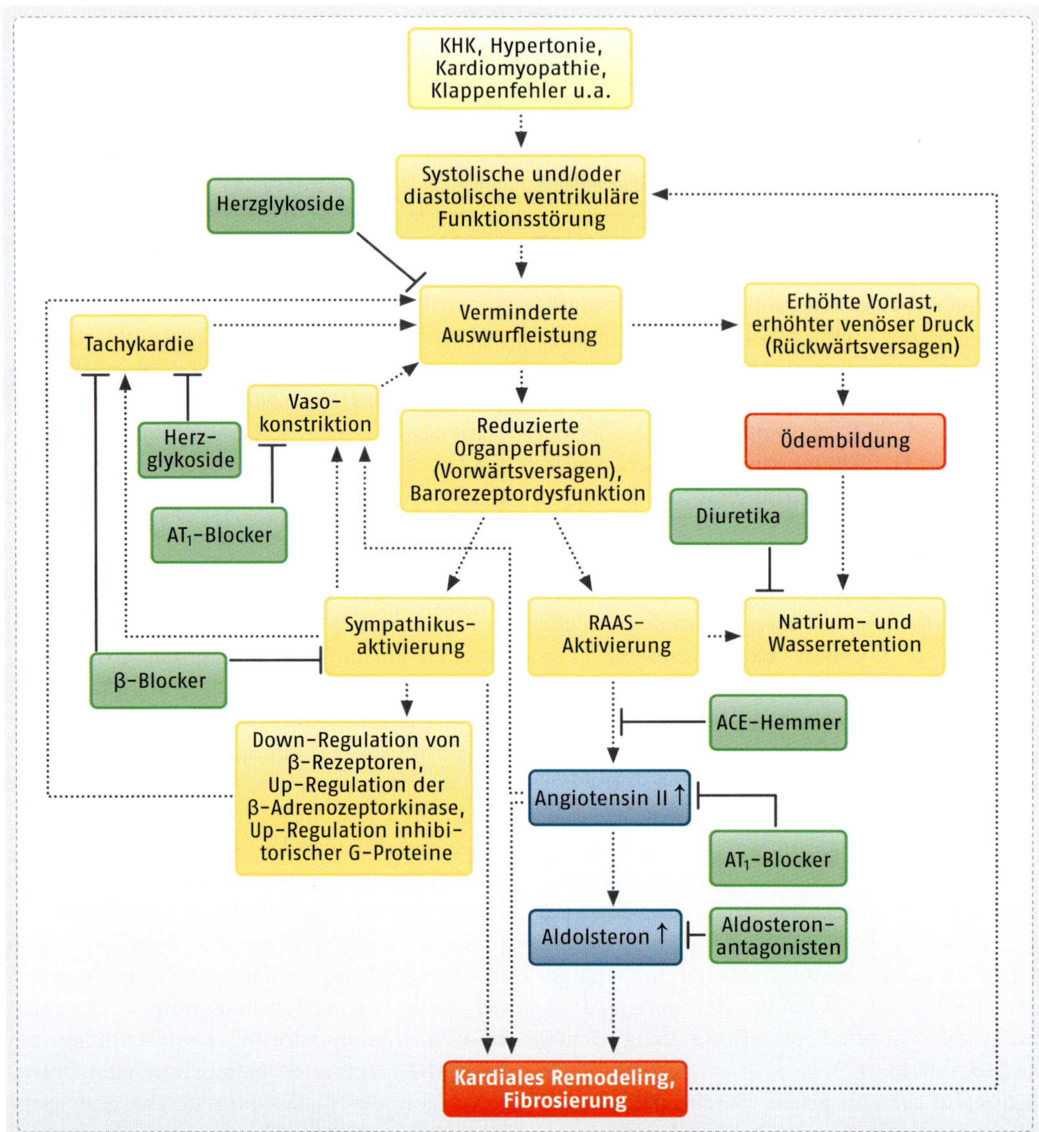

Abb. 23.6 Pathomechanismen der chronischen Herzinsuffizienz mit pharmakologischen Interventionsmöglichkeiten. **RAAS** Renin-Angiotensin-Aldosteronsystem

tors führt über **transkriptionelle Aktivierung** der Expression einer Vielzahl von Genen zu einer fortschreitenden Hypertrophie des Herzens, verbunden mit Umbauprozessen und Kollageneinlagerung. Die stark erhöhten Konzentrationen von Aldosteron (bis zum Zwanzigfachen des Normwerts) rufen im Zusammenwirken mit erhöhten Angiotensin II-Konzentrationen eine Proliferation von Fibroblasten hervor, die zu einer **myokardialen Fibrose** führt.

Darüber hinaus sezernieren Kardiomyozyten als Antwort auf eine Dehnung der Herzräume das **Brain Natriuretic Peptide** (BNP), das vasodilatatorische und natriuretische Eigenschaften besitzt. BNP-Plasmaspiegel korrelieren mit dem Schweregrad der Herzinsuffizienz. BNP kann auch als wichtiger klinischer Marker für die Diagnose der Herzinsuffizienz herangezogen werden, insbesondere zur Erstdiagnose bei Patienten mit z. B. Dyspnoe. Natriuretische Peptide wie BNP werden über die neutrale **Endopeptidase Neprilysin** abgebaut. Der **Neprilysin-Inhibitor Sacubitril** zeigt dementsprechend in Kombination mit Valsartan (Entresto®) einen günstigen Effekt bei der Reduktion der kardiovaskulären Mortalität von Herzinsuffizienz-Patienten.

Symptome der Herzinsuffizienz. Eine **Rechtsherzinsuffizienz** führt zu einer Drucksteigerung im rechten Vorhof und in den großen Venen des Körperkreislaufs, d. h. zu einer Stauung des Blutes im großen Kreislauf. Ödeme in den abhängigen Körperpartien sind die Folge. Insbesondere treten Knöchelödeme auf, u. U. entwickelt sich eine stauungsbedingte Flüssigkeitsansammlung in der Bauchhöhle (Aszites). Typisch sind auch eine Vergrößerung der Leber (Stauungsleber) sowie eine Eiweißausscheidung im Urin (Stauungsproteinurie). Beim Liegen wird die Ödemflüssigkeit „mobilisiert". Dies führt – unterstützt durch eine bessere Nierendurchblutung – zu einer vermehrten Urinbildung und nächtlichem Harndrang (Nykturie). Durch die stark verminderte Auswurfleistung des rechten Herzens bei schwerer Rechtsinsuffizienz sinkt auch das Blutangebot an das linke Herz, eine Abnahme des Herzzeitvolumens ist die unmittelbare Folge. Der arterielle Blutdruck im Körperkreislauf kann deshalb u. U. absinken, woraus dann zusätzlich eine Minderdurchblutung im Bereich des großen Kreislaufs resultiert.

Bei einer **akuten Linksherzinsuffizienz** steigt der Druck im linken Vorhof und in den Lungenvenen. Durch den Rückstau des Blutes in der Lungenstrombahn tritt eine Drucksteigerung im kleinen Kreislauf auf, die eine vermehrte Filtration aus den Lungenkapillaren ins Interstitium und in die Alveolen zur Folge hat. Es entwickelt sich ein **Lungenödem**, das schwere Störungen der Ventilation und des Atemgasaustauschs verursacht und starke Atemnot auslöst.

Die **chronische Linksherzinsuffizienz** äußert sich in Dyspnoe, ferner in Zyanose und stauungsbedingter Bronchitis. Wie die Rechtsherzinsuffizienz führt sie zu einer Dilatation des Herzmuskels und zu einer Zunahme des enddiastolischen Blutvolumens (s. o.). Zusätzlich kann – bei einer mangelhaften O_2-Versorgung der Organe – eine Polyglobulie auftreten, die über eine Viskositätszunahme des Blutes die Belastung des Herzens weiter steigert. Das häufigste Endstadium einer chronischen Linksherzinsuffizienz ist der Übergang in eine **Globalinsuffizienz**, da eine langfristige ausgeprägte Druckerhöhung im kleinen Kreislauf bei Lungenstauung sekundär auch das rechte Herz belastet.

23.3.2.2 Therapie der Herzinsuffizienz

Primär werden Arzneistoffe verwendet, die die deletären humoralen Kompensationsreaktionen (erhöhte Aktivität von Sympathikus und RAAS) aufheben. Neben der Verwendung von Arzneimitteln sollten bei der Herzinsuffizienzbehandlung auch alle nichtmedikamentösen Therapiemaßnahmen ausgeschöpft werden: Reduktion von Übergewicht, Begrenzung der Flüssigkeitszufuhr auf 1,5 l/Tag, Normalisierung der Cholesterolwerte, Vermeidung von Alkohol- und Nicotinkonsum sowie regelmäßige, der Herzinsuffizienz angepasste körperliche Betätigung.

Diuretika

Aufgrund ihrer Kochsalz- und flüssigkeitsausschwemmenden und damit ihrer Vor- und Nachlast-senkenden Wirkung gehören Diuretika (▸ Kap. 26.1) zu den Standardtherapeutika bei Herzinsuffizienz. Bei **akuter Herzinsuffizienz** sind **Schleifendiuretika** gut wirksam. Durch eine noch vor dem diuretischen Effekt einsetzende Venendilatation wird die Vorlast reduziert. Die Venendilatation kommt indirekt über Prostaglandine, die in der Niere freigesetzt und in die Blutbahn abgegeben werden, zustande. Bei schwer niereninsuffizienten sowie nephrektomierten Patienten sind daher Schleifendiuretika bei akuter Herzinsuffizienz nicht sofort wirksam. Später ist auch die Abnahme des Plasmavolumens durch die starke Diurese an der Vorlast-senkenden Wirkung beteiligt. Die Dosierung von z. B. Furosemid beträgt bei dieser Indikation 20–40 (–100) mg i. v.

Auch bei **chronischer Herzinsuffizienz** sind alle Diuretikagruppen von großem Wert, bei Vorliegen von Ödemen insbesondere wiederum Schleifendiuretika. Infolge der Besserung der Stauungssymptome, der Erniedrigung der Drücke im Herzen und im kleinen Kreislauf sowie der Abnahme des peripheren Widerstands steigt die Belastungstoleranz.

◘ **Tab. 23.7** Dosierungen bei chronischer Herzinsuffizienz[1]

Gruppe	Initialdosis/Tag	Zieldosis/Tag
ACE-Hemmer		
Benazepril	2,5 mg	2 × 5–10 mg
Enalapril	2,5 mg	2 × 10 mg
Fosinopril	10 mg	20 mg
Lisinopril	2,5 mg	5–20 mg
Perindopril	2 mg	4 mg
Quinapril	2,5–5 mg	5–10 mg
Ramipril	1,25–2,5 mg	10 mg
AT_1-Blocker		
Candesartan	4 mg	32 mg
Irbesartan	75 mg	150–300 mg
Losartan	12,5 mg	50–100 mg
Olmesartan	10 mg	40 mg
Telmisartan	20 mg	40–80 mg
Valsartan	2 × 40 mg	2 × 160 mg
Betablocker		
Metoprolol	12,5–25 mg	200 mg
Bisoprolol	1,25 mg	10 mg
Carvedilol	2 × 3,125 mg	2 × 25 mg
Nebivolol	1,25 mg	10 mg

[1] Die schrittweise Anhebung nach mindestens 2 Wochen Therapie bis auf die Zieldosis basiert auf dem klinischen Ansprechen und der Verträglichkeit.

Angiotensin-Konversionsenzym-Hemmer (ACE-Hemmer)

In vielen Studien konnte gezeigt werden, dass ACE-Hemmer (▸ Kap. 23.2.2.2) bei Patienten mit chronischer Herzinsuffizienz (NYHA I-IV) die Symptomatik verbessern, die Zahl der Krankenhausaufenthalte verringern und die Letalität signifikant reduzieren. Auch bei asymptomatischen Patienten oder Kollektiven, die zwar ein hohes Risiko durch andere kardiovaskuläre Erkrankungen haben, aber (noch) nicht herzinsuffizient sind, erweisen sich ACE-Hemmer als vorteilhaft. Dementsprechend sind ACE-Hemmer Medikamente der 1. Wahl bei allen Patienten mit eingeschränkter linksventrikulärer Funktion, unabhängig von der Symptomatik.

Aufgrund des bei Herzinsuffizienz stimulierten RAAS ist die Anfangsdosis niedrig zu wählen und der Patient während der ersten Stunden nach Einnahme zu überwachen. Start- und Zieldosen von ACE-Hemmern bei chronischer Herzinsuffizienz sind in ◘ Tab. 23.7 angegeben. Bei vielen Patienten steigt das Serum-Kreatinin zunächst an, bleibt dann aber in aller Regel konstant. Die Nierenfunktion sollte daher anfänglich kontrolliert werden.

AT_1-Rezeptorblocker (Sartane)

Alternativ zu ACE-Hemmern können AT_1-Rezeptorblocker (▸ Kap. 23.2.2.2) bei Herzinsuffizienz eingesetzt werden, insbesondere dann, wenn starke ACE-Hemmer-Nebenwirkungen infolge der Blockade des Bradykinin-Abbaus (z. B. Reizhusten) auftreten (Dosierung s. ◘ Tab. 23.7).

Aldosteronantagonisten (Spironolacton, Eplerenon)

Da selbst bei Gabe eines ACE-Hemmers die Produktion von Aldosteron in der Nebenniere nicht vollständig unterdrückt wird und darüber hinaus Aldosteron auch durch andere Mechanismen freigesetzt werden kann (z. B. Kalium-abhängige Aldosteron-Sekretion), ist der Einsatz eines Aldosteronantagonisten (**Spironolacton** oder **Eplerenon**, ▸Kap. 26.1.3.1) bei der Therapie der Herzinsuffizienz pathophysiologisch begründet. Wichtig ist dabei eine Kontrolle des Serum-Kalium-Spiegels in den ersten Wochen der Behandlung. Bei Patienten mit Herzinsuffizienz NYHA III oder IV reduzieren Aldosteronantagonisten die Mortalität um 30 %. In den ersten Wochen einer Therapie mit Aldosteronantagonisten ist eine Kontrolle der Kaliumspiegel wegen der Gefahr einer Hyperkaliämie erforderlich.

β-Adrenozeptorblocker (Betablocker)

Lange Zeit galt die Verwendung von Betablockern (▸Kap. 19.2.3) wegen deren negativ inotroper Wirkung bei Herzinsuffizienz als kontraindiziert. Nachdem jedoch durch mehrere klinische Studien eine deutliche Senkung der Letalität um ca. 30 % durch die Gabe von Betablockern ohne partielle agonistische Aktivität zusätzlich zur üblichen Standardtherapie gezeigt werden konnte, gehören β-Adrenozeptorblocker nunmehr zu den bei Herzinsuffizienz unverzichtbaren Pharmaka. Die zunächst paradox erscheinende Tatsache, dass ein initial negativ inotroper Arzneistoff langfristig die Auswurfleistung des Herzens sowie die Prognose verbessert, lässt sich folgendermaßen erklären: Unmittelbar nach Beginn der Therapie, die unter sorgfältiger Kontrolle mit sehr niedrigen Dosen (ca. 10 % der anzustrebenden Enddosis; ◘ Tab. 23.7) einschleichend erfolgen muss, nehmen Auswurffraktion und Blutdruck zunächst – wie erwartet – ab. In der Folge normalisiert sich jedoch unter dem Einfluss des Betablockers die aufgrund der Sympathikusüberstimulation erniedrigte Zahl der β-Rezeptoren wieder (Umkehr der Downregulation), auch nehmen die Entkopplung der β-Rezeptoren von ihrem Signaltransduktionsweg sowie die Expression inhibitorischer G-Proteine ab. Zudem wird die meist pathologisch erhöhte Herzfrequenz durch Betablocker gesenkt, wodurch die Diastolendauer verlängert und damit die Durchblutung des Myokards verbessert wird.

Außerdem wird die adrenerg hervorgerufene Reninausschüttung reduziert und auf diese Weise indirekt das RAAS beeinflusst. Die positiven Effekte dieser Substanzklasse sind somit überwiegend auf die „Normalisierung" der humoralen Homöostase zurückzuführen und treten daher erst mit einer gewissen Verzögerung ein. Nach etwa drei Monaten Therapie nimmt die Auswurffraktion bei gleichzeitiger Abnahme des enddiastolischen Ventrikeldrucks zu (Ökonomisierung der Herzarbeit).

Ob ein Betablocker mit zusätzlich α-blockierender und damit vasodilatierender Wirkungskomponente wie z. B. **Carvedilol** gegenüber reinen Betablockern bei Herzinsuffizienz Vorteile besitzt, ist nicht abschließend geklärt. Diskutiert wird auch, ob Betablocker, die eine Gefäßerweiterung durch Freisetzung von NO bewirken, z. B. **Nebivolol**, zur Behandlung älterer Patienten besonders geeignet sind.

Herzwirksame Glykoside (Herzglykoside)

Herzglykoside waren lange Zeit Mittel der 1. Wahl bei Herzinsuffizienz, da sie die eingeschränkte myokardiale Funktion durch eine Erhöhung der Auswurfleistung verbessern. Klinische Untersuchungen relativieren diese Auffassung jedoch stark, da Herzglykoside keinen positiven Effekt auf die Mortalität zeigten. Die heute therapeutisch noch verwendeten Herzglykoside Digoxin (z. B. Lanicor®), Acetyldigoxin (z. B. Novodigal®), Metildigoxin (Lanitop®) und Digitoxin (z. B. Digimerck®) gehören zur Gruppe der **Digitalis-Glykoside** und werden aus Digitalis purpurea und lanata isoliert.

Wirkprofil. Alle Herzglykoside wirken pharmakodynamisch gleich und unterscheiden sich nur in ihrer Pharmakokinetik. Sie steigern die Kontraktionskraft der Herzmuskulatur (**positiv inotrope Wirkung**), verlangsamen die Schlagfrequenz (**negativ chronotrope Wirkung**), erschweren die Erregungsleitung (**negativ dromotrope Wirkung**) und begünstigen durch Senkung der Reizschwelle eine heterotope Erregungsbildung (**positiv bathmotrope Wirkung**), die zu Extrasystolen und nach toxischen Dosen zu Kammerflimmern führen kann.

Beim insuffizienten Herzen wird durch Herzglykoside das Herzzeitvolumen erhöht, die überdehnten Muskelfasern verkürzen sich und das pathologisch vergrößerte Herz wird kleiner. Die Kammern werden wieder besser entleert, d. h. die in der Systole in den Kammern verbleibende Restblutmenge nimmt ab. Gleichzeitig wird die diastolische Füllung des Herzens vergrößert und damit der venöse Blutdruck gesenkt. Die Verbesserung der Auswurfleistung des Herzens bewirkt auch eine Abnahme des beim Herzinsuffizienten erhöhten Sympathikustonus und damit eine Erniedrigung der Herzfrequenz sowie eine periphere Vasodilatation. Entscheidend für den therapeutischen Nutzen ist aber vor allem, dass die Herzfrequenz durch eine Erhöhung des Parasympathikustonus abnimmt.

Diese Herzfrequenzreduktion stellt eine **Ökonomisierung der Herzarbeit** und damit eine Entlastung des Herzens dar. Sie ist insbesondere dann günstig, wenn eine supraventrikuläre Tachykardie oder -arrhythmie besteht. Die Erschwerung der Erregungsleitung, die negativ dromotrope Wirkung, erweist sich oft beim Vorhofflattern/Vorhofflimmern als günstig (evtl. Rückkehr zum Sinusrhythmus), kann jedoch andererseits die normale Erregungsübertragung vom Vorhof auf die Kammern stören. Erwünschte und unerwünschte Wirkungen liegen also eng zusammen, die therapeutische Breite der Substanzklasse ist gering.

Wirkungsmechanismus. Durch Bindung eines Herzglykosids an die **Magnesium-abhängige Na^+/K^+-ATPase** wird diese – abhängig von der Glykosid-Konzentration – teilweise blockiert und damit der Natriumionen-Transport von intra- nach extrazellulär sowie der Kaliumionen-Transport von extra- nach intrazellulär gehemmt. Die Folge ist eine Zunahme der intrazellulären Na^+-Konzentration, während die intrazelluläre K^+-Konzentration abnimmt. Aufgrund des Anstiegs der intrazellulären Natriumionen-Konzentration werden nunmehr durch den membranständigen Na^+/Ca^{2+}-Austauscher, der unter physiologischen Bedingungen drei extrazelluläre Na^+ gegen ein intrazelluläres Ca^{2+} austauscht, weniger Calciumionen aus der Zelle in den Extrazellularraum transportiert. Dadurch werden in der Diastole mehr Calciumionen im sarkoplasmatischen Retikulum gespeichert und in der folgenden Systole auch mehr Calciumionen aus dem Speicher freigesetzt. Die Folge ist eine positive Inotropie.

Die Abnahme der intrazellulären K^+-Konzentration und damit die Verringerung des Membran-Ruhepotenzials bewirken die erniedrigte Leitungsgeschwindigkeit. Auch die toxischen Symptome lassen sich durch die Beeinflussung des Ionentransports durch die Zellmembran erklären: Infolge der nun noch stärkeren Hemmung der Na^+/K^+-ATPase wird der intrazelluläre Gehalt an Kaliumionen weiter erniedrigt und der an Calciumionen so stark erhöht, dass die Speicherkapazität des sarkoplasmatischen Retikulums überschritten wird und Nachpotenziale auftreten, die zu Extrasystolen führen können.

Kinetik. Die therapeutisch eingesetzten Herzglykoside unterscheiden sich vor allem in der Resorptionsquote, der Halbwertszeit (und damit der Abklingquote, die den Wirkverlust pro Tag angibt), der Wirkdauer und Kumulationsgefahr sowie dem hauptsächlichen Ausscheidungsweg (◘ Tab. 23.8).

Die wichtigsten Biotransformationsreaktionen von **Digitoxin** sind die Umwandlung in Digoxin, Abspaltung von Digitoxosemolekülen, Hydrierung der Doppelbindung im Lactonring zum nur noch schwach wirksamen Dihydro-Digitoxin und Konjugation zu Glucuroniden oder Schwefelsäurehalbestern. Die hydroxylierten sowie die zuckerärmeren Metaboliten sind noch biologisch aktiv, die biliär sezernierten Konjugate werden im Darm durch die Darmbakterien teilweise wieder gespalten. Das freigesetzte Glykosid kann dann erneut absorbiert werden (enterohepatischer Kreislauf), was die lange Wirkdauer Digitoxin erklärt.

Tab. 23.8 Kennzahlen von Digitalisglykosiden

Glykosid	Erhaltungsdosis	HWZ	Bioverfügbarkeit	Eliminationsweg
Digoxin	0,25 mg/Tag	40 h	60–80 %	Renal (80 %), fäkal (20 %)
β-Acetyldigoxin	0,3 mg/Tag	40 h	90 %	Renal (80 %), fäkal (20 %)
Metildigoxin	0,2 mg/Tag	48 h	80 %	Renal (60 %), Metabolismus zu Digoxin
Digitoxin	0,05–0,07 mg/Tag	175 h	> 90 %	Renal (60 %), fäkal (40 %)

Bei **Digoxin** sind wie bei Digitoxin Hydrierung der Doppelbindung im Lactonring, Zuckerabspaltung sowie Konjugation möglich. **β-Acetyldigoxin** wird in der Darmwand und/oder der Leber deacetyliert und dann wie Digoxin weiter biotransformiert. **Metildigoxin** (β-Methyl-Digoxin), das nur teilweise demethyliert wird, besitzt eine etwas andere Kinetik als Digoxin. Aufgrund der hohen Lipophilie der Muttersubstanz gelangt diese leicht in das ZNS, wodurch die Gefahr zentraler Nebenwirkungen erhöht ist.

Indikationen. Herzglykoside sind indiziert bei mittelschwerer und schwerer Herzmuskelinsuffizienz (zusammen mit Diuretika, ACE-Hemmern bzw. Sartanen und Betablockern), Tachyarrhythmia absoluta bei Vorhofflimmern/Vorhofflattern und paroxysmalem Vorhofflimmern/Vorhofflattern. Wegen ihrer geringen therapeutischen Breite hat ihre Verordnung besonders verantwortungsvoll zu erfolgen und erfordert genaue Kenntnisse über die Eigenschaften des eingesetzten Glykosids.

Dosierung. Die Dosierung (Tab. 23.10 mit Richtwerten) hat individuell zu erfolgen, ggf. unter Kontrolle der Plasmakonzentrationen, die allerdings die sorgfältige klinische Beobachtung nicht ersetzt. Bei Niereninsuffizienz muss die Digoxin-Dosierung der Kreatinin-Clearance entsprechend reduziert werden, bei Digitoxin ist dies in der Regel nicht erforderlich. Besonders vorsichtig muss dosiert werden, wenn die Empfindlichkeit gegenüber Digitalisglykosiden erhöht ist. Dies trifft zu für Patienten mit Hypokaliämie (in diesem Fall ist die Affinität von Herzglykosiden zur Na^+/K^+-ATPase stark erhöht), Hypercalcämie, Ausscheidungsstörungen der Herzglykoside bei Niereninsuffizienz (vor allem bei Digoxin-Präparaten), Myokarditis, koronarer Herzkrankheit, Lebensalter > 70 Jahre und Untergewicht.

Nebenwirkungen. Selbst wenn der angestrebte Wirkspiegel noch nicht erreicht ist, besteht die Gefahr von Arrhythmien, Benommenheit, Kopfschmerzen, Sehstörungen (insbesondere Störungen des Farbsehens) sowie – vorwiegend zentral ausgelöster – Übelkeit und Erbrechen. Bei älteren Patienten können auch Verwirrtheitszustände und Halluzinationen auftreten. Die Nebenwirkungshäufigkeit wird mit etwa 20 % angegeben.

Kontraindikationen. Bei schweren Bradykardien, ventrikulären Rhythmusstörungen (insbesondere ventrikulären Tachykardien), Aortenstenose und hypertrophisch obstruktiver Kardiomyopathie sind Herzglykoside kontraindiziert.

Interaktionen. Saluretika, Laxanzien, Nebennierenrindenhormone, Insulin und Amphotericin B erhöhen die Herzglykosidwirkung wegen der durch sie hervorgerufenen Kaliumverluste. Auch parenteral applizierte Calciumsalze steigern den Glykosideffekt. Dagegen wird durch Triamteren und Amilorid aufgrund der verstärkten Kaliumretention sowie durch Colestyramin infolge verminderter Glykosidresorption die Wirkung herabgesetzt. Chinidin erhöht die Plasmaspiegel von Digoxin und Digoxin-Derivaten durch Kompetition um P-Glykoprotein im Darm. Auf dem gleichen Mechanismus beruht die Erhöhung der Digoxin-Plasmakonzentration durch Verapamil und Nifedipin, ebenfalls Inhibitoren von P-Glykoprotein. Enzyminduktoren, wie z. B. Rifampicin, können andererseits durch Induktion von P-Glykoprotein die Plasmakonzentrationen von Digoxin stark erniedrigen.

Herzglykosidvergiftung. Bereits beim Überschreiten der für den vollen therapeutischen Effekt erforderlichen Dosis um das 1,5- bis 3-Fache ist mit toxischen Erscheinungen zu rechnen. Dabei treten die genannten Nebenwirkungen in verstärkter Form auf. In schweren Fällen kommt es zu partiellem bis totalem AV-Block, Bradykardie oder Kammertachykardie, evtl. auch zu Delirien und Krämpfen. Durch Kammerflimmern kann der Tod eintreten. Bei schweren Intoxikationen werden Maßnahmen zur Resorptionsverhinderung und Unterbrechung des enterohepatischen Kreislaufs (z. B. Gabe von Aktivkohle oder Colestyramin) vorgenommen. Eine beschleunigte Elimination durch Hämoperfusion ist nur bei Digitoxin, nicht aber bei Digoxin möglich. Außerdem hat sich bei schweren Digitalisglykosidvergiftungen die Gabe von **Digitalis-Antitoxin vom Schaf** (Fab-Antikörperfragmenten) bewährt. Bei bradykarden Rhythmusstörungen ist Atropin und bei Versagen dieser medikamentösen Therapie der vorübergehende Einsatz eines Schrittmachers indiziert. Treten tachykarde Rhythmusstörungen auf, werden unter ständiger EKG- und Elektrolytkontrolle Kaliumionen (10 mmol KCl in 1 Stunde) infundiert (kontraindiziert bei Hyperkaliämie und AV-Block!).

Catecholamine bei akuter Herzinsuffizienz

Die positiv inotrope Wirkung von Catecholaminen wurde bereits früher erläutert. Für die Therapie einer Herzinsuffizienz eignen sich Catecholamine jedoch nur in besonderen Fällen in der Intensivmedizin, da sie nicht nur positiv inotrop, sondern auch positiv chronotrop wirken, die ektope Erregungsbildung fördern und den Sauerstoffverbrauch des Myokards steigern. Außerdem tritt rasch ein Wirkungsverlust infolge Desensibilisierung auf. Bei akuter Herzinsuffizienz, insbesondere bei kardiogenem Schock, wird unter strenger Überwachung der Herz-Kreislauf-Parameter vor allem **Dobutamin** (s. o.) angewandt.

Phosphodiesterase-3-Hemmer

Zur kurzzeitigen Therapie von Patienten mit akuter, schwerer Herzinsuffizienz, die mit anderen Pharmaka nicht befriedigend behandelbar sind, können unter strenger Überwachung die Phosphodiesterase-3-Hemmstoffe **Milrinon** (Generika) und **Enoximon** (Perfan®) eingesetzt werden. Durch die Blockade der Phosphodiesterase 3 kommt es zum Anstieg von cAMP und dadurch zu einer positiv inotropen und positiv chronotropen Wirkung am Herzen sowie zu einer Erweiterung der Gefäße. Schlag- und Herzzeitvolumen nehmen zu, das linksventrikuläre enddiastolische Volumen und der periphere Widerstand dagegen ab. Aufgrund dieses Wirkprofils werden diese Substanzen auch als **Inodilatatoren** bezeichnet. Sie eignen sich allerdings wegen ihrer erheblichen Nebenwirkungen nicht zur Langzeittherapie: In allen bisher durchgeführten klinischen Langzeitstudien traten vermehrt Todesfälle unter der Therapie mit Phosphodiesterase-3-Hemmstoffen auf.

Als Initialdosis werden von Milrinon 50 µg/kg während 10 min gegeben, dann folgt eine Erhaltungsinfusion mit 0,375–0,75 µg pro kg und Minute. Die Halbwertszeit von Milrinon beträgt 2–3 Stunden. Die Substanz wird überwiegend unverändert renal ausgeschieden (83 %), ein geringerer Anteil der Dosis glucuronidiert. Bei Patienten mit Niereninsuffizienz ist demzufolge die Dosis anzupassen.

Von Enoximon werden initial 0,5–1 mg/kg – ebenfalls langsam i. v. – verabreicht (weitere Gabe von 0,5 mg/kg im Abstand von 30 min), alternativ kann die Initialdosis auch als Infusion (90 µg pro kg und Minute) appliziert werden. Enoximon wird mit einer Halbwertszeit von 4–6

Stunden überwiegend als Sulfoxidmetabolit renal ausgeschieden.

Als Nebenwirkungen können wie bei anderen Wirkstoffen, welche die cAMP-Konzentration erhöhen, infolge ektoper Erregungsbildung Herzrhythmusstörungen auftreten. Besonders häufig ist mit ventrikulären, seltener mit supraventrikulären Arrhythmien zu rechnen. Durch die Vasodilatation besteht die Gefahr einer Hypotonie. Weitere unerwünschte Wirkungen sind Thrombozytopenie, Fieber, gastrointestinale Störungen, Kopfschmerzen, Myalgien und Transaminasenerhöhungen. Bei Enoximon wurden Oligurie und Thrombophlebitiden an der Injektionsstelle beobachtet. Kontraindikationen sind schwere obstruktive Kardiomyopathie, ausgeprägte Hypovolämie, Tachykardien, Ventrikel-Aneurysma sowie Schwangerschaft.

Levosimendan

Wie PDE-3-Hemmer ist **Levosimendan** (Simdax®) zur Kurzzeit-Behandlung bei akut dekompensierter schwerer chronischer Herzinsuffizienz indiziert, wenn eine konventionelle Therapie nicht (mehr) ausreichend ist. Es steigert die Calciumsensitivität der kontraktilen Proteine durch Calcium-abhängige Bindung an kardiales Troponin C. Levosimendan erhöht dadurch die Kontraktionskraft, beeinträchtigt aber nicht die ventrikuläre Entspannung. Zusätzlich öffnet es ATP-sensitive Kaliumkanäle in der glatten Gefäßmuskulatur, was zu Vasodilatation von arteriellen Widerstands- und venösen Kapazitätsgefäßen führt. Außerdem ist Levosimendan wie z. B. Milrinon ein selektiver Phosphodiesterase-3-Inhibitor. Bei Patienten mit Herzinsuffizienz resultiert aus der positiv inotropen und vasodilatorischen Aktivität von Levosimendan eine gesteigerte Kontraktionskraft und eine Reduktion von Vor- und Nachlast. Die Behandlung solle mit einer Initialdosis von 6–12 µg/kg über einen Zeitraum von 10 min beginnen, gefolgt von einer kontinuierlichen Infusion von 0,1 µg/kg/min. Nach Beendigung einer 24-Stunden-Infusion halten die hämodynamischen Effekte mindestens weitere 24 h an und können bis zu 9 Tagen beobachtet werden. Die Halbwertszeit beträgt 1 h.

Levosimendan wird hauptsächlich durch Konjugation zu inaktivem zyklischem oder N-acetyliertem Cysteinylglycin metabolisiert. Bei schnellen Acetylierern ist die Konzentration acetylierter Metaboliten geringgradig höher als bei langsamen Acetylierern. Häufige Nebenwirkungen sind ventrikuläre Tachykardie, Vorhofflimmern, ventrikuläre Extrasystolen, Herzversagen, Myokardischämie, Hypotonie und Hypokaliämie. In Kombination mit anderen i. v. zu verabreichenden vasoaktiven Substanzen ist das Hypotonierisiko erhöht.

Nitrate

Von den organischen Nitraten (s. o.) wird **Glyceroltrinitrat** bei akuter Herzinsuffizienz mit Lungenstauung in einer Dosierung von 0,8–1,6 (–2,4) mg alle 5–10 min sublingual oder bei nicht ausreichender Wirkung 0,5–3 (–6) mg/Stunde mittels Perfusor i. v. unter strenger Überwachung des Patienten eingesetzt. Der günstige Effekt ist vor allem durch den verringerten venösen Rückstrom und die daraus resultierende Vorlastsenkung, daneben auch durch eine (geringer ausgeprägte) Nachlastsenkung bedingt.

Isosorbiddinitrat, Isosorbidmononitrat und Pentaerythrityltetranitrat können, insbesondere wenn gleichzeitig eine Koronarinsuffizienz besteht, unterstützend bei chronischer Herzinsuffizienz verwendet werden.

23.3.2.3 Behandlung von Herzrhythmusstörungen bei Herzinsuffizienz

Ein großes Problem im Rahmen einer progredienten Herzinsuffizienz sind **ventrikuläre Herzrhythmusstörungen** mit der Gefahr des plötzlichen Herztodes. Außerdem ist ein bei älteren Patienten häufig auftretendes **Vorhofflimmern** (s. u.) in Verbindung mit einer chronischen Herzinsuffizienz behandlungsbedürftig. Bei letzterem sind zur Frequenzkontrolle Herzglykyoside indiziert. Während die meisten klassischen Antiarrhythmika die Prognose von Herzinsuffizienten eher verschlechtern, unterdrücken **Betablocker** und **Amiodaron** (s. u.) die

Herzrhythmusstörungen ohne Erhöhung der Letalität. Zu den erfolgreichen nichtmedikamentösen Verfahren zur Beseitigung von bedrohlichen ventrikulären Herzrhythmusstörungen gehört die **Implantation eines Defibrillators.** Bei Patienten mit schwerer Herzinsuffizienz und Linksschenkelblock hat sich ein **biventrikulärer Schrittmacher** zur Resynchronisation bewährt.

23.3.3 Herzrhythmusstörungen und Antiarrhythmika

23.3.3.1 Pathophysiologische Grundlagen

Veränderungen der Herzschlagfolge beruhen auf einer Beeinflussung der Erregungsbildung und/oder der Erregungsleitung. Überschreitet die Herzfrequenz in Ruhe 100 Schläge/min, liegt eine **Tachykardie** vor; eine Herzfrequenz < 60 Schläge/min wird als **Bradykardie** bezeichnet. Unter einer **Arrhythmie** versteht man eine unregelmäßige Herzschlagfolge. Eine **Extrasystole** ist eine außerhalb des normalen Herzrhythmus ausgelöste Erregung, die eine Extrakontraktion zur Folge hat und vorübergehend den Grundrhythmus verändert.

Erregungsbildungsstörungen. Vom Sinusknoten ausgehende Erregungsbildungsstörungen werden als **nomotop**, solche, die in sekundären bzw. tertiären Zentren oder auch in der Arbeitsmuskulatur entstehen, als **ektop** (heterotop) bezeichnet. Die ektopen Störungen können in den Vorhöfen (**supraventrikulär**) oder den Kammern (**ventrikulär**) ihren Ursprung haben. Zu den nomotopen Erregungsbildungsstörungen gehören die Sinustachykardie, -bradykardie und -arrhythmie, zu den heterotopen Erregungsbildungsstörungen die verschiedenen Formen der Extrasystolie, die supraventrikuläre paroxysmale Tachykardie, die Kammertachykardien sowie das Flattern oder Flimmern von Vorhöfen oder Kammern.

Sinustachykardien kommen bei körperlicher Belastung und Aufregung vor. Vor allem das untrainierte Herz reagiert auf eine erhöhte Anforderung mit unökonomischer Tachykardie. Durch Fieber wird die Herzfrequenz um etwa 10 Schläge/min je 1 °C Temperatursteigerung erhöht. Eine kompensatorische, meist sympathisch ausgelöste Tachykardie findet man im Schock, nach Herzinfarkt, bei Herzinsuffizienz (o Abb. 23.6), Herzmuskelentzündung und Anämie. Tachykardie ist ferner ein wichtiges Symptom bei der Schilddrüsenüberfunktion. Folge der Sinustachykardie ist zunächst eine Steigerung des Herzzeitvolumens. Überschreitet jedoch die Herzfrequenz einen Grenzwert (210 Schläge/min minus Alter des Patienten in Jahren), tritt eine Verschlechterung der Hämodynamik (infolge verminderter Ventrikelfüllung) und der Koronardurchblutung (wegen der verkürzten Diastole) auf.

Sinusbradykardien sind bei ausdauertrainierten Hochleistungssportlern, deren Training eine Erhöhung des Vagustonus zur Folge hat, Ausdruck eines physiologischen Anpassungsprozesses. Eine pathologische Senkung der Herzfrequenz findet man bei Patienten mit einem aus anderen Ursachen erhöhten Vagustonus, z. B. infolge eines Druckanstiegs im Schädelinnenraum bei Hirntumoren oder nach Hirntraumen. Eine Erniedrigung der Herzfrequenz tritt ferner bei Schilddrüsenunterfunktion und nach einigen Infektionen auf. Eine Bradykardie hat, sofern das Schlagvolumen nicht entsprechend ansteigt, eine Verminderung des Herzzeitvolumens zur Folge.

Pathologische **Sinusarrhythmien** entstehen bei koronarer Herzkrankheit, akuter Myokarditis, schwerer Herzinsuffizienz und extrem gesteigerter Schilddrüsenfunktion (Thyreotoxikose). Eine Sonderform der pathologischen Sinusarrhythmien ist das Sinusknotensyndrom (**Sick-Sinus-Syndrom**), bei dem u. a. anhaltende Sinusbradykardie, Wechsel zwischen Tachykardie und Bradykardie und mangelnder Frequenzanstieg unter Belastung auftreten.

Supraventrikuläre paroxysmale Tachykardien (anfallsweises Herzjagen) mit einer Herzfrequenz von 150–220 Schlägen/min sind entweder erblich bedingt oder treten nach Herzmuskelentzündungen, bei Sauerstoffmangel, Hypokaliämie und einer mit Vorhofstauung einhergehenden Herzinsuffizienz auf. Diastole und Systole sind infolge der hohen Herzfrequenz so kurz, dass die Förderleistung des Herzens abnimmt. Häufig ist daher die Durchblutung lebenswichtiger Organe, insbesondere die des Gehirns und der Nieren, eingeschränkt.

Vorhofflattern und insbesondere **Vorhofflimmern** sind häufige Erregungsbildungsstörungen der Vorhöfe mit besonders hoher Erregungsbildungsfrequenz. Beim Vorhofflattern mit einer Frequenz von 200–300/min ist die Vorhoftätigkeit zwar noch koordiniert, doch wird nur ein Teil der Vorhoferregungen auf die Kammern übergeleitet (z. B. 2:1- oder 3:1-Überleitung). Die partielle AV-Blockierung (s. u.) ist dabei durch die Refraktärzeit des ventrikulären Erregungsleitungssystems bedingt. Vorhofflattern entsteht fast immer aufgrund organischer Herzerkrankungen, vor allem bei Koronarsklerose und nach Herzinfarkt. Außerdem tritt Vorhofflattern bei Klappenfehlern durch Überdehnung der Vorhofwand auf. Bei dem im Vergleich zum Vorhofflattern wesentlich häufigeren Vorhofflimmern (Frequenz 350–600/min), von dem ca. 3–5 % der über 65-Jährigen betroffen sind, ist durch die sehr hohe Erregungsfrequenz jede wirksame Vorhofkontraktion aufgehoben. Kammerkontraktionen treten wegen wechselnder Überleitungsblockierung in irregulären Abständen auf (**absolute Arrhythmie**). Außer bei Hypertonie, koronarer Herzerkrankung, Herzinsuffizienz oder Hyperthyreose findet man Vorhofflimmern vor allem bei linksseitigen Klappenfehlern, insbesondere bei Mitralstenosen. (Durch die verengte Mitralklappe erhöht sich der Druck im linken Vorhof, die Vorhofüberdehnung löst die Erregungsbildungsstörung aus.) Nach Häufigkeit und Dauer der Rhythmusstörung wird unterschieden zwischen **paroxysmalem Vorhofflimmern,** das innerhalb von Stunden bis maximal wenigen Tagen spontan sistiert, **persistierendem Vorhofflimmern,** das auch nach mehreren Tagen nicht selbstlimitierend ist und nur medikamentös oder durch Kardioversion wieder in Sinusrhythmus überführt werden kann, und **permanentem Vorhofflimmern,** das trotz Kardioversion bestehen bleibt. Vorhofflimmern ist vor allem deswegen gefährlich, weil sich dadurch Thromben im linken Vorhofohr bilden können, wodurch die Gefahr besteht, dass diese als Emboli zu einem Apoplex oder zur Verlegung peripherer Arterien führen. Etwa 20 % aller Schlaganfälle sind auf Vorhofflimmern zurückzuführen! Patienten mit Vorhofflimmern sollen daher, sofern der **CHA_2DS_2-VASc-Score** (◘ Tab. 23.9 und ◘ Tab. 23.10) mindestens zwei Punkte aufweist, antikoaguliert werden, da bei ihnen das statistische Risiko eines Schlaganfalls höher ist als das einer Schädigung (Hämorrhagie) durch die Antikoagulation. Der CHA_2DS_2-VASc-Score dient der Abschätzung des Schlaganfallrisikos bei Vorhofflimmern. Dabei steht **C** für **C**ongestive Heart Failure, **H** für **H**ypertension, **A** für **A**ge von 65–70 Jahren, **D** für **D**iabetes mellitus, **S** für **S**troke, **VA** für Gefäßerkrankungen und **SC** für **S**ex **C**ategory. Die 2 bedeutet, dass dafür 2 Punkte verwendet werden.

Um wiederum das Blutungsrisiko für Patienten abzuschätzen, die wegen Vorhofflimmerns prophylaktisch antikoaguliert werden sollen, kann eine ähnlich aufgebaute Risikoevaluation mittels des sog. **HAS-BLED-Scores** vorgenommen werden: **H**ypertonie, **a**bnormale Nierenfunktion/Leberfunktion, **S**chlaganfall in der Anamnese, **B**lutung in der Anamnese, **l**abile INR-Einstellung, Alter ≥ 65 (**e**lderly), Medikamente/Alkohol (**d**rugs). Die höchstmögliche Punktzahl ist 9, bei einem Punktwert von 1 je Risikofaktor. Bei einer Punktzahl von 3 oder mehr ist von einem erhöhten Blutungsrisiko durch die Antikoagulation auszugehen, was gegen ihren präventiven Effekt abzuwägen ist.

Ventrikuläre Extrasystolen kommen außer bei vegetativen Störungen bei organischen Herzerkrankungen (z. B. Koronarsklerose, Myokardschädigung) vor. Die klinischen Folgen hängen davon ab, ob die Extrasystolen vereinzelt (max. 10/min), gehäuft (über 10/min) oder salvenartig und ob sie monotop, d. h. von einem Zentrum, oder polytop, d. h. von mehreren Zentren ausge-

Tab. 23.9 Bewertung der Risikofaktoren für das CHA_2DS_2-VASc-Scoring

Risikofaktoren	Punktwert
Herzinsuffizienz oder links-ventrikuläre Dysfunktion	1
Hypertonie	1
Alter > 75 Jahre	2
Diabetes mellitus	1
Schlaganfall oder TIA oder Thromboembolie	2
Vaskuläre Erkrankung	1
Alter 65–74 Jahre	1
Weibliches Geschlecht	1

Tab. 23.10 CHA_2DS_2-VASc-Score und jährliches Schlaganfallrisiko

CHA_2DS_2-VASc Score	Apoplexrisiko/Jahr
1	1,3 %
2	2,2 %
3	3,2 %
4	4,0 %
5	6,7 %
6	9,8 %
7	9,6 %
8	6,7 %
9	15,2 %

hend, auftreten. Monotope Extrasystolen sprechen für eine lokale, polytope Extrasystolen für eine diffuse Myokardschädigung. Besonders gefährlich sind ventrikuläre Extrasystolen, wenn sie in die sog. vulnerable Phase, d. h. in den ersten Teil der T-Welle des EKGs fallen, da dadurch leicht Kammerflimmern (s. u.) ausgelöst werden kann.

Ventrikuläre Tachykardien, die bei schweren organischen Herzschädigungen, z. B. beim Herzinfarkt, vorkommen, sind stets lebensbedrohlich, da sie vielfach in **Kammerflattern** oder **Kammerflimmern** übergehen. Dabei ist eine geordnete Kontraktion der Ventrikel nicht mehr möglich. Beim Kammerflattern wird zwar noch ein geringes Blutvolumen gefördert, trotzdem tritt Bewusstlosigkeit und Schock ein. Kammerflimmern führt dadurch, dass überhaupt kein Blut mehr ausgeworfen wird (**funktioneller Herzstillstand**), nach kurzer Zeit zum Tode, sofern nicht durch sofortige externe Herzmassage die Zeit bis zu weiteren therapeutischen Maßnahmen (Defibrillation) überbrückt wird. Kammerflattern bzw. Kammerflimmern kann auch durch Sauerstoffmangel, Unterkühlung, Überdosierung von Narkosemitteln u. a. ausgelöst werden.

Erregungsleitungsstörungen. Bei diesen Herzrhythmusstörungen ist die Fortleitung bzw. Ausbreitung der Depolarisation im Vorhof- und/oder Kammerbereich beeinträchtigt. Die Erregungsleitung kann dabei verzögert, partiell oder total blockiert sein. Dementsprechend unterscheidet man drei Schweregrade der Erregungsleitungsstörungen: I. Grad: Verzögerung der Erregungsleitung, II. Grad: Gelegentlicher Ausfall der Erregungsleitung vom Vorhof auf die Kammer (partieller Block), III. Grad: Vollständige Unterbrechung der Überleitung (totaler Block). Die Übergänge vom I. zum III. Grad sind fließend. Als Ursachen von Erregungsleitungsstörungen sind Koronarsklerose, Herzinfarkt, Hyperkaliämie, Herzmuskelentzündung sowie Überdosierung mit Digitalis-Glykosiden zu nennen.

23.3.3.2 Antiarrhythmika

Antiarrhythmika sind Substanzen, die zur Normalisierung der Herzschlagfolge angewandt werden. Je nach Art der Rhythmusstörung soll der eingesetzte Wirkstoff die Herzfrequenz steigern oder erniedrigen, die ektope Erregungsbildung unterdrücken und/oder die Überleitungsgeschwindigkeit erhöhen oder erniedrigen. Es ist jedoch eindringlich darauf hinzuweisen, dass Antiarrhythmika, insbesondere Klasse-I-Antiarrhythmika (s.u.), auch **pro-arrhythmogen** wirken mit der Folge einer erhöhten Mortalität. Dabei ist zu beachten, dass viele Patienten mit Herzrhythmusstörungen – insbesondere solche mit isolierten Extrasystolen – herzgesund sind und keiner Behandlung mit Antiarrhythmika bedürfen.

Zur Behandlung schwerer Herzrhythmusstörungen werden zunehmend nichtmedikamentöse Therapieformen eingesetzt. Dazu gehört z.B. die Implantation eines **implantierbaren Defibrillators** (ICD), der Rhythmusstörungen über ein Sensorsystem erkennt und bei Bedarf einen defibrillierenden Impuls abgibt. Die Verwendung dieser Geräte verbessert signifikant die Prognose. Neue Untersuchungen haben außerdem gezeigt, dass der kombinierte Einsatz eines ICD mit einem Antiarrhythmikum (z.B. Sotalol) die Häufigkeit der Elektroschockauslösung durch den ICD verringert (Verbesserung der Lebensqualität), ohne die Mortalität zu erhöhen. Ferner gelingt die Elektrokonversion von Vorhofflimmern (s.u.) leichter bei gleichzeitiger Gabe von Antiarrhythmika (z.B. von einem Klasse-III-Antiarrhythmikum).

Pharmaka zur Therapie bradykarder Herzrhythmusstörungen

Zur kurzfristigen medikamentösen Behandlung bradykarder Herzrhythmusstörungen (einschließlich AV-Blockierungen) und zur kardiopulmonalen Reanimation bei Herzstillstand werden Parasympatholytika bzw. Adrenalin eingesetzt. Führt die medikamentöse Therapie mit diesen Substanzen nicht zum Erfolg oder bestehen stärkere Störungen über längere Zeit, muss ein elektrischer **Schrittmacher** implantiert werden.

Adrenalin steigert die Anstiegssteilheit des Aktionspotenzials, außerdem verkürzt es die Aktionspotenzialdauer und die Refraktärzeit. Die Wirkungen beruhen vor allem auf einer Erhöhung des Calciumionen-Einstroms in der Plateauphase und in einer Beschleunigung des Kaliumionen-Auswärtsstromes in der Repolarisationsphase des Aktionspotenzials. Schon bei normaler und insbesondere bei Überdosierung von Adrenalin besteht die Gefahr von Arrhythmien durch erhöhte Erregbarkeit der Kammermuskulatur (Förderung ektoper Schrittmacheraktivität). Weitere unerwünschte Wirkungen sind Tremor, Angstzustände und verstärktes Schwitzen.

Auch durch **Parasympatholytika** kann die Herzfrequenz gesteigert werden. Therapeutisch verwendet werden (▸Kap. 20.2) **Atropin** (Einzeldosis 0,5 mg) sowie **Ipratropiumbromid** (Itrop®; Dosierung initial 5–15 mg oral, Dauertherapie täglich 20–45 mg oral). Letzteres ist für vagal-bedingte Sinusbradykardien zugelassen. Die orale Bioverfügbarkeit liegt bei 3,3 %, die Halbwertszeit beträgt 1,6 Stunden bei überwiegend biliärer Ausscheidung.

Therapie tachykarder Herzrhythmusstörungen und Extrasystolien

Aufgrund der unterschiedlichen Wirkungsmechanismen wurde eine Einteilung in verschiedene Antiarrhythmikaklassen vorgenommen (Einteilung nach Vaughan Williams). Danach unterscheidet man Klasse-I- (**Natriumkanalblocker**), Klasse-II- (**Betablocker**), Klasse-III- (**Kaliumkanalblocker**), und Klasse-IV-Antiarrhythmika (**Calciumkanalblocker**). ○ Abb. 23.7 verdeutlicht ihre Angriffspunkte am Aktionspotenzial und am EKG.

Klasse-I-Antiarrhythmika

Den Klasse-I-Antiarrhythmika ist gemeinsam, dass sie durch **Blockade des schnellen Natriumkanals (I_{Na})** eine Abnahme der Aufstrichgeschwindigkeit und damit eine Verringerung der Leitungsgeschwindigkeit bewirken. Darüber hinaus führen sie zu einem langsameren Anstieg des Generatorpotenzials, einer Erhöhung der Depolarisationsschwelle und einer Zunahme der Gesamtrefraktärzeit. Außerdem wirken sie negativ inotrop.

Unterschiedlich ist dagegen bei den verschiedenen Stoffen die Beeinflussung der Aktionspotenzialdauer durch Hemmung repolarisierender K^+-Kanäle (verlängerte QT-Zeit im Oberflächen-EKG), das Ausmaß und die Dauer der

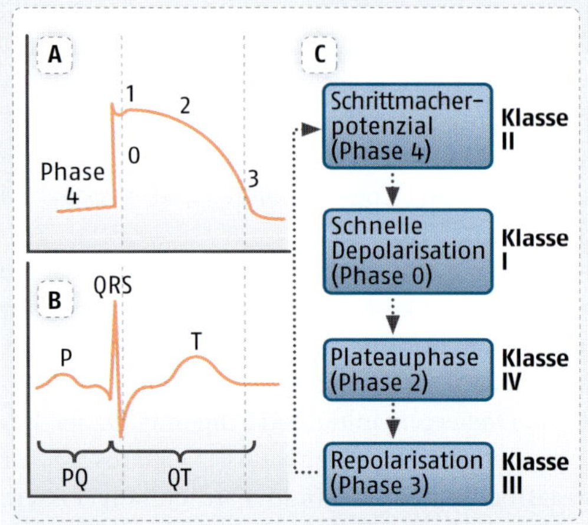

Abb. 23.7 A Kardiales Aktionspotenzial, B Oberflächen-EKG und C Hauptangriffspunkte von Antiarrhythmika

Hemmung des schnellen Natriumeinstroms in der Phase 0 des Aktionspotenzials (verlängertes QRS-Intervall im Oberflächen-EKG) und die Frequenzabhängigkeit der Wirkung („use dependence“).

Der Natriumkanal liegt wie andere Ionenkänäle in drei Funktionszuständen (offen, inaktiv, geschlossen) vor, die im Rahmen eines Aktionspotenzials nacheinander durchlaufen werden. Klasse-I-Antiarrhythmika binden an den Natriumkanal im offenen Zustand. Ist die Bindungszeit einer Substanz an den Kanal nur kurz (z. B. bei Lidocain), macht sich der Effekt (Hemmung des Einstroms von Natrium) nur bei hohen Frequenzen bemerkbar. Pharmaka mit langen Bindungszeiten (z. B. Propafenon) sind dagegen auch bei Ruhefrequenz wirksam. Unter diesen Gesichtspunkten werden die Klasse-I-Antiarrhythmika nochmals in Klasse-IA-, Klasse-IB- und Klasse-IC-Antiarrhythmika untergliedert.

Klasse-IA-Antiarrhythmika. Klasse-IA-Antiarrhythmika können mit den oben genannten Einschränkungen bei Vorhofflattern und Vorhofflimmern, supraventrikulären und (lebensbedrohlichen) ventrikulären Tachykardien sowie Extrasystolien eingesetzt werden. Während bei Patienten ohne Myokardschädigung ihr negativ inotroper Effekt wenig bedeutsam ist, kann bei Herzinsuffizienten die Herzleistung weiter bedrohlich abnehmen. Deshalb ist bei Herzinsuffizienten vor der Gabe negativ inotroper Antiarrhythmika, die bei diesem Patientenkollektiv ohnehin nur besonders vorsichtig verwendet werden sollten, eine ausreichende Behandlung der Herzinsuffizienz erforderlich.

Gemeinsame Nebenwirkungen der Klasse-IA-Antiarrhytmika sind im Zusammenhang mit der Erniedrigung der Kontraktilität Blutdrucksenkung sowie gastrointestinale Störungen, Cholestase, Blutbildveränderungen, Arthralgien u. a. Bei Überdosierungen können Erregungsleitungsstörungen (evtl. AV-Block) und polytope Extrasystolen, evtl. Asystolie auftreten. Kontraindikationen sind dekompensierte Herzinsuffizienz, Bradykardie, Erregungsleitungsstörungen, Digitalis-Intoxikation sowie das 1. Schwangerschaftstrimenon. Durch tricyclische Antidepressiva und Neuroleptika wird der antiarrhythmische Effekt dieser Antiarrhythmika erhöht.

Ajmalin (Gilurytmal®), ein Nebenalkaloid von *Rauvolfia serpentina*, wird i. v. in einer Dosierung von 10–50 mg verwendet. Ajmalin wird durch CYP2D6 metabolisiert und inhibiert dieses Enzym. Die Halbwertszeit ist 1,5 h. **Prajmalium** (Neo-Gilurytmal®), ein Derivat von Ajmalin, wird trotz der quartären Ammoniumstruktur nach oraler Applikation gut resorbiert. Die Dosierung beträgt 60–100 mg, die Halbwertszeit 4–7 h.

Klasse-IB-Antiarrhythmika. Zu den Klasse-IB-Antiarrhythmika gehört nur noch **Lidocain,** z. B. Xylocain® (Kardiologie). Es blockiert spannungsabhängige Natriumkanäle sowohl im offenen als auch im inaktivierten, nicht dagegen im Ruhezustand. Der vorwiegend an den Kammern und weniger im Vorhofbereich angreifende Wirkstoff beeinflusst die Dauer des Aktionspotenzials nur wenig. Lidocain verringert ferner die Depolarisationsgeschwindigkeit bei niedrigerem (weniger negativem) Membranruhepotenzial stärker als bei normalem Membranruhepotenzial und verlängert die Erholungszeit der Natriumkanäle besonders bei hohen Frequenzen. Es wird daher bei tachykarden ventrikulären Arrhythmien eingesetzt. Wegen eines hohen First-Pass-Effekts ist es oral nicht anwendbar. Die Dosierung beträgt 50–100 mg i. v., dann 200 mg/h als Dauerinfusion. Die Halbwertszeit wird mit 0,8 h angegeben. Als Nebenwirkungen können in hohen Dosen zentrale Erregung und Krämpfe auftreten (vgl. Lokalanästhetika-Komplikationen, ▸Kap. 13). Gegenanzeigen sind AV-Block II. und III. Grades.

Klasse-IC-Antiarrhythmika. Flecainid (Tambocor®) und **Propafenon** (z. B. Cuxafenon®) beeinflussen die Aktionspotenzialdauer kaum, blockieren aber wegen der langen Interaktionszeiten mit dem Natriumkanal den schnellen Natriumeinstrom in der Phase 0 des Aktionspotenzials sehr stark und führen somit zu einer QRS-Verlängerung bei Ruhefrequenzen. Die Indikationen wurden vor allem bei ventrikulären tachykarden Arrhythmien stark eingeschränkt. Flecainid und Propafenon werden vorwiegend eingesetzt, um bei Patienten mit supraventrikulären Tachyarrhythmien, insbesondere solchen mit Vorhofflimmern, wieder Sinusrhythmus zu erreichen.

Flecainid und Propafenon werden durch CYP2D6 biotransformiert. Da Flecainid aber auch großenteils unverändert renal ausgeschieden wird – Halbwertszeit 20 h –, weisen langsame Metabolisierer mit normaler Nierenfunktion keine deutlich erhöhten Plasmakonzentrationen auf. Propafenon kann dagegen wegen einer ausgeprägten nicht-linearen Pharmakokinetik (Halbwertszeit 3–17 h) bei langsamen Metabolisierern zu erhöhten Plasmakonzentrationen und signifikant mehr Nebenwirkungen führen. Die Substanz zeigt insbesondere bei langsamen Metabolisierern auch β-blockierende Eigenschaften. Die Dosierung für Flecainid beträgt 100–200 mg, Propafenon wird in einer Dosierung von 450–900 mg verwendet.

Klasse-II-Antiarrhythmika

Betablocker (▸Kap. 19.4.2) eignen sich zur Therapie von Sinustachykardien, supraventrikulären paroxysmalen Tachykardien, Vorhofflimmern und ventrikulären Extrasystolen. Diese Substanzklasse ist neben Amiodaron (s. u.) die Gruppe von Antiarrhythmika, für die eine Reduktion der Mortalität gezeigt werden konnte. Wegen ihrer guten Verträglichkeit gelten sie als **Basisantiarrhythmika.** Zu beachten ist, dass sie die AV-Überleitung herabsetzen.

Klasse-III-Antiarrhythmika

Die Substanzen dieser Gruppe sind dadurch gekennzeichnet, dass sie vorrangig durch **Blockade von Kaliumkanälen** die Aktionspotenzialdauer verlängern. Eine bedeutsame Nebenwirkung ist das Risiko einer Torsades-de-pointes-Arrhythmie, die durch Verlängerung des QT_c-Intervalls hervorgerufen wird und lebensbedrohlich sein kann.

Sotalol (z. B. Sotalex®) weist als bisher einziger Betablocker neben der β-blockierenden Wirkung typische Eigenschaften eines Klasse-III-Antiarrhythmikums auf. Bei oraler Gabe wird es praktisch vollständig resorbiert. Die Halbwertszeit wird mit 7–18 Stunden angegeben, die Elimination erfolgt renal. Die Dosierung beträgt initial 160 mg pro Tag und kann – unter Beachtung der Herzfrequenz, die nicht unter 55 Schläge pro Minute abfallen sollte –, falls erforderlich, auf 320–480 mg täglich gesteigert werden.

Amiodaron (Generika) wirkt sowohl bei supraventrikulären als auch bei ventrikulären Rhythmusstörungen. Es blockiert eine Vielzahl von repolarisierenden und depolarisierenden Ionenkanälen, daher ist es bisher nicht gelungen, die antiarrhythmische Gesamtwirkung nur einem molekularen Wirkmechanismus zuzuordnen („Multikanalblocker“). Hervorzuheben ist vor allem seine Wirksamkeit bei Arrhythmien, die mit anderen Antiarrhythmika nicht behandelt werden können (Sättigungs-Dosierung 8–10 Tage lang 600 mg täglich, Erhaltungsdosis 200 mg/Tag mit Pausen am Wochenende, bei einer Bioverfügbarkeit von 45 %). Neben diesen positiven Eigenschaften weist Amiodaron jedoch auch erhebliche Nachteile auf. So ist die Halbwertszeit mit 20–100 Tagen sehr hoch, außerdem wird Amiodaron im Gewebe stark angereichert. Die Steuerbarkeit ist daher gering. Die Substanz wird selbst über CYP3A4 verstoffwechselt, ist aber zusätzlich ein potenter Hemmstoff von CYP1A2, CYP2C9, CYP2D6 und CYP3A4. Hauptmetabolit ist N-Desethyl-Amiodaron. Daneben werden deiodierte Metaboliten gebildet.

Unter den erheblichen Nebenwirkungen sind Ablagerungen in der Hornhaut des Auges besonders häufig. Außerdem kann es zu Photosensibilität, Schilddrüsenfunktionsstörungen (sowohl Hypo- als auch Hyperthyreosen), Überempfindlichkeitsreaktionen sowie zu Veränderungen im Interstitium der Lungen (**Lungenfibrose**) mit Atembeschwerden und Leberfunktionsstörungen kommen. Amiodaron erhöht bei gleichzeitiger Gabe mit Digoxin dessen Plasmakonzentration, was vermutlich auf einer Hemmung von P-Glykoprotein beruht. Außerdem kann der gerinnungshemmende Effekt von Dicoumarol-Derivaten durch Amiodaron verstärkt werden. Bei Sinusbradykardie, Leitungsverzögerungen, vorbestehender QT-Verlängerung und Hyperthyreose ist Amiodaron kontraindiziert.

Ein Amiodaron-Analogon ist **Dronedaron** (MULTAQ®), das keine Iod-Atome mehr enthält und aufgrund seiner im Vergleich zu Amiodaron deutlich geringeren Lipophilie eine kürzere Halbwertszeit (25–30 Stunden) aufweist. Ebenso wie Amiodaron hemmt Dronedaron den schnellen Natriumeinstrom und repolarisierende Kaliumkanäle (I_{KR}) und führt somit zu einer Verlängerung des QTc-Intervalls. Es wird über CYP3A4 verstoffwechselt, hemmt zusätzlich CYP2D6 und ist zum Erhalt des Sinusrhythmus nach erfolgreicher Kardioversion bei klinisch stabilen Patienten mit paroxysmalem oder persistierendem Vorhofflimmern indiziert. Ziel der Behandlung ist es, das Wiederauftreten von Vorhofflimmern zu verhindern. Gleichzeitig soll die ventrikuläre Herzfrequenz gesenkt werden. Die Dosierung beträgt zweimal täglich 400 mg. Als Nebenwirkungen sind u. a. Geschmacksstörungen, Bradykardien, gastrointestinale Beschwerden, Juckreiz und Asthenie beschrieben. Ferner wurde von seltenen, aber schwerwiegenden Leberschäden berichtet.

Klasse-IV-Antiarrhythmika

Dazu gehören die Calciumkanalblocker **Verapamil** und **Diltiazem** (▸ Kap. 23.2.2.2). Sie hemmen den langsamen, spannungsabhängigen Calciumkanal, vermindern dadurch die Depolarisationsgeschwindigkeit langsamer Aktionspotenziale im Sinus- und AV-Knoten und verlängern die atrioventrikuläre Überleitung. Außerdem erhöhen sie die effektive Refraktärzeit und unterdrücken Nachpotenziale, die zu Herzrhythmusstörungen führen können. Klasse-IV-Antiarrhythmika sind aufgrund dieser pharmakodynamischen Eigenschaften bei supraventrikulären tachykarden Rhythmusstörungen indiziert. Die Dosierung von Verapamil beträgt bei parenteraler Gabe 5 mg langsam i. v., bei oraler Applikation dreimal täglich 40–80 mg. Von Diltiazem werden dreimal täglich 60–120 mg gegeben.

Sonstige Antiarrhythmika

Vernakalant (BRINAVESS®) ist zugelassen zur Konversion eines kürzlich aufgetretenen Vorhofflimmerns. Dessen Dauer vor Anwendung von Vernakalant sollte weniger als sieben Tage betragen (bei Patienten mit einem kardiochirurgischen Eingriff weniger als drei Tage).

Vernakalant blockiert elektrische Ströme in allen Phasen des atrialen Aktionspotenzials, einschließlich der beiden Kaliumströme, die nur im Vorhof vorkommen: den ultraschnellen verzögert gleichrichtenden sowie den Acetylcholinabhängigen Kaliumstrom. Die Blockade dieser Kaliumkanäle verlangsamt die Repolarisation der atrialen Myokardzellen und vermindert somit deren Erregbarkeit. Außerdem hemmt Vernakalant frequenzabhängig myokardiale Natriumkanäle. Während des Vorhofflimmerns ist seine Wirkung daher auf die hochfrequent aktivierenden Natriumkanäle des Vorhofgewebes fokussiert und nicht auf den Ventrikel, der mit einer niedrigeren Herzfrequenz schlägt.

Zur Konversion in den Sinusrhythmus werden 3 mg/kg Vernakalant i. v. appliziert. Falls innerhalb von 15 min keine Kardioversion erreicht wird, besteht die Möglichkeit einer zweiten Infusion mit 2 mg/kg.

Vernakalant wird mittels CYP2D6 verstoffwechselt. Die Halbwertszeit von 2–3 Stunden ist bei langsamen Metabolisierern deutlich verlängert. Die häufigsten Nebenwirkungen sind Geschmacksstörungen und Parästhesien, ferner können Schwindel, Kopfschmerzen, Sehstörungen und QT-Verlängerung auftreten.

Adenosin (Generika) eignet sich zur Therapie behandlungsbedürftiger paroxysmaler supraventrikulärer Tachykardien. Es ist vor allem dann indiziert, wenn andere Antiarrhythmika (z. B. Verapamil) nicht in Betracht kommen. Durch Angriff an A_1-Rezeptoren öffnet Adenosin Kaliumkanäle im Sinusknoten. Außerdem werden am Atrioventrikularknoten durch Adenosin Calciumkanäle blockiert und dadurch ein negativ dromotroper Effekt ausgelöst. Als Folge davon nimmt das Membranruhepotenzial zu, andererseits wird die AV-Überleitung unterdrückt und die Herzfrequenz sinkt. An den Herzkammern wirkt Adenosin nicht.

Wegen der sehr raschen Desaminierung zu Inosin sowie der Aufnahme in Erythrozyten beträgt die Halbwertszeit nur wenige Sekunden. Adenosin muss daher als Bolus intravenös injiziert werden. Die Initialdosis beträgt 3 mg, sie kann bei nicht ausreichender Wirkung bis auf maximal 12 mg gesteigert werden. Als Nebenwirkungen werden häufig Flush, Dyspnoe, Bronchospasmus, Übelkeit und Schwindel, gelegentlich Schwitzen, Palpitationen, Hitzegefühl und Benommenheit beobachtet. Sehr selten kann es zu lebensbedrohlichen Asystolien oder ventrikulären Arrhythmien kommen. Bei AV-Block II. oder III. Grades sowie obstruktiven Lungenerkrankungen ist Adenosin kontraindiziert. Xanthin-Derivate schwächen den Adenosin-Effekt ab.

Die Verwendung von **Magnesiumionen** als Antiarrhythmikum ist in ▸ Kap. 26.2.2.1 beschrieben.

23.3.3.3 Strategie der Pharmakotherapie des Vorhofflimmerns

Ziele der medikamentösen Behandlung von Vorhofflimmern sind die Therapie der Rhythmusstörung, die Verhinderung von Rezidiven (nach erfolgter Rhythmisierung) sowie die Prophylaxe von durch Emboli aus dem linken Herzohr hervorgerufenen Schlaganfällen. Bei der Therapie der Rhythmusstörung können zwei prognostisch gleichwertige Behandlungsstrategien unterschieden werden: die Rhythmus- und Frequenzkontrolle.

Medikamentöse Maßnahmen zur **Rhythmuskontrolle** kommen fast ausschließlich beim paroxysmalen Vorhofflimmern in Betracht. Dabei wird versucht, dieses mit **Klasse-Ic-**, **Klasse-III-Antiarrhythmika, Betablockern** oder, wenn es erst kürzlich aufgetreten ist, mit **Vernakalant** (s. o.) wieder in den Sinusrhythmus zu überführen. Dies gelingt vor allem dann, wenn keine fortgeschrittene kardiale Grunderkrankung vorliegt, der linke Vorhof nicht stark erweitert ist, kein Sick-Sinus-Syndrom besteht und behandelbare Ursachen des Vorhofflimmerns (z. B. Elektrolytstörungen, Hyperthyreose) beseitigt sind.

Frequenzkontrolle bedeutet, dass die bei den verschiedenen Formen von Vorhofflimmern (paroxysmalem, persistierendem, permanentem Vorhofflimmern) die erhöhte Herzfrequenz durch die Medikation normalisiert wird. Dazu können neben **Betablockern** auch **Calciumkanalblocker** vom **Verapamil-Typ** und **Herzglykoside** angewandt werden.

Eine **Rezidivverhinderung** nach Wiederherstellung des Sinusrhythmus kann mit **Betablockern** sowie mit **Amiodaron** und dessen Analogon **Dronedaron** versucht werden. Zur **Apoplexprophylaxe** ist ab einem CHA_2DS_2-VASc-Score von 2 (s. o) zu antikoagulieren.

24 Am Respirationstrakt angreifende Pharmaka

Krankhafte Veränderungen des Respirationstrakts führen in vielen Fällen zu Ventilationsstörungen. Man unterscheidet **obstruktive** und **restriktive Ventilationsstörungen**.

24.1 Obstruktive Ventilationsstörungen

Bei den obstruktiven Ventilationsstörungen stehen eine Einengung der Atemwege und Erhöhung des Strömungswiderstandes im Vordergrund.

Hierzu gehören vor allem

- das Asthma bronchiale,
- die chronisch obstruktive Bronchitis (chronic obstructive pulmonary disease, COPD) und
- das Lungenemphysem.

Beim Asthma bronchiale ist die Atemwegsobstruktion meist reversibel, bei der COPD selbst unter optimalen Therapiebedingungen irreversibel.

24.1.1 Therapie des Asthma bronchiale (Antiasthmatika)

Asthma bronchiale ist eine chronische Entzündung der Atemwege mit Hyperreagibilität des Bronchialsystems und variabler Atemwegsobstruktion. Typische **Symptome** sind anfallsweise auftretende Atemnot (insbesondere nachts und am frühen Morgen) mit exspiratorischem Stridor, pfeifende und giemende Geräusche bei der Auskultation, Brustenge sowie Husten und Abhusten von glasig-zähem Schleim. Die Einengung der Atemwege wird dabei durch Entzündungsmediatoren hervorgerufen, die einen Spasmus der Bronchialmuskulatur, eine ödematöse Schwellung der Bronchialwand sowie eine gesteigerte Sekretion (Hyperkrinie) von Schleim zäher Konsistenz (Dyskrinie) hervorrufen. Nach den auslösenden Ursachen unterscheidet man das allergische (extrinsische) Asthma und das intrinsische (nichtallergische) Asthma mit verschiedenen Unterformen, z. B. dem Anstrengungsasthma, dem Infektasthma oder dem medikamentös bedingten Asthma. Die beiden Formen sind jedoch selten rein ausgeprägt, meistens treten sie als Mischformen auf.

Das **allergische Bronchialasthma** beruht vor allem auf einer IgE-vermittelten Überempfindlichkeitsreaktion (▸Kap. 4.2.1) und betrifft oft entsprechend prädisponierte Personen, die sog. Atopiker. Allergene (z. B. Pollen, Ausscheidungen von Hausstaubmilben, Tierhaarepithelien) induzieren bei diesen Patienten zunächst die Bildung von **IgE-Antikörpern** (Sensibilisierung), die sich auf der Oberfläche von Mastzellen festsetzen. Werden beim erneuten Allergenkontakt zwei benachbarte IgE-Antikörper durch das Allergen überbrückt, tritt eine Degranulation dieser Zellen und somit eine Freisetzung von Entzündungsmediatoren ein, welche die für einen Asthmaanfall typischen Symptome wie

Bronchokonstriktion, Hyperkrinie und Dyskrinie sowie bei längerer Dauer Mukosaödem auslösen.

Beim **intrinsischen Bronchialasthma** sind keine spezifischen Allergene bekannt. Voraussetzung für die Entwicklung der Erkrankung ist eine Hyperreagibilität des Bronchialsystems, durch die bereits primär unspezifische Reize, wie z. B. Infekte, die Inhalation von Tabakrauch, Kaltluft, Nebel oder Luftverunreinigungen, zu einer überschießenden Reaktion des Bronchialsystems führen.

Eine Bronchialobstruktion kann außerdem durch Pharmaka wie β-Adrenozeptorblocker (▸ Kap. 19.4.2) oder nichtsteroidale Antiphlogistika (▸ Kap. 12.1.3.1) hervorgerufen werden.

In der Vergangenheit wurde Asthma bronchiale nach der Schwere der Symptome in 4 Stufen eingeteilt. Diese Einteilung ist jedoch nur für nicht therapierte Patienten sinnvoll und hat sich deshalb nicht für die Therapieverlaufskontrolle bewährt. Aktuell wird für die Behandlung und die langfristige Verlaufskontrolle eine Einteilung in drei klinisch leicht erfassbare **Grade der Asthmakontrolle** herangezogen:

- Kontrolliertes Asthma,
- teilweise kontrolliertes Asthma und
- unkontrolliertes Asthma.

Um zu beurteilen, ob das Therapieziel (kontrolliertes Asthma) erreicht wurde oder eine Anpassung der Therapie (Intensivierung oder Reduktion) zu erfolgen hat, ist der Grad der Asthmakontrolle in regelmäßigen Abständen zu dokumentieren.

Kausale Therapie. Diese ist begrenzt möglich durch

- Karenzmaßnahmen, Meidung von Anfallsauslösern wie Rauchen, Umweltallergenen, Betablockern oder nichtsteroidalen Antiphlogistika,
- eine allergenspezifische subkutane Immuntherapie (SCIT) und
- Abfangen von IgE mit dem monoklonalen Anti-IgE-Antikörper Omalizumab.

Omalizumab (Xolair®) ist gegen ein Epitop im Fc-Anteil von IgE gerichtet. Durch Komplexbildung mit den frei zirkulierenden IgE-Molekülen wird deren Bindung an den IgE-Rezeptor auf den Mastzellen verhindert. Omalizumab ist indiziert als Zusatzbehandlung bei Patienten (ab 6 Jahren) mit schwerem, persistierendem, IgE-vermitteltem allergischen Asthma, die einen positiven Hauttest gegen ein ganzjährig auftretendes Aeroallergen zeigen und trotz hochdosierter inhalativer Glucocorticoid- und β_2-Sympathomimetika-Therapie immer noch unter schweren Asthma-Exazerbationen leiden. Es wird subkutan injiziert. Seine Metabolisierung erfolgt CYP-unabhängig mit einer mittleren Halbwertszeit von 26 Tagen.

Die Dosierung und Behandlungsfrequenz richten sich nach dem IgE-Basiswert und dem Körpergewicht. Da der Körper ständig IgE weiterproduziert, muss Omalizumab alle 2–4 Wochen nachinjiziert werden, um den IgE-Spiegel niedrig zu halten. Die Maximaldosis beträgt 600 mg alle 2 Wochen.

Als Nebenwirkungen wurden Kopfschmerzen, Reaktionen und Schmerzen an der Injektionsstelle, Schwellungen, Erythem, Pruritus und anaphylaktische Reaktionen berichtet.

Symptomatische Therapie des Bronchialasthmas

Die symptomatische Behandlung des Asthma bronchiale ist in der Regel eine Langzeittherapie und setzt sich aus einer Bedarfsmedikation und einer Dauermedikation zusammen.

Die **Bedarfsmedikation** kommt einer Bronchospasmolyse gleich und dient zur symptomatischen Behandlung der akuten Atemwegsobstruktion und Dyspnoe.

Die **Dauermedikation** soll die asthmatische Entzündungsreaktion unterdrücken, die bronchiale Hyperreagibilität senken, um dadurch langfristig eine Kontrolle der Symptome zu erreichen.

24.1.1.1 Bronchospasmolytika

Als Bronchospasmolytika werden folgende Substanzgruppen eingesetzt:

- β_2-Sympathomimetika,
- Theophyllin sowie
- Muscarinrezeptor-Antagonisten (Parasympatholytika).

β_2-Sympathomimetika (▸Kap. 19.2.3) führen durch Erregung G-Protein-gekoppelter β_2-Rezeptoren zu einer Erschlaffung der Bronchialmuskulatur (○ Abb. 24.1). Sie heben damit einen Bronchospasmus auf und steigern durch Anregung der Flimmerbewegungen der Zilien die mukoziliäre Clearance. Sie sind allerdings nicht antiphlogistisch wirksam und können deshalb auch bei Dauertherapie eine inhalative Glucocorticoidtherapie nicht ersetzen. Die Substanzen werden vorzugsweise inhalativ appliziert, weil sich dadurch systemische Nebenwirkungen (Tremor, Tachykardie, ventrikuläre Rhythmusstörungen, Blutdrucksteigerung) weitgehend vermeiden lassen. Bei den meisten inhalativ applizierten Substanzen sind außerdem die orale Bioverfügbarkeit und die Dosis so gering, dass auch beim normalen teilweisen Verschlucken des Arzneistoffs eine systemische Wirkung nicht zu erwarten ist.

Bei den β_2-Sympathomimetika unterscheidet man **Bedarfstherapeutika** zur raschen Therapie und **Langzeittherapeutika** zur Prophylaxe von Asthmaanfällen. Inhalative raschwirkende (**RABA** „rapid acting beta-2-agonists") und zugleich kurzwirkende β_2-Sympathomimetika (**SABA** „short acting beta-2-agonists") sind Mittel der 1. Wahl zur bedarfsorientierten Behandlung einer akuten Bronchialobstruktion. Die Broncholyse tritt innerhalb weniger Minuten nach Applikation ein und hält ca. 3–6 h an. Zu den RABA und SABA zählen die β_2-Sympathomimetika **Fenoterol** (z. B. Berotec®), **Salbutamol** (z. B. Sultanol®) und **Terbutalin** (z. B. Aerodur®). **Formoterol** (z. B. Oxis® Turbohaler®) ist zwar raschwirkend, aber eignet sich aufgrund seiner langen Wirkdauer nicht zur Bedarfstherapie (s. u.).

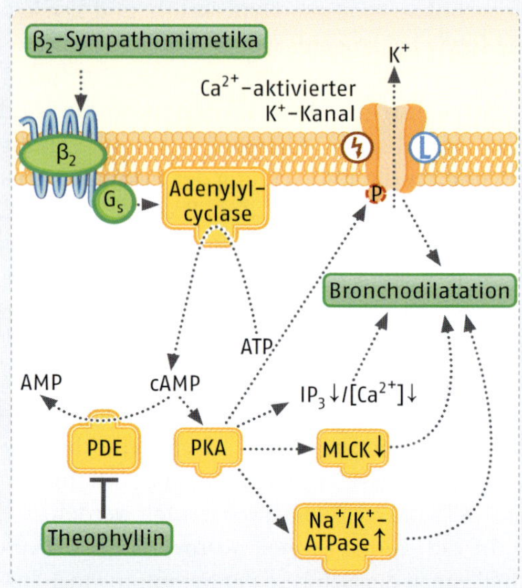

○ **Abb. 24.1** Angriffspunkte und Wirkungen von β_2-Sympathomimetika und Theophyllin. **MLCK** Leichtketten-Myosinkinase, **PDE** Phosphodiesterase, **PKA** Proteinkinase A, **IP_3** Inositoltrisphosphat. Nach Barnes

Inhalative langwirkende β_2-Sympathomimetika (**LABA** „long acting beta-2-agonists") wie **Salmeterol** (z. B. Serevent®) und **Formoterol** (z. B. Oxis® Turbohaler®) haben eine Wirkdauer von 12–24 h und sind zur Prophylaxe von Asthmaanfällen ab Therapiestufe 3 (s. u.) indiziert. Aufgrund des verzögerten Wirkungseintritts (Salmeterol) und der langen Wirkdauer (Salmeterol, Formoterol) sind LABA nicht zur bedarfsorientierten Therapie einer Bronchialobstruktion geeignet. Ferner sollten langwirkende β_2-Sympathomimetika wegen Hinweisen auf eine unter Monotherapie beobachteten erhöhten Mortalität nie als Monotherapie, sondern immer zusammen mit inhalativen Glucocorticoiden eingesetzt werden. Zur Verbesserung der Compliance sind deshalb auch fixe Kombinationen (s. u.) auf dem Markt.

Die lang wirksamen, inhalativ applizierten β_2-Sympathomimetika **Indacaterol** (Onbrez® Breezhaler®) und **Olodaterol** (Striverdi®) sind für die Therapie des Asthma bronchiale nicht, sondern derzeit nur bei COPD (s. u.) zugelassen.

Die systemische Dauertherapie mit β_2-Sympathomimetika ist nur in Ausnahmefällen indiziert, wenn die Asthmasymptomatik mit inhalativen Formulierungen nicht ausreichend beherrscht werden kann. Hierbei kommen das Prodrug **Bambuterol** (Bambec®, wird in Terbutalin umgewandelt) oder β_2-Sympathomimetika mit langer Halbwertszeit (z. B. **Clenbuterol**, Spiropent®) zum Einsatz.

Clenbuterol hat zusätzlich eine anabole Wirkung und steht deshalb auf der Dopingliste.

Die Dosierung soll so niedrig wie möglich gewählt werden. Eine Dosisreduktion kann vielfach durch eine Kombination mit anderen Antiasthmatika erreicht werden.

Typische Nebenwirkungen von β_2-Sympathomimetika wie Tremor, Unruhe, Tachykardie, Herzrhythmusstörungen, Blutdrucksteigerungen und Schlafstörungen treten bei korrekter inhalativer Applikation eher nicht, sondern meist nur bei systemischer Gabe oder bei sehr hohen inhalativ applizierten Dosen auf.

Das Xanthin-Derivat **Theophyllin** (z. B. Euphylong®) besitzt einen geringeren bronchospasmolytischen Effekt als die β_2-Sympathomimetika. Der Wirkungsmechanismus von Theophyllin ist nur teilweise geklärt. In hohen Konzentrationen hemmt es **Phosphodiesterasen**, welche cyclische Nukleotide spalten, und führt so zu erhöhten intrazellulären Konzentrationen von cAMP und cGMP (○ Abb. 24.1). Dies hat eine Bronchodilatation zur Folge. Darüber hinaus blockiert Theophyllin Adenosin-Rezeptoren, deren Stimulation zu Bronchokonstriktion und Histaminfreisetzung führt. Außerdem aktiviert Theophyllin Histondeacetylasen, wodurch die Expression proinflammatorischer Gene gehemmt wird.

Zu beachten sind die **geringe therapeutische Breite** mit erheblichen Nebenwirkungen bei höheren Plasmaspiegeln (s. u.) und die großen interindividuellen Unterschiede in der Halbwertszeit (Raucher: 4–5 h; Nichtraucher: 7–9 h; Herz- oder Leberinsuffiziente: >24 h). Aus diesem Grund wird oft ein Therapeutisches **Drugmonitoring** durchgeführt. Die therapeutisch günstigen Plasmaspiegel liegen bei 5–15 µg/ml.

Aufgrund dieser Schwierigkeiten und des im Vergleich zu β_2-Sympathomimetika geringeren bronchospasmolytischen Effekts ist der Stellenwert von Theophyllin in der Asthmatherapie (auch bei der Therapie des Status asthmaticus) deutlich zurückgegangen.

Theophyllin kann intravenös oder peroral in Tropfen- oder retardierter Form eingesetzt werden.

Die Dosierung erfolgt individuell. Die Erhaltungsdosis beträgt 200–800 mg. Besondere Vorsicht ist bei Patienten mit Epilepsie, Hyperthyreose, Herzrhythmusstörungen, hypertropher obstruktiver Kardiomyopathie und Lebererkrankungen geboten.

Als (dosisabhängige) Nebenwirkungen, insbesondere bei Plasmaspiegeln >20 µg/ml, können gastrointestinale Beschwerden, zentralnervöse Störungen (Unruhe, Schlaflosigkeit, Übelkeit, Kopfschmerzen), Tachykardien und Tachyarrhythmien auftreten. Nach zu rascher i. v. Injektion wurden Todesfälle beschrieben.

Theophyllin wird in der Leber u. a. über CYP1A2 metabolisiert. Makrolid-Antibiotika, Cimetidin, Ciprofloxacin und Enoxacin erhöhen, Enzyminduktoren (z. B. Barbiturate oder Carbamazepin, aber auch Rauchen) erniedrigen die Theophyllinplasmaspiegel.

Muscarinrezeptor-Antagonisten (Parasympatholytika, ▸ Kap. 20.2). Bei Asthma bronchiale wird die quartäre Verbindung **Ipratropiumbromid** (Atrovent®) in Form eines Dosieraerosols lokal zur Bronchospasmolyse eingesetzt. Eine Resorption muss möglichst vermieden werden, da sonst aufgrund der parasympatholytischen Wirkung die Bronchialsekretion gehemmt und die Flimmerepithelbewegungen erschwert werden. Dadurch würde die Dyskrinie verstärkt und die Expektoration erschwert werden.

Die Wirkung tritt 3–5 min nach Inhalation ein und hält durchschnittlich 4–6 Stunden an. Die bronchodilatatorische Wirkung ist schwächer als die der β_2-Sympathomimetika.

Kürzlich wurde auch der bisher nur bei COPD eingesetzte langwirkende Muscarinrezeptor-Antagonist (**LAMA**, „long-acting muscarinic antagonist") **Tiotropiumbromid** (Spiriva® Respimat®) für die Therapie des Asthma bronchiale zugelassen, allerdings nur als Zusatztherapie bei Patienten, die bereits eine Kombination aus einem inhalativen Glucocorticoid und einem lang wirksamen β_2-Sympathomimetikum erhalten und in den letzten 12 Monaten mindestens eine Exazerbation hatten. Andere LAMA (▸ Kap. 24.1.2) sind bisher noch nicht bei Asthma zugelassen.

Als Nebenwirkungen werden in seltenen Fällen Mundtrockenheit als Ausdruck einer Speichelsekretionshemmung und ein Anstieg der Herzfrequenz (besonders bei hohen Dosen) beobachtet. Bei Engwinkelglaukom und Miktionsstörungen sind Muscarinrezeptor-Antagonisten kontraindiziert.

24.1.1.2 Antientzündlich wirkende Antiasthmatika

Eine Verminderung der entzündlichen Reaktion der Bronchialschleimhaut ist beim Bronchialasthma durch den Einsatz von

- Glucocorticoiden,
- Cysteinyl-Leukotrien$_1$-Rezeptorantagonisten und
- Hemmstoffen der Mediatorfreisetzung

möglich. Mit Ausnahme der hochdosierten systemischen Gabe von Glucocorticoiden haben diese auch als „Controller" bezeichneten Pharmaka einen langsamen Wirkungseintritt. Sie eignen sich daher nur zur Anfallsprophylaxe und werden unabhängig vom aktuellen Befinden regelmäßig über einen längeren Zeitraum eingesetzt, um die Entzündung der Atemwege zu verringern.

Glucocorticoide

Glucocorticoide (▸ Kap. 21.7.1) reduzieren bei Asthmapatienten die Schleimbildung und das Bronchialödem, verbessern die mukoziliäre Clearance, hemmen teilweise die bronchiale Epithelzerstörung und verstärken durch vermehrte Expression von β-Adrenozeptoren die Wirkung von β_2-Sympathomimetika (beta-permissiver Effekt). Erst in sehr hohen Dosen wirken sie auch direkt bronchospasmolytisch.

Inhalative Glucocorticoide. In inhalativer Form sind Glucocorticoide Mittel der Wahl für die Langzeittherapie des Asthma bronchiale. Eingesetzt werden insbesondere **Beclometason-dipropionat** (z. B. Ventolair®), **Budesonid** (z. B. Pulmicort®), **Ciclesonid** (Alvesco®), **Fluticason-17-propionat** (z. B. Flutide®) und **Mometason-furoat** (Asmanex®).

Beclometason-dipropionat und Ciclesonid sind Prodrugs und werden durch Lungen-Esterasen zu ihrer Wirkform hydrolysiert. Dadurch werden sowohl systemische als auch lokale Nebenwirkungen vermindert.

Die übliche Dosierung (mittlere Dosis) beträgt pro Tag für Beclometason-dipropionat 0,5–1 mg, für Budesonid 0,4–0,8 mg, für Ciclesonid 0,16 mg, für Fluticason-17-propionat 0,25–0,5 mg und für Mometason-furoat 0,2–0,4 mg.

Mit einem Behandlungserfolg, der von der richtigen Inhalationstechnik (möglichst geringes Verschlucken des Wirkstoffs) und der regelmäßigen Anwendung abhängt, kann erst nach einigen Tagen gerechnet werden.

Systemische Nebenwirkungen fehlen aufgrund der lokalen Anwendung relativ niedriger Dosen weitgehend. Selbst wenn der Wirkstoff aufgrund einer falschen Inhalationstechnik versehentlich verschluckt wird, ist das Risiko systemischer Nebenwirkungen minimal, da die zur inhalativen Therapie verwendeten Glucocorticoide einen relativ hohen First-Pass-Effekt und somit eine geringe Bioverfügbarkeit besitzen. Da Mundhöhle und Rachen relativ hohen Wirkstoffkonzentrationen ausgesetzt sind, sind wichtige lokale Nebenwirkungen Heiserkeit (infolge Myopathie der Kehlkopfmuskulatur), Mundtrockenheit und orale Kandidose. Bei Auftreten von Heiserkeit muss entweder die Dosis reduziert, die Inhalationstechnik verändert oder das Präparat vorübergehend abgesetzt werden. Unter einer Ciclesonidtherapie wird Heiserkeit als Nebenwirkung seltener berichtet, da die Substanz erst in der Lunge aktiviert wird (s. o.). Eine orale Kandidose kommt nur relativ selten vor und lässt sich mit einem Antimykotikum (z. B. Nystatin, ▸ Kap. 30.3.3) beseitigen. Durch Applikation der inhalativen Glucocorticoide vor den Mahlzeiten kann vor allem die Pilzinfektion, aber auch die Heiserkeit weitgehend vermieden werden. Bei längerfristiger Anwendung hoher Dosen muss allerdings auch mit systemischen Nebenwirkungen wie Suppression der Nebennierenrinde, Osteoporose und Kataraktbildung gerechnet werden. In diesem Fall ist eine Osteoporoseprophylaxe mit Calciumsalzen und Vitamin D indiziert.

Systemisch eingesetzte Glucocorticoide. Eine langdauernde systemische Gabe von Glucocorticoiden ist wegen der erheblichen Nebenwirkungen nur indiziert, wenn der Patient mit anderen Maßnahmen nicht erfolgreich behandelt werden kann. Die inhalative Applikation von Glucocorticoiden sollte trotzdem auch in diesen Fällen beibehalten werden, um die systemisch erforderliche Dosis möglichst gering zu halten.

Üblicherweise wird eine systemische Glucocorticoid-Therapie bei Asthma bronchiale – wenn indiziert – mit **Prednisolon** (z. B. Decortin® H) oral durchgeführt. Die (Erhaltungs-)Dosis liegt bei 5–10 mg täglich.

Hohe intravenöse Dosen von Glucocorticoiden sind bei schweren Asthmaanfällen sowie insbesondere beim Status asthmaticus (s. u.) unentbehrlich und wirken dabei oft lebensrettend.

Zu Nebenwirkungen und Kontraindikationen ▸ Kap. 21.7.1.

Cysteinyl-Leukotrien$_1$-Rezeptorantagonisten („Lukaste")

Diese Substanzen besetzen selektiv den CysLT$_1$-Rezeptor und verhindern so die durch Cysteinyl-Leukotriene ausgelöste Mukusproduktion, Ödembildung, Bronchokonstriktion und Schädigung des Bronchialepithels. Sie sind bei Anstrengungsasthma, Asthma nach Provokation mit kalter Luft oder Allergenen sowie beim Analgetika-induzierten Asthma wirksam. Inhalative Glucocorticoide können sie jedoch nicht ersetzen. In Deutschland ist nur **Montelukast** (z. B. SINGULAIR®) als sog. „Add-on-Antiasthmatikum" zugelassen. Es ist indiziert zur oralen Zusatzbehandlung bei Patienten, die mit einem inhalativen Glucocorticoid nicht ausreichend kontrolliert und auch durch die bedarfsweise Anwendung von kurzwirkenden β_2-Sympathomimetika (s. u.) nicht ausreichend behandelt werden können. Außerdem eignet sich Montelukast zur Prophylaxe von Belastungsasthma. Zur Behandlung eines akuten Asthmaanfalls ist es nicht geeignet.

Da es hauptsächlich durch CYP3A4 metabolisiert wird, ist Vorsicht geboten, wenn die Substanz gleichzeitig mit Arzneistoffen gegeben wird, welche CYP3A4 induzieren oder hemmen. Die Halbwertszeit wird mit 3–5 Stunden angegeben.

Die Dosierung (oral) beträgt (vor dem Schlafengehen) bei Erwachsenen 10 mg und bei Kindern zwischen 6 Monaten und 5 Jahren 4 mg (als Granulat oder Kautablette) und bei Kindern zwischen 6 und 14 Jahren 5 mg täglich.

Als Nebenwirkungen werden Kopf- und Bauchschmerzen, Husten, Unruhe, Halluzinationen, Durchfall, Dyspepsie und Fieber beobachtet. Auch sind Einzelfälle von granulomatösen Vaskulitiden (Churg-Strauss-Syndrom) und Überempfindlichkeitsreaktionen (Anaphylaxie, Angioödem, Urtikaria) beschrieben. Ob Kinder und Jugendliche ein besonderes Risiko für psychiatrische Nebenwirkungen (Aggressionen, Halluzinationen bis hin zu Suizidgedanken) haben, konnte noch nicht abschließend geklärt werden.

Hemmstoffe der Mediatorfreisetzung

Cromoglicinsäure (DNCG, z. B. Cromo-ratiopharm®, inhalative Applikation) wird nur noch relativ selten bei Kindern mit reinem allergischem Asthma prophylaktisch eingesetzt, bei erwachsenen Asthmatikern ist es meist ohne ausreichenden Effekt. Als Wirkungsmechanismus wird eine Blockade spannungsabhängiger Calciumkanäle und Calcium-abhängiger Chloridkanäle von aktivierten Mastzellen und damit eine Hemmung der Mastzelldegranulation diskutiert.

Als Nebenwirkungen werden beim Einatmen des Pulvers vereinzelt lokale Reizungen im Respirationstrakt beobachtet, die bis zum Bronchospasmus führen können.

Weitere Indikationen von Cromoglicinsäure sind allergisch bedingte Konjunktivitiden und Rhinitiden sowie allergische Manifestationen im Gastrointestinaltrakt, z. B. Nahrungsmittelallergien (Handelspräparat Colimune®).

24.1.1.3 Kombinationspäparate

Langwirkende β_2-Sympathomimetika sollen wegen einer unter Monotherapie beobachteten erhöhten Mortalität nur in Kombination mit inhalativen Glucocorticoiden gegeben werden. Dies hat zur Einführung **fixer Kombinationen** von **Salmeterol/Fluticason** (z. B. Viani®), **Formoterol/Budesonid** (Symbicort®) und **Formoterol/Beclometason** (z. B. Foster®) geführt. Das langwirkende β_2-Sympathomimetikum **Vilanterol** ist bisher nur in Kombination mit dem Glucocorticoid **Fluticason-furoat** (Relvar® Ellipta®) verfügbar. Aus Gründen mangelnder Dosierungsflexibilität sind fixe Kombinationen jedoch nicht zur Ersteinstellung sowie auch nicht bei Patienten mit instabilem Asthma geeignet.

Die Kombination des quartären Parasympatholytikums **Ipratropiumbromid** mit dem β_2-Sympathomimetikum **Fenoterol** (Berodual® N) ermöglicht zwar eine Dosisreduktion des Sympathomimetikums, ist aber nur in bestimmten Fällen, z. B. bei gleichzeitiger chronisch obstruktiver Bronchitis, sinnvoll.

Die verfügbaren fixen Kombinationen eines β_2-Sympathomimetikums mit Cromoglicinsäure (z. B. Allergospasmin® N) sind nicht sinnvoll, da Cromoglicinsäure in diesen Kombinationen meist zu niedrig dosiert ist.

24.1.1.4 Stufenschema der Asthmatherapie

Hauptziel der Asthmatherapie ist es, den Grad **„kontrolliertes Asthma“** (s. o.) zu erreichen. Das bedeutet Symptomfreiheit, Vermeidung von Exazerbationen, normale Lungenfunktion und bei Kindern normale Entwicklung. Bei allergischem Asthma ist eine Allergenkarenz (z. B. Vermeidung von Tierhaarkontakt, Milben, Pollen) anzustreben. Da die unterschiedlichen Therapiestufen (Abb. 24.2) nicht einem Asthmaschweregrad zuzuordnen sind, bestimmen das Ausmaß der Asthmakontrolle (s. o.) und die entsprechende Vorbehandlung die Auswahl der entsprechenden Arzneimittel. Ist der Grad „kontrolliertes Asthma“ noch nicht erreicht, wird die Therapie intensiviert. Ist der Grad „kontrolliertes Asthma“ erreicht und über mehrere Monate stabil, kann die Therapie auch wieder reduziert werden. Die Bedarfstherapie des Asthma bronchiale mit einem rasch- und kurzwirkenden β_2-Sympathomimetikum ist Bestandteil aller Therapiestufen. Es soll akute Atembeschwerden schnell lindern und wird deshalb auch **„Reliever“** genannt. Hierfür eignen sich nur β_2-Sympathomimetika mit schnellem Wirkungseintritt und kurzer Halbwertszeit (s. o.), um eine Akkumulation im Körper und somit systemische Nebenwirkungen zu verhindern. Da „Reliever“ rein symptomatisch wirksam sind und keinen prophylaktischen Nutzen haben, müssen bereits ab Stufe 2 inhalative Glucocorticoide als Dauertherapie (**„Controller“**) zusätzlich zum Einsatz kommen. Wird damit der Grad „kontrolliertes Asthma“ nicht erreicht, wird die Therapie intensiviert und zunächst die Dosis des inhalativen Glucocorticoids erhöht und/oder das Glucocorticoid mit anderen Antiasthmatika kombiniert (Details Abb. 24.2). Theophyllin hat aufgrund seiner geringen therapeutischen Breite in der Dauertherapie an Stellenwert verloren.

24.1.1.5 Therapie des Status asthmaticus

Ein Status asthmaticus ist eine anhaltend schwere Atemwegsobstruktion, die stets lebensbedrohlich ist. Sie erfordert daher neben physikalischen Maßnahmen (z. B. mechanischer Sekretentfernung) eine intensivmedizinische Therapie. Der nationalen Versorgungsleitlinie entsprechend werden mehrere Pharmaka – stets unter Berücksichtigung der vorangegangenen Therapie – wie folgt angewendet:

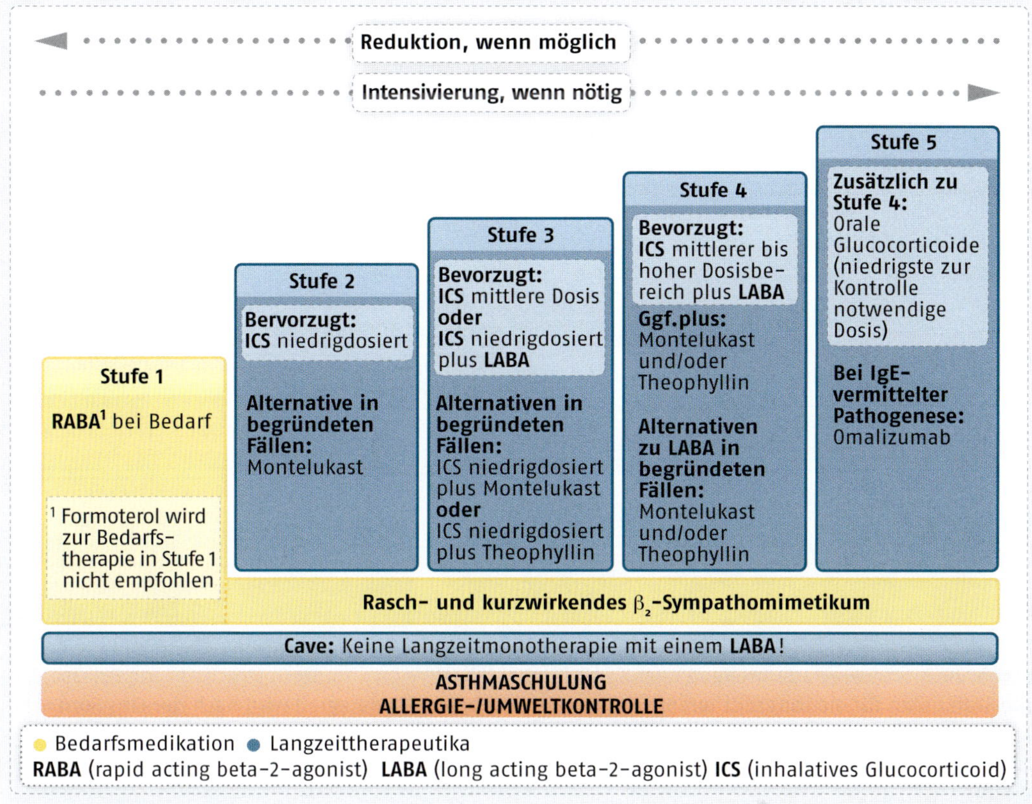

Abb. 24.2 Stufenplan für die Langzeittherapie des Asthma bronchiale bei Erwachsenen. Nach nationaler Versorgungsleitlinie

- Sauerstoff (2–4 l/min) per Nasensonde (cave Hyperkapnie),
- 2–4 Hübe eines SABA (in Intervallen von 10–15 min wiederholen),
- ein Glucocorticoid i. v. (je nach Bedarf z. B. 50–100 mg Prednisolon in 4- bis 6-stündigen Abständen),
- Ipratropiumbromid (Verneblung von 3 ml einer Lösung mit 0,5 mg Ipratropiumbromid).

Bei unzureichendem Ansprechen muss eine Krankenhauseinweisung erfolgen. Dort kann die Therapie intensiviert werden mit

- einem parenteralen β_2-Sympathomimetikum (z. B. Terbutalin 0,25–0,5 mg s. c.),
- Theophyllin i. v. (initial bei Patienten ohne Theophyllin-Vorbehandlung bis zu 5 mg/kg) in Form einer Kurzinfusion (bei vorangegangener Theophyllintherapie erst Blutspiegelkontrolle, dann Dosisanpassung!),
- Magnesiumsulfat i. v. (Einzelinfusion von 2 g in 20 min).

Sedativa, Tranquillanzien, Expektoranzien und eine Hydratation mit großen Flüssigkeitsvolumina sollen beim Status asthmaticus nicht eingesetzt werden.

24.1.2 Therapie der COPD (chronisch obstruktiven Lungenerkrankung)

Die COPD (**c**hronic **o**bstructive **p**ulmonary **d**isease) ist durch zähen Auswurf, morgendlichen Husten und zunehmende Atemnot während körperlicher Belastung gekennzeichnet. Die Diagnose COPD bedarf stets des Ausschlusses ei-

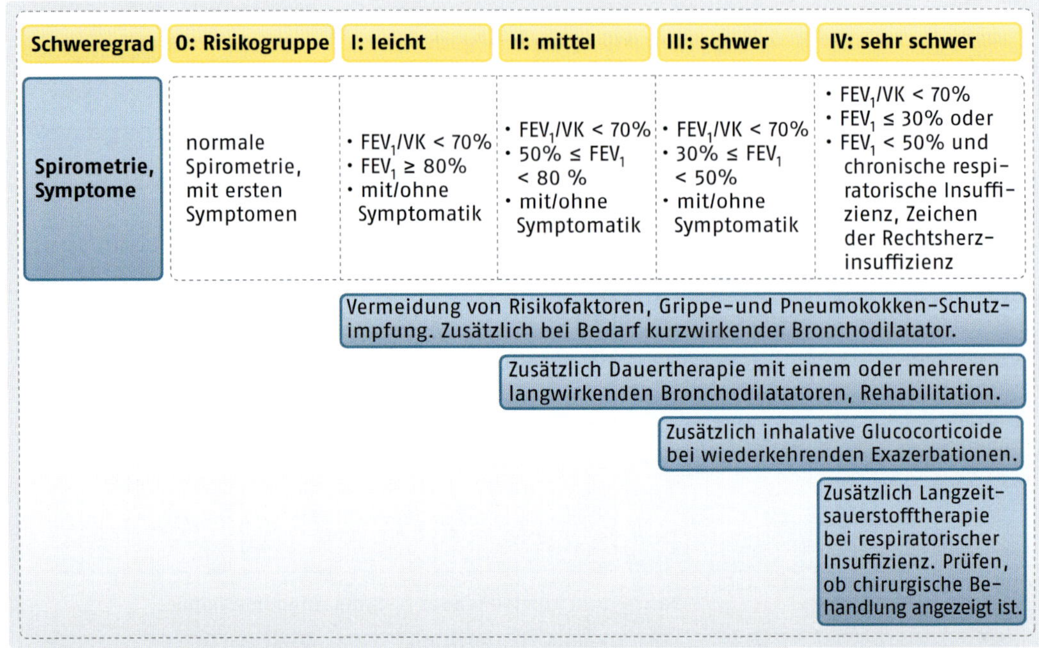

Abb. 24.3 Schweregradeinteilung nach GOLD (Global Initiative for Chronic Obstructive Lung Disease) und Stufenplan für die Langzeittherapie der stabilen COPD. Der Schweregrad wird nach der Einsekundenkapazität (FEV_1), dem Verhältnis FEV_1/VK und der Symptomatik beurteilt. Die Behandlung orientiert sich am Schweregrad der Erkrankung. **VK** inspiratorische Vitalkapazität. Nach nationaler Versorgungsleitlinie

ner Reihe anderer kardiopulmonaler Krankheiten, die ähnliche Symptome hervorrufen (z. B. Bronchiektasen, Bronchialkarzinom, Lungentuberkulose, Asthma bronchiale, Linksherzinsuffizienz). Als auslösende Ursache ist an erster Stelle **Rauchen** zu nennen.

Die Hyperreagibilität des Bronchialsystems bewirkt reflektorisch eine Freisetzung von Acetylcholin, das die Mastzellen der Bronchialwand degranuliert und somit Entzündungsmediatoren freisetzt. Acetylcholin und andere Mediatoren sind gemeinsam an der Bronchokonstriktion, der Hypersekretion von zähem Schleim und an der Ausbildung des Wandödems beteiligt. Der Retention des Schleims folgt oft eine sekundäre bakterielle Infektion mit *Haemophilus influenzae*, Pneumokokken, Staphylokokken sowie bestimmten gramnegativen Keimen.

Die Therapie der COPD richtet sich nach dem Schweregrad nach GOLD (Global Initiative for Chronic Obstructive Lung Disease, Abb. 24.3). Bestandteil jeder Therapie sollte darüber hinaus sein, das Rauchen einzustellen.

Neben β_2-Sympathomimetika (s. o.) werden – anders als beim Asthma bronchiale – hauptsächlich quartäre Muscarinrezeptor-Antagonisten wie **Ipratropiumbromid** (z. B. Atrovent®) und besonders die langwirkenden Substanzen (LAMA, „long-acting muscarinic antagonists") **Tiotropiumbromid** (Spiriva®), **Glycopyrroniumbromid** (Seebri® Breezhaler®), **Umeclidiniumbromid** (Incruse®) oder **Aclidiniumbromid** (z. B. Bretaris® Genuair®) per inhalationem eingesetzt, da sie bei COPD mindestens genauso bzw. besser bronchodilatatorisch wirksam sind als β_2-Sympathomimetika. Diese quartären Ammonium-Verbindungen sind nur schlecht bioverfügbar und Blut-Hirn-Schranken-gängig, sodass systemische und zentralnervöse Nebenwirkungen gering sind. Aclidiniumbromid und

Tiotropiumbromid sind sogenannte kinetisch selektive M_3-Rezeptor-Antagonisten, d. h. dass sie deutlich langsamer von M_3- als von anderen Muscarinrezeptoren der Lunge dissoziieren, weshalb eine langanhaltende bronchodilatatorische Wirkung zustande kommt. Demzufolge muss Tiotropiumbromid nur 1 × täglich und Aclidiniumbromid nur 2 × täglich appliziert werden. Auch Glycopyrroniumbromid und Umeclidiniumbromid werden nur 1 × täglich inhaliert. Das kurz wirksame Ipratropiumbromid muss dagegen bis zu 4 × am Tag gegeben werden.

Als häufigste Nebenwirkung (> 10 %) wurde Mundtrockenheit berichtet. Andere „atropinähnliche" Nebenwirkungen traten weniger häufig auf.

Außerdem werden zur COPD-Behandlung die langwirkenden und nur 1 × täglich anzuwendenden β_2-Sympathomimetika **Indacaterol** (Onbrez® Breezhaler®) und **Olodaterol** (Striverdi®) eingesetzt. Sie sind lipophiler als andere β_2-Sympathomimetika und reichern sich deshalb im Fettgewebe an.

Häufigste Nebenwirkungen sind Husten, Nasopharyngitis, Schwindel, Kopfschmerzen und Infektionen der oberen Atemwege.

Kürzlich wurden auch **inhalative Fixkombinationen** bestehend aus einem langwirkenden β_2-Sympathomimetikum und einem langwirkenden Muscarinrezeptor-Antagonisten zur Therapie der mittelschweren und schweren COPD auf den Markt gebracht. Beispiele sind die Kombinationen **Indacaterol/Glycopyrroniumbromid** (Ultibro® Breezhaler®), **Vilanterol/Umeclidiniumbromid** (ANORO®), **Formoterol/Aclidiniumbromid** (z. B. Duaklir® Genuair®) und **Olodaterol/Tiotropiumbromid** (Spiolto® Respimat®).

Die Gabe von **Theophyllin** (s. o.) soll wegen der geringen therapeutischen Breite und der geringeren Wirksamkeit bei COPD-Patienten erst dann erfolgen, wenn mit β_2-Sympathomimetika und/oder Muscarinrezeptor-Antagonisten kein ausreichender Therapieerfolg mehr erzielbar ist.

Der Einsatz von **inhalativen Glucocorticoiden** (s. o.) wird ab Schweregrad III der COPD empfohlen, wenn die $FEV_1 < 50\,\%$ des Sollwerts beträgt und mindestens zwei Exazerbationen pro Jahr auftreten. Allerdings sollen inhalative Glucocorticoide nur individuell nach nachgewiesenem Therapieeffekt eingesetzt werden, da das Ansprechen der COPD-Patienten wesentlich schlechter ist als bei Asthmapatienten.

Beträgt die FEV_1 weniger als 50 % des Sollwerts und kam es bei dem Patienten zu häufigen Exazerbationen, kann auch der antiinflammatorisch wirksame selektive Phosphodiesterase-4-Hemmer (PDE4-Hemmer) **Roflumilast** (Daxas®) bei Patienten mit schwerer COPD angewandt werden. Als Wirkungsmechanismus wird vermutet, dass die Hemmung der PDE4 besonders in Entzündungszellen zu erhöhten intrazellulären Konzentrationen von cAMP führt, das seinerseits die Ausschüttung von Entzündungsmediatoren wie Leukotrien B_4, reaktiven Sauerstoffspezies oder Tumornekrosefaktor-α unterdrückt. Die Halbwertszeit liegt bei ca. 17 Stunden und die des ebenfalls wirksamen N-Oxid-Metaboliten bei ca. 30 Stunden.

Die Dosierung von Roflumilast beträgt 0,5 mg täglich (oral).

Als häufige Nebenwirkungen wurden bisher hauptsächlich Gewichtsverlust, Schlafstörungen, Kopfschmerzen und Diarrhö festgestellt.

Da Roflumilast hauptsächlich mittels CYP3A4 und CYP1A2 metabolisiert wird, kommt es zu Wechselwirkungen mit Inhibitoren von CYP3A4 (z. B. Erythromycin, Itraconazol) und CYP1A2 (z. B. Fluvoxamin). Andererseits führen entsprechende CYP-Induktoren (z. B. Rifampicin, Rauchen) zu einer reduzierten Wirksamkeit von Roflumilast.

Bei schweren Leberfunktionsstörungen darf die Substanz nicht eingesetzt werden.

Da Patienten mit einer COPD häufig an Infekten leiden, wird auch eine **Impfung gegen Influenza** und **Pneumokokken** empfohlen. Darüber hinaus sollte jede beginnende bakterielle Superinfektion antibiotisch behandelt werden.

Der zusätzliche Einsatz von Expektoranzien wird nicht allgemein empfohlen. Bei produktivem Husten dürfen keine Antitussiva angewendet werden, da sonst das Abhusten des Schleims behindert werden könnte.

24.2 Restriktive Ventilationsstörungen

Die wichtigste Ventilationsstörung dieser Art ist die **Lungenfibrose**, bei der zusätzliches Bindegewebe in das Lungengewebe eingelagert wird. Dadurch wird der Gasaustausch gestört und die Lunge verliert ihre Elastizität. Die Folgen sind erhöhte Anstrengung beim Einatmen, trockener Reizhusten, progrediente Dyspnoe und Sauerstoffmangel im Blut, der sich in Form einer **Zyanose** mit **Trommelschlegelfingern** und **Uhrglasnägeln** bemerkbar machen kann. Eine Lungenfibrose kann durch eingeatmeten Quarzstaub (Silikose), intensive Röntgenbestrahlung oder bestimmte Pharmaka (z. B. Amiodaron, Bleomycin, Busulfan) ausgelöst werden. Bei verschiedenen entzündlichen Systemerkrankungen wie Vaskulitiden, Kollagenosen, Sarkoidose (Morbus Boeck) oder rheumatoider Arthritis kann es im fortgeschrittenen Stadium ebenfalls zu einer Lungenfibrose kommen. Bei der idiopathischen Lungenfibrose ist die Ursache unbekannt.

24.2.1 Therapie der Lungenfibrose

Das Immunsuppressivum **Pirfenidon** (Esbriet®) wurde speziell zur Therapie von Erwachsenen mit leichter bis mittelschwerer idiopathischer Lungenfibrose zugelassen. Der molekulare Wirkungsmechanismus ist noch nicht bekannt. Vermutet wird, dass es durch Hemmung der Synthese von Transforming-growth-factor-β (TGF-β) und anderen Zytokinen antiinflammatorisch und antifibrotisch wirkt. Pirfenidon wird oral zum Essen eingenommen, da sich dadurch seine Resorptionsgeschwindigkeit verlangsamt und deshalb Nebenwirkungen wie Übelkeit und Schwindel weniger häufig auftreten.

Da die Metabolisierung hauptsächlich über CYP1A2 und teilweise auch über CYP2C9, CYP2C19 und CYP2D6 erfolgt, sollte insbesondere eine gleichzeitige Einnahme mit CYP1A2-Inhibitoren (z. B. Fluvoxamin, Ciprofloxacin) nicht erfolgen. Auch dürfen die Patienten vor und während einer Behandlung mit Pirfenidon nicht rauchen, weil Rauchen CYP1A2 induziert. Die Halbwertszeit von Pirfenidon liegt bei ca. 2,5 Stunden.

Die empfohlene Tagesdosis beträgt an den Tagen 1–7 dreimal 267 mg, an den Tagen 8–14 dreimal 534 mg und ab Tag 15 dreimal 801 mg.

Als Nebenwirkungen können u. a. Übelkeit, Hautausschlag, Müdigkeit, Durchfall, Dyspepsie, Schwindel, Infektionen der Atem- oder Harnwege und Photosensibilitätsreaktionen auftreten. Die Patienten sollten sich deshalb vor Sonneneinstrahlung schützen.

Bei Patienten mit schwerer Leber- oder Nierenfunktionsstörung ist Pirfenidon kontraindiziert.

Die idiopathische Lungenfibrose wird außerdem mit **Glucocorticoiden**, evtl. in Kombination mit **Immunsuppressiva** (z. B. Azathioprin oder Cyclophosphamid), therapiert. Da allerdings deren Wirkung nicht zweifelsfrei gesichert ist, müssen weitere Studien abgewartet werden, um letztendlich entscheiden zu können, welche Therapieoption (Pirfenidon oder Glucocorticoide) die bessere ist.

Die Prognose der idiopathischen Lungenfibrose ist schlecht, die mittlere Überlebenszeit beträgt nur wenige Jahre.

Eine andere interstitielle Lungenerkrankung, die „respiratory bronchiolitis interstitial lung disease“ spricht hingegen sehr gut auf Glucocorticoide an. Diese Patienten haben dadurch eine fast normale Lebenserwartung.

24.3 Therapie der allergischen Rhinitis

Die allergische Rhinitis gehört zum Formenkreis **atopischer Erkrankungen** und stellt eine durch IgE vermittelte Entzündungsreaktion der Nasenschleimhaut dar, der eine Sensibilisierungsphase gegen ein Allergen vorausgeht.

Die saisonale allergische Rhinitis wird durch Pollen, die perenniale durch Allergene verursacht, denen der Patient das ganze Jahr über ausgesetzt ist (z. B. Hausstaub). Da bei chronischem Verlauf Komplikationen und Langzeitfolgen (Nasenschleimhautveränderungen, chronische

Pansinusitis, Otitis media, Störung des Geruchsinns) auftreten können, sollte eine allergische Rhinitis konsequent behandelt werden. Es werden hauptsächlich **H_1-Antihistaminika** (▸ Kap. 22.1.1), **Cromoglicinsäure** (▸ Kap. 24.1.1.2), **Nedocromil** bei Augenbeteiligung als Irtan® Augentropfen und **Glucocorticoid-Nasensprays** (Budesonid z. B. in Pulmicort® Topinasal®, Beclometason-dipropionat z. B. in Beclorhinol® aquosum, Dexamethason-21-isonicotinat z. B. in Dexa-Rhinospray® Mono, Fluticason-17-propionat z. B. in Flutide® Nasal, Triamcinolonacetonid z. B. in Nasocort®, Mometason-furoat z. B. in Nasonex® und Flunisolid z. B. in Syntaris®) eingesetzt.

Antitussiva. Die Antitussiva wurden bereits unter ▸ Kap. 12.1.7 besprochen.

24.4 Expektoranzien

Expektoranzien sollen die Entfernung von Bronchialsekret aus den Bronchien und der Trachea erleichtern bzw. beschleunigen und dadurch auch den Hustenreiz zumindest teilweise verringern. Der therapeutische Stellenwert vieler dieser Stoffe ist allerdings umstritten. Wichtig ist eine ausreichende Flüssigkeitszufuhr während der Behandlung.

Folgende Substanzen, Substanzgemische bzw. -gruppen werden als Expektoranzien verwendet:

- Pflanzen-Auszüge, insbesondere von saponinhaltigen und Brechen erregenden Drogen,
- Drogen mit ätherischen Ölen und reine ätherische Öle sowie
- als synthetische Wirkstoffe Ambroxol, Bromhexin, Acetylcystein und Carbocistein.

Saponinhaltige Drogen, z. B. Primulae radix (Schlüsselblumenwurzel), Senegae radix (Senegawurzel), Hederae folium (Efeublätter) und **Brechen erregende Drogen** bzw. **Substanzen,** z. B. Ipecacuanhae radix (Brechwurzel) oder Emetin, wirken vermutlich rein reflektorisch durch Stimulation afferenter parasympathischer Fasern.

Drogen mit ätherischen Ölen, z. B. Anisi fructus (Anisfrüchte), Menthae piperitae folium (Pfefferminzblätter), Thymi herba (Thymiankraut) oder reine **ätherische Öle** z. B. Oleum Anisi (Anisöl), Oleum Eucalypti (Eukalyptusöl), Oleum Menthae (Pfefferminzöl), Oleum Thymi (Thymianöl), Oleum Terebinthinae aetherolеum (Terpentinöl), steigern die Bronchialsekretion direkt. Prospan® beispielsweise enthält einen Trockenextrakt aus Efeublättern, Aspecton® DS Hustensaft einen Dickextrakt aus Thymiankraut, Bronchipret® Saft TE eine Kombination aus Thymiankraut- und Efeublätter-Fluidextrakt sowie Bronchicum® einen Trockenextrakt aus Thymiankraut und Primelwurzel. Ein Gemisch verschiedener ätherischer Öle kommt u. a. in GeloMyrtol® vor.

Bei Säuglingen und Kleinkindern ist die Anwendung von ätherischen Ölen wegen der unzuverlässigen Wirksamkeit und einer eventuellen Verschlechterung des Zustands durch einen Laryngospasmus oder eine zentrale Erregung problematisch.

Bromhexin (z. B. Bisolvon®) und sein aktiver Metabolit **Ambroxol** (z. B. Mucosolvan®) beeinflussen peribronchiale Drüsen, wodurch die Viskosität sowohl des serösen als auch des mukösen Bronchialschleims reduziert und der mukoziliäre Transport gesteigert wird.

Die Halbwertszeiten betragen etwa 1 Stunde (Bromhexin) bzw. 10 Stunden (Ambroxol).

Die mittlere Tagesdosis beträgt für Bromhexin 36 mg und für Ambroxol 60–90 mg.

Als Nebenwirkungen wurden Magen-Darm-Beschwerden, Überempfindlichkeitsreaktionen an der Haut und Schleimhaut, Atemnot und Temperaturanstieg mit Schüttelfrost beschrieben.

Acetylcystein (z. B. Fluimucil®) bzw. sein aktiver Metabolit Cystein erniedrigen die Viskosität des Bronchialschleims durch Spaltung von Disulfidbrücken im Proteinanteil der Schleimmoleküle. Infolge eines hohen First-Pass-Effekts erreichen nur 10 % des Wirkstoffs unverändert den Kreislauf. Die Halbwertszeit liegt bei 1 Stunde.

Die Tagesdosis liegt bei 400–600 mg.

Als seltene Nebenwirkungen wurden gastrointestinale Störungen, Kopfschmerzen, Tinnitus, Sodbrennen und allergische Reaktionen berichtet. Sollen bestimmte orale, antibakteriell wirksame Arzneistoffe (Penicilline, Tetracycline, Cephalosporine, Aminoglykoside) mit Acetylcystein kombiniert werden, ist auf eine zeitverschobene Einnahme (mindestens 2 Stunden) zu achten, da Acetylcystein diese Substanzen inaktivieren kann.

Außer als Expektorans ist Acetylcystein zur Behandlung einer akuten Paracetamolvergiftung (▸ Kap. 12.1.3.2) indiziert.

Carbocistein (Transbronchin®), das im Gegensatz zu Acetylcystein keine reaktive Thiolgruppe besitzt, kann nicht direkt mit den Schleimmolekülen reagieren. Es wird angenommen, dass es die Bildung von niederviskosem Schleim fördert und gleichzeitig die Synthese von hochviskosem Schleim unterdrückt. Insgesamt gesehen nimmt die Sekretproduktion ab.

Die Substanz wird in einer Dosis bis maximal 2250 mg/Tag gegeben.

Eine sekretomotorische Wirkung, d. h. verstärkte Sekretbewegung und besseres Abhusten, lässt sich durch Anregung der Zilientätigkeit erreichen. Hierzu eignen sich **β_2-Sympathomimetika**, deren günstige Wirkung bei obstruktiven Atemwegserkrankungen neben der Broncholyse vermutlich teilweise auch auf einer Steigerung der Zilienmotilität beruht.

24.5 Surfactant

Die Oberflächenspannung der Alveolen ist erheblich geringer, als dies für eine wässrige Grenzschicht theoretisch zu erwarten wäre. Der Flüssigkeitsfilm, der die Oberfläche der Alveolen bedeckt, muss somit Substanzen enthalten, welche die Oberflächenspannung herabsetzen. Diese Stoffe werden als **Surfactant** bezeichnet. Surfactant besteht zu 90 % aus einem Gemisch von Phospholipiden, neutralen Lipiden und Proteinen. Surfactant schützt die Lungenbläschen vor dem Kollabieren am Ende der Ausatmung, ermöglicht eine homogene Belüftung, erleichtert den Austausch von Sauerstoff und Kohlendioxid und verbessert den Schleimtransport.

Mangel an pulmonalem Surfactant ist die Ursache für die Entstehung des **Atemnotsyndroms** bei unreifen Neugeborenen, das durch schwere postpartale Atemstörungen und hohe Mortalität gekennzeichnet ist. Besonders gefährdet sind Kinder mit einem Geburtsgewicht unter 1500 g (Geburt vor der 30. Schwangerschaftswoche).

Durch die intratracheale Instillation von aus Rinderlungen gewonnenem Surfactant (Survanta®) kann die Mortalität von Frühgeborenen deutlich gesenkt, die mittlere Beatmungsdauer stark verringert und eine niedrigere Inzidenz bronchopulmonaler Dysplasien, die bei längerer künstlicher Beatmung auftreten können, erreicht werden.

Die Dosierung beträgt 50–100 mg Phospholipid/kg als intratracheale Instillation sofort nach der Geburt. Falls erforderlich kann die Gabe von Surfactant wiederholt werden.

Als Nebenwirkungen können eine vorübergehende Verlegung der Atemwege und pulmonale Blutungen auftreten. Mit Surfactant behandelte Kinder erkranken häufiger an Infektionen oder einer Sepsis als unbehandelte.

24.6 Therapie von Infektionen mit dem Respiratory-Syncytial-Virus

Infektionen mit dem Respiratory-Syncytial-Virus (RSV) sind die häufigste Ursache für Atemwegsinfektionen bei Neu- und insbesondere Frühgeborenen sowie Kleinkindern. Zwischen den Monaten September und April (RSV-Saison) sind in Europa mehr als 50 % aller Hospitalisierungen bei Kindern unter 2 Jahren mit Atemwegserkrankungen auf RSV zurückzuführen. Neugeborene, die in der 35. Schwangerschaftswoche oder früher geboren wurden und zu Beginn der RSV-Saison jünger als 6 Monate sind, sowie Kleinkinder unter 2 Jahren, die innerhalb der letzten 6 Monate wegen einer bronchopulmonalen Dysplasie therapiert wurden, können mit **Palivizumab** (Synagis®) präventiv behandelt werden. Palivizumab ist ein humanisierter $IgG_{1\kappa}$-monoklonaler Antikörper, der an das A-Epitop des RSV bindet.

Palivizumab wird monatlich in einer Dosis von 15 mg/kg intramuskulär appliziert. Die Halbwertszeit beträgt ungefähr 20 Tage.

Als Nebenwirkungen werden Fieber, Reaktionen an der Injektionsstelle, Nervosität, Infektionen der oberen Atemwege und Husten beobachtet.

Sog. RSV-Fusionsinhibitoren befinden sich zurzeit in der klinischen Prüfung.

Zur Behandlung von schweren, bereits bestehenden RSV-Infektionen der unteren Atemwege wird das Virustatikum **Ribavirin** eingesetzt. Bei Neugeborenen, Säuglingen, Kindern und Erwachsenen werden 6 g Ribavirin-Trockensubstanz (Virazole®) in 300 ml Aqua ad iniectabilia aufgelöst (2 %ige Lösung) und dann mithilfe eines Spezialverneblers 12–18 Stunden pro Tag über einen Zeitraum von 3–7 Tagen per inhalationem appliziert.

Ribavirin kumuliert in phosphorylierter Form vor allem in Erythrozyten. Nach inhalativer Applikation reichert sich die Substanz auch im Lungengewebe an. Die Halbwertszeit beträgt 9–10 (–24) Stunden.

Als Nebenwirkungen sind u. a. Kopfschmerzen, Konjunktivitis, Pharyngitis, Laryngitis und Exantheme beschrieben.

Eine Schwangerschaft stellt eine absolute Kontraindikation dar.

24.7 Therapie der Mukoviszidose

Die **Mukoviszidose**, die auch als **zystische Fibrose** bezeichnet wird, ist die häufigste autosomal-rezessiv vererbte Erkrankung, die zum Tode führt. Es handelt sich um einen Defekt eines Proteins, das als **„cystic fibrosis transmembrane conductance regulator“** (CFTR) bezeichnet wird und in der apikalen Basalmembran von Epithelzellen als Cl^--Kanal fungiert. Die Folgen des CFTR-Defektes manifestieren sich vor allem an Organen mit exokrinen Drüsen, insbesondere an der Lunge und am Pankreas.

Aufgrund der verminderten Cl^--Sekretion wird vermehrt Na^+ rückresorbiert. Dadurch nimmt der Wassergehalt des Bronchialsekrets ab und seine Viskosität zu. Darüber hinaus enthält das Sekret vermehrt DNA und F-Aktin aus autolysierten neutrophilen Granulozyten, was ebenfalls zur Viskositätssteigerung beiträgt. Da der hochviskose Schleim nicht abtransportiert werden kann und dadurch die mukoziliäre Clearance vermindert ist, kommt es zu einem Circulus vitiosus: Sekretstau, Atemwegsobstruktion, Infektion mit Entzündung, Sekretstau. Von besonderer Bedeutung ist auch die exokrine Pankreasinsuffizienz, die aus der Sekretionsstörung der Bauchspeicheldrüse resultiert und zu einer Ernährungsstörung führt.

Die derzeitige Behandlung umfasst physiotherapeutische Maßnahmen, eine Optimierung der Ernährung, die Gabe von Broncholytika, Sekretolytika und antibakteriell wirksamen Substanzen, eine Beeinflussung des transmembranären Cl^-- und Na^+-Transports sowie die Bekämpfung der lokalen Entzündung durch Antiphlogistika.

Physiotherapie. Atemphysiotherapeutische und krankengymnastische Maßnahmen dienen dem Abhusten des Bronchialsekrets, der Entlastung der Atemmuskulatur und der Erhaltung der Thoraxbeweglichkeit.

Ernährung. Infolge der exokrinen Pankreasinsuffizienz besteht bei den meisten Mukoviszidose-Patienten die Gefahr der Malnutrition. Die Patienten müssen deshalb fettreich ernährt werden, wobei auf eine entsprechende Substitution mit Pankreasenzymen und fettlöslichen Vitaminen (A, D, E, K) zu achten ist.

Broncholytika. Mithilfe von β_2-Sympathomimetika (▸ Kap. 19.2.3) und anticholinergen Substanzen (▸ Kap. 20.2), die meist mithilfe eines Verneblers appliziert werden, soll das Bronchialsystem erweitert und damit die mukoziliäre Clearance verbessert werden. Der tatsächliche

Nutzen dieser Therapie wird kontrovers diskutiert. Theophyllin wird relativ selten eingesetzt.

Sekretolytika. Aufgrund der erhöhten Viskosität des Bronchialsekrets ist bei Patienten mit Mukoviszidose eine Sekretolyse indiziert. Die Wirksamkeit von Acetylcystein oder anderen Sekretolytika ist allerdings umstritten. Wegen des hohen DNA-Gehalts des Bronchialsekrets kann die Gabe von rekombinant hergestellter humaner **Desoxyribonuclease** (rhDNase, Dornase alfa; Pulmozyme®, täglich 2500 E. bei Patienten über 5 Jahren per inhalationem) versucht werden. Nebenwirkungen dieser Therapie sind Pharyngitis, Laryngitis, Heiserkeit, Brustschmerzen, Hautausschläge, Bildung von IgG- oder IgM-Antikörpern.

Antibakteriell wirksame Substanzen. Durch die verminderte mukoziliäre Clearance wird eine Keimbesiedlung des Bronchialsystems begünstigt. Häufige Keime sind *Pseudomonas aeruginosa, Staphylococcus aureus, Haemophilus influenzae* u. a. Die antibakterielle Therapie, die erst nach Untersuchung des Sputums und Anfertigung eines Antibiogramms erfolgen soll, ist schwierig, da Resistenzentwicklungen u. U. fatale Folgen haben. Es werden deshalb auch Kombinationen verschiedener antibakteriell wirksamer Substanzen eingesetzt. Speziell für die Therapie von durch *Pseudomonas aeruginosa* verursachten chronischen Lungeninfektionen bei Mukoviszidose-Patienten wurden **Tobramycin** (z. B. TOBI®, ab 6 Jahren) und **Aztreonam** (Cayston®, ab 18 Jahren) zur inhalativen Anwendung zugelassen. In letzter Zeit wird zunehmend **Colistin** (Colistin Grünenthal) inhalativ eingesetzt, da bisher keine Resistenzen gegen diese Substanz aufgetreten sind.

Beeinflussung des Cl^-- und Na^+-Transports. Eine Viskositätsverminderung des Bronchialsekrets kann durch die Gabe von **Amilorid** versucht werden, da durch Blockade der Natriumkanäle mehr Wasser im Bronchialsekret verbleibt. Die Gabe von **Uridintriphosphat** (UTP), welches spezielle Cl^--Kanäle aktivieren soll, ist ebenfalls noch nicht sicher etabliert.

CFTR-potenzierende Substanzen. Ivacaftor (Kalydeco®) wurde als erste oral applizierbare CFTR-potenzierende Substanz bei Patienten (ab 6 Jahren) mit einer Mutation im CFTR-Gen und einer FEV_1, die kleiner 40 % des Normwerts ist, zugelassen. Bei dieser Mutation (G551D), nachweisbar bei ca. 4–5 % der Mukoviszidose-Patienten, ist an Position 551 der Aminosäuresequenz des CFTR-Proteins die Aminosäure Glycin (G) durch Asparaginsäure (D) ersetzt. Ivacaftor erhöht die Öffnungswahrscheinlichkeit des defekten Chloridkanals und verbessert so die Lungenfunktion dieser Patienten. Die Substanz wird auch noch bei Trägern anderer CFTR-Mutationen getestet.

Die Dosis beträgt 150 mg 2 × tgl. mit einer fettreichen Mahlzeit.

Als häufige Nebenwirkungen wurden Nasopharyngitis, Kopfschmerzen, Diarrhö, Hautausschlag, Schwindel, Ohrenschmerzen beschrieben.

Ivacaftor ist ein CYP3A4-Substrat, weshalb eine Dosisanpassung bei Koapplikation mit CYP3A4-Inhibitoren (z. B. Itraconazol, Clarithromycin) oder CYP3A4-Induktoren (z. B. Rifampicin, Johanniskrautextrakt) erfolgen muss. Die Substanz selbst ist ein CYP2C9-Hemmer.

Kürzlich wurde auch **Lumacaftor**, das die Expression von Chloridkanälen induzieren soll, als **Fixkombination** mit **Ivacaftor** (Orkambi® 200 mg/125 mg) zugelassen. In klinischen Studien war die Kombination aus Ivacaftor (als sog. „CFTR-Potentiator") mit Lumacaftor (als sog. „CFTR-Korrektor") besser wirksam als die jeweilige Monotherapie. Die Dosis des Kombinationspräparats beträgt 400 mg Lumacaftor/ 250 mg Ivacaftor 2 × tgl. Die bisher gemeldeten Nebenwirkungen entsprechen im Wesentlichen denen von Ivacaftor (s. o.). Lumacaftor wird größtenteils unverändert mit den Fäzes ausgeschieden, ist aber ein starker CYP3A-Induktor, sodass Interaktionen mit CYP3A-Substraten zu beachten sind (Metabolisierung von Ivacaftor s. o.).

25 Magen-Darm-Mittel

25.1 Gastroduodenale Ulkus- und gastroösophageale Refluxkrankheit

25.1.1 Pathophysiologische Grundlagen

Peptische Erkrankungen sind Erkrankungen, an deren Entstehung ein Ungleichgewicht zwischen aggressiven Faktoren (z. B. gesteigerter HCl- und Pepsinogensekretion, Helicobacter-pylori-Besiedlung, s. u.) und der schützenden Barrierefunktion der Schleimhaut (z. B. durch intaktes Oberflächenepithel, ausreichende Schleimproduktion) ursächlich ist. Sie betreffen den oberen Verdauungstrakt, also Speiseröhre, Magen und Duodenum.

Gemäß der Lokalisation und auch der Pathogenese unterscheidet man die **gastroösophageale Refluxkrankheit** (Gastroesophageal **R**eflux Disease, GERD), das **Ulcus ventriculi** (Magengeschwür) sowie das **Ulcus duodeni** (Dünndarmgeschwür). Bei einem peptischen Geschwür handelt es sich um einen scharf begrenzten Gewebedefekt, der die Schleimhaut und außerdem auch darunter liegende Gewebeschichten betrifft.

Die wichtigste Rolle bei der Entstehung der **Ulkuskrankheit** spielt – neben einer erblichen Veranlagung (Menschen der Blutgruppe 0 sind häufiger betroffen) – die Besiedlung der Schleimhaut mit Helicobacter pylori (HP) als Folge einer chronischen **HP-Gastritis**. Dieser Keim wird bei ca. 95 % der Patienten mit Ulcus duodeni, bei ca. 70 % der Patienten mit Ulcus ventriculi, aber auch bei ca. 50 % der gesunden Erwachsenen gefunden. Eine HP-Besiedlung ist weltweit die häufigste Infektion. Der Mensch stellt das wichtigste Keimreservoir dar, der Übertragungsweg ist sowohl fäkal-oral als auch oral-oral. Rezidive eines Duodenalulkus treten nahezu ausschließlich bei HP-Befall auf. Allerdings entwickelt nur ein kleiner Teil der HP-Träger ein peptisches Ulkus. Therapie der Wahl bei HP-positiven Ulcera ist dementsprechend die Eradikation des Keims.

Bei HP-negativen Ulcera ist die häufigste Ursache die Einnahme von **nichtsteroidalen Antiphlogistika** (NSAIDs, ▸ Kap. 12.1.3.1), die die Synthese von protektiv wirksamen Prostaglandinen hemmen. Entgegen früherer Auffassungen verursacht die alleinige Gabe von Glucocorticoiden dagegen meist keine Ulzerationen. Allerdings erhöhen Glucocorticoide das durch NSAIDs hervorgerufene Risiko bis zum 10-Fachen. Weitere Risikofaktoren sind fortgeschrittenes Lebensalter, eine gleichzeitige Therapie mit Antikoagulanzien (z. B. Phenprocoumon), Thrombozytenaggregationshemmern (z. B. Acetylsalicylsäure niedrig dosiert, Clopidogrel) oder mit SSRI (z. B. Citalopram). Darüber hinaus können auch Stressfaktoren (z. B. Verbrennungen, Sepsis, Polytraumen) gastrointestinale Ulzerationen als akutes Ereignis hervorrufen.

Die Beschwerden infolge eines Ulkus treten oft periodisch als krampfartige Schmerzen im Epigastrium auf. Sie können verschieden lang dauern und sind häufig von der Nahrungsaufnahme abhängig. Die Schwere der Beschwerden korreliert jedoch nicht mit dem Ausmaß der Schleimhautveränderung. So können besonders NSAID-induzierte Ulzera sogar symptomlos sein. Eine Diagnose aufgrund klinischer Beschwerden ist somit nicht möglich.

Wichtige Komplikationen eines peptischen Ulkus sind Blutungen (ca. 20 % aller Ulkuspatienten), Perforation (Durchbruch in den Bauchraum, bis zu 5 % aller Ulkuspatienten) und Penetration, z. B. in die Bauchspeicheldrüse.

Eine **gastroösophageale Refluxkrankheit** (GERD) liegt vor, wenn infolge des Refluxes von Mageninhalt in die Speiseröhre ein Risiko für Komplikationen oder eine signifikante Störung der Lebensqualität besteht. In den westlichen Industrieländern leiden ca. 20 % der Bevölkerung darunter.

Arzneistoffe, die die Funktion des gastroösophagealen Verschlussmechanismus und der ösophagealen Säure-Clearance beeinträchtigen, können die Symptomatik der GERD verstärken. Zu diesen Substanzen gehören unter anderem Calciumantagonisten, Nitrate, Theophyllin, Anticholinergika und orale Kontrazeptiva.

25.1.2 Pharmaka zur Therapie der Ulkus- und Refluxkrankheit

Zur Behandlung der Ulkus- und Refluxkrankheit werden in erster Linie **Protonenpumpeninhibitoren** und **H_2-Antihistaminika** eingesetzt, ferner sind Antazida, Sucralfat, Misoprostol und Pirenzepin für diese Indikation zugelassen. Eine kausale Therapie von HP-positiven Ulzera ist durch eine **HP-Eradikation** (s. u.) möglich.

Zu Beginn einer medikamentösen Therapie sind die Patienten darüber aufzuklären, dass sich Rauchen, übermäßiger Genuss von Kaffee und konzentriertem Alkohol, unregelmäßige Nahrungszufuhr sowie die Einnahme bestimmter Pharmaka (z. B. von NSAIDs) ungünstig auf das Ulkusleiden oder die Refluxösophagitis auswirken.

Tab. 25.1 Protonenpumpeninhibitoren (PPI)

INN (Handelspräparat)	Tagesdosis[1]
Esomeprazol[2] (z. B. Nexium® mups)	20–40 mg p. o., i. v.
Lansoprazol (z. B. Agopton®)	15–30 mg p. o.
Omeprazol (z. B. Antra MUPS®)	20–40 mg p. o., i. v.
Pantoprazol (z. B. Pantozol®)	20–40 mg p. o., i. v.
Rabeprazol (z. B. Pariet®)	10–20 mg p. o.

[1] Zur Behandlung des Zollinger-Ellison-Syndroms sind die Dosierungen höher.
[2] S-Enantiomer von Omeprazol (Racemat), dessen pharmakodynamische Aktivität sich nicht vom Racemat unterscheidet

25.1.2.1 H^+/K^+-ATPase-Blocker (Protonenpumpeninhibitoren, PPI)

Durch Blockade der H^+/K^+-ATPase (Protonenpumpe) kann eine quasi vollständige Unterdrückung der Salzsäuresekretion erreicht werden. Dem vereinfachten Grundsatz – ohne Säure kein Ulkus bzw. keine Refluxösophagitis – entsprechend, sind Protonenpumpeninhibitoren **(PPI) Mittel der 1. Wahl** bei der Therapie von peptischen Ulcera und der Refluxösophagitis. Alle zurzeit verfügbaren PPI – **Omeprazol**, dessen linksdrehendes Enantiomer **Esomeprazol**, **Lansoprazol**, **Pantoprazol** und **Rabeprazol** – sind Benzimidazol-Derivate.

Wirkungsmechanismus. Die Benzimidazol-Derivate sind **Prodrugs**, die im sauren Milieu der Canaliculi der Belegzelle über Zwischenstufen in die entsprechenden aktiven cyclischen **Sulfenamide** umgewandelt werden. Diese reagieren mit der α-Einheit der H^+/K^+-ATPase unter Ausbildung einer Disulfidbrücke, wodurch das Enzym irreversibel blockiert wird. Dadurch wird sowohl die basale als auch die stimulierbare Säuresekretion verringert. Eine Enzymregeneration ist nur durch Enzymneubildung möglich, sodass die Wirkung der PPI trotz ihrer kurzen Halbwertszeit über ca. 1 Tag anhält.

Pharmakokinetik. Wegen ihrer Instabilität im sauren Milieu müssen PPI als **magensaftresistente Arzneiformen** verabreicht werden. Die Resorption erfolgt im Dünndarm. In die Canaliculi der Belegzelle gelangen sie über den Blutweg. Nicht in die Belegzelle aufgenommene Wirkstoffe werden in der Leber durch CYP2C19 und in geringerem Umfang durch CYP3A zu den entsprechenden Hydroxyl-Derivaten und Sulfonen biotransformiert, die vorzugsweise renal ausgeschieden werden. Die Halbwertszeiten der PPI sind kurz (etwa 1 Stunde).

Indikationen. PPI sind indiziert zur

- Therapie des Ulcus duodeni, Ulcus ventriculi, der Refluxösophagitis und des Zollinger-Ellison-Syndroms,
- Rezidivprophylaxe bei Ulcera duodeni und ventriculi,
- Behandlung und Prophylaxe von NSAIDs-bedingten gastroduodenalen Ulcera und
- Eradikation von Helicobacter pylori in Kombination mit geeigneten Antibiotika (▸ Kap. 25.1.2.7).

Trotz der potenziellen Gefahren durch die permanente Unterdrückung der Salzsäureproduktion (z. B. anhaltende Hypergastrinämie, bakterielle Besiedlung des Magens) sind sie auch für die **Langzeittherapie** geeignet.

Bei akut blutenden Magenulcera werden PPI (neben anderen Maßnahmen) eingesetzt, da die Thrombozyten im leicht sauren bis neutralen Milieu besser aggregieren als unter stark sauren pH-Bedingungen. Hierfür stehen für Omeprazol, Pantoprazol und Esomeprazol intravenöse Formulierungen zur Kurzinfusion zur Verfügung.

Zur Behandlung von Sodbrennen und saurem Aufstoßen sind Omeprazol (z. B. Buscogast®) und Pantoprazol (z. B. PANTOZOL-Control®) in einer maximalen Tagesdosis von 20 mg auch rezeptfrei erhältlich.

Dosierung. Die Dosierungen sind in ◘ Tab. 25.1 angegeben. Um eine rasche Abheilung von z. B. Magen- und Zwölffingerdarmgeschwüren zu erreichen, werden initial oft höhere Dosen appliziert. Die Einnahme erfolgt in der Regel vor dem Frühstück. Falls damit keine ausreichende 24-stündige Säurehemmung erreicht wird, kann die Tagesdosis auch auf eine morgendliche und abendliche Dosis aufgeteilt werden. Bei Patienten mit schwerer Leberinsuffizienz werden niedrigere Dosen gegeben.

Nebenwirkungen. Die Nebenwirkungen aller PPI sind nahezu identisch, wobei mit Omeprazol die längsten Erfahrungen bestehen. Es werden gastrointestinale Störungen (Diarrhö, Übelkeit, Völlegefühl u. a.), ferner Schwindel, Müdigkeit, Kopfschmerzen, Erhöhung der Leberenzyme sowie Hautveränderungen beobachtet. Schwere Seh- und Hörstörungen wurden insbesondere nach zu schneller parenteraler Gabe (z. B. in der Intensivmedizin) beschrieben. Bei Anwendung in hoher Dosierung und über längere Zeit (> 1 Jahr) besteht ein erhöhtes Risiko von Knochenbrüchen sowie von schweren Hypomagnesiämien (mit Erschöpfungszuständen, Tetanie, Delir u. a.).

Interaktionen. Da PPI hauptsächlich mittels CYP2C19 metabolisiert werden und darüber hinaus CYP2C19 (Omeprazol > Pantoprazol) hemmen, sind Interaktionen mit Diazepam und Phenytoin sowie anderen, über CYP2C19 biotransformierten Arzneistoffen möglich. Der kardioprotektive Effekt von Clopidogrel (Thrombozytenaggregationshemmer, ▸ Kap. 23.1.3.2), der über CYP2C19 zu seinem aktiven Metaboliten aktiviert wird, kann beispielsweise reduziert sein. Omeprazol soll dabei den stärksten, Pantoprazol einen schwächeren Hemmeffekt auf die Clopidogrel-Aktivierung ausüben.

PPI vermindern ferner die Resorption von Vitamin B_{12} und auch von Arzneistoffen, deren Resorption vom pH-Wert abhängig ist (z. B. Azol-Antimykotika wie Itraconazol oder Posaconazol).

Kontraindikationen. Eine gleichzeitige Anwendung von PPI und den HIV-Proteaseinhibitoren Atazanavir und Nelfinavir ist zu vermeiden, da PPI deren (pH-abhängige) Resorption verringern.

25

25.1.2.2 H_2-Antihistaminika (H_2-Blocker, H_2-Rezeptorantagonisten)

Zu den H_2-Antihistaminika (◻ Tab. 25.2) zählen **Cimetidin** (z. B. Cimetidin-CT), **Ranitidin** (z. B. Zantic®) und **Famotidin** (z. B. PEPDUL®).

Wirkungsmechanismus. H_2-Antihistaminika blockieren kompetitiv die H_2-Rezeptoren von Histamin an den Belegzellen der Magenschleimhaut. Sie hemmen sowohl die basale als auch die Histamin-stimulierte Säuresekretion. Darüber hinaus unterdrücken sie nichtkompetitiv die Vagus- und Gastrin-induzierte Säurefreisetzung.

Pharmakokinetik. Nach oraler Gabe werden H_2-Antihistaminika rasch aus dem Magen-Darm-Kanal resorbiert. Die Substanzen werden in unterschiedlichem Ausmaß metabolisiert, vorwiegend jedoch in unveränderter Form renal ausgeschieden. Die Halbwertszeiten sind in ◻ Tab. 25.2 zusammengefasst.

Indikationen, Dosierung. H_2-Blocker sind zur Ulkustherapie und -rezidivprophylaxe indiziert. Allerdings sind sie den PPI bezüglich der Heilungsraten unterlegen und bei der Therapie peptischer Ulcera daher nur noch Mittel der 2. Wahl. Bei Einnahme der üblichen Einzeldosis am Abend liegt ein Magen-pH-Wert > 4 für 4–6 Stunden vor. Für eine schnelle und zuverlässige Abheilung von Ulcera und insbesondere der Refluxösophagitis sollte aber der Magensaft-pH-Wert für mindestens 15 Stunden pro Tag auf einen Wert von > 4 erhöht werden.

Cimetidin und Ranitidin werden ferner zur **Prophylaxe eines Säureaspirationssyndroms** (vor Operationen) und von stressbedingten Blutungen von Magen und Duodenum i. v. appliziert. Im intensivmedizinischen Bereich werden H_2-Antagonisten den PPI oft vorgezogen, da sie zu keiner kompletten Säureblockade führen und damit die Säurebarriere im Magen zum Schutz vor bakterieller Besiedlung (→ Besiedlung des tracheobronchialen Systems → Atemwegsinfekte) intakt bleibt.

Zur Behandlung von Sodbrennen und saurem Aufstoßen ist Ranitidin (z. B. Zantic®) in einer Einzeldosis von 75 mg auch rezeptfrei erhältlich.

◻ **Tab. 25.2** H_2-Antihistaminika

INN (HWZ)	Tagesdosis
Cimetidin (1,5–2 h)	400–1000 mg p. o., 400–2000 mg i. v.
Famotidin (2,5–4 h)	40 mg p. o.
Ranitidin (2–3 h)	150–300 mg p. o., 50–200 mg i. v.

Dosierung. Das übliche Dosierungsregime besteht beim peptischen Ulkus in der abendlichen Gabe des H_2-Blockers (◻ Tab. 25.2). Bei Niereninsuffizienz ist eine Dosisanpassung erforderlich.

Nebenwirkungen. Als Nebenwirkungen werden Kopfschmerzen (besonders nach Gabe von Famotidin), Müdigkeit, Schwindel, Durchfälle oder auch Verstopfung, Geschmacksstörungen (Cimetidin), Gelenk- und Muskelschmerzen sowie vorübergehende Anstiege der Serumtransaminasen beobachtet.

Infolge der (dosisabhängigen) antiandrogenen Wirkung kann es unter der Gabe von Cimetidin zu Potenzstörungen, Oligospermie und Gynäkomastie kommen. Diese Nebenwirkungen kommen bei den anderen H_2-Antagonisten bedeutend seltener vor. Cimetidin, vor Einführung der PPI das weltweit am meisten verordnete Pharmakon (!), wird daher heute praktisch nicht mehr eingesetzt.

Interaktionen. Cimetidin hemmt Cytochrom-P450-abhängige Reaktionen (CYP1A2, CYP2C19, CYYP2D6, CYP3A4). Klinisch relevant sind u. a. insbesondere die Wirkungsverstärkung und -verlängerung oxidativ biotransformierter Benzodiazepine, von Warfarin (nicht Phenprocoumon), Lidocain, Phenytoin und Theophyllin sowie die verstärkten Nebenwirkungen tricyclischer Antidepressiva. Die Hemmung mikrosomaler Enzyme durch Ranitidin und Famotidin ist sehr viel geringer und daher weniger relevant.

Kontraindikationen. Absolute Kontraindikationen sind nicht bekannt. Strenge Indikationsstellung besteht während der Schwangerschaft und der Stillzeit.

25.1.2.3 Antazida

Antazida sind Substanzen, die (Magen-)Salzsäure neutralisieren oder binden. Sie können bei Hyperazidität und deren akuten Folgen, z. B. Sodbrennen und säurebedingten Magenbeschwerden, sowie zur raschen symptomatischen Behandlung bei Ulcus ventriculi und Ulcus duodeni kurzfristig angewendet werden.

Als Einzeldosis für eine effektive Anhebung des pH-Werts wird eine Antazidum-Menge empfohlen, die ca. 25 mmol Salzsäure zu neutralisieren vermag. Darüber hinaus wird diskutiert, dass Antazida zusätzlich zu ihrer puffernden Wirkung Gallensäuren binden, die Prostaglandinsynthese stimulieren und einen lokalen Schutzeffekt besitzen.

Hinsichtlich der Abheilung von Ulcera ventriculi oder duodeni und bei Refluxösophagitis sind sie den PPI und H_2-Antagonisten deutlich unterlegen. Daher werden sie bei diesen Erkrankungen nur noch akut zur sofortigen Schmerzlinderung eingesetzt, bis z. B. PPI ihre volle Wirkung entfalten.

Gut wirksame und verträgliche Antazida sind **Magnesium- und Aluminium-Verbindungen** bzw. Kombinationen davon. In ◘ Tab. 25.3 sind einige Handelspräparate mit Inhaltsstoffen als Beispiele zusammengestellt.

Die Applikation sollte 1–3 Stunden nach den Mahlzeiten sowie vor dem Schlafengehen oder bei Bedarf erfolgen. Wegen adsorptiver Eigenschaften sollten Antazida nie gleichzeitig mit anderen Medikamenten eingenommen werden.

Magnesiumoxid und **-hydroxid** sind in Wasser schlecht löslich und reagieren langsam mit Magensalzsäure unter Bildung von Magnesiumchlorid. Aus diesem entstehen im Dünndarm Phosphate und Carbonate, aus denen Mg^{2+} zu etwa 10 % resorbiert und renal ausgeschieden wird. Bei Nierenfunktionsstörungen besteht deshalb nach längerer Anwendung die Gefahr einer **Hypermagnesiämie**. Magnesiumionen wirken ferner durch ihren osmotischen Effekt laxierend.

◘ **Tab. 25.3** Antazida (Auswahl)

INN	Handelspräparat
Aluminiumhydroxid	Aludrox® u. a.
Aluminium-Natrium-carbonatdihydroxid	Kompensan® u. a.
Aluminiumphosphat	Phosphalugel® u. a.
Calciumcarbonat, Magnesiumcarbonat	Rennie® u. a.
Aluminium-Magnesium-hydroxidsulfathydrat	Riopan® u. a.
Aluminium-Magnesium-hydroxidcarbonathydrat	Talcid® u. a.

Aluminiumhydroxid neutralisiert Salzsäure unter Bildung von Aluminiumchlorid, außerdem bindet es diese auch teilweise adsorptiv. Die Resorptionsquote der Aluminiumionen beträgt ca. 1 %, säurehaltige Getränke fördern die Resorption. Bei eingeschränkter Nierenfunktion sind die Aluminiumblutspiegel erhöht und es besteht die Gefahr einer **Aluminium-Enzephalopathie**. Die hochdosierte Einnahme über einen längeren Zeitraum kann auch bei normaler Nierenfunktion aufgrund der phosphatbindenden Eigenschaften zu einer Verarmung an Phosphaten mit dem Risiko einer **Osteomalazie** (schmerzhaften Knochenerweichung) führen. Aufgrund einer Verlängerung der intestinalen Passagezeit durch adsorptive Bindung von Gallensäuren wirkt Aluminiumhydroxid schwach obstipierend.

Die Wirkung von **Aluminium-Magnesium-Silikaten (Almasilat)** entspricht ungefähr der einer Kombination von Magnesium- und Aluminiumhydroxid. Die Wirkungen auf die intestinale Passagezeit heben sich gegenseitig auf. Bei lang dauernder Applikation muss allerdings mit

25

der **Bildung silikathaltiger Nierensteine** gerechnet werden.

Die Bedeutung von **Calciumcarbonat** als Antazidum ist zurückgegangen. Es reagiert wie Natriumhydrogencarbonat (s. u.) mit der Magensalzsäure unter **Kohlendioxidentwicklung**, allerdings ist die dabei gebildete CO_2-Menge deutlich geringer und daher weniger störend. Im Dünndarm entstehen Carbonate und Phosphate, die Resorptionsquote von Ca^{2+} beträgt 10–35 %. Die wichtigste Nebenwirkung nach längerer Anwendung ist eine **Hypercalcämie** sowie die Ablagerung von Kalksalzen in verschiedenen Geweben, vor allem in der Niere (**Nephrokalzinose**). Calciumcarbonat wirkt außerdem schwach obstipierend.

Das früher viel gebrauchte **Natriumhydrogencarbonat** hat ebenfalls stark an Bedeutung verloren, da bei der Neutralisation von Salzsäure mit Hydrogencarbonat rasch große Mengen von **Kohlendioxid** frei werden, das erhebliche Blähungen hervorrufen kann. Außerdem werden bei oraler Applikation von Natriumhydrogencarbonat die Natriumionen praktisch vollständig resorbiert, wodurch die **Alkalibelastung** des Organismus zunimmt.

Antazida mit mehrwertigen Kationen können die Resorption von Eisensalzen, Tetracyclinen und Fluorchinolonen durch Adsorption oder Komplexbildung herabsetzen.

25.1.2.4 Sucralfat

Sucralfat (z. B. Ulcogant®), basisches Aluminium-Saccharose-Sulfat, bildet auf der Ulkusoberfläche Komplexverbindungen mit basischen Proteinen und verhindert dadurch den Angriff aggressiver Faktoren wie Salzsäure, Pepsin und Galle. Ferner verstärken Sucralfat und freigesetzte Aluminiumionen die Prostaglandinsynthese. Sowohl Ulcera ventriculi als auch duodeni heilen nach Gabe von Sucralfat schneller ab. Die Substanz ist jedoch den PPI und H_2-Antagonisten hinsichtlich der Abheilungsrate unterlegen. Die **Dosierung** beträgt 4-mal täglich 1 g. Als **Nebenwirkung** kann es zu Obstipation kommen. Bei Patienten mit stark eingeschränkter Nierenfunktion ist Sucralfat wegen der Gefahr systemischer Nebenwirkungen durch resorbierte Aluminiumionen (s. o.) kontraindiziert. Bei gleichzeitiger Gabe von Tetracyclinen, Tobramycin, Phenytoin, Digoxin, Ranitidin, Ketoconazol, Theophyllin u. a. kann deren Resorption vermindert sein.

25.1.2.5 Prostaglandin-E-Derivate

Das Prostaglandin-E-Derivat **Misoprostol** fördert protektive Faktoren und bewirkt über Prostaglandin-Rezeptoren vom Typ EP_3 an der Belegzelle eine Hemmung der Säuresekretion. Nach oraler Gabe wird es schnell resorbiert und zur eigentlich wirksamen Misoprostolsäure biotransformiert. Die Halbwertszeit wird mit 20–40 min angegeben. Die Ausscheidung erfolgt in Form von Metaboliten hauptsächlich renal. Wegen erheblicher Nebenwirkungen wird Misoprostol (0,2 mg) in Deutschland nur noch als Begleittherapeutikum in Form einer **Fixkombination** (Arthotec® forte) mit Diclofenac (75 mg, ▸ Kap. 12.1.3.1) eingesetzt. Neben Durchfällen (20–40 %) und Bauchschmerzen (bis 20 %) kommen als **Nebenwirkungen** Übelkeit, Kopfschmerzen und Benommenheit, selten Menstruationsstörungen vor. Wegen der Gefahr einer Uteruskontraktion und damit eines Aborts ist Misoprostol bei Schwangeren kontraindiziert. Auch bei entzündlichen Darmerkrankungen darf es nicht gegeben werden.

25.1.2.6 Parasympatholytika

Parasympatholytika unterdrücken durch kompetitive Blockade von Muscarinrezeptoren die Salzsäure- und Pepsinogensekretion. Dieser Effekt kann jedoch mit den klassischen Parasympatholytika wie z. B. Atropin erst in Dosen erreicht werden, die bereits zu stärkeren Nebenwirkungen (Mundtrockenheit, Akkommodationsstörungen, Tachykardie u. a.) führen.

Pirenzepin (Gastrozepin®) besitzt eine höhere Affinität zu ganglionären (M_1-Rezeptoren) als zu postganglionären Muscarinrezeptoren (M_2- und M_3-Rezeptoren) und verringert dadurch die Magensaftsekretion selektiver als Atropin. Nach oraler Gabe beträgt die Bioverfügbarkeit ca. 15 % (nüchtern) bis 25 % (nicht nüchtern). Die Ausscheidung erfolgt vorwiegend in unveränderter Form renal und fäkal (Halbwertszeit ca. 10–12 Stunden). Die Dosierung beträgt 2-mal 50 mg täglich. Die **Nebenwirkungen** (Kopfschmerzen, Akkommodationsstörungen, Mundtrockenheit, Diarrhö, Obstipation, Hautausschlag, Harnverhalt etc.) sind prinzipiell gleich wie bei anderen Parasympatholytika, aber weniger stark ausgeprägt. Insgesamt sind jedoch Verträglichkeit und Wirksamkeit schlechter als bei PPI oder H_2-Antihistaminika, sodass Pirenzepin zur Ulkustherapie heute nur noch selten eingesetzt wird. Pirenzepin darf u. a. nicht bei Patienten mit einem paralytischen Ileus angewendet werden.

25.1.2.7 Eradikationstherapie von Helicobacter pylori (HP)

Die HP-positive Ulkuskrankheit kann durch eine HP-Eradikation, d. h. durch die vollständige Elimination von *Helicobacter pylori*, kausal therapiert werden. In der Regel führt sie zur Ausheilung der Ulkuskrankheit (Rezidivrate < 10 %). Ohne HP-Eradikation kommt es dagegen in 70–80 % der Fälle zu einem Ulkusrezidiv.

Obwohl *Helicobacter pylori* in vitro gegen eine Vielzahl von Antibiotika empfindlich ist, erweist sich seine Eradikation in der Magenschleimhaut als schwierig.

Für die Erstbehandlung einer HP-Infektion ist eine **7-tägige Tripletherapie** (◘ Tab. 25.4) bestehend aus einem **Protonenpumpeninhibitor** (s. o.) und **Clarithromycin** (▸ Kap. 30.1.3.3) plus **Metronidazol** (▸ Kap. 30.1.4.3, sog. **Italienische Tripletherapie**) oder plus **Amoxicillin** (▸ Kap. 30.1.2.1, sog. **Französische Tripletherapie**) Therapie der 1. Wahl. Die so erzielte HP-Eradikationsrate liegt > 90 % (bei niedriger Resistenzrate gegen Clarithromycin und Metronidazol). Rauchen erniedrigt die Eradikationsraten.

Zur Verbesserung der Compliance ist eine Kombinationspackung (ZacPac®, französische Tripletherapie) mit 7 Blisterstreifen im Handel. Jeder Blisterstreifen enthält die Tagesdosis bestehend aus jeweils 2 Tabletten mit Pantoprazol (40 mg), Clarithromycin (500 mg) und Amoxicillin (1000 mg). Die entsprechenden Pharmaka werden jeweils früh und abends vor den Mahlzeiten eingenommen.

Zunehmende **Resistenzen** gegen Clarithromycin (in D ca. 10 %, bei Rezidiven nach zunächst erfolgreicher Eradikation 60 %) und Metronidazol (in Europa 30–60 %) erschweren die Eradikation. In Regionen mit einer Clarithromycinresistenz über 20 % wird eine **sequenzielle Therapie** über 10 Tage empfohlen. An den ersten 5 Tagen wird Amoxicillin zusammen mit einem PPI gegeben, an den nächsten 5 Tagen Clarithromycin und Metronidazol wiederum zusammen mit einem PPI. Alternativ kann eine **Quadrupeltherapie**, bestehend aus einem PPI, Clarithromycin, Metronidazol und Amoxicillin über 5–7 Tage, oder eine **bismutbasierte Quadrupeltherapie**, bestehend aus einer Bismut-Verbindung, Metronidazol, Tetracyclin (Kombinationspräparat Pylera®) und Omeprazol über 10 Tage durchgeführt werden. Der Wirkungsmechanismus von Bismut ist nicht genau bekannt, diskutiert wird u. a. eine toxische Wirkung auf die bakterielle Membranfunktion sowie eine Hemmung der bakteriellen Protein- und Zellwandsynthese. Bei längerer Anwendung hoher Dosen bismuthaltiger Präparate sind reversible Enzephalopathien beschrieben. Ein Nachteil der bismutbasierten Quadrupeltherapie ist die hohe Tablettenlast (4 × 3 Kapseln Pylera® plus 2 × 1 Omeprazol-Tablette pro Tag).

Weitere Antibiotika als Kombinationspartner für die Zweitlinientherapie bei HP-Resistenz sind Fluorchinolone (Levofloxacin, Moxifloxacin, ▸ Kap. 30.1.4.1) oder Rifabutin (▸ Kap. 30.2.1.1).

Der Erfolg der Eradikationstherapie wird ca. 6–8 Wochen nach Behandlung mit dem ^{13}C-Harnstoff-Atemtest (orale Gabe von 50 mg ^{13}C-Harnstoff, z. B. Diabact UBT) oder durch Gastroskopie und HP-Nachweis überprüft.

Tab. 25.4 Therapieschemata[1] zur Eradikation von Helicobacter pylori (Tagesdosis)

Französische Tripletherapie[2]			
PPI	Clarithromycin (1000 mg)	Amoxicillin (2000 mg)	
Italienische Tripletherapie			
PPI	Clarithromycin (500–1000 mg)	Metronidazol (800–1000 mg)	
Sequenzielle Therapie			
1.–5. Tag	PPI	Amoxicillin (2000 mg)	–
6.–10. Tag	PPI	Clarithromycin (1000 mg)	Metronidazol (1000 mg)
Quadrupeltherapie			
PPI	Clarithromycin (500–1000 mg)	Metronidazol (800 mg)	Amoxicillin (2000 mg)
Bismutbasierte Quadrupeltherapie			
PPI	Bismutoxid (480 mg)	Metronidazol (1500 mg)	Tetracyclin (1500 mg)

[1] PPI-Standarddosis: 2 × tgl. Omeprazol 20 mg, Lansoprazol 30 mg, Pantoprazol 40 mg, Rabeprazol 20 mg, Esomeprazol 20 mg

[2] Bei HP-Resistenz kann Clarithromycin durch Levofloxacin (1000 mg/Tag) oder Moxifloxacin (800 mg/Tag) ersetzt werden (Zweitlinientherapie)

25.2 Gastritis und Gastritis-Therapie

Als Gastritis wird ein Entzündungsprozess der Magenschleimhaut mit oberflächlichen Epitheldefekten (aber ohne Ulzerationen) bezeichnet, der akut oder chronisch verlaufen kann.

Die **akute Gastritis** kann durch Stress (z. B. nach Operationen, Leistungssport, Verbrennungen), übermäßigen Alkoholkonsum, nichtsteroidale Antiphlogistika oder Infektionen (z. B. durch Salmonellen, Staphylokokken) verursacht werden. Häufige Beschwerden sind Völlegefühl, Schmerzen im Oberbauch, Übelkeit und Erbrechen. Die akute Gastritis heilt nach Ausschalten der Noxen fast immer innerhalb weniger Tage spontan aus (u. U. beschleunigt durch Gabe eines **PPI**, s. o.).

Bei der **chronischen Gastritis** lassen sich ätiologisch drei Hauptformen unterscheiden; die Therapie erfolgt je nach Art der Gastritis.

Die Typ-**A-Gastritis** (relativ selten) tritt oft in Kombination mit **A**utoimmunerkrankungen auf. Es werden Antikörper gegen die Belegzellen, die H^+/K^+-ATPase und evtl. den Intrinsic Factor (erforderlich zur Vitamin-B_{12}-Resorption, ▸ Kap. 23.1.1.3) gebildet. Ist die Vitamin-B_{12}-Resorption gestört, muss Vitamin B_{12} parenteral substituiert werden, um eine perniziöse Anämie (infolge eines Vitamin-B_{12}-Mangels) zu vermeiden.

Die Typ-**B-Gastritis** (relativ häufig), ist **b**akteriell, meist durch eine *Helicobacter-pylori*-Infektion, induziert. Bei stärkerer Ausprägung und positivem Nachweis von *Helicobacter pylori* muss eine **Eradikation** des Keims erfolgen (s. o.).

Die Typ-**C-Gastritis**, die chemisch-toxische Form, ist oft durch längerdauernde Einnahme von nichtsteroidalen Antiphlogistika oder Gallereflux verursacht. Falls eine Änderung der Medikation bei medikamentös bedingter Gastritis nicht möglich ist, sind **PPI** indiziert. Bei durch Gallereflux bedingter Gastritis sind **Prokinetika** (▸ Kap. 25.7) und zusätzlich Gallensäure-bindende Substanzen, z. B. **Antazida** (s. o.), geeignet.

Je nach Ausmaß und Lokalisation der chronischen Entzündung der Magenschleimhaut besteht ein erhöhtes Risiko für Magen- und Dünndarmgeschwüre (s. o.) und für Magenkrebs.

25.3 Chronisch entzündliche Darmerkrankungen (CED)

25.3.1 Pathophysiologische Grundlagen

Unter dem Begriff chronisch entzündliche Darmerkrankungen (CED) werden die beiden Krankheiten **Colitis ulcerosa** und **Morbus Crohn** zusammengefasst. Die Häufigkeit beider Erkrankungen hat in den letzten Jahrzehnten deutlich zugenommen. Die Ätiologie und Pathogenese der CED ist komplex und immer noch nicht vollständig geklärt. Man nimmt an, dass bestimmte genetische und umweltbedingte Faktoren zu einem **Zusammenbruch der intestinalen Barriere** und die dann eindringenden Bakterienantigene zu einer pathologischen Aktivierung des intestinalen Immunsystems mit proinflammatorischer Zytokinproduktion führen.

Gemeinsamkeiten von Colitis ulcerosa und Morbus Crohn stellen die Altersverteilung (betroffen sind meist junge Menschen zwischen dem 15. und 30. Lebensjahr), intestinale Leitsymptome (Diarrhö, Abdominalschmerzen), das Auftreten extraintestinaler Symptome (z. B. an Haut oder Gelenken) sowie der chronisch rezidivierende Verlauf dar.

Unterschiede zwischen Colitis ulcerosa und Morbus Crohn zeigen sich in der Lokalisation und im Ausbreitungsmuster. Während die Colitis ulcerosa immer im Rektum beginnt und die Entzündung sich von dort aus kontinuierlich in proximal gelegene Kolonabschnitte ausbreitet, findet man bei **Morbus Crohn** eine diskontinuierliche, segmentale Verteilung der Entzündung, die den gesamten Verdauungstrakt (vom Mund bis zum Anus, meist jedoch Ileum, Coecum) betreffen kann. Außerdem sind bei Morbus Crohn alle Wandschichten (auch die tiefen) betroffen und die transmurale Entzündung kann zu Fistel- und Abszessbildung führen. Bei **Colitis ulcerosa** sind dagegen nur die oberflächlichen Schleimhautschichten (Mukosa, Submukosa) des Darmes entzündet.

25.3.2 Pharmakotherapie von Colitis ulcerosa und Morbus Crohn

Die medikamentösen Behandlungsstrategien von Colitis ulcerosa und Morbus Crohn sind sehr ähnlich. Sie richten sich u. a. jeweils nach Krankheitsaktivität (z. B. Schwere des akuten Schubs) und Ausbreitung der Erkrankung. Folgende Arzneistoffe, bzw. Arzneistoffgruppen, kommen zum Einsatz:

- 5-Aminosalicylsäure (5-ASA) und 5-ASA-Derivate (vor allem bei Colitis ulcerosa),
- Glucocorticoide (lokal und systemisch),
- Immunsuppressiva: Azathioprin, 6-Mercaptopurin, Methotrexat (nur bei Morbus Crohn), Ciclosporin und Tacrolimus (nur bei Colitis ulcerosa),
- TNF-α-Inhibitoren: Infliximab, Adalimumab sowie Golimumab (bislang nur bei Colitis ulcerosa zugelassen) und
- Integrinantagonisten: Vedolizumab.

Pharmakotherapie der Colitis ulcerosa. Bei **akuten Schüben** mit leichter bis mittlerer Aktivität sind **Aminosalicylate** mit der wirksamen Komponente 5-Aminosalicylsäure (**5-ASA, Mesalazin**; z. B. Claversal®) Mittel der 1. Wahl. Ein Therapieerfolg tritt u. U. erst nach 2–4 Wochen ein. 5-Aminosalicylsäure ist in Form verschiedener galenischer Formulierungen auf dem Markt, was eine an die Lokalisation der Erkrankung adaptierte Therapie erlaubt, z. B. in Form von magensaftresistent überzogenen Tabletten, Suppositorien, als Klysma oder Schaum. Kovalent an ein zweites Molekül 5-ASA (**Olsalazin**) oder Sulfapyridin (**Sulfasalazin**) gebunden, wird 5-ASA durch bakterielle Spaltung erst im Dickdarm freigesetzt.

Der Wirkungsmechanismus von 5-ASA-Präparaten ist komplex. Als wesentlich wird eine Stimulierung des γ-Subtyps des Peroxisomal Proliferator Activated Receptors (PPARγ, ▸ Kap. 3.1.2.1) angenommen, der als Transkriptionsfaktor auch bei der intestinalen Integrität eine Rolle spielt. Darüber hinaus soll über eine Hemmung des Transkriptionsfaktors NF-κB die Zytokinproduktion und durch Hemmung der 5-Lipoxygenase die Leukotriensynthese blo-

25

ckiert werden. Die Dosierungen sind in ◘ Tab. 25.5 zusammengefasst.

Als Nebenwirkungen kommen für 5-ASA und Olsalazin Diarrhö, Kopfschmerzen, Schwindel, Exantheme, Transaminasenanstieg, Myokarditis, Pankreatitis, Blutbildveränderungen und Nephritiden vor. Für Sulfasalazin sind zusätzlich Oligospermie und Agranulozytosen (selten) beschrieben. Die Kontraindikationen und Interaktionen entsprechen denen von Salicylaten bzw. bei Sulfasalazin auch denen von Sulfonamiden.

Bei schwerem, akutem Schub werden **Glucocorticoide** (oral oder parenteral, ▸ Kap. 21.7.1) mit oder ohne 5-ASA gegeben. Bei Remission erfolgt ein stufenweises Ausschleichen über ca. 2 Monate. Sind nur distale Kolonsegmente betroffen, können die systemischen Nebenwirkungen durch eine **Lokaltherapie** (z. B. mit Schaum-Zubereitungen) verringert werden. Das bevorzugt verwendete Budesonid wird entweder lokal als Klysma oder oral als magensaftresistent überzogene Kapsel gegeben. Es wirkt wegen des ausgeprägten First-Pass-Effekts auch bei oraler Gabe hauptsächlich lokal im Darm, die Metaboliten besitzen nur eine geringe Steroidrezeptor-Affinität.

Bei steroidrefraktärem Schub kann ein Therapieversuch mit **Ciclosporin**, alternativ mit **Tacrolimus** (▸ Kap. 32.4.1) erfolgen. Aufgrund der geringen therapeutischen Breite von Ciclosporin ist ein Drugmonitoring angezeigt.

Eine weitere Alternative stellen die **TNF-α-Inhibitoren** (▸ Kap. 12.2.3.2) Infliximab, Adalimumab und Golimumab dar. Dieses Therapieprinzip stützt sich auf die Beobachtung, dass die entzündlich veränderten Darmabschnitte von CED-Patienten große Mengen des proinflammatorischen Zytokins TNF-α freisetzen. Bei längerer Anwendung kann aufgrund einer Antikörperbildung gegen die TNF-α-Inhibitoren eine höhere Dosis erforderlich werden. Spricht auch eine Therapie mit TNF-α-Inhibitoren nicht hinreichend an, kann der **Integrinantagonist** Vedolizumab eingesetzt werden.

Vedolizumab entfaltet seine immunsuppressive Wirkung selektiv im Gastrointestinaltrakt. Der humanisierte monoklonale Antikörper bindet an das zelluläre Adhäsionsmolekül $\alpha_4\beta_7$-Integrin, das auf bestimmten T-Lymphozyten exprimiert wird, die in den Magen-Darm-Trakt migrieren und dort eine chronische Entzündung verursachen. Vedolizumab verhindert die Adhäsion dieser T-Lymphozyten an das mukosale Adressin-Zelladhäsionsmolekül (MadCAM-1) auf Darm-Endothelzellen und damit deren Einwanderung in Gewebe im Magen-Darm-Trakt. Die Halbwertszeit von Vedolizumab beträgt ca. 25 Stunden. Es ist bei mittelschwerer und schwerer Colitis ulcerosa und Morbus Crohn indiziert, wenn eine konventionelle Therapie oder eine Behandlung mit TNF-α-Inhibitoren nicht angesprochen hat. Häufige Nebenwirkungen sind Übelkeit, Nasopharyngitis, Infektionen der oberen Atemwege, Arthralgie, Fieber, Müdigkeit, Kopfschmerzen und Husten. Infusionsbedingte Reaktionen und Überempfindlichkeitsreaktionen, meist mild bis mittelschwer ausgeprägt, sind häufig. Bei aktiven schweren Infektionen (z. B. Tuberkulose) ist Vedolizumab kontraindiziert.

Nach erfolgreicher Remissionsinduktion ist auch bei unkompliziertem Verlauf für alle Patienten eine langfristige (≥ 2 Jahre) **remissionserhaltende Therapie** mit einem 5-ASA-Präparat (z. B. 5-ASA 1–2 g täglich p. o.; bei distalem Befall auch lokal) indiziert. Dadurch wird auch das Risiko, dass sich ein Kolonkarzinom entwickelt, reduziert.

Bei 5-ASA-Unverträglichkeit haben sich Probiotika wie E. coli-Präparate Stamm Nissle 1917 (z. B. MUTAFLOR® mite, magensaftresistent überzogen) zur Remissionserhaltung bewährt.

Nach einem fulminanten Schub sollte eine immunsuppressive Therapie mit **Azathioprin** oder **6-Mercaptopurin** (▸ Kap. 32.4.5) zur Remissionserhaltung (≥ 2 Jahre) erfolgen. Dabei sind Blutbild, γ-GT und Pankreasenzyme zu kontrollieren. Systemische Glucocorticoide sind zur Remissionserhaltung nicht indiziert. Falls die pharmakologischen Therapiemaßnahmen nicht zur Besserung führen, ist eine **Operation** zu erwägen.

Tab. 25.5 Arzneistoffe zur Therapie von Colitis ulcerosa und Morbus Crohn (Auswahl)

INN (Handelsname)	Tagesdosis
Aminosalicylate	
Mesalazin, 5-ASA (z. B. Claversal®)	1–2 g rektal, 3–4 g p. o.
Olsalazin (Dipentum®)	Bis 4 g p. o.
Sulfasalazin (z. B. Azulfidine®)	Bis 6 g p. o.
Lokale Glucocorticoide (Auswahl)	
Hydrocortisonacetat (Colifoam®)	100–200 mg rektal
Budesonid (Entocort® rektal, Budenofalk®)	2 mg rektal, 9 mg p. o.
Systemische Glucocorticoide (Auswahl)	
Prednison (z. B. Decortin®)	0,5–1 mg/kg KG p. o., i. v.
Prednisolon (z. B. Decortin® H)	0,5–1 mg/kg KG p. o., i. v.
Methylprednisolon (z. B. Urbason®)	Initial 40–80 mg p. o., i. v., dann langsamer Abbau der Dosis
Immunsuppressiva	
Azathioprin (z. B. Imurek®)	2,0–2,5 mg/kg KG p. o.
6-Mercaptopurin (z. B. Puri-Nethol®)	1,0–1,5 mg/kg KG p. o.
Ciclosporin (z. B. Sandimmun®)[1]	2–4 mg/kg KG i. v.
Tacrolimus (z. B. Prograf®)[1]	0,1 mg/kg KG p. o., 0,01 mg/kg KG i. v.
Methotrexat (z. B. Metex®)[2]	Bis 25 mg i. m., i. v., s. c./Woche, nach 8–12 Wochen 15 mg/Woche
TNF-α-Inhibitoren	
Infliximab (REMICADE®)	5 mg/kg KG i. v. nach 2, 6 und dann alle 8 Wochen
Adalimumab (Humira®)	40 mg s. c. alle 2 Wochen
Golimumab (Simponi®)[1]	200 mg s. c. initial, 100 mg nach 2 Wochen, und dann 50 mg alle 4 Wochen
Integrinantagonisten	
Vedolizumab (ENTYVIO®)	300 mg i. v., nach 2, 6 und dann alle 8 Wochen

[1] Nur bei Colitis ulcerosa zugelassen,
[2] nur bei Morbus Crohn zugelassen

Pharmakotherapie des Morbus Crohn. Bei ileozökalem Befall und leichter bis mäßiger Entzündungsaktivität ist orales **Budesonid** (s. o.) Mittel der Wahl. Bei Kolonbefall kommt alternativ auch eine Therapie mit **Sulfasalazin** (3–6 g täglich) in Betracht, ggf. in Kombination mit Suppositorien, Klysmen oder Schäumen. Bei ausgedehntem Dünndarmbefall (cave Mangelernährung!) und/oder Befall des Magens und Ösophagus wird primär mit **systemischen Glucocorticoiden** behandelt.

Auch Patienten mit schweren Schüben und hoher Entzündungsaktivität erhalten bereits initial eine **systemische Glucocorticoidtherapie**. Bei nur mäßigem bzw. schlechtem Ansprechen und hoher Krankheitsaktivität ist der Einsatz von **TNF-α-Inhibitoren** und/oder der Thiopurine **Azathioprin** und **6-Mercaptopurin** indiziert. Bei Nebenwirkungen oder Unverträglichkeit gegen Azathioprin kann auch **Methotrexat** gegeben werden. Eine neue Alternative bei Therapieversagen stellt der oben bereits beschriebene Integrinantagonist **Vedolizumab** dar. Die Dosierungen sind jeweils in ◘ Tab. 25.5 aufgelistet.

25

Die Indikation zur **remissionserhaltenden Therapie** erfolgt unter Berücksichtigung des individuellen Krankheitsverlaufs und des Risikoprofils des Patienten, mit dem Ziel, das Risiko eines erneuten Schubes zu minimieren. Raucher müssen unbedingt das Rauchen einstellen, da dadurch die langfristige Rezidivrate halbiert werden kann. Bei Patienten mit komplexem Krankheitsverlauf sollte als remissionserhaltende Therapie **Azathioprin** oder **6-Mercaptopurin** langfristig (ggf. über Jahre) eingesetzt werden. Systemische Glucocorticoide sind wie bei Colitis ulcerosa nicht zur Remissionserhaltung geeignet.

Bei Wirkungslosigkeit oder Unverträglichkeit der Thiopurine oder bei besonderer Risikokonstellation kann ein **TNF-α-Inhibitor** (z. B. Infliximab), mit nachfolgender Priorität auch Methotrexat, evtl. auch in Kombination, versucht werden. Ist mit einer dualen Immunsuppression (z. B. mit Azathioprin und Infliximab) eine stabile Remission erreicht, muss wegen des erhöhten Nebenwirkungsrisikos bei der Kombination ein Kombinationspartner abgesetzt werden.

Bei stabiler Remissionsphase ohne Steroidabhängigkeit und ohne nachweisbare Entzündung können die remissionserhaltenden Pharmaka vollständig abgesetzt werden. Bei therapierefraktärem Verlauf sollte frühzeitig eine Indikation zur Operation überprüft werden.

25.4 Therapie des Reizdarmsyndroms

Das Reizdarmsyndrom (Colon irritabile) gehört zu den häufigsten gastroenterologischen Krankheiten. Mit diesem Begriff werden vom Dickdarm ausgehende Funktionsstörungen und Schmerzen zusammengefasst, denen keine erkennbare organische Darmerkrankung zugrunde liegt. Hauptsymptome sind Stuhlunregelmäßigkeiten (Obstipation oder Diarrhö), Völlegefühl, Blähungen und abdominelle Schmerzen. Reizdarmsyndrompatienten leiden ferner oft auch unter Schlaf- und/oder Angststörungen. Frauen sind ca. 2-mal häufiger betroffen als Männer.

Die Therapie orientiert sich an den Leitsymptomen. Steht eine Obstipation im Vordergrund, werden **Ballaststoffe** und **Laxanzien** (z. B. Flohsamenschalen, Macrogol, s. u.) gegeben. Diarrhöen werden mit **Antidiarrhoika** (z. B. Loperamid, s. u.) behandelt. Das gegen Reisediarrhö zugelassene Lokalantibiotikum **Rifaximin** (▸ Kap. 25.5.4) kann die Beschwerden des Reizdarmsyndroms mit Durchfall wahrscheinlich aufgrund einer Änderung der Darmflora bessern. Der Einsatz erfolgt derzeit (noch) „off-label". Eine Therapie mit **Probiotika** kann zu Besserung von Meteorismus und Flatulenz führen. Gegen eine übermäßige Gasbildung können (physikalische) Entschäumer wie z. B. Simeticon (Lefax®) eingesetzt werden. Zur Linderung der Schmerzen helfen **Spasmolytika** (z. B. Butylscopolamin, ▸ Kap. 20.2.2), oft sind auch **tricyclische Antidepressiva** (z. B. Amitriptylin, ▸ Kap. 10.2.1) oder **SSRI** (z. B. Paroxetin, ▸ Kap. 10.2.2) wirksam.

Eine große Bedeutung haben ferner nichtmedikamentöse Maßnahmen wie Psychotherapie, Entspannungsübungen, Stressbewältigung und Ernährungsberatung.

25.5 Antidiarrhoika

Antidiarrhoika werden zur symptomatischen Therapie von Durchfällen mit unkompliziertem Krankheitsbild eingesetzt.

Pathophysiologie der Diarrhö. Als Diarrhö wird die gehäufte Entleerung (mehr als 3-mal täglich) wässriger oder breiiger Stühle bezeichnet.

Eine **osmotische Diarrhö** kann auf einem Maldigestions- oder einem Malabsorptions-Syndrom sowie auf der Einnahme schwer resorbierbarer Substanzen (Osmolaxanzien, z. B. enthalten in „zuckerfreien" Bonbons, Diabetikermarmelade u. a.) beruhen. Bei Nahrungskarenz sistieren osmotisch bedingte Durchfälle.

Eine **sekretorische Diarrhö** ist sehr häufig durch **Bakterientoxine** bedingt. Neben Choleratoxin lösen auch Toxine von Salmonellen und Shigellen sowie von Staphylokokken und pathogenen Coli-Stämmen sekretorische Diarrhöen aus. Ein großer Teil der **Reisediarrhöen** wird durch ein Enterotoxin von *E. coli* hervorgerufen.

Ferner kann eine **gesteigerte Permeabilität der Darmschleimhaut** schwere Durchfälle verursachen, z. B. im Rahmen chronisch entzündlicher Darmerkrankungen oder bei einem Kolonkarzinom.

Eine **gesteigerte intestinale Motilität** als Diarrhö-Ursache findet man beispielsweise bei einer Hyperthyreose.

25.5.1 Loperamid und Racecadotril

Zur kurzdauernden symptomatischen Therapie der Diarrhö können **Loperamid** und **Racecadotril** eingesetzt werden.

Loperamid. Der Opioidrezeptoragonist Loperamid (z. B. Imodium®) greift an peripheren Opioidrezeptoren (▸ Kap. 12.1.5) des Dünndarms an. Dadurch wird die Peristaltik gehemmt sowie der Analsphinkertonus erhöht (und dadurch der Stuhldrang reduziert).

Die Wirkung erfolgt lokal im Darm. Zentralnervöse Wirkungen treten praktisch nicht auf, da einerseits aufgrund eines hohen First-Pass-Metabolismus die orale Bioverfügbarkeit von Loperamid sehr gering ist und andererseits die Substanz rasch durch P-gp aus dem ZNS ausgeschleust wird. Resorbiertes Loperamid wird zu etwa 2/3 metabolisiert (hauptsächlich durch CYP3A4) und zu 1/3 unverändert über den Stuhl ausgeschieden. Die Halbwertszeit beträgt 7–15 Stunden.

Erwachsene erhalten als Anfangsdosis 4 mg Loperamid p. o., dann nach jedem ungeformten Stuhl 2 mg (max. Tagesdosis 12 mg).

Als häufigste Nebenwirkungen treten Obstipation und Blähungen auf. Über Hautausschlag, Pruritus, Müdigkeit und Schwindel wurde nur sehr selten berichtet.

Da Loperamid ein P-gp-Substrat ist, kann die gleichzeitige Gabe mit P-gp-Inhibitoren (z. B. Chinidin, Ritonavir) zu einem signifikanten Anstieg der Loperamid-Plasmakonzentrationen führen.

Kontraindikationen sind Ileus, Megacolon, Durchfälle, die mit Fieber und blutigem Stuhl einhergehen, bakterielle Enterokolitis (Gefahr der verzögerten Toxinausscheidung durch Ruhigstellung des Darms), Antibiotika-assoziierte Kolitis, Colitis ulcerosa, Kinder unter 2 Jahren und Schwangerschaft.

Racecadotril. Racecadotril (Vaprino®) ist ein Prodrug. Der aktive Metabolit **Thiorphan** ist ein Inhibitor der Enkephalinase, die insbesondere im Dünndarmepithel lokalisiert ist. Dadurch werden die Enkephaline vor ihrem enzymatischen Abbau geschützt, der bei akutem Durchfall verstärkt stattfindet, ihre Wirkung an den enkephalinergen Synapsen im Dünndarm wird verlängert und die Hypersekretion verringert.

Nach p. o. Gabe wird Racecadotril rasch resorbiert und zum aktiven Metaboliten hydrolysiert, der weiter zu inaktiven Substanzen metabolisiert wird. Unverändertes Thiorphan und inaktive Metaboliten werden überwiegend renal ausgeschieden. Die Halbwertszeit beträgt ca. 3 Stunden (gemessen als Plasma-Enkephalinase-Hemmung).

Racecadotril ist zur symptomatischen Behandlung des akuten Durchfalls bei Erwachsenen indiziert. Die Dosierung beträgt am 1. Behandlungstag 200 mg p. o. unabhängig von der Tageszeit, dann jeweils 100 mg p. o. vor den Mahlzeiten (max. Tagesdosis 400 mg). Am 2. und 3. Behandlungstag werden 3 × 100 mg p. o. jeweils vor den Mahlzeiten gegeben.

Als Nebenwirkungen treten häufig Kopfschmerzen und gelegentlich Hautausschläge auf. Interaktionen sind bislang nicht bekannt. Die Kontraindikationen entsprechen denen von Loperamid.

25.5.2 Antidiarrhoika aus Mikroorganismen (Probiotika)

Probiotika sind Zubereitungen mit vermehrungsfähigen apathogenen Mikroorganismen (meist Bakterien), die die Darmflora besiedeln. Dadurch sollen sie die Barriere-, Immun- und

Stoffwechselfunktion des Darmes regenerieren. Im Handel sind verschiedene Bakterienstämme z. B. von apathogenen *E. coli*, *Bifidobacteria* spp. (in Omniflora® N), *Lactobacillus* spp. (z. B. Lacteol®) sowie der Hefepilz *Saccharomyces boulardii* (z. B. Perenterol®).

Die Datenlage zur Wirksamkeit ist heterogen. Für die Bakterienkultur mit dem *Escherichia coli* Stamm Nissle 1917 (z. B. MUTAFLOR®) konnte eine immunmodulierende Wirkung gezeigt werden. Darüber hinaus bildet die Kultur antimikrobiell wirksame Substanzen, induziert die Synthese von antimikrobiell wirkenden Defensinen in den Darmzellen und hemmt die Invasion von enteroinvasiven Krankheitserregern in die Darmepithelzellen. MUTAFLOR® ist u. a. bei Diarrhö von Säuglingen und Kleinkindern indiziert.

Auch für *S. boulardii* konnte in vitro eine wachstumshemmende Wirkung für bestimmte Erreger nachgewiesen werden.

25.5.3 Adsorbenzien und Adstringenzien

Unterstützend oder für die Behandlung leichterer Fälle von Diarrhö sind Adsorbenzien, insbesondere **Aktivkohle** (Carbo medicinalis) und Adstringenzien (**Gerbstoff-haltige Präparate**, z. B. Tannin-Eiweiß) im Handel. Als Mechanismus der (schwachen) antidiarrhoischen Wirkung wird eine Hemmung der Toxinbindung an die Darmmukosa angenommen. Adstringenzien sollen ferner eine Verdichtung des kolloidalen Gefüges der Oberfläche der entzündlich veränderten Darmschleimhaut und eine Schließung kleinster Kapillaren bewirken, sodass die Hypersekretion aus dem entzündeten Gewebe abnimmt.

25.5.4 Behandlungsstrategien der Diarrhö

Eine akute, viral oder bakteriell bedingte Diarrhö, einschließlich der Reisediarrhö, sistiert in der Regel nach 2–3 Tagen spontan. Daher ist bei unkompliziertem Verlauf eine spezifische medikamentöse Therapie meist nicht notwendig.

Im Vordergrund der Behandlungsmaßnahmen steht der **Flüssigkeits- und Elektrolytersatz** (Orale Rehydratationstherapie). Besonders Säuglinge, Kleinkinder und alte Patienten sind sehr schnell durch Dehydratation gefährdet. Eine orale Substitution mit Flüssigkeit und Elektrolyten ist möglich, da die Resorptionsmechanismen nicht gestört sind. Sie erfolgt mit der **WHO-Lösung**, die 13,5 g Glucose, 2,6 g NaCl, 2,9 g Natriumcitrat und 1,5 g KCl in 1 l Wasser enthält (z. B. Elotrans®). Der günstige Effekt der kombinierten Verabreichung von **Natriumionen** und **Glucose** beruht darauf, dass diese gemeinsam aktiv aus dem Darmlumen in die Enterozyten transportiert werden und daher die simultane Applikation eine Resorptionssteigerung und damit gleichzeitig – osmotisch bedingt – eine verstärkte Aufnahme von Wasser bewirkt.

Eine kurzdauernde **symptomatische Therapie** mit **Loperamid** oder **Racecadotril** ist bei unkompliziertem Verlauf möglich, bei schwerem Krankheitsbild (z. B. mit blutigen Durchfällen, Fieber) sowie bei einer Infektion mit Salmonellen, Shigellen, Campylobacter, Amöben oder Clostridium difficile soll wegen der Gefahr eines toxischen Megakolons darauf verzichtet werden.

Probiotika können als supportive Maßnahme eingesetzt werden, für die Wirksamkeit von Adsorbenzien und Adstringenzien gibt es dagegen keine eindeutige Evidenz.

Zur Schmerztherapie kommen Paracetamol, Metamizol oder Opioide in Betracht, eine spasmolytische Therapie kann mit Butylscopolamin durchgeführt werden.

Eine empirische **Antibiotikatherapie** kann bei Diarrhö mit Fieber und/oder Blutabgängen oder bei Patienten mit einem Risiko für Komplikationen (z. B. bei Immunsupprimierten, Senioren) sowie bei fehlender klinischer Besserung indiziert sein. Zur Anwendung kommen z. B. **Azithromycin** (1000 mg p. o. als Einzeldosis, ▸Kap. 30.1.3.3), **Ciprofloxacin** (2 × 500 mg p. o. für 3 Tage, ▸Kap. 30.1.4.1) oder das für die Reisediarrhö zugelassene **Rifaximin**.

Rifaximin (Xifaxan®) ist ein halbsynthetisches Rifamycin-Derivat (▸Kap. 30.2.1.1). Wie dieses hemmt es die DNA-abhängige RNA-Polymerase und dadurch die bakterielle RNA-Produktion. Es hat ein breites antimikrobielles Spektrum. Bei oraler Applikation wird die Substanz nur minimal resorbiert (**Lokalantibiotikum**), sodass systemische Wirkungen, Nebenwirkungen und Arzneimittelinteraktionen sehr unwahrscheinlich sind. Rifaximin ist außer zur Therapie der Reisediarrhö bei hepatischer Enzephalopathie indiziert, da es die Vermehrung ammoniakbildender Bakterien hemmt. Bei Reizdarmsyndrom mit Diarrhö wird es „off-label" eingesetzt. Die Dosierung beträgt 3 × täglich 200 mg bis maximal 2 × täglich 400 mg (max. 3 Tage). Häufig beobachtete Nebenwirkungen waren meist Symptome, die denen der Reisediarrhö entsprechen. Eine Rotfärbung des Urins ist trotz der geringen Resorption möglich.

25.6 Laxanzien (Laxativa)

Laxanzien (Abführmittel) sind Arzneimittel, die die Stuhlentleerung beschleunigen.

Pathophysiologie der Obstipation. Unter einer **Obstipation** versteht man die verzögerte Entleerung von trockenem und hartem Stuhl. Sie ist entweder auf eine verlangsamte Darmpassage (Transitstörung) oder einen gestörten Entleerungsreflex zurückzuführen.

Als Ursachen für die verzögerte Darmpassage kommen diätetische Faktoren (ungenügende Füllung des Darms durch ballaststoffarme Nahrung), Darmwandveränderungen (z. B. durch Tumoren, chronische Entzündungen), endokrine Störungen (z. B. bei Hypothyreose) sowie funktionelle und organische Störungen des Nervensystems (z. B. Stress, Wirbelsäulenverletzungen) in Betracht. Auch Arzneistoffe, z. B. Sedativa, tricyclische Antidepressiva (anticholinerge Wirkung), Verapamil oder insbesondere Opioide, können obstipierend wirken.

Einen gestörten Defäkationsmechanismus findet man bei Erkrankungen des Analkanals (z. B. bei Hämorrhoiden, Analfissuren), bei Verlust des rektalen Dehnungsreflexes oder bei Schwäche der Bauchpresse.

Wirkprinzipien der Laxanzien. Quellstoffe, Osmolaxanzien sowie antiresorptiv und hydragog wirkende Laxanzien (◘ Tab. 25.6) wirken (unspezifisch) dadurch, dass sie das intraluminale Volumen vermehren und damit durch Erhöhung des Innendrucks im Darm peristaltische Wellen auslösen. Prucaloprid, Methylnaltrexoniumbromid und Naloxon greifen dagegen selektiv über entsprechende Rezeptoren in die Darmperistaltik ein.

Rektale Entleerungshilfen enthalten entweder Substanzen, die den Stuhl erweichen (z. B. Docusat-Natrium, Phosphate) oder solche, die die Defäkation reflektorisch auslösen (z. B. Glycerol, CO_2-Bildner) oder auch Kombinationen von beiden.

Indikationen. Laxanzien sind zur Darmentleerung vor diagnostischen oder operativen Eingriffen, ferner bei schmerzhafter Stuhlentleerung (z. B. infolge von Analfissuren), chronischer Obstipation (s. u.) oder bei chronischer Opioidgabe (z. B. im Rahmen einer chronischen Schmerztherapie) indiziert. Sie können außerdem bei bestimmten Krankheiten (z. B. Herzinfarkt) zur Reduktion des abdominellen Drucks bei der Bauchpresse notwendig sein.

Nebenwirkungen. Die Einnahme von Abführmitteln verursacht nur sehr selten schwerwiegende Störungen (z. B. Dehydratation nach Anwendung salinischer Abführmittel bei unzureichender Wasserzufuhr oder Darmverschluss nach Einnahme von Quellmitteln). Auch die Langzeitanwendung führt bei bedarfsadaptierter Obstipationsbehandlung weder zu Wasser- und Elektrolytverlusten noch zu Gewöhnung, Abhängigkeit oder Sucht. Bei übermäßigem Gebrauch können allerdings Elektrolytverschiebungen (z. B. Hypokaliämie) auftreten.

Wechselwirkungen. Bei gleichzeitiger Gabe von Diuretika und Corticosteroiden ist das Risiko für Elektrolytverschiebungen bei übermäßigem Gebrauch erhöht, die Empfindlichkeit gegen Herzglykoside kann dann gesteigert sein.

Tab. 25.6 Einteilung der Laxanzien nach ihrem Wirkprinzip

Wirkprinzip	Laxans
Quellstoffe	Leinsamen, Indischer Flohsamen, Weizenkleie
Osmolaxanzien	Salinische Abführmittel: Magnesium- und Natriumsulfat; Zuckeralkohole: Mannit, Sorbit; Zucker: Lactulose, Lactitol
Wasserbindende Laxanzien	Macrogol (Polyethylenglycol 3350)
Antiresorptiv und hydragog wirkende Laxanzien	Rizinusöl, Anthraglykoside (z. B. in Aloe, Faulbaumrinde), Bisacodyl, Natriumpicosulfat
Selektive 5-HT_4-Rezeptoragonisten	Prucaloprid
Peripher wirksame Opioidrezeptor-Antagonisten	Methylnaltrexoniumbromid, Naloxon[1], Naloxegol
Rektale Entleerungshilfen	Defäkations-stimulierende Suppositorien, Rektallösungen oder Mikroklysmen (z. B. mit Glycerol, CO_2-freisetzenden Substanzen)

[1] In Fixkombination mit Oxycodon in retardierter Form

Kontraindikationen. Bei Darmperforation oder Obstruktion, Ileus sowie schweren entzündlichen Erkrankungen des Darmtrakts (z. B. Morbus Crohn, akute Appendizitis) sind Laxanzien kontraindiziert.

25.6.1 Quellstoffe

Als milde Laxanzien eignen sich natürlich vorkommende oder partialsynthetisch abgewandelte quellfähige, nicht verdaubare Polysaccharide. Hierzu gehören u. a. Inhaltsstoffe von **Leinsamen** (Lini semen), **Indischem Flohsamen** (Plantaginis ovatae semen, z. B. in Agiolax®) und **Weizenkleie**.

Die übliche Dosierung beträgt mehrere Gramm (1–2 Teelöffel) abends nach dem Essen mit reichlich Flüssigkeit. Auf eine ausreichende Flüssigkeitszufuhr (1,5–2 l/Tag) ist zu achten, um eine Verkleisterung des Darminhalts und die damit verbundene Ileusgefahr zu vermeiden. Als unangenehme Begleitsymptome können oft Blähungen und abdominelle Krämpfe auftreten. Um die Menge der für die laxierende Wirkung erforderlichen Quellstoffe verringern zu können, werden diese häufig mit anderen Laxanzien kombiniert.

25.6.2 Osmotisch wirkende Laxanzien

Setzt man Wasser schwer resorbierbare Stoffe zu, wird entsprechend dem osmotischen Druck dieser Substanzen bei der Einnahme von normotonen Lösungen die Resorption von Wasser aus dem Darm verringert, bei der Einnahme von hypertonen Lösungen Wasser in das Darmlumen abgegeben und dadurch die Entleerung reichlicher Kotmengen erreicht. Der Wirkungseintritt hängt von der Menge und der Konzentration der Salzlösung ab.

Salinische Abführmittel. Hierzu gehören **Magnesium**- und **Natriumsulfat** (Bitter- und Glaubersalz), **Natriumphosphat** und **Natriumcitrat**. Am gebräuchlichsten sind Bitter- und Glaubersalz, von denen 10–20 g in **normotoner** Lösung ($MgSO_4 \cdot 7\ H_2O$ 3,3%ig, $Na_2SO_4 \cdot 10\ H_2O$ 4,2%ig) eingenommen werden.

Da die Salze teilweise resorbiert werden, kann es bei längerer Anwendung Natriumionen-haltiger Abführmittel zu einer Flüssigkeitsretention und Hypertonie kommen. Nach Gabe Magnesiumionen-haltiger Laxanzien muss insbesondere bei niereninsuffizienten Patienten infolge unzureichender Ausscheidung von Magnesiumionen mit Muskelschwäche, Reflexausfällen und Blutdruckabfall gerechnet werden.

Dementsprechend ist bei Hypertonikern und herzinsuffizienten Patienten Glaubersalz und bei niereninsuffizienten Patienten Bittersalz kontraindiziert.

Zuckeralkohole und Zucker. Weitere Osmolaxanzien sind die schwer resorbierbaren Zuckeralkohole **Mannit** und **Sorbit** sowie die Zucker **Lactulose** und **Lactitol**.

Das aus D-Galactose und Fructose bestehende Disaccharid **Lactulose** (z. B. Bifiteral®) sowie **Lactitol** (Importal®) wirken ferner dadurch laxierend, dass sie im Kolon von Darmbakterien zu Säuren (Essig-, Propion-, Butter- bzw. Milchsäure) vergärt werden, die die Peristaltik anregen. Die dabei entstehende Gasbildung wirkt oft störend.

Darüber hinaus reagiert Ammoniak (NH_3) mit den oben genannten Säuren zu nichtresorbierbaren Ammoniumionen (NH_4^+), sodass Lactulose bei Patienten mit einer hepatischen Enzephalopathie (z. B. im Rahmen einer Leberzirrhose) den Ammoniakspiegel erniedrigen und so zu einer Verbesserung der Symptomatik führen kann.

25.6.3 Wasserbindende Laxanzien

Macrogol (Polyethylenglycol 3350, z. B. Movicol®) bindet das Wasser, mit dem es eingenommen wird, und transportiert es bis in den Dickdarm. Der Stuhl wird dadurch erweicht, und infolge des erhöhten Darminhaltvolumens nimmt die Peristaltik zu. Macrogol wird weder resorbiert noch metabolisiert. Es wird meist in Kombination mit Elektrolyten (Kalium- und Natriumchlorid, Natriumhydrogencarbonat) eingesetzt. Neben Obstipation ist die **Darmreinigung** vor diagnostischen Untersuchungen (z. B. Koloskopien) und operativen Eingriffen am Darm eine wichtige Indikation (z. B. Endofalk® Classic). Dafür müssen beispielsweise 3–4 l Lösung (z. B. 105 g Macrogol/l Wasser) in Portionen von 200–300 ml über einen Zeitraum von 4 Stunden getrunken werden, bis der rektale Ausfluss klar ist.

25.6.4 Antiresorptiv und hydragog wirkende Laxanzien

Laxanzien dieses Typs hemmen die Natriumionen- und Wasserresorption durch Blockade der Na^+/K^+-abhängigen ATPase (antiresorptive Wirkung). Zugleich fördern sie in unterschiedlichem Ausmaß den Einstrom von Elektrolyten und Wasser in das Darmlumen (hydragoge Wirkung), und zwar vor allem dadurch, dass sie die Durchlässigkeit im Bereich der „tight junctions" erhöhen.

Rizinusöl. Rizinusöl (z. B. Laxopol®) besteht vorwiegend aus dem Triglycerid der Ricinolsäure (12-Hydroxyölsäure). Aus dem unwirksamen Triglycerid wird im Dünndarm durch Lipasen der eigentliche Wirkstoff, die **Ricinolsäure**, freigesetzt. Die Wirkung tritt nach etwa 8 Stunden ein. Die übliche Dosis beträgt 1,5–6 g, die Behandlungsdauer sollte 14 Tage nicht überschreiten. Da es aufgrund der stark abführenden Wirkung zu krampfartigen Bauchschmerzen kommen kann, hat es an Bedeutung verloren.

Anthraglykoside. In Extrakten von **Aloe**, **Faulbaumrinde** (Frangulae cortex), **Kreuzdornbeeren** (Rhamni catharticae fructus), **Sennesblättern** oder **-früchten** (Sennae folium, Sennae fructus), **Rhabarber** (Rhei radix) und anderen Drogen kommen chemisch nahe verwandte Hydroxyanthrachinonglykoside (Anthraglykoside) vor. Sie wirken sekretagog (antiresorptiv und hydragog) und prokinetisch. Die genannten Substanzen werden erst nach Spaltung der Glykosidbindungen im Darm und nach Reduktion zu Anthronen bzw. Anthranolen (durch Coli-Bakterien) wirksam. Bei oraler Gabe tritt die Wirkung nach etwa 8–10 Stunden ein. Die Hauptmenge der Anthrachinon-Derivate wird mit dem Stuhl ausgeschieden. Nur ein kleiner Teil erscheint im Harn, der dadurch dunkel gefärbt ist. Die Dosierung hängt vom Wirkstoffgehalt der Extrakte ab. Die akuten Nebenwirkungen sind gering, krampfartige Bauchschmerzen können auftreten, eine (reversible) Pigmentierung der Darmschleimhaut ist möglich.

Triarylmethane. Wirkstoffe dieser Substanzgruppe sind **Bisacodyl** (z. B. Dulcolax®) und **Natriumpicosulfat** (z. B. Laxoberal®). Es handelt sich um Prodrugs der gleichen Wirksubstanz **B**is-(p-**H**ydroxyphenyl)-**p**yridyl-2-**me**than (**BHPM**), die zusätzlich zur antiresorptiven und hydragogen Wirkung auch die propulsive

25

Motilität des Colons stimuliert. Die Wirkung erfolgt lokal im Darm.

Bisacodyl, der Essigsäureester von BHPM, wird nach oraler Applikation durch Esterasen der enterischen Mucosa zum Diphenol-Derivat BHPM hydrolysiert. Handelsübliche orale Formulierungen sind magensaftresistent überzogen, sodass der Wirkstoff pH-abhängig vor allem im Dickdarm freigesetzt wird. Es werden nur geringe Mengen resorbiert und in der Darmwand und der Leber zum unwirksamen Glucuronid konjugiert.

Natriumpicosulfat, der Schwefelsäureester von BHPM, wird im Gegensatz zu Bisacodyl ausschließlich durch Bakterien im Dickdarm in die Wirkform überführt. Spezielle Arzneiformulierungen für eine gezielte Freisetzung im Darm sind daher nicht erforderlich, Natriumpicosulfat ist z. B. auch in Form von Tropfen erhältlich. Allerdings kann die gleichzeitige Gabe von Antibiotika zum Wirkverlust führen. Natriumpicosulfat selbst wird kaum resorbiert.

Der Wirkungseintritt der Triarylmethane erfolgt 6–12 Stunden nach oraler Einnahme, nach rektaler Applikation (nur Bisacodyl) dagegen schon nach ca. 20 min. Die Dosis beträgt bei beiden Substanzen 5–10 mg.

25.6.5 Selektive 5-HT$_4$-Rezeptoragonisten

Prucaloprid (Resolor), die derzeit einzige Substanz aus dieser Gruppe, löst durch die Stimulierung von 5-HT$_4$-Rezeptoren peristaltische Reflexe aus, beschleunigt dadurch die Magen-Darm-Passage und fördert die Bewegung des Darminhalts im Dickdarm mit nachfolgender Verbesserung der Entleerung.

Nach oraler Gabe wird Prucaloprid rasch resorbiert. Die absolute orale Bioverfügbarkeit ist > 90 %. Die Substanz wird nur geringfügig metabolisiert und hauptsächlich durch passive Filtration und aktive Sekretion unverändert über die Niere ausgeschieden. Die Halbwertszeit beträgt ca. 24 Stunden.

Prucaloprid ist für die symptomatische Behandlung chronischer Verstopfung zugelassen, wenn herkömmliche Laxanzien nicht ausreichend wirken. Erwachsene nehmen 1-mal täglich 2 mg ein, bei Niereninsuffizienz und für ältere Patienten (> 65 Jahre) wird die Dosis halbiert.

Zu Behandlungsbeginn (besonders am 1. Behandlungstag) können Kopfschmerzen, Übelkeit, Durchfall, Bauchschmerzen, Schwindel, Erbrechen, Dyspepsie, Rektalblutung, häufiger Harndrang und Müdigkeit auftreten.

Prucaloprid ist ein schwaches P-gp-Substrat. Wechselwirkungen mit P-gp-Inhibitoren (z. B. Verapamil, Ciclosporin, Chinidin) sind möglich. Mit klinisch relevanten, CYP-vermittelten Interaktionen ist dagegen nicht zu rechnen, da Prucaloprid nur geringfügig metabolisiert wird.

Bei dialysepflichtiger Beeinträchtigung der Nierenfunktion und während einer Schwangerschaft darf Prucaloprid nicht eingenommen werden. Frauen im gebärfähigen Alter sollen auf eine wirksame Empfängnisverhütung achten (orale Kontrazeptiva können bei starken Durchfällen unwirksam sein).

25.6.6 Peripher wirksame Opioidrezeptor-Antagonisten

Zu den peripher wirksamen Opioidrezeptor-Antagonisten gehören **Methylnaltrexoniumbromid** und **Naloxegol**. Sie sind zur Behandlung der **Opioid-induzierten Obstipation** (die fast immer als Nebenwirkung einer Schmerztherapie mit Opioiden auftritt) indiziert, wenn andere Laxanzien nicht wirken. Auch der Opioidrezeptor-Antagonist **Naloxon** (▸ Kap. 12.1.5.1) ist nur peripher wirksam, sofern er oral appliziert wird.

Methylnaltrexoniumbromid. Methylnaltrexoniumbromid (Relistor®) ist ein Opioidrezeptor-Antagonist, der als quartäre Ammoniumverbindung die Blut-Hirn-Schranke nicht überwinden kann. Dementsprechend werden nur die peripheren, für die Obstipation verantwortlichen, nicht aber die zentralnervösen Opioid-Wirkungen (insbesondere Analgesie) antagonisiert.

Methylnaltrexoniumbromid wird nach s. c. Gabe rasch resorbiert. Die Substanz wird hauptsächlich unverändert renal und biliär ausgeschieden, es findet nur eine mäßige Biotransformation zu teils noch schwach aktiven Metaboliten statt. Die Halbwertszeit liegt bei 7–8 Stunden.

Die empfohlene Dosis beträgt je nach Gewicht der Patienten 8–12 mg s. c. jeden zweiten Tag (max. 4 Monate). Bei schwerer Niereninsuffizienz ist eine Dosisreduktion erforderlich.

Die am häufigsten berichteten Nebenwirkungen sind abdominelle Schmerzen, Schwindel, Übelkeit, Durchfall und Hyperhidrose. Fälle von gastrointestinalen Perforationen wurden ebenfalls berichtet.

Naloxon und Naloxegol. Zur Verringerung der Opioideffekte lokal im Darm wird außerdem das Opioid Oxycodon mit dem Opioidantagonisten **Naloxon** kombiniert (Handelspräparat Targin®), das nach oraler Gabe wegen eines sehr ausgeprägten First-Pass-Effekts in der Leber praktisch nicht systemisch verfügbar wird und somit die zentralnervösen Oxycodon-Effekte nicht bzw. kaum antagonisiert.

Naloxegol (Moventig®) ist ein pegyliertes Naloxon-Derivat, das als relativ hydrophiles Makromolekül die Blut-Hirn-Schranke (im Gegensatz zu Naloxon) nicht überwindet und somit die Opioidwirkung (Analgesie) nicht antagonisiert. Durch Pegylierung ist es zu einem Substrat des Effluxtransporters P-gp geworden, der u. a. in der Blut-Hirn-Schranke exprimiert wird. Ob dieser wesentlich dazu beiträgt, dass Naloxegol im ZNS keine relevanten Konzentrationen erreicht, ist fraglich, da die gleichzeitige Gabe von P-gp-Inhibitoren die Penetration der Blut-Hirn-Schranke (gemessen am Effekt der Morphin-induzierten Miosis) praktisch nicht erhöht.

Naloxegol wird rasch resorbiert und ist (im Gegensatz zu Naloxon) systemisch verfügbar. Es wird vorwiegend über CYP3A4 zu verschiedenen Metaboliten verstoffwechselt und mit einer Halbwertszeit von 6–11 Stunden vor allem mit den Fäzes ausgeschieden.

Die Dosierung beträgt 25 mg p. o. täglich. Sehr häufige Nebenwirkungen sind abdominaler Schmerz und Diarrhö. Starke CYP3A4-Inhibitoren sind kontraindiziert.

25.6.7 Rektale Entleerungshilfen

Rektale Entleerungshilfen wirken lokal im Darm und sind in Form von Suppositorien, Rektallösungen oder Mikroklysmen verfügbar. Während Glycerol und CO_2-Bildner den Defäkationsreflex direkt stimulieren, weichen Docusat-Natrium wie auch Phosphate oder Sorbit den Stuhl auf, wodurch die Defäkation ausgelöst wird. Der Wirkungseintritt erfolgt normalerweise nach 15–20 min.

Glycerol (z. B. Glycilax®) wirkt dehydratisierend und irritierend auf die Rektalschleimhaut. Die Defäkation wird reflektorisch durch Kontakt der hypertonen Glycerollösung mit der Schleimhaut ausgelöst. Die Dosierung beträgt 1–2 g Glycerol 85 %.

CO_2-Bildner wie Natriumhydrogencarbonat (z. B. 500 mg mit 680 mg Natriumdihydrogenphosphat in Lecicarbon®) setzen CO_2 im Darm frei, das reflektorisch die Peristaltik aktiviert und den Entleerungsreflex auslöst.

Docusat-Natrium (Natriumdioctylsulfosuccinat) setzt als anionisches Detergens die Oberflächenspannung herab und bewirkt so eine Erhöhung des Wassergehalts des Stuhls und damit dessen Erweichung. In dem Handelspräparat Norgalax® Rektalgel ist zusätzlich zu Docusat-Natrium Glycerol (s. o.) enthalten. Die Dosierung beträgt 0,12 g Docusat-Natrium und 3 g Glycerol.

Phosphathaltige Klistiere (z. B. Klistier®, Klysma®) binden osmotisch Wasser und wirken dadurch Stuhl aufweichend. Falls keine schnelle Defäkation erfolgt, werden die in den Klistieren enthaltenen Phosphat- und Natriumionen allerdings z. T. resorbiert und können dann zu schweren Elektrolytstörungen (Hyperphosphatämie, Hypernatriämie, Azidose) führen. Bei Säuglingen und Kleinkindern dürfen sie daher nicht angewendet werden.

25.6.8 Behandlungsstrategie der chronischen Obstipation

Die **chronische Obstipation** wird nach einem Stufenschema behandelt. Die Therapie sollte sich zunächst auf Allgemeinmaßnahmen wie z. B. **ausreichende Flüssigkeitszufuhr** und **Bewegung** sowie **ballaststoffreiche Ernährung** beschränken. Bei unzureichender Wirksamkeit werden zusätzlich **Ballaststoffe** (z. B. Flohsamenschalen) gegeben. Wird kein ausreichendes Ergebnis erzielt, sieht die 2. Stufe **Macrogol** oder **Bisacodyl** oder **Natriumpicosulat** als Mittel der 1. Wahl vor, ggf. in Kombination mit Ballaststoffen. Alternativ kommen oral applizierte Zucker (z. B. Lactulose) oder Anthraglykoside in Betracht, zusätzlich können Suppositorien oder Klysmen angewendet werden. Bei Wirkungslosigkeit kommt auf der 3. Stufe **Prucaloprid** zur Anwendung. Eine Alternative stellt – gemäß Leitlinie – der Wasser- und Chlorid-Sekretionsstimulator **Lubipriston** dar, der allerdings in Deutschland (noch) nicht zugelassen ist. Ist die Wirksamkeit immer noch unzureichend, können schließlich alle Therapiestufen miteinander kombiniert werden. Im Fall einer Opioid-bedingten Obstipation können dann außerdem **periphere Opioidantagonisten** eingesetzt werden.

25.7 Prokinetika

Zur Beschleunigung der Magenentleerung und gleichzeitig der Dünndarmpassage bei funktionellen Magen-Darm-Beschwerden und Magenentleerungsstörungen werden **Metoclopramid** und **Domperidon** angewandt. **Prucaloprid**, ein weiteres Prokinetikum, ist als Laxans zugelassen (▸ Kap. 25.6.5).

Metoclopramid. Metoclopramid (z. B. Paspertin®) wirkt antagonistisch an Dopaminrezeptoren (D_2-Rezeptoren), weshalb es auch als Antiemetikum genutzt wird. Ferner wirkt es antagonistisch an 5-HT_3-Rezeptoren und agonistisch an 5-HT_4-Rezeptoren.

Bei oraler Gabe wird Metoclopramid rasch resorbiert, die Bioverfügbarkeit beträgt ca. 60–80 %. Die Substanz überwindet die Blut-Hirn-Schranke und wird teils unverändert, teils metabolisiert (via CYP2D6) und konjugiert (als Glucuronid, Sulfat) renal ausgeschieden. Die Halbwertszeit liegt bei ca. 2,5–4,5 Stunden.

Es ist indiziert zur Motilitätssteigerung des oberen Magen-Darm-Trakts, bei Übelkeit und Erbrechen (z. B. bei Migräne, Leber- und Nierenerkrankungen, Schädel- und Hirnverletzungen, Arzneimittelunverträglichkeit) sowie bei diabetischer Gastroparese. Die Dosierung beträgt 10 mg 3–4-mal täglich (für max. 3 Monate).

Als Nebenwirkungen können wegen der Blockade zentraler Dopaminrezeptoren Müdigkeit, Schwindel, depressive Verstimmung und wie bei der Gabe von Antipsychotika **extrapyramidal-motorische Störungen** auftreten. Da die dopaminerge Hemmung der Prolactinsekretion wegfällt, kann insbesondere bei längerer Behandlung eine Hyperprolactinämie (z. B. mit Galaktorrhö, Menstruationsstörungen) entstehen.

Aufgrund der prokinetischen Wirkung beeinflusst Metoclopramid die Resorption von anderen Arzneistoffen: So wird die Resorption von z. B. Digoxin und oralen Kontrazeptiva vermindert, die von Ciclosporin dagegen leicht erhöht. Antipsychotika verstärken die extrapyramidalen Nebenwirkungen von Metoclopramid. Bei gleichzeitiger Gabe von SSRI (besonders von solchen, die CYP2D6 inhibieren, z. B. Fluoxetin oder Paroxetin) wurden Fälle eines Serotoninsyndroms beobachtet.

Kontraindikationen sind Phäochromozytom, Prolactin-abhängige Karzinome, mechanischer Ileus, Blutungen im Magen-Darm-Bereich, Epilepsie und Patienten mit extrapyramidalen Störungen sowie Säuglinge und Kleinkinder (< 1 Jahr).

Domperidon. Domperidon (z. B. Motilium®) blockiert nur periphere Dopaminrezeptoren, da es die Blut-Hirn-Schranke quasi nicht überwindet.

Bei oraler Gabe wird es rasch resorbiert. Infolge eines First-Pass-Effekts in der Darmwand und der Leber liegt die Bioverfügbarkeit aber nur bei etwa 15 %. Die Halbwertszeit beträgt etwa 7–9 Stunden. Die Ausscheidung erfolgt großenteils nach Metabolisierung (durch CYP3A4, CYP1A2, CYP2E1) renal und biliär.

Die Substanz wird bei Erwachsenen und Jugendlichen über 12 Jahren zur Besserung von Übelkeit, Erbrechen, epigastrischem Völlegefühl und Oberbauchbeschwerden eingesetzt. Die tägliche Dosis sollte 30 mg nicht überschreiten, die Behandlung nicht länger als 1 Woche dauern.

Nebenwirkungen sind Hyperprolactinämie (s. Metoclopramid; die Hypophyse liegt außerhalb der Blut-Hirn-Schranke!) und Herzrhythmusstörungen (QT-Intervall-Verlängerung). Extrapyramidal-motorische Störungen sind gering ausgeprägt, sie wurden hauptsächlich bei Neugeborenen und Kleinkindern beobachtet.

Da Domperidon vor allem über CYP3A4 metabolisiert wird, kommt es bei gleichzeitiger Gabe von CYP3A4-Hemmern (z. B. Ritonavir, Erythromycin) zu einer Hemmung des First-Pass-Effekts und somit zu erhöhten Domperidon-Plasmaspiegeln.

Bei Patienten mit Prolactin-produzierendem Hypophysentumor, schwerer Leberinsuffizienz sowie QT-Intervall-Verlängerung ist Domperidon kontraindiziert. Auch die gleichzeitige Gabe starker CYP3A4-Inhibitoren sowie von Substanzen, die das QT-Intervall verlängern, ist nicht erlaubt.

Motilin-Agonisten. Bereits in subantibiotischen Dosen ruft **Erythromycin** (▸ Kap. 30.1.3.3) durch Stimulation von Motilinrezeptoren kräftige Kontraktionen von Antrum und Duodenum hervor. Erythromycin-Analoga ohne antimikrobielle Wirkung befinden sich in der Entwicklung als Prokinetika.

25.8 Sonstige Magen-Darm-Mittel

25.8.1 Verdauungsenzyme zur Substitutionstherapie

Die Gabe von Verdauungsenzymen, insbesondere die von **Pankreasenzymen** (Pankreatin), ist bei exokriner Pankreasinsuffizienz (z. B. als Folge einer chronischen Pankreatitis, einer Pankreatektomie oder bei Mukoviszidose) indiziert. Pankreatin ist ein Pankreas-Pulver aus Säugetierpankreas, zumeist vom Schwein. Neben Lipasen, Amylasen sind die Proteasen Trypsin und Chymotrypsin sowie Carboxypeptidasen und noch andere Enzyme enthalten. Empfohlen wird eine Dosis mit einem Lipaseanteil von 20 000–40 000 Ph.-Eur.-Einheiten pro Mahlzeit. Da Proteine im sauren Magensaft denaturiert werden, müssen alle Verdauungsenzympräparate magensaftresistent überzogen sein.

25.8.2 Peripher wirkende Antiadiposita

Orlistat (z. B. Xenical®) hemmt lokal gastrointestinale Lipasen durch kovalente Bindung an den Serin-Rest im aktiven Zentrum der Enzyme. Folglich können die Triglyceride nicht in resorbierbare freie Fettsäuren und Monoglyceride gespalten werden und etwa ein Drittel des zugeführten Nahrungsfetts wird unverdaut ausgeschieden. Die Gewichtsabnahme ist im Vergleich zu Placebo mit ca. 3 kg nach 2 Jahren allerdings recht gering.

Orlistat ist in Verbindung mit einer leicht hypokalorischen Kost zur Behandlung von adipösen Patienten indiziert (BMI ≥ 30 bzw. 28, wenn gleichzeitig Risikofaktoren vorliegen). Die Dosierung beträgt 3-mal täglich 120 mg unmittelbar vor, während oder bis 1 Stunde nach jeder Hauptmahlzeit. In der 60 mg-Dosierung ist Orlistat (alli®) rezeptfrei erhältlich.

Sehr häufige Nebenwirkungen sind gastrointestinale Beschwerden (z. B. Bauchschmerzen, Diarrhöen, fettige, ölige Stühle, Stuhlinkontinenz), vor allem nach fettreicher Mahlzeit, ferner Infektionen der Atem- und Harnwege. Außerdem besteht das Risiko einer Hyperoxalurie durch eine gesteigerte Resorption von Oxalat (→ Oxalat-Nephropathie → Nierenversagen) sowie einer Hypothyreose (evtl. wegen verminderter Resorption von Iodsalzen).

Die Resorption gleichzeitig gegebener (lipophiler) Arzneimittel (z. B. Ciclosporin, Antiepileptika) und fettlöslicher Vitamine kann vermindert sein.

25.8.3 Choleretika, Cholekinetika und Stoffe zur Auflösung von Gallensteinen

Choleretika erhöhen die Galleproduktion in der Leber, Cholekinetika fördern die Entleerung der Gallenblase. Die therapeutische Bedeutung dieser Substanzgruppe ist trotz häufiger Verordnung sehr gering.

Choleretika. Choleretisch wirken Gallensäuren, die nach der Resorption aus dem Dünndarm als gallepflichtige Substanzen die Sekretion von Galleflüssigkeit hervorrufen. Neben Ochsengalle (**Fel tauri**) wird **Dehydrocholsäure** verwendet. Choleretika sind nur indiziert, wenn ein vermehrter Gallefluss in den ableitenden Gallenwegen notwendig ist (z. B. beim Vorliegen von Gallensteingrieß).

Kontraindikationen für alle Choleretika sind akute Hepatitis, Gallenblasenempyem und mechanischer Verschluss der Gallenwege, z. B. durch Gallensteine oder Tumoren.

Eine Substanz mit **spasmolytischen** und **choleretischen** Eigenschaften ist **Hymecromon** (z. B. Chol-Spasmoletten®). Nach nahezu vollständiger oraler Resorption wird es in der Leber glucuronidiert und renal sowie biliär ausgeschieden. Die Halbwertszeit wird mit 1–3 Stunden angegeben. Hymecromon ist bei funktionellen Störungen im rechten Oberbauch sowie bei Beschwerden nach Gallenblasenentfernung zugelassen. Die übliche Dosierung beträgt 3-mal täglich 1200 mg. Seltene Nebenwirkungen sind Völlegefühl, Durchfall, aber auch Verstopfung. Hymecromon ist bei schwerer Niereninsuffizienz, Darmverschluss, entzündlichen Darmerkrankungen und schweren Leberfunktionsstörungen kontraindiziert.

Cholekinetika. Diese werden bei Störungen des Gallenabflusses (Dyskinesien) aus der Gallenblase und den Gallengängen sowie bei der röntgenologischen Prüfung der Entleerungsfähigkeit der Gallenblase gegeben. Lösungen von **Magnesiumsulfat** (10–30%ig) oder **Sorbit** (80%ig) führen reflektorisch zu einer Entleerung der Gallenblase. Bei Motilitätsstörungen der Gallenwege unterstützen Spasmolytika den Effekt.

Gallensteine (Cholelithiasis). Das Gallensteinleiden ist die häufigste Erkrankung der Gallenwege und der Gallenblase (Prävalenz etwa 10 %). Frauen sind etwa doppelt so häufig betroffen wie Männer. Nach ihren Hauptkomponenten unterscheidet man **Cholesterolsteine**, die vorwiegend Cholesterol und daneben Calciumsalze sowie Matrixproteine enthalten (Häufigkeit ca. 75 %), und **Pigmentsteine** (Bilirubinsteine; Häufigkeit etwa 25 %). Prädisponierende Faktoren für eine Gallensteinbildung sind Hypercholesterolämie und Entleerungsstörungen der Gallenblase. Nur bei etwa 25 % aller Steinträger treten Gallenkoliken auf.

Medikamentöse Auflösung von Gallensteinen. Die medikamentöse Gallensteinauflösung hat an Bedeutung verloren und wurde durch chirurgische Methoden (z. B. laparoskopische Cholecystektomie) fast vollständig verdrängt. Zur medikamentösen Auflösung von relativ kleinen (< 15 mm Durchmesser) **Cholesterol-Gallensteinen** (Pigmentsteine können nicht aufgelöst werden) sind **Chenodesoxycholsäure** (Chenodiol, z. B. Xenbilox®) oder **Ursodesoxycholsäure** (Ursodiol, z. B. Ursofalk®) oder Kombinationen aus beiden Substanzen (Lithofalk®) zugelassen.

Die Wirkung beruht auf einer Hemmung der biliären Cholesterolsekretion (Ursodiol, Chenodiol), der Cholesterolsynthese durch Blockade der HMG-CoA-Reduktase (Chenodiol) und der intestinalen Cholesterolresorption (Ursodiol). Bei etwa 60 % der behandelten Patienten kann innerhalb von 6–24 Monaten mit einer Steinauflösung gerechnet werden. Die Gefahr von Rezidivsteinen nach Absetzen der Therapie liegt bei etwa 40 % nach 5 Jahren. Die Dosierung von

Chenodiol beträgt 15 mg/kg, die von Ursodiol 10 mg/kg täglich. Als Nebenwirkungen wurden gastrointestinale Störungen, insbesondere Diarrhöen, ferner ein vorübergehender Anstieg der Serumtransaminasen beschrieben.

Colestyramin und Aluminium-haltige Antazida vermindern die Resorption von Chenodiol und Ursodiol.

Beide Substanzen sind bei entzündlichen Erkrankungen der Gallenwege und des Magen-Darm-Trakts, Choledochus- oder Zystikusverschluss, schweren Leber- und Nierenstörungen, häufigen Koliken sowie während einer Schwangerschaft kontraindiziert.

26 Diuretika, Wasser-, Elektrolyt- und Säure-Basen-Haushalt sowie am Urogenitaltrakt angreifende Pharmaka

26.1 Diuretika

Mit dem Überbegriff **Diuretika** werden Substanzen bezeichnet, die eine **vermehrte Harnausscheidung** bewirken. Ist mit der gesteigerten Wasser- auch eine erhöhte Salzausscheidung verbunden, spricht man von **Saluretika** oder Natriuretika. **Aquaretika** sind Wirkstoffe, die nur die Wasserausscheidung, nicht dagegen die Natriumchloridexkretion erhöhen. Da jedoch Saluretika therapeutisch bedeutsamer sind als Aquaretika und derzeit als Aquaretikum nur Tolvaptan (s. u.) zur Verfügung steht, wird im ärztlichen Alltag meist anstatt Saluretikum die Bezeichnung Diuretikum verwendet.

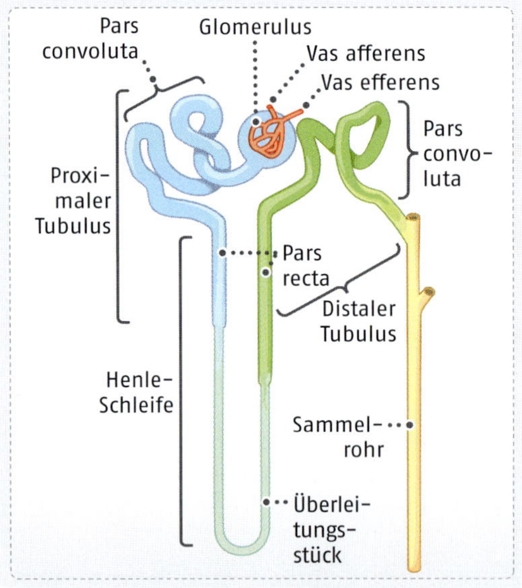

Abb. 26.1 Nephron in schematischer Darstellung

Physiologische Grundlagen der Harnbildung – Basis für das Verständnis der Wirkung von Diuretika. Die Harnproduktion erfolgt in den etwa 1 Mio. **Nephronen** der Nieren (Abb. 26.1). Jedes Nephron besteht aus einem **Nierenkörperchen** (Abb. 26.2) und dem **Tubulusapparat**.

Aus dem die Nieren durchfließenden Blut wird im **Glomerulus des Nierenkörperchens** ein nahezu eiweißfreies Ultrafiltrat, der **Primärharn**, in die Bowman-Kapsel, den Anfang des Tubulusapparats, abgepresst (filtriert). Uneinge-

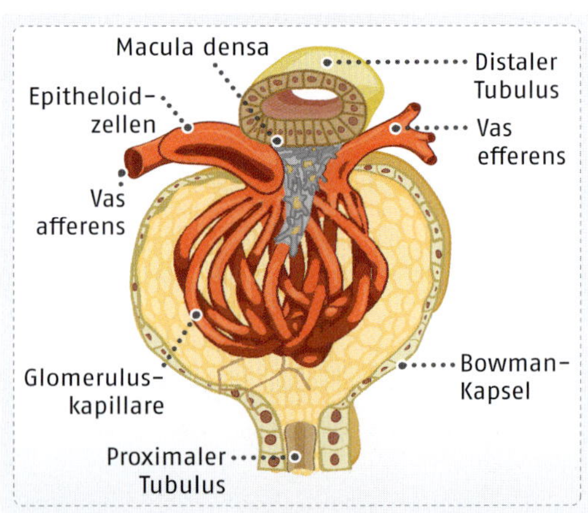

Abb. 26.2 Nierenkörperchen mit Macula densa. Das Vas afferens ist eröffnet. Nach Kristic

schränkt filtrierbar sind Stoffe mit einer Molekularmasse bis zu etwa 5000 Da, niedermolekulare Bestandteile liegen daher im Primärharn in der gleichen Konzentration wie im Blutplasma vor. Für Substanzen mit einer Molekularmasse zwischen 5000 Da und 50 000 Da besteht beschränkte Filtrierbarkeit. Da aber bereits die kleinsten Plasmaeiweißkörper, die Albumine, eine Molekularmasse von etwa 70 000 Da besitzen, können Proteine das intakte Nierenfilter praktisch nicht passieren.

Das pro Zeiteinheit in sämtlichen Glomeruli abgepresste Filtratvolumen wird als **glomeruläre Filtrationsrate** (GFR) bezeichnet. Sie beträgt im frühen Erwachsenenalter beim Mann 125 ml/min und bei der Frau 110 ml/min. Pro Tag werden somit etwa **180 l Primärharn** produziert!

Voraussetzung für eine **gleichmäßige glomeruläre Filtration** ist eine weitgehende Konstanz der Durchblutung bzw. des glomerulären Kapillardrucks. Sie wird durch **Autoregulation** gewährleistet, an der sowohl das zuführende (Vas afferens) als auch das abführende (Kapillar-)Gefäß (Vas efferens) beteiligt sind.

Die **myogene Komponente** der Autoregulation besteht darin, dass bei einer Steigerung des arteriellen Drucks in den Nierenarteriolen infolge Öffnung von Calciumkanälen und dadurch bedingter Erhöhung der intrazellulären Calciumionen-Konzentration der Tonus der glatten Gefäßmuskulatur zunimmt und damit die glomeruläre Durchblutung gedrosselt wird (**Bayliss-Effekt**).

Ein weiterer an der Autoregulation beteiligter Mechanismus ist die **tubuloglomeruläre Rückkopplung** (tubuloglomeruläres Feedback, TGF), d. h. die Rückwirkung vom Tubulus auf den Gefäßpol des Nierenkörperchens. Bei steigendem Druck in den Glomeruluskapillaren nehmen die Filtrationsrate und damit auch die tubuläre Flussrate zu. Als Folge davon kann nicht genügend NaCl aus der Tubulusflüssigkeit rückresorbiert werden, die NaCl-Konzentration im frühdistalen Tubulus steigt. Dies bewirkt in den Macula-densa-Zellen (○ Abb. 26.2) eine erhöhte Aktivität des $Na^+/K^+/2Cl^-$-Symporters (s. u.) und damit eine Zunahme der Konzentration der drei Ionen in diesen Nierenzellen. Durch Spaltung von ATP und ADP wird nun vermehrt Adenosin gebildet. Dieses stimuliert Adenosin-(A_1-)Rezeptoren, wodurch die Ca^{2+}-Konzentration in der Gefäßmuskulatur erhöht und wie beim Bayliss-Effekt eine Konstriktion der Vasa afferentia bewirkt wird. Dadurch wird die Blutzufuhr in den Glomeruluskapillaren reduziert sowie der intrakapilläre Druck erniedrigt. Daneben spielen noch weitere Faktoren eine Rolle. Diskutiert wird u. a. ein lokales Renin-Angiotensin-Aldosteron-System.

Aus der Bowman-Kapsel gelangt der Primärharn in die verschiedenen Abschnitte des **Tubulus- und Sammelrohrapparats** und verändert sich auf diesem Wege durch Resorptions- und Sekretionsprozesse grundlegend: Der größte Teil der gelösten Bestandteile und 99 % des Wassers werden (rück)resorbiert und dem Blutkreislauf wieder zugeführt. Aus dem Primärharn wird der **Endharn** (Urin). Um diese Transportprozesse zu bewältigen, benötigen die Nieren ca. 7 % des Gesamtkörper-Sauerstoffverbrauchs.

Im **proximalen Tubulus** werden – neben Glucose und Aminosäuren – von dem glomerulär filtrierten Natriumchlorid (filtrierte Menge ca. 600 g/Tag) und vom Wasser ca. 60–70 % resorbiert. Auch Kaliumionen werden zu einem hohen Prozentsatz in diesem Tubulusabschnitt aus dem Primärharn wieder in die Blutbahn aufgenommen.

Im Bereich der **Henle-Schleife,** vorwiegend im dicken aufsteigenden Schleifenschenkel, werden ca. 20–30 % des filtrierten Natriumchlorids, aber nur ca. 10 % Wasser resorbiert. Zwar erfolgt (wie im gesamten Tubulusapparat) auch in diesem Tubulusabschnitt der aktive Ionentransport durch die Na^+/K^+-Pumpe in der peritubulären Membran, doch werden luminal mithilfe eines durch Adiuretin (▸ Kap. 21.2.2.1) in seiner Expression stimulierbaren Symporters 1 Natriumion, 1 Kaliumion und 2 Chloridionen (**$Na^+/K^+/2Cl^-$-Symporter**) gemeinsam aus dem Lumen in die Tubuluszelle eingeschleust. Die

Kaliumionen rezirkulieren über die luminale Membran durch Kaliumkanäle.

Der dicke aufsteigende Schleifenschenkel ist auch der bevorzugte Ort der Magnesiumresorption. Neben Calciumionen werden hier etwa zwei Drittel der filtrierten Magnesiumionen passiv und vorwiegend parazellulär aus dem Tubuluslumen in die Blutbahn aufgenommen.

Im **frühdistalen Tubulus** werden nur noch etwa 5 % des filtrierten Natriumchlorids und 10–20 % des Wassers resorbiert. Für die NaCl-Resorption wurde ein **Na^+/Cl^--Kotransportsystem** nachgewiesen, das in seiner Aminosäuresequenz zu 60 % mit der des $Na^+/K^+/2Cl^-$-Symporters in der Henle-Schleife übereinstimmt.

Im **spätdistalen Tubulus** und im **Sammelrohr** gelangen Natriumionen durch **Natriumkanäle** (epithelial Na^+ channel, ENaC) in die sog. Hauptzellen dieser Nephronabschnitte. Die Öffnungswahrscheinlichkeit und -dauer der Natriumkanäle und damit die Natriumionen-Resorption wird von der Aldosteronkonzentration (▸Kap. 21.7) bzw. von der Konzentration der Aldosteron-induzierten Proteine bestimmt: Je mehr Aldosteron aus der Nebennierenrinde ausgeschüttet wird, desto mehr offene Natriumkanäle stehen zur Verfügung. Die neben den Hauptzellen vorkommenden Zwischenzellen sezernieren aktiv H^+-Ionen mittels luminal lokalisierter ATPasen und resorbieren außerdem Hydrogencarbonationen.

Bei den **Kaliumionen** ist im distalen Konvolut die Transportrichtung von der Situation des Kaliumhaushalts abhängig. Bei K^+-armer Ernährung erfolgt eine Resorption, bei reichlicher K^+-Aufnahme dagegen eine Sekretion in das Tubuluslumen. Die Kaliumsekretion ist umso größer, je höher im distalen Tubulus die Natriumionen-Konzentration, der Aldosteronspiegel und der pH-Wert sind (Kaliumverluste bei Alkalose!).

Das Ausmaß der **Wasserresorption** in diesen Tubulusabschnitten hängt von der Flüssigkeitsbilanz ab: Ist es für den Gesamtorganismus erforderlich, Wasser zu retinieren und somit wenig Endharn zu bilden, ist die Resorptionsrate groß. Insgesamt werden dann im (gesamten) Tubulusapparat 99–99,5 % des Filtratvolumens wieder in die Blutbahn aufgenommen. Muss jedoch nach starker Flüssigkeitszufuhr viel Wasser ausgeschieden werden, wird die distale Resorption eingeschränkt. Wegen dieser Variationsmöglichkeit bezeichnet man die Resorption von Wasser im distalen Konvolut und im Sammelrohr als **fakultativen Wassertransport**.

Einteilung der Diuretika. Heute gebräuchliche Diuretika bzw. Diuretikagruppen sind die

- Thiazide (einschließlich Thiazid-Analoga),
- Schleifendiuretika,
- kaliumsparende Diuretika und
- Tolvaptan.

Carboanhydratasehemmer und Osmodiuretika werden, von wenigen speziellen Indikationen abgesehen, heute kaum noch eingesetzt (s. u.).

Wirkungen. Saluretika erhöhen die Ausscheidung bestimmter Ionen, insbesondere die von Na^+ und Cl^- und steigern damit gleichzeitig die Exkretion von Wasser. Optimal wäre ein Wirkstoff, der dem Organismus Elektrolyte in dem Konzentrationsverhältnis entzieht, wie dieses in der interstitiellen Flüssigkeit vorliegt. Ein solches Diuretikum gibt es – zumindest als Monosubstanz – nicht: Thiazide und Schleifendiuretika führen außer der gewünschten gesteigerten Kochsalzausscheidung zu einem Verlust an K^+ und Mg^{2+}, kaliumsparende Diuretika zu einer Retention von K^+ und untergeordnet auch von Mg^{2+}. Durch die gleichzeitige Gabe eines Thiazids oder eines Schleifendiuretikums mit einem kaliumretinierenden Wirkstoff kann allerdings versucht werden, eine möglichst neutrale Kalium- und Magnesiumbilanz zu erreichen. Entsprechende Fixkombinationen befinden sich im Handel.

Neben den beschriebenen (direkten) renalen Effekten weisen Diuretika, je nach Art der Diuretikagruppe unterschiedlich, auch indirekte renalvermittelte Wirkungen auf, die **extrarenal** in Erscheinung treten: So beruht der nach intravenöser Applikation sehr rasch – noch vor Einsetzen der Diurese – auftretende günstige Effekt von Schleifendiuretika bei der akuten Herzinsuffizienz (▸Kap. 23.3.2.1) auf einer durch die Freisetzung von Prostaglandinen hervorgerufenen **Venendilatation**.

Das kaliumretinierende Diuretikum **Triamteren** besitzt eine echte extrarenale **antiarrhythmische Wirkungskomponente**, die sich nicht mit der Kaliumretention begründen lässt, da das zur gleichen Diuretikagruppe gehörende Amilorid diese Eigenschaft nicht besitzt.

Angriffsorte. Die Angriffsorte der verschiedenen Diuretikagruppen an der Niere sind in ○Abb. 26.3 angegeben. Carboanhydratasehemmer greifen vorwiegend am proximalen Tubulus, Schleifendiuretika am dicken Teil der aufsteigenden Henle-Schleife, Thiazide am frühdistalen Tubulus, kaliumsparende Diuretika am spätdistalen Tubulus sowie am Sammelrohr, Aquaretika ebenfalls am distalen Tubulus und am Sammelrohr an.

Wirkungsmechanismen. Die Wirkungsmechanismen der Diuretika sind in ○Abb. 26.4 zusammengestellt sowie bei den einzelnen Diuretika-Gruppen nochmals genauer beschrieben.

Wirkstärke, High- und Low-ceiling-Diuretika. Saluretika, die über einen weiten Dosisbereich eine annähernd lineare Dosis-Wirkungs-Beziehung aufweisen, mit denen somit bei Dosissteigerung eine immer stärkere Diurese erreicht werden kann, werden als **High-ceiling-Diuretika** bezeichnet. Hierzu gehören die **Schleifendiuretika**.

Saluretika, bei denen die Dosis-Wirkungs-Kurve dagegen rasch abflacht, also schnell ab einem gewissen Punkt durch Dosissteigerung keine deutliche Wirkungszunahme mehr zu erreichen ist, werden **Low-ceiling-Diuretika** genannt. Dazu zählen die **Thiazide sowie deren Analoga** und die **kaliumsparenden Diuretika**.

Die Wirkstärke und der mit einem Diuretikum erreichbare Maximaleffekt hängen jedoch nicht allein vom Wirkstoff, sondern ebenso und u. U. noch stärker von der Nierenfunktion und dem Krankheitszustand des Patienten, d. h. von der am jeweiligen tubulären Wirkort vorhandenen Kochsalzkonzentration ab. Bei Erkrankungen mit verringertem effektivem zirkulierendem Blutvolumen (z. B. bei Herzinsuffizienz mit Ödemen oder Leberzirrhose mit Aszites) nimmt die proximale Natrium- und Wasserresorption – vorwiegend durch Stimulation des Renin-Angiotensin-Aldosteron-Systems – auf 80 % und mehr zu. Dadurch wird das Natrium- und Wasserangebot an die weiter distal gelegenen Tubulusabschnitte reduziert und gleichzeitig die Effektivität aller dort angreifenden Diuretika gemindert, in schweren Fällen sogar aufgehoben (**Diuretikaresistenz**).

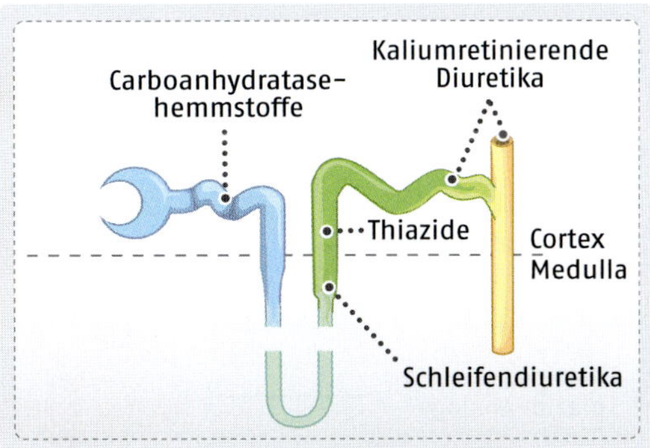

○ **Abb. 26.3** Angriffsorte der Diuretika innerhalb des Nephrons

Bei Nierenkranken ist die Mehrausscheidung von Kochsalz und Wasser nach Gabe einer bestimmten Dosis eines Diuretikums der Abnahme der Nierenfunktion entsprechend verringert.

Da ein Diuretikum jeweils nur an einem Teil des Tubulussystems angreift, ist eine **sequenzielle Nephronblockade** durch zwei (oder mehr) Diuretika mit unterschiedlichen Angriffsorten ein einleuchtendes Konzept zur Wirkungsverstärkung. Eine Kombination bestehend aus einer niedrigen Dosis eines Thiazids und eines Schleifendiuretikums ist dabei wirksamer und zugleich nebenwirkungsärmer als die früher übliche und heute (weitgehend) verlassene hochdosierte Monotherapie mit einem Schleifendiuretikum. Ferner lässt sich durch die kurzfristige Gabe eines proximal angreifenden Carboanhydratasehemmers zusammen mit einem Schleifendiuretikum in einer Reihe von Fällen die oben

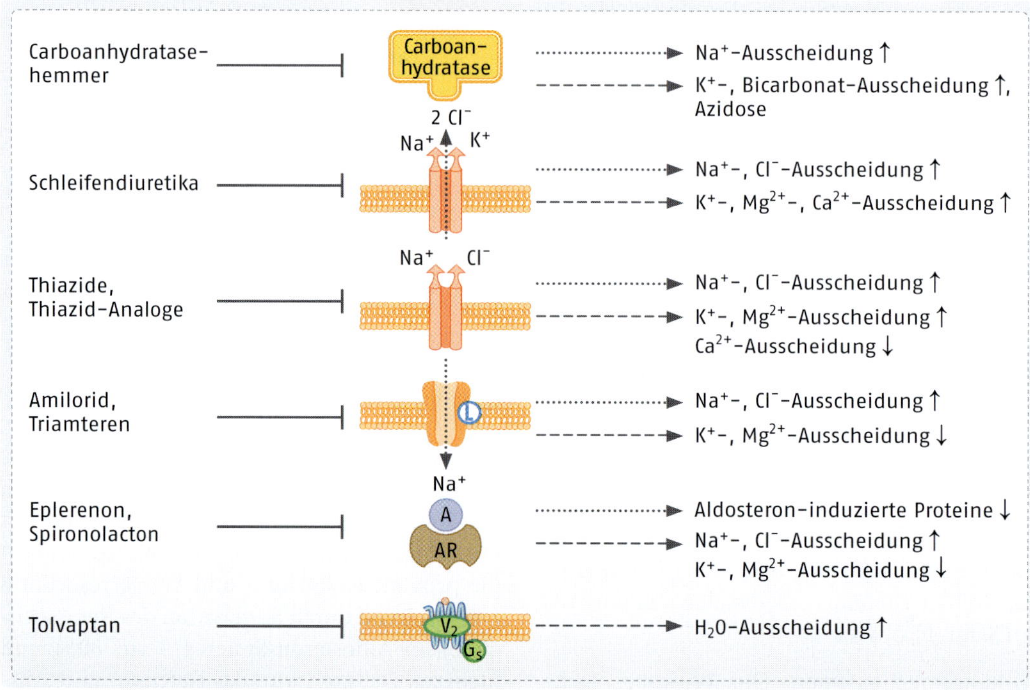

Abb. 26.4 Wirkungsmechanismen der Diuretika. **A** Aldosteron, **AR** Aldosteron-Rezeptor, V_2 Vasopressin-Rezeptor-2; ·→ direkter Effekt, --→ indirekter Effekt

beschriebene, durch proximale Hyperresorption bedingte Diuretikaresistenz durchbrechen.

Indikationen. Hauptindikationen von Saluretika sind

- Ödeme infolge Erkrankungen des Herzens, der Leber oder der Nieren,
- arterielle Hypertonie und
- akute sowie chronische Herzinsuffizienz.

Als Nebenindikationen sind forcierte Diurese bei Vergiftungen (▸Kap. 34.1.4), Diabetes insipidus (s. u.) und für Carboanhydratasehemmer Glaukom sowie Vermeidung von Höhenkrankheit (▸Kap. 26.1.4) zu nennen. Aquaretika sind bei Patienten mit hyper- oder normovolämischer Hyponatriämie (s. u.) angezeigt.

Nebenwirkungen. Alle Saluretika können zu **Störungen des Elektrolyt- und Wasserhaushalts** führen, bei Langzeittherapie ist demzufolge eine Kontrolle der Serumelektrolyte erforderlich.

Eine bedeutsame Nebenwirkung von Schleifendiuretika, Thiaziden und Thiazid-Analoga ist der Verlust an Kaliumionen (Symptome vgl. Hypokaliämie ▸Kap. 26.2.2), daneben werden vermehrt Magnesiumionen ausgeschieden. Diese Störeffekte beruhen einerseits auf einem gesteigerten Austausch von Natriumionen gegen Kaliumionen im spätdistalen Tubulus und im Sammelrohr (infolge der verringerten Rückresorption von Natriumionen in den oberen Tubulusabschnitten ist dort das Natriumionen-Angebot erhöht), andererseits auf einer durch den Kochsalzverlust bedingten Aktivierung des Renin-Angiotensin-Aldosteron-Systems.

Bei den kaliumsparenden Diuretika ist die wichtigste Nebenwirkung die Kaliumretention mit der Gefahr einer Hyperkaliämie (die Symptome ähneln einer Hypokaliämie).

Als Folge der Elektrolyt- und Flüssigkeitsverluste kann sich bei Therapie mit den genannten Diuretika eine metabolische Alkalose entwickeln, die Therapie mit kaliumsparenden Diuretika und Carboanhydratasehemmern führt dagegen zu einer azidotischen Stoffwechsellage (s. u.).

Bei rascher Ödemausschwemmung mit stark wirkenden Diuretika kommt es infolge von Verlusten an intravasaler Flüssigkeit, die nicht schnell genug aus dem Extravasalraum ersetzt werden kann, zu einer **Dehydratation** (s. u.) mit einer Erhöhung des Hämatokrits (Hämokonzentration) und damit zu einer Zunahme der Blutviskosität, wodurch die Thromboseneigung steigt.

Insbesondere durch Thiazide, Thiazid-Analoga und Schleifendiuretika kann ein latenter **Diabetes mellitus** manifest oder bei bestehendem Diabetes ein auf orale Antidiabetika eingestellter Patient insulinpflichtig werden. Beim insulinpflichtigen Diabetiker kann der Insulinbedarf steigen. Weitere Nebenwirkungen betreffen den **Lipidstoffwechsel**: Die Plasmakonzentration der Triglyceride kann ebenso wie die der Low- und Very-low-density-Lipoproteine im Plasma zunehmen. Schließlich besteht bei entsprechend disponierten Patienten durch **Erhöhung des Blutharnsäurespiegels** die Gefahr eines Gichtanfalls. Diese Nebenwirkungen sind allerdings in hohem Maß **dosisabhängig**. Wird, den heutigen Erkenntnissen folgend (z. B. bei einer Hypertoniebehandlung), wesentlich niedriger als früher dosiert, sind sie meist wenig bedeutsam.

Interaktionen. Nichtsteroidale Antiphlogistika erniedrigen den Effekt der meisten Diuretika.

Infolge der vermehrten Kaliumausscheidung verstärken Schleifendiuretika, Thiazide und Thiazid-Analoga die Wirkung von Herzglykosiden und stabilisierenden Muskelrelaxanzien. Glucocorticoide oder Laxanzien erhöhen die Gefahr einer Hypokaliämie bei gleichzeitiger Applikation.

Schleifendiuretika, Thiazide und Thiazid-Analoga vermindern außerdem die Lithiumausscheidung und führen so zu einer Verstärkung der kardio- und neurotoxischen Wirkung von Lithium.

Die gleichzeitige Gabe von kaliumsparenden Diuretika und kaliumhaltigen bzw. kaliumretinierenden Präparaten (z. B. ACE-Hemmer) kann zu u. U. lebensgefährlichen Hyperkaliämien führen.

Kontraindikationen. Als Kontraindikationen sind bei Schleifendiuretika, Thiaziden und deren Analoga Hyponatriämie, außerdem wegen ihrer Kaliumionen-eliminierenden Wirkung Praecoma und Coma hepaticum, Hypokaliämien sowie eine Überempfindlichkeit gegen Sulfonamide zu beachten. Ferner sind Thiazide und Analoga bei schwerer Niereninsuffizienz kontraindiziert.

Kontraindikationen von kaliumretinierenden Diuretika sind Hyperkaliämien und schwere Nierenfunktionsstörungen.

26

26.1.1 Thiazide und analoge Verbindungen

Die in ▫ Tab. 26.1 angegebenen Thiazide mit Hydrochlorothiazid als Prototyp und deren Analoga sind Sulfonamid-Derivate. Sie haben ein identisches Wirkprofil und unterscheiden sich in ihrer klinischen Anwendung praktisch nicht. Die Unterschiede bei den verschiedenen Substanzen betreffen vornehmlich die Eliminationskinetik. So besitzt beispielsweise Chlortalidon eine wesentlich längere Halbwertszeit als das weltweit am meisten eingesetzte Hydrochlorothiazid.

Wirkungen. Thiazide und Thiazid-Analoga steigern die Ausscheidung von Natrium-, Kalium-, Magnesium und Chloridionen. Dagegen nimmt die Exkretion von Calcium- und Phosphationen ab. Hierin unterscheiden sich diese Substanzen qualitativ von allen anderen Diuretikagruppen.

Bei einer Dauerbehandlung wird der saluretische Effekt durch Gegenregulationen des Organismus (erhöhte Reninfreisetzung, vermehrte Bildung von Angiotensin II und gesteigerte Ausschüttung von Aldosteron) rasch deutlich abgeschwächt (**Escape-Phänomen**). Die antihypertensive Wirkung bleibt dagegen erhalten.

Tab. 26.1 Thiazide und Thiazid-Analoga

INN (Handelspräparat)	Tagesdosis (HWZ)
Thiazide	
Bemetizid (z. B. in diucomb®)	10–50 mg (3–6 h)
Bendroflumethiazid (z. B. in Tensoflux®)	2,5–5 mg (3 h)
Hydrochlorothiazid (z. B. Esidrix®)	12,5–50 (-100) mg (6–12 h)
Thiazid-Analoga	
Chlortalidon (z. B. Hygroton®)	12,5–50 mg (50 h)
Indapamid (Natrilix®)	2,5 mg (14–15 h)
Xipamid (Aquaphor®)	10–20 (-80) mg (5–8 h)

Wirkungsmechanismus. Thiazide und Thiazid-Analoga verringern im frühdistalen Tubulus die Aufnahme von Kochsalz aus dem Tubuluslumen in die Tubulusepithelzellen durch Hemmung des Na^+/Cl^--Kotransports (Abb. 26.4). Der Blutdrucksenkung (▸ Kap. 23.2.2.2) liegen wahrscheinlich folgende Mechanismen zugrunde: Die rasch auf eine Thiazid-Medikation folgende initiale Blutdruckabnahme beruht auf der gesteigerten Na^+-Ausscheidung und der dadurch bedingten Verringerung des Plasma- und Herzzeitvolumens. Die bei Fortführung der Therapie trotz Normalisierung der Na^+-Exkretion und des Plasmavolumens anhaltende Blutdruckerniedrigung kann durch eine verringerte Empfindlichkeit der glatten Gefäßmuskulatur auf gefäßverengende Reize infolge des verringerten Natriumionengehalts der Gefäßwände erklärt werden.

Kinetik. Thiazide und ihre Analoga werden zu einem hohen Prozentsatz aus dem Darm resorbiert und durch glomeruläre Filtration sowie insbesondere durch aktive Sekretion im proximalen Tubulus ausgeschieden. Ihre Biotransformation ist sehr unterschiedlich. Während z. B. Hydrochlorothiazid praktisch nicht verstoffwechselt wird und auch Chlortalidon zu über 70 % unverändert renal eliminiert wird, erscheinen von Xipamid etwa 30–40 % und von Indapamid und Bemetizid nur wenig in unveränderter Form im Endharn. Die Halbwertszeiten sind in Tab. 26.1 angegeben.

Indikationen. Thiazide und Thiazid-Analoga können bei allen oben für Diuretika angegebenen Hauptindikationen angewandt werden.

Wegen ihrer guten Wirksamkeit und Verträglichkeit, ihrer relativ langen Wirkdauer und damit ihrer Eignung zu einmal täglicher Gabe zählen sie bei der **Langzeittherapie der Hypertonie** sowohl in Form von Monopräparaten als auch in Kombination mit anderen Antihypertonika zu den Mitteln der 1. Wahl. Es befinden sich zahlreiche Fixkombinationen insbesondere von Hydrochlorothiazid mit diversen ACE-Hemmern, AT_1-Antagonisten und Betablockern im Handel.

Ferner sind Thiazide und ihre Analoga bei chronischer systolischer **Herzinsuffizienz** mit Flüssigkeitsretention (ab NYHA-Klasse II) zur Verbesserung der Symptomatik zusätzlich zu ACE-Hemmern oder Sartanen indiziert (▸ Kap. 23.2.2.2).

Bei schwerer Niereninsuffizienz (GFR < 30 ml/min) sind diese Diuretika dagegen nur in Kombination mit Schleifendiuretika im Rahmen einer konsekutiven Nephronblockade (s. o.) einsetzbar.

Dosierung. Die üblichen Tagesdosen sind in Tab. 26.1 angegeben. Da bei höherer Dosierung nur die unerwünschten, nicht aber die erwünschten Wirkungen zunehmen (Low-ceiling-Diuretika), ist bei unzureichender Effektivität eine Dosissteigerung über den angegebenen Dosierungsbereich hinaus nicht sinnvoll.

Neben- und **Wechselwirkungen** sowie **Kontraindikationen** wurden bereits oben besprochen.

26.1.2 Schleifendiuretika

Prototyp dieser Diuretika-Klasse ist **Furosemid** (z. B. Lasix®). Analogsubstanzen sind **Torasemid** (z. B. Unat®) und **Piretanid** (Arelix®). Auch die Schleifendiuretika haben wie die Thiazide eine Sulfonamidstruktur.

Wirkungen. Charakteristisch für diese Substanzen ist die außerordentlich intensive, schnelle und kurze Wirkung. Bei parenteraler Applikation ist der unmittelbar nach der Injektion erfolgende Anstieg der Na^+-, Cl^-- und Wasserausscheidung größer als bei allen sonstigen Diuretika. Durch Dosiserhöhung lässt sich, wie oben erwähnt, der Effekt über einen weiten Dosisbereich steigern, theoretisch könnten bei entsprechender Dosierung bis zu 30 % der filtrierten Natriumionen zur Ausscheidung gebracht werden.

Da die Wirkung aber wegen der kurzen Halbwertszeiten nur kurz anhält, beobachtet man, sofern das Schleifendiuretikum nicht rechtzeitig erneut appliziert wird, relativ rasch ein Absinken der Ausscheidungsrate (**Rebound-Phänomen**), vielfach sogar unter den Kontrollwert (**postdiuretische Retention**).

Wie durch Thiazide bzw. Thiazid-Analoga werden durch Schleifendiuretika neben Na^+- und Cl^- – jedoch im Verhältnis zur Na^+-Exkretion deutlich weniger – K^+- und Mg^{2+} vermehrt ausgeschieden. Die Ca^{2+}-Ausscheidung wird – im Unterschied zu den Thiazid- und thiazidanalogen Diuretika – erhöht. Diese Eigenschaft kann bei Hypercalcämien (▸ Kap. 26.2.2) genutzt werden.

Wirkungsmechanismus. Schleifendiuretika blockieren im dicken aufsteigenden Schleifenschenkel von der Lumenseite rasch und reversibel den $Na^+/K^+/2Cl^-$-Carrier und hemmen auf diese Weise die Resorption von Na^+, K^+, Mg^{2+} und Cl^- (○ Abb. 26.4). Durch Angriff an den Macula-densa-Zellen, und zwar ebenfalls am $Na^+/K^+/2Cl^-$-Carrier, heben sie außerdem den tubulo-glomerulären Feedback (s. o.) auf. Das ist der Grund dafür, dass durch diese Gruppe von Diuretika die glomeruläre Filtrationsrate nicht erniedrigt wird.

Kinetik. Um vom Tubuluslumen her angreifen zu können, müssen Schleifendiuretika aus der Blutbahn in die Tubulusflüssigkeit gelangen. Der Transport erfolgt wie bei den anderen Saluretika außer durch glomeruläre Filtration vorwiegend durch proximal-tubuläre Sekretion mittels eines Säurecarriers. Dies erklärt zumindest teilweise, warum bei Niereninsuffizienz, bei der die Sekretionsprozesse beeinträchtigt sind, höhere Dosen erforderlich werden und der Wirkungseintritt verzögert ist.

Furosemid wird nach oraler Applikation im Mittel zu 60–70 % resorbiert (hohe intra- und interindividuelle Variabilität!). Bei chronischer Herzinsuffizienz sowie bei nephrotischem Syndrom sind die Resorptionsquoten deutlich niedriger (< 30 %). Furosemid wird nur mäßig (zu ca. 10 %) in der Leber glucuronidiert und mit einer Halbwertszeit von 0,5–1,5 Stunden überwiegend unverändert renal (etwa ⅔) und biliär (etwa ⅓) ausgeschieden. Bei Niereninsuffizienz kann die Halbwertszeit auf bis zu 24 Stunden ansteigen, die Proteinbindung (normalerweise 95 %) kann um 10 % reduziert sein.

Torasemid wird fast vollständig resorbiert. Es wird am Phenylring hydroxyliert und außerdem an der Methylgruppe stufenweise zu noch diuretisch aktiven Metaboliten oxidativ biotransformiert, die vorwiegend renal ausgeschieden werden (Halbwertszeit 3–4 Stunden). Durch Niereninsuffizienz wird die Ausscheidungsgeschwindigkeit nicht beeinflusst.

Die Resorptionsquote von Piretanid beträgt 80–90 %. Es wird mit einer Halbwertszeit von 0,5–1,5 Stunden überwiegend unverändert über die Nieren ausgeschieden. Bei Niereninsuffizienz ist die Halbwertszeit daher auf bis zu 9 Stunden verlängert.

Indikationen. Schleifendiuretika sind besonders dann indiziert, wenn eine rasche und intensive Wirkung erforderlich ist. Sie werden beispielsweise zur forcierten Diurese, z. B. bei Vergiftungen (▸ Kap. 34.1.4), bei Lungenödem (z. B. bei akuter Herzinsuffizienz), unterstützend bei Hirnödem oder bei akutem Nierenversagen (zur Steigerung der Diurese) eingesetzt. Auch bei Patienten mit chronischer Niereninsuffizienz, bei denen Thiazide allein nicht mehr ausreichend wirksam sind, werden sie häufig gegeben. Dabei erhöhen sie zwar nicht die Ausscheidung harnpflichtiger Substanzen, doch ermöglichen sie (auch bei Dialysepatienten) eine weniger restriktive Wasser- und Salzzufuhr und verbessern dadurch die Lebensqualität der Patienten.

Bei der Hypertonietherapie werden sie vor allem bei niereninsuffizienten Patienten eingesetzt. Ansonsten sind sie den Thiaziden bzw. Thiazid-Analoga wegen deren längerer Wirkung sowie der vor allem bei älteren Patienten günstigen verringerten Calciumausscheidung mit dadurch erniedrigter Osteoporosegefahr unterlegen.

Darüber hinaus sind Schleifendiuretika bei herzinsuffizienten Patienten mit Zeichen einer Flüssigkeitsretention, insbesondere mit Lungenstauung, indiziert. Zur Wirkungsverstärkung werden sie hierbei, wie erläutert, häufig mit Thiaziden bzw. Thiazid-Analoga kombiniert (sequenzielle Nephronblockade, s. o.). Außerdem eignen sich Schleifendiuretika als Kombinationspartner von kaliumsparenden Diuretika.

Dosierung. Die üblichen oralen Tagesdosen (z. B. bei Hypertonie, chronischer Herzinsuffizienz) betragen für Furosemid 20–40 (–80 mg), für Torasemid 2–5 (–20) mg und für Piretanid 3–6 (–12) mg. Zur Aufrechterhaltung einer Restdiurese bei terminaler Niereninsuffizienz (GFR < 20 ml/min) sind die Tagesdosen wesentlich höher (z. B. Furosemid: 500 mg p. o. bzw. 250–1500 mg i. v.).

Interaktionen. Bei der Kombination von Schleifendiuretika mit Aminoglykosid-Antibiotika und Platin-Derivaten wurde – vor allem bei nicht ausreichender Flüssigkeitszufuhr – eine erhöhte Nephrotoxizität gefunden. Auch das ototoxische Risiko ist bei der gleichzeitigen Gabe eines hochdosierten, rasch verabfolgten Schleifendiuretikums mit einem Aminoglykosid-Antibiotikum gesteigert.

Allgemeine Diuretika-Interaktionen, -Nebenwirkungen und -Kontraindikationen s. o.

26.1.3 Kaliumsparende Diuretika

Diuretika, die trotz einer (allerdings nicht sehr ausgeprägten) Erhöhung der Na^+-Exkretion die Ausscheidung von K^+ und Mg^{2+} verringern, werden als kaliumsparende oder kaliumretinierende Diuretika (**Antikaliuretika**) bezeichnet. Man unterscheidet **Aldosteronantagonisten** und die cyclischen Amidin-Derivate **Triamteren** und **Amilorid**.

Der saluretische Effekt (ca. 2–4 % des filtrierten NaCl) dieser am spätdistalen Tubulus und am Sammelrohr angreifenden Stoffe ist deswegen wenig ausgeprägt, weil in diesen Nephronabschnitten die Rückresorption von Na^+ und Cl^- bereits weitgehend abgeschlossen ist und somit hier nur noch eine Feinregulierung der Elektrolytausscheidung erfolgt. Kaliumsparende Diuretika werden daher mit Ausnahme der Aldosteronantagonisten (s. u.) nicht allein, sondern in Kombination mit Thiaziden oder Schleifendiuretika eingesetzt.

26.1.3.1 Aldosteronantagonisten

Zur Gruppe der Aldosteronantagonisten gehören **Spironolacton** (z. B. Aldactone®), **Kaliumcanrenoat** (Aldactone® 10 ml Canrenoat) sowie die Analogsubstanz **Eplerenon** (Inspra®). Ihre Wirkung setzt relativ langsam ein (teilweise erst am zweiten Tag) und hält lange an. Während Spironolacton außer an Aldosteron- auch an Sexualhormon-Rezeptoren, z. B. Androgenrezeptoren, bindet und dadurch hormonelle Nebenwirkungen (z. B. antiandrogene Effekte) hervorruft, ist Eplerenon ein selektiver Aldosteronantagonist.

Wirkungsmechanismus. Aldosteronantagonisten blockieren im spätdistalen Tubulus und im Sammelrohr kompetitiv die Bindung von Aldosteron an dessen zytoplasmatischen Rezeptor (**o** Abb. 26.4). Dadurch kann Aldosteron nicht zusammen mit diesem in den Zellkern eindringen, und es unterbleibt die Synthese der Aldosteron-induzierten Proteine (AIPs), d. h. von Natriumkanälen und Na^+/K^+-ATPase. Die Folge ist eine verringerte Na^+-Resorption und gleichzeitig eine erniedrigte K^+-Ausscheidung. Dieser

Wirkungsmechanismus erklärt auch, warum Aldosteronantagonisten erst nach einer Latenz von einigen Stunden wirken.

Kinetik. Spironolacton und Eplerenon werden rasch und gut resorbiert. Als Steroide unterliegen sie einer ausgeprägten Biotransformation. Hauptmetabolit von Spironolacton ist das noch wirksame 7α-Thiomethylspironolacton, ein weiterer aktiver Metabolit ist **Canrenon**. Dessen Lactonring kann ohne Wirkverlust geöffnet und mit der entstandenen Hydroxysäure das lösliche Kaliumsalz, das Kaliumcanrenoat, gebildet werden. Dieses ist im Gegensatz zu dem schwer löslichen Spironolacton zur intravenösen Applikation geeignet. Interessanterweise entstehen aus Canrenon, nicht jedoch aus Spironolacton, kanzerogene Epoxide. Die Verwendung von Kaliumcanrenoat wurde daher erheblich eingeschränkt.

Eplerenon wird vor allem durch CYP3A4 metabolisiert, aktive Metaboliten wurden nicht gefunden.

Die Halbwertszeiten betragen für Spironolacton ca. 1–2 Stunden, für das Thiomethyl-Derivat etwa 3 und für Canrenon ca. 20 Stunden. Eplerenon hat eine Halbwertszeit von 3–5 Stunden. Die Ausscheidung der Aldosteronantagonisten bzw. von deren Metaboliten erfolgt vorwiegend renal.

Indikationen. Spironolacton ist bei Ödemen, die mit einem Hyperaldosteronismus (z. B. bei Patienten mit Leberzirrhose und Aszites) einhergehen, indiziert. Ferner wird es bei chronischer Herzinsuffizienz (▸Kap. 23.3.2.1) und bei schwer einstellbaren Hypertonikern eingesetzt.

Eplerenon reduziert, zusätzlich zur üblichen Standardtherapie angewandt, signifikant die Mortalität von Patienten mit linksventrikulärer Dysfunktion und Herzinsuffizienz-Symptomen nach einem kürzlich aufgetretenen Herzinfarkt.

Dosierung. Die Dosierung von Spironolacton beträgt initial 100–200 (–400) mg täglich, bei Dauertherapie 50–100 (–200) mg pro Tag. Von Kaliumcanrenoat werden täglich 200–400 mg langsam i. v. oder als i. v. Kurzinfusion appliziert.

Die Behandlung mit Eplerenon wird innerhalb von 3–14 Tagen nach einem Myokardinfarkt mit 25 mg 1-mal täglich begonnen und unter Kontrolle der Serumkaliumkonzentration auf die Ziel- und Erhaltungsdosis von 50 mg 1-mal täglich gesteigert.

Nebenwirkungen. Außer der schon beschriebenen Hyperkaliämie können zentralnervöse und Magen-Darm-Störungen sowie Exantheme auftreten. Aufgrund der antiandrogenen Wirkung von Spironolacton, die bei Eplerenon weitgehend fehlt, wurden bei Männern Gynäkomastie und Potenzstörungen, bei Frauen Amenorrhö, Hirsutismus und Spannungsgefühl in den Brüsten sowie Stimmveränderungen beobachtet.

Interaktionen. Nichtsteroidale Antiphlogistika sowie ACE-Hemmer und Sartane verstärken das Risiko einer Hyperkaliämie, der Digoxin-Blutspiegel steigt bei paralleler Gabe von Aldosteronantagonisten. Wird Eplerenon gleichzeitig mit Wirkstoffen, die CYP3A4 hemmen (z. B. Clarithromycin, Itraconazol oder Ritonavir), angewandt, nimmt seine AUC erheblich zu. Die gleichzeitige Gabe von CYP3A4-Induktoren (z. B. Carbamazepin, Johanniskrautextrakt oder Phenobarbital) führt dagegen zu einer Verringerung der Eplerenon-AUC.

Die **Kontraindikationen** sind bereits oben beschrieben.

26.1.3.2 Triamteren und Amilorid

Zu den nur noch in fixer Kombination mit einem Thiazid oder einem Schleifendiuretikum eingesetzten Diuretika mit Cycloamidin-Struktur gehören **Triamteren** (z. B. in Dytide® H) und **Amilorid** (z. B. in Diaphal®). Ihre Wirkung beruht auf einer Blockade von Natriumkanälen im spätdistalen Tubulus und im Sammelrohr (○ Abb. 26.4).

Infolge der zunehmenden Anwendung von Thiaziden zusammen mit kaliumretinierenden ACE-Hemmern oder Sartanen haben Triamteren und Amilorid als Kombinationspartner an Bedeutung verloren.

Kinetik. Nach oraler Gabe werden Triamteren und Amilorid rasch und zu einem hohen Prozentsatz aus dem Gastrointestinaltrakt resorbiert. Die diuretische Wirkung tritt nach etwa einer Stunde ein und erreicht nach 3–4 Stunden ihr Maximum.

Triamteren wird sehr schnell über Hydroxytriamteren zu dem interessanterweise noch wirksamen Phase-II-Metaboliten Hydroxytriamteren-Schwefelsäure-(halb-)ester biotransformiert. Amilorid wird dagegen nur geringgradig metabolisiert. Die Halbwertszeit von Triamteren liegt bei 4–6 Stunden, die von Amilorid bei 18–20 Stunden. Beide Substanzen werden renal und biliär ausgeschieden.

Dosierung. Die tägliche Dosierung von Triamteren beträgt 25–50 (–100) mg und von Amilorid 2,5–5 (–10) mg.

Nebenwirkungen. Außer Hyperkaliämien kommen gastrointestinale Beschwerden, Übelkeit, Erbrechen, metabolische Azidose, Exantheme sowie Schwindelgefühl vor. Bei besonders prädisponierten Patienten (z. B. mit schwerer Leberzirrhose) kann nach Gabe von Triamteren aufgrund einer schwachen Folsäure-antagonistischen Wirkung selten eine megaloblastäre Anämie auftreten.

Interaktionen. Wie bei den Aldosteronantagonisten wird die Gefahr einer Hyperkaliämie durch die gleichzeitige Gabe von ACE-Hemmern und Sartanen erhöht.

26.1.4 Carboanhydratasehemmer

Die Hemmung der Carboanhydratase verringert die tubuläre Rückresorption von Natriumionen, da weniger Wasserstoffionen an das Lumen abgegeben werden und dadurch weniger Natriumionen im proximalen Tubulus mittels des Na^+/H^+-Antiporters resorbiert werden. Als Folge davon steigt die renale Ausscheidung von Na^+, K^+ und HCO_3^- und damit von Wasser an. Die Basenverluste führen zu einer Azidose (s. u.) im Blut. Dadurch nimmt die Wirkung der Carboanhydratasehemmer rasch ab.

Carboanhydratasehemmer werden daher kaum noch als Diuretika (mit Ausnahme als Kombinationspartner von weiter distal wirkenden Saluretika bei Diuretikaresistenz), sondern, wie eingangs beschrieben, vor allem zur Glaukomtherapie (▸Kap. 27.1.1) – systemisch **Acetazolamid**, lokal **Dorzolamid** und **Brinzolamid** – eingesetzt. Darüber hinaus kann mit Acetazolamid die Höhenkrankheit, die auf einer Alkalose infolge Hyperventilation beruht, behandelt werden.

Als Nebenwirkungen bei systemischer Anwendung wurden neben der schon genannten Azidose z. B. Hörstörungen, Hypercalcurie, Hämaturie und Leberfunktionsstörungen beschrieben.

Niereninsuffizienz, hyperchlorämische Azidose, Gicht, Hypercalcurie und Nephrokalzinose sowie Schwangerschaft und Stillzeit stellen Kontraindikationen dar.

26.1.5 Osmodiuretika

Als Osmodiuretika, zu denen die Zuckeralkohole **Mannitol** (Mannit; z. B. Osmofundin®) und (das weniger häufig verwendete) **Sorbitol** (Sorbit) gehören, bezeichnet man Substanzen, die nach intravenöser Injektion zwar glomerulär filtriert, aber nicht tubulär rückresorbiert werden. Ihrem osmotischen Druck entsprechend halten sie Wasser im Tubuluslumen zurück und führen dadurch zu einer gesteigerten Diurese. Elektrolyte werden durch sie nur geringggradig vermehrt ausgeschieden.

Osmodiuretika können zur Aufrechterhaltung des Harnflusses bei drohendem Nierenversagen, zur Behandlung eines Hirnödems und eines erhöhten Augeninnendrucks eingesetzt werden. Allerdings hat ihre Bedeutung deutlich abgenommen.

Die Dosierung von Mannitol beträgt 0,3 g/kg/h, die von Sorbitol 0,6 g/kg/h – intermittierend und nach Bedarf – mehrmals täglich.

Als Nebenwirkungen wurden z. B. Dehydratation, Störungen des Elektrolyt- und Wasserhaushalts, Kopfschmerzen, Thrombophlebitis und Krämpfe beschrieben.

Bei Oligurie/Anurie ist durch eine Probeinfusion zu testen, ob die Diurese in Gang kommt. Ist das nicht der Fall, darf die Infusion nicht fortgesetzt werden (Gefahr einer Volumenverschiebung vom Extra- in den Intrazellularraum).

26.1.6 Tolvaptan

Tolvaptan (Samsca®) ist ein selektiver **Vasopressin-(V_2-)Rezeptor-Antagonist**, ein sog. **Vaptan**. Durch die V_2-Rezeptorblockade bewirkt Tolvaptan eine deutlich erhöhte Ausscheidung von elektrolytfreiem Wasser (Aquarese) und damit eine erniedrigte Urinosmolarität sowie eine erhöhte Serum-Natriumkonzentration (Aquaretikum).

Nach oraler Gabe wird Tolvaptan rasch resorbiert und in hohem Maß vor allem mittels CYP3A4 zu inaktiven Metaboliten biotransformiert. Weniger als 1 % der unveränderten Substanz wird renal ausgeschieden. Die Bioverfügbarkeit beträgt ca. 55 %, die Halbwertszeit etwa 8 Stunden. Tolvaptan ist sowohl ein Substrat als auch ein Inhibitor von P-Glykoprotein.

Während es in den USA aufgrund seines Wirkprofils generell bei hyper- oder euvolämischer Hyponatriämie (z. B. infolge Herzinsuffizienz oder Leberzirrhose) angewandt wird, war es bis vor Kurzem in Deutschland nur zur Behandlung von Erwachsenen mit Schwartz-Bartter-Syndrom (Syndrom der inadäquaten Sekretion des antidiuretischen Hormons, SIADH), einem hypotonen Hyperhydratations-Syndrom, zugelassen. Dieses kann u. a. nach Schädel-Hirn-Traumen, bei Meningitis, intrakraniellen Tumoren oder Lungenkarzinomen auftreten.

Als neue Indikation von Tolvaptan kam nun unter dem Handelsnamen Jinarc® die autosomal dominante polyzystische Nierenerkrankung (ADPKD) hinzu, bei der Tolvaptan durch Verringerung der cAMP-Bildung die Progression der Zystenbildung signifikant verringert und gleichzeitig die Nierenfunktion länger aufrecht erhält.

Bei SIADH wird die Behandlung mit Tolvaptan mit einer oralen Dosis von 15 mg 1-mal täglich begonnen, falls erforderlich, kann sie auf 60 mg, ebenfalls 1-mal täglich, erhöht werden.

Bei ADPKD beträgt die empfohlene Tagesdosierung initial 45 mg morgens und 15 mg 8 Stunden später. Danach wird je nach Verträglichkeit über 60 mg/30 mg auf maximal 90 mg/30 mg pro Tag gesteigert.

Als Nebenwirkungen sind u. a. Übelkeit, Durst, Pollakisurie, Polydipsie, Hypernatriämie, Hyperurikämie und Mundtrockenheit beschrieben. Da ein zu schneller Anstieg der Serum-Natriumkonzentration eine osmotische Demyelinisierung (z. B. mit Dysarthrie, Lethargie, affektiven Störungen, Krampfanfällen, Koma oder sogar Tod) auslösen kann, wird insbesondere bei sehr niedrigen Serum-Natrium-Ausgangskonzentrationen (< 120 mmol/l) sowie bei hypoxischen oder mangelernährten Patienten eine engmaschige Überwachung des Serum-Natriumspiegels empfohlen.

CYP3A4-Hemmer (z. B. Grapefruitsaft, Azol-Antimykotika) erhöhen, CYP3A4-Induktoren (z. B. Carbamazepin, Phenytoin) erniedrigen signifikant die Plasmakonzentrationen von Tolvaptan. Bei hohen täglichen Tolvaptan-Dosen nehmen die Steady-state-Spiegel von gleichzeitig eingenommenem Digoxin zu.

Bei Anurie, Volumendepletion, hypovolämischer Hyponatriämie, Patienten ohne Durstgefühl sowie in Schwangerschaft und Stillzeit ist Tolvaptan kontraindiziert.

26.2 Störungen des Wasser-, Elektrolyt- und Säure-Basen-Haushalts

26.2.1 Störungen des Wasserhaushalts

Da unter den Bestandteilen des Körpers Wasser den größten Anteil einnimmt, können Störungen des Wasserhaushalts erhebliche Beeinträchtigungen verschiedener Körperfunktionen bewirken. Eine negative Wasserbilanz löst eine **Dehydratation** (Wasserdefizit), eine positive

Wasserbilanz eine **Hyperhydratation** (Wasserüberschuss) des Organismus aus. Den osmotischen Verhältnissen entsprechend unterscheidet man isotone (isoosmolare), hypertone (hyperosmolare) und hypotone (hypoosmolare) Hydratationsstörungen.

Bei der infolge Durchfall, Erbrechen, Blutverlusten oder Brandverletzungen auftretenden **isotonen Dehydratation** kommt es durch Verarmung an Wasser und osmotisch wirkenden Substanzen (vor allem an Natriumchlorid) zu einer Abnahme des Plasmavolumens, zu Tachykardie, Blutdruckabfall und eventuell Schock.

Die **hypertone Dehydratation** ist durch mangelhafte Wasserzufuhr, chronische Nierenerkrankungen, Diabetes mellitus oder Diabetes insipidus (s. u.) bedingt und damit durch verminderte Wasseraufnahme oder gesteigerten Wasserverlust charakterisiert. Als Symptome treten Unruhe, Delir, Koma und eventuell Schock auf. Bei einem Verlust von mehr als 40 % des Körperwassers tritt der Tod ein.

Ursachen einer **hypotonen Dehydratation** sind neben einer Nebenniereninsuffizienz ungenügende Salzaufnahme oder alleinige Wasserzufuhr nach Erbrechen, Durchfällen oder starkem Schwitzen. Der extrazelluläre Na^+-Mangel und die Flüssigkeitsverlagerung in den Interzellularraum bewirken eine Verringerung des Plasmavolumens und einen Blutdruckabfall, der Patient wird apathisch und eventuell komatös.

Die durch generalisierte Ödeme oder die Infusion großer Mengen isotoner Lösungen ausgelöste **isotone Hyperhydratation** ist durch einen extrazellulären Flüssigkeitsüberschuss gekennzeichnet. Die zu beobachtenden Symptome sind von der Grundkrankheit, z. B. einer Herzinsuffizienz, abhängig.

Die mit einem extrazellulären Na^+-Überschuss einhergehende **hypertone Hyperhydratation** entsteht bei einer Nebennierenrindenüberfunktion oder durch exogene Zufuhr von Mineralocorticoiden. Als Folge treten Ödeme, eventuell eine akute Herzinsuffizienz auf.

Eine **hypotone Hyperhydratation** findet man bei Zufuhr zu großer Mengen an elektrolytfreien Infusionslösungen oder bei verstärkter Adiuretinsekretion. Die übermäßige Wasserzufuhr bzw. die zu starke Wasserretention können Übelkeit, Erbrechen, Apathie, Herzinsuffizienz und in schweren Fällen ein Lungenödem auslösen.

26.2.1.1 Diabetes insipidus

Eine besonders bedeutsame Störung des Wasserhaushalts ist der Diabetes insipidus.

Dem **Diabetes insipidus centralis** (neurohormonalis) liegt eine mangelhafte Produktion oder Ausschüttung von Adiuretin (▸ Kap 21.2.2.1) zugrunde. Als Ursache kommen Hirn- oder Hypophysentumoren, Hypophysektomie oder entzündliche Erkrankungen (z. B. Meningitis), seltener angeborene, erbliche Störungen der Adiuretinbildung in Frage. Bei etwa 50 % der Patienten ist die Ursache unbekannt (idiopathischer Diabetes insipidus).

Infolge der verringerten Rückresorption von Wasser in den Tubuli der Niere werden große Mengen (in der Regel 4–12 l/Tag, in Extremfällen bis zu 40 l/Tag) eines stark verdünnten Urins ausgeschieden. Der Wasserverlust und der dadurch bedingte Anstieg der Plasmaosmolarität rufen starkes Durstgefühl hervor. Das verlorene Wasser muss durch vermehrtes Trinken (Polydipsie) ersetzt werden, da der Patient andernfalls rasch in eine hypertone Dehydratation (s. u.) geraten würde.

Vom zentralen Diabetes insipidus ist der **renale Diabetes insipidus** zu unterscheiden. Bei dieser Form ist nicht die Adiuretin-Bildung bzw. -Ausschüttung, sondern die Ansprechbarkeit der distalen Tubulusabschnitte und der Sammelrohre auf freigesetztes Adiuretin gestört. Die Ursachen sind entweder ein X-chromosomal vererbter Defekt des tubulären Adiuretin-Rezeptors (V_2-Rezeptors), eine (meist) autosomal-rezessive Mutation des Aquaporin-2-Wasserkanals oder eine erworbene tubuläre Schädigung (z. B. infolge chronischer Nierenerkrankungen, Vergiftungen, Sichelzellanämie u. a.).

Beim Diabetes insipidus centralis kann mit **Desmopressin**, einem Adiuretin-Analogon und hochpotenten **Antidiuretikum**, eine wirksame Substitutionstherapie zur Verringerung der erhöhten Harnausscheidung durchgeführt werden. Die Bioverfügbarkeit beträgt nach oraler Applikation (z. B. Minirin®; Tagesdosis 0,2–1,2 mg) nur 0,08–0,16 %, nach Anwendung des Nasensprays (Desmospray®; Tagesdosis 10–20 µg) etwa 5 %, die Halbwertszeit liegt bei ca. 3 Stunden. Um die Gefahr einer Wasserretention (Gewichtskontrolle!) und Hyponatriämie (in schweren Fällen mit Hirnödem, Krampfanfällen, Koma) zu reduzieren, muss die Flüssigkeitszufuhr beschränkt werden. Kontraindikationen für die Desmopressin-Therapie sind z. B. Hyponatriämie, Niereninsuffizienz und das Syndrom der inadäquaten ADH-Sekretion (SIADH, s. o.).

Beim Diabetes insipidus renalis werden dagegen, da Adiuretin-Analoga nicht wirksam sind, **Diuretika vom Thiazid-Typ** (s. o.) gegeben. Wie diese (paradoxe) Wirkung zustande kommt, ist noch nicht eindeutig geklärt. Diskutiert werden u. a. ein Vasopressin-ähnlicher Effekt sowie ein verringertes Durstgefühl durch Erniedrigung der Na^+-Konzentration im Plasma.

26.2.2 Störungen des Elektrolythaushalts

Elektrolytstörungen können sowohl als Folge von Nierenerkrankungen auftreten als auch extrarenal, z. B. durch hormonelle Dysregulationen (u. a. Nebennierenrindeninsuffizienz), bedingt sein.

Hyponatriämie. Eine Hyponatriämie liegt vor, wenn die Natriumionen-Konzentration des Serums < 135 mmol/l ist. Klinisch relevant sind Konzentrationen < 130 mmol/l, bedrohlich Konzentrationen < 125 mmol/l. Bei einer **Verlusthyponatriämie** ist die Natriumbilanz infolge hoher Natriumverluste oder nicht ausreichender Natriumzufuhr negativ. Es kommt zu einer isotonen oder hypotonen Dehydratation.

Von einer **Verdünnungs-** oder **Verteilungshyponatriämie** spricht man, wenn bei normalem oder sogar erhöhtem Natriumbestand des Organismus die Natriumionen-Konzentration im Extrazellularraum erniedrigt ist. Dies ist bei verminderter Wasserausscheidung (z. B. wegen Oligo- bzw. Anurie oder erhöhter Adiuretinausschüttung) sowie bei Störungen des intra-extrazellulären Natriumtransports (z. B. infolge schwerer Stoffwechselstörungen oder Kaliummangels) der Fall. Eine Verdünnungshyponatriämie findet man ferner bei generalisierten Ödemen, insbesondere bei Ödemen aufgrund von Herzinsuffizienz, nephrotischem Syndrom oder Leberzirrhose.

Klinisch überwiegen bei einer Verlusthyponatriämie hypotone Kreislaufstörungen, bei einer Verdünnungshyponatriämie stehen neurologische Symptome (z. B. Übelkeit, Kopfschmerzen, Apathie, Verwirrtheit) im Vordergrund.

Hypernatriämie. Bei einer Hypernatriämie ist die Natriumionen-Konzentration des Serums größer als 150 mmol/l. Das im Verhältnis zu hyponatriämischen Zuständen seltenere Krankheitsbild wird durch erhöhte Natriumzufuhr oder Natriumretention sowie negative Wasserbilanz verursacht. Erhöhte Natriumzufuhr und Natriumretention führen zu hypertoner Hyperhydratation. Eine negative Wasseraufnahme oder Wasserverluste ohne wesentliche Natriumverluste lösen dagegen eine hypertone Dehydratation aus.

Hypokaliämie. Bei einer Hypokaliämie beträgt die Kaliumionenkonzentration des Serums weniger als 3,5 mmol/l. Als Ursachen kommen neben unzureichender Kaliumzufuhr renale oder gastrointestinale Kaliumverluste sowie Störungen des extra-intrazellulären Kaliumtransports in Betracht.

Eine unzureichende Kaliumzufuhr findet man z. T. bei chronischen Alkoholikern sowie bei Patienten mit Anorexia nervosa. Renale Kaliumverluste treten bei erhöhtem Aldosteron- oder Cortisol-Blutspiegel (bei primärem und sekundärem Hyperaldosteronismus oder Cushing-Syndrom, ▸ Kap 21.7.3), bei Therapie mit Thiazid- und Schleifendiuretika sowie bei einigen chronischen Nierenerkrankungen auf. Kaliumverluste aus dem Gastrointestinaltrakt beruhen auf Diarrhöen oder chronischem Laxanzienabusus.

Kalium-Verteilungsstörungen sind u. a. die Folge von akuten Alkalosen, Insulin-Überdosierungen oder gesteigerter β-adrenerger Aktivität (Einstrom von K^+ in die Zellen im Austausch gegen H^+).

Als **Symptome** einer Hypokaliämie werden Muskelschwäche, gastrointestinale Beschwerden (Magenatonie, Obstipation), Apathie, Nierenfunktionsstörungen (z. B. verringertes Konzentrierungsvermögen), metabolische Alkalose sowie Störungen der Herzfunktion mit EKG-Veränderungen beobachtet. Die Toxizität von Herzglykosiden wird erhöht.

Hyperkaliämie. Bei einer Hyperkaliämie liegt die Kaliumkonzentration des Serums über 5,0 mmol/l. Ursachen sind vermehrte K^+-Zufuhr, renale K^+-Retention oder K^+-Austritt aus den Zellen ins Interstitium.

Hyperkaliämien durch vermehrte exogene Zufuhr entstehen in der Regel durch fehlerhafte therapeutische Maßnahmen, z. B. durch zu schnelle Infusion Kaliumionen-haltiger Lösungen. Zu einer verminderten Kaliumexkretion kommt es bei chronischer Niereninsuffizienz, akutem Nierenversagen, Mineralocorticoid-Mangel (▸Kap. 21.7.3) und Therapie mit kaliumsparenden Diuretika (z. B. Amilorid oder Spironolacton). Ein verstärkter Übertritt von K^+ aus dem Intrazellularraum in den Extrazellularraum wird z. B. durch Azidosen oder Vergiftungen mit Herzglykosiden hervorgerufen.

Die durch eine Hyperkaliämie ausgelösten Symptome entsprechen annähernd denen einer Hypokaliämie.

Hypocalcämie. Von einer Hypocalcämie wird gesprochen, wenn die Serum-Calciumkonzentration unter 2,0 mmol/l sinkt. Als Ursachen kommen in Betracht: unzureichende Ca^{2+}-Zufuhr mit der Nahrung, insbesondere in der Schwangerschaft und Stillzeit, Vitamin-D_3-Mangel, Nebenschilddrüsenunterfunktion (primärer und sekundärer Hypoparathyreoidismus, ▸Kap. 21.4.1.1), Bildung von schwer resorbierbaren Kalkseifen bei akuter Pankreatitis und verminderte Resorption bei Malabsorptionssyndrom sowie bei Niereninsuffizienz. Bei dieser steigt infolge der verringerten glomerulären Filtration die Phosphatkonzentration im Plasma und auch im Darmlumen nimmt die Phosphatkonzentration zu, wodurch die Calciumresorption sinkt; außerdem wird in der Niere unzureichend Calcitriol (1,25-Dihydroxy-Vitamin-D_3) gebildet und dadurch die Phosphatausscheidung und Ca^{2+}-Resorption verringert.

Das wichtigste **Symptom** einer Hypocalcämie ist die gesteigerte Erregbarkeit des gesamten Nervensystems, die sich klinisch als **Tetanie**, d. h. in tonischen Muskelkrämpfen, Parästhesien und Spasmen der glatten Muskulatur, äußert. Das QT-Intervall im EKG ist verlängert.

Hypercalcämie. Eine Hypercalcämie (Serum-Ca^{2+}-Konzentration > 2,7 mmol/l) kann u. a. auf einer Überfunktion der Nebenschilddrüsen (primärer, sekundärer Hyperparathyreoidismus, ▸Kap. 21.4.1.2), Immobilisation, Vitamin-D-Intoxikation, Sarkoidose sowie (selten) auf einem Morbus Addison (▸Kap. 21.7.3) oder einer Hyperthyreose (▸Kap. 21.3.4) beruhen. Eine weitere häufige Ursache sind bösartige Tumoren, insbesondere Bronchial-, Mamma- und weibliche Genitalkarzinome, bei denen entweder osteoklastische Metastasen zu einer vermehrten Calciumfreisetzung aus dem Knochen führen oder parathormonartige Substanzen gebildet werden (Tumorhypercalcämie).

Symptome einer Hypercalcämie sind Gewichtsabnahme, Appetitlosigkeit, Obstipation, Meteorismus, Polyurie und Herzrhythmusstörungen. Außerdem kann eine Hypercalcämie Psychosen auslösen und in schweren Fällen komatöse Zustände verursachen. Ferner besteht durch die vermehrte renale Calciumausscheidung die Gefahr einer Nierensteinbildung.

Hypomagnesiämie. Eine Hypomagnesiämie (Serum-Magnesiumspiegel < 0,7 mmol/l) tritt häufig auf bei Alkoholismus, ferner bei chronischen Darmerkrankungen (z. B. Kolitis), Hyperthyreose, Hyperparathyreoidismus und Hyperaldosteronismus. Auch Azidosen führen durch eine verstärkte renale Ausscheidung von Magnesiumionen zu einer Hypomagnesiämie.

Die klinische **Symptomatik** ähnelt der einer Hypocalcämie (tetaniforme Zeichen, Wadenkrämpfe), daneben werden Tachykardie und andere Herzrhythmusstörungen angegeben. Da ein Magnesiummangel aber stets mit anderen Stoffwechselstörungen einhergeht, ist die exakte Zuordnung der Symptome nur schwer möglich.

Hypermagnesiämie. Bei einer Hypermagnesiämie liegt der Serum-Magnesiumspiegel über 1,6 mmol/l. Klinisch relevant wird eine Hypermagnesiämie allerdings erst ab einer Serumkonzentration über 2 mmol/l. Ursachen sind neben iatrogenen Maßnahmen (Zufuhr großer Mengen Magnesium-haltiger Infusionslösungen, Gabe hoher Magnesiumsulfat-Dosen zum Abführen) Niereninsuffizienz, Hypothyreose sowie Morbus Addison.

Als **Symptome** beobachtet man eine herabgesetzte Erregbarkeit der quergestreiften Muskulatur (Curare-ähnliche Wirkung), Obstipation und eine Hemmung zentralnervöser Funktionen. Bei Serumkonzentrationen über 5 mmol/l kommt es zu Atemlähmung und diastolischem Herzstillstand.

26.2.2.1 Therapeutische Anwendung von Kalium-, Calcium- und Magnesiumsalzen

Kaliumpräparate. Kaliumpräparate (z. B. Kalinor®-retard P) sind indiziert zur Beseitigung eines manifesten Kaliummangels (Kaliumserumkonzentration < 3,5 mmol/l). Wenn möglich, sollte die Substitution peroral (obwohl orale Kaliumpräparate schlecht verträglich sind) und nur in Ausnahmefällen, z. B. im Coma diabeticum (▸ Kap. 21.6.1), intravenös erfolgen. Die übliche Einzeldosis beträgt 20–40 mmol (Tagesdosis maximal 150 mmol). Wegen der lokal reizenden Wirkung von Kaliumionen empfiehlt sich die Gabe von Retardpräparaten oder von verdünnten (mittels Brausetabletten hergestellten) Lösungen.

Die Bedeutung von Kaliumpräparaten hat deutlich abgenommen, seit Diuretika, wie oben erwähnt, bei einer ihrer Hauptindikationen, der Hypertonie, sehr häufig mit kaliumretinierenden ACE-Hemmern (▸ Kap. 23.2.2.2) oder Sartanen (▸ Kap. 23.2.2.2) kombiniert werden. Zur Prophylaxe eines Diuretika-bedingten Kaliummangels ist neben einer kaliumreichen Kost der Einsatz von kaliumsparenden Diuretika einer Kaliumsubstitution mit Kaliumpräparaten vorzuziehen, da während einer Salurese die exogen zugeführten Kaliumionen rasch durch die Nieren wieder ausgeschieden werden.

Calciumpräparate. Calciumpräparate werden (außer als Antazida, ▸ Kap. 25.1.2.3) bei ernährungs- oder malabsorptionsbedingtem Calciummangel sowie bei Osteoporose (▸ Kap. 21.4.3) und Hypoparathyreoidismus verwendet.

Zur parenteralen Applikation (z. B. bei akuten, mit Tetanie einhergehenden Hypocalcämien) werden Calciumsalze mit organischen Carbonsäuren, insbesondere Calciumgluconat, in einer Dosierung von 2,25–4,5 mmol Ca^{2+} angewandt. Wegen der Gefahr eines starken Blutdruckabfalls bei zu rascher Anflutung von Ca^{2+} hat die intravenöse Injektion langsam zu erfolgen, der Herzrhythmus ist laufend zu überwachen.

Für die orale Gabe eignet sich wegen des hohen Calciumgehalts von ca. 40 % vor allem Calciumcarbonat, daneben kommt Calciumlactat (z. B. Ospur® Ca 500) mit 13 % Calcium in Betracht. Die Dosierung liegt bei 1000 mg Ca^{2+}/Tag.

Insbesondere zur Osteoporoseprophylaxe und -therapie (▸ Kap. 21.4.3) sind Calciumpräparate in Kombination mit Vitamin D_3 (z. B. Calcium-Sandoz® D Osteo) von therapeutischer Bedeutung.

Magnesiumpräparate. Die Verwendung von Magnesiumsalzen als Antazida und Laxanzien wurde bereits in ▸ Kap. 25.1.2.3 und ▸ Kap. 25.6.2 besprochen.

Intravenös werden Magnesiumpräparate außer zur Beseitigung von Magnesiummangelzuständen meist in Form von Magnesiumsulfat bei bestimmten Formen von Herzrhythmusstörungen, vor allem bei Torsades de pointes und Herzglykosid-bedingten Rhythmusstörungen, sowie bei Präeklampsie und Eklampsie eingesetzt (Dosierung mindestens 10 mmol Mg^{2+} täglich).

Die Indikationen für **orale Magnesiumpräparate** sind – von Magnesiummangelzuständen und deren Folgen, z. B. Magnesiummangel-bedingten Wadenkrämpfen, abgesehen – noch immer umstritten. Zwar gibt es Hinweise dafür, dass sich oral applizierte Magnesiumionen zur Behandlung verschiedener Arrhythmieformen eignen sowie (schwache) antihypertensive Eigenschaften besitzen, doch steht ein definitiver Wirksamkeitsnachweis aus. **Prophylaktisch** eingesetzt verringert die Gabe von Magnesium bei Schwangeren die Gefahr einer Präeklampsie.

Beispiele für Magnesiumpräparate: Magnesiumaspartat (Magnesiocard®), Magnesiumcarbonat + Magnesiumoxid (Lösnesium®), Magnesiumcitrat (Magnesium-Diasporal® 100), Magnesiumhydrogenaspartat (z. B. Magium®), Magnesiumbishydrogenglutamat + Magnesiumcitrat (Magnesium Verla® N Dragees), Magnesiumorotat (magnerot® CLASSIC), Magnesiumoxid (z. B. Magnesium-Diasporal® 150), Magnesiumsulfat (z. B. Cormagnesin® 200/400).

26.2.3 Störungen des Säure-Basen-Haushalts

Kommt es krankheitsbedingt zu einem besonders starken Anfall von Säuren oder Basen, sind die Puffersysteme des Organismus nicht mehr in der Lage, den pH-Wert des Blutes auf dem Normalwert von pH 7,40 konstant zu halten. Entsprechend der dann auftretenden pH-Verschiebung unterscheidet man Azidosen (pH < 7,35) und Alkalosen (pH > 7,45).

Beruht die pH-Veränderung auf einer Lungenfunktionsstörung, spricht man von einer **respiratorischen**, liegt ihr eine Stoffwechselstörung (z. B. bei Diabetes mellitus oder Leberzirrhose) zugrunde, von einer **metabolischen Azidose** bzw. **Alkalose**. Da auch Nierenfunktionsstörungen zu pH-Veränderungen führen können – beispielsweise hat eine Anurie eine Azidose zur Folge – fasst man die renal und metabolisch bedingten Störungen unter der Bezeichnung **nichtrespiratorische Azidose** bzw. **Alkalose** zusammen.

Stärkere pH-Verschiebungen lösen schwere, u. U. lebensbedrohliche Symptome aus. So kommt es bei einer Erniedrigung des pH-Werts unter 7,20 zu einer Verminderung des Herzzeitvolumens, Herzrhythmusstörungen, Hypotonie (bis zum Schock), Bewusstseinsstörungen und schließlich zum Koma.

26.2.4 Infusionstherapie bei Störungen des Wasser-, Elektrolyt- oder Säure-Basen-Haushalts

Ziel einer Infusionstherapie bei Störungen des Wasser- und Elektrolythaushalts oder des Säure-Basen-Gleichgewichts ist die Wiederherstellung der Homöostase. Dabei ist zu unterscheiden zwischen dem Basis-(Erhaltungs-) und Korrekturbedarf.

Der **Basisbedarf** umfasst die normalen Wasser- und Elektrolytverluste (durch Urinausscheidung, Fäzes, Schwitzen, transepidermalen Wasserverlust). Er beträgt für einen erwachsenen Patienten pro Tag ungefähr 2,5 l Wasser, 85–120 mmol Natrium und 60–90 mmol Kalium.

Der **Korrekturbedarf** ergibt sich aus der aktuellen Wasser- und Elektrolytsituation und aus pathologischen Verlusten (z. B. durch Erbrechen, Durchfälle, Fistelflüssigkeit).

Um eine zu geringe oder eine zu große Zufuhr (Unter- oder Überinfusion) zu vermeiden, ist eine exakte Bilanzierung durch Bestimmung der zugeführten und ausgeschiedenen Mengen sowie eine Überprüfung der Serumwerte erforderlich.

Infusionslösungen. Grundlösungen sind elektrolytfreie Kohlenhydratlösungen mit unterschiedlichem Kohlenhydratgehalt (5–10 %).

Basislösungen (bilanzierende Lösungen) sind so zusammengesetzt, dass 2–3 l Infusionsflüssigkeit den täglichen Normbedarf an Wasser und Elektrolyten decken.

Isotone Elektrolytlösungen sind in ihrem osmotischen Druck dem des Plasmas angeglichen.

Elektrolytkonzentrate enthalten die erforderlichen Ionen in konzentrierter Lösung. Sie werden Grundlösungen zugesetzt.

Vollelektrolytlösungen enthalten Elektrolyte in plasmaähnlicher oder plasmagleicher Konzentration.

Halbelektrolytlösungen weisen dagegen nur den halben Elektrolytgehalt des Plasmas auf. Durch Zusatz von Kohlenhydraten können sie plasmaisoton gemacht werden. Sie dienen vor allem zum Ersatz von Wasserverlusten.

Als **Ersatzlösungen** bezeichnet man Infusionslösungen zum Ersatz von (saurem) Magensaft oder (alkalischem) Dünndarmsekret.

Korrekturlösungen mit alkalisierenden oder azidifizierenden Eigenschaften sind zur Korrektur von pH-Verschiebungen im Organismus bestimmt. Ersatz- und Korrekturlösungen werden unter der Bezeichnung **korrigierende Lösungen** zusammengefasst.

Therapie von Störungen des Wasser- und Elektrolythaushalts. Die Behandlung von Störungen des Wasser- und Elektrolythaushalts hat sich nach der jeweiligen Art der Störung zu richten. Die entsprechenden Maßnahmen sind in ◘ Tab. 26.2 zusammengestellt.

Therapie von Störungen des Säure-Basen-Haushalts. Bei einer **respiratorischen Azidose** muss die Ventilation gesteigert werden.

Bei einer **metabolischen Azidose** ist die Grundkrankheit und damit die Ursache der Azidose zu behandeln (z. B. Applikation von Insulin bei einer diabetischen Ketoazidose, ▸ Kap. 21.6.1). Sind zur Therapie einer bedrohlichen Azidose Puffersubstanzen erforderlich (in der Regel bei einem pH-Wert $<7{,}15$–$7{,}2$), eignen sich besonders **Natriumhydrogencarbonat-Lösungen**. Ihre Zufuhr sollte unter Kontrolle der Säure-Basen-Werte erfolgen, wobei zur Vermeidung einer durch Überinfusion hervorgerufenen Alkalose zunächst nur ein pH-Wert $>7{,}2$, jedoch keine vollständige Korrektur der Azidose anzustreben ist. Als Nebenwirkungen einer Natriumhydrogencarbonat-Zufuhr können Hypernatriämie und Hyperosmolalität auftreten.

Besteht bereits eine Hypernatriämie, ist die Gabe von $NaHCO_3$ kontraindiziert. Alternativ lässt sich in solchen Fällen **Trometamol** (Tris-Puffer, THAM; z. B. THAM-Köhler 3 M) einsetzen. Dies gilt jedoch nicht für Patienten mit respiratorischer Insuffizienz, da Trometamol, sehr wahrscheinlich infolge einer Erniedrigung der CO_2-Konzentration im Blut, atemdepressiv wirkt.

Respiratorische Alkalosen lassen sich in akuten Fällen (z. B. bei Hyperventilationstetanie) durch Rückatmung in einen Plastikbeutel (Anstieg der CO_2-Konzentration im Blut), bei chronischen Störungen, z. B. bei Lungenerkrankungen, nur durch die Therapie der Grundkrankheit behandeln.

Metabolische Alkalosen führen zu renalen K^+-Verlusten und damit zur Hypokaliämie, die sich durch die Gabe von Kaliumchlorid beseitigen lässt. Die Applikation azidifizierender Lösungen, die verstoffwechselbare Kationen (z. B. Arginin oder Lysin) enthalten, oder die Infusion von stark verdünnter HCl-Lösung sind nur in Ausnahmefällen erforderlich.

26.3 Am Urogenitaltrakt angreifende Pharmaka

26.3.1 Benignes Prostata-Syndrom (BPS)

In höherem Alter (ca. vom 65. Lebensjahr an) kommt es bei Männern in einem hohen Prozentsatz zu einer gutartigen, knotigen Vergrößerung der Prostata infolge einer Hyperplasie des Epithels sowie des fibromuskulären Gewebes im inneren Drüsenbereich, während die äußeren Drüsenbezirke durch multiple Knoten verdrängt und zu einer dünnen Gewebeschicht zusammengedrückt werden. Die früher als benigne Prostatahyperplasie (BPH), heute besser als **benignes Prostatahyperplasie-Syndrom** (BPS) bezeichnete Erkrankung ist bei 75–100 % aller Männer über 75 Jahren nachweisbar, führt jedoch nur in 30–40 % der Fälle zu manifesten Beschwerden unterschiedlicher und zeitlich schwankender Intensität. Sowohl **Dihydrotesto-**

Tab. 26.2 Therapeutische Maßnahmen bei Wasser- und Elektrolytstoffwechselstörungen

Art der Störung	Behandlungsmaßnahme
Dehydratation	
Isotone	Infusion von Vollelektrolytlösungen
Hypertone	Infusion von Glucose-Lösungen bzw. von Halbelektrolytlösungen mit Kohlenhydratzusatz; nach Verstoffwechslung des Kohlenhydratanteils steht das zugeführte Wasser als sog. „osmotisch freies Wasser" zur Verfügung
Hypotone	Langsame Zufuhr von hypertoner NaCl-Lösung unter ständiger Überwachung des Patienten oder p. o. Kochsalzzufuhr
Hyperhydratation	
Isotone	Behandlung mit Diuretika
Hypertone	Bei nicht gestörter Nierenfunktion Gabe von Diuretika; bei Niereninsuffizienz Hämodialyse zur Entfernung von Natriumionen; Infusion von Halbelektrolytlösungen, um osmotisch freies Wasser zuzuführen
hypotone	Langsame Zufuhr hypertoner NaCl-Lösung wie bei hypotoner Dehydratation
Hypokaliämie	
Zufuhr von Kaliumchlorid p. o. oder parenteral (maximal 20–30 mmol/Stunde unter EKG- und Plasmakalium-Kontrolle)	
Hyperkaliämie	
Injektion von komplexen Calciumsalzen, Glucose-Insulin-Infusion zur intrazellulären Bindung von Kaliumionen; evtl. Hämodialyse, Elimination von Kaliumionen durch p. o. applizierte Kationenaustauscher (z. B. Resonium® A)	
Hypocalcämie	
P. o. Gabe von Calciumsalzen; bei schweren Fällen (tetanischen Erscheinungen) intravenöse Zufuhr von Calciumgluconat	
Hypercalcämie	
Infusion von 0,9 %iger Kochsalzlösung und eines Schleifendiuretikums; bei lebensbedrohlicher Hypercalcämie Infusion von Natriumedetat oder Hämodialyse	
Hypomagnesiämie	
In leichten Fällen tägliche p. o. Gabe von 10 mmol Mg^{2+} ; bei schwerer Hypomagnesiämie mit Krampfanfällen langsame intravenöse Gabe von Magnesiumsulfat	
Hypermagnesiämie	
Sofern eine Atemdepression auftritt oder Herzrhythmusstörungen bestehen, intravenöse Gaben von Ca^{2+}, eventuell Hämodialyse	

steron (▸Kap. 21.8.3.1) als auch **Estradiol** (▸Kap. 21.8.4.1) sind als pathogenetische Faktoren bedeutsam. Dihydrotestosteron (DHT) stimuliert insbesondere das Wachstum der Epithelzellen der Prostata, Estrogene verstärken diesen Effekt. (Bei älteren Männern ist die Estradiolkonzentration im Blut im Vergleich zu jüngeren deutlich höher.)

Nach den Symptomen unterscheidet man irritative und obstruktive Beschwerden sowie drei Stadien des BPS: Im Stadium I ist die Stärke des Harnstrahls deutlich abgeschwächt und der Miktionsbeginn verzögert. Der Patient klagt über häufigen Harndrang am Tag und während der Nacht. Im Stadium II besteht bei weiter gesteigerter Miktionsfrequenz schon kurz nach dem Wasserlassen das Gefühl, dass die Blase nicht völlig entleert werden kann. Es kommt zur Restharnbildung (ca. 100–150 ml). Im Stadium III liegt eine Überlaufinkontinenz (unwillkürlicher Harnabgang bei übervoller Blase) oder komplette Harnverhaltung bei ständigem Harndrang vor, außerdem treten Rückstauschäden (progrediente Niereninsuffizienz) auf.

Das **Prostata-spezifische Antigen** (PSA) ist im Gegensatz zum Prostatakarzinom (▸Kap. 31.9.2) beim BPS allenfalls geringgradig erhöht.

26.3.1.1 Prostatamittel

α_1-Adrenozeptorblocker. Blockade von α_1-Rezeptoren führt zu einer Erschlaffung der glatten Muskulatur des Blasenhalses, der Harnröhre und der Prostata. Mit α_1-Adrenozeptorblockern (▸Kap. 19.4.1) lässt sich dementsprechend ein erleichterter Harnabfluss, insbesondere durch eine Verringerung des intraprostatischen Harnröhrenwiderstands, erreichen. Im Prinzip können alle α_1-Blocker zur Behandlung eines BPS verwendet werden, doch setzten sich bei dieser Indikation verstärkt solche Substanzen durch, die eine gewisse Präferenz zum Adrenozeptor-Subtyp α_{1A} besitzen und deshalb weniger stark blutdrucksenkend wirken. Hierzu gehören, wie in ▸Kap. 19.4.1 beschrieben, **Alfuzosin** (z. B. Urion®) und **Tamsulosin** (z. B. Alna® Ocas®).

α_1-Blocker sind besonders bei jüngeren Patienten mit vorwiegend irritativen Symptomen indiziert, ferner bei solchen Patienten, die eine Prostata-Operation ablehnen bzw. nicht operierbar sind oder die bis zu einer Operation wegen starker Beschwerden symptomatisch behandelt werden müssen. Vorteilhaft ist der schnelle Wirkungseintritt mit rascher Besserung der Symptome, nachteilig, dass die Prostata durch die Behandlung nicht verkleinert wird.

5α-Reduktasehemmer. **Finasterid** (z. B. PROSCAR®) sowie dessen Analogsubstanz **Dutasterid** (Avodart®) blockieren die Umwandlung von Testosteron in 5α-Dihydrotestosteron (▸Kap. 21.8.3.1). Während Finasterid nur mit der 5α-Reduktase vom Typ 1 interagiert, hemmt Dutasterid sowohl die Typ-1- als auch die allerdings für das BPS weniger bedeutsame Typ-2-5α-Reduktase. Nach Gabe eines 5α-Reduktasehemmers sinkt bei annähernd gleichbleibendem Serumtestosteronblutspiegel die Dihydrotestosteron-Konzentration in der Prostata um etwa 70–80 %, gleichzeitig nimmt der Wert des Prostata-spezifischen Antigens (PSA) um ca. 50 % ab. Diese Änderung eines wichtigen Laborparameters muss bei der Diagnostik, insbesondere bei der Ausschlussdiagnostik eines Prostatakarzinoms, unbedingt beachtet werden.

Der hauptsächliche Effekt einer Therapie mit 5α-Reduktasehemmern, die Verringerung des Prostatavolumens um 20–30 % sowie die Verlangsamung bzw. Verhinderung eines weiteren Wachstums, ist meist erst nach mehreren Monaten ausgeprägt.

Die Bioverfügbarkeit beider Substanzen wird mit 60–65 % angegeben. Die Ausscheidung von Finasterid erfolgt in Form seiner Metaboliten zu etwa 40 % renal und zu ca. 60 % mit den Fäzes, die Halbwertszeit liegt bei 6 Stunden. Dutasterid wird unter Beteiligung von CYP3A intensiv metabolisiert, die Metaboliten werden über die Fäzes ausgeschieden, die Halbwertszeit beträgt 3–5 Wochen.

5α-Reduktasehemmer sind vor allem bei älteren Patienten mit deutlich vergrößerter Prostata indiziert. Außer bei benigner Prostatahyperplasie wird Finasterid bei androgenetischer Alopezie (▸ Kap. 28.9) eingesetzt.

Die Dosierung von Finasterid beträgt 1-mal täglich 5 mg, die von Dutasterid 1-mal täglich 0,5 mg.

Als Nebenwirkungen kommen Störungen der Sexualfunktion (verringerte Libido, vermindertes Ejakulatvolumen, Impotenz) sowie selten Gynäkomastie und Überempfindlichkeitsreaktionen vor. Bei Patienten mit eingeschränkter Leberfunktion ist Finasterid kontraindiziert.

CYP3A4-Hemmstoffe (z. B. Itraconazol, Indinavir oder Ritonavir) erhöhen die Plasmakonzentration von Dutasterid.

Phytopharmaka. In Deutschland werden Phytopharmaka in großem Umfang zur Therapie des BPS verwendet. Hierzu gehören Extrakte aus **Brennnesselwurzel** (z. B. Bazoton® uno), **Sägepalmenfrüchten** (z. B. Prostagutt® uno), **Kürbissamen** (Prosta Fink® Forte) und **Roggenpollen** (Cernilton®) sowie **Phytosterolgemische** mit β-Sitosterol als Hauptbestandteil (z. B. Harzol®). Außerdem sind Kombinationen dieser Extrakte im Handel (z. B. enthält Prostagutt® forte Brennnesselwurzel- und Sägepalmenfrüchte-Extrakt). Während es lange keine den heutigen Anforderungen entsprechende Studien zum Wirksamkeitsnachweis dieser Präparate gab, liegen jetzt neuere Daten vor, die eine gewisse Wirksamkeit bestimmter Extrakte zeigen. Doch ist – insgesamt betrachtet – die Studienlage (noch) nicht befriedigend. Insbesondere fehlen häufig kontrollierte Langzeitstudien.

26.3.2 Harninkontinenz

Harninkontinenz (unwillkürlicher Harnabgang) tritt als Symptom bei verschiedenen Störungen des Harnblasenverschlussapparats und/oder des Detrusors auf. Besonders häufig ist sie bei Frauen, vor allem nach der Menopause.

Bei der **Stressinkontinenz** (Belastungsinkontinenz) ist die Beckenbodenmuskulatur – meist durch Dehnung der entsprechenden Muskeln während einer Schwangerschaft – geschwächt. Bei Belastung (z. B. beim Niesen, Husten, Springen, Treppensteigen, Tragen schwerer Lasten) geht Urin unfreiwillig ab.

Bei der **Dranginkontinenz** (Urge-Inkontinenz) kommt es unvermittelt zu nicht unterdrückbaren Detrusorkontraktionen und dadurch bedingtem Urinabgang. Häufig verbunden mit Dranginkontinenz sind Nykturie und Pollakisurie. Ursächlich kommen entzündliche und obstruktive Veränderungen der unteren Harnwege sowie neurologische Störungen (z. B. beim Parkinson-Syndrom oder bei Multipler Sklerose) in Betracht.

Behandlung der Stressinkontinenz. Bei der Behandlung einer Stressinkontinenz steht – neben einer Operation in schweren Fällen – Beckenbodenmuskulaturtraining durch Beckenbodengymnastik oder Elektrostimulation der Beckenbodenmuskulatur im Vordergrund. Pharmakotherapeutisch können diese Maßnahmen durch **α-Adrenozeptor-Agonisten** (z. B. Midodrin, ▸ Kap 19.2.1), **Cholinesterasehemmer** (z. B. Distigminbromid, ▸ Kap. 20.1.2) sowie auch mit dem vor allem als Antidepressivum eingesetzten **Serotonin-Noradrenalin-Reuptakehemmer Duloxetin** (YENTREVE®, Dosierung 2-mal täglich 40 mg) unterstützt werden.

Behandlung der Dranginkontinenz. Die Therapie einer Dranginkontinenz erfolgt dagegen vorwiegend medikamentös mit **m-Cholinozeptor-Antagonisten** (neurotropen Spasmolytika, ▸ Kap. 20.2) und **neurotrop-muskulotrop wirkenden Spasmolytika** (▸ Kap. 20.3).

Aus der Gruppe der **m-Cholinozeptor-Antagonisten**, die den Parasympathikus-bedingten Detrusortonus senken und (indirekt) den α-adrenergen Sphinktertonus erhöhen, galt **Oxybutinin** (z. B. Dridase®) lange als Standardsubstanz. Wegen seiner im Vergleich zu den nachfolgend genannten Substanzen jedoch stärkeren Speichelsekretionshemmung hat es an Bedeutung verloren. Vorwiegend werden heute **Trospiumchlorid** (z. B. Spasmex®), **Tolterodin** (Detrusitol®) sowie als neuere Substanzen **Darifenacin** (Emselex®), **Solifenacin** (Vesikur®) und **Fesoteridin** (TOVIAZ®) eingesetzt. Ob die drei letztgenannten Substanzen, bei denen es sich um M_3-Rezeptoren-präferierende Antagonisten handelt, Vorteile gegenüber den anderen neurotropen Spasmolytika besitzen, ist fraglich. Trospiumchlorid, die einzige quartäre Ammoniumverbindung dieser Stoffgruppe, zeichnet sich dadurch aus, dass sie im Gegensatz zu den anderen Substanzen, bei denen es sich um tertiäre Amine handelt, so gut wie keine zentralnervösen Nebenwirkungen aufweist.

Bei guter Compliance können mit diesen Präparaten der pathologisch erhöhte Harndrang und die Miktionsfrequenz signifikant gesenkt werden. Wegen der häufig als Nebenwirkung auftretenden **Mundtrockenheit** ist die Einnahmetreue jedoch häufig nicht sehr hoch.

Die Dosierungen betragen von Oxybutinin 3-mal täglich 2,5–5 mg, von Trospiumchlorid 3-mal täglich 10–15 mg oder 1-mal täglich 45 mg, von Tolterodintartrat 2-mal täglich (1–) 2 mg, von Darifenacin 7,5–15 mg, von Solifenacinsuccinat 5(–10) mg und von Fesoteridinfumarat 4–8 mg jeweils 1-mal täglich.

Von den **neurotrop-muskulotrop** wirkenden Substanzen ist bei dieser Indikation vor allem **Propiverin** (z. B. Mictonorm®) in einer Dosierung von 30–45 mg/Tag, verteilt auf 2–3 Einzelgaben, gebräuchlich.

Mit **Mirabegron** (Betmiga™), einem starken und selektiven **β_3-Adrenozeptor-Agonisten**, wurde 2013 ein neues Therapieprinzip zur Behandlung der Dranginkontinenz eingeführt. Mirabegron bewirkt eine Entspannung der glatten Harnblasenmuskulatur, ein erhöhtes mittleres Entleerungsvolumen je Miktion und eine verringerte Miktionshäufigkeit (ohne das Restharnvolumen zu beeinflussen). Die Halbwertszeit beträgt ca. 50 Stunden, die Dosierung 50 mg 1-mal täglich. Bei leichter Nieren- und Leberinsuffizienz muss sie auf die Hälfte reduziert werden. Häufige Nebenwirkungen sind Harnwegsinfektionen und Tachykardie, gelegentlich kommen Blutdruckerhöhungen vor. Bei schwerer Hypertonie ist Mirabegron kontraindiziert, bei Patienten mit Blasenausgangsobstruktion ist wegen des Risikos eines Harnverhalts Vorsicht geboten.

Da das Institut für Qualität und Wirtschaftlichkeit im Gesundheitswesen (IQWIG) Mirabegron keinen Zusatznutzen bescheinigte, wurde es in Deutschland von der Herstellerfirma aus dem Markt genommen.

27 Ophthalmika

Die Anwendung von Arzneimitteln in der Ophthalmologie erfolgt vorwiegend **lokal** in Form von Augentropfen (Oculoguttae) oder Augensalben (Oculenta) sowie Injektionsflüssigkeiten zur Injektion ins Auge. Wesentlich seltener ist eine systemische Gabe, z. B. beim Einsatz von Immunsuppressiva, erforderlich. Durch die lokale Applikation lassen sich am Wirkort Auge in der Regel höhere Arzneistoffkonzentrationen als bei systemischer Verabreichung erzielen.

Augentropfen sind sterile, wässrige oder ölige Lösungen bzw. Suspensionen zum Eintropfen in den Bindehautsack. Um Reizungen zu vermeiden, sollen sie tränenisoton sein und soweit möglich auf den physiologischen pH-Wert (isohydrisch) eingestellt werden. Durch viskositätserhöhende Substanzen (z. B. Methylzellulose, Polyvinylalkohol) lässt sich bei wässrigen Augentropfen die Verweildauer und damit die Wirkdauer erhöhen. Die Einzeldosis sollte 1 Tropfen (ca. 50 µl) enthalten, da die Tränenflüssigkeit pro Auge nur etwa 10 bis maximal 30 µl beträgt, und es daher bei Applikation von mehr als einem Tropfen zum Überlaufen auf die Haut oder zum Abfluss in die Nase mit erhöhter Gefahr von unerwünschten systemischen Nebenwirkungen kommt.

Augensalben stellen eine Alternative zu Augentropfen dar. Sie sollen reizlos sein, sich sowohl in Form eines feinen Films rasch über den Augapfel ausbreiten (spreiten) als auch gut haften bleiben und das Sehvermögen möglichst wenig beeinträchtigen. Häufig werden sie während der Nacht eingesetzt.

Pharmakokinetische Besonderheiten. Sollen lokal applizierte Augenarzneimittel nicht ins Augeninnere eindringen, müssen sie hydrophil sein und dürfen allenfalls geringgradige lipophile Eigenschaften besitzen. Somit wird man aus einer bestimmten Stoffgruppe für solche Indikationen die wasserlöslichen Vertreter auswählen. Andererseits ist für Ophthalmika, die intraokulär (Im Augeninnern) wirken sollen, ein amphiphiles Verhalten erforderlich, da sie sowohl hydrophile als auch lipophile Kompartimente (z. B. Kornea, vordere Augenkammer) überwinden müssen.

Da selbst bei korrekter Anwendung von Augentropfen ein relativ großer Anteil des applizierten Pharmakons über den Tränenkanal in die Nase abfließt und im Nasen-Rachen-Raum resorbiert werden kann, besteht eine nicht geringe Gefahr systemischer Nebenwirkungen. So wurden beispielsweise nach Applikation von Betablocker enthaltenden Augentropfen (s. u.) bei einer Reihe von Patienten die für diese Substanzgruppe typischen unerwünschten Effekte beschrieben.

Arzneistoffe können außerdem können auch direkt über das Auge resorbiert werden und unter Umgehung des First-Pass-Effekts (▸ Kap. 2.5.5) in die Blutbahn gelangen.

27.1 Glaukom

Unter dem Begriff Glaukom (Grüner Star) werden verschiedene, besonders bedeutsame und häufige Formen einer Augenerkrankung zusammengefasst, die zu einer Schädigung der Sehnervenpapille mit Gesichtsfeldausfällen führt. Hauptrisikofaktor für die Entstehung eines Glaukoms ist ein **individuell zu hoher Augeninnendruck**. Tritt ein Glaukom ohne eine vorausgehende Augenerkrankung auf, spricht man von einem **primären Glaukom**. Ein **sekundäres Glaukom** ist dagegen die Folge einer bestehenden oder vorausgegangenen Augen- oder Allgemeinerkrankung, z. B. einer intraokulären Entzündung.

Nach der Weite des Kammerwinkels werden Glaukome in das Offenwinkel- und Engwinkelglaukom unterteilt.

Beim (chronischen) **Offenwinkelglaukom** (Weitwinkelglaukom, Glaucoma simplex), der mit über 90 % weitaus häufigsten Glaukomform, kann das Kammerwasser das Trabekelmaschenwerk (o Abb. 27.1) durch den weiten Kammerwinkel zwar ungehindert erreichen, infolge einer strukturellen Veränderung der Trabekel jedoch nur schwer hindurchtreten. Als weitere Abflusshindernisse kommen ein erhöhter Widerstand im Schlemm-Kanal sowie eine Drucksteigerung in den Venen, die das Kammerwasser ableiten, in Betracht. Dabei wird nochmals zwischen einem **Hochdruck**- und einem **Normaldruckglaukom** unterschieden. Beim Hochdruckglaukom ist der Augeninnendruck höher als 21 mmHg, beim Normaldruckglaukom liegt er dagegen im Normbereich (10–21 mmHg). Wahrscheinlich liegt dem Normaldruckglaukom eine besondere Vulnerabilität der Sehnervenfasern, z. B. durch Störungen der Mikrozirkulation, zugrunde, sodass typische Schäden an der Papille und im Gesichtsfeld schon bei Augeninnendruckwerten < 20 mmHg auftreten.

Beim akuten, mit weniger als 5 % wesentlich selteneren, bei Patienten mit angeborenem engen Kammerwinkel auftretenden **Winkelblockglaukom** (Engwinkelglaukom) beruht die Steigerung des intraokulären Drucks – wie aus dem Namen bereits hervorgeht – auf der Verlegung des Kammerwinkels durch die Iriswurzel bei Pupillenerweiterung und einem aus diesem Grund blockierten Kammerwasserabfluss. Es entwickelt sich rasch ein schweres Krankheitsbild, der **akute Glaukomanfall**, mit Augeninnendruckwerten von 60–80 mmHg, starken Kopf- und Augenschmerzen, Übelkeit und häufig auch Erbrechen. Wegen eines Ödems des Hornhautepithels sowie infolge der Mangeldurchblutung der Netzhaut durch den stark erhöhten Augeninnendruck ist das Sehvermögen erheblich herabgesetzt.

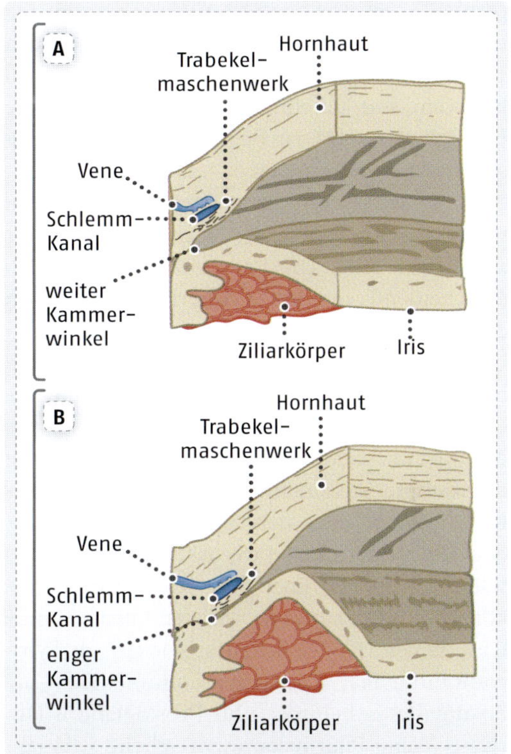

o **Abb. 27.1** A Weiter und B enger Kammerwinkel. Das Trabekelmaschenwerk ist ein schwammartiges Gebilde, das den Kammerwinkel auskleidet. Durch seine Poren gelangt das Kammerwasser in den Schlemm-Kanal und von dort aus weiter in venöse Gefäße. Nach Leydhecker und Krieglstein

Die Bedeutung des Glaukoms geht daraus hervor, dass es zusammen mit der Makula-Degeneration (s. u.) und der diabetischen Retino-

27

pathie zu den drei häufigsten Ursachen der Erblindung in den Industrieländern gehört. Etwa 1–2 % der Bevölkerung über 40 Jahre sind davon betroffen, mit zunehmendem Alter nimmt die Häufigkeit zu. Da zu Beginn der Erkrankung subjektive Symptome meist fehlen, wird der Patient auf seine Krankheit oft erst aufmerksam, wenn bereits erhebliche Gesichtsfeldausfälle aufgetreten sind. Die Prognose hängt deshalb entscheidend von der **Früherkennung** durch entsprechende Vorsorgeuntersuchungen und einer rechtzeitig eingeleiteten Therapie ab. Diese besteht primär in einer medikamentösen Behandlung, deren Ziel die Verringerung der Kammerwasserproduktion, die Verbesserung des Kammerwasserabflusses über das Trabekelmaschenwerk oder den Schlemm-Kanal und/oder die Steigerung des uveoskleralen Kammerwassertransports (über die Gefäße des Ziliarkörpers und der Iris) ist. Zu den Glaukommitteln zählen β-Adrenozeptorblocker, α_2-Sympathomimetika, Parasympathomimetika, Carboanhydratasehemmer und Prostaglandin-Derivate. Wenn Pharmaka unzureichend wirksam sind, kommen außerdem chirurgische Verfahren in Betracht.

27.1.1 Glaukommittel

β-Adrenozeptorblocker. Die Wirkung der β-Adrenozeptorblocker (▸Kap. 19.4.2 beruht auf der Verringerung der Kammerwasserproduktion. In der Augenheilkunde werden die nichtselektiven Betablocker **Timolol** (z. B. Arutimol®), mit dem die meisten Erfahrungen vorliegen, **Carteolol** (Arteoptic®), **Levobunolol** (Vistagan®) und **Metipranolol** (z. B. Betamann®) sowie das β_1-selektive **Betaxolol** (Betoptima®) eingesetzt. In 0,1–0,5 %iger Lösung sind sie bei Offenwinkelglaukomen indiziert. Ihre Hauptvorteile bestehen darin, dass sie – lokal appliziert – bei guter Augeninnendruck-senkender Wirkung die Pupillenweite und die Akkommodation nicht beeinflussen. Außerdem müssen sie wegen ihrer relativ langen Wirkdauer nur 2-mal täglich appliziert werden. Als lokale Nebenwirkungen treten Reizerscheinungen am Auge, trockene Augen sowie Sehstörungen auf. Trotz der lokalen Anwendung kann es, wie oben erwähnt, auch zu Betablocker-typischen **systemischen Nebenwirkungen**, wie z. B. AV-Überleitungsstörungen, Bradykardie oder asthmoiden Beschwerden, kommen.

Bei Asthma bronchiale, COPD, AV-Überleitungsstörungen und Sinusbradykardie sowie bei schwerer allergischer Rhinitis sind daher Betablocker enthaltende Augentropfen kontraindiziert.

Sympathomimetika. Aus der Gruppe der Sympathomimetika werden die **α_2-Agonisten** (▸Kap. 19.2.1) **Clonidin** (z. B. Isoglaucon®) sowie dessen Analoga **Apraclonidin** (Iopidine®) und **Brimonidin** (z. B. Alphagan®) als Glaukommittel angewandt. Diese senken Wie Betablocker senken sie den Augeninnendruck durch Reduktion der Kammerwasserproduktion.

Clonidin und Brimonidin werden entweder allein oder zusammen mit einem Betablocker in der Langzeittherapie von Patienten mit Offenwinkelglaukom eingesetzt.

Apraclonidin eignet sich vor allem zur Verhinderung von intraokularen Druckanstiegen nach chirurgischen Eingriffen am Auge (z. B. Laser-Iridotomie) sowie wegen seines raschen Wirkungseintritts zur Anwendung beim akuten Glaukomanfall (s. u.).

Von Apraclonidin wird eine 0,5 %ige Lösung 3-mal täglich, von Brimonidin eine 0,2 %ige Lösung 2-mal täglich und von Clonidin eine 1/16–1/8 %ige Lösung 2–3-mal täglich appliziert.

Als Nebenwirkungen können okuläre Störungen (z. B. Augenbrennen, Fremdkörpergefühl), ferner als systemische Effekte gelegentlich Müdigkeit, Schwindel, Blutdruckabfall u. a. vorkommen.

Kontraindikationen sind schwere Herz-Kreislauf-Erkrankungen sowie eine bestehende Therapie mit MAO-Hemmern, anderen Sympathomimetika oder tricyclischen Antidepressiva. Auch bei Kleinkindern sollten diese Wirkstoffe wegen der genannten Nebenwirkungen nicht angewandt werden.

Parasympathomimetika (Miotika). Bei lokaler Anwendung am Auge lösen Parasympathomimetika (▸ Kap. 20.1) eine Dauerkontraktion des Musculus sphincter pupillae und des Ziliarmuskels aus. Dadurch wird einerseits die Pupille verengt (miotische Wirkung), andererseits durch Erweiterung der Abflusswege des Kammerwassers (Spreizung der Maschen des Trabekelwerks) der intraokulare Druck für einige Stunden gesenkt. Dies bedingt ihre günstige Wirkung insbesondere bei Patienten mit **Winkelblockglaukom** (Engwinkelglaukom).

Die aus dieser Stoffgruppe bei Glaukom vorwiegend verwendete Substanz ist **Pilocarpin** (z. B. Pilomann®). Es wird in 0,5–3 %iger Lösung 4-mal täglich appliziert.

Nachteilig ist, dass durch die Kontraktion des Ziliarmuskels das Auge auf den Nahpunkt akkommodiert wird, wodurch vor allem bei jüngeren Patienten vorübergehende Sehstörungen im Sinne einer Kurzsichtigkeit (Myopie) auftreten. Wegen der dauerhaften Pupillenverengung ist ferner das Sehvermögen bei Dämmerung und nachts herabgesetzt, was insbesondere bei älteren Patienten mit beginnender Linsentrübung (Katarakt) sehr störend sein kann.

Als weitere Nebenwirkungen können gesteigerte Tränensekretion, Augenrötung und Ziliarmuskelspasmen mit Augen- und Kopfschmerzen auftreten. Außerdem besteht bei Langzeitanwendung die Gefahr von Netzhauteinrissen oder -ablösung. Daher hat die Anwendung von Parasympathomimetika bei der Glaukomtherapie mit Ausnahme der Behandlung des akuten Winkelblockglaukoms stark abgenommen.

Bei linsenbedingten Sekundärglaukomen, akuter Iritis und Hornhautverletzungen sind Parasympathomimetika kontraindiziert.

Carboanhydratasehemmer. An der Kammerwassersekretion ist die Carboanhydratase (▸ Kap. 26.1.4 maßgeblich beteiligt. Durch Hemmung dieses Enzyms lässt sich daher eine effektive Verringerung der Kammerwasserbildung erreichen. Zu dieser Substanzgruppe, den Carboanhydratasehemmern, gehören das systemisch zu applizierende **Acetazolamid** (z. B. Acemit®) und die lokal anwendbaren Substanzen **Dorzolamid** (z. B. TRUSOPT®) und **Brinzolamid** (AZOPT®).

Acetazolamid wird fast nur noch beim akuten Glaukomanfall eingesetzt (Dosierung 500 mg i. m., i. v. oder p. o.). Dorzolamid und Brinzolamid eignen sich als Monotherapeutika oder in Kombination mit einem Betablocker zur Dauertherapie bei allen Glaukomformen. Wie Betablocker führen sie zu keiner Pupillenveränderung oder Akkommodationsstörung. Dorzolamid wird in 2 %iger Lösung 3-mal täglich, Brinzolamid in 1 %iger Lösung 2-mal täglich, angewandt.

Als Nebenwirkungen von Dorzolamid und Brinzolamid können u. a. vorübergehendes Verschwommensehen, okuläre Missempfindungen, Geschmacksstörungen, Kopfschmerzen, Parästhesien sowie allergische Reaktionen auftreten.

Bei bekannter Überempfindlichkeit gegen Sulfonamide sowie bei schwerwiegenden Nierenfunktionsstörungen und hyperchlorämischer Azidose sind Carboanhydratasehemmer kontraindiziert.

Prostaglandin-Derivate. Die Ester-Prodrugs **Latanoprost** (z. B. XALATAN®), **Travoprost** (z. B. TRAVATAN®) und **Tafluprost** (Taflotan®) sind Prostaglandin-$F_{2\alpha}$-Derivate (▸ Kap. 22.3.1.1). Sie senken nach Esterhydrolyse als Agonisten von Prostaglandin-F-Rezeptoren den intraokulären Druck durch Verbesserung des uveoskleralen Kammerwasserabflusses. Dieser trägt bei jüngeren Personen bis ca. 30 % zum Kammerwassertransport bei und nimmt mit zunehmendem Alter deutlich ab, wodurch das Glaukomrisiko steigt.

Indiziert sind die Prostaglandin-Derivate bei Patienten mit Offenwinkelglaukom. Aufgrund der günstigen, nur einmal täglichen Applikation (in 0,03 %iger Lösung) sowie der stark drucksenkenden Wirkung werden sie vermehrt als First-Line-Therapeutika eingesetzt. Die Applikation erfolgt bei allen drei Wirkstoffen 1-mal täglich abends.

Eine charakteristische Nebenwirkung ist die Zunahme des braunen Pigmentanteils der Iris durch erhöhten Melaningehalt der Iris-Melanozyten, vorwiegend bei Patienten mit gemischtfarbiger (z. B. blau-, grau- oder grün-brauner) Regenbogenhaut. Als weitere unerwünschte Wirkungen sind Fremdkörpergefühl in den Augen, Hyperämie der Bindehaut, Wimpernveränderungen, periorbitale und Hornhaut-Ödeme sowie (selten) Iritis und Exantheme beschrieben.

In Schwangerschaft und Stillzeit sind Prostaglandin-Derivate kontraindiziert.

Bimatoprost (Lumigan®), ein Prostamid-$F_{2\alpha}$-Analogon, ist zwar mit Latanoprost chemisch verwandt, doch ist es kein Ester, sondern ein Amid. Auch interagiert es praktisch nicht mit Prostaglandin-, sondern mit sog. Prostamid-Rezeptoren (strukturell noch nicht vollständig aufgeklärt). Prostamide sind Prostaglandin-Ethanolamide, die an der Regulation des Augeninnendrucks beteiligt sind.

Bimatoprost verbessert sowohl den trabekulären als auch den uveoskleralen Kammerwasserabfluss und senkt daher den intraokulären Druck etwas stärker als Latanoprost, Travoprost oder Tafluprost. Es wird wie die beiden anderen Prostaglandin-Derivate 1-mal täglich abends (in 0,03 %iger Lösung) appliziert.

Die Nebenwirkungen und Kontraindikationen entsprechen weitgehend denen der Prostaglandin-$F_{2\alpha}$-Derivate.

Osmodiuretika. Mit einem Osmodiuretikum, z. B. einer 20 %igen Mannitol-Lösung, kann ein rascher Anstieg der Serumosmolarität um ca. 20–30 mosmol erreicht und damit Wasser aus dem Augeninneren in die Blutgefäße des Auges abtransportiert werden. Als Folge davon nimmt der Augeninnendruck rasch ab. Außerdem führt die Volumenverringerung des Glaskörpers und die dadurch bedingte Verlagerung der Linse und der Iris nach hinten zu einer Öffnung des Kammerwinkels. Dies erklärt die günstige Wirkung von Osmodiuretika (in Kombination mit den oben genannten Substanzen) bei der Therapie eines akuten Winkelblockglaukoms (Glaukomanfalls).

27.1.2 Strategie der Glaukomtherapie

Ziel der medikamentösen **Offenwinkelglaukomtherapie** ist die Verlangsamung der Progression der Erkrankung durch eine effektive und anhaltende Senkung des Augeninnendrucks auf einen für den jeweiligen Patienten festzulegenden Zieldruck. Dieses Ziel kann mit den zur Verfügung stehenden Glaukommitteln erreicht und damit bei rechtzeitiger Therapie eine Erblindung vermieden werden. Mit der selektiven Laser-Trabekuloplastik steht außerdem eine schmerzlose Lasertherapie zur Verfügung, wenn die medikamentöse Behandlung unbefriedigend ist.

Üblicherweise wird beim **Weitwinkelglaukom** mit einer Monotherapie begonnen. Sofern keine Kontraindikationen (z. B. Asthma bronchiale) bestehen, gehören Betablocker nach wie vor zu den Mitteln der 1. Wahl. Allerdings werden auch vermehrt Prostaglandin-Derivate oder (lokale) Carboanhydratasehemmer eingesetzt. Wird mit einem Monopräparat keine ausreichende Drucksenkung erreicht, ist die Kombination eines Betablockers (meist Timolol) mit einem Glaukommittel einer anderen Substanzgruppe indiziert.

Beim **Winkelblockglaukom**, das einen dringenden Notfall darstellt, wird meist Pilocarpin (1–2 %ig lokal) zusammen mit 500 mg Acetazolamid (i. v. oder i. m.) und 1,5 ml/kg/Stunde einer 20 %igen Mannitol-Lösung als Infusion eingesetzt. Ferner kommt die Gabe eines Betablockers und/oder von Apraclonidin in Betracht. Ist der Anfall beseitigt, kann als potenzielles operatives Verfahren eine chirurgische Iridektomie oder eine Laser-Iridotomie angeschlossen werden.

27.2 Makuladegeneration

Die altersabhängige Makuladegeneration (AMD), bei der durch degenerative Prozesse das Zentrum der Netzhaut zerstört wird, ist die häufigste Ursache einer erheblichen Visusminderung (bis zur Erblindung!) bei Patienten über 65

Jahren. Zwei Formen, die trockene und die feuchte Form, sind dabei zu unterscheiden.

Bei der **trockenen Form**, die etwa 80 % der Erkrankungen ausmacht, kommt es durch Alterungsprozesse zu einer Atrophie des Pigmentepithels sowie der sensorischen Netzhaut, bei der **feuchten Form** zur Exsudation aus den Kapillaren der Chorioidea (daher feuchte Form) sowie zu einer subfovealen chorioidalen Neovaskularisation (Einsprossung von chorioidalen Blutgefäßen unter die Netzhaut) mit Blutungen aus den brüchigen Gefäßen.

Die medikamentöse Therapie der trockenen Form ist bisher wenig befriedigend. Empfohlen wird die tägliche Gabe von Vitaminen bzw. Vitamin-Vorstufen (z. B. Vitamin C 500 mg, Vitamin E 400 IE, Betacarotin 15 mg) sowie von Spurenelementen (z. B. Zinkorotat 80 mg, Kupferoxid 2 mg), um den Übergang einer trockenen in die feuchte Form der Makuladegeneration zu verhindern und damit deren Progression zu verringern. Die Ergebnisse sind umstritten bzw. wenig befriedigend. Ähnliches gilt für die intraokuläre Applikation eines Glucocorticoids.

Antineovaskuläre Mittel. Zur Behandlung der feuchten Form werden vor allem **Angiogenesehemmer** eingesetzt. Dabei handelt es sich um Wirkstoffe, die durch **Blockade des vaskulären endothelialen Wachstumsfaktors** (VEGF) die chorioidale Gefäßneubildung verhindern oder zumindest verringern. Offiziell für diese Indikation zugelassen sind

- **Pegaptanib** (Macugen®), ein pegyliertes Oligonucleotid,
- **Ranibizumab** (Lucentis®), ein humanisiertes, rekombinantes gegen VEGF gerichtetes Antikörperfragment, das neuerdings auch zur Behandlung einer Visusbeeinträchtigung infolge eines diabetischen Makulaödems angewandt wird, sowie
- **Aflibercept** (Eylea®), ein rekombinantes Fusionsprotein, bei dem Fragmente der extrazellulären Domänen der humanen VEGF-Rezeptoren 1 und 2 mit dem Fc-Fragment des humanen IgG1 fusioniert wurden.

Außerdem wird **Bevacizumab** (Avastin®), ein rekombinanter humanisierter VEGF-Antikörper (▸ Kap. 32.4.6) **off-label** angewandt.

Die vier Wirkstoffe werden intravitreal (in den Glaskörper) appliziert. Die Dosierung beträgt für Pegaptanib 0,3 mg alle 6 Wochen, für Ranibizumab 0,5 mg alle 4 Wochen, für Bevacizumab 1–1,25 mg alle 4 Wochen und für Aflibercept zu Behandlungsbeginn 3-mal 2 mg im monatlichen Abstand, danach ebenfalls 2 mg alle zwei Monate.

Als Nebenwirkungen wurden u. a. Augenirritationen, erhöhter Augeninnendruck, Konjunktivalblutungen oder Korneaödem beschrieben. Bei Augeninfektionen sind Angiogenesehemmer kontraindiziert.

Während, wie oben erwähnt, die Pharmakotherapie der trockenen Makuladegeneration unbefriedigend bis wirkungslos ist, gelang bei der feuchten Form mit den VEGF-Inhibitoren ein deutlicher Fortschritt. Zwar kann die Erkrankung damit nicht geheilt, jedoch ihr Fortschreiten verzögert und zumindest bei einem Teil der Patienten eine – wenn auch nur vorübergehende – Visus-Verbesserung erreicht werden.

Photodynamische Therapie. Eine weitere Möglichkeit zur Behandlung einer feuchten Makuladegeneration, die allerdings seit der Einführung der Angiogenesehemmer stark an Bedeutung verloren hat, ist die **photodynamische Therapie (PDT)**. Bei dieser wird **Verteporfin** (Visudyne®), ein lichtaktivierbares Benzoporphyrin-Derivat, intravenös in einer Dosierung von 6 mg/m^2 Körperoberfläche infundiert. Im Blut bindet Verteporphin an Lipoproteine (LDL) und lagert sich als Komplex mit LDL vor allem an schnell proliferierende Zellen, damit auch intraokulär an das Endothel von neugebildeten Gefäßen an. Ca. 15 min nach Beginn der Infusion wird der Farbstoff gezielt im Auge mit rotem Laserlicht aktiviert. Die bei der Rückkehr in den Grundzustand freiwerdende Energie führt zur Bildung von Singulettsauerstoff, der durch die lokale Zellschädigung und anschließende Thrombosierung die krankhaften Gefäße verschließt. Nach der Behandlung sind Augen und Haut 2 Tage lang vor starker Lichteinwirkung zu schützen.

Als Nebenwirkungen wurden Sehstörungen (z. B. unklares, verschwommenes Sehen), Übelkeit, Pruritus und Rückenschmerzen während der Infusion sowie allergische Reaktionen beschrieben. Bei Porphyrie und schweren Leberfunktionsstörungen ist Verteporfin kontraindiziert.

27.3 Mydriatika

Mydriatika (pupillenerweiternde Wirkstoffe) werden zur diagnostischen Pupillenerweiterung und zur Ruhigstellung von Iris und Ziliarkörper bei intraokulären Entzündungen angewandt. Mydriatisch wirken durch Angriff am M. sphincter pupillae **Parasympatholytika** (▸Kap. 20.2), z. B. Atropin, Cyclopentolat, Scopolamin oder Tropicamid, sowie durch Angriff am M. dilatator pupillae das **α-Sympathomimetikum** Phenylephrin (▸Kap. 19.2.1).

Tropicamid (z. B. Mydrum®) eignet sich besonders, wenn – wie bei der diagnostischen Pupillenerweiterung – nur eine relativ kurze Wirkdauer erforderlich ist. Soll eine besonders starke Mydriasis erreicht werden, kombiniert man Tropicamid mit **Phenylephrin** (Neosynephrin-POS®). **Cyclopentolat** (z. B. Zyklolat EDO®) wird vor allem zur kurzzeitigen Akkommodationslähmung (Zykloplegie) bei Refraktionsbestimmungen (Ermittlung der Brillenstärke) bei Kindern angewandt. **Atropin** (z. B. Atropin-POS®) und **Scopolamin** (Boro-Scopol® N) weisen eine besonders lange Wirkdauer auf, die bei Entzündungen des Augeninneren (Iritis, Iridozyklitis) erwünscht ist.

Die Dosierung – appliziert wird jeweils 1 Tropfen – erfolgt von Tropicamid (0,5%ig) zur diagnostischen Mydriasis einmalig, zur Zykloplegie 6-mal in Abständen von 6–12 min, von Phenylephrin (5%ig bzw. 10%ig) 1–2-mal täglich und von Cyclopentolat (0,5 bzw. 1%ig) zur Zykloplegie 2-mal im Abstand von 5–10 min. Bei Entzündungen wird Atropin (0,5%ig) 1–3-mal täglich und Scopolamin (0,3%ig) 1–2-mal täglich gegeben.

Als Nebenwirkungen sind u. a. Akkommodationsstörungen, Bindehautreizung und trockene Nase beschrieben.

Bei Winkelblockglaukom und Rhinitis sicca sind Mydriatika kontraindiziert. Auch beim Offenwinkelglaukom erhöhen Parasympatholytika durch Erschlaffung des Ziliarmuskels den Augeninnendruck.

27.4 Lokalanästhetisch wirkende Ophthalmika

Mit Lokalanästhetika enthaltenden Augentropfen lässt sich Schmerzfreiheit von Binde- und Hornhaut erreichen. Unter Tropfanästhesie können dementsprechend Augenoperationen im vorderen Augenabschnitt, z. B. die Entfernung eines oberflächlichen Fremdkörpers durchgeführt werden. Ein häufig verwendeter Wirkstoff ist **Oxybuprocain** (z. B. Novesine®). Bei Kataraktoperationen wird das stärker wirkende **Tetracain** (Ophtocain®-N; ▸Kap. 13.2) bevorzugt. Für größere Eingriffe sind die üblichen Lokalanästhetika zur Infiltrations- bzw. Leitungsanästhesie (▸Kap. 13) erforderlich.

Bei den Nebenwirkungen sind vor allem allergische Reaktionen zu erwähnen.

Da Lokalanästhetika enthaltende Augentropfen bei mehrfacher Anwendung eine Lockerung des Hornhautepithels (mit Gefahr einer Hornhautperforation und eines eventuellen Augenverlustes) bewirken, dürfen sie nicht zu Händen des Patienten verordnet werden.

27.5 Antiinfektiv wirkende Ophthalmika

Für bakterielle, virale oder durch Pilze bedingte Augenentzündungen werden die auch bei anderen Infektionskrankheiten (▸Kap. 30) eingesetzten Antiinfektiva benutzt.

Bei den lokal applizierten Antibiotika gelten die **Aminoglykoside** Gentamicin (z. B. Refobacin®) und Tobramycin (z. B. Tobramaxin®) aufgrund ihres breiten Wirkungsspektrums in der Ophthalmologie als Standardantibiotika. Ein weiteres Aminoglykosid ist Kanamycin (z. B. Kanamytrex®). Im Gegensatz zur kaum noch gebräuchlichen systemischen Therapie wird auch **Chloramphenicol** (Posifenicol®) noch als lokales Breitspektrumantibiotikum in der Augenheilkunde verordnet. Die **Fluorchinolone** Ofloxacin (z. B. Floxal®), Levofloxacin (Oftaquix®) und Moxifloxacin (Avalox®) haben in den letzten Jahren an Bedeutung gewonnen. **Tetracycline**, z. B. Chlortetracyclin (Aureomycin®), dienen u. a. zur Behandlung von Chlamydieninfektionen, insbesondere von Trachom, bei Erwachsenen. Ein ebenfalls bei Trachom sowie bei bakterieller Konjunktivitis verwendeter Wirkstoff ist das **Makrolid** Azithromycin (z. B. Azyter®). Das **Antiseptikum** Bibrocathol (Posiformin®) wird zur Therapie eines Hordeolums (Gerstenkorns) sowie einer infektiösen Blepharitis und Konjunktivitis eingesetzt.

Von den **Virustatika** eignen sich Aciclovir (z. B. Zovirax®), Ganciclovir (Virgan®) und Trifluridin (Triflumann®) zur lokalen Behandlung von Herpes-simplex-Infektionen des Auges.

Als **Lokalantimykotika** werden am Auge Natamycin (Infectomyk®), Nystatin und Amphotericin B (auf Rezept hergestellt) angewandt.

27.6 Steroidale oder nichtsteroidale Antiphlogistika enthaltende Ophthalmika

Bei nicht durch Erreger bedingten Augenentzündungen sind **Glucocorticoide** (▸Kap. 21.7), u. a. Dexamethason (z. B. Isopto®-Dex), Hydrocortison-acetat (z. B. Ficortril®) oder Prednisolonacetat (z. B. Inflanefran®), zwar sehr gut wirksam, jedoch mit Risiken behaftet, da sie den Augeninnendruck steigern und bei längerer Anwendung zu Glaukom und Katarakt führen. Auch besteht wegen ihrer immunsuppressiven Wirkung die Gefahr vermehrter bakterieller, viraler oder durch Pilze hervorgerufener Hornhautgeschwüre.

Indikationen sind beispielsweise allergische Konjunktivitis, Chorioretinitis, Iritis, Iridozyklitis, Uveitis oder postoperative Entzündungen. Eine besondere Darreichungsform von Dexamethason wird als intravitreales Implantat (Ozurdex®) in einer Dosierung von 700 µg zur Behandlung eines Makulaödems infolge eines retinalen Venenverschlusses angewandt.

Bei Verletzungen und ulzerösen Prozessen der Hornhaut, Glaukom, Conjunctivitis sicca, starker Myopie sowie Erreger-bedingten Entzündungen und Glaukom sind Glucocorticoide kontraindiziert.

Nichtsteroidale Antiphlogistika (▸Kap. 12.1.3.1), z. B. Diclofenac (z. B. Voltaren® ophtha), Flurbiprofen (Ocuflur®) oder Ketorolac-Trometamol (z. B. Acular®), werden wie Glucocorticoide lokal bei nichtinfektiösen Augenentzündungen, insbesondere in subakuten Krankheitsphasen, angewandt.

27.7 Sonstige Ophthalmika

Zur Prophylaxe und Therapie allergisch bedingter akuter und chronischer Bindehautentzündungen eignen sich die **H_1-Antihistaminika** (▸Kap. 22.1.1) Azelastin (z. B. Allergodil®), Emedastin (Emadine®), Levocabastin (Livocab®) sowie die **Mediatorfreisetzungshemmstoffe** (▸Kap. 24.1.1.2) Cromoglicinsäure (z. B. Allergo-COMOD®) und Lodoxamid (Alomide®).

Weitere bei allergischer Konjunktivitis und Augenreizungen – vielfach auch in Kombination – angewandte Substanzen sind die **α-Sympathomimetika** (▸Kap. 19.2.1) Naphazolin (z. B. Televis-Stulln®), Tetryzolin (z. B. Berberil® N) oder Tramazolin (z. B. Biciron®). Wegen der Gefahr einer Gewöhnung sowie einer reaktiven Hyperämie bei mehrfachem Gebrauch sind sie jedoch nur zur Kurzzeitbehandlung indiziert. Nebenwirkungen und Kontraindikationen entsprechen weitgehend denen von Mydriatika.

Dexpanthenol (z. B. Bepanthen®), eines der am häufigsten verordneten Ophthalmika, dient in 5 %igen Zubereitungen (als Salbe, Gel, Tropfen) zur adjuvanten Therapie bei Haut- und Schleimhautläsionen des Auges, z. B. Hornhauterosionen oder -entzündungen. Die Anwendung erfolgt ein- bis mehrmals täglich je nach Art und Verlauf der Erkrankung.

Ophthalmika mit Filmbildnern als Wirkstoffen sind als sog. **künstliche Tränen** bzw. Tränenersatzmittel beim Syndrom des trockenen Auges (Sicca-Syndrom, Keratoconjunctivitis sicca) und zur Pflege von Horn- und Bindehaut in der Abheilungsphase oberflächlicher Läsionen sowie als Benetzungsmittel für Kontaktlinsen indiziert. Die zur Befeuchtung der Augen eingesetzten Filmbilder lassen sich in 3 Gruppen einteilen: In

- synthetische Polymere wie Polyvinylalkohol (Liquifilm), Povidon (z. B. Oculotect® Fluid) und Carbomer (z. B. Vidisic®),
- Cellulosederivate wie Carmellose (z. B.Celluvisc®) und Hypromellose (z. B. Artelac®), und
- Hyaluronsäure (z. B. Vislube®).

Sie bilden einen hydrophilen Schutzfilm auf der Augenoberfläche, der ein weiteres Austrocknen verhindern kann. Bei leichteren Beschwerden werden in der Regel wässrige Polymerlösungen empfohlen, bei mäßigen Beschwerden höher viskose Cellulosederivate und bei starken Problemen schließlich hochviskose Augentropfen mit Hyaluronsäure (0,3%ig). Insbesondere bei häufiger Anwendung sind Präparate ohne Konservierungsmittel in Einzeldosen (EDO) indiziert.

28 Dermatika

Die Haut ist das größte Organ, das die äußere Oberfläche des Organismus und damit die Schranke zwischen Umwelt und innerem Milieu bildet. Ihre vor allem in der Epidermis lokalisierte Schutzfunktion gegen chemische und physikalische Schädigungen sowie gegen das Eindringen von Mikroorganismen (mittels Hornschicht und immunkompetenter Zellen), aber auch gegen einen übermäßigen transepidermalen Wasserverlust kann durch zahlreiche Hauterkrankungen beeinträchtigt werden.

28.1 Psoriasis

Die **Psoriasis** (Schuppenflechte), eine erythematosquamöse Dermatose mit mehreren Unterformen (Psoriasis vulgaris, pustulosa, arthropatica) und einer Gesamtprävalenz von ca. 3 %, ist durch eine erheblich beschleunigte Vermehrung und gestörte Reifung der Keratinozyten gekennzeichnet. Hinzu kommt eine Infiltration der Haut mit Entzündungszellen. Es handelt sich um eine multifaktorielle, großenteils vererbte Autoimmunerkrankung, die zusätzlich von Umweltfaktoren wesentlich beeinflusst wird.

Besonders häufig sind die Ellenbogen, die Streckseiten der Knie, der Bauchnabel, der behaarte Kopf, die Sakral- und Analregion sowie die Nägel befallen. In etwa 25 % der Fälle ist die Psoriasis mit einer Arthritis der Fingergelenke und anderer Gelenke kombiniert (**Psoriasis-Arthritis**), wobei die arthritischen Beschwerden meist erst viele Jahre nach Beginn der Hautveränderungen auftreten.

Genetische Faktoren, Adipositas und Umwelteinflüsse wie Infekte, Rauchen und die Einnahme bestimmter Medikamente (z. B. ACE-Hemmer, Betablocker) wirken bei der Pathogenese der Psoriasis zusammen. Insbesondere ist das humane Leukozytenantigen-(HLA-)Allel Cw*0602 stark mit der Psoriasiserkrankung assoziiert (9-fach erhöhtes Risiko von heterozygoten, 23-fach erhöhtes Risiko von homozygoten Trägern).

28.1.1 Antipsoriatika

Antipsoriatika, die zur **topischen** Therapie eingesetzt werden, sind Dithranol, Glucocorticoide, die Calcineurininhibitoren Pimecrolimus und Tacrolimus, Tazaroten sowie Vitamin D und Analoga.

Zur **systemischen** Therapie der Psoriasis sind Acitretin, Ciclosporin, Fumarsäureester, Methotrexat, Secukinumab sowie bei Therapieversagen die TNF-α-Inhibitoren Adalimumab, Infliximab, Etanercept und außerdem Ustekinumab und Apremilast indiziert.

Außerdem kann Psoralen – topisch oder systemisch – zusammen mit UVA-Bestrahlung (**PUVA**) angewendet werden.

28.1.1.1 Topische Antipsoriatika

Calcineurininhibitoren. Calcineurininhibitoren (▸ Kap. 32.4.1) sind Immunsuppressiva, die in der Dermatologie zunächst zur Therapie des atopischen Ekzems (s. u.) zugelassen wurden. Bei ihrem weiteren Einsatz in der Induktionstherapie bei Psoriasis zeigte sich eine sehr gute Wirkung von **Pimecrolimus** (Elidel®; 10 mg/g Creme) und **Tacrolimus** (Protopic®; 0,03 %ige bzw. 0,1 %ig Salbe) bei der Therapie von Psoriasis-Läsionen im Gesichts-, intertriginösen und Genitoanal-Bereich („off-label"-Anwendung). Mit dem Wirkungseintritt ist nach ca. 2 Wochen zu rechnen. Als Nebenwirkungen sind Brennen der Haut und eine erhöhte Rate an Hautinfektionen zu nennen. Während der Behandlung muss auf Lichtschutz geachtet werden. Bei bestehenden Hautinfektionen und immunsupprimierten Patienten sollten die Calcineurininhibitoren nicht eingesetzt werden.

Dithranol. Dithranol (Cignolin; MICANOL®), ein synthetisches Teerderivat, übt einen starken Reizeffekt auf die Haut aus. In Psoriasis-Herden verlangsamt es die beschleunigte Zellteilung. Dithranol reichert sich in Mitochondrien an und ruft dort nach Umwandlung zu freien Radikalen morphologische und funktionelle Veränderungen hervor, die die zelluläre Energieversorgung beeinträchtigen. Dadurch werden energieabhängige Prozesse wie z. B. die DNA-Replikation gehemmt. Außerdem normalisiert es in den hyperproliferierenden Zellen der Epidermis erhöhte Spiegel von cGMP, das bei der epidermalen Zellteilung eine wichtige Rolle spielt.

Dithranol ist instabil, die durch Dimerisierung und Oxidation von Dithranol gebildeten Produkte (dimeres Dithranol und Danthron) sind inaktiv.

Bei Anwendung in Form von Harnstoff- (als Psoradexan®) oder Salicylsäure-haltigen Präparaten (als Psoralon MT) wird die Wirkung verstärkt. Als Ursache wird eine bessere Penetration in die Haut angenommen, Salicylsäure soll außerdem Dithranol vor oxidativem Abbau schützen.

Von Psoriasis-Herden wird Dithranol schneller resorbiert als von gesunder Haut. Dementsprechend können mittels sog. **Kurzzeittherapie**, bei welcher die Dithranol-Zubereitung nach 10–30 min wieder entfernt wird, die Reizwirkung (Brennen) sowie die unerwünschte Verfärbung von Haut und Wäsche durch Oxidationsprodukte von Dithranol („Cignolin-Braun") verringert werden, ohne dass die Wirksamkeit abnimmt.

Die Therapie wird mit niedrigen Dithranol-Konzentrationen (z. B. 1 %) begonnen und innerhalb einer Woche auf 3 % gesteigert. Mit einer Wirkung ist nach 2–3 Wochen zu rechnen. Für die Langzeittherapie wird Dithranol nicht empfohlen.

Im Gesichtsbereich, in Hautfalten und unter Okklusion ist die Anwendung von Dithranol wegen verstärkter Reizwirkung kontraindiziert.

Glucocorticoide. Topische Glucocorticoide (◻ Tab. 28.2) der Wirkstoffklasse III (z. B. **Betamethason** oder **Mometason**) sowie unter Abwägung von stärkerer Wirksamkeit und erhöhtem Nebenwirkungsrisiko auch der Klasse IV (z. B. **Clobetasol**) werden zur Induktionstherapie bei leichter bis mittelschwerer Psoriasis vulgaris empfohlen. Bei Therapieerfolg (in der Regel nach 2–3 Wochen) erfolgt ein Ausschleichen des Glucocorticoids. Nebenwirkungen sind u. a. vom Anwendungsort abhängig. Besonders empfindlich sind Gesicht, Hals, Genitalregion und intertriginöse Räume. Im Vordergrund stehen Hautatrophie (vor allem bei längerer Anwendung), Superinfektionen und im Gesicht Rosacea und Steroidakne. Bei Hautinfektionen durch Bakterien, Pilze oder Viren sollen Glucocorticoide nicht angewendet werden.

Tazaroten. Von der Substanzgruppe der Retinoide (▸ Kap 28.2.1) wird zur Psoriasistherapie **Tazaroten** (Zorac®) topisch und **Acitretin** (s. u.) systemisch angewandt. Die Retinoide erniedrigen die erhöhte Zellteilungsrate der Keratinozyten und lockern durch Eingriff in die Keratinbildung die Hornschicht auf, wodurch oberflächliche Zellen leichter abgeschilfert werden können. Außerdem hemmen sie die intraepidermale

Einwanderung neutrophiler Granulozyten und die IL-6 bedingte Induktion von TH17-Zellen, die eine wichtige Rolle in der Psoriasispathogenese spielen.

Tazaroten steht als Gel mit 0,1 % Wirkstoff zur Therapie leichter bis mittelschwerer Psoriasisformen zur Verfügung. Aufgrund der unerwünschten hautirritierenden Wirkung wird es häufig mit topischen Glucocorticoiden der Wirkstoffklasse III kombiniert. Während der Schwangerschaft ist es wegen Teratogenität kontraindiziert.

Vitamin-D_3-Analoga. In der Psoriasistherapie topisch eingesetzte Vitamin-D_3-Derivate sind neben Calcitriol vor allem Calcipotriol und Tacalcitol.

Calcipotriol (Daivonex®) und **Tacalcitol** (Curatoderm®) unterscheiden sich von **Calcitriol** (Silkis®), der aktiven Form von Vitamin D_3 (▸Kap. 29.1.1.2), nur durch eine geänderte Seitenkette. Die Vitamin-D_3-Derivate unterdrücken die Produktion pro-entzündlicher Cytokine wie IL-8 und induzieren gleichzeitig die Bildung anti-entzündlich wirkender Cytokine wie IL-4 und IL-10. Außerdem interferiert die Vitamin-D_3-Signaltransduktion mit anderen Transkriptionsfaktoren wie NFAT und NF-κB, die für die vermehrte Bildung von Entzündungsmediatoren bei der Psoriasis bedeutsam sind. Daraus resultieren immunmodulatorische Effekte auf T-Lymphozyten, Langerhans-Zellen und Monozyten. Ein Hauptteil der antipsoriatischen Wirkung der Vitamin-D_3-Präparate beruht wahrscheinlich darauf, dass die Keratinozytenproliferation unterdrückt und der Differenzierungsgrad der Zellen erhöht wird.

Bei Calcipotriol sollen bei täglicher Anwendung nicht mehr als 15 g der 0,005 %igen Creme oder Salbe auf maximal ca. 30 % der Körperoberfläche aufgetragen werden. Für Tacalcitol gelten als tägliche Höchstmenge 10 g der 0,0004 %igen Salbe oder Emulsion auf ca. 15 % der Körperoberfläche, für Calcitriol 30 g der 0,0003 %igen Salbe täglich auf maximal 35 % der Körperoberfläche. Eine zusätzliche Therapie mit topischen Glucocorticoiden in den ersten 4 Wochen kann das klinische Ansprechen beschleunigen.

Als Nebenwirkungen kommen vor allem lokale Reizerscheinungen, speziell bei Anwendung im Gesicht, vor. Hypercalcämien durch die Vitamin-D_3-Präparate treten dagegen sehr selten auf, die perkutane Resorption ist gering. Erst ein Überschreiten der zulässigen Höchstmengen und die Langzeitanwendung hoher Dosen können zu erhöhter Ca^{2+}-Resorption aus dem Darm (→ Hypercalcämie und Kalzifikationen in den Nieren) führen.

Zu beachten ist die Gefahr einer Wirkungsabschwächung bei gleichzeitiger Anwendung salicylathaltiger Keratolytika (s. u.) oder Dithranol sowie eine mögliche Steigerung lokal irritierender Effekte bei Kombination mit Tazaroten.

28.1.1.2 Systemische Antipsoriatika

Acitretin. Das bei schwerer Psoriasis und anderen schweren Verhornungsstörungen (z. B. Ichthyosis vulgaris) indizierte Acitretin (z. B. Acicutan) bessert psoriatische Hautläsionen dosisabhängig, die Zunahme von Nebenwirkungen bei steigender Dosierung erschwert jedoch eine Behandlung mit ausreichend effektiven Acitretin-Dosen. Da es andererseits in niedriger Dosierung als Monotherapeutikum bei mittelschwerer bis schwerer Psoriasis vulgaris nicht zufriedenstellend wirksam ist, wird es als Kombinationspartner bei der PUVA-Therapie (s. u.) sowie zusammen mit Etanercept oder Calcipotriol (s. o.) angewandt.

Die Dosierung ist der klinischen Wirksamkeit sowie der Verträglichkeit anzupassen (mittlere Erhaltungsdosen 30–75 mg täglich).

Wegen der erheblichen Nebenwirkungen darf eine Behandlung mit Acitretin nur nach sorgfältiger Indikationsstellung erfolgen. Neben Lippenentzündung (nahezu obligat), Pruritus, Desquamation an Handflächen und Fußsohlen, Reizung und Austrocknung von Haut- und Schleimhäuten werden dosisabhängig ein reversibler Haarausfall und irreversible Hyperostosen beobachtet. Gelegentlich kann es zu einer Erhöhung der Transaminasen und der Lipide im Serum kommen.

Wegen seiner Teratogenität ist die Anwendung von Acitretin bei Frauen im gebärfähigen Alter kontraindiziert. Kann auf die Gabe nicht verzichtet werden, ist während der Einnahme und darüber hinaus bis zur Elimination des Wirkstoffs auf **strikte Kontrazeption** zu achten. Der Eintritt einer Schwangerschaft muss bei Acitretin sogar für 2 Jahre nach Therapieende ausgeschlossen werden, da dieses teilweise in **Etretinat**, den Acitretinethylester, umgewandelt wird (Ethanol begünstigt diese Biotransformationsreaktion). Infolge seiner hohen Lipophilie weist Etretinat eine besondere Affinität zum Fettgewebe auf und wird aus diesem nur äußerst langsam mit einer Halbwertszeit von 119 Tagen eliminiert (Halbwertszeit von Acitretin 50 Stunden). Das ist die Ursache, weshalb die kontrazeptiven Maßnahmen bis ca. zwei Jahre nach Therapieende einzuhalten sind.

Ciclosporin. Der Calcineurininhibitor **Ciclosporin** (z. B. Sandimmun®, ▸Kap. 32.4.1), der vor allem bei Transplantationen verwendet wird, ist bei Patienten mit schweren Formen einer Psoriasis indiziert. Er wird zur Intervalltherapie in einer Tagesdosis von 2,5–3 (max. 5) mg/kg KG jeweils über 8–16 Wochen angewendet. Am Ende der Induktionstherapie erfolgt eine ausschleichende Dosisreduktion um z. B. 0,5 mg/kg KG alle 14 Tage. Auch eine kontinuierliche Langzeittherapie über einen Zeitraum von ein bis maximal zwei Jahren ist möglich. (Schwerwiegende) Nebenwirkungen treten dosisabhängig auf, außerdem müssen zahlreiche Interaktionen beachtet werden.

Methotrexat. Bei mittelschweren und schweren Formen der Psoriasis hat sich auch Methotrexat (MTX, z. B. Metex®, ▸Kap. 12.2.3.1) bewährt. Die Initialdosis beträgt 7,5–15 mg (p. o., s. c., i. m., i. v.) 1-mal wöchentlich, zur Verringerung der MTX-Toxizität wird am Tag nach der MTX-Gabe Folsäure (5 mg) appliziert. Nach Remissionsinduktion kann eine Langzeittherapie mit einer möglichst niedrigen Methotrexat-Dosis (5–22,5 mg 1-mal wöchentlich) erfolgen, die im Vergleich mit der Tumortherapie niedriger und deshalb wesentlich besser verträglich ist.

Apremilast. Der oral applizierbare Phosphodiesterase-4-Hemmer ist zur Behandlung der mittelschweren bis schweren Plaque-Psoriasis bei unzureichender Therapie mit Standardtherapeutika sowie insbesondere bei aktiver Psoriasis-Arthritis indiziert. Er wird daher in ▸Kap. 12.2.6 behandelt.

Biologika. Einige Biologika (Biologicals, ▸Kap. 12.2.3.2) werden erfolgreich bei mittelschwerer und schwerer Psoriasis sowie bei Psoriasis-Arthritis angewandt. Zu diesen gehören die primär zur Therapie rheumatischer Erkrankungen entwickelten TNF-α-Blocker **Adalimumab** (Humira®), **Infliximab** (z. B. REMICADE®) und **Etanercept** (Enbrel®), ferner die gegen andere Zytokine gerichteten monoklonalen Antikörper **Ustekinumab** (STELARA®) und **Secukinumab** (Cosentyx®).

Die Dosierungen betragen von Adalimumab 1-mal 80 mg s. c. zu Behandlungsbeginn, 40 mg eine Woche später und dann 40 mg jede zweite Woche, von Etanercept 2-mal wöchentlich 25 mg s. c. oder 1–2mal wöchentlich 50 mg, von Infliximab jeweils 5 mg/kg KG i. v. in Woche 0, nach 2, 6 und danach regelmäßig alle 8 Wochen.

Ustekinumab bindet mit hoher Spezifität und Affinität an die gemeinsame p40-Untereinheit der Zytokine IL-12 und IL-23. Deren Bindung an den IL-12-Rezeptor natürlicher Killerzellen und T-Lymphozyten wird dadurch verhindert und somit unterbleibt die Differenzierung und Proliferation von TH1- und TH17-Zellen. Die Dosierung beträgt 45 mg s. c. initial, nach 4 und schließlich alle 12 Wochen. Die Häufigkeit schwerer Infektionen unter einer Usekinumab-Therapie ist mit < 1 % relativ niedrig. Auch das Risiko für Malignome und schwere kardiovaskuläre Ereignisse scheint nicht signifikant erhöht zu sein.

Secukinumab ist ein IL-17A-Antagonist, der als erster Antikörper zur systemischen Erstlinientherapie der Psoriasis zugelassen wurde. (Die anderen Biologika dürfen nur nach Versagen der anderen Therapieoptionen eingesetzt werden.) Die Dosierung beträgt 1-mal 300 mg s. c. (verteilt auf zwei Injektionen zu je 150 mg) in den Wochen 0, 1, 2 und 3, gefolgt von monatlichen Erhaltungsdosen von wiederum 2-mal 150 mg s. c. Als Nebenwirkungen wurden vor allem Infektionen der oberen Atemwege, Diarrhöen und allergische Reaktionen beschrieben.

Fumarsäureester. Dimethyl- und Monoethylester der Fumarsäure eignen sich zur oralen Therapie der schweren Psoriasis. Fumaderm® enthält ein Gemisch aus **Ethylhydrogenfumarat und Dimethylfumarat** (DMF), das seit einiger Zeit auch zur Oraltherapie bei Multipler Sklerose (▸ Kap. 32.4.8) eingesetzt wird.

Dimethylfumarat hat entzündungshemmende und immunmodulierende Eigenschaften. Bei Psoriasis-Patienten konnte gezeigt werden, dass DMF entzündungsfördernde Zytokine runter- und entzündungshemmende dagegen hochreguliert. Der zugrunde liegende Mechanismus ist noch nicht vollständig geklärt. Es wird vermutet, dass DMF den Transkriptionsfaktor **N**uclear factor erythroid 2-**r**elated **f**actor **2** (Nrf2) aktiviert, der dann in den Zellkern wandern kann und dort die Expression von antioxidativen und antiinflammatorischen Genprodukten aktiviert.

Fumarsäureester werden nahezu vollständig aus dem Darm resorbiert. Dimethylfumarat wird rasch zu Methylhydrogenfumarat hydrolysiert, dieses zu Fumarsäure und weiter zu CO_2 und H_2O abgebaut. Die orale Behandlung wird mit einer Dosierung von 1-mal täglich 30 mg Dimethylfumarat plus 67 mg Ethylhydrogenfumarat eingeleitet und wöchentlich bis zur ausreichenden Wirksamkeit bzw. Verträglichkeitsgrenze langsam gesteigert. Die Maximaldosis beträgt 1,2 g Fumarsäureester täglich.

Als häufige Nebenwirkungen sind gastrointestinale Störungen (insbesondere Diarrhö), Flush und zentralnervöse Beschwerden, aber auch Leukopenie zu nennen. Leukopenische Patienten haben dann ein erhöhtes Risiko für PML (Progressive multifokale Leukenzephalopathie). Ferner können Nierenfunktionsstörungen auftreten.

Blutbildstörungen sowie Schwangerschaft und Stillzeit sind Kontraindikationen.

28.1.1.3 Phototherapie

Psoralene, PUVA. Psoralene sind **photoaktive Furocumarin-Derivate**, die unter Lichteinfluss mit Pyrimidinbasen der DNA unter Bildung von Addukten und Strangvernetzungen reagieren und dadurch antimitotisch wirken. Bei der **PUVA-Therapie** (**P**soralen plus **UVA**) der Psoriasis folgt auf die lokale oder perorale Applikation eines Psoralens eine Teil- oder Ganzkörperbestrahlung mit UVA-Licht. Dadurch wird die Hyperproliferation von Keratinozyten gehemmt. Außerdem wird durch die Phototherapie die Mobilität antigenpräsentierender Langerhans-Zellen reduziert, die Aktivierung von T-Zellen gehemmt, die Apoptose aktivierter T-Zellen induziert und so ein entzündungshemmender Effekt erreicht.

Eine PUVA-Therapie ist bei mittelschwerer und schwerer Psoriasis, vor allem bei großflächiger Erkrankung, indiziert. Zur Verbesserung der Ansprechrate kann zusätzlich ein Vitamin-D_3-Derivat, Dithranol, Acitretin oder ein Glucocorticoid eingesetzt werden.

Das am häufigsten angewandte Psoralen ist **Methoxsalen** (8-Methoxypsoralen; z. B. Meladinine®). Infolge geringer Wasserlöslichkeit und damit problematischer Freisetzung sowie wegen eines ausgeprägten First-Pass-Effekts in der Leber schwankt die Bioverfügbarkeit bei oraler Gabe erheblich inter- und intraindividuell. Bei topischer Anwendung penetriert Methoxsalen in die Epidermis; im Blut liegen keine messbaren Konzentrationen vor.

Methoxsalen kann bei ausgedehnten Hauterscheinungen innerlich (0,6 mg/kg 2 Stunden vor Bestrahlung), als Creme (Rezepturherstellung) oder in Form eines kurzen Bades (0,4 mg/l unmittelbar vor Bestrahlung) angewandt werden. Infolge der bei äußerlicher Anwendung geringeren Gefahr systemischer Nebenwirkungen wird diese heute bevorzugt.

Bei oraler Gabe von Methoxsalen tritt relativ häufig Übelkeit auf. Zur Vermeidung von Katarakten müssen die Patienten bis 6–8 Stunden nach der Behandlung eine auch das langwellige UV-Licht abschirmende Sonnenbrille tragen. Infolge der ausgeprägten Photosensibilisierung führt bereits eine vergleichsweise geringe Überdosierung von UV-Licht zu schweren Verbrennungen. Wegen einer mutagenen und karzinogenen Wirkung, vor allem bei Langzeitbehandlung, muss die Indikation sehr streng gestellt werden. Insbesondere bei Patienten mit hohen kumulativen UV-Dosen sollte lebenslang eine regelmäßige Hautkrebsfrüherkennungs-Untersuchung durchgeführt werden.

Eine Behandlung mit phototoxischen Pharmaka, z. B. Phenothiazinen, Johanniskraut, Tetracyclinen, Sulfonamiden, Amiodaron oder Furosemid, erhöht die Empfindlichkeit gegen Sonnenlicht.

Kontraindikationen bestehen bei Patienten mit sehr heller Hautfarbe, Xeroderma pigmentosum, dysplastischen Naevus-Zell-Naevi, Hauttumoren in der Vorgeschichte sowie Licht-induzierten Dermatosen.

28.1.2 Behandlungsstrategie der Psoriasis

Je nach Schweregrad wird die Psoriasis topisch oder systemisch behandelt. Die Auswahl des Antipsoriatikums bzw. der antipsoriatischen Therapie richtet sich u. a. nach dem klinischen Subtyp, nach Begleiterkrankungen sowie nach Präferenzen des Patienten.

Der Schweregrad kann mit dem **P**soriasis **A**rea and **S**everity **I**ndex (**PASI**) definiert werden. Bei einer leichten Psoriasis ist der PASI < 10, d. h. dass weniger als 10 % der Körperfläche von der Psoriasis betroffen sind, bei mittelschwerer bis schwerer Psoriasis ist der PASI > 10. Das Therapieziel ist das Erreichen einer mind. 75 %igen Reduktion des Ausgangswerts, eine sog. PASI-75-Antwort. Wird das Mindestziel einer PASI-50-Antwort (50 %ige Reduktion des Ausgangswerts) nicht erreicht, muss eine Dosissteigerung, eine Kombinationstherapie oder eine Umstellung auf ein anderes Antipsoriatikum erfolgen.

Bei leichtem bis mittlerem Schweregrad werden in der **Induktionstherapie** für einen Zeitraum von 10–16 Wochen **topisch** entweder Glucocorticoide (ca. 60 % der Patienten erreichen eine PASI-Reduktion > 75 %), Vitamin-D_3-Analoga oder Dithranol (jeweils ca. 45 % PASI-Reduktion > 75 %), Calcineurininhibitoren und Tazaroten (jeweils ca. 30 % PASI-Reduktion > 75 %) angewandt.

Schwere Verlaufsformen der Psoriasis, bei denen mehr als 10 % der Körperoberfläche betroffen sind, werden in der Induktionsphase **systemisch** entweder mit **Ciclosporin** (ca. 50–70 % PASI-Reduktion > 75 %), **Fumaraten** (ca. 50 % PASI-Reduktion > 75 %), **Methotrexat** (ca. 30–50 % PASI-Reduktion > 75 % nach 16 Wochen), **Acitretin** (ca. 30 % PASI-Reduktion > 75 %) oder dem monoklonalen Antikörper **Secukinumab** (ca. 70–80 % der Patienten PASI-Reduktion > 75 % nach 12–16 Wochen) behandelt.

Werden die Therapieziele nicht erreicht, können auch weitere Biologika eingesetzt werden. Mit **Infliximab** erreichen ca. 70–90 % der Patienten eine PASI-Reduktion > 75 % bereits nach 10 Wochen, mit **Ustekinumab** und **Adalimumab** ca. 70 %, mit **Etanercept** ca. 30–50 % nach jeweils 12 Wochen. Mit **Apremilast** hatten in klinischen Studien ca. 30 % der Patienten eine PASI-Reduktion > 75 %, ca. 20 % der Patienten waren nahezu befallsfrei.

Insbesondere bei großflächiger Erkrankung wird zur Induktionstherapie bei mittelschwerer und schwerer Psoriasis eine Schmalspektrum **UV-B-Therapie** oder eine **PUVA-Therapie** (s. o.) empfohlen, bei der sehr gute Ansprechraten erzielt werden, die durch die gleichzeitige Gabe von topischen Vitamin-D_3-Präparaten noch gesteigert werden können.

Neben den genannten Wirkstoffen zählen zur **Basistherapie** der Psoriasis wirkstofffreie Salbengrundlagen sowie topische Zubereitungen von Harnstoff (3–10 %-ig) und Salicylsäure (ebenfalls 3–10 %-ig). Aufgrund ihrer keratolytischen Wirkung gehören sie bei der begleitenden Behandlung sowie bei der Intervalltherapie zum anerkannten Therapiestandard.

Die dauerhafte Heilung einer Psoriasis ist bisher in den meisten Fällen nicht möglich, vielmehr kommt es nach symptomfreien Phasen meist zum erneuten Auftreten der Hauterscheinungen.

28.2 Akne

Eine neben der Psoriasis weitere hyperproliferative und gleichzeitig Androgen-abhängige Dermatose stellen die verschiedenen Formen der Akne dar. Mit diesem Begriff werden **Erkrankungen der Talgdrüsenfollikel** bezeichnet. Sistiert infolge einer follikulären Verhornungsstörung (follikulären Keratose) bei gleichzeitiger starker Talgproduktion (Seborrhö) der Talgabfluss, entstehen als Primäreffloreszenz der Akne **Komedonen** (Mitesser). Später treten – als entzündliche Effloreszenzen – Papeln, Pusteln und Knoten hinzu.

Die Disposition zur Akne ist erblich, zusätzliche Faktoren spielen jedoch bei der Manifestation eine erhebliche Rolle. So wird die Proliferation des Talgdrüsenfollikelepithels durch Androgene gesteigert, durch Estrogene gehemmt. Obwohl die Akne keine primäre Pyodermie ist, sind Bakterien, insbesondere *Propionibacterium (P.) acnes*, an der Pathogenese beteiligt, da bakterielle Stoffwechselprodukte die entzündliche Umwandlung der Komedonen fördern. Eine Akne kann ferner durch chemische oder physikalische Noxen ausgelöst werden. Dementsprechend unterscheidet man die endogene und exogene Akne.

Die **endogene Akne** (Acne vulgaris) kann nach Schweregrad weiter in Acne comedonica, Acne papulo-pustulosa und Acne conglobata differenziert werden. Die mit der Pubertät beginnende und 40 % der Jugendlichen in leichter und weitere 30 % in schwerer Form betreffende Erkrankung bessert sich meist spontan im 3. Lebensjahrzehnt.

Bei der **exogenen Akne** sind vor allem die **Chlorakne**, die durch chlorierte aromatische Kohlenwasserstoffe hervorgerufen wird, die **Kosmetikaakne** und die **medikamentös bedingte Akne** zu nennen. Letztere kann z. B. nach Gabe von Bromverbindungen (Bromakne), Isoniazid, Phenytoin, Kontrazeptiva (mit androgenbetonter Gestagenkomponente) oder Glucocorticoiden (Steroidakne) auftreten.

28.2.1 Aknemittel

Benzoylperoxid. Das lokal anzuwendende Benzoylperoxid (BPO) ist in den üblichen Handelspräparaten (z. B. Benzaknen®) in 3–10 %iger Konzentration enthalten. Es wirkt durch Freisetzung von atomarem Sauerstoff desinfizierend und entzündungshemmend. Mikromolare BPO-Konzentrationen hemmen die Freisetzung reaktiver Sauerstoffspezies aus neutrophilen Granulozyten und damit einen wichtigen Schritt bei der Akne-bedingten entzündlichen Hautreaktion. Die Verarmung an Vitamin E und die dadurch folgende Oxidation von Lipiden und Proteinen der Hautzellen erklärt die häufig auftretenden Nebenwirkungen wie trockene und schuppige Haut.

Benzoylperoxid wird in der Haut zu Benzoesäure biotransformiert, die in geringem Umfang resorbiert und nach Konjugation mit Glycin als Hippursäure rasch ausgeschieden wird.

Als Nebenwirkung werden Juckreiz und Brennen der Haut beobachtet. Eine tumorpromovierende Wirkung kann nicht mit absoluter Sicherheit ausgeschlossen werden. Die Patienten sollten auf die Möglichkeit einer Phototoxizität bei intensiver Sonnenexposition hingewiesen werden.

Antibiotika. Zur **topischen Behandlung** mit antibakteriell wirkenden Substanzen dienen vor allem **Erythromycin** (z. B. Aknefug®-EL, in Kombination mit Zinkionen Bestandteil von Zineryt®), **Clindamycin** (Basocin® Akne-Gel und -Lösung) sowie **Nadifloxacin** (Nadixa® Creme). **Systemisch** werden neben Erythromycin auch Tetracycline, vor allem **Doxycyclin** und **Minocyclin**, angewandt.

Die Behandlung sollte so lange dauern, bis das pustulöse Stadium sicher beseitigt wurde (in der Regel 2–6 Wochen). Eine längere Behandlung ist im Hinblick auf die Resistenzbildung von *P. acnes* nicht sinnvoll. Die zunehmende Resistenz und Kreuzresistenz von *P. acnes* erfordern langfristig betrachtet ohnehin eine erneute Nutzen/Risiko-Abwägung für den Einsatz von Antibiotika in der Aknetherapie.

Retinoide. Von den Retinoiden werden zur Aknetherapie lokal **Tretinoin** (z. B. Airol® Creme und Lösung) sowie **Adapalen** (Differin® Creme) eingesetzt. **Isotretinoin** wird sowohl lokal (ISOTREX® Creme und Gel) als auch peroral (z. B. Aknefug® Iso) angewandt.

Wegen der entzündlichen Umwandlung der Komedonen in den ersten Wochen der Aknetherapie mit Retinoiden entstehen häufig vermehrt Papeln und Pusteln (Aufblühen der Akne), außerdem kann es zu Hautreizungen kommen. Trotzdem ist die Behandlung – u. U. unter Verringerung der Dosierung – konsequent weiterzuführen, da die Hauterscheinungen nach einiger Zeit abklingen und die Haut dann regeneriert erscheint. Bezüglich der lokalen Verträglichkeit ist Adapalen Tretinoin überlegen.

Peroral appliziertes **Isotretinoin** ist besonders bei sehr schweren Formen der Akne (z. B. Acne conglobata) indiziert. Seine Dosierung ist der klinischen Wirksamkeit sowie der Verträglichkeit anzupassen (mittlere Erhaltungsdosen 0,5 mg/kg KG täglich). Wegen erheblicher Nebenwirkungen (sehr häufig: trockene Haut und Augen, Lippenentzündung, erhöhte Transaminasen und Triglyceride, Anämie, Arthralgie, Myalgien; Risiko einer Rhabdomyolyse) darf der Einsatz nur nach sorgfältiger Indikationsstellung erfolgen. Da systemisch applizierte Retinoide teratogen wirken, ist die Anwendung in der Schwangerschaft kontraindiziert und bei Frauen in gebärfähigem Alter nur unter bestimmten Bedingungen (z. B. wirksamer Empfängnisverhütung einschließlich Barrieremethode, monatlichen Kontrolluntersuchungen) möglich.

28.3 Atopische bzw. allergische Hauterkrankungen

28.3.1 Dermatitiden

Bei den Dermatitiden (Ekzemen) unterscheidet man die toxische oder allergische Kontaktdermatitis (Kontaktekzem), die atopische (endogene) Dermatitis (Neurodermitis, atopisches Ekzem) und die seborrhoische Dermatitis (seborrhoisches Ekzem).

Histologisch ist eine Dermatitis durch entzündliche Reaktionen im Stratum papillare und in der Epidermis charakterisiert, wobei die Epidermis in den Entzündungsprozess durch ein intra- und interzelluläres Ödem (Spongiose) und Einwanderung von Entzündungszellen (vorwiegend Lymphozyten) einbezogen ist.

Kontaktdermatitis. Die **toxisch** bedingten Kontaktdermatitiden beruhen entweder auf starken akuten oder längerfristigen geringgradigen Schädigungen durch im Einzelnen unterschwellige Reize, z. B. durch verdünnte Alkalien, Gips, Zement oder organische Lösemittel (kumulativ toxisches Ekzem). Den **allergischen** Kontaktekzemen liegt dagegen eine Allergie vom Spättyp (▸ Kap. 4.2.2) zugrunde, der bisweilen eine Schädigung der Hornschicht vorausgeht. Dadurch können Allergene die in tieferen Hautschichten befindlichen Immunzellen erreichen und somit eine Sensibilisierung hervorrufen.

Neben- bzw. nacheinander treten bei der Kontaktdermatitis Erytheme, Papeln und Bläschen auf, denen Krusten- und Schuppenbildung folgen können. Bei länger bestehender Erkrankung kommt es zur Lichenifikation, d. h. zu einer Vergröberung der Hautfelderung.

Atopische Dermatitis. Die atopische Dermatitis (synonym **Neurodermitis**, atopisches Ekzem) ist im Gegensatz zur konditionellen Kontaktdermatitis eine konstitutionelle, d. h. genetisch fixierte Hauterkrankung. Sie beginnt meist mit dem endogenen Gesichtsekzem der Säuglinge, dem **Milchschorf**, und geht beim Heranwachsenden häufig in das **Eczema flexurarum** (Ellenbeugen- und Kniekehlenekzem) mit lichenifizierten Herden in den Beugen der großen Gelenke und im Erwachsenenalter in ein pruriginöses Stadium (**Prurigoform**, gekennzeichnet durch juckende Knötchen) über. In Industrieländern sind von einer atopischen Dermatitis 8–16 % der Kinder mit einem Inzidenzgipfel in den ersten beiden Lebensjahren und 1–3 % der Erwachsenen betroffen. Synchron oder alternierend hierzu kann der Patient an Asthma bronchiale oder an einer

Rhinitis allergica leiden. Das Risiko, dass ein Kind eine atopische Dermatitis entwickelt, ist am höchsten (60–80 %), wenn beide Elternteile ebenfalls daran erkrankt sind. Vom 5. Lebensjahr an tritt vielfach eine wesentliche Besserung ein. Auch ist im Sommer gewöhnlich eine Besserung, im Winter eine Verschlechterung der Hauterscheinungen zu beobachten.

Seborrhoisches Ekzem. Bei dieser Form der Dermatitis findet man meist scharf begrenzte, runde oder ovale, schuppende Erytheme, daneben können Papeln vorkommen. Bevorzugte Lokalisationen sind der behaarte Kopf (Seborrhoea capitis), die Nasolabialfalten, die Hautpartie über dem Brustbein und die Schweißrinne des Rückens. Als Ursache der Erkrankung wird eine inadäquate Reaktion auf die auch auf gesunder Haut verbreitete Hefe Malassezia furfur (andere Bezeichnung: Pityrosporum ovale) im Rahmen eines partiellen Immundefekts vermutet.

28.3.2 Antientzündlich wirkende Dermatika

28.3.2.1 Glucocorticoide

Die pharmakologischen Eigenschaften der Glucocorticoide, die bei zahlreichen Hauterkrankungen indiziert sind, wurden bereits unter ▸ Kap. 21.7.1 näher beschrieben. Bei topischer Anwendung stehen ihre antiphlogistischen und antiproliferativen Effekte im Vordergrund. Positiv kommen die immunsuppressiven, antipruriginösen (juckreizstillenden) und vasokonstriktorischen Wirkungen hinzu.

Einteilung. Nach ihrer Wirkstärke werden topische Glucocorticoide in vier Klassen (I – IV) eingeteilt (◘ Tab. 28.1). Darüber hinaus wird die Intensität erwünschter und unerwünschter Effekte anhand eines Algorithmus quantifiziert und daraus die Nutzen/Risiko-Relation (Therapeutischer Index) ermittelt. Glucocorticoide mit einem besonders günstigen Verhältnis von Wirkung und Nebenwirkungen (Therapeutischen Index >2) sind Prednicarbat, Methylprednisolonaceponat, Hydrocortisonbuteprat sowie Mometasonfuroat.

◘ **Tab. 28.1** Topische Glucocorticoide. Nach Niedner

INN	Handelspräparat
I Schwache Wirkung	
Hydrocortison	Ebenol® u. a.
II Mittelstarke Wirkung	
Clobetasonbutyrat	Emovate®
Flumetason-21-pivalat	LOCACORTEN® u. a.
Flupredniden-21-acetat	Decoderm®
Hydrocortisonbuteprat	Neuroderm® Akut
Triamcinolonacetonid	Volon® A u. a.
III Starke Wirkung	
Amcinonid	Amciderm®
Betamethason-17-valerat	CELESTAN®-V u. a.
Desoximetason	Topisolon®
Diflucortolon-21-valerat	Nerisona®
Fluocinolonacetonid	Jellin u. a.
Fluocinonid	Topsym®
Fluticason-17-propionat	Flutivate®
Methylprednisolonaceponat	Advantan®
Mometasonfuroat	ECURAL® u. a.
Prednicarbat	Prednitop® u. a.
IV Sehr starke Wirkung	
Clobetasol-17-propionat	Dermoxin® u. a.

Kinetik. Die Resorption von Glucocorticoiden bei topischer Anwendung wird wesentlich von dem Hautareal und der Form der galenischen Zubereitung bestimmt. So wird bei der Anwendung von Salben in der Regel mehr Wirkstoff resorbiert als bei dem Auftragen in Form von Cremes und Gelen. Im Allgemeinen werden 1–10 % der Dosis lokal aufgenommen und über mehrere Tage in der Hornschicht gespeichert. Die resorbierte Substanz wird vorwiegend renal ausgeschieden, Esterbindungen werden – teilweise bereits in der Haut – hydrolytisch gespalten.

Indikationen und Dosierung. Eine topische Behandlung mit Glucocorticoiden ist bei zahlreichen Hauterkrankungen, insbesondere nichtinfizierten Ekzemen, Psoriasis, Autoimmunerkrankungen (Lupus erythematodes, Pemphigus-Erkrankung), entzündlichen Lichtdermatosen und Prurigoerkrankungen indiziert.

Zur Vermeidung von Nebenwirkungen soll stets ein Wirkstoff mit der geringst möglichen Wirkstärke gewählt werden. Beim atopischen Ekzem beispielsweise wird es sich dabei in der Regel um ein mittelstarkes Glucocorticoid handeln. Nur eine großflächige Erkrankung erfordert eine systemische Glucocorticoidtherapie. Möglichst rasch soll von einer kontinuierlichen Behandlung (ein- oder mehrmals täglicher Anwendung) zu einer Tandem- oder Intervalltherapie (alternierendem Auftragen des Glucocorticoid-haltigen Präparats und einer entsprechenden corticoidfreien sog. Basissalbe bzw. -creme, z. B. im täglichen oder wöchentlichen Wechsel) übergegangen werden. Allerdings ist beim zu Rezidiven neigenden atopischen Ekzem eine Rezidivprophylaxe mit z. B. 2-mal wöchentlich 0,05 %iger Fluticasonpropionat-Creme effektiver als eine wirkstofffreie Basistherapie.

Nebenwirkungen. Abhängig von der Behandlungsdauer, der Wirkstärke des Glucocorticoids und der Art der Anwendung kommen als lokale Nebenwirkungen Hautatrophien (z. B. in Form von Striae), Teleangiektasien, periorale Dermatitis und Pigmentverschiebungen vor. Gelegentlich treten Purpura, Follikulitis (nach Okklusivverbänden) sowie Kontaktallergien auf. Manifeste Hautatrophien sind bei der Behandlung mit Wirkstoffen, deren Therapeutischer Index >2 ist, selten.

Beim Einsatz hochpotenter Glucocorticoide, bei großflächiger Anwendung, Okklusivverbänden und geschädigter Hornschicht besteht die Gefahr systemischer Nebenwirkungen durch Suppression der Hypophysen-Nebennierenrinden-Achse bzw. in Form eines Cushing-Syndroms (▸Kap. 21.7.3). Bei Kindern droht u. U. eine Wachstumshemmung.

Die nur schwach wirksamen, aber anders als die anderen topischen Glucocorticoide nicht verschreibungspflichtigen 0,25- und 0,5 %igen Hydrocortison-Zubereitungen gelten als insgesamt besonders gut verträglich.

28.3.2.2 Calcineurininhibitoren

Von den Calcineurininhibitoren (▸Kap. 32.4.1) werden topisch zur Therapie der atopischen Dermatitis **Pimecrolimus** als 1 %ige Creme (Elidel®) und **Tacrolimus** als 0,03 und 0,1 %ige Salbe (Protopic®) angewandt. Im Gegensatz zu Glucocorticoiden verringern sie die Aktivität von Fibroblasten nicht, daher kommt es auch nach längerer Anwendung zu keiner Hautatrophie. Auch führen sie nicht zu den für Glucocorticoide charakteristischen Nebenwirkungen im Gesichtsbereich (steroidinduzierter Rosacea, perioraler Dermatitis).

Indiziert sind Tacrolimus und Pimecrolimus bei atopischem Ekzem, wenn eine andere Behandlung nicht ausreichend wirksam war oder nicht angebracht bzw. nicht möglich ist. Auch Kinder können ab einem Alter von 2 Jahren damit behandelt werden.

Als Nebenwirkungen dominieren bei Pimecrolimus Wärmegefühl auf der Haut, bei Tacrolimus Juckreiz und Brennen.

Die **systemische** (orale) **Gabe** von **Ciclosporin** (▸Kap. 32.4.1) ist bei schwersten, therapieresistenten Formen von atopischer Dermatitis indiziert. Die Dosierung von Sandimmun® Optoral beträgt täglich 2,5 mg/kg KG verteilt auf zwei Einzeldosen.

28.3.2.3 Sonstige entzündungshemmende Wirkstoffe

Neben Glucocorticoiden werden noch andere Stoffe zur topischen Behandlung nichtinfektiöser entzündlicher Reaktionen der Haut eingesetzt. Dazu gehören neben Phytopharmaka wie Kamillen- und Hamamelis-Zubereitungen (z. B.

Kamillosan®, Hametum®) der synthetische Gerbstoff **Tamol** (z. B. Tannolact®), ein Phenol-Formaldehyd-Harnstoff-Polykondensat. Bei ausgeprägten Entzündungen sind diese Stoffe jedoch nicht ausreichend wirksam.

28.4 Urtikaria und Angioödem

Urtikaria. Als Urtikaria (Nesselsucht) bezeichnet man das Auftreten von meist rasch entstehenden und auch rasch vergehenden juckenden Quaddeln. Ausgelöst wird eine Urtikaria durch eine IgE-vermittelte Degranulation kutaner Mastzellen sowie durch Komplementaktivierung, Zytokine, nervale Faktoren (Substanz P) oder direkte Histaminliberatoren. Die freigesetzten Mediatoren führen dann zur **Quaddelbildung**.

An einer **akuten Urtikaria**, die innerhalb von 1–2, maximal 6 Wochen spontan ausheilt, leiden ca. 25 % aller Menschen zumindest einmal in ihrem Leben. Es handelt sich damit um eine der häufigsten Hauterkrankungen. Sie kann durch Nahrungs- und Genussmittel, Insektenstiche und Arzneistoffe – insbesondere Betalactam-Antibiotika, Sulfonamide, Blutbestandteile oder Allergene enthaltende Pflanzenextrakte – hervorgerufen werden. Das auslösende Agens bleibt dabei allerdings oft unbekannt.

Eine **chronische Urtikaria** liegt vor, wenn die Krankheit mehr als 6 Wochen dauert. Sie betrifft meist Erwachsene, das quälende Jucken kann über Monate und Jahre anhalten. Zum Teil treten neben Quaddeln Zeichen eines Angioödems (s. u.) auf. Mit zunehmender Erkrankungsdauer sinken die Heilungsaussichten.

Zu den **therapeutischen Maßnahmen** bei einer Urtikaria gehört neben dem Identifizieren und Vermeiden der Provokationsfaktoren eine symptomatische Pharmakotherapie (Stufenschema), ein kausaler Behandlungsansatz ist nicht verfügbar.

Als Mittel der 1. Wahl gelten die nicht sedierenden **H_1-Antihistaminika der 2. Generation** (▸Kap. 22.1.1), z. B. Cetirizin, Loratadin und Fexofenadin, sowie weitere neuere H_1-Antihistaminika (z. B. Bilastin, Desloratadin, Ebastin, Levocetirizin), die zunächst in Standarddosierung eingenommen werden (Stufe 1). Tritt innerhalb von 2 Wochen keine Beschwerdefreiheit ein, sollte das H_1-Antihistaminikum bis zur maximal **4-fachen Standarddosis** aufdosiert werden (off-label, Stufe 2). Bei weiterhin unzureichender Wirksamkeit sieht die 3. Stufe (nach 1–4 Wochen) den zusätzlichen Einsatz des IgE-Antikörpers **Omalizumab** (▸Kap. 24.1.1) vor. Alternativ können Ciclosporin (▸Kap. 32.4.1) oder der Leukotrienantagonist Montelukast (▸Kap. 24.1.1.2) gegeben werden (off-label). Bei akuten Exazerbationen ist außerdem eine kurzzeitige orale Glucocorticoid-Therapie (für 7–10 Tage) möglich (▸Kap. 21.7.1).

Angioödem. Das bevorzugt bei jüngeren Frauen auftretende **Angioödem** (angioneurotisches Ödem, Quincke-Ödem) ist eine akute, sich innerhalb von 72 Stunden rückbildende Schwellung der Haut infolge eines Ödems in der Subkutis, die durch Degranulation von Mastzellen in der tieferen Dermis und der Schleimhaut entsteht. Bevorzugt manifestiert sich die Erkrankung an Augenlidern, Lippen und im Genitalbereich; Erstickungsgefahr besteht bei einem akuten Glottis- oder Larynxödem. Auslöser sind häufig Nahrungsmittel, Nahrungszusatzstoffe oder Arzneimittel (z. B. ACE-Hemmer, β-Adrenozeptorblocker, Acetylsalicylsäure, Histamin-freisetzende oder den Histaminabbau hemmende Pharmaka). Zur Therapie eignet sich die Kombination eines **H_1-Antihistaminikums** mit einem **Glucocorticoid**.

Dem **hereditären Angiödem** liegt ein Mangel an dem C1-Esteraseinhibitor des Komplementsystems zugrunde. Hereditäre Angioödem-Attacken gehen mit einer erhöhten Ausschüttung von Bradykinin einher und äußern sich in Form subkutaner oder submukosaler Ödeme der oberen Atemwege, der Haut und des Magendarmtrakts mit einer Dauer von 2–5 Tagen. Der C1-Esteraseinhibitor ist der wichtigste Regulator der Aktivierung des Kallikrein-Kinin-Systems (▸Kap. 22.4). Bei akuten Attacken eines hereditären Angioödems wird Kallikrein durch den

Mangel an C1-Esteraseinhibitor nicht ausreichend gehemmt, und am Ende der Kallikrein-Kinin-Kaskade entsteht lokal vermehrt Bradykinin.

Eine wirkungsvolle Therapie ist mit dem Bradykinin-(B_2-)Rezeptor-Antagonisten **Icatibant** (Firazyr®) möglich. Bei Icatibant handelt es sich um ein synthetisches Dekapeptid mit einer ähnlichen Struktur wie Bradykinin, aber mit 5 nicht proteinogenen Aminosäuren. Es wird in einer Dosis von 30 mg s. c. einmalig verabreicht. Hautirritationen an der Einstichstelle treten fast immer auf. Besondere Vorsichtsmaßnahmen gelten für die Anwendung bei akuter ischämischer Herzkrankheit, instabiler Angina pectoris und Schlaganfall.

Alternativ zu Icatibant stehen für die Behandlung des hereditären Angioödems **C1-Esteraseinhibitor-Konzentrat** (Berinert® P) und **rekombinanter humaner C1-Esteraseinhibitor** (Ruconest®) zur Verfügung.

28.5 Antipruriginosa

Jucken (Pruritus) ist ein bei zahlreichen Hauterkrankungen (z. B. bei der atopischen Dermatitis, cholestatischen Lebererkrankungen, chronischer Niereninsuffizienz, Diabetes mellitus, Leukämien, Morbus Hodgkin) auftretendes Symptom, das oft für den Patienten quälender ist als Schmerz. Die Inzidenz beträgt etwa 7 %. Das durch den Juckreiz ausgelöste Kratzen führt zu einem Circulus vitiosus infolge Hautschädigung und nachfolgender Verstärkung von Pruritus-fördernden Entzündungsprozessen.

Wegen der Komplexität der einem Pruritus zugrunde liegenden Ursachen und der unterschiedlichen Patientengruppen (z. B. Kinder, Schwangere, multimorbide Patienten) ist nach eingehender Diagnostik ein individueller Therapieplan unter Berücksichtigung von Alter, nachgewiesenen Erkrankungen, Pruritus-Intensität sowie Einschränkung der Lebensqualität zu erstellen. Eine dem Pruritus zugrunde liegende Erkrankung sollte kausal behandelt werden, Kontaktallergene sind zu vermeiden.

Immer angezeigt ist eine **topische Behandlung** mit kühlenden Grundlagen (Cremes, Lotionen). Sie kann durch Wirkstoffe verstärkt werden, die wie **Harnstoff** (z. B. in BALISA®) durch erhöhte Wasserbindungskapazität der Hornschicht oder wie **Lokalanästhetika** (▸ Kap. 13), insbesondere Polidocanol (synonym Lauromacrogol, Macrogollaurylether; z. B. Anaesthesulf® Lotio), durch Senkung der Empfindlichkeit der sensiblen Hautnerven das Jucken verringern bzw. aufheben. Bei unzureichender Wirksamkeit sind **Glucocorticoide** und **Calcineurininhibitoren** (s. o.) weitere topische Therapieoptionen.

Systemisch können **H_1-Antihistaminika** (▸ Kap. 22.1.1) sowie bei sehr schwerem Pruritus **Glucocorticoide** (kurzfristig) gegeben werden. Darüber hinaus können **Antidepressiva** (SSRI, Doxepin, Mirtazapin, ▸ Kap. 10.2.1.4) oder bei neuropathischen Schmerzen eingesetzte **Antikonvulsiva** (Gabapentin, Pregabalin, ▸ Kap. 16.2.2) verordnet werden.

28.6 Infektionskrankheiten der Haut

28.6.1 Bakterielle Infektionen

Eine Vielzahl von Haut- und Schleimhautinfektionen von oberflächlichen Hautinfektionen bis hin zu tiefen Weichgewebeinfektionen werden bei Kindern und Erwachsenen durch *S. aureus* verursacht.

Oberflächliche S.-aureus-Infektionen (Beispiele). Bei leichten Fällen einer **Impetigo contagiosa** (Bläschen mit honigfarbenen Krusten) wird die **topische** Anwendung von **Fusidinsäure** (Creme, Salbe, Gaze) empfohlen, die sehr gut gegen *S. aureus* (einschließlich MRSA, ▸ Kap. 30.1.2.1) wirksam ist, selten sensibilisierend wirkt und keine Kreuzresistenzen aufweist. Bei häufiger Anwendung können sekundäre Resistenzen auftreten. Alternativen sind **Retapamulin** (Altargo® Salbe) oder **Tyrothricin** (Tyrosur® Gel). Die direkte lokale Anwendung hat grundsätzlich den Vorteil, dass wesentlich höhere Konzentrationen im Gewebe erreicht werden als nach systemischer Antibiotika-Gabe. Bei mehreren Läsionen ist dennoch eine **systemische** Behandlung mit z. B. **Cefalexin** (Celalexin-ratiopharm®, Cephalosporin der Gruppe 1) erforderlich. Alternativ kommen **Clindamycin** (Generika) oder **Makrolide** (▸Kap. 30.1.3.3) zum Einsatz.

Ein **Furunkel** ist eine schmerzhafte, abszessartige Infektion des Haarfollikels. Die Behandlung erfolgt systemisch mit **Cefalexin (Cephalexin-ratiopharm®)** oder **Flucloxacillin** (z. B. Staphylex®), bei Penicillinallergie alternativ mit **Clindamycin** (z. B. Sobelin®). Bei ausgedehntem Befund wird die parenterale und stationäre Behandlung empfohlen.

Tiefe S.-aureus-Infektionen (Beispiele). Eine **Phlegmone** (eitrige Infektion der Haut bis in tiefer gelegenes Weichgewebe) ist eine komplizierte Haut-/Weichgewebeinfektion, die parenteral mit **Flucloxacillin** (s. o.) oder **Cefazolin (z. B. Basocef®-Actavis)** behandelt werden muss. Bei chronischen Infektionen (z. B. bei Dekubitus) hat eine Erregerbestimmung zu erfolgen.

Schwere Weichgewebeinfektionen erfordern eine chirurgische Intervention. Die zusätzliche Antibiotikatherapie besteht aus der Kombination eines **Acylaminopenicillins** (Piperacillin) mit einem **Betalactamase-Inhibitor** oder einem **Carbapenem,** jeweils zusammen mit **Clindamycin** (s. o.), das durch die Hemmung der Proteinbiosynthese grampositiver Bakterien Komplikationen durch aus den Bakterien freigesetzte Toxine reduziert.

Besteht ein Verdacht auf MRSA, kommt **Linezolid** (ZYVOXID®) zum Einsatz. Mögliche Alternativen sind Daptomycin, Doxycyclin, Fosfomycin, Fusidinsäure, Rifampicin (nur in Kombination mit Glykopeptiden), Tigecyclin und die Glykopeptide Teicoplanin und Vancomycin. Es gilt zu beachten, dass die Glykopeptide bei MSSA wesentlich schwächer wirken als Betalactame.

28.6.2 Dermatomykosen

Mykosen der Haut werden in ▸Kap. 30.3.9 besprochen.

28.6.3 Virusinfektionen

Infektionen durch Herpesviren (z. B. Herpes zoster, Herpes simplex) werden in ▸Kap. 30.4.3 behandelt.

28.6.3.1 Warzen (Virusakanthome)

Bei den Virusakanthomen (infektiösen Warzen) handelt es sich um infektiöse Epithelhyperplasien, die durch **humane Papillomviren** (HPV, Papova-Viren) hervorgerufen werden.

Verrucae vulgares, planae juveniles. Allgemein bekannt sind die gewöhnlichen Warzen (**Verrucae vulgares**), die einzeln oder in Gruppen an Händen und Füßen oder auch am Kopf auftreten. **Verrucae planae juveniles** finden sich außer an den Akren vor allem im Gesichtsbereich als flache, meist unauffällige Papeln.

Bei der **Therapie** dieser Warzen ist zu berücksichtigen, dass sie sich, insbesondere vulgäre Warzen, häufig selbst zurückbilden und keine Narben hinterlassen. Eingreifende, mit Narbenbildung einhergehende Therapiemaßnahmen sind daher mit Ausnahme von ausgedehnten Warzenbeeten an den Händen nicht indiziert. Zur Erweichung des Hornmaterials können **Salicylsäure-haltige Pflaster** (z. B. Guttaplast®) oder **Lösungen** (z. B. Verrucid®) aufgetragen werden. Alternativen sind **Ätzungen** mit verschiedenen Säuren (z. B. Milchsäure, Trichloressigsäure), die **Vereisung** mit flüssigem Stickstoff oder das **Abtragen** der Warze mit dem CO_2-Laser.

Verrumal® ist ein Salicylsäure und Fluorouracil enthaltendes Kombinationspräparat (100 g Lösung enthalten 10 g Salicylsäure und 0,5 g Fluorouracil, ▸Kap. 28.7.2, ▸Kap. 31.1.1.2). Es wird während ca. 6 Wochen 2–3-mal täglich auf jede Warze aufgetragen. Dabei darf es nur auf die Warzen und nicht auf die gesunde Haut der Warzenumgebung gelangen.

Condylomata acuminata. Condylomata acuminata (Feigwarzen) werden durch humane Papillomviren (HPV) verursacht und treten vorwiegend bei Erwachsenen im Anogenitalbereich auf. Bei der Frau kann sich aus der sexuell über-

28

tragenen HPV-Erkrankung der Zervix ein **Zervixkarzinom** entwickeln. Dies ist insbesondere bei einer Infektion mit den Typen HPV-16 und HPV-18 der Fall. In Zukunft sollte deren Häufigkeit durch Impfung (▸ Kap. 32.2.1.1) abnehmen.

Während einzelne Feigwarzen mit **Lokaltherapeutika** konservativ behandelt werden können, müssen ausgedehnte Kondylombeete und blumenkohlartige Tumoren sowie vor allem auch intrarektale bzw.intraanale Kondylome **operativ** behandelt werden.

Zur **topischen** Behandlung eignet sich **Podophyllotoxin** (z. B. Condylox®), der Hauptwirkstoff von *Podophyllum peltatum*. Podophyllotoxin besitzt antimitotische Eigenschaften durch Angriff an Tubulin. Infolge der Blockade der Zellteilung in der Metaphase wird eine Nekrose des Warzengewebes ausgelöst. Daneben wird eine Wechselwirkung mit dem Nucleosidtransport als Wirkungsursache von Podophyllotoxin diskutiert.

Ebenfalls für diese Indikation zugelassen ist **Imiquimod** (z. B. Aldara® 5 % Creme), das die Synthese von Interferon alfa (IFN-α), Tumornekrosefaktor-α (TNF-α) und anderen Zytokinen stimuliert. Dadurch werden Typ-1-Helfer-T-Zellen und zytotoxische T-Zellen aktiviert, dendritische Zellen wandern in die Lymphknoten und reifen zu antigenpräsentierenden Langerhans-Zellen. Als Folge davon wird die Abwehr viraler Infektionen verbessert. Vermittelt werden diese Wirkungen durch die **Stimulation von Toll-like-Rezeptoren**, speziell von TLR-7. Die Anwendung von Imiquimod erfolgt 3-mal wöchentlich. Die Behandlung ist so lange fortzusetzen, bis alle sichtbaren Feigwarzen im Genital- oder Perianalbereich verschwunden sind. Imiquimod ist außerdem zur Behandlung von kleinen oberflächlichen Basalzellkarzinomen (s. u.) und nicht hyperkeratotischen aktinischen Keratosen im Gesicht oder auf der Kopfhaut von immunkompetenten Erwachsenen zugelassen. Als Nebenwirkungen können lokale Reizerscheinungen auftreten; bei organtransplantierten Patienten sollte Imiquimod wegen des Risikos einer möglichen Organabstoßung mit Vorsicht angewendet werden.

Die **Impfung** gegen humane Papillomviren ist in ▸ Kap. 32.2.1.1 beschrieben.

28.6.4 Parasitosen der Haut

Skabies. Die Skabies (Krätze) wird durch weibliche Milben (*Sarcoptes scabei*), die blind endende Gänge in die Hornschicht bohren, hervorgerufen. Befallen sind vor allem Interdigitalräume, Achselfalten, Brustwarzen und Penis. Aufgrund des starken Juckreizes kommt es zu Kratzeffekten und bakteriellen Sekundärinfektionen an den aufgekratzten Hautstellen.

Zur **Therapie** der Krätze dienen u. a. die Pyrethroide (▸ Kap. 34.2.11) **Permethrin** (z. B. Infectoscab 5 %) und **Allethrin** (in Spregal®). In den meisten Fällen ist eine einmalige Behandlung der betroffenen Partien ausreichend. Als Nebenwirkungen können Hautirritationen auftreten.

Bei Schwangeren, Stillenden und Kleinkindern kann eine Skabies auch mit **Benzylbenzoat** (Antiscabiosum) behandelt werden. Die Zubereitung (25 % für Erwachsene, 10 % für Kinder) wird dafür auf den ganzen Körper an drei aufeinander folgenden Tagen aufgetragen. Außer zur Krätzetherapie dient Benzylbenzoat zur Vernichtung der **Hausstaubmilbe** in Sitzmöbeln, Teppichen usw. (Handelspräparat Acarosan®). Durch diese Maßnahme kann eine Hausstaubmilbenallergie gebessert werden.

Läuse. Kopf-, Kleider- und Filzläuse sind den Menschen befallende blutsaugende Ektoparasiten. Die Übertragung erfolgt von Mensch zu Mensch.

Als **Mittel gegen Läuse** werden wie bei Krätze **Permethrin** (InfectoPedicul®) und **Allethrin** (in Jacutin® Pedicul Spray) angewandt, ein weiteres Läusemittel auf Pyrethrinbasis enthält **Pyrethrumextrakt** (Goldgeist® forte). Die Präparate werden auf die gewaschene behaarte Kopfhaut oder andere befallene Körperstellen aufgetragen und nach der angegebenen Einwirkzeit abgewaschen. Die Behandlung ist ggf. nach 8–10 Tagen zu wiederholen, bei Permethrin beseitigt meist jedoch schon eine Einmaltherapie die Parasiten.

Im Gegensatz zu den oben genannten Substanzen wirkt **Dimeticon** (Polydimethylsiloxan; z. B. in Jacutin® Pedicul Fluid) rein physikalisch. Durch Verlegung der Atemöffnungen der Läuse werden diese ebenso wie ihre Larven und Nissen, ohne toxische Effekte für die betroffenen Personen, zuverlässig abgetötet.

28.7 Tumorerkrankungen der Haut

28.7.1 Hauttumorformen

Die wichtigsten Tumoren der Haut entstehen durch Entartung epithelialer Zellen (heller Hautkrebs) bzw. von Melanozyten (dunkler bzw. schwarzer Hautkrebs). Es handelt sich dabei um das Plattenepithelkarzinom der Haut, Basalzellkarzinom und Melanom. Diese Tumoren, am häufigsten der helle Hautkrebs, werden vor allem durch UV-Licht (intensive Sonnenbestrahlung mit häufigen Sonnenbränden) induziert.

Plattenepithelkarzinom der Haut. Das Plattenepithelkarzinom (spinozelluläre Karzinom, Stachelzellkarzinom), das außer durch Sonnenlicht auch durch Röntgenstrahlung bzw. langfristige PUVA-Therapie (▸ Kap. 28.1.1.3) induziert wird und unbehandelt zum Tod führen kann, beginnt oft als **aktinische Keratose** (lichtbedingtes Carcinoma in situ). Erstes Symptom dieser auch in Europa zahlenmäßig erheblich zunehmenden Erkrankung ist oft eine unauffällige, leicht erhabene, warzenähnliche Hyperkeratose („raue Lichtschwiele"). Die Prävalenz in Mitteleuropa liegt für Männer über 70 Jahren bei 34 %, bei Frauen bei 18 %.

Basalzellkarzinom. Das relativ häufige Basalzellkarzinom (Basaliom) nimmt seinen Ausgang von den basalen Epidermisschichten und Haarfollikeln. Es handelt sich um langsam wachsende, der Haut breit aufsitzende oder im Zentrum eingesunkene Knötchen von derber Konsistenz. Teleangiektasien (durch die Oberhaut scheinende feine, blutrote Gefäßreiser) sind erkennbar. Basaliome wachsen lokal infiltrierend und destruierend, metastasieren jedoch in der Regel nicht (semimaligne Tumoren). Sie finden sich insbesondere bei Personen mit sonnenempfindlicher Haut.

Melanom. Die zumeist tiefbraun bis blauschwärzlich gefärbten malignen Melanome, von denen mehrere Unterformen (primär knotiges Melanom, superfiziell spreitendes Melanom, Lentigo-maligna-Melanom u. a.) existieren, entwickeln sich meist auf klinisch normaler Haut. In etwa 30 % der Fälle entstehen sie jedoch auf der Basis eines seit langem bestehenden Muttermals (Nävuszellnävus). Aufgrund ihrer ausgeprägten und früh einsetzenden lymphogenen und/oder hämatogenen Metastasierung (vorrangig in Lunge und Gehirn) gehören Melanome zu den besonders bösartigen Tumoren. Dafür verantwortlich könnte die Tatsache sein, dass auch normale Melanozyten Wanderzellen sind, die nicht im Gewebeverbund wachsen und keine interzellulären Kontakte ausbilden. Die Inzidenz dieser Erkrankung in Europa liegt derzeit bei ca. 15 Neuerkrankungen pro 100 000 Einwohnern jährlich. Anders als bei den beiden anderen Hauttumoren, die bevorzugt bei älteren Patienten gefunden werden, sind vor allem Personen im mittleren Lebensalter betroffen.

28.7.2 Therapie von Hauttumoren

Die Therapie von **Melanomen** wird in ▸ Kap. 31.9.4 beschrieben. Zur medikamentösen Behandlung der **aktinischen Keratose** und des **Plattenepithelkarzinoms** sind **5-Fluorouracil** (5-FU), **Imiquimod**, **topisches Diclofenac** und **Aminolävulinsäure** zugelassen, zur Behandlung des nicht operablen **Basalioms** kann **Vismodegib** eingesetzt werden.

5-Fluorouracil. Der Thymidilatsynthesehemmer 5-Fluorouracil (▸ Kap. 31.1.1.2) wird bei aktinischen Keratosen als 5 %-ige Creme (Efudix®) 2-mal täglich topisch appliziert. Die übliche Behandlungsdauer beträgt 2–4 Wochen, doch soll die Behandlung so lange fortgesetzt werden, bis die entzündliche Reaktion das Erosionsstadium erreicht hat. Dann ist 5-FU abzu-

28

setzen bis zur Reepithelisierung dauert es im Allgemeinen 4–6 Wochen.

Häufige Nebenwirkungen sind lokale Missempfindungen wie Schmerzen und Brennen. Nach 2–4 Wochen Behandlung erscheinen üblicherweise ausgeprägte Erosionen an den betroffenen Stellen. Außerdem treten Erytheme sowie gelegentlich Blasen und Nekrosen auf.

Die in dem Kombinationspräparat Actikerall® – mit der gleichen Zusammensetzung wie Verrumal® (s. o.) – neben Fluorouracil zusätzlich enthaltene Salicylsäure soll als keratolytische Substanz die mit aktinischen Keratosen einhergehenden Hyperkeratosen reduzieren und die Penetration von 5-Fluorouracil verbessern. Dementsprechend ist die Fluorouracil-Konzentration auf 0,5 % reduziert.

Imiquimod. Eine 5 %ige Imiquimod-Creme (Aldara®, s. o.) wird zur Behandlung kleiner superfizieller Basalzellkarzinome bei Erwachsenen eingesetzt. Die Creme wird 6 Wochen lang 5-mal wöchentlich aufgetragen und für ca. 8 Stunden auf der Haut belassen.

Topisches Diclofenac. Da Läsionen von aktinischen Keratosen Cyclooxygenase-2 (COX-2) überexprimieren, wurde ein Gel (Solaraze®), bestehend aus dem COX-Inhibitor **Diclofenac** (▸Kap. 12.1.3.1) und Hyaluronsäure entwickelt. Die Kombination mit Hyaluronsäure soll zu höheren Diclofenac-Konzentrationen in der Haut führen. Eine komplette Heilung durch das gut verträgliche Gel mit 3 % Diclofenac/2,5 % Hyaluronsäure ist innerhalb von 12 Wochen bei ca. 50 % der Patienten zu erzielen.

Aminolävulinsäure. Aminolävulinsäure (5-Amino-4-oxopentansäure) ist in Form des Methylesters, wodurch die Gewebepenetration erhöht wird, als **Photosensibilisator** im Rahmen einer photodynamischen Therapie (z. B. mit Rotlicht) für die Behandlung von aktinischen Keratosen und Basaliomen indiziert (Handelspräparat Metvix®). Nach topischer Anwendung reichern sich photoaktive Porphyrine intrazellulär in den behandelten Hautläsionen an bzw. werden dort gebildet. Die Anwendung erfolgt kleinflächig auf der betroffenen Hautregion. Die Heilungsrate ist bei oberflächlichen Tumoren besser als bei solchen, die in die Tiefe der Haut reichen.

Vismodegib. Bei einem lokal fortgeschrittenen oder metastasierten Basaliom, bei dem eine chirurgische Behandlung oder eine Bestrahlung nicht (mehr) möglich ist, besteht die Option, den **oral** applizierbaren Hegehog-Signaltransduktionshemmer Vismodegib (Erivedge®, ▸Kap. 31.4) einzusetzen. Der sog. **Hegehog-Signalweg**, ist häufig bei Patienten mit einem Basalkarzinom signifikant aktiviert.

Die Dosierung von Vismodegib beträgt 1-mal täglich 150 mg. Als Nebenwirkungen wurden vor allem Muskelspasmen, Alopezie, Geschmacksstörung, Gewichtsverlust, Müdigkeit und Übelkeit beschrieben.

Photodynamische Hauttumortherapie. Dieses Verfahren wird unter ▸Kap. 31.7 beschrieben

28.8 Lichtschutzsubstanzen

Natürlicher Lichtschutz wird physiologischerweise durch eine verstärkte Hornschicht (Hyperkeratose) und vor allem durch Melanin-Bildung in der Haut erreicht. **Künstlicher Lichtschutz** ist außer durch entsprechende Kleidung durch Auftragen von lichtabsorbierenden („chemischen“) oder lichtreflektierenden („physikalischen“) Lichtschutzsubstanzen möglich.

Bei den lichtabsorbierenden Stoffen, die auch **Lichtfilter** genannt werden, unterscheidet man je nach Lage des Absorptionsmaximums bzw. der Absorptionsbande verschiedene Typen:

- UV-B-Filter (p-Aminobenzoesäure-, Zimtsäure- und Benzimidazol-Derivate),
- UV-A-Filter (Substanzen mit Dibenzoylmethanstruktur) und
- Breitbandfilter (Benzophenon-Derivate).

Lichtreflektierend wirkt insbesondere **Titandioxid** (Microsun® 19), aber auch **Zinkoxid.**

Die Lichtschutzwirkung wird durch den sog. **Lichtschutzfaktor** angegeben. Dieser besagt, um wie viel Mal länger die Haut mit Lichtschutzmittel als ohne Lichtschutzmittel einer Sonnenbestrahlung ausgesetzt werden kann, bis ein Erythem auftritt. Ab einem Lichtschutzfaktor von > 15 spricht man von „Sonnenblockern".

Als Beispiel für ein modernes Lichtschutzmittel sei Daylong® 16 genannt, das die Wirkstoffe p-Methoxyzimtsäure-2-ethylhexylester sowie 2-Hydroxy-4-methoxybenzophenon enthält. Liposomen als Wirkstoffträger gewährleisten die Verfügbarkeit der Lichtschutzsubstanzen im Stratum corneum über einen vollen Tag selbst bei Wassereinwirkung (z. B. durch Schwitzen, Baden).

Ähnliche Kombinationen mehrerer Lichtschutzfaktoren, die im UV-A und UV-B Bereich absorbieren (z. B. Daylong® actinica), eignen sich zur Prävention von verschiedenen Formen des hellen Hautkrebs bei Risikopatienten (z. B. Immunsupprimierten) und bei Lichtdermatosen.

28.9 Pharmakotherapie der androgenetischen Alopezie und des Hirsutismus

Die androgenbedingte Alopezie ist bei Männern und Frauen gleichermaßen die häufigste Ursache eines Haarverlusts. Männer sind häufiger betroffen (ca. jeder 2. Mann), Frauen leiden seltener darunter, ca. 10 % vor und 20–30 % nach der Menopause.

Bei Männern kann **Finasterid** (▸ Kap. 26.4.1; z. B. PROPECIA®) als Hemmstoff der 5α-Reduktase Typ II, die in den das Haar bildenden Zellen vorkommt, das Fortschreiten des Haarausfalls verzögern oder sogar aufhalten. Die Dosierung beträgt 1 mg täglich. Einen die Therapie überdauernden Effekt besitzt diese Substanz allerdings nicht.

Wirksam bei androgenetischer Alopezie bei Frauen und Männern ist ferner der Vasodilatator **Minoxidil** (▸ Kap. 23.2.2.2, z. B. Regaine®), der in unterschiedlicher lokaler Dosierung bei Frauen (2-mal täglich 19 mg) und Männern (2-mal täglich 50 mg) das Haarwachstum fördert und dem Fortschreiten der Alopezie entgegen wirkt.

Ein **übermäßiger Haarwuchs** im Gesicht von Frauen kann als Begleitsymptom der verstärkten Androgenproduktion im Rahmen polyzystischer Ovarien auftreten und bessert sich mit deren antiandrogener Behandlung (▸ Kap. 21.8.3.4). Zur Lokaltherapie des Hirsutismus im Gesicht eignet sich – auch bei der hereditären Form – ferner Eflornithin.

Eflornithin (Vaniqa 11,5 % Creme), ursprünglich zur Behandlung der Schlafkrankheit (▸ Kap. 30.5.2.1) entwickelt, ist ein irreversibler Hemmstoff der Ornithindecarboxylase, welche die Umwandlung von Ornithin zu Putrescin katalysiert. Dieses die Zellteilung stimulierende Polyamin ist auch an der Regulation des Haarwachstums wesentlich beteiligt. Dementsprechend reduziert die Verringerung der Putrescinbildung das Haarwachstum unabhängig von der zugrunde liegenden Ursache. Der Behandlungserfolg wird nach 8 Wochen sichtbar, eine Dauertherapie ist erforderlich. Die Creme wird 2-mal täglich auf die betroffene Gesichtshaut aufgetragen.

Als Nebenwirkungen können Akne sowie Entzündungen des Haarfollikels und der Haut auftreten. Aufgrund reproduktionstoxischer Effekte im Tierversuch ist Eflornithin in der Schwangerschaft kontraindiziert.

29 Vitamine und Spurenelemente

29.1 Vitamine

Vitamine sind lebensnotwendige, in niedriger Dosis (µg- oder mg-Bereich) physiologisch wirksame organische Verbindungen, die im menschlichen Organismus nicht oder nur unzureichend (z. B. bei Mangel an UV-Licht) gebildet werden können. Sie müssen daher dem Organismus als solche oder in Form von Vorstufen, den **Provitaminen**, mit der Nahrung zugeführt werden. Vitamine sind an katalytischen Prozessen (als **Coenzyme**) oder an Steuerungsvorgängen (als **Prohormone**) beteiligt.

Eine vollwertige Nahrung enthält ausreichende Vitaminmengen, ein Vitamindefizit tritt nur selten auf. Durch Fehlernährung bzw. falsche Nahrungszubereitung sowie durch Rauchen oder Alkoholabusus wird ein Vitaminmangel allerdings begünstigt. Am häufigsten besteht ein Mangel an den Vitaminen A, D, B_1, B_6 und Folsäure. Bei zunehmender Unterversorgung kommt es zu einer Funktionsstörung von Enzymen, gefolgt von zunächst unspezifischen Mangelsymptomen (z. B. eingeschränkte körperliche und geistige Leistungsfähigkeit). Ein noch stärkerer Mangel (Hypovitaminose) löst dann meist charakteristische Krankheitssymptome aus, die durch Zufuhr des betreffenden Vitamins beseitigt werden können. Im Endstadium eines schweren Vitaminmangels (Avitaminose) können schlussendlich irreversible Schäden entstehen (z. B. Erblindung bei anhaltendem Vitamin-A-Mangel). Die Speicherfähigkeit des Körpers für das jeweilige Vitamin bestimmt, wie schnell eine unzureichende Vitaminversorgung manifest wird. So liegt beispielsweise die Zeitdauer bis zur Erschöpfung des Vorrats bei Vitamin B_1 zwischen 4 und 10 Tagen, bei Vitamin B_{12} dagegen bei bis zu mehreren Monaten.

Aufgrund ihrer verschiedenen Löslichkeit werden die Vitamine in zwei Gruppen, die **fettlöslichen** und **wasserlöslichen** Vitamine unterteilt. Fettlösliche Vitamine können nur dann resorbiert werden, wenn die Fettresorption intakt ist, d. h. wenn ausreichend Galle sezerniert wird. Außerdem kann eine Überdosierung fettlöslicher Vitamine, vor allem von Vitamin A und D, schwere Gesundheitsschäden hervorrufen, während Überdosierungen wasserlöslicher Vitamine (bei normaler Nierenfunktion) keine nachteiligen Folgen haben.

Indikationen für zusätzliche Vitaminzufuhr. Vitamingaben sind nur erforderlich, wenn eine negative Vitaminbilanz besteht infolge **ungenügender Vitaminzufuhr** (bei einseitiger oder nicht ausreichender Ernährung), **erhöhten Vitaminbedarfs** (z. B. im Säuglingsalter, während der Schwangerschaft, Stillzeit, bei Hochleistungssport, Fieber, Alkoholabusus), **verminderter Vitaminresorption** (z. B. bei fehlendem Intrinsic-Faktor, ▸Kap. 23.1.1.3; Behandlung mit Breitspektrum-Antibiotika, welche die Darm-

Tab. 29.1 Fettlösliche Vitamine – Tagesbedarf, Vorkommen, Funktionen und Mangelkrankheiten

Vitamin	Name	Tagesbedarf[1], Vorkommen[2]	Funktionen	Mangelkrankheit
A	Retinol, Provitamin: Betacarotin	0,8–1 mg, Vitamin A: Leber, Butter, Eigelb; Betacarotin: Karotte, Süßkartoffel, Grünkohl, Getreideflocken, Spinat, Kürbis, Aprikose	Bestandteil des Sehpurpurs; Regulation der Genexpression vieler Proteine, Aufbau von Haut und Schleimhäuten	Nachtblindheit, Xerophthalmie, Schleimhautveränderungen, Hyperkeratose
D	Calciferole	0,02 mg, Lebertran, Matjeshering, Lachs, Kalbfleisch, Avocado, Eier, Champignons, Leber, Butter, Käse	Erhöhung der Calcium-Blutspiegel; Knochenstabilität	Rachitis, Osteomalazie
E	Tocopherole	12–15 mg, Pflanzenöle, z. B. Sonnenblumenöl, Getreide, Milch, Eier	Radikalfänger, Zellschutz vor freien Radikalen	Muskelschwäche, neurologische Störungen
K	Phyllochinon (K_1), Menachinon (K_2), Menadion (K_3)	0,06–0,08 mg, Grünkohl, Spinat, Traubenkernöl, Rosenkohl, Fenchel, Brokkoli, Linsen, Sauerkraut	Bildung aktiver Gerinnungsfaktoren II, VII, IX, X (Prothrombinkomplex) und endogener Gerinnungsinhibitoren (Protein C und S); Regulation der Blutgerinnung	Blutgerinnungsstörungen

[1] Erwachsene,
[2] angegeben ist eine Auswahl an Lebensmitteln mit besonders hohem Gehalt

flora schädigen), **verstärkter Biotransformation** von Vitaminen (z. B. bei Rauchern) oder **Störungen der Aktivierung von Vitamin D** (z. B. bei Niereninsuffizienz). Zur Prophylaxe gibt man bis zum Dreifachen, bei manifestem Mangel bis zum Zehnfachen des Tagesbedarfs (Tab. 29.1, Tab. 29.2).

29.1.1 Fettlösliche Vitamine

Zu den fettlöslichen Vitaminen zählen die Vitamine A, D, E und das in ▸Kap. 23.1.3.1 beschriebene Vitamin K.

29.1.1.1 Vitamin A (Retinol)

Vitamin A (Tab. 29.1), ein licht- und sauerstoffempfindlicher Diterpenalkohol, wird in der Darmwand durch oxidative Spaltung von Provitaminen, den **Carotinen**, oder durch Hydrolyse von Retinylestern (aus tierischen Produkten) gebildet. Die Speicherung erfolgt hauptsächlich in der Leber nach (Re-)Veresterung. Bei Bedarf wird Vitamin A aus den Speichern hydrolytisch freigesetzt und ins Plasma abgegeben, wo es als sehr lipophile Substanz in Form von Proteinkomplexen, bestehend aus Retinol-bindendem Protein (RBP) und Transthyretin (TTR), gebunden transportiert wird. Ausscheidungsprodukte sind u. a. Retinolglucuronid sowie die freie oder konjugierte Vitamin-A-Säure (all-trans-Retinsäure, Tretinoin).

Das wichtigste Provitamin ist **Betacarotin** (s. u.), aus dem formal zwei Moleküle Vitamin A entstehen können. Doch wird Betacarotin nicht quantitativ ausgenutzt (6 µg Betacarotin sind 1 µg Retinol äquivalent). Wird Betacarotin in Mengen aufgenommen, die den aktuellen Bedarf an Vitamin A übersteigen, erfolgt keine Spaltung zu Vitamin A, vielmehr wird das Provitamin im Gewebe gespeichert. Daher kann durch Betacarotin keine Hypervitaminose ausgelöst werden.

Physiologische Bedeutung, Wirkungsmechanismus. Vitamin A ist notwendig für das **Wachstum** des gesamten Körpers, die Differenzierung von Epithelzellen, die Reproduktion (Spermiogenese), die embryonale Entwicklung und die **Sehfunktion**. Die Epithelzellen der Schleimhaut werden von Vitamin A vor der Verhornung geschützt (Epithelschutzfunktion). Durch Abdichtung der Epithelien und Stimulation der Schleimproduktion verhindert Vitamin A das Eindringen von Krankheitserregern (antiinfektiöse Funktion). An der Haut fördert Vitamin A dagegen die Verhornung.

Retinol wird Rezeptor-vermittelt von den Zielzellen aufgenommen, intrazellulär an das zelluläre Retinol-bindende Protein (CRBP, Cellular Retinol Binding Protein) gebunden und zu **all-trans-** und **9-cis Retinsäure** oxidiert, die an ein weiteres Protein, das zelluläre Retinsäure-bindende Protein (CRABP, Cellular Retinoic Acid Binding Protein) gebunden werden. Nach Translokation in den Zellkern interagiert Retinsäure mit **nukleären Retinsäurerezeptoren** (RAR, RXR), die als Transkriptionsfaktoren fungieren. Die Retinsäure-Rezeptor-Komplexe beeinflussen dann nach Dimerisierung bzw. Heterodimerisierung die Genexpression und damit die Proteinsynthese. Auf diese Weise wird die Bildung von mehr als 40 verschiedenen Proteinen (z. B. von Rezeptoren des epidermalen Wachstumsfaktors) gesteuert.

Beim **Sehvorgang** stellt der Aldehyd **Retinal** die Wirkform von Vitamin A dar: Vitamin A (all-trans-Retinol) wird dabei zunächst zum 11-cis-Retinol isomerisiert und anschließend zum entsprechenden Aldehyd, dem 11-cis-Retinal, dehydriert. Dieser bindet an **Opsin-Proteine** und bildet so in den Stäbchenzellen der Netzhaut das Sehpigment **Rhodopsin** (Sehpurpur), bei dem es sich um einen G-Protein gekoppelten Rezeptor handelt. Bei Belichtung wird 11-cis-Retinal in all-trans-Retinal umgewandelt, wodurch es zu einer allosterischen Konformationsänderung und Aktivierung von Rhodopsin (zu Metarhodopsin II) kommt, sodass nun Transducin, ein G-Protein, andocken kann. Dadurch wird eine Signalkaskade ausgelöst, die letztendlich zu einer verringerten Freisetzung von Glutamat führt, das an den Synapsen zwischen den Photorezeptorzellen und den Bipolarzellen (afferenten Neuronen) der Retina das „Dunkelsignal“ vermittelt. Fehlt Glutamat melden die Neurone die Veränderung als Signal für Licht an das Gehirn. Die Regenerierung des Sehpurpurs erfolgt im Dunkeln durch Isomerisierung von all-trans-Retinal in 11-cis-Retinal.

Vitamin-A-Mangel und Therapie. Außer bei unzureichender Zufuhr von Vitamin A oder Carotinen mit der Nahrung kann ein Vitamin-A-Mangel bei Störungen der Fettresorption (z. B. bei Pankreaserkrankungen) auftreten. Für eine Substitutionstherapie (z. B. mit Vitamin A 30 000 IE JENAPHARM®) bei Nachtblindheit sind 10–15 mg täglich über 2–3 Wochen ausreichend.

Überdosierungssymptome. Eine **akute Überdosierung** wird bei Personen beobachtet (z. B. Polarforschern), die sich einseitig mit Robbenleber ernähren. Als Symptome treten Übelkeit, Erbrechen, Kopfschmerzen und Hirndruckzeichen auf. **Chronische Überdosierungen**, vor allem bei Kindern (täglich > 10 mg), äußern sich u. a. in Appetitverlust, Austrocknung der Haut, Haarausfall, Mundwinkelrhagaden, Knochen- und Gelenkschmerzen und Wachstumsverzögerungen. Die toxischen Dosen liegen allerdings so hoch, dass bei den üblichen Vitamin-A-Gaben keine Überdosierung zu befürchten ist. **Missbildungen** können außer durch einen Vitamin-A-Mangel auch durch eine überhöhte Vitamin-A-Zufuhr (> 3 mg/Tag) bedingt sein. Zur Vermeidung einer Schädigung des Kindes soll daher in der Frühschwangerschaft die aufgenommene Retinol-Dosis 3 mg/Tag nicht überschreiten. Die Behandlung von Frauen im gebärfähigen Alter mit Dosen > 8 mg erfordert einen sicheren Konzeptionsschutz.

Therapeutische Bedeutung von Betacarotin. Wie die Vitamine C und E inaktiviert auch Betacarotin (Betacaroten; Carotaben®) Singulett-Sauerstoff und freie Radikale. Aufgrund dieser Eigenschaft wirkt es der Photosensibilisierung durch Hämatoporphyrin entgegen und verbessert die Lichttoleranz. Daher wird es bei Protoporphyrie, polymorphen Lichtdermatosen und Pigmentanomalien angewandt. Die Dosierung beträgt 25–50 (–200) mg/Tag. Durch Ablagerung von Betacarotin kommt zu einer rötlichen Färbung der Haut.

29.1.1.2 Vitamin D

Colecalciferol (Vitamin D_3), das physiologische D-Vitamin, kann im Körper selbst synthetisiert werden. Durch Einwirkung von UV-Strahlen entsteht es in den Keratinozyten der Haut aus **7-Dehydrocholesterol**, das in der Leber aus Cholesterol gebildet wird. Diese Eigenproduktion reicht jedoch während der ersten beiden Lebensjahre wegen des hohen Bedarfs in der Wachstumsphase meist nicht aus. Daher muss eine konsequente Behandlung aller Säuglinge und Kleinkinder mit Vitamin D_3 durchgeführt werden, um die Vitamin-D-Mangelkrankheit, die **Rachitis**, zu verhindern.

Vitamin D_3 selbst ist praktisch nicht wirksam, sondern ein **Prodrug** (Prohormon). Die eigentliche Wirkform ist **Calcitriol** (1,25-Dihydroxycolecalciferol). Die Hydroxylgruppe an C-25 von Calcitriol wird in der Leber, die an C-1 in der Niere eingeführt. Aufgrund der Bildung der eigentlichen Wirksubstanz in einem speziellen Organ, der Abgabe ins Blut und der Wirkung entfernt vom Bildungsort ist Calcitriol als Hormon (**D_3-Hormon**) zu bezeichnen.

Physiologische Bedeutung, Wirkungsmechanismus. Vitamin-D_3-Hormon ist zusammen mit Parathormon (▸ Kap. 21.4.1) für die Aufrechterhaltung der physiologischen **Calciumionen-Konzentration** im Blut erforderlich. Durch Steigerung der Calciumresorption aus dem Darm, der Rückresorption von Calciumionen in den Nierentubuli mittels der Transient-Rezeptor-Potenzial-(TRP-)Kanäle sowie der Osteoklastentätigkeit im Knochen erhöht es den Blutcalciumspiegel. Neuere Untersuchungen ergaben, dass Calcitriol außerdem auch für die normale Proliferation und Differenzierung der Hautzellen wichtig ist. Ferner wirkt es immunmodulierend, und zwar wird die Aktivität von T-Lymphozyten gehemmt, die von Makrophagen dagegen gefördert. Darüber hinaus hat sich gezeigt, dass Vitamin D die Insulinsensitivität- und sekretion verbessern und so die Blutzuckerstoffwechsellage bei Diabetikern verbessern kann.

Der Wirkungsmechanismus von Calcitriol ähnelt dem von Vitamin A. Nach Bindung an einen spezifischen zytosolischen Rezeptor und Transfer des Hormon-Rezeptor-Komplexes in den Zellkern stimuliert 1,25-Dihydroxy-D_3 die Bildung von Proteinen, u. a. von Calbindin D, die am Calciumtransport und Calciumstoffwechsel beteiligt sind. Außer Nieren- und Darmepithelien sowie Osteozyten besitzen zahlreiche andere Zellen Vitamin-D-Hormon-Rezeptoren. Ihr Vorkommen in Keratinozyten, Fibroblasten sowie Monozyten, Makrophagen und aktivierten B- und T-Lymphozyten erklärt den Einfluss von Calcitriol auf die Haut und das Immunsystem.

Vitamin-D-Mangel und Therapie. Vitamin-D-Mangel, der ohne prophylaktische Gabe des Vitamins häufig wäre, verursacht bei Säuglingen und Kleinkindern die schon erwähnte **Rachitis**, bei der die Kalkarmut und abnorme Weichheit des Knochensystems zu Deformierungen des Skeletts führt. Sinkt der Blutcalciumspiegel weiter ab, treten tetanische Krämpfe auf. Bei Erwachsenen bewirkt ein ausgeprägter Vitamin-D-Mangel Osteomalazie.

Zur **Rachitisprophylaxe** werden Säuglingen und Kleinkindern 1–1,5 Jahre lang täglich 500 IE (0,0125 mg) Vitamin D_3 (z. B. Vigantoletten®) gegeben. Bei der **Rachitistherapie** werden 10 000 IE täglich oder als Stoß einmal 15 mg verabreicht. Gleichzeitig müssen Calcium- und Phosphationen angeboten werden, da deren Resorption gestört war und keine ausreichenden Vorräte für den nun schnell einsetzenden Verknöcherungsprozess vorhanden sind. Zur **Osteoporoseprophylaxe** (▸ Kap. 21.4.3) werden fixe Kombinationspräparate von Vitamin D_3 mit Calciumcarbonat verwendet (z. B. Calcium-Sandoz® D Osteo).

Überdosierungssymptome. Überdosierungen von Vitamin D_3 können schwere Intoxikationen hervorrufen, die sich auf einen zu hohen Blutcalciumspiegel zurückführen lassen („Calcinose-Wirkung"). Sie entsprechen damit dem Krankheitsbild einer Parathormonvergiftung. Als klinische Symptome treten Erbrechen, Durchfälle, Kopf- und Gelenkschmerzen auf. Nierenversagen kann zum Tode führen. Bei rechtzeitigem Absetzen der Vitamin-D_3-Zufuhr sind die Vergiftungserscheinungen reversibel, auch die Gefäßverkalkungen gehen zurück.

Hydroxylierte Vitamin-D-Derivate. Bei chronischer Niereninsuffizienz und der genetisch determinierten sog. Vitamin-D-resistenten Rachitis wird Colecalciferol nicht genügend in Calcitriol umgewandelt. Als Folge davon ist die Calciumaufnahme durch den Darm vermindert, und im Knochen kann es zu einer Demineralisierung (**renalen Osteopathie**) kommen. Diese ist mit hydroxylierten Vitamin-D-Derivaten, insbesondere mit **Calcitriol** selbst, behandelbar (mittlere Anfangsdosis 0,25 µg pro Tag; z. B. Rocaltrol®). Auch das rasch in der Leber zu Calcitriol biotransformierte **Alfacalcidol** (1-Hydroxycolecalciferol; z. B. Bondiol®) ist geeignet. Dieses wird außerdem in Kombination mit Alendronat (Tevabone®) zur Osteoporosetherapie angewandt (▸Kap. 21.4.3).

Sonstige Vitamin-D-Derivate. Das Calcitriol-Derivat **Paracalcitol** (Zemplar®) dient zur Prävention und Therapie eines sekundären Hyperparathyreoidismus (▸Kap. 21.4.1.2). Therapeutisch eingesetzt werden ferner das Ergosterol-Derivat **Dihydrotachysterol** (DHT; z. B. A. T. 10®) zur Behandlung eines Hypoparathyreoidismus (▸Kap. 21.4.1.1) sowie **Calcipotriol** (z. B. Psorcutan®) und **Tacalcitol** (Curatoderm®) zur Lokaltherapie der Psoriasis (▸Kap. 28.1.1).

29.1.1.3 Vitamin E

Unter dem Sammelbegriff Vitamin E (◘Tab. 29.1) werden alle natürlichen und synthetischen **Tocopherole** (Mono-, Di- und Trimethyl-Tocole) und **Tocotrienole** zusammengefasst, die qualitativ wie **α-Tocopherol** (s. u.) wirken, das die wichtigste in der Natur vorkommende Substanz mit Vitamin-E-Aktivität ist. Die Resorption von Vitamin E erfolgt wie bei anderen fettlöslichen Vitaminen in Abhängigkeit von der Art und Menge der Nahrungsfette sowie der Anwesenheit von Gallensäuren. Vitamin-E-Ester müssen vor der Resorption hydrolysiert werden. Ausgeschieden wird Vitamin E vor allem in Form des glucuronidierten Hydrochinon-Derivats über die Galle sowie als Tocopheronsäure und dessen Lacton über die Nieren.

Physiologische Bedeutung. Vitamin E ist an Oxidations-Reduktions-Vorgängen des Intermediärstoffwechsels beteiligt. Als **lipophiler Radikalfänger** vermindert es die Peroxidbildung von höher ungesättigten Fettsäuren in den Membranlipiden, in die es aufgrund seiner langen Seitenkette integriert wird. Dabei entsteht ein relativ stabiles α-Tocopherol-Radikal, das an der Membranoberfläche durch Transfer auf wasserlösliches Vitamin C im Zytosol) zu Vitamin E regeneriert wird. Auch lagert sich Tocopherol in Low-density-Lipoproteine (LDL, ▸Kap. 23.2.1.1) ein, deren Bestandteile es ebenfalls vor oxidativer Zerstörung schützt. Hinzu kommt – wie bei Vitamin C – eine Hemmung der Nitrosaminbildung. Ferner wird ein Einfluss von Vitamin E auf die Membranfluidität, die Aktivität verschiedener Enzyme (z. B. Hemmung der Phospholipase A_2) sowie die Nucleinsäure- und Eiweißsynthese diskutiert.

Vitamin-E-Mangel und Therapie. Der Vitamin-E-Bedarf ist erhöht bei vermehrter Zufuhr ungesättigter Fettsäuren sowie bei stärkerer körperlicher oder geistiger Belastung. Ein Vitamin-E-Mangel ist dennoch selten. Wie bei anderen fettlöslichen Vitaminen kann er infolge unzureichender Gallensekretion in den Dünndarm, außerdem bei Patienten mit A-β-Lipoproteinämie oder chronisch-entzündlichen Darmerkrankungen vorkommen. Die Folgen (Verkürzung der Erythrozytenlebensdauer, Kreatinurie, vermehrte Lipofuscinbildung, Muskelschwäche, neurologische Störungen) treten bei Erwachsenen erst nach ca. 10 Jahren, bei Kindern dagegen bereits nach 18–24 Monaten einer andauernden Fett- und Vitamin-E-Malabsorption auf.

Orale Vitamin-E-Gaben (z. B. Optovit®) bis 100 mg/Tag gelten als (noch) physiologisch. 100–200 (–400) mg/Tag werden ohne Nebenwirkungen vertragen. Bei höheren täglichen Dosen wurde jedoch entgegen den Erwartungen ein erhöhtes Risiko für kardiovaskuläre Erkrankungen festgestellt. Auch haben sich die Hoffnungen auf eine tumorverhindernde Wirkung durch hohe Vitamin-E-Dosen nicht erfüllt.

29.1.2 Wasserlösliche Vitamine

Zu den wasserlöslichen Vitaminen zählen die Vitamine B_1, B_2, B_6, Niacin, Biotin, Pantothensäure und Vitamin C sowie Vitamin B_{12} und Folsäure, die in ▸ Kap. 23.1.1.3 besprochen werden.

29.1.2.1 Vitamin B_1 (Thiamin)

Vitamin B_1 (◘ Tab. 29.2) ist empfindlich gegen Oxidations- und Reduktionsmittel, auch wird es in alkalischen, wässrigen Lösungen rasch gespalten. Durch aktiven Transport wird Thiamin nach Gabe niedriger Dosen (< 1 mg) nahezu vollständig resorbiert. Bei einer Dosis von 5 mg beträgt die Resorptionsquote dagegen nur noch 33 %. Die Halbwertszeit liegt zwischen 9,5 und 18,5 Tagen. Die Ausscheidung erfolgt als unverändertes Thiamin sowie in Form verschiedener Metaboliten (u. a. Thiamin-Schwefelsäureester, Thiaminsäure) über die Niere.

Um auch bei höherer Dosierung (bis 300 mg/Tag) eine gute Bioverfügbarkeit zu erreichen, wurde **Benfotiamin** entwickelt, das als fettlösliche Verbindung gut resorbiert und nach Resorption in Vitamin B_1 umgewandelt wird. Bei Patienten mit diabetischer Neuropathie konnte mit Benfotiamin u. a. eine Verbesserung der Nervenleitgeschwindigkeit gezeigt werden.

Physiologische Bedeutung. Vitamin B_1 wird im Organismus phosphoryliert und geht dabei in seine wirksame Form, das **Thiamindiphosphat** (TDP), über. TDP ist das **Coenzym** der 2-Oxosäuren-Dehydrogenase-Komplexe. Dabei handelt es sich um Multienzymkomplexe, bei denen 2-Oxosäuren (2-Ketosäuren) unter Decarboxylierung in Acyl-Coenzym-A-Verbindungen umgewandelt werden. Aufgrund dieser Funktion hat Thiamindiphosphat für den Kohlenhydratstoffwechsel große Bedeutung. Vitamin B_1 ist ferner für die Transketolase-Reaktion wichtig, bei der es Glycolaldehyd auf einen C_5-Zucker, z. B. Ribose oder Erythrose, überträgt. Außerdem ist Vitamin B_1 maßgeblich an der Erregungsleitung im peripheren Nervensystem sowie am Stoffwechsel verschiedener Neurotransmitter beteiligt.

Vitamin-B_1-Mangel und Therapie. Reiner Vitamin-B_1-Mangel äußert sich beim Menschen u. a. in verminderter geistiger und körperlicher Leistungsfähigkeit. Die **Beri-Beri**, ein Krankheitsbild, das seit dem Altertum bei der hauptsächlich von Reis lebenden Bevölkerung ostasiatischer Länder bekannt war, ist eine komplexe Avitaminose, an der neben einem Vitamin-B_1-Mangel auch noch der Mangel an anderen B-Vitaminen beteiligt ist. Die voll ausgeprägte Erkrankung ist durch eine Polyneuritis mit Parästhesien und Paresen, psychische Veränderungen und Muskelatrophie charakterisiert. Einen schweren Vitamin-B_1-Mangel findet man auch bei der **Alkoholabusus-bedingten Polyneuropathie**.

Die Substitution von Thiamin ist nur bei erhöhtem Vitamin-B_1-Bedarf, z. B. während der Schwangerschaft, bei Alkoholikern und bei einseitiger Kohlenhydraternährung indiziert. Im Allgemeinen genügt die orale Zufuhr von 10 (–40) mg Vitamin B_1 (z. B. in Betabion®) täglich. Bei Resorptionsstörungen ist die parenterale Gabe (mit dem Risiko anaphylaktoider Reaktionen) oder die Applikation des Vitamin-B_1-Derivats **Benfotiamin** (z. B. milgamma® mono) notwendig.

29.1.2.2 Vitamin B_2 (Riboflavin)

Riboflavin (◘ Tab. 29.2) ist sehr lichtempfindlich und in alkalischer Lösung auch unbeständig gegen Erhitzen. Es kommt in allen tierischen und pflanzlichen Zellen vor. Die Resorption erfolgt bei niedriger Dosierung mittels aktiven Transports, bei höheren Konzentrationen durch pas-

Tab. 29.2 Wasserlösliche Vitamine – Tagesbedarf, Vorkommen, Funktionen und Mangelkrankheiten

Vitamin	Name	Tagesbedarf[1], Vorkommen[2]	Funktionen	Mangelkrankheiten
B_1	Thiamin	1,0–1,2 mg, Weizenkeime, Sonnenblumenkerne, Hefe, Sojabohnen, Vollkorngetreide, Erbsen, Schweinefleisch	Coenzym von 2-Oxosäuren-Dehydrogenasekomplexen; Kohlenhydratstoffwechsel, Erregungsleitung im peripheren Nervensystem	Beri-Beri, Polyneuritis, Herzinsuffizienz
B_2	Riboflavin	1,2–1,5 mg, Leber, Hefe, Getreidekeime, Hülsenfrüchte, Brokkoli, Grünkohl, Spinat, Steinpilze, Fisch, z. B. Makrele, Fleisch	Coenzym der Flavinenzyme; Oxidations-und Reduktionsprozesse, Energiewinnung; Aminosäure- und Fettsäurestoffwechsel	Stomatitis, Dermatitis u. a.
B_6	Pyridoxin	1,2–1,6 mg, Sojabohnen, Hummer, Lachs, Walnüsse, Sonnenblumenkerne, Hefe, Fleisch, Bananen	Coenzym von Transaminasen; Aminosäurestoffwechsel	Polyneuropathie, Dermatitis
B_{12}	Cobalamine	0,003 mg, Leber, Fisch, Fleisch, Eier, Käse, Milch	Coenzym der Methionin-Synthase und der Methylmalonyl-CoA-Mutase; Zellteilung, Blutbildung, Nervensystem	Perniziöse Anämie, neurologische Störungen
(B_3)	Niacin	13–15 mg, Hefe, Erdnüsse, Hühnerleber, Fleisch, Reis, Pilze, Hülsenfrüchte	Redoxvorgänge, ATP-Gewinnung; Kohlenhydrat-, Fettsäure- und Aminosäurestoffwechsel	Pellagra
(B_9)	Folsäure	0,4 mg, Hefe, Hülsenfrüchte, grünes Blattgemüse, z. B. Rosenkohl, Schweineleber, Eier, Käse, Erdbeeren, Fleisch	Übertragung von C_1-Bausteinen z. B. bei der Synthese von Purinbasen; Zellteilung	Megaloblastäre Anämie, erhöhte Missbildungsrate in der Schwangerschaft
(B_5)	Pantothensäure	6 mg, Butter, Schweineleber, Hefe, Erdnüsse, Milch, Eier, Fisch, Pilze, Hülsenfrüchte, Fleisch	Bestandteil von Coenzym A; Fett-, Kohlenhydrat-, Eiweißstoffwechsel; Zellwachstum- und differenzierung	Fußschmerzen, „burning-feet-Syndrom"
H	Biotin	0,03–0,06 mg, Sojabohnen, Erdnüsse, Hefe, Schweineleber, Milch, Eier, Haferflocken	Prosthetische Gruppe von Enzymen, die Carboxylgruppen übertragen; Fett-, Kohlenhydrat-, Eiweißstoffwechsel	Dermatitis
C	Ascorbinsäure	100 mg, Acerola, Sanddornbeeren, schwarze Johannisbeeren, Erdbeeren, Zitronen, Paprika, Brokkoli, Meerrettich	Redoxsystem, Hydroxylierung von Nebennierenhormonen, Aminosäuren u. a., Aktivierung von Thrombin; Antioxidanswirkung	Skorbut, Infektanfälligkeit

[1] Erwachsene,
[2] angegeben ist eine Auswahl an Lebensmitteln mit besonders hohem Gehalt

sive Diffusion. Der Körperbestand beträgt ca. 120 mg. Riboflavin wird unverändert sowie in Form verschiedener Hydroxy- und anderer Metaboliten renal ausgeschieden.

Physiologische Bedeutung. Vitamin B_2, das zusammen mit Dihydro-Riboflavin ein Redoxsystem bildet, wird nach der Resorption aus dem Dünndarm in der Darmschleimhaut zu Riboflavin-5-phosphorsäure (**FMN** = Flavinmononucleotid) phosphoryliert. Flavinmononucleotid und Flavin-Adenin-Dinucleotid (**FAD**), das aus FMN und Adenosinmonophosphat entsteht, sind **Coenzyme** der **Flavinenzyme** (Flavoproteide). Diese sind für die Wasserstoffübertragung in der Atmungskette, die Dehydrierung von Fettsäuren, die oxidative Desaminierung von Aminosäuren und für weitere Oxidations-Reduktions-Vorgänge (z. B. mittels Aldehydoxidasen) unentbehrlich.

Vitamin-B_2-Mangel und Therapie. B_2-Mangelerscheinungen treten beim Menschen selten auf. Hauptsächlich kommen sie bei älteren Menschen, bei chronischem Alkoholabusus und nach anhaltender Diarrhö bzw. zusammen mit einer allgemeinen Unterernährung vor und äußern sich dann in einer Gesichtsdermatitis (Mundwinkelrhagaden, Gesichtsekzem, Cheilitis), Glossitis, Konjunktivitis und Vaskularisierung der Hornhaut. In Tierversuchen wurden bei B_2-Mangel Embryopathien (z. B. Extremitätenmissbildungen) beobachtet.

Bei Mangelerscheinungen werden 10–20 mg (z. B. Vitamin B_2 JENAPHARM®) täglich gegeben.

29.1.2.3 Vitamin B_6 (Pyridoxin)

Unter dem Begriff Vitamin B_6 oder Pyridoxin (◘ Tab. 29.2) werden die drei Stoffe **Pyridoxol**, **Pyridoxal** und **Pyridoxamin** zusammengefasst, die vom Organismus in gleicher Weise verwertet werden können. Therapeutisch wird meist Pyridoxol benutzt, das gegen Wärme, Alkalien und Säuren beständig ist. Vitamin B_6 kommt in allen lebenden Zellen vor. Pyridoxin, Pyridoxal und Pyridoxamin werden rasch und gut im oberen Jejunum und Ileum passiv resorbiert. Hauptausscheidungsprodukt im Urin ist 4-Pyridoxinsäure.

Physiologische Bedeutung. Die eigentlich wirksame Verbindung ist **Pyridoxal-5-phosphat**, das als **Coenzym** von Aminosäuretransferasen (Transaminasen), Aminosäuredecarboxylasen und Aminosäurelyasen für den **Aminosäurestoffwechsel** unentbehrlich ist. Neben der Bildung von Delta-Lävulinsäure und Sphingomyelin ist es auch an der Umwandlung von Methionin zu Cystein beteiligt. Erhöhte Blutspiegel an Homocystein, das als Zwischenprodukt der Reaktion auftritt, werden mit einer gefäßschädigenden Wirkung in Verbindung gebracht (s. u.).

Vitamin-B_6-Mangel und Therapie. Ein isolierter Vitamin-B_6-Mangel (mit Neuritiden, epileptiformen Krämpfe, hypochromen Anämien und Hauterkrankungen) ist relativ selten. Bei Langzeitbehandlung mit Isoniazid, Protionamid oder Penicillamin können Neuritiden infolge eines B_6-Mangels entstehen, der dadurch bedingt ist, dass NH_2-Gruppen dieser Stoffe mit der Aldehydgruppe von Pyridoxal reagieren und dieses damit seiner Funktion entziehen. Vitamin-B_6-Mangelerscheinungen findet man ferner bei Alkoholikern infolge von Resorptionsstörungen sowie aufgrund der Reaktion von Acetaldehyd mit Pyridoxal.

Bei langfristiger Einnahme oraler Kontrazeptiva, eiweißreicher Ernährung, in der Gravidität, bei Stillenden und Hämodialysepatienten ist der Vitamin-B_6-Bedarf erhöht. Eine prophylaktische Gabe von 1,5–25 mg Vitamin-B_6 (z. B. Vitamin B6-Hevert®) täglich ist sinnvoll, sofern eine ausreichende Zufuhr durch die Nahrung nicht gesichert ist. Es ist beschrieben, dass ein Mangel an Vitamin B_6, Folsäure und Vitamin B_{12} zu einem Anstieg der Homocystein-Plasmaspiegel führen kann. Da eine Hyperhomocysteinämie einen Risikofaktor für Atherosklerose, Makuladegeneration und andere Erkrankungen darstellt, wird zurzeit diskutiert, diese erhöhten Spiegel durch Gabe eines Vitamin-B-Komplexes (Vitamin B_6, Folsäure, Vitamin B_{12}; z. B. Medyn® forte) zu senken. In hohen Dosen

(100–300 mg täglich) wird Vitamin B_6 auch bei Strahlenschäden (mit gesteigertem Eiweißabbau), Neuritis nach Isoniazid-, Protionamid- oder Penicillamingaben sowie bei genetisch bedingten Aminosäurestoffwechselstörungen (z. B. Homocystinurie, Histidinämie, Hyperglycinämie) gegeben.

29.1.2.4 Nicotinamid (Niacin)

Nicotinamid (Nicotinsäureamid, ◘ Tab. 29.2), eine gegen Wärme und Oxidationsmittel unempfindliche Substanz, wird immer mit der Nahrung aufgenommen, auch kann es im Säugetierorganismus aus **Tryptophan** gebildet werden. Mangelzustände treten daher nur unter besonderen Voraussetzungen, z. B. bei Tryptophan-armer Ernährung (Mais), auf. **Nicotinsäure** ist wie Nicotinamid selbst zur Substitutionstherapie geeignet, da sie nach der Resorption amidiert und als Nucleotid gespeichert wird. Beide Substanzen werden bei oraler Applikation gut resorbiert. Die Halbwertszeit beträgt nur ca. 1 Stunde. Hauptausscheidungsprodukte sind am Stickstoff methylierte quartäre Ammoniumverbindungen.

Physiologische Bedeutung. Nicotinamid ist ein Baustein der Pyridinnucleotide, die wasserstoffübertragende **Coenzyme** der **Oxidoreduktasen** sind. In diesen Coenzymen, dem Nicotinamid-Adenin-Dinucleotid (**NAD^+**) und dem Nicotinamid-Adenin-Dinucleotid-Phosphat (**$NADP^+$**) ist Nicotinamid N-glycosidisch mit Ribose verknüpft. Ihre Funktion besteht in der reversiblen Aufnahme von Wasserstoff. $NADP^+$ ist an Redoxvorgängen zahlreicher körpereigener und körperfremder Stoffe, NAD^+ bevorzugt an denen der Atmungskette beteiligt und dient damit zur ATP-Gewinnung.

Nicotinamid-Mangel und Therapie. Die typische Nicotinamid-Avitaminose ist die **Pellagra,** an deren Entstehen allerdings auch noch der Mangel an anderen Vitaminen beteiligt ist. Zur Therapie werden daher Vitamin-B-Komplex-Präparate (z. B. Vitamin B-Komplex forte Hevert®) gegeben. Pellagra trat früher häufig in Ländern auf, in denen Mais (s. o.) als Hauptnahrungsmittel verwendet wurde. Sie ist durch eine Dermatitis an belichteten Hautstellen, Verdauungsstörungen und degenerative Veränderungen des Zentralnervensystems (infolge unzureichender Serotoninbildung) gekennzeichnet (**„3-D-Krankheit“:** Dermatitis, Diarrhö, Demenz). Symptome eines Nicotinamid-Mangels können auch durch Isoniazid (▸ Kap. 30.2.1.1) hervorgerufen werden. Dieses wird dabei anstelle von Nicotinamid als falscher Baustein in das Coenzym eingebaut.

Zur Behandlung von Nicotinamid-Mangelzuständen werden 200 mg (z. B. Nicobion®) 1-mal täglich gegeben.

29.1.2.5 Pantothensäure

Pantothensäure (◘ Tab. 29.2) ist ein Bestandteil von Coenzym A. In neutraler Lösung ist sie weitgehend beständig, wird aber in saurem oder alkalischem Milieu insbesondere beim Erhitzen zerstört. Bei oraler Gabe wird Pantothensäure rasch und nahezu vollständig resorbiert und in den Körperzellen in **Coenzym A** umgewandelt. Die Ausscheidung erfolgt vorwiegend renal in unveränderter Form sowie als 4-Phosphopantothenat.

Physiologische Bedeutung. Coenzym A dient zur Aktivierung der Essigsäure sowie längerkettiger Fettsäuren und besitzt damit eine fundamentale Bedeutung für den gesamten Stoffwechsel. Die Fettsäure wird als Thioester an Coenzym A gebunden (Bildung von Acyl-CoA, insbesondere Acetyl-CoA) und ist durch die hohe Bindungsenergie der Thioestergruppe besonders reaktionsfähig. Da Acetyl-CoA durch Acetylierung von Proteinen, vor allem Histonen, die Genexpression beeinflusst, ist Pantothensäure auch an Zellwachstum und -differenzierung beteiligt. Hierauf ist auch die Förderung der Neubildung von Granulationsgewebe und damit eine bessere Wundheilung zurückzuführen. Mangelerscheinungen sind beim Menschen nicht bekannt.

Dexpanthenol (z. B. Bepanthen®), der der Pantothensäure entsprechende Alkohol, wird parenteral (i. v., i. m.) zur Prophylaxe und Therapie der postoperativen Blasen- und Darmatonie (Anregung der Peristaltik) sowie lokal zur Förderung der Wundheilung benutzt.

29.1.2.6 Biotin (Vitamin H)

Vitamin h (◘ Tab. 29.2) ist eine hitze-, säure- und alkalibeständige Substanz. Dagegen wird sie durch Oxidationsmittel und UV-Licht zerstört. Biotin kommt in allen Zellen vor. In der Nahrung liegt Biotin vor allem proteingebunden vor. Im Magen-Darm-Kanal wird es durch die **Biotinidase** abgespalten. Die Resorption erfolgt im niedrigen Konzentrationsbereich durch aktiven Transport, bei hohen Konzentrationen durch Diffusion, die Ausscheidung vorwiegend als freies Biotin.

Physiologische Bedeutung. Biotin ist die **prosthetische Gruppe** von Enzymen, die Carboxylgruppen übertragen. In einer ATP-abhängigen Reaktion wird Kohlendioxid von Biotin aufgenommen („aktives Carboxyl") und danach an das jeweilige Substrat abgegeben.

Biotin-Mangel und Therapie. Mangelerscheinungen treten beim Menschen normalerweise nicht auf, zumal auch Darmbakterien Biotin produzieren. Durch Einnahme großer Mengen von rohem Eiklar kann allerdings (theoretisch) eine Biotin-Mangeldermatitis ausgelöst werden. Eiklar enthält ein spezifisches Protein, das **Avidin**, durch das Biotin gebunden und inaktiviert wird. Außerdem kann es bei langfristiger parenteraler Ernährung zu einem Biotin-Mangel kommen. Auch verarmt beim seltenen, vererbten Biotinidase-oder Holocarboxylase-Synthetase-Mangel der Körper an Biotin bzw. an biotinhaltigen Enzymen. Als Folge kommt es zu schweren Stoffwechselstörungen, die unbehandelt zum Tod führen. Bei rechtzeitiger Diagnose können durch die lebenslange tägliche Gabe von 10–15 mg Biotin (z. B. Biotin IMPULS®) irreparable Schäden vermieden werden. Biotin wird außerdem bei erhöhter Brüchigkeit von Nägeln und Haaren mit fraglicher Wirksamkeit angewandt (z. B. BIO-H-TIN®, Dosierung: 2,5–5 mg/Tag).

29.1.2.7 Vitamin C (Ascorbinsäure)

Vitamin C (◘ Tab. 29.2) besitzt außer dem Säurecharakter ein starkes Reduktionsvermögen. Während es in kristallisierter Form gegen Luftsauerstoff beständig ist, wird es in Lösung von Oxidationsmitteln rasch zu Oxalsäure abgebaut. Vitamin C wird nicht nur von Pflanzen, sondern auch von den meisten tierischen Organismen selbst synthetisiert. Nur der Mensch, der Affe und das Meerschweinchen können es nicht bilden, da ihnen ein dafür nötiges Flavoprotein fehlt. Vitamin C wird infolge zunehmender Sättigung der Transporter dosisabhängig begrenzt resorbiert, mit steigenden Einzeldosen nimmt die Resorptionsquote ab. Bei oraler Gabe beträgt diese bei Dosen bis etwa 200 mg 70–80 %, dagegen nur noch 40 % bei einer Dosis von 3 g. Der Gesamtkörperpool liegt bei 1,5 bis maximal 3 g. Nach Anwendung physiologischer Dosen werden 10–20 % als unveränderte Ascorbinsäure, je ca. 20 % als Dihydroascorbinsäure und Dioxogulonsäure sowie etwa 40 % als Oxalsäure ausgeschieden.

Physiologische Bedeutung. Ascorbinsäure gehört zu den **biochemischen Redoxsystemen**. Sie ist beteiligt an der Hydroxylierung von Nebennierenrindenhormonen, biogenen Aminen und Aminosäuren (Bildung von Noradrenalin aus Dopamin bzw. 5-Hydroxytryptophan, Hydroxyprolin und Hydroxylysin aus den entsprechenden Aminosäuren), dem Abbau cyclischer Aminosäuren, der Umwandlung von Folsäure in Tetrahydrofolsäure, der Abdichtung der Kapillaren (Antihyaluronidaseeffekt) und der Aktivierung von Thrombin (Gerinnungsbeschleunigung). Ferner steigert es Immunitätsvorgänge, wahrscheinlich durch Hemmung der oxidativen Selbstzerstörung der Phagozyten durch aktive O_2-Spezies (Antioxidanswirkung), und fördert die Eisenresorption durch Reduktion von dreiwertigem zu zweiwertigem Eisen.

Vitamin-C-Mangel und Therapie. Die klassische Vitamin-C-Mangelkrankheit des Erwachsenen, der **Skorbut**, der früher immer dann auftrat, wenn ein Mangel an frischen Nahrungsmitteln (z. B. bei langen Schiffsreisen) bestand, ist sehr selten geworden. Skorbut ist durch abnorme Müdigkeit, Muskelschwäche, Blutungen, Lockerwerden und Ausfallen der Zähne sowie starke Infektanfälligkeit charakterisiert. Das Krankheitsbild beruht nicht zuletzt auf der unzureichenden Biotransformation von Prolin zu Hydroxyprolin und der dadurch gestörten Kollagensynthese. Geringergradige **C-Hypovitaminosen** können bei Fehlernährung und mangelnder Resorption infolge einer anaziden Gastritis oder Leberzirrhose auftreten. Wie bei anderen Vitaminen ist ein **erhöhter Vitamin-C-Verbrauch** bei schweren körperlichen Anstrengungen (z. B. Hochleistungssport), malignen Tumoren, Röntgenbestrahlungen, akuten und chronischen Infektionskrankheiten, Stoffwechselerkrankungen (z. B. Diabetes mellitus), bei Rauchern sowie während der Schwangerschaft und Stillperiode möglich. Er übersteigt jedoch 300 mg täglich nicht. Die Einnahme von 1 g Vitamin C oder mehr pro Tag ist daher überflüssig. Überschüssiges Vitamin C wird schnell im Urin ausgeschieden. Bei prädisponierten Personen können als Nebenwirkung Nierensteine (infolge der verstärkten renalen Ausscheidung des Metaboliten Oxalsäure) auftreten, sofern die Tagesdosis 2–3 g übersteigt. Von Hypo- und Avitaminosen abgesehen, ist die therapeutische Bedeutung von Vitamin C deutlich geringer als vielfach angenommen. Dies gilt nicht zuletzt auch für die Prophylaxe (und Therapie) viraler Infektionen. Bei Hyperurikämie ist hochdosiertes Vitamin C (500–1000 mg täglich, z. B. Cebion®) allerdings in der Lage, den Harnsäurespiegel zu senken.

29.1.3 Therapeutischer Stellenwert von Vitaminpräparaten

Bei Vitaminmangel ist eine Vitaminsubstitution therapeutisch wertvoll und angezeigt. Bei Säuglingen und Kleinkindern ist generell die Gabe von Vitamin D zur Rachitisprophylaxe erforderlich. Bei älteren Personen hat sich zur Osteoporosevorbeugung und -therapie die Zufuhr von Vitamin D_3 zusammen mit Calcium bewährt. Bei Schwangeren ist zur Vermeidung von Neuralrohrdefekten eine Folsäure-Supplementierung empfehlenswert. Entgegen zahlreichen Werbeaussagen gibt es jedoch keine überzeugenden Daten, dass zusätzliche Vitamingaben bei Personen, die auf eine ausgewogene, vitaminreiche Kost achten, Krankheiten verhindern oder sogar heilen können. Bei zahlreichen Indikationen, die z. B. für Vitamin E – vor allem in der Laienpresse – angegeben werden (z. B. Tumorprophylaxe, Lebererkrankungen, Durchblutungsstörungen, Myopathien), ist die Wirksamkeit nicht belegt. Als nicht überzeugend, sondern teilweise sogar negativ erwies sich ferner die Anwendung sog. Megadosen von Vitamin C und E.

29.2 Essenzielle Spurenelemente

Als Spurenelemente bezeichnet man Mineralstoffe, die nur in sehr geringen Mengen im Organismus (Gehalt im Gewebe < 0,005 %) vorkommen und durch ihren geringen Tagesbedarf (< 100 mg) charakterisiert sind. Zu den **essenziellen Spurenelementen**, die eine definierte biochemische Funktion ausüben und täglich mit der Nahrung aufgenommen werden müssen, gehören **Eisen** als Baustein von Häm (▸ Kap. 23.1.1.1), **Cobalt** als Bestandteil von Vitamin B_{12} (▸ Kap. 23.1.1.3.), **Chrom**, **Kupfer**, **Mangan**, **Molybdän**, **Selen** und **Zink** als Zentralatome von Enzymen, **Iod**, das für die Biosynthese von Schilddrüsenhormonen benötigt wird (▸ Kap. 21.3.1), und **Fluor**, das für den Aufbau des Zahnschmelzes und der Knochen bedeutsam ist. **Möglicherweise essenziell** sind außerdem Aluminium, Arsen, Nickel, Silicium, Vanadium und Zinn, deren biochemische Funktionen noch nicht eindeutig aufgeklärt sind.

Wie bei den Vitaminen kann auch bei den essenziellen Spurenelementen in Einzelfällen, insbesondere bei Personen mit Mangel- bzw. Fehlernährung, eine unzureichende Versorgung gegeben sein, die zu Mangelsymptomen führt.

Fluor. Fluor kommt in Form von Fluorid in geringen Konzentrationen ubiquitär vor. Nach Resorption im Gastrointestinaltrakt wird es im

Austausch gegen Hydroxylionen von Hydroxylapatit in Zahnschmelz und Knochen eingelagert. Fluorapatit erhöht die Kariesresistenz, da die Zahnoberflächen deutlich weniger von Säuren, die durch bakteriellen Abbau von Kohlenhydraten im Mundraum entstehen, angegriffen werden. Dementsprechend ist Natriumfluorid zur **Kariesprophylaxe** und **Kariestherapie** indiziert. Der größte Erfolg der Kariesprophylaxe wird durch die perorale Behandlung (0,25–1 mg täglich, z. B. Fluoretten®) vor und während der Zahndurchbrüche erzielt, anschließend kann der hohe Fluoridgehalt der Zähne durch topische Applikation von Fluorid-haltigen Lösungen oder Gelen (z. B. elmex®) erhalten werden. Bei einer Fluorid-Überdosierung können weiße Flecken auf der Zahnoberfläche auftreten. Zur Verwendung von Fluorid bei der Osteoporosebehandlung ▸ Kap. 21.4.3.5.

Zink. Als Bestandteil zahlreicher Enzyme (z. B. von Dehydrogenasen, Transferasen) ist Zink am Protein-, Kohlenhydrat-, Fett- und Nucleinsäure-Stoffwechsel, ferner an Immun- und Hormon-Reaktionen sowie an der Regelung der Genexpression beteiligt. Gute Quellen für bioverfügbares Zink sind Nüsse, Hülsenfrüchte, Fleisch und Krustentiere. Symptome eines **Zinkmangels** sind u. a. Hypogonadismus, Wachstums-, Geschmacks- und Geruchsstörungen. Der Tagesbedarf wird für Männer mit 10–15 mg, für Frauen mit 7–12 mg angegeben. Bei Zinkmangel wird Zink (z. B. in Unizink®) in einer Dosierung von 10–25 mg p. o. täglich substituiert. Seine Anwendung zur Prophylaxe von Erkältungskrankheiten wird kontrovers diskutiert.

Sonstige essenzielle Spurenelemente. Eine unzureichende Versorgung mit **Kupfer** äußert sich vor allem in Blutbildungsstörungen, ein Mangel an **Mangan** führt zu Sterilität und Wachstumsverzögerung. Erniedrigte **Selenspiegel** (z. B. bei Tumorpatienten) können neben einer gestörten Spermienreifung Kardiomyopathien und Osteoarthritiden auslösen. Ein Mangel an **Chrom** wird mit einer erniedrigten Glucosetoleranz und insulinresistenter Hyperglykämie in Verbindung gebracht, eine Unterversorgung mit **Molybdän** führt zu neurologischen und Stoffwechselstörungen.

30 Antiinfektiva

Der Grundgedanke der antiinfektiven Therapie ist das **Ehrlich'sche Prinzip der selektiven Toxizität**: Unter einem Antiinfektivum versteht man demnach einen Stoff, der Mikroorganismen im Körper in Konzentrationen, die für den Menschen weitgehend untoxisch sind, abtöten oder zumindest schädigen kann.

Diese selektive Toxizität der Antiinfektiva für einen Mikroorganismus beruht auf dem Angriff an Strukturen, die beim Menschen nicht oder in wesentlich anderer Form vorkommen, z. B. durch Hemmung der Zellwandsynthese (bei Bakterien und Pilzen) oder Unterdrückung der Nucleinsäuresynthese (bei Bakterien und Viren).

Der Wirkungsbereich der Antiinfektiva erstreckt sich dementsprechend auf bakterielle Infektionskrankheiten, Mykosen, Viruserkrankungen, Protozoenerkrankungen und im weiteren Sinn auf Wurmkrankheiten.

Während bei bakteriellen Infektionen, Mykosen und Protozoenerkrankungen sowie bei Wurmbefall eine Heilung mit Arzneimitteln häufig möglich ist, sind Viruserkrankungen schwerer medikamentös therapierbar. So steht z. B. für den Erreger von AIDS (Acquired Immuno-Deficiency Syndrome), d. h. für das Humane Immundefizienz-Virus (HIV) bislang kein Antiinfektivum zur Verfügung, das zur vollständigen Eradikation des Virus führt, ebenso fehlt ein entsprechender Impfstoff. Allerdings sind mit der Entdeckung neuer Wirkstoffe und durch die Kombination von Virustatika mit unterschiedlichen Angriffspunkten in letzter Zeit auch bei der Behandlung der HIV-Infektion sowie anderer Viruserkrankungen (z. B. Hepatitis C) großartige Fortschritte erzielt worden.

30.1 Antibiotika

30.1.1 Grundlagen

Als Antibiotika werden heute alle antibakteriellen Wirkstoffe (unabhängig von ihrer Herkunft) bezeichnet. Früher dagegen verstand man unter Antibiotika nur natürlich vorkommende, von Pilzen und Bakterien produzierte Substanzen und grenzte davon die chemisch synthetisierten antibakteriellen Wirkstoffe als Chemotherapeutika ab.

Antibiotika gehören zu den verordnungsstärksten Arzneimittelgruppen. Obgleich eine Vielzahl von Antibiotika mit unterschiedlichen Angriffspunkten zur Verfügung steht (◘ Tab. 30.1), ist aufgrund zunehmender Resistenzen die Entwicklung neuer antibakterieller Wirkstoffe dringend notwendig.

Wirkungsspektrum. Das Wirkungsspektrum eines Antibiotikums besagt, gegen welche Erreger die Substanz wirksam ist. Stoffe, die gegen eine Vielzahl verschiedener Bakterien – insbesondere gramnegative Stäbchen und grampositive Kokken – aktiv sind, werden als **Breitspektrum-Antibiotika** bezeichnet.

Tab. 30.1 Einteilung der Antibiotika nach Wirkungsmechanismen

Antibiotika mit Hemmung der Zellwandsynthese
Betalactame
Penicilline: Benzylpenicillin, Phenoxymethylpenicillin, Flucloxacillin, Ampicillin, Amoxicillin, Piperacillin
Cephalosporine: Cefazolin, Cefaclor, Cefadroxil, Cefalexin, Cefuroxim, Cefotaxim, Ceftriaxon, Cefixim, Cefpodoxim, Ceftibuten, Ceftazidim, Cefepim, Ceftarolin, Ceftobiprol
Carbapeneme: Imipenem, Meropenem, Ertapenem
Monobactame: Aztreonam
Glykopeptide: Vancomycin, Teicoplanin, Telavancin (Dalbavancin, Oritavancin)
Fosfomycin

Antibiotika mit Hemmung der ribosomalen Proteinsynthese
Aminoglykoside: Streptomycin, Neomycin, Paromomycin, Kanamycin, Amikacin, Gentamicin, Tobramycin
Tetracycline: Tetracyclin, Doxycyclin, Minocyclin, Tigecyclin
Makrolide: Erythromycin, Clarithromycin, Roxithromycin, Spiramycin, Azithromycin, Telithromycin
Lincosamide: Clindamycin
Streptogramine: Dalfopristin, Quinupristin
Oxazolidinone: Linezolid, Tedizolid
Chloramphenicol, Fusidinsäure, Mupirocin, Retapamulin

Antibiotika mit Wirkung auf Nucleinsäuren
Fluorchinolone (Gyrasehemmer): Norfloxacin, Enoxacin, Ciprofloxacin, Ofloxacin, Levofloxacin, Moxifloxacin, Nadifloxacin
Folsäureantagonisten: Sulfadiazin, Sulfamethoxazol, Trimethoprim, Co-trimoxazol
Metronidazol, Fidaxomicin

Antibiotika mit Störung der bakteriellen Zellmembran
Colistin, Rifampicin, Daptomycin

Wirkungstyp. Hinsichtlich der antibakteriellen Wirkung können sowohl in vitro als auch in vivo zwei Wirkungstypen unterschieden werden, die **Bakteriostase** und die **Bakterizidie** (Tab. 30.2). Bakteriostatisch wirksame Substanzen hemmen die Keimvermehrung, töten die Erreger aber nicht ab.

Bakterizid wirkende Stoffe führen dagegen zu einer Keimzerstörung, wobei auch in diesem Fall die wirtseigene Abwehr eine wesentliche Voraussetzung für den Therapieerfolg darstellt. Anhand des Wirkungstyps lassen sich die Antibiotika in drei Klassen einteilen, nämlich in Antibiotika mit stark **konzentrationsabhängiger Bakterizidie** (z. B. Aminoglykoside, Fluorchinolone), Antibiotika mit **zeitabhängiger Bakterizidie** (die meisten Betalactam-Antibiotika) und **bakteriostatisch** wirksame Antibiotika (z. B. ältere Makrolide, Tetracycline, Sulfonamide).

Die beschriebenen Unterschiede müssen bei der Erstellung des Therapieregimes berücksichtigt werden. So sind Antibiotika mit konzentrationsabhängiger Bakterizidie am besten wirksam, wenn kurzfristig hohe Konzentrationen erreicht werden, bei den beiden anderen Gruppen ist dagegen eine möglichst konstante Wirkstoffkonzentration oberhalb der MHK (s. u.) vorteilhaft.

Wirkstärke. Die Wirkstärke eines Antibiotikums bestimmt, welche Konzentration für einen antiinfektiven Effekt erforderlich ist. Sie wird durch die **minimale Hemmkonzentration** (MHK) bzw. **minimale bakterizide Konzentration** (MBK) angegeben. Man versteht darunter die geringsten Konzentrationen eines Antiinfektivums, die in vitro das Wachstum eines bestimmten Erregerstamms unterbinden bzw.

Tab. 30.2 Wirkungstypen der Antibiotika

Bakterizid	Bakteriostatisch
Aminoglykoside, Betalactame, Colistin, Daptomycin, Fidaxomicin, Fluorchinolone, Fosfomycin, Glykopeptide, Metronidazol, Streptogramine[4]; Antituberkulotika: Isoniazid, Rifampicin, Pyrazinamid	Chloramphenicol, Clindamycin, Co-trimoxazol, Fusidinsäure, Linezolid[1], Makrolide[2], Mupirocin[3], Retapamulin, Tetracycline, Tigecyclin; Antituberkulotika: Ethambutol

[1] In Abhängigkeit von Erreger und Konzentration bakterizid,
[2] neuere Makrolide in höheren Konzentrationen bakterizid,
[3] in höheren Konzentrationen bakterizid,
[4] gegen Enterokokken bakteriostatisch

diesen abtöten. Eine klinisch relevante Bakterizidie besitzen Antibiotika, die in vitro innerhalb von 4–8 Stunden mindestens 99 % aller Bakterien abtöten. Die meisten Antibiotika sind nur gut gegen proliferierende Keime wirksam, nur wenige (z. B. Polypeptide, Daptomycin) töten auch nicht proliferierende (ruhende) Keime ab.

Resistenz Ein Keim ist resistent, wenn die minimale Hemmkonzentration (MHK) höher liegt als die höchste in vivo erreichbare, nicht toxische Serum- bzw. Gewebekonzentration.

Resistenzmechanismen auf Genebene. Die **chromosomale Resistenz** gegen ein Antiinfektivum beruht ausschließlich auf der in der chromosomalen DNA des Bakteriums vorhandenen Erbinformation und wird auf die nachfolgenden Generationen (**vertikaler Gentransfer**), nicht aber auf andere Bakterien übertragen.

Die **extrachromosomale Resistenz** ist durch genetisches Material, das in Form von **Resistenzplasmiden** (ringförmigen doppelsträngigen DNA-Molekülen mit Resistenzgenen; autonom replizierbar) vorliegt, zwischen verschiedenen Bakterien übertragbar (**horizontaler Gentransfer**). Durch die gemeinsame Lokalisation mehrerer Resistenzgene auf einem Plasmid können sämtliche durch diese Gene kodierten Resistenzen durch den Selektionsdruck eines einzigen Antibiotikums aufrechterhalten werden.

Die Übertragung des genetischen Materials erfolgt vor allem bei gramnegativen Bakterien durch **Konjugation** (Zell-zu-Zell-Kontakt über eine Proteinröhre) nicht speziesspezifisch, d. h. die Resistenz kann auch auf eine andere Bakterienart übertragen werden. Bei der **Transduktion** übertragen Phagen (Viren, die Bakterien infizieren) speziespezifisch (z. B. bei Staphylokokken, Salmonellen) die Resistenzgene. Manche Bakterien (z. B. *Streptococcus pneumoniae, Neisseria meningitidis, Haemophilus influenzae, Helicobacter pylori*) können DNA-Moleküle (u. U. mit Resistenzgenen), die sich beispielsweise nach lytischen Prozessen außerhalb von Bakterienzellen befinden, durch Rekombination in das Genom integrieren (**Transformation**).

Resistenzmechanismen auf Proteinebene. Das durch Gentransfer übertragene Material kann in der Bakterienzelle folgende Reaktionen auslösen:

- Bildung inaktivierender Enzyme (z. B. Betalactamasen, die den β-Lactam-Ring öffnen),
- Verminderung der Zellpermeabilität, z. B. bei gramnegativen Bakterien durch Strukturänderung der Porine (Kanalproteine) der äußeren Membran, durch die die Antibiotika zum Wirkort penetrieren,
- Synthese von Transportern (Effluxpumpen), die die Wirkstoffe aus der Zelle ausschleusen und
- Abnahme der Bindungsfähigkeit an die Zielstrukturen der Antibiotika.

Parallelresistenz. Von einer Parallelresistenz (Kreuzresistenz) wird gesprochen, wenn eine Resistenz gegen zwei oder mehrere Antibiotika auftritt, die chemisch verwandt sind und/oder den gleichen Wirkungsmechanismus besitzen.

Persistenz. Als Persistenz bezeichnet man das unbeeinflusste Überleben eigentlich sensibler Keime bei einer antiinfektiven Behandlung. Ursache dafür kann eine schlechte Penetration des Antiinfektivums in das betroffene Gebiet, z. B.

infolge von Abszess- oder Nekrosenbildung sein. Ferner kann die Bildung bakterieller **Biofilme** an Grenzflächen, z. B. auf Implantaten, eine unzureichende Aufnahme des Antibiotikums in die Bakterienzelle bewirken, da in Biofilmen Bakterien von einer dünnen, viskosen Schleimschicht umgeben sind. Dann ist ein bis zu 1000-facher Anstieg der MHK möglich (s. o.). Besonders häufig werden Persister bei intrazellulärer Lokalisation der Bakterien gefunden, z. B. bei Mykobakterien und Chlamydien. Auch bestimmte *Staphylococcus-aureus*-Stämme können durch intrazellulär persistierende sog. „Small colony variants" (SCVs) einer Antibiotikabehandlung widerstehen und so über längere Zeit im Organismus verbleiben. Eine Erregerpersistenz erschwert die vollständige Keimelimination und kann chronisch rezidivierende Infektionen auslösen.

Allgemeine Nebenwirkungen. Gemeinsam ist allen Antibiotika, dass sie die physiologische Bakterienflora (Mikrobiom) z. B. im Darm beeinträchtigen, weshalb häufig Durchfälle auftreten. Auch Superinfektionen mit nicht empfindlichen Erregern oder Pilzen sind möglich (Kollateralschäden). Die **Jarisch-Herxheimer-Reaktion** (z. B. bei Infektionen mit *Borrelia burgdorferi*) ist eine immunologische Reaktion des Organismus auf bakterielle Endotoxine, die durch massiven Zerfall der Bakterien im Rahmen der Antibiotikatherapie freigesetzt werden.

Kollateralschäden. Die mikrobiologischen bzw. ökologischen (Neben-)Wirkungen der Antibiotika werden als Kollateralschäden bezeichnet. Darunter versteht man die Selektion von Antibiotika-resistenten Mikroorganismen (Resistenzselektion) in der Normalflora, die Besiedlung und Infektion mit multiresistenten Erregern und das Auftreten der *Clostridium-difficile*-assoziierten Diarrhö (nach Paul-Ehrlich-Gesellschaft für Chemotherapie e. V.).

Das Resistenzselektionspotenzial der verschiedenen Antibiotikagruppen ist unterschiedlich hoch. Bei Fluorchinolonen und Cephalosporinen (der Gruppe 3/4, s. u.) ist es relativ stark ausgeprägt, bei Penicillin/Betalactamase-Kombinationen dagegen vergleichsweise niedrig. Werden Patienten z. B. mit Fluorchinolonen behandelt, haben sie ein erhöhtes Risiko für das Auftreten Fluorchinolon-resistenter *E. coli* bei einer nachfolgenden Behandlung. Darüber hinaus ist der Fluorchinolon-Einsatz auch mit einem erhöhten Risiko für Methicillin-resistente *Staphylococcus-aureus*-Stämme (MRSA) und ESBL-bildende Enterobacteriaceae assoziiert (s. u.). Die Kollateralschäden durch Antibiotika können nur durch einen rationalen (restriktiven) Antibiotikaeinsatz begrenzt werden.

Allgemeine Interaktionen. Der enterohepatische Kreislauf von Arzneistoffen, deren Konjugate im Darm bakteriell gespalten werden, kann durch Antibiotika unterbrochen werden, wodurch niedrigere Plasmaspiegel resultieren. Dies kann u. U. insbesondere bei niedrig dosierten oralen Kontrazeptiva zu einem Wirkverlust führen. In Kombination mit Vitamin-K-Antagonisten ist häufig das Blutungsrisiko erhöht, möglicherweise, weil die Bildung von Vitamin K_2 durch Darmbakterien vermindert ist.

30.1.2 Antibiotika mit Angriff an der Zellwandsynthese

30

Zu den Antibiotika, die die Zellwandsynthese hemmen, zählen

- Betalactame,
- Glykopeptide und
- Fosfomycin.

Aufbau und Synthese der Bakterienzellwand. Das Grundgerüst der bakteriellen Zellwand besteht aus **Murein** (Peptidoglykan), das bei grampositiven Keimen ca. 50 % der Zellwand ausmacht und das gesamte Bakterium als ein einziges großes Makromolekül in Form eines dreidimensionalen Netzwerks umgibt. Bei gramnegativen Keimen bestehen dagegen nur ca. 5–10 % der Zellwand aus Murein. Die Grundbausteine von Murein sind **Glykane** (Aminozuckerketten) und **Oligopeptide**, die die Glykanstränge miteinander verbinden (Abb. 30.1). Die Glykanketten sind abwech-

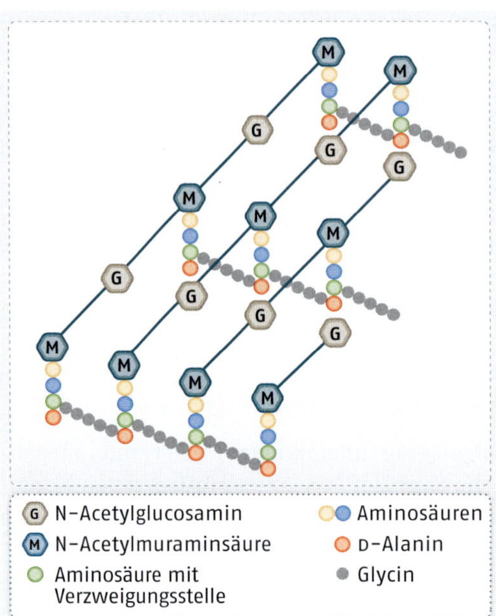

Abb. 30.1 Murein-Grundgerüst

selnd aus ***N*-Acetylglucosamin** und ***N*-Acetylmuraminsäure** zusammengesetzt.

Bei der Mureinsynthese werden die Disaccharide zunächst im Zytosol gebildet, anschließend mittels eines hochlipophilen Lipid-Carriers an die Außenseite der Zellmembran transferiert, wo dann die Polymerisation durch **Transglykosylasen** zu den Polyglykansträngen stattfindet und die Quervernetzung der einzelnen Polyglykanstränge durch **Transpeptidasen** erfolgt.

30.1.2.1 Betalactam-Antibiotika

Zu den Betalactam-Antibiotika, charakterisiert durch einen viergliedrigen β-Lactam-Ring, gehören die **Penicilline**, **Cephalosporine** und **Carbapeneme** sowie **Aztreonam**.

Wirkungsmechanismus. Der Wirkungsmechanismus der Betalactam-Antibiotika besteht in der **Hemmung der Transpeptidase** und damit des letzten Schritts der Peptidoglykansynthese. Aufgrund der strukturellen Ähnlichkeit mit D-Alanyl-D-Alanin im Oligopeptid der Glykankette binden Betalactam-Antibiotika unter Öffnung des β-Lactam-Rings kovalent an Serin im aktiven Zentrum der Transpeptidase und blockieren diese dadurch irreversibel. Eine Öffnung der Peptidoglykanstränge im Rahmen der Zellteilung führt dann zur Bakteriolyse.

Die an der Peptidoglykansynthese beteiligten Enzyme Transglykosylase und Transpeptidase sind **Serin-Peptidasen**. Sie werden aufgrund ihrer Eigenschaft, Penicillin und weitere Betalactam-Antibiotika zu binden, als **Penicillin-bindende Proteine (PBP)** bezeichnet. Alle Bakterien mit Mureingerüst besitzen jeweils einen spezifischen Satz an PBP, der innerhalb einer Spezies relativ konstant ist. Zwischen den Spezies bestehen Unterschiede bzgl. der Anzahl an PBP (z. B. *E. coli* 12), der Molekularmasse, Struktur und Funktion sowie auch bzgl. ihrer Sensibilität gegen die unterschiedlichen Betalactam-Antibiotika (→ unterschiedliche Wirkungsspektren).

Wirkungstyp. Der Wirkungstyp der Betalactam-Antibiotika ist zeitabhängig bakterizid, d. h. die Wirksamkeit korreliert mit der Zeitspanne im Dosierungsintervall, während der die Plasmaspiegel die MHK bzw. MBK übersteigen. Abgetötet werden nur proliferierende Keime, da nur bei diesen die Mureinsynthese stattfindet.

Resistenzmechanismen. Eine Resistenzentwicklung gegen Betalactam-Antibiotika erfolgt entweder durch Mutationen der Zielstruktur, Bildung von Betalactamasen oder Membranveränderungen.

Mutationen der Zielstruktur: **Methicillin-resistente** Stämme von *S. aureus* (**MRSA**) weisen ein zusätzliches, durch Mutation entstandenes PBP2a mit sehr niedriger Affinität zu Betalactamen auf. Da die Transpeptidase-Funktion nicht beeinträchtigt ist, kann die Mureinbiosynthese auch in Gegenwart sämtlicher Betalactam-Antibiotika stattfinden.

Betalactamasen: Dabei handelt es sich um eine heterogene Gruppe von Enzymen (Serin-Peptidasen), die vor allem bei der Resistenzentwicklung gramnegativer Bakterien eine wichtige Rolle spielen. Sie heben durch Öffnung des β-Lactam-Rings die antibakterielle Wirkung der

Antibiotika auf. In ihrer Struktur und Wirkung sind sie eng mit den Transpeptidasen verwandt. Anhand der Substratspezifität unterscheidet man folgende Betalactamasen: **Penicillinasen** (z. B. bei *S. aureus*) und **Cephalosporinasen** sowie **Breitspektrum-Betalactamasen**, die sowohl Penicilline als auch Cephalosporine der Gruppe 1/2 hydrolysieren. **Betalactamasen mit erweitertem Spektrum**, sog. **ESBL** (extended spectrum betalactamases) inaktivieren zusätzlich auch Cephalosporine der Gruppe 3 und verursachen häufig nosokomiale Infektionen. **Carbapenemasen** spalten sämtliche Betalactame, werden aber in der Regel durch Betalactamase-Inhibitoren gehemmt. Sog. **AmpC-Betalactamasen** inaktivieren Penicilline und Cephalosporine (außer Cefepim) und lassen sich nicht mit Betalactamase-Inhibitoren hemmen; Carbapeneme spalten sie nicht. **Metallo-Betalactamasen** und **Oxacillinasen** inaktivieren alle Betalactame (auch Carbapeneme) einschließlich Betalactamase-Inhibitoren. Werden Metallo-Betalactamasen oder Oxacillinasen in Enterobacteriaceae, *Acinetobacter baumannii* oder *Pseudomonas aeruginosa* exprimiert, ist eine Behandlung mit sämtlichen verfügbaren Betalactamen wirkungslos.

Membranveränderungen: Bei gramnegativen Bakterien befinden sich in der äußeren Membran porenbildende Transmembranproteine zum Stoffaustausch, die sog. **Porine**. Durch die wassergefüllten Porinkanäle erfolgt der Transport kleiner hydrophiler Moleküle. Werden diese Porinkanäle durch Mutationen verändert bzw. wird deren Anzahl vermindert, gelangen die Betalactame nicht mehr an ihr Target.

Allergische Reaktionen. Die bei Betalactam-Antibiotika auftretenden allergischen Reaktionen sind vorwiegend durch die β-Lactam-Struktur bedingt. Unter Öffnung des β-Lactam-Rings kann eine kovalente Bindung des Antibiotikums mit Aminogruppen körpereigener Proteine geknüpft und so ein Vollantigen gebildet werden. Da die Sensibilisierungsgefahr bei lokaler Applikation besonders groß ist, ist diese kontraindiziert.

Penicilline

Das Grundgerüst aller Penicilline ist die 6-Aminopenicillansäure, aus der zahlreiche Penicilline partialsynthetisch hergestellt werden konnten. Von den natürlich vorkommenden Penicillinen, isoliert aus dem Schimmelpilz *Penicillium notatum*, hat nur **Benzylpenicillin** praktische Bedeutung erlangt.

Wirkungsspektrum Aufgrund ihrer Eigenschaften und ihres Wirkungsspektrums werden heute folgende **Penicilline** unterschieden:

- **Benzylpenicillin** (Penicillin G) und dessen Salze (→ Depotpenicilline, s. u.) sind säurelabil (→ nur parenterale Applikation) und werden durch Penicillinasen inaktiviert. Das Wirkungsspektrum umfasst grampositive Kokken (z. B. Streptokokken, inkl. Pneumokokken), grampositive Stäbchen (aerobe, z. B. Diphtheriebakterien; anaerobe z. B. Clostridien), gramnegative Kokken (z. B. Meningokokken) und Spirochäten (z. B. *Borrelia burgdorferi*, *Treponema pallidum*). Unempfindlich sind Staphylokokken (Penicillinase-Bildner!) und die meisten gramnegativen Stäbchen.
- **Oralpenicilline**: Phenoxymethylpenicillin (Penicillin V) ist säurestabil, wird aber durch Penicillinasen inaktiviert. Sein Wirkungsspektrum entspricht dem von Benzylpenicillin.
- **Penicillinasestabile Penicilline** (Isoxazolylpenicilline): Flucloxacillin ist penicillinase- und säurestabil, besitzt aber nur einen Bruchteil der Wirkstärke von Benzylpenicillin, die Anwendung ist auf Staphylokokken-Infektionen beschränkt.
- **Breitspektrum-Penicilline** (Penicilline mit erweitertem Wirkungsspektrum):
  - **Aminopenicilline**: Ampicillin und Amoxicillin sind säurestabil, von Penicillinasen werden sie jedoch inaktiviert. Ihr Wirkungsspektrum umfasst – zusätzlich zu dem von Benzylpenicillin – gramnegative Stäbchen, z. B. *E. coli*, *Proteus mirabilis*, *Haemophilus influenzae* und weitere grampositive Keime z. B. Enterokokken

(*E. faecalis*) und Listerien. Unwirksam sind sie gegen Betalactamase-Bildner.

- **Acylaminopenicilline**: Piperacillin ist säurelabil und wird durch Penicillinasen inaktiviert. Das Wirkungsspektrum ist im Vergleich zu den Aminopenicillinen um gramnegative Problemkeime, z. B. *Klebsiella pneumoniae, Pseudomonas aeruginosa,* erweitert.

Kinetik. Die verschiedenen Penicilline haben ein sehr ähnliches pharmakokinetisches Profil. Säurelabile Penicilline müssen parenteral appliziert werden, säurestabile Penicilline sind oral anwendbar. Penicilline sind gut gewebegängig, sie erreichen in den meisten Organen und Körperflüssigkeiten wirksame Konzentrationen, allerdings ist die Diffusion in Muskulatur und Knochen sowie auch die Liquorgängigkeit gering, bei Meningitiden ist sie deutlich erhöht. Die Ausscheidung erfolgt sehr rasch, vorwiegend renal durch glomeruläre Filtration und tubuläre Sekretion der unveränderten Substanz. Die Halbwertszeiten sind kurz, im Fall von Benzylpenicillin nur 30–40 min, bei den übrigen Penicillinen ca. 1 Stunde. Bei Niereninsuffizienz sind die Halbwertszeiten verlängert.

Eine längere Wirkdauer ist mit **Depotpenicillinen** zu erreichen. Durch Salzbildung von Benzylpenicillin mit organischen Basen (z. B. Benzathin) entstehen Salze mit schlechter Wasserlöslichkeit, die nach i. m. Applikation nur langsam aus der Muskulatur resorbiert werden, sodass ausreichende Blutspiegel über 8–24 Stunden, bei hochempfindlichen Erregern sogar noch länger aufrechterhalten werden können.

Indikationen. Sofern keine Penicillinallergie (s. u.) vorliegt, sind Penicilline wegen der praktisch fehlenden akuten Toxizität und ihrer bakteriziden Wirkung **Mittel der 1. Wahl** bei allen Infektionen mit Penicillin-sensiblen Erregern. Unwirksam sind Penicilline gegen Betalactamase-bildende Keime, MRSA (s. u.) und aufgrund ihrer Hydrophilie gegen intrazelluläre Bakterien (z. B. Chlamydien, Legionellen, Mykoplasmen).

Tab. 30.3 Penicilline

INN (Handelsname)	Dosierung, ED
Benzylpenicillin-Na (INFECTOCILLIN®)	1–5 Mio. IE/Tag in 4–6 ED i. m., i. v.
Benzylpenicillin-Benzathin (z. B. Pendysin®)	1,2–2,4 Mio. IE/Woche bzw. Monat bzw. einmalig i. m.
Oralpenicilline	
Phenoxymethylpenicillin (z. B. Isocillin®)	1,5–6 Mio. IE/Tag in 3–4 ED p. o.
Penicillinasestabile Penicilline	
Flucloxacillin (z. B. Staphylex®)	3–4 g/Tag in 3 ED i. m., i. v., p. o.
Breitspektrum-Penicilline	
Ampicillin (Ampicillin-ratiopharm®)	1,5–6 g/Tag in 3–4 ED i. m., i. v., p. o.[1]
Amoxicillin (Generika)	1,5–3 g/Tag in 3–4 ED p. o.
Sultamicillin (Unacid® PD p. o.)	0,75–1,5 g/Tag in 2 ED p. o.
Piperacillin (Generika)	6–12 g/Tag in 2–4 ED i. m., i. v.

[1] Resorptionsquote nur 40 %, daher erhöhtes Risiko gastrointestinaler Nebenwirkungen

Dosierung und Anwendungsdauer. Die Höhe der Dosis (Tab. 30.3) richtet sich nach der Schwere der Infektion. Die Tagesdosis muss wegen der kurzen Halbwertszeiten und der zeitabhängigen Bakterizidie (▸ Kap. 30.1.1) auf mehrere Einzeldosen aufgeteilt werden. Die Anwendungsdauer ist vom Ansprechen der Erreger abhängig, in der Regel sollte das Penicillin-Derivat noch 2–3 Tage nach Abklingen der Krankheitserscheinungen (z. B. Fieber) angewendet werden. Ist nach 3 Tagen kein Therapieeffekt erkennbar, ist eine Sensibilitätsbestimmung bzw. ein Antibiotikawechsel erforderlich.

Nebenwirkungen. Die wichtigsten Nebenwirkungen der Penicilline sind **allergische Reaktionen**, die in unterschiedlicher Häufigkeit und Schwere (von leichten Hauterscheinungen bis zu anaphylaktischem Schock mit tödlichem Ausgang) vorkommen können. Bei extrem hohen Dosen oder bei intrathekaler Applikation können **neurologische Nebenwirkungen** vor allem bei Patienten mit Niereninsuffizienz, Meningitis oder Epilepsie auftreten. Nach Gabe von **Aminopenicillinen** treten 5–10 Tage nach Behandlungsbeginn außerdem relativ häufig (vor allem bei Ampicillin) makulo-papulöse **Exantheme** (masernartiger Ausschlag) insbesondere bei Patienten mit Pfeiffer'schem-Drüsenfieber (Epstein-Barr-Virus-Infektion) auf. Eine gleichzeitige Virusinfektion stellt daher eine Kontraindikation dar.

Interaktionen. Probenecid und andere Arzneistoffe (z. B. Salicylate, Phenylbutazon), die mit Penicillinen um die tubuläre Sekretion konkurrieren, führen zu einer Erhöhung der Penicillin-Plasmaspiegel und einer Verlängerung der Halbwertszeit. Andererseits können auch Penicilline die Plasmaspiegel von Kombinationspartnern mit renaler Elimination (z. B. Methotrexat) erhöhen und die Nebenwirkungen verstärken.

Kontraindikationen. Bei nachgewiesener Penicillinallergie sind Penicilline kontraindiziert, auf Kreuzallergien ist zu achten. Eine topische Applikation von Penicillinen auf Haut oder Schleimhaut ist verboten, da sie das Entstehen einer Penicillinallergie begünstigt.

Kombinationen von Penicillinen mit Betalactamase-Inhibitoren (BLI). Die Betalactamase-Inhibitoren **Clavulansäure**, **Sulbactam** und **Tazobactam** sind Strukturanaloga der Penicillansäure (des Grundgerüsts der Penicilline) und reagieren mit Serin im aktiven Zentrum der Betalactamase unter Öffnung des β-Lactam-Rings zu einem inaktiven Enzymkomplex (stabile Acylierung des Enzyms). Sie hemmen vor allem Penicillinasen, Cephalosporinasen und z. T. ESBL (s. o.).

Als fixe Kombinationen von einem Betalactamase-Inhibitor mit einem nicht Betalactamase-stabilen Betalactam sind Clavulansäure zusammen mit Amoxicillin (z. B. Augmentan®), Tazobactam mit Piperacillin (z. B. Tazobac®) und Sulbactam mit Ampicillin (z. B. Unacid®) im Handel. Bei Sultamicillin (Unacid® PD oral) sind Sulbactam und Ampicillin diesterartig zu einem Prodrug verbunden.

Die Zulassung von **Avibactam**, einem neuen Betalactamase-Inhibitor ohne β-Lactam-Struktur, der reversibel an die Betalactamase bindet und gegen ESBL und bestimmte Carbapenemasen wirksam sein soll, ist beantragt.

Cephalosporine

Cephalosporine sind partialsynthetische Derivate der 7-Aminocephalosporansäure.

Wirkungsspektrum und Cephalosporin-Gruppen. Cephalosporine haben ein breites antibakterielles Spektrum. Gemäß den Vorschlägen der Paul-Ehrlich-Gesellschaft teilt man sie anhand ihres Wirkungsspektrums in fünf Gruppen ein (◘ Tab. 30.4).

Cephalosporine sind unwirksam gegen ESBL-bildende Bakterien, Enterokokken (Ausnahme Ceftobiprol), intrazelluläre Erreger (z. B. Chlamydien) und meist ungenügend wirksam gegen Anaerobier. Gegen MRSA sind nur die neuen Gruppe-5-Cephalosporine Ceftarolin und Ceftobiprol wirksam.

Kinetik. Orale Gruppe-1-Cephalosporine und Ceftibuten werden rasch und fast vollständig resorbiert. Bei Cefuroximaxetil, Cefixim und Cefpodoximproxetil beträgt die Resorptionsquote dagegen nur 40–60 %. Cephalosporine verteilen sich wie die Penicilline extrazellulär. Sie sind gut gewebegängig, die Liquorgängigkeit ist bei nicht entzündeten Meningen gering. Cephalosporine werden überwiegend in unveränderter Form renal und z. T. auch biliär eliminiert. Die Halbwertszeiten sind mit Ausnahme von Ceftriaxon relativ kurz (◘ Tab. 30.5). Bei Niereninsuffizienz ist die Ausscheidung der meisten Cephalosporine verzögert, bei Gabe hoher Dosen muss die

Tab. 30.4 Einteilung der Cephalosporine nach ihrem Wirkungsspektrum. Nach Empfehlungen der Paul-Ehrlich-Gesellschaft für Chemotherapie

Gruppe	Cephalosporin	Wirkungsspektrum
1	Parenteral: Cefazolin Oral: Cefaclor, Cefadroxil, Cefalexin	Streptokokken, Staphylokokken
2	Parenteral: Cefuroxim Oral: Cefuroximaxetil[1]	Streptokokken, Staphylokokken, erweitertes Spektrum im gramnegativen Bereich, z. B. *Haemophilus influenzae*, *Moraxella catarrhalis*, *Klebsiella*-Spezies, *Proteus mirabilis*, *E. coli* (evtl. Resistenzentwicklung)
3a	Parenteral: Cefotaxim, Ceftriaxon Oral: Cefixim, Cefpodoximproxetil[1], Ceftibuten	Ausgeprägte Aktivität im gramnegativen Bereich, weniger wirksam gegen grampositive Erreger (z. B. Staphylokokken) als Gruppe 1, 2, Ceftibuten: „Pneumokokkenschwäche"
3b	Parenteral: Ceftazidim	Ausgeprägte Aktivität im gramnegativen Bereich, zusätzlich gute Pseudomonas-Wirksamkeit, unwirksam gegen Streptokokken, Pneumokokken, Staphylokokken
4	Parenteral: Cefepim	Ausgeprägte Aktivität im gramnegativen Bereich, gute Pseudomonas-Wirksamkeit, zusätzlich wirksam gegen AmpC-Betalactamasen-produzierende Enterobacteriaceae (*Enterobacter* spp, *Citrobacter* spp.), Staphylokokken-Wirksamkeit vergleichbar mit Gruppe 3a
5	„MRSA-Cephalosporine" Parenteral: Ceftarolinfosamil[1], Ceftobiprolmedocaril[1]	Ausgeprägte Aktivität gegen grampositive Kokken, einschließlich MRSA, Penicillin-resistente Pneumokokken, Ceftobiprol zusätzlich gegen *E. faecalis*, ausgeprägte Aktivität im gramnegativen Bereich (z. B. *E. coli*, *Haemophilus influenzae*, *Klebsiella pneumoniae*), Ceftobiprol zusätzlich gegen Pseudomonas und *Acinetobacter* spp. (falls keine ESBL-Bildung erfolgt)

[1] Prodrugs

Dosierung daher der Nierenfunktion angepasst werden.

Indikationen, Dosierungen. Cephalosporine sind bei bakteriellen Infektionen (siehe Erregerspektrum in Tab. 30.4) unterschiedlicher Lokalisation und Intensität indiziert. Parenterale Cephalosporine können bei schweren Infektionen wie z. B. Meningitis eingesetzt werden, Oralcephalosporine eignen sich u. a. für die konsekutive antibakterielle Therapie (orale Sequenztherapie). Die Dosierungen richten sich nach der Schwere der Infektion (Tab. 30.5).

Nebenwirkungen. Wie die Penicilline sind Cephalosporine sehr wenig toxisch. Eine niedrige orale Bioverfügbarkeit sowie eine biliäre Elimination können eine Beeinträchtigung der Darmflora begünstigen. Bei Patienten mit Niereninsuffizienz und solchen, die mit hohen Dosen behandelt werden, sollte eine Kontrolle der Nierenfunktion durchgeführt werden. Mit allergischen Reaktionen ist in etwa 1–4 % der Fälle zu

Tab. 30.5 Cephalosporine

INN (Handelsname), HWZ	Tagesdosis, ED
Parenterale Cephalosporine	
Gruppe 1	
Cefazolin (z. B. Basocef® Actavis), 2 h	1,5–4 g (max. 12 g) in 2–3 ED
Gruppe 2	
Cefuroxim (z. B. Elobact®), 1–2 h	1,5–4,5 g (max. 12 g) in 2–4 ED
Gruppe 3a	
Cefotaxim (z. B. Claforan®), 1–1,5 h	2–4 g (max. 12 g) in 2–4 ED
Ceftriaxon (z. B. Rocephin®), 6–9 h	1–2 g (max. 4 g) 1 × tgl.
Gruppe 3b	
Ceftazidim (z. B. Fortum®), 2 h	2–6 g in 2–3 ED
Gruppe 4	
Cefepim (z. B. Maxipime®), 2 h	4–6 g in 2–3 ED
Gruppe 5	
Ceftarolin[1] (Zinforo™), 2,5 h	1,2 g in 2 ED
Ceftobiprol[2] (Zevtera), 3 h	1,5 g in 3 ED
Oralcephalosporine	
Gruppe 1	
Cefaclor (z. B. Panoral®), 1 h	0,75–3 g in 3 ED
Cefadroxil (Grüncef®), 1,5–2 h	1–2 g (max. 4 g) in 1–2 ED
Cefalexin (Generika), 1 h	1–3 g (max. 4 g) in 3–4 ED
Gruppe 2	
Cefuroximaxetil (z. B. Elobact®), 1–2 h	0,5–1 g in 2 ED
Gruppe 3a	
Cefixim (z. B. Cephoral®), 2–4 h	0,4 g in 1–2 ED
Cefpodoximproxetil (z. B. Orelox®), 2,4 h	0,2–0,4 g in 2 ED
Ceftibuten (KEIMAX®), 2,5 h	0,4 g 1 × tgl.

[1] als Ceftarolinfosamil, [2] als Ceftobiprolmedocaril, **ED** Einzeldosen

rechnen, ein anaphylaktischer Schock ist jedoch sehr selten. Auch Kreuzallergien mit Penicillinen werden nur selten beobachtet.

Interaktionen. Wie bei Penicillinen können bei einigen Cephalosporinen Wechselwirkungen aufgrund der Konkurrenz um die tubuläre Sekretion auftreten. Diese werden z. T. auch klinisch genutzt, z. B. wird Cefaclor bei gonorrhoischer Urethritis zusammen mit Probenecid (1 g) gegeben, um erhöhte Cefaclor-Plasmaspiegel zu erzielen.

Kontraindikationen. Bei Überempfindlichkeit gegen Cephalosporine sind diese kontraindiziert.

Carbapeneme

Zu den Carbapenemen gehören **Ertapenem** (INVANZ®), **Imipenem** (in ZIENAM®) und **Meropenem** (z. B. Meronem®). (**Doripenem** ist zurzeit außer Handel.)

Carbapeneme besitzen aufgrund ihrer Affinität zu nahezu allen Penicillin-bindenden Proteinen ein besonders breites Wirkungsspektrum, das die meisten grampositiven und gramnegativen Bakterien sowie Anaerobier umfasst. Gegen MRSA und *E. faecium* sind sie allerdings unwirksam.

Die Empfindlichkeit der Carbapeneme gegen Betalactamasen ist sehr gering. Carbapenemasen-bildende Stämme sind bei nosokomialen Infektionen derzeit noch selten. Daher hat der therapeutische Stellenwert der Carbapeneme in den letzten Jahren deutlich zugenommen.

Aufgrund ihres pharmakokinetischen Verhaltens und ihres Wirkungsspektrums lassen sich die Carbapeneme in zwei Gruppen einteilen:

Zur **Gruppe 1** zählen Imipenem/Cilastatin (s. u.), Meropenem und Doripenem. Sie haben eine geringe Proteinbindung (bis zu 25 %) und eine kurze Halbwertszeit von etwa 1 Stunde.

Zur **Gruppe 2** gehört Ertapenem, das zu mehr als 90 % an Proteine gebunden ist und eine Halbwertszeit von ca. 4 Stunden aufweist. Im Gegensatz zu Gruppe-1-Carbapenemen zeigt es keine Wirksamkeit bei Infektionen mit Enterokokken, *Pseudomonas*- und *Acinetobacter*-Spezies.

Carbapeneme sind **nur parenteral verfügbar**. Sie werden hauptsächlich renal ausgeschieden, teilweise in metabolisierter Form. Daher ist bei Niereninsuffizienz eine Dosisanpassung erforderlich.

Imipenem muss mit Cilastatin, einem kompetitiven, reversiblen Hemmer der renalen Dehydropeptidase-I kombiniert werden, da dieses Enzym Imipenem metabolisiert und inaktiviert.

Carbapeneme stellen eine Alternative zu Antibiotika-Kombinationen dar, die zur Interventionstherapie bei schweren bzw. lebensbedrohlichen bakteriellen Infektionen (auch Mischinfektionen) eingesetzt werden, z. B. bei komplizierten intraabdominellen Infektionen, nosokomialen Pneumonien und komplizierten Harnwegsinfektionen.

Die übliche **Tagesdosis** beträgt für Imipenem 2–3 g, für Meropenem 1,5–3 g und für Ertapenem 1 g. Die Applikation erfolgt üblicherweise als intravenöse Infusion 3-mal täglich, Ertapenem kann aufgrund der längeren Halbwertszeit 1-mal täglich verabreicht werden.

Die **Nebenwirkungen** entsprechen denen der anderen Betalactam-Antibiotika. Eine Kreuzallergie zu Penicillinen ist selten. Eine dosisabhängige epileptogene Wirkung tritt am häufigsten bei Imipenem auf. Wie bei Penicillinen vermindert Probenecid die renale Clearance der Carbapeneme durch Hemmung der tubulären Sekretion. Eine **Kontraindikation** stellt die Überempfindlichkeit gegen den jeweiligen Wirkstoff dar.

Monobactame

Monobactame sind durch Bakterien gebildete monocyclische Betalactam-Antibiotika. Das derzeit einzige im Handel befindliche Monobactam ist **Aztreonam** (Cayston®). Die gegen Betalactamasen stabile Substanz wirkt gegen fast alle gramnegativen Stäbchen (einschließlich Serratien und vieler Stämme von *Pseudomonas aeruginosa*), jedoch nicht gegen grampositive Bakterien und Anaerobier. Aztreonam wird heute nur noch bei Mukoviszidose-Patienten zur Behandlung chronischer Lungeninfektionen durch *Pseudomonas aeruginosa* eingesetzt. Die Anwendung erfolgt mittels eines Verneblers (0,225 g/Tag inhalativ).

30.1.2.2 Glykopeptide

Zu den großmolekularen Glykopeptid-Antibiotika gehören **Vancomycin** (Generika) und die wegen ihrer lipophilen Seitenkette auch als Lipoglykopeptide bezeichneten Substanzen **Teicoplanin** (Targocid®) und **Telavancin** (VIBATIV®).

Wirkungsspektrum. Glykopeptide wirken bakterizid gegen aerobe und anaerobe grampositive Keime. Von besonderer Bedeutung ist die Wirkung gegen Staphylokokken (einschließlich MRSA), Enterokokken und *Clostridium difficile*. Gegen gramnegative Bakterien sind sie unwirksam, da sie aufgrund ihrer Molekülgröße die äußere Zellmembran gramnegativer Bakterien nicht durchdringen können. Aufgrund des häufigen Einsatzes der Glykopeptide insbesondere bei MRSA-Infektionen ist eine zunehmende Resistenzentwicklung zu beobachten, z. B. bei Enterokokken (VRE, Vancomycin resistenten Enterokokken) und *Staphylococcus aureus* (VISA, vancomycin intermediate sensitive *S. aureus*).

Wirkungsmechanismus. Glykopeptide hemmen die Mureinsynthese dadurch, dass sie Wasserstoffbrückenbindungen zu dem endständigen D-Alanyl-D-Alanin der Mureinvorstufe ausbilden. Durch sterische Hinderung aufgrund der Größe der gebundenen Glykopeptid-Moleküle können die Transglykosylase und Transpeptidase ihre Zielstrukturen nicht mehr erreichen, sodass die Elongation der Peptidoglykanketten und ihre Quervernetzung verhindert werden. Telavancin stört zusätzlich die bakterielle Membranfunktion durch Depolarisation.

Resistenzmechanismen. Hochgradige Resistenz von Enterokokken (insbesondere *E. faecium*) gegen Vancomycin entsteht durch Veränderung der Zielstruktur. Über eine modifizierte Biosynthese wird das endständige D-Alanin der Mureinvorstufe durch D-Lactat ersetzt. Diesem fehlt im Vergleich zu D-Alanin ein Wasserstoffatom zur Ausbildung einer Wasserstoffbrückenbindung mit den Glykopeptiden, wodurch das Bindungsvermögen von Vancomycin sehr stark sinkt. Bei Staphylokokken beruht die Resistenz auf der Überproduktion von Murein-Vorstufen, an die die Glykopeptide gebunden werden. Zwischen den Glykopeptiden besteht partielle Parallelresistenz.

Kinetik. Bei oraler Applikation werden Glykopeptide nicht resorbiert. Sie müssen für eine systemische Therapie parenteral gegeben werden. Die Gewebepenetration ist gut, die Liquorgängigkeit jedoch gering. Die Elimination erfolgt überwiegend renal in unveränderter Form (Halbwertszeiten ◘ Tab. 30.6).

Indikationen und Dosierung. Glykopeptide sind bei schweren Staphylokokken- und Enterokokken-Infektionen indiziert, bei denen risikoärmere Antibiotika nicht gegeben werden können. Telavancin ist bislang ausschließlich zur Therapie der nosokomialen Pneumonie durch MRSA zugelassen.

Vancomycin und Teicoplanin werden ferner zur Behandlung der pseudomembranösen Kolitis durch *Clostridium difficile* (CDAD) oral eingesetzt. Die Wirkung erfolgt lokal im Darm. Die Behandlungsdauer beträgt 7–10 Tage. Die Tagesdosen sind in ◘ Tab. 30.6 zusammengefasst.

◘ **Tab. 30.6** Glykopeptide

INN (HWZ)	Tagesdosis in Einzeldosen
Vancomycin (6 h)	2 g in 2–3 ED i. v., 500 mg–2 g in 4 ED p. o.[1]
Teicoplanin (150 h)	0,8–1,6 g in 2 ED i. m., i. v., 200–400 mg in 2 ED p. o.[1]
Telavancin (8 h)	10 mg/kg i. v. 1 × tgl.

[1] Lokale Wirkung im Darm

Bei Niereninsuffizienz ist eine Dosisanpassung erforderlich.

Nebenwirkungen. Besonders schwerwiegend ist die (konzentrationsabhängige) Ototoxizität (am Hör- und Gleichgewichtsorgan), vor allem bei längerfristiger Anwendung oder eingeschränkter Nierenfunktion. Auch Nierenschädigungen treten dosisabhängig auf. Weitere Begleiterscheinungen sind allergische Hautreaktionen („Red-man-Syndrom") und Entzündungen am Injektionsort. Telavancin kann außerdem in seltenen Fällen zu einer Verlängerung der QT-Zeit führen.

Interaktionen. Die Kombination von Glykopeptiden mit potenziell oto- oder nephrotoxischen Pharmaka (z. B. Aminoglykosiden, Schleifendiuretika, Ciclosporin und Cisplatin) erhöht die Gefahr von Hör- und Gleichgewichtsstörungen.

Kontraindikationen. Bei akutem Nierenversagen, Schwerhörigkeit sowie in der Schwangerschaft sind Glykopeptide kontraindiziert.

Die halbsynthetischen lipophilen Glykopeptide **Dalbavancin** (Xydalba™) und **Oritavancin** (Orbactiv™) wurden vor Kurzem von der EMA bei bakteriellen Haut- und Weichgewebeinfektionen zugelassen, sind allerdings noch nicht auf dem Markt.

30.1.2.3 Sonstige in die Zellwandsynthese eingreifende Antibiotika

Fosfomycin (1,2-Epoxypropyl-Phosphonsäure) ist ein bakterizid wirkendes Antibiotikum. Sein Wirkungsspektrum umfasst Staphylokokken, Streptokokken und einige gramnegative Keime (z. B. *E. coli*) und schließt auch MRSA, VRE und ESBL-Bildner ein.

Fosfomycin hemmt den ersten Schritt der Peptidoglykansynthese. Es ist strukturverwandt mit Phosphoenolpyruvat und bindet irreversibel an das aktive Zentrum des Enzyms, das die Synthese von *N*-Acetylmuraminsäure aus UDP-*N*-Acetylglucosamin und Phosphoenolpyruvat katalysiert (s. o.). Eine Resistenzentwicklung kann durch Veränderung des Transportsystems, über das Fosfomycin in die Bakterienzelle gelangt, oder durch die Bildung eines spezifischen Proteins, das die Metabolisierung von Fosfomycin bewirkt, erfolgen.

Fosfomycin besitzt eine gute Gewebepenetration (z. B. auch in Knochen). Seine Halbwertszeit beträgt etwa 2 Stunden. Die Ausscheidung erfolgt fast ausschließlich in unveränderter Form renal. Bei Niereninsuffizienz ist deshalb eine Dosisanpassung erforderlich.

Die orale Formulierung (Fosfomycin-Trometamol, Monuril®) ist zurzeit Mittel der Wahl bei akuten, unkomplizierten Harnwegsinfektionen bei Frauen (3 g als Einmaltherapie). In parenteraler Zubereitung (6–16 g/Tag) dient Fosfomycin (Infectofos®) als Reserveantibiotikum, z. B. bei Staphylokokken-Osteomyelitis. Außerdem ist es ein geeigneter Partner in antimikrobiellen Kombinationstherapien z. B. mit Meropenem oder Levofloxacin zur Behandlung von *Pseudomonas*-Infektionen.

Als Nebenwirkungen werden gastrointestinale Beschwerden, Kopfschmerzen, Erhöhung von Leberenzymen sowie allergische Reaktionen, nach i. v. Gabe häufig Phlebitiden beobachtet.

Bacitracin ist ein Polypeptid-Komplex, der die Zellwandsynthese dadurch hemmt, dass er die Reaktivierung des Lipidcarriers verhindert. Sein Wirkungsspektrum gleicht dem von Penicillin (▸ Kap. 30.1.2.1). Hauptindikationen des **Lokalantibiotikums** sind Infektionen der Haut und Schleimhaut. In Kombination mit Neomycin ist Bacitracin als Augen-, Ohren- und Nasensalbe im Handel (Polyspectran®).

30.1.3 Antibakterielle Hemmstoffe der ribosomalen Proteinsynthese

Folgende Antibiotika greifen in die bakterielle Proteinsynthese ein (○ Abb. 30.2):

- Aminoglykoside,
- Tetracycline,
- Makrolide, Lincosamide und Streptogramine (MLS-Antibiotika),
- Oxazolidinone,
- Chloramphenicol,
- Fusidinsäure, Retapamulin und Mupirocin (Lokalantibiotika).

30.1.3.1 Aminoglykoside

Bei den Aminoglykosiden handelt es sich um Substanzen mit tri- oder tetrasaccharidartiger Struktur. Aminoglykoside, die **systemisch** eingesetzt werden, sind

- **Amikacin** (z. B. Amikacin Fresenius),
- **Gentamicin** (z. B. Refobacin®),
- **Tobramycin** (z. B. Gernebcin®) und
- **Streptomycin** (STREPTO-Fatol).

Kanamycin (z. B. Kanamytrex®), **Neomycin** (z. B. Myacyne®-Salbe) und **Paromomycin** (Humatin®) werden ausschließlich **lokal** angewendet.

Wirkungsspektrum. Mit Ausnahme von Streptomycin besitzen Aminoglykoside ein breites Wirkungsspektrum. Klinisch relevant ist ihre Wirkung gegen Enterobakterien, Staphylokokken und bei Amikacin und Tobramycin zusätzlich gegen Pseudomonaden. Streptokokken, Anaerobier und *Haemophilus*-Arten sind meist unempfindlich. Innerhalb der Gruppe besteht partielle Parallelresistenz.

Der Wirkungstyp der Aminoglykoside ist konzentrationsabhängig bakterizid (▸ Kap. 30.1.1.). Sie haben außerdem einen ausgeprägten **postantibiotischen Effekt**. Dieser bezeichnet eine

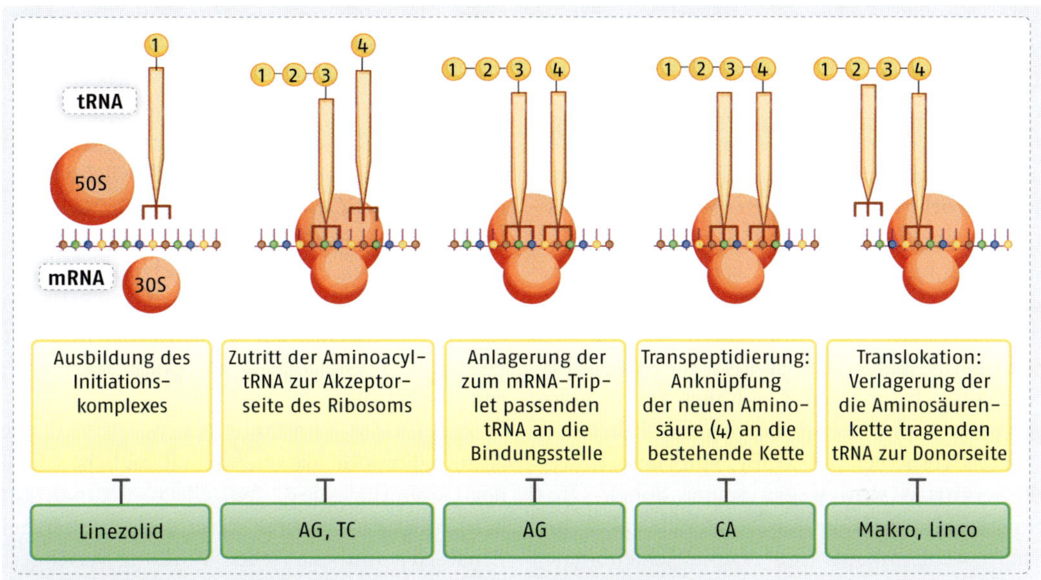

Abb. 30.2 Eingriff der Antibiotika in die Proteinsynthese. **AG** Aminoglykoside, **TC** Tetracycline, **CA** Chloramphenicol, **Makro** Makrolide, **Linco** Lincosamide, **1–4** Aminosäuren

verminderte Vermehrung von Bakterien auch mehrere Stunden nach Unterschreiten der minimalen Hemmkonzentration (MHK). Da die hydrophilen Substanzen praktisch nicht in Körperzellen – mit Ausnahme der Haarzellen des Innenohrs und der proximalen Tubuluszellen der Nieren (s. u.) – eindringen können, sind sie ausschließlich gegen extrazelluläre Keime wirksam.

Wirkungsmechanismus, Resistenzmechanismen. Sowohl der Initiationsprozess der Proteinsynthese als auch die Elongation der Peptidketten werden gehemmt (Abb. 30.2). Außerdem werden aufgrund von Lesefehlern falsche Aminosäuren in die Peptidketten eingebaut. Defekte Enzym- und Strukturproteine („Nonsense“-Proteine) lösen irreversible Membranschäden aus, die für die bakterizide Wirkung verantwortlich sind. Eine Resistenzentwicklung, die unter der Therapie sehr rasch eintreten kann, beruht meistens auf der Bildung inaktivierender Enzyme, z. B. von Acetyltransferasen.

Kinetik. Bei oraler Gabe sind Aminoglykoside wegen fehlender Resorption nur lokal wirksam. Nach i. m. Injektion werden sie dagegen rasch resorbiert. Die Halbwertszeiten betragen ca. 2 Stunden, die Ausscheidung erfolgt vorwiegend renal durch glomeruläre Filtration. Bei Niereninsuffizienz ist wegen der geringen therapeutischen Breite eine Dosisanpassung und ggf. ein Therapeutisches Drugmonitoring erforderlich.

Indikationen. Streptomycin ist heute nur noch als **Antituberkulotikum** von Bedeutung (▸ Kap. 30.2.1). **Gentamicin** ist in Kombination mit einem synergistisch wirkenden Betalactam-Antibiotikum (z. B. Piperacillin) bei schweren Infektionen (z. B. Sepsis) vor allem durch gramnegative Problemkeime indiziert, wenn eine Behandlung mit besser verträglichen Antibiotika nicht möglich ist. Eine Kombination mit Ampicillin gilt als Standardtherapie bei Listerien-Meningitis. Außerdem steht Gentamicin zur Lokaltherapie von Augen- und Hautinfektionen (Sulmycin®), als implantierbare Kette (z. B. Septopal®) für infizierte Knochen und Weichteile zur Verfügung und kann bei der Implantation von künstlichen Gelenken dem Knochenzement beigefügt werden. **Amikacin** wird von Aminoglykosid-inaktivierenden Enzymen weniger angegriffen und ist z. T. noch gegen Gentamicin-resistente Keime wirksam. Es wird vor allem bei Infektionen durch *Pseudomonas aeruginosa*, *Serratia marcescens* oder *Proteus*-Arten eingesetzt, die auf Gentamicin nicht ansprechen. Auch **Tobramycin** wirkt oft noch gegen Gentamicin-resistente Keime. Seine Hauptindikationen sind Infektionen mit *Pseudomonas aeruginosa*. Es wird dabei wie Gentamicin mit einem *Pseudomonas*-aktiven Betalactam-Antibiotikum kombiniert. Für Mukoviszidose-Patienten ist zur Langzeitbehandlung chronischer Infektionen mit *Pseudomonas aeruginosa* eine Lösung zur Inhalation (mittels Vernebler, z. B. TOBI®) im Handel.

Neomycin wird wegen seiner hohen Oto- und Nephrotoxizität ausschließlich lokal bei Haut-, Schleimhaut- (u. a. Vaginalschleimhaut) sowie Augeninfektionen angewandt. Auch **Kanamycin** wird nur lokal am Auge eingesetzt (▸ Kap. 27.5). **Paromomycin** ist indiziert zur Darmdekontamination, z. B. bei hepatischer Enzephalopathie (zum Abtöten von Ammoniak bildenden Bakterien) oder präoperativ sowie bei Amöbenbefall des Darmlumens. Seine systemische Verfügbarkeit nach oraler Applikation (1–2 g) ist gering.

Dosierungen. Bei normaler Nierenfunktion beträgt die Erhaltungsdosis von Gentamicin 3–6 mg/kg KG i. v. oder i. m. (Anfangsdosis 1,5–2 mg/kg KG). Amikacin wird in einer Tagesdosis von 15 mg/kg KG (max. 1,5 g/Tag) und Tobramycin von 3 mg/kg KG (bis max. 5 mg/kg KG) jeweils als Infusion gegeben. Bei eingeschränkter Nierenfunktion ist eine Dosisreduktion zwingend erforderlich.

Nebenwirkungen. Im Vordergrund stehen die **Ototoxizität** (am Hör- und Gleichgewichtsorgan) sowie die **Nephrotoxizität**, bedingt durch eine selektive Anreicherung der Aminoglykoside im Innenohr und in der Nierenrinde. Für die ototoxische Wirkung gibt es eine genetische Prädisposition (z. B. A1555G-Mutation), bei der die ribosomale RNA humaner Mitochondrien so verändert ist, dass Aminoglykosid-Antibiotika ähnlich wie bei bakteriellen Ribosomen angreifen können und so bei der Translation Ablesefehler verursachen, die ein Absterben der Haarzellen bewirken.

Während die Nierenschäden infolge der Regenerationsfähigkeit des Tubulusepithels meist reversibel sind, werden die Gleichgewichts- (dominierend bei Gentamicin) bzw. Hörstörungen (vor allem bei Amikacin-Gabe) nach einer initialen reversiblen Phase bei Fortsetzung der Therapie irreversibel. Die Gefahr solcher Schäden steigt proportional zur Gesamtdosis und der Höhe der Plasmaspiegel am Ende des Dosierungsintervalls.

Aufgrund des postantibiotischen Effekts der Aminoglykoside ist eine 1-mal tägliche Gabe der Gesamttagesdosis (anstelle von 3-mal täglich) möglich. Dadurch kann die Toxizität bei Erhalt der antibakteriellen Wirkung verringert werden. Günstig ist außerdem eine Kurzzeittherapie von 3–5 Tagen. Dauert die Therapie länger als 8 Tage oder wird der Patient innerhalb von 6 Wochen wiederholt behandelt, ist das Risiko für Oto- und Nephrotoxizität erhöht. Bei Neugeborenen, Patienten mit eingeschränkter Nierenfunktion und hochdosierter Therapie bei lebensbedrohlichen Infektionen wird eine Überwachung des Serumspiegels empfohlen.

Interaktionen. Betalactam-Antibiotika wirken durch eine verbesserte Aufnahme von Aminoglykosiden in die Bakterienzelle synergistisch. Ototoxische Pharmaka, z. B. Schleifendiuretika, steigern die Gefahr einer Schädigung des Hörvermögens, nephrotoxische Substanzen, wie z. B. Amphotericin B oder Cisplatin, verstärken die Nephrotoxizität der Aminoglykoside. Aminoglykoside haben neuromuskulär-blockierende Eigenschaften und verstärken die Wirkung stabilisierender Muskelrelaxanzien.

Kontraindikationen. Bei fortgeschrittener Niereninsuffizienz, vorbestehender Innenohrschädigung, in der Schwangerschaft sowie bei unmittelbar vorausgegangener Aminoglykosid-Behandlung dürfen Aminoglykoside nur bei lebensbedrohlichen Infektionen eingesetzt werden. Besondere Vorsicht ist außerdem geboten bei Patienten mit neuromuskulären Erkrankungen (Myasthenia gravis, M. Parkinson) oder gleichzeitiger Gabe von Muskelrelaxanzien.

30.1.3.2 Tetracycline

Tetracycline besitzen ein gemeinsames Grundgerüst aus vier anellierten Sechsringen und unterscheiden sich in ihrer chemischen Struktur nur durch die Ringsubstituenten. Zu diesen gehören **Doxycyclin** (Generika), **Minocyclin** (z. B. Skid®), **Tetracyclin** (z. B. Tefilin®) und **Tigecyclin** (Tygacil®). Letzteres ist ein partialsynthetisches Derivat von Minocyclin, das aufgrund der Substitution mit einem Glycylrest in die Untergruppe der **Glycylcycline** eingeordnet wird.

Wirkungsspektrum. Tetracycline wirken bakteriostatisch gegen grampositive Bakterien (Streptokokken inkl. Pneumokokken, Staphylokokken inkl. MRSA) und zahlreiche gramnegative Bakterien (Neisserien, Yersinien, *Francisella*, *Haemophilus*, Brucellen, *Bordetella pertussis*, *Campylobacter jejuni*) sowie Spirochäten (Borrelien, Treponemen, Leptospiren). Klinisch relevant ist insbesondere ihre Wirkung gegen **intrazelluläre Keime** (Legionellen, Listerien, Mykoplasmen, Rickettsien und Chlamydien). *Proteus*- und *Enterobacter*-Arten, Serratien und *Pseudomonas aeruginosa* sind weitgehend resistent. **Doxycyclin** wirkt darüber hinaus gegen *Plasmodium falciparum*, **Minocyclin** gegen Mykobakterien und Toxoplasmen. **Tigecyclin** besitzt ein breites Wirkungsspektrum, das zusätzlich multiresistente grampositive Erreger (z. B. VRE ▸Kap. 30.1.7), sowie multiresistente gramnegative Bakterien (z. B. ESBL-bildende *Enterobacteriaceae*) erfasst. Auch Anaerobier sind empfindlich. Resistent sind Pseudomonaden und *Proteus*-Arten.

Wirkungsmechanismus, Resistenzmechanismen. Tetracycline hemmen die Proteinsynthese, indem sie die Verlängerung der Peptidkette verhindern. Für einen antimikrobiellen Effekt sind ausreichend hohe Konzentrationen in den Bakterien erforderlich. In gramnegative Bakterien gelangen Tetracycline durch Porine in der äußeren Membran und aktiven Transport durch die innere Membran, der bei resistenten Bakterien gestört sein kann. Alternativ kann eine Tetracyclinresistenz auf einem aktiven Auswärtstransport (durch Tetracyclin-spezifische und Multidrug-Effluxpumpen) oder einer Strukturänderung der ribosomalen Bindungsstelle beruhen.

Tigecyclin weist keine Affinität zu Tetracyclin-spezifischen Effluxpumpen auf, daher sind solche Keime gegen Tigecyclin nicht resistent. Auch bei Mutationen der ribosomalen Bindungsstelle soll die Aktivität von Tigecyclin nicht abnehmen.

Tab. 30.7 Tetracycline

INN (HWZ)	Tagesdosis
Doxycyclin (16 h)	0,1–0,2 g p. o., i. v.
Minocyclin (14–22 h)	0,1–0,2 g p. o.
Tetracyclin (8–9 h)	1–2 g p. o.
Tigecyclin (40 h)	0,1 g i. v.

Kinetik. Mit Ausnahme von Tigecyclin werden die Tetracycline nach p. o. Gabe nahezu vollständig aus dem Darm resorbiert. Durch Komplexbildung mit 2- oder 3-wertigen Kationen, z. B. Ca^{2+} (in Milch), kann die Resorption vermindert sein. Die Gewebeverteilung ist ausgeprägt. Im Knochen werden die Tetracycline als Calcium-Komplexe gespeichert. Die relativ langen und interindividuell schwankenden Halbwertszeiten werden u. a. durch einen enterohepatischen Kreislauf verursacht (◘ Tab. 30.7). Bei eingeschränkter Nierenfunktion verlängern sich die Halbwertszeiten von Tetracyclin und Tigecyclin, bei Lebererkrankungen die von Minocyclin und Tigecyclin.

Indikationen, Dosierungen. Tetraycline werden zur ambulanten Therapie von Atemwegsinfektionen, Infektionen im Urogenital- und Magen-Darm-Trakt (z. B. Cholera), der Gallenwege und Haut (schwere Formen der Akne, Rosacea) sowie bei Borreliose und seltenen Infektionen (z. B. Listeriose oder Pest) eingesetzt. **Doxycyclin** ist das meistverordnete Tetracyclin. Bei Lyme-Borreliose und Q-Fieber-Pneumonie ist es

30

Mittel der Wahl. **Minocyclin** dient hauptsächlich zur Therapie schwerer Formen von Akne. **Tigecyclin** ist als Reserveantibiotikum zur Behandlung von komplizierten Haut- und Weichgewebeinfektionen sowie intraabdominellen Infektionen zugelassen. Bei Superinfektionen ist das nur bakteriostatisch wirkende Tigecyclin u. U. bakterizid wirkenden Antibiotika unterlegen und sollte daher nicht zur Monotherapie verabreicht werden. Die üblichen Tagesdosen sind in ◘ Tab. 30.7 angegeben.

Nebenwirkungen. Wegen irreversibler Veränderungen der Zähne – gelbliche Verfärbungen, Zahnschmelzhypoplasie – sollen Tetracycline während der Schwangerschaft sowie Kindern bis zum 8. Lebensjahr nicht gegeben werden. Sonneneinstrahlung ist wegen Photosensibilisierung mit Erythem- und Ödembildung zu vermeiden. Leberschäden wurden nach Gabe hoher Dosen, insbesondere bei schwangeren Frauen, beobachtet. Allergische Reaktionen sind selten. Doxycyclin kann zu lokalen Schädigungen z. B. Ulzerationen der Speiseröhre bzw. Venenreizung bei i. v. Gabe führen.

Interaktionen. Arznei- und Nahrungsmittel, die mehrwertige Metallionen (z. B. Ca^{2+}) sowie Colestyramin enthalten, vermindern die Resorption der Tetracycline. Tetracycline verstärken die Wirkung von Cumarin-Derivaten und Sulfonylharnstoffen, und erhöhen die Toxizität von Methotrexat und Ciclosporin. Infolge einer Schädigung der Darmbakterien, die durch Konjugatspaltung zum enterohepatischen Kreislauf weiblicher Sexualhormone wesentlich beitragen, kann die Wirksamkeit oraler Kontrazeptiva unsicher sein.

Kontraindikationen. Bei schweren Leber- und Nierenfunktionsstörungen sind Tetracycline kontraindiziert.

30.1.3.3 Antibiotika der Makrolid-Lincosamid-Streptogramin-Gruppe (MLS)

Makrolide, Lincosamide und Streptogramine hemmen die Proteinsynthese dadurch, dass sie in der Nähe des Peptidyltransferase-Zentrums an die 50S-Untereinheit der bakteriellen Ribosomen binden.

Die Resistenzentwicklung von Staphylokokken und Streptokokken gegen alle MLS-Antibiotika (**MLS_B-Resistenz**) beruht auf der Methylierung (Mono- oder Dimethylierung) einer Adenin-Base im Bereich des Peptidyltransferase-Zentrums und führt dazu, dass die Affinität der Antibiotika zu ihrer Bindungsstelle sehr stark vermindert ist und daher die Proteinsynthese nicht mehr gehemmt werden kann.

Makrolide und Analoga

Makrolide sind komplex aufgebaute Antibiotika mit 14–16-gliedrigem Lactonring und glykosidisch gebundenen Zuckern. Auch die gleichartig wirkenden ringsubstituierten Azalide und Ketolide werden – obgleich chemisch nicht korrekt – zu den Makroliden gezählt.

Zu dieser Substanzgruppe gehören **Clarithromycin** (z. B. Klacid®), **Erythromycin** (z. B. InfectoMycin®), **Roxithromycin** (z. B. Romyk®) und **Spiramycin** (Rovamycine®), ferner das Azalid **Azithromycin** (z. B. Zithromax®) und das Ketolid **Telithromycin** (Ketek®).

Wirkungsspektrum. Makrolide wirken (zeitabhängig) vorwiegend bakteriostatisch auf aerobe (z. B. Streptokokken) und anaerobe grampositive (*Bacillus anthracis*, Propionibakterien) sowie einige gramnegative Keime (*Bordetella*, *Haemophilus*) und intrazelluläre Bakterien (Listerien, Mykoplasmen, Legionellen, Chlamydien). Darüber hinaus besitzen sie eine mäßige Wirkung gegen *Toxoplasma gondii*. Clarithromycin, Roxithromycin, Azithromycin und Telithromycin wirken in höheren Konzentrationen oft auch bakterizid.

Wirkungsmechanismus, Resistenzmechanismen. Makrolid-Antibiotika hemmen die Proteinsynthese in der Elongationsphase durch Blockade des ribosomalen Kanals, durch den das entstehende Peptid bei der Translokation hindurchtreten muss (○ Abb. 30.2). Die an tRNA gebundene Peptidkette kann dadurch nicht mehr von der Akzeptor- zur Donorposition gelangen. Neben der MLS_B-Resistenz durch Methylierung der ribosomalen RNA (s. o.) spielen bei grampositiven Kokken vor allem Effluxpumpen, die die Konzentration des Antibiotikums im Bakterium verringern, eine wesentliche Rolle.

Bei **Telithromycin** sind Resistenzen durch einfache Methylierung der ribosomalen RNA weniger wahrscheinlich, weil Ketolide durch eine zweite Bindungsstelle eine erhöhte Affinität zum Ribosom haben. Erst bei einer Dimethylierung ist die Bindung nicht mehr möglich und es droht der Wirkungsverlust.

Kinetik. Vorteilhaft bei allen Makroliden ist die gute Gewebepenetration, auch in Makrophagen werden sie angereichert. Lediglich die Liquorgängigkeit ist gering. Makrolide unterliegen einer ausgeprägten Metabolisierung und werden vorwiegend mit den Fäzes ausgeschieden (Halbwertszeiten ◘ Tab. 30.8).

Indikationen. Makrolide (mit Ausnahme von Spiramycin) sind bei Infektionen mit grampositiven Erregern, vor allem bei Resistenz oder Allergie gegen Penicilline indiziert. Ferner dienen sie zur Behandlung von *Mycoplasma-* und *Legionella*-Pneumonien, urogenitalen Chlamydien-Infektionen und Infektionen der Haut (z. B. Impetigo, Erysipel, Akne). Mit **Azithromycin** ist eine Einmalbehandlung der Chlamydien-Urethritis möglich. **Clarithromycin** ist außerdem Bestandteil der Tripletherapie zur Eradikation von *Helicobacter pylori* (▸Kap. 25.1.2.7). **Spiramycin** wird zur Monotherapie der Toxoplasmose (▸Kap. 30.5.3) bis zur 16. Schwangerschaftswoche eingesetzt.

Dosierung. Die üblichen Tagesdosen sind in ◘ Tab. 30.8 angegeben.

Nebenwirkungen. Gastrointestinale Störungen, Transaminasenanstiege, Verlängerung der QT-Zeit im EKG, Überempfindlichkeitsreaktionen sowie – nach Überdosierung – reversibler Hörverlust können auftreten. Für Telithromycin sind zudem Sehstörungen beschrieben.

Interaktionen. Makrolide und auch Telithromycin haben ein sehr hohes Interaktionspotenzial, da sie den CYP3A4-basierten Arzneimittelstoffwechsel und den Efflux-Transporter P-Glykoprotein (P-gp) hemmen. Gleichzeitig applizierte Arzneistoffe, die Substrate für CYP3A4 oder P-gp sind, erreichen dadurch höhere Plasmaspiegel und verstärkte therapeutische sowie unerwünschte Wirkungen. Daher ist z. B. die gleichzeitige Gabe von **Pimozid**, **Astemizol** und **Terfenadin** (→ QT-Zeit-Verlängerung), **Ergotamin** und **Dihydroergotamin** (→ Vasospasmus, Ischämien in den Extremitäten) sowie von **HMG-CoA-Reduktase-Inhibitoren** (insbesondere Simvastatin, Lovastatin → Rhabdomyolyse) kontraindiziert. Eine sorgfältige Überwachung der Patienten ist außerdem bei Gabe oraler Antidiabetika (Hypoglykämiegefahr!) und oraler Antikoagulanzien (Verlängerung der Prothrombinzeit → Blutungen) notwendig.

CYP3A4-Induktoren (z. B. Rifampicin, Carbamazepin, Johanniskraut) können die Plasmaspiegel von Makroliden, insbesondere von Telithromycin (um 80 %) so stark senken, dass ggf. nur subtherapeutische Konzentrationen erreicht werden. CYP-Inhibitoren (z. B. Itraconazol, HIV-Proteaseinhibitoren) erhöhen dagegen die Makrolidplasmaspiegel (bidirektionale Interaktion).

Das Interaktionspotenzial ist bei Erythromycin und Clarithromycin am höchsten, am nied-

◘ **Tab. 30.8** Makrolide und Analoga

INN (HWZ)	Tagesdosis
Clarithromycin (5 h)	0,5–1 g p. o., 1 g i. v.
Erythromycin[1] (1–2 h)	1,5–2 g p. o., 15–25 mg/kg i. v.
Roxithromycin (6–16 h)	0,3 g p. o.
Spiramycin (3–4 h)	6–9 Mio. IE p. o.
Azalide	
Azithromycin (48–96 h)	0,5–1 g p. o., 0,5 g i. v.
Ketolide	
Telithromycin (2–3 h)	0,8 g p. o.

[1] Bei oraler Gabe in veresterter Form, da säurelabil

30

rigsten ist es bei Azithromycin, das CYP3A4 praktisch nicht hemmt.

Antazida reduzieren die orale Bioverfügbarkeit von Makroliden.

Lincosamide

Aus der Gruppe der Lincosamide wird nur noch **Clindamycin** (z. B. Sobelin®) therapeutisch genutzt. Es ist mit anderen Antibiotika nicht strukturverwandt.

Clindamycin wirkt bakteriostatisch und zwar überwiegend im grampositiven Bereich (Staphylokokken, z. T. MRSA, Streptokokken). Von Bedeutung ist seine Wirkung auf zahlreiche Anaerobier. Unwirksam ist es u. a. gegen Enterokokken, Listerien, *E. coli*, *Haemophilus influenzae*, *Klebsiella*, *Pseudomonas aeruginosa* und *Clostridium difficile*.

Clindamycin hemmt die Proteinbiosynthese durch Bindung an die 50S-Untereinheit der bakteriellen Ribosomen. Eine Resistenz gegen Clindamycin beruht auf einer Veränderung der Zielstruktur (s. o.).

Nach oraler Gabe wird Clindamycin gut resorbiert. Es erreicht hohe Wirkstoffkonzentrationen in vielen Geweben, insbesondere im Knochen, ist aber nicht liquorgängig. Clindamycin wird teilweise zu antibakteriell wirksamen Metaboliten metabolisiert. Die Halbwertszeit beträgt ca. 3 Stunden. Die Ausscheidung erfolgt renal und mit den Fäzes.

Clindamycin ist u. a. bei Infektionen der Knochen und Gelenke, des Becken- und Bauchraums, der Haut (auch Acne vulgaris) und Weichgewebe indiziert und stellt eine wichtige Alternative bei Penicillinallergie dar. Wegen seiner guten Wirksamkeit gegen Anaerobier und seiner guten Knochengängigkeit ist es bedeutsam bei der Behandlung von Infektionen im Zahn-Kiefer-Mundbereich. Die übliche Dosierung beträgt 0,6–1,2 g (bis max. 1,8 g) täglich. Bei stark eingeschränkter Nieren- oder Leberfunktion ist eine Dosisreduktion erforderlich.

Gastrointestinale Störungen (Diarrhö, Übelkeit) werden häufig beobachtet, lebensbedrohliche, pseudomembranöse Kolitiden sind sehr selten. Selten kommt es zu Leukopenien und Leberschädigungen. Gelegentlich treten neuromuskulär-blockierende Wirkungen auf (Vorsicht bei M. Parkinson, Myasthenia gravis), der Effekt von Muskelrelaxanzien wird durch Clindamycin verstärkt.

Streptogramine

Die partialsynthetischen Derivate **Dalfopristin** und **Quinupristin** sind im Kombinationspräparat Synercid® (USA) enthalten. Die allein nur schwach aktiven Substanzen wirken zusammen gegen eine Vielzahl grampositiver Erreger, u. a. gegen Penicillin- bzw. Vancomycin-resistente Staphylokokken und Enterokokken (nur *E. faecium*!) und außerdem gegen Legionellen, Chlamydien und Mykoplasmen. Sie sind als **Reserveantibiotika** bei potenziell lebensgefährlichen Infektionen mit multiresistenten Staphylokokken, Vancomycin-resistenten Enterokokken und Pneumokokken indiziert, wenn andere Antibiotika nicht wirksam sind.

30.1.3.4 Oxazolidinone

Zu den Oxazolidinonen zählen **Linezolid** (ZYVOXID®) und das Prodrug **Tedizolidphosphat** (Sivextro®).

Wirkungsspektrum. Oxazolidinone wirken insbesondere gegen grampositive Bakterien, d. h. gegen Streptokokken, Staphylokokken und Enterokokken, einschließlich MRSA und VRE (▸ Kap. 30.1.7). Auch Anaerobier werden erfasst.

Wirkungsmechanismus, Resistenzmechanismen. Oxazolidinone verhindern die Bildung des 70S-Initiationskomplexes (○ Abb. 30.2) durch Bindung an die 23S-rRNA der 50S-Untereinheit. Die antibiotische Wirkung ist zeitabhängig. Resistenzen werden selten, bislang nur nach langen Therapiezyklen beobachtet. Sie beruhen auf einer Punktmutation der Zielstruktur. Oxazolidinone wirken auch gegen Bakterien, die gegen andere Antibiotikaklassen resistent sind, z. B. MRSA, VRE, Penicillin- und Erythromycin-resistente Streptokokken.

Kinetik. Oxazolidinone sind oral verfügbar. Das Prodrug Tedizolidphosphat wird durch Plasmaphosphatasen rasch in das mikrobiologisch aktive Tedizolid umgewandelt. Die Gewebepenetration der Oxazolidinone ist gut. Sie werden teilweise metabolisiert (CYP-unabhängig). Die Ausscheidung von Linezolid (Halbwertszeit 5–7 Stunden) und seiner Metaboliten erfolgt renal, die von Tedizolid (Halbwertszeit ca. 12 Stunden) und seiner Metaboliten überwiegend über die Fäzes.

Indikationen und Dosierungen. Linezolid ist zur Behandlung von nosokomialen und ambulant erworbenen Pneumonien sowie zur Therapie von Haut- und Weichteilinfektionen mit grampositiven Bakterien indiziert. Die Dosis beträgt 2-mal täglich 600 mg (p. o., i. v.) über maximal 28 Tage. Anwendungsgebiete von Tedizolid sind akute bakterielle Haut- und Weichgewebeinfektionen in einer Dosierung von 200 mg (p. o., i. v.) 1-mal täglich über 6 Tage.

Nebenwirkungen. Schlaflosigkeit, Kopfschmerzen, Geschmacksstörungen, Hypertonie (vor allem bei Linezolid-Gabe) und Hautausschläge sowie Krampfanfälle treten gelegentlich bis häufig auf. Außerdem liegen Berichte über Myelosuppression (z. B. Thrombozytopenie) vor. Bei längerer Anwendung besteht das Risiko einer peripheren und optischen Neuropathie (evtl. mit Verlust des Sehvermögens) sowie einer Lactatazidose.

Interaktionen. Oxazolidinone hemmen reversibel die Monoaminoxidasen (Linezolid > Tedizolid), die u. a. Serotonin abbauen. Bei gleichzeitiger Gabe von Substanzen, die die Serotoninkonzentration erhöhen (z. B. SSRI, Tramadol) kann ein sog. **Serotoninsyndrom** auftreten. Auch Tyramin (ein indirektes Sympathomimetikum) wird von Monoaminoxidasen abgebaut. Übermäßige Mengen tyraminreicher Nahrungsmittel (z. B. Käse, Rotwein, Schokolade) sind vor allem bei Linezolid-Therapie zu meiden. Tedizolid (aber nicht Linezolid) ist außerdem ein **Enzyminduktor** (CYP3A4, CYP2B6, CYP2C9, P-gp) und ein BCRP- und OATP1B1-**Inhibitor**, sodass bei entsprechenden Substraten mit Wechselwirkungen zu rechnen ist.

30.1.3.5 Chloramphenicol

Chloramphenicol ist in Deutschland nur noch als Augensalbe (Posifenicol® C 1 %) im Handel. Es hat ein breites Wirkungsspektrum, das u. a. Anaerobier, Salmonellen, Rickettsien, Chlamydien und Mykoplasmen umfasst. Daher kann es als Reserveantibiotikum (Tagesdosis 0,25 g p. o. für max. 14 Tage) dienen, falls besser verträgliche Antibiotika nicht gegeben werden können. Chloramphenicol hemmt die Proteinsynthese durch Bindung an das Peptidyltransferase-Zentrum (**o** Abb. 30.2). Der Wirkungstyp ist bakteriostatisch. Plasmidkodierte Chloramphenicol-Resistenz beruht auf der Induktion von Acetyltransferasen, die zur Veresterung der Hydroxylgruppen von Chloramphenicol führen. Chloramphenicol ist gut gewebegängig, es penetriert u. a. die Kornea des Auges. Sogar bei topischer Applikation können, wenn auch sehr selten, schwere Knochenmarksschädigungen (irreversible Panzytopenie, aplastische Anämie, Leukozytopenie, Thrombozytopenie) auftreten. Bei einer Schädigung des Knochenmarks, bei schweren Lebererkrankungen und bei Kindern unter 3 Jahren (Gefahr eines sog. Grey-Syndroms) ist Chloramphenicol kontraindiziert.

30.1.3.6 Fusidinsäure

Fusidinsäure (z. B. Fucidine®) ist ein Steroidantibiotikum, das gegen eine Reihe von grampositiven und gramnegativen Bakterien, einschließlich Penicillinase-Bildnern und MRSA wirkt. Gegen gramnegative Stäbchen (z. B. Enterobacteriaceae, *Pseudomonas aeruginosa* u. a.) ist Fusidinsäure unwirksam.

Die Wirkung beruht auf der Hemmung der Proteinbiosynthese in der Elongationsphase. Der Wirkungstyp ist bakteriostatisch. Parallelresistenz zu anderen Antibiotika besteht nicht. Derzeit sind in Deutschland nur topische Arzneiformen mit Fusidinsäure zur lokalen Behandlung von infektiven Hauterkrankungen (z. B. durch Staphylokokken) und von Infektionen der Bindehaut im Handel. Fusidinsäure penetriert ähnlich wie Glucocorticoide in die Haut und kann in Abhängigkeit vom Vehikel auch tiefer liegende Infektionsbereiche erreichen. In

Kombination mit anderen Antibiotika ist Fusidinsäure bei systemischer Gabe außerdem eine Option für die Behandlung von MRSA. Als Nebenwirkungen können gastrointestinale Beschwerden, in seltenen Fällen auch Leberfunktionsstörungen auftreten.

30.1.3.7 Mupirocin

Mupirocin wirkt in höheren Konzentrationen bakterizid auf Staphylokokken, einschließlich MRSA und Streptokokken. Es wird ausschließlich topisch appliziert. Als Wirkungsmechanismus wurde eine Blockade der Proteinsynthese durch kompetitive Hemmung der Isoleucin-tRNA-Synthetase gefunden. Dadurch unterbleibt die Verknüpfung dieser Aminosäure mit der tRNA. Resistenzen sind selten. Kreuzresistenzen gegenüber anderen Antibiotika treten nicht auf. Von intakter Haut wird Mupirocin zu weniger als 1 % resorbiert. Im Plasma wird der Wirkstoff rasch hydrolysiert, die Spaltprodukte sind nicht antibakteriell wirksam. Eine systemische Anwendung ist daher nicht möglich. Mupirocin ist außer zur lokalen Behandlung von bakteriellen Hautinfektionen (InfectoPyoderm®) als Nasensalbe (Turixin®) zur Elimination von Staphylokokken, einschließlich MRSA aus der Nasenschleimhaut (Anwendung 5–7 Tage), indiziert. Eine nasale Eradikation kann die Häufigkeit postoperativer Wundinfektionen stark reduzieren (um ca. 50 %).

30.1.3.8 Retapamulin

Retapamulin (Altargo® 1 % Salbe) wirkt bakteriostatisch gegen *Staphylococcus aureus* und *Streptococcus pyogenes*. Der Wirkungsmechanismus beruht auf der Hemmung der bakteriellen Proteinsynthese in der Elongationsphase über eine spezifische Bindungsstelle, die sich von der anderer Antibiotika unterscheidet. Eine Wirkort-spezifische Kreuzresistenz mit anderen Antibiotika ist daher unwahrscheinlich. Resistenzen wurden an klinischen Isolaten bislang nicht beobachtet. Die Resorption durch die Haut ist gering. Resorbiertes Retapamulin wird in der Leber durch CYP3A4 metabolisiert. Indikationen der 1 %igen Salbe sind Impetigo, infizierte Hautverletzungen und Schürfwunden.

30.1.4 Antibiotika mit Wirkung auf Nucleinsäuren

Folgende Antibiotika wirken auf bakterielle Nucleinsäuren:

- **Fluorchinolone**,
- **Sulfonamide** und **Diaminobenzylpyrimidine**,
- die Nitroverbindungen **Metronidazol** und **Nitrofurantoin** sowie
- das lokal wirksame **Fidaxomicin**.

30.1.4.1 Fluorchinolone (Gyrasehemmer)

Fluorchinolone sind synthetische, niedermolekulare Substanzen mit einem Chinolin-Grundgerüst. Sie greifen in die bakterielle DNA-Synthese ein, indem sie die Topoisomerase II (Gyrase) – daher die Bezeichnung Gyrasehemmer – und Topoisomerase IV hemmen.

In Deutschland sind derzeit **Ciprofloxacin** (z. B. Ciprobay®), **Enoxacin** (Enoxor®), **Levofloxacin** (z. B. Tavanic®), **Moxifloxacin** (z. B. Avalox®), **Norfloxacin** (z. B. Norflosal®) und **Ofloxacin** (z. B. Tarivid®) zur systemischen Applikation im Handel. **Nadifloxacin** (Nadixa®) steht zur topischen Anwendung zur Verfügung.

Wirkungsspektrum und Indikationen. Fluorchinolone haben eine ausgeprägte konzentrationsabhängige Bakterizidie auf sich teilende Erreger und einen postantibiotischen Effekt. Von der Paul-Ehrlich-Gesellschaft für Chemotherapie werden die systemisch anwendbaren Fluorchinolone gemäß ihres Wirkungsspektrums in vier Gruppen eingeteilt:

- **Gruppe 1**: **Norfloxacin** wird peroral als Harnwegstherapeutikum eingesetzt. Sein Erregerspektrum umfasst im Wesentlichen Enterobacteriaceae.
- **Gruppe 2**: **Ciprofloxacin**, **Enoxacin** und **Ofloxacin** zeichnen sich durch eine stärkere Wirkung und ein breiteres Wirkungsspektrum aus, das viele gramnegative Erreger (*Haemophilus*- und *Salmonella*-Spezies), bei

Ciprofloxacin zusätzlich **Pseudomonaden** einschließt. Ciprofloxacin kann auch bei schweren, systemischen Infektionen eingesetzt werden, wegen der „**Pneumokokkenlücke**" eignet es sich allerdings nicht zur empirischen Behandlung von Atemwegsinfektionen. Enoxacin und Ofloxacin haben heute praktisch keine klinische Bedeutung mehr.

- **Gruppe 3: Levofloxacin**, das aktive Enantiomer von Ofloxacin, wirkt deutlich stärker als das Racemat gegen grampositive Erreger (z. B. Staphylokokken, Streptokokken, einschließlich Pneumokokken) sowie gegen Chlamydien, Mykoplasmen und Legionellen. Die Wirksamkeit gegen gramnegative Erreger ist vergleichbar mit der von Ciprofloxacin. Levofloxacin ist z. B. indiziert bei komplizierten Harnwegsinfektionen. Bei Atemwegsinfektionen und komplizierten Haut- und Gewebeinfektionen kann es eingesetzt werden, wenn andere Antibiotika nicht wirken.
- **Gruppe 4: Moxifloxacin** besitzt eine nochmals erhöhte Wirksamkeit gegen grampositive und intrazelluläre Erreger und eine zusätzliche Wirkung gegen grampositive und gramnegative **Anaerobier**. Im gramnegativen Bereich ist seine Effektivität dagegen geringer als die von Levofloxacin und Ciprofloxacin, gegen *P. aeruginosa* ist es nicht hinreichend wirksam. Moxifloxacin ist u. a. indiziert bei ambulant erworbener Pneumonie und akuter bakterieller Sinusitis, wenn andere Antibiotika nicht gegeben werden können oder bereits versagt haben.

Levofloxacin und Moxifloxacin werden außerdem bei multiresistenter Tuberkulose (MDR-TB) eingesetzt (▸ Kap. 30.2.1.4). **Nadifloxacin** wird zur topischen Behandlung der Acne vulgaris als 1 %ige Creme angewendet. Es hat ein breites antimikrobielles Spektrum, das u. a. *Propionibacterium acnes* und *Staphylococcus epidermidis*, aber auch MSSA und MRSA umfasst. Daneben dienen einige Fluorchinolone zur Lokalbehandlung von Augeninfektionen.

Wirkungsmechanismus. Fluorchinolone hemmen die Topoisomerasen II (Gyrase) und IV

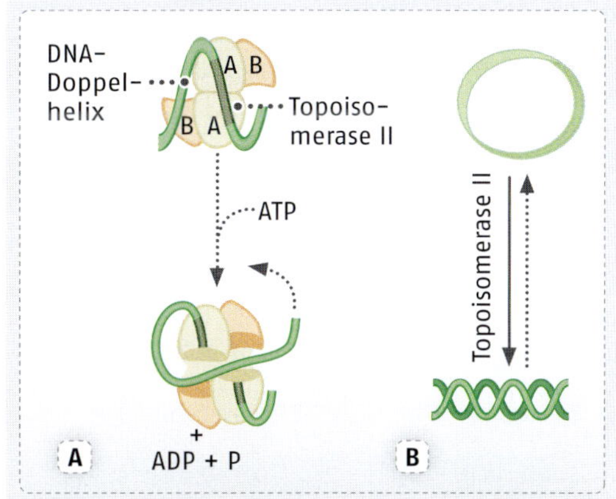

Abb. 30.3 **A** Mechanismus der Superspiralisierung der DNA durch die Topoisomerase II. Die A-Untereinheiten der Topoisomerase (Zielstruktur der Fluorchinolone) führen unter Energieverbrauch einen Doppelstrangbruch der DNA durch, gefolgt von einer Konformationsänderung und dem Wiederverschluss der DNA durch das Enzym. **B** Entstehung eines verdrillten DNA-Strangs

durch Bildung eines stabilen, ternären Fluorchinolon-Topoisomerase-DNA-Komplexes. Topoisomerasen sind Enzyme, die die räumliche Anordnung der DNA regulieren und für den ordnungsgemäßen Ablauf der Replikation, Rekombination, Transkription und Reparatur der bakteriellen DNA verantwortlich sind (Abb. 30.3).

Infolge der andersartigen Struktur und Funktionsweise der Topoisomerasen bei höheren Organismen ist die Wirkung der Fluorchinolone auf Bakterien beschränkt. Erst bei mindestens 100-fach höheren Konzentrationen wirken sie auch auf die eukaryontischen Topoisomerasen.

Resistenz. Der häufigste Resistenzmechanismus gegen Fluorchinolone besteht in der Veränderung der Zielstruktur. Durch chromosomale Mutation entstehen Topoisomerase-A-Untereinheiten mit geringerer Empfindlichkeit. Zusätzlich ist meistens die Aufnahme des Antibiotikums in die Zelle durch eine reduzierte Anzahl von Porinen vermindert bzw. der Efflux aufgrund der vermehrten Bildung von Effluxpumpen erhöht. Außerdem kann eine enzymatische

■ Tab. 30.9 Fluorchinolone

INN (HWZ)	Tagesdosis
Gruppe 1	
Norfloxacin (3–4 h)	0,8 g p. o.
Gruppe 2	
Ciprofloxacin (3–5 h)	0,5–1,5 g p. o.; 0,8–1,2 g i. v.
Enoxacin (4–6 h)	0,4 g p. o.
Ofloxacin (6–7 h)	0,2–0,4 g p. o.; 0,1–0,4 g i. v.
Gruppe 3	
Levofloxacin (6–8 h)	0,25–1 g p. o., i. v.
Gruppe 4	
Moxifloxacin (12 h)	0,4 g p. o., i. v.

Inaktivierung mittels einer plasmidkodierten *N*-Acetyltransferase erfolgen. Besonders bei *E. coli* ist eine Zunahme der Resistenz zu verzeichnen (bis zu 30 %), wobei Fluorchinolon-resistente Stämme häufig multiresistent sind. Innerhalb der Fluorchinolone besteht in der Regel Parallelresistenz.

Kinetik, Dosierung. Fluorchinolone werden bei oraler Gabe gut (meist > 90 %) resorbiert (Ausnahme Norfloxacin). Sie verteilen sich extra- und intrazellulär und penetrieren gut in viele Gewebe. Die Liquorgängigkeit ist nicht ausreichend. Das Ausmaß der Metabolisierung ist relativ niedrig, z. T. werden jedoch aktive Metaboliten gebildet. Die Ausscheidung von Levofloxacin und Ofloxacin erfolgt hauptsächlich renal, die von Enoxacin und Ciprofloxacin renal, hepatisch und intestinal. Moxifloxacin wird in konjugierter Form biliär-fäkal ausgeschieden. Die Halbwertszeiten sind in ■ Tab. 30.9 zusammengefasst.

Wegen der konzentrationsabhängigen bakteriziden Wirkung (▸ Kap. 30.1.1) ist das Verhältnis der maximalen Plasmaspiegel zur minimalen Hemmkonzentration (MHK) von Bedeutung. Auch die Substanzmenge (AUC_{0-24h}) im Verhältnis zur MHK gilt als relevanter Parameter für den Therapieerfolg. Je größer die entsprechenden Quotienten sind, umso wirksamer ist das Fluorchinolon. Die üblichen Dosierungen sind in ■ Tab. 30.9 enthalten. Bei stärkeren Nierenfunktionsstörungen sollte (außer bei Moxifloxacin) das Dosierungsintervall verlängert bzw. die Dosis reduziert werden.

Nebenwirkungen. Am häufigsten treten gastrointestinale Beschwerden und ZNS-Reaktionen (z. B. Kopfschmerzen, Schlaf- und Sehstörungen, Benommenheit) auf. Auch Krampfanfälle sind möglich. Das Reaktionsvermögen kann beeinträchtigt sein. Die neurologischen Nebenwirkungen werden wahrscheinlich durch eine Interaktion der Fluorchinolone mit GABA-Bindungsstellen im ZNS verursacht. Alle Fluorchinolone haben ein gewisses phototoxisches Potenzial, sodass eine direkte Exposition mit Sonnenlicht unterbleiben sollte. Sehnenentzündungen- und rupturen (z. B. der Achillessehne) können auftreten (selten), das Risiko wird durch die gleichzeitige Gabe von Glucocorticoiden erhöht. Außerdem besteht das Risiko einer QT-Zeit-Verlängerung mit der Gefahr schwerer Arrhythmien, eines lebensbedrohlichen Leberversagens sowie schwerwiegender Hautreaktionen (z. B. Stevens-Johnson-Syndrom).

Interaktionen. Die Resorption der Fluorchinolone kann aufgrund der Bildung von Chelatkomplexen mit mehrwertigen Kationen (z. B. in Magnesium- bzw. Aluminium-haltigen Antazida, Eisenpräparaten) gestört sein. Ciprofloxacin ist ein moderater, Enoxacin ein stärkerer Inhibitor von CYP1A2, sodass die Clearance von CYP1A2-Substraten (z. B. Theophyllin) reduziert wird. Die gleichzeitige Einnahme von Antiarrhythmika oder Arzneistoffen, die das QT-Intervall verlängern können (z. B. H_1-Antihistaminika), erhöht das Risiko für Torsades de Pointes. Bei Patienten, die mit oralen Antidiabetika oder Insulin behandelt werden, kann durch die gleichzeitige Einnahme von Fluorchinolonen die Blutzuckerkonzentration verändert werden.

Kontraindikationen. Wegen der Gefahr irreversibler Schäden des Gelenkknorpels sollen Fluorchinolone vorsichtshalber nicht bei Kindern und Jugendlichen vor Abschluss der Wachstumsphase verordnet werden (Ausnahme Mukoviszidose-Patienten). Weitere Gegenanzeigen sind Epilepsie und Sehnenerkrankungen im Zusammenhang mit einer früheren Fluorchinolon-Therapie sowie Schwangerschaft und Stillzeit. Vorsicht ist ferner bei Patienten mit Arrhythmien und eingeschränkter Leberfunktion geboten.

30.1.4.2 Folsäureantagonisten

Sulfonamide

Sulfonamide (chemisch korrekt Sulfanilamide) sind antibakteriell und antiparasitär wirkende Antiinfektiva. Die fortgeschrittene Resistenzentwicklung und die erheblichen unerwünschten Wirkungen haben ihre therapeutische Anwendung stark eingeschränkt. Eingesetzt werden nur noch **Sulfadiazin** (Sulfadiazin-Heyl®) und **Sulfamethoxazol** in Kombination mit Trimethoprim (s. u.).

Wirkungsspektrum. Die inzwischen erfolgte Resistenzentwicklung beschränkt das Wirkungsspektrum im Wesentlichen auf Streptokokken (einschließlich Pneumokokken), Aktinomyzeten, Nocardien und Chlamydien. Außer gegen Bakterien sind Sulfonamide auch gegen einige Protozoen (z. B. *Toxoplasma gondii*, Plasmodien) sowie gegen den Pilz *Pneumocystis jiroveci* wirksam.

Wirkungsmechanismus. Sulfonamide hemmen die Folsäuresynthese. Aufgrund ihrer strukturellen Verwandtschaft mit p-Aminobenzoesäure blockieren sie die Dihydropteroinsäuresynthetase kompetitiv und damit die Bildung der Dihydrofolsäure, der Vorstufe der Tetrahydrofolsäure, die für die Synthese von Purinnucleotiden nötig ist. Dafür sind hohe Sulfonamid-Konzentrationen und folglich hohe Dosen erforderlich. Der Wirkungstyp der Sulfonamide ist bakteriostatisch. Beim Menschen können Sulfonamide keinen Folsäuremangel hervorrufen, da Folsäure nicht synthetisiert, sondern als Vitamin mit der Nahrung aufgenommen wird.

Kinetik. Sulfonamide werden bei oraler Gabe rasch und vollständig resorbiert. Durch N-Acetylierung oder Oxidation werden sie im Organismus teilweise metabolisiert, die Acetyl-Derivate sind schlechter löslich und stärker nephrotoxisch als die Ausgangssubstanzen. Die Ausscheidung erfolgt fast ausschließlich renal. Die Halbwertszeit von Sulfadiazin beträgt 8–17 Stunden, die von Sulfamethoxazol etwa 10 Stunden.

Indikationen und Dosierung. Sulfadiazin (Tagesdosis 2–4 g p. o.) ist zusammen mit Pyrimethamin (s. u.) zur Behandlung der Toxoplasmose bei Erstinfektion während der Schwangerschaft (nur im 2. und 3. Trimenon) sowie bei Reaktivierung latenter Infektionen bei Immunsupprimierten (z. B. AIDS-Patienten) indiziert.

Nebenwirkungen. Relativ häufig kommen gastrointestinale Beschwerden und allergische Reaktionen vor. Schwerwiegende, selten auftretende Überempfindlichkeitsreaktionen sind Stevens-Johnson- und Lyell-Syndrom, ferner hämolytische Anämie und hämorrhagische Diathese.

Interaktionen. Sulfonamide verstärken die blutzuckersenkende Wirkung von Sulfonylharnstoffen und erhöhen die Toxizität von Methotrexat durch Verdrängung aus der Eiweißbindung.

Kontraindikationen. Sulfonamide sind kontraindiziert bei schweren Leber- oder Nierenfunktionsstörungen, schweren Blutbildveränderungen, akuter Porphyrie, Glucose-6-phosphat-Dehydrogenase-Mangel sowie bei Neugeborenen (Gefahr eines **Kernikterus**).

Diaminobenzylpyrimidine

Vertreter der bakteriostatisch wirksamen Diaminobenzylpyrimidine sind **Trimethoprim** (Infectotrimet®) und **Pyrimethamin** (Daraprim®).

Wirkungen. Das Wirkungsspektrum von **Trimethoprim** umfasst zahlreiche aerobe grampositive und gramnegative Bakterien, in höheren Konzentrationen auch andere Mikroorganismen, z. B. *Pneumocystis jiroveci*. Allerdings besteht die Gefahr einer Resistenzentwicklung unter der Therapie. **Pyrimethamin** ist gegen *Toxoplasma gondii* und Malaria-Plasmodien wirksam.

Wirkungsmechanismus. Diaminobenzylpyrimidine hemmen die Dihydrofolsäurereduktase und damit die Bildung der Tetrahydrofolsäure, der biologisch aktiven Form der Folsäure. Folglich ist die für die Zellteilung erforderliche Synthese von Thymidin und Purinnucleosiden nicht mehr möglich. Die Affinität zum bakteriellen Enzym ist dabei um mehrere Zehnerpotenzen höher als zum entsprechenden Enzym bei Säugern.

Kinetik. Bei oraler Gabe werden Trimethoprim und Pyrimethamin gut resorbiert. Trimethoprim wird überwiegend unverändert renal ausgeschieden. Seine Halbwertszeit beträgt ca. 10 Stunden. Pyrimethamin wird hauptsächlich in der Leber metabolisiert und mit einer Halbwertszeit von ca. 85 Stunden renal eliminiert.

Indikationen und Dosierungen. Eine Monotherapie mit Trimethoprim ist nur bei unkomplizierten Harnwegsinfekten möglich (Tagesdosis 0,3–0,4 g p. o.). Pyrimethamin (Tagesdosis 25–50 mg p. o.) wird in Kombination mit Sulfadiazin zur Behandlung der Toxoplasmose eingesetzt. Dabei sollte zusätzlich Calciumfolinat bzw. Folsäure gegeben werden, um die Gefahr einer Blutbildungsstörung im Knochenmark zu reduzieren.

Nebenwirkungen, Kontraindikationen. Bei längerer Anwendung können Blutbildveränderungen auftreten. Bei Thrombo- und Granulozytopenie, megaloblastärer Anämie und während der Schwangerschaft (teratogener Effekt bei Folsäuremangel) ist Trimethoprim kontraindiziert.

Co-trimoxazol

Trimethoprim hat vor allem als **Co-trimoxazol** (z. B. Kepinol®) in fixer Kombination mit Sulfamethoxazol Bedeutung erlangt.

Wirkungen. Durch die Blockade des Folsäurestoffwechsels an zwei verschiedenen Stellen – Hemmung der Dihydrofolsäuresynthese durch das Sulfonamid, Hemmung der Dihydrofolsäurereduktase durch Trimethoprim – kommt es zu einem synergistischen Effekt. Die Wirksamkeit wird verstärkt, die Resistenzentwicklung verzögert und das Wirkungsspektrum erweitert. Infolge des breiten Einsatzes in den vergangenen Jahren ist heute ein erheblicher Teil vormals gegen Co-trimoxazol sensibler Bakterien resistent. Die Resistenzquoten bei *E. coli* liegen über 20 %, weshalb eine empirische Therapie mit Co-trimoxazol nicht mehr möglich ist.

Indikationen und Dosierungen. Co-trimoxazol wird heute vor allem zur Therapie von Harnwegsinfektionen eingesetzt, sofern die Resistenzsituation es zulässt (< 20 %). Die durchschnittliche Dosis beträgt 1600 mg Sulfamethoxazol und 320 mg Trimethoprim täglich. Außerdem ist es gegen MRSA wirksam und wird hier in Kombination mit Rifampicin bei Haut- und Weichgewebeinfektionen angewendet. Zur Behandlung der *Pneumocystis-jiroveci*-Pneumonie bei Patienten mit Immundefekten ist Co-trimoxazol in 4-mal höherer Dosierung als bei den oben genannten Indikationen Mittel der Wahl (▸ Kap. 30.3.8).

Nebenwirkungen. Schwere Nebenwirkungen treten vor allem in hoher Dosierung auf, z. B. Hautveränderungen, Fieber, Neutropenie, Thrombozytopenie sowie ein Anstieg der Leberenzyme.

Kontraindikationen. Bei schweren Leber- und Nierenparenchymschäden, Sulfonamid-Überempfindlichkeit, bei Patienten mit allergischer Diathese und bei Früh- und Neugeborenen ist Co-trimoxazol kontraindiziert.

30.1.4.3 Nitroverbindungen

Metronidazol

Metronidazol (z. B. Arilin®), ein Nitroimidazol-Derivat, interferiert mit dem Stoffwechsel von Mikroorganismen, die in Körperregionen mit schlechter Sauerstoffversorgung vorkommen. Sein Wirkungsspektrum umfasst obligat anaerobe und mikroaerophile Bakterien (*Bacteroides-*, *Clostridium-*, *Helicobacter-* und *Campylobacter-*Arten) und Protozoen (*Entamoeba histolytica*, *Trichomonas vaginalis* und *Giardia lamblia*). Metronidazol hat eine konzentrationsabhängige bakterizide Wirkung.

Wirkungsmechanismus. Durch Nitroradikalanionen werden DNA-Addukte gebildet, die zu Strangbrüchen führen. Dies erklärt auch die mutagenen Effekte von Metronidazol (z. B. positiver Ames-Test, Kanzerogenität im Tierversuch). Da Sauerstoff eine Aktivierung der Substanz zu Nitroradikalanionen hemmt, sind menschliche Zellen sowie aerobe und fakultativ anaerobe Bakterien deutlich weniger empfindlich als Anaerobier. Eine Resistenzentwicklung unter der Therapie ist klinisch nicht relevant.

Kinetik. Metronidazol wird überwiegend in der Leber oxidiert und glucuronidiert, die Hydroxymethylverbindung ist ebenfalls antibakteriell wirksam. Die Metaboliten werden mit dem Urin ausgeschieden. Die Halbwertszeit beträgt 6–10 Stunden, Lebererkrankungen führen zu einer verzögerten Elimination (→ Dosisreduktion).

Indikationen. Metronidazol ist indiziert zur Behandlung von **Anaerobierinfektionen** z. B. bei pseudomembranöser Kolitis durch *Clostridium difficile* (als Alternative zu Vancomycin), ferner zur *Helicobacter-pylori-*Eradikation (in Kombination mit Clarithromycin und PPI, ▸Kap. 25.1.2.7), bei **Protozoenerkrankungen** (z. B. Amöbiasis, Trichomoniasis ▸Kap. 30.5.2), sowie zur perioperativen Prophylaxe bei großen gynäkologischen und Dickdarm-Operationen.

Dosierung. Die mittleren Tagesdosen bei Anaerobierinfektionen betragen 0,5–2 g, die Behandlungsdauer soll 10 Tage nicht überschreiten.

Nebenwirkungen. Dosisabhängig treten gastrointestinale Störungen und eine metallische Geschmacksempfindung sowie Kopfschmerzen, Schwindel, Parästhesien, Exantheme, selten auch eine reversible Leukopenie auf.

Interaktionen. Die gleichzeitige Einnahme von Alkohol ist wegen der Hemmung der Aldehydoxidase kontraindiziert. Metronidazol hemmt die Elimination von Vitamin-K-Antagonisten, Phenytoin, 5-Fluorouracil und Lithiumionen und verstärkt damit ihre Wirkung. Phenytoin und Phenobarbital beschleunigen, Cimetidin verzögert die Elimination von Metronidazol.

Kontraindikationen. In der Schwangerschaft ist Metronidazol kontraindiziert.

Nitrofurane

Nitrofurantoin (z. B. Nifurantin®) ist Mittel der 1. Wahl zur Therapie der akuten unkomplizierten Zystitis der Frau (100 mg 2–3-mal täglich für 5–7 Tage). Es wird von bakteriellen Nitroreduktasen zur aktiven Verbindung reduziert, die u. a. nach Adduktbildung mit der DNA zu Strangbrüchen führt und zahlreiche Stoffwechselaktivitäten der Bakterien durch Elektronenentzug hemmt. Die Ausscheidung erfolgt renal mit einer Halbwertszeit von 20–90 min. Das Nebenwirkungsspektrum ist vor allem bei längerer Anwendung erheblich und umfasst z. B. akute und chronische Lungenreaktionen, Leberschäden, Polyneuropathien und schwere Hautreaktionen. Bei Vorliegen eines Glucose-6-Phosphat-Dehydrogenase-Mangels sind hämolytische Reaktionen möglich.

Nitrofurazon (Nitrofural, FURACIN®) ist ein Lokaltherapeutikum, das wegen seiner schweren Nebenwirkungen (u. a. Kontaktekzem) nur ausnahmsweise und kurz bei schweren Haut- und Wundinfektionen angewendet werden sollte.

Nitroxolin

Das synthetische Hydroxychinolin-Derivat **Nitroxolin** (z. B. Nilox®), das als Chelatbildner für zweiwertige Kationen durch Hemmung bestimmter Enzyme (z. B. der RNA-Polymerase) bakterizid und antimykotisch (z. B. gegen Candida-Spezies) wirkt, ist ein Harnwegstherapeutikum. Die Dosierung beträgt 150–250 mg 3-mal täglich über 7–10 Tage. Die Resistenzquote ist niedrig. Als Nebenwirkungen werden häufig

Magen-Darm-Beschwerden, gelegentlich allergische Hauterscheinungen und selten Blutbildveränderungen sowie (reversible) Gelbfärbung der Haut beobachtet. Bei Leber- und Niereninsuffizienz ist Nitroxolin kontraindiziert.

30.1.4.4 Fidaxomicin

Fidaxomicin (DIFICLIR™) ist ein lokal wirksames Antibiotikum, das eine hohe strukturelle Ähnlichkeit zu den Makrolid-Antibiotika aufweist und als erster Vertreter der neuen Klasse der **Makrozykline** gilt. Es wurde speziell zur Behandlung von *Clostridium-difficile*-Infektionen (*Clostridium-difficile*-assoziierter Diarrhö, CDAD) entwickelt und hat ein enges Wirkungsspektrum, gramnegative Erreger sind nicht empfindlich. Dadurch ist die Störung der normalen Darmflora gering. Fidaxomicin wirkt bakterizid durch Hemmung der RNA-Polymerase und damit der RNA-Synthese. Resistenzen und Kreuzresistenzen mit anderen Antibiotika sind nicht bekannt. Die systemische Resorption nach oraler Gabe ist gering, die lokalen Wirkspiegel sind dadurch hoch. Die Dosierung beträgt 200 mg 2-mal täglich über 10 Tage. Gastrointestinale Nebenwirkungen werden häufig beobachtet. Fidaxomicin ist ein Substrat und moderater Inhibitor von P-gp. Die gleichzeitige Gabe von starken P-gp-Inhibitoren (z. B. Ciclosporin, Erythromycin) sollte vorsichtshalber vermieden werden.

30.1.5 An der Zellmembran angreifende Antibiotika

Antibiotika, die an der Zellmembran angreifen, sind **Daptomycin** und die Polypeptide **Polymyxin B**, **Colistin** und **Tyrothricin**.

30.1.5.1 Daptomycin

Daptomycin (Cubicin®) ist der erste Vertreter der neuen Klasse der **cyclischen Lipopeptide**. Die Substanz ist strukturell den Polypeptiden (z. B. Colistin, s. u.) ähnlich.

Wirkungsspektrum. Daptomycin wirkt gegen zahlreiche grampositive Keime einschließlich Methicillin- und Vancomycin-resistenter sowie Vancomycin-intermediär-empfindlicher *Staphylococcus-aureus*-Stämme (MRSA, VRSA, VISA), ferner gegen Vancomycin-resistente Enterokokken (VRE) und grampositive Anaerobier (u. a. *Clostridium difficile*). Gramnegative Bakterien sind dagegen unempfindlich, da Daptomycin deren äußere Membran nicht durchdringen kann.

Wirkungsmechanismus. Aufgrund seiner Struktur (hydrophiler Ring, lipophile Seitenkette) kann sich Daptomycin in Anwesenheit von Calciumionen in die Zellmembran der Bakterien inserieren. Mehrere Daptomycin-Moleküle oligomerisieren anschließend zu Membranporen, aus denen Kaliumionen ausströmen, wodurch das Membranpotenzial zusammenbricht und zum Zelltod führt. Die bakterizide Wirkung erfolgt schnell und ist konzentrationsabhängig. Sie betrifft auch ruhende Bakterien und Bakterien in Biofilmen, die für Antibiotika oft nur schwer zugänglich sind. Daptomycin hat einen postantibiotischen Effekt, Resistenzen sind selten.

Kinetik. Oral wird Daptomycin nicht resorbiert. Nach intravenöser Applikation verteilt es sich hauptsächlich extrazellulär. Die Blut-Hirn- und Plazentaschranke werden nicht penetriert. Die Substanz wird überwiegend renal ausgeschieden (zu etwa 50 % unverändert), die Halbwertszeit beträgt 8–9 Stunden.

Indikationen. Daptomycin ist zur Behandlung komplizierter Haut- und Weichteilinfektionen sowie zur Behandlung einer von *Staphylococcus aureus* hervorgerufenen Bakteriämie oder Endokarditis zugelassen. Bei Pneumonie ist Daptomycin nicht wirksam, da es durch den Surfactant-Faktor in der Lunge inaktiviert wird.

Dosierung. Die Dosis beträgt je nach Indikation 4 bzw. 6 mg/kg KG i. v. (30-minütige Infusion) alle 24 Stunden. Bei schwerer Niereninsuffizienz muss die Dosis angepasst werden.

Nebenwirkungen. Als Nebenwirkungen werden häufig Gliederschmerzen und erhöhte Serum-Kreatinphosphokinase(CPK)-Werte, gelegentlich Muskelschmerzen und Muskelschwäche beobachtet. Da auch Fälle von Rhabdomyolyse beschrieben sind, sollten die CPK-Werte kontrolliert werden. Selten wurde von schwerwiegenden eosinophilen Pneumonien (Husten, Fieber, Dyspnoe) berichtet.

30.1.5.2 Polypeptid-Antibiotika

Zu den aus Bakterien isolierten cyclischen Polypeptid-Antibiotika mit Angriff an der Zellmembran gehören **Polymyxin B**, **Colistin** und **Tyrothricin**.

Polymyxin B und Colistin. Die chemisch nahe verwandten basischen Cyclopolypeptide sind ausschließlich gegen gramnegative Erreger, vor allem gegen *Haemophilus influenzae*, *Pseudomonas aeruginosa* und Enterobakterien (*E. coli*, Salmonellen, Shigellen) wirksam. Die Wirkung ist bakterizid und betrifft sowohl sich teilende als auch ruhende Erreger.

Als Wirkungsmechanismus wurde eine Schädigung der mikrobiellen Zytoplasmamembran festgestellt, wobei die Polypeptide als kationische Detergenzien wirken. Als solche haben sie eine hohe Affinität zu den Phosphatgruppen der Lipopolysaccharide in der äußeren Bakterienmembran. Die Resistenzhäufigkeit ist nicht bekannt. Es besteht keine Kreuzresistenz zu anderen Antibiotika.

Ausgeprägte neuro- und nephrotoxische Nebenwirkungen beschränken den Einsatz der Polypeptide weitgehend auf die Lokaltherapie. Von intakter Haut bzw. Schleimhaut werden sie praktisch nicht resorbiert, allerdings erfolgt eine deutliche Resorption aus Wunden.

Polymyxin wird als Kombinationspartner in Augenpräparaten (z. B. Isopto-Max®) eingesetzt, **Colistin** wird peroral zur Darm-Dekontamination (Diarönt®) und inhalativ bei Mukoviszidose-Patienten verwendet. Aufgrund der zunehmenden Multiresistenzen von gramnegativen Erregern (z. B. *Pseudomonas aeruginosa*, *Acinetobacter baumanni*) gewinnt Colistin außerdem als Reserveantibiotikum an Bedeutung und kommt in Einzelfällen bei Schwerstkranken (z. B. auf Verbrennungsintensivstationen) systemisch (i. v. Applikation) zum Einsatz.

Tyrothricin. Dabei handelt es sich um ein Gemisch aus Tyrocidinen und Gramicidinen, das hauptsächlich gegen grampositive Mikroorganismen wirksam ist. Wie die Polymyxine schädigt Tyrothricin die Zytoplasmamembran. Parallelresistenzen mit anderen Antibiotika sind nicht bekannt. Wegen seiner hämolytischen Eigenschaften darf Tyrothricin nur lokal (Tyrosur®, 0,1 %iges Gel bzw. Puder) angewandt werden.

30.1.6 Allgemeine Anwendungskriterien für Antibiotika

Strenge Indikationsstellung. Die unkritische Anwendung von Antibiotika kann die Resistenzentwicklung fördern, die Mund- und/oder Darmflora des Patienten schädigen und vermeidbare allergische oder toxische Nebenwirkungen hervorrufen. Der Erfolg einer Antibiotikatherapie ist grundsätzlich nach 3–4 Tagen zu überprüfen.

Mikrobiologische Diagnostik. Insbesondere bei schweren Infektionen sollte eine Empfindlichkeitsprüfung (Antibiogramm) nach standardisierten Testverfahren vorgenommen werden. Je nach Ergebnis wird der Erreger als **sensibel**, **intermediär** oder **resistent** gegen die getesteten Antibiotika eingestuft. Die MHK-Grenzwerte (Breakpoints) sind für jeden Erreger und jedes Antibiotikum festgelegt.

Auswahl von Wirkstoff- und Applikationsart. Die Auswahl der geeigneten Wirkstoffe erfolgt gemäß Wirkungsspektrum des Antiinfektivums und erwartetem bzw. nachgewiesenem Erregerspektrum. Grundsätzlich sind bakterizide Antibiotika bakteriostatisch wirkenden überlegen. Weniger toxische Wirkstoffe (z. B. Betalactame, Makrolide) sind gegenüber solchen mit schweren Nebenwirkungen (z. B. Oto-und Nephrotoxizität bei Aminoglykosiden) zu bevorzugen. Substanzen mit einem geringen Interaktionspotenzial (z. B. Betalactame) sind insbesondere bei multimorbiden Patienten geeigneter als solche mit einem hohen Wechselwirkungsrisiko (z. B. Makrolide). Auch pharmakokinetische Aspekte sind zu berücksichtigen. Es muss sichergestellt sein, dass das vorgesehene Antibiotikum ausreichende Konzentrationen in den zu behandelnden Organen erreicht. Schwer erreichbare Kompartimente sind z. B. Infektionsherde bei Abszessen, Osteomyelitiden, Meningitiden und nekrotisierende Infektionen. Bei ambulant behandelbaren Infektionen sind oral applizierbare Substanzen und zwar solche mit längerer Halbwertszeit (bessere Patientencompliance!) vorzuziehen. Günstig ist außerdem eine hohe orale Bioverfügbarkeit (geringere Darmbelastung).

Kalkulierte Initialtherapie. Initial ist bei lebensbedrohlichen Infektionen eine sog. Interventionstherapie unumgänglich, bei der Antibiotika mit möglichst breitem Wirkungsspektrum, ggf. auch **Kombinationen** aufgrund des raschen Handlungsbedarfs ohne vorheriges Antibiogramm eingesetzt werden. Das erwartete Erregerspektrum und die lokale Resistenzsituation müssen berücksichtigt werden. Bei einer Kombinationstherapie ist zu beachten, dass die Einzelkomponenten in vollwirksamer Dosierung gegeben werden, dass sie einen unterschiedlichen Wirkungsmechanismus bzw. unterschiedliche Targets besitzen und keine Parallelresistenz aufweisen.

Sobald mikrobiologische Befunde vorliegen, sollte die initiale Therapie durch die gezielte Behandlung mit einem Antibiotikum mit schmalerem Spektrum ersetzt werden (**Deeskalation**), um den Selektionsdruck vor allem in Bezug auf multiresistente Erreger zu reduzieren. Die in der Klinik parenteral begonnene Behandlung kann ambulant mit einem oralen Antiinfektivum fortgesetzt werden (**Oralisierung**, **orale Sequenztherapie**).

Maßnahmen gegen eine zunehmende Resistenzentwicklung. Die Hauptursache für die Resistenzentwicklung während einer Therapie ist neben der genetischen Variabilität der Bakterien (s. o.) die Selektion resistenter Varianten durch den Antibiotikaeinsatz. Folgende Maßnahmen zur Vermeidung einer Resistenzentwicklung sollen sowohl den Selektionsdruck senken als auch die Übertragung von Erregern verhindern:

- Kalkulierte Initialtherapie (s. o.); nach Antibiotika-Empfindlichkeitsprüfung (Antibiogramm) frühzeitige Anpassung und Optimierung der Therapie (gezielte Behandlung).
- Adäquate (individuelle) Dosierung (zu niedrige Dosierung kann Resistenzentwicklung fördern) und angemessene Therapiedauer (unnötig lange Behandlungsdauer → unnötig hoher Selektionsdruck).
- Ausgewogener Einsatz unterschiedlicher Antibiotika oder Antibiotikagruppen im Krankenhaus (Antibiotika-Diversität, „Mixing“), Vermeidung einer Dominanz von Cephalosporinen der Gruppe 3, 4 und Fluorchinolonen.
- Substanzwechsel bei vorausgegangener Antibiotikatherapie in den letzten 3 Monaten.
- Hygienische (Vorsichts-)Maßnahmen (z. B. Händedesinfektion, Entkeimung der Raumluft, Desinfektion der Fußböden etc.).

30.1.7 Multiresistente Erreger (MRE)

Häufig sind multiresistente Erreger die Ursache für **nosokomiale**, d. h. bei einem Krankenhausaufenthalt (bzw. in einer Arztpraxis) erworbene Infektionen. Von einer **endogenen Infektion** spricht man, wenn es sich bei den Erregern um fakultativ pathogene Mikroorganismen handelt, die den Menschen normalerweise besiedeln, ohne eine Krankheit zu verursachen. Unter bestimmten Umständen können diese Erreger dann, z. B. durch einen Wechsel des Erregers in ein anderes Organ und bei stark geschwächter Immunabwehr, u. U. lebensbedrohliche Krankheiten verursachen. Eine **exogene Infektion** liegt vor, wenn der Infektionserreger aus der Umgebung z. B. durch direkten oder indirekten Kontakt mit Personen oder kontaminierten Gegenständen aufgenommen wird.

Risikofaktoren für eine Infektion mit multiresistenten Pathogenen sind z. B. Immunsuppression, schwere Grunderkrankung, invasive

Eingriffe, langer Krankenhausaufenthalt (insbesondere auf Intensivstationen), Dauerkatheter sowie eine vorausgegangene Antibiotikatherapie.

MRSA

Obwohl Methicillin heute nicht mehr therapeutisch eingesetzt wird, ist dieses Penicillin noch immer namensgebend für diese Form des Wirkungsverlusts, der bei Methicillin erstmals beobachtet wurde. Methicillin-resistente *Staphylococcus-aureus*-Stämme (**MRSA**) haben aufgrund eines veränderten Penicillin-Bindeproteins eine stark verminderte Affinität zu Betalactam-Antibiotika und sind daher gegen alle Betalactame mit Ausnahme der neuen MRSA-Cephalosporine resistent. Häufig findet sich auch eine Co-Resistenz gegen Fluorchinolone und andere Nicht-Betalactame (z. B. Erythromycin, Clindamycin). Aufgrund des hohen Selektionsdrucks durch den häufigen Antibiotikaeinsatz im Krankenhaus stellen sie bislang hauptsächlich ein krankenhausspezifisches Problem dar (HA-MRSA, hospital acquired MRSA). MRSA verursachen Wundinfektionen, Pneumonien, Septikämien und Endokarditiden. MRSA-Stämme sind weltweit verbreitet, das Ausmaß ist lokal und regional unterschiedlich. Der Anteil von MRSA an Krankenhausinfektionen liegt in Deutschland derzeit bei ca. 16 % mit leicht rückläufiger Tendenz, in Skandinavien ist er weit niedriger, in Südosteuropa dagegen wesentlich höher.

Bislang gilt **Vancomycin** als Mittel der Wahl für die Therapie von MRSA-Infektionen. Tigecyclin, Daptomycin, Linezolid, die Streptogramine (in D nicht im Handel) sowie die Glykopeptide Teicoplanin und Telavancin und die neuen MRSA-Cephalosporine (Ceftarolin, Ceftobiprol) stellen weitere Therapieoptionen dar. Auch Rifampicin, Co-trimoxazol, Fusidinsäure und Fosfomycin zeigen sehr niedrige Resistenzraten gegen MRSA. Um das Risiko für eine MRSA-Infektion bei einem Krankenhausaufenthalt (z. B. nach einer Operation) zu reduzieren, kann bei asymptomatischer MRSA-Besiedelung der Nasenschleimhaut eine Sanierungsbehandlung (z. B. mit Mupirocin, ▸Kap. 30.1.3.7) durchgeführt werden.

Vancomycin-resistente Enterokokken (VRE)

Vancomycin- bzw. Glykopeptid-resistente Enterokokken haben in den letzten Jahren als multiresistente Erreger an Bedeutung zugenommen, weil die Verwendung von Vancomycin als Reserveantibiotikum zur Behandlung von MRSA- und *Clostridium-difficile*-Infektionen stark angestiegen ist. Multiresistenzen finden sich vor allem bei *E. faecium*, *E. faecalis* weist dagegen kaum Resistenzen gegen Glykopeptide, Ampicillin oder Imipenem auf.

Enterokokken gehören zur normalen Darmflora. Sie sind sehr widerstandsfähig gegen Umwelteinflüsse und haben aufgrund der primären Resistenzen gegen verschiedene Antibiotika einen Selektionsvorteil. Nicht zuletzt durch inkontinente Patienten und solche mit Diarrhö können VRE bei unzureichenden Hygienemaßnahmen (z. B. bei fehlender Händedesinfektion) auf andere Personen übertragen werden und vor allem bei immunsupprimierten Patienten nosokomiale Harnwegs- und Wundinfektionen sowie Septikämien auslösen, und zwar besonders bei Anwendung von Antibiotika mit „Enterokokkenlücke“ (z. B. Cephalosporinen).

Mittel der Wahl sind **Linezolid**, **Daptomycin** und **Tigecyclin**. Vancomycin-resistente Stämme sind außerdem z. T. Teicoplanin-sensibel. Da die Vancomycin- bzw. Glykopeptid-Resistenz auch auf andere grampositive Kokken übertragbar ist, müssen VRE- und MRSA-Patienten räumlich voneinander getrennt werden, um die Entstehung eines Vancomycin-resistenten *S. aureus*-Stamms zu verhindern.

Clostridium-difficile-assoziierte Diarrhö (CDAD)

Clostridium difficile (CD) ist ein Sporen- und Toxin-bildendes grampositives Stäbchenbakterium, das in der Umwelt ubiquitär und auch in der Darmflora des Menschen (vor allem bei Säuglingen und Kleinkindern) vorkommt. Seine Sporen sind umweltresistent und unempfindlich gegen alkoholische Desinfektionsmittel. Die Übertragung erfolgt fäkal-oral. Bei einer Antibiotikatherapie besteht die Gefahr, dass es aufgrund der ausgeprägten Resistenzeigenschaften zu einer sehr starken Vermehrung des Bakteriums im Darm kommt. Die Freisetzung darmwandschädigender Toxine kann dann leichte bis sehr schwere Diarrhöen (pseudomembranöse Colitis, toxisches Megacolon), u. U. mit letalem Ausgang (sehr selten) verursachen.

Die erste Maßnahme zur Behandlung der CDAD ist das Absetzen der antibiotischen Therapie (falls möglich). Gegen *Clostridium difficile* wirksame Antibiotika sind **Metronidazol, Vancomycin** oder **Fidaxomicin**, das speziell zur Therapie der CDAD entwickelt wurde.

Multiresistente gramnegative Bakterien (MRGN)

Gramnegative Stäbchen, die häufig nosokomiale Infektionen (z. B. postoperative Wundinfektionen, Harnwegsinfektionen, Pneumonie, Sepsis) verursachen, sind die Enterobakterien *E. coli*, *Klebsiella pneumoniae* und *Enterobacter* spp. sowie die sog. Nonfermenter (gramnegative Stäbchen oder Kokken, die nicht in der Lage sind, Glucose zu fermentieren) *Pseudomonas aeruginosa* und *Acinetobacter baumannii.*

Enterobakterien besiedeln als fakultativ pathogene Mikroorganismen die normale Darmflora von Mensch und Tier ohne klinische Symptomatik. 4–8 % der gesunden Menschen tragen z. B. ESBL-bildende *E. coli* als Darmbesiedler, auch bei Nutz- und Haustieren und auf Lebensmitteln konnten sie nachgewiesen werden. Bei Besiedelung mit multiresistenten *E. coli* und *Klebsiella pneumoniae* erleiden ca. 30 % – 40 % der Patienten eine endogene Infektion im Rahmen eines Krankenhausaufenthalts (bei geschwächtem Immunsystem), bei Enterobacter etwa 10–25 %. Die Übertragung von multiresistenten *E.-coli*-Bakterien erfolgt durch Kontakt mit Lebensmitteln oder multiresistenten *E.-coli*-Trägern (fäkal-oral), wenn Basishygienemaßnahmen nicht eingehalten werden. Auch Klebsiella-Spezies werden direkt oder indirekt von Person zu Person oder auch aus der unbelebten Umgebung (z. B. aus Feuchtbereichen) übertragen. Neugeborene sind am häufigsten betroffen. Bei *Enterobacter* spp. spielt die Übertragung durch besiedelte oder infizierte Patienten eine untergeordnete Rolle, im Vordergrund steht die endogene Infektion.

Auch bei Besiedelung mit *P. aeruginosa* (ubiquitär in der Umwelt, auch auf Lebensmitteln) besteht das Risiko einer endogenen systemischen Infektion. Eine Übertragung kann im Krankenhaus von Person zu Person und aus dem Umgebungsreservoir (z. B. wiederum aus Feuchtbereichen) sowie durch kontaminierte Geräte (z. B. Bronchoskope) erfolgen. Besonders gefährdet sind Mukoviszidose-Patienten (hohe Letalität).

A. baumannii ist ein ausgesprochen umweltresistentes gramnegatives Stäbchen, dessen Reservoir insbesondere die unbelebte Umgebung (z. B. medizinische Geräte) darstellt. Daneben ist ein erheblicher Anteil der Patienten asymptomatisch kolonisiert, ein häufiges Reservoir ist dann die Haut. Die Übertragung erfolgt durch direkten oder indirekten Kontakt, ggf. auch aerogen.

Gramnegative Stäbchen werden gemäß Robert-Koch-Institut (RKI) auf Basis ihrer phänotypischen Resistenzeigenschaften gegenüber 4 bakteriziden Antibiotikagruppen, die üblicherweise bei schweren Infektionen eingesetzt werden, klassifiziert. Die 4 Gruppen umfassen:

- Penicilline mit einem erweiterten Spektrum (Piperacillin),
- Cephalosporine der Gruppe 3a/3b (Cefotaxim, Ceftazidim),
- Carbapeneme (Imipenem, Meropenem) und
- Fluorchinolone (Ciprofloxacin).

Klinisch relevant wird eine Resistenz gegen mehr als 2 Antibiotikagruppen: Multiresistente gramnegative Stäbchen mit Resistenz gegen 3 der 4 Antibiotikagruppen werden als **3MRGN**, mit Resistenz gegen alle 4 der 4 Antibiotikagruppen als **4MRGN** bezeichnet.

Der Multiresistenz-Typ 3MRGN nimmt bei *E. coli* stetig zu. Carbapenemase-bildende *E. coli* sind dagegen hierzulande noch selten (< 1 %), allerdings steigt das Risiko durch den zunehmenden Carbapenem-Einsatz im Krankenhaus. Auch bei *Enterobacter* spp. ist die Carbapenem-

Resistenz bislang gering (< 1 %), bei Klebsiella-Isolaten wird jedoch eine Zunahme beobachtet.

Zur Therapie multiresistenter 4MRGN-Enterobakterien werden Kombinationen von Colistin, Tigecyclin und ggf. Gentamicin in hoher Dosierung eingesetzt. Eine deutliche Zunahme von 4MRGN-*P.-aeruginosa* und von 4MRGN-*A.-baumannii* ist insbesondere auf den Intensivstationen zu verzeichnen. Colistin stellt dann oft die einzige therapeutische Option dar (▸ Kap. 30.1.5.2).

Ein Import multiresistenter gramnegativer Stäbchen aus Endemiegebieten (z. B. Indien, Südostasien, Italien, Griechenland, Israel, Nordafrika) ist durch Reisende möglich, besonders hoch ist das Risiko bei im Ausland hospitalisierten Patienten. Etwa 30 % der Reisenden sind bei ihrer Rückkehr asymptomatische Träger von MRGN (70 % der Indien-Urlauber), nach 6 Monaten sind es noch etwa 10 %.

30.1.8 Therapiebeispiele bakterieller Erkrankungen

Atemwegsinfektionen

Bei leichten ambulant behandelbaren Verläufen einer ambulant erworbenen **Pneumonie** ist der häufigste Erreger *Streptococcus pneumoniae*. Bei Patienten ohne besondere Risikofaktoren ist ein hoch dosiertes **Aminopenicillin** (Amoxicillin bzw. Amoxicillin/Clavulansäure) in der Regel über 5–7 Tage, bei Penicillinunverträglichkeit ein Makrolid oder Doxycyclin Mittel der Wahl. Auch Cefuroximaxetil oder Cefpodoximproxetil kommen alternativ in Betracht. Bei ambulanten Patienten mit Risikofaktoren (z. B. bei Patienten in Pflegeheimen, multimorbiden Patienten) kann bei Unverträglichkeit von Amoxicillin/Clavulansäure auch Levofloxacin oder Moxifloxacin eingesetzt werden.

Hospitalisierte Patienten mit schwerer ambulant erworbener Pneumonie werden mit **Piperacillin/Tazobactam** (oder Ceftriaxon bzw. Cefotaxim) in Kombination mit einem **Makrolid** oder alternativ mit Levofloxacin oder Moxifloxacin behandelt. Bei Risikofaktoren für eine Infektion mit *Enterobacteriaceae* (inkl. ESBL-Bildnern) wird bevorzugt **Ertapenem** (ggf. plus Makrolid), bei Verdacht auf *Pseudomonas-aeruginosa*-Infektionen eine Kombination aus einem ***Pseudomonas*-wirksamen Betalactam** (Piperacillin/Tazobactam, Cefepim, Imipenem, Meropenem) und einem ***Pseudomonas*-wirksamen Fluorchinolon** (Levofloxacin, Ciprofloxacin) über 8–15 Tage eingesetzt.

Bei **nosokomialer Pneumonie** mit Verdacht auf **MRSA** wird zusätzlich **Vancomycin** gegeben. Bei niereninsuffizienten Patienten ist **Linezolid** eine geeignete Alternative zu Vancomycin. Vancomycin und Linezolid erfassen nur grampositive Erreger, eine Monotherapie ist deshalb nur dann möglich, wenn gramnegative oder atypische Bakterien ausgeschlossen werden können. **Ceftobiprol**, ein für nosokomiale Pneumonie indiziertes MRSA-Cephalosporin, hat dagegen ein breites antimikrobielles Spektrum (◘ Tab. 30.4).

Harnwegsinfektionen

Die **akute unkomplizierte Zystitis** wird überwiegend durch *E. coli* verursacht. Mittel der Wahl ist bei ansonsten gesunden Frauen die Einmalgabe von **Fosfomycin-Trometamol**, das gut gegen *E. coli* wirksam ist und nur geringe Resistenzraten (< 10 %) aufweist. Es kann auch bei Schwangeren eingesetzt werden. **Nitrofurantoin** (Behandlungsdauer 7 Tage) wird aufgrund der günstigen Resistenzsituation trotz erheblicher Nebenwirkungen als gleichwertige Alternative erachtet.

Zweitrangig werden Fluorchinolone (außer Moxifloxacin), Cefpodoximproxetil sowie Cotrimoxazol (falls die lokale Resistenzsituation dies erlaubt) über 3 Tage eingesetzt.

Bei Männern sind Fluorchinolone und Cefpodoximproxetil Mittel der Wahl.

Erreger der **akuten unkomplizierten Pyelonephritis** sind wiederum hauptsächlich *E. coli*. Leichte und mittelschwere Infektionen werden bei Männern und Frauen oral, schwere Infektionen mit Kreislaufinstabilität initial parenteral mit **Ciprofloxacin** (7–10 Tage) oder **Levofloxacin** (5 Tage, hohe renale Ausscheidung!) behandelt. Mittel der 2. Wahl sind Cephalosporine der Gruppe 3/4, Aminopenicillin/BLI, Aminoglykoside (Amikacin, Gentamicin) sowie Carbapeneme (bei ESBL-Bildnern).

Lyme-Borreliose

Die Lyme-Borreliose wird durch *Borrelia burgdorferi*, die zu den Spirochäten gehören, hervorgerufen. Die Übertragung erfolgt durch **Zeckenstiche** (von Ixodes ricinus, dem gemeinen Holzbock). Eine antibiotische Therapie sollte unverzüglich, insbesondere nach Diagnose eines **Erythema migrans** (Wanderröte) erfolgen, das für eine Borreliose beweisend ist. Standardtherapie des Erythema migrans ist die orale Applikation von **Doxycyclin** (nicht bei Kindern unter 9 Jahren) oder **Amoxicillin** über etwa 2 Wochen (bei Lyme-Arthritis über 4 Wochen). Alternativ kann **Cefuroximaxetil**, bei Allergien gegen Betalactame auch **Azithromycin** gegeben werden.

Patienten mit schweren Verläufen der Spätform **Neuroborreliose** werden in der Regel mit einem parenteralen Cephalosporin oder alternativ mit Penicillin G jeweils über 2–4 Wochen behandelt. **Ceftriaxon** und **Cefotaxim** erreichen vergleichbare Liquorspiegel und sind gleichwertige Alternativen. Ceftriaxon wird häufig bevorzugt, weil es aufgrund seiner langen Halbwertszeit eine 1-mal tägliche Gabe ermöglicht.

30.1.9 Antibiotika in der Schwangerschaft

Mittel der 1. Wahl, bei denen kein Verdacht auf embryotoxische und teratogene Wirkung besteht, sind die **Penicilline** (Penicillin V, Flucloxacillin, Ampicillin, Amoxicillin), **Erythromycin** und **Fosfomycin**. Auch **Cephalosporine** können eingesetzt werden, allerdings ist insbesondere im 1. Trimenon eine strenge Indikationsstellung erforderlich.

Wegen eines möglichen embryotoxischen und teratogenen Risikos nicht geeignet sind dagegen Tetracycline, Clindamycin, Fluorchinolone, Cotrimoxazol, Telithromycin und Metronidazol. Auch Aminoglykoside sind kontraindiziert.

30.2 Antimykobakteriell wirksame Antiinfektiva

Zu den obligat pathogenen Arten der Gattung *Mycobacterium* gehören u. a. ***Mycobacterium tuberculosis*** und ***M. leprae***. Fakultativ pathogene Arten, sog. **atypische Mykobakterien**, lösen tuberkuloseähnliche Erkrankungen ausschließlich bei immungeschwächten Menschen (z. B. AIDS-Patienten) aus.

Mykobakterien werden den grampositiven Bakterien zugeordnet, da ihnen die äußere Membran fehlt. Charakteristisch ist ihre extrem dicke, wachsartige Zellwand mit einem sehr hohen Lipidgehalt durch sog. **Mykolsäuren**, die eine geringe Permeabilität und große Widerstandsfähigkeit gegen Umwelteinflüsse und die meisten Antibiotika bewirken.

30.2.1 Antituberkulotika

Die **Tuberkulose** (meldepflichtig) ist die häufigste Infektionskrankheit weltweit mit etwa 9 Mio. Neuinfektionen und mehr als 1,5 Mio Todesfällen pro Jahr, wobei es sich bei fast einem Viertel um Menschen mit **HIV-Koinfektion** (vor allem in Afrika) handelt. Die Tuberkulose betrifft meistens die Lunge, jedoch sind tuberkulöse Veränderungen auch in allen anderen Organen möglich (extrapulmonale Tuberkulose). Die Infektion erfolgt aerogen über bakterienhaltige Aerosoltröpfchen (z. B. beim Husten).

Die **Mykobakterien** können sowohl extrazellulär in Granulomen oder verkäsenden Herden als auch intrazellulär in Makrophagen vorliegen, wo sie sich auch vermehren können. Infolge der mangelhaften Sauerstoffversorgung findet in den betroffenen nekrotisierenden Geweben und in den Makrophagen ein sehr langsames bzw. intermittierendes Keimwachstum statt. Da Antituberkulotika jedoch hauptsächlich in der Proliferationsphase der Tuberkelbakterien wirken, besteht die Gefahr, dass Keime persistieren und nach dem Therapieende zu Rezidiven führen. Ein weiteres Problem der Tuberkulose stellt die besonders hohe Keimzahl vor allem in offenen Kavernen (= Hohlräume in der Lunge, die entstehen, wenn zerfallenes Lungengewebe abgehustet wurde) dar, die das Risiko einer Resistenzentwicklung unter der Therapie erhöht.

Antituberkulotika sind relativ spezifisch gegen Mykobakterien wirksam. Man unterscheidet **Erstrang-Antituberkulotika** (Isoniazid, Rifampicin, Rifabutin, Rifapentin, Ethambutol, Pyrazinamid), die im Regelfall eingesetzt werden, und **Zweitrang-Antituberkulotika**, (Protionamid, Terizidon, p-Aminosalicylsäure, Streptomycin), die insbesondere dann verwendet werden, wenn Resistenzen gegen die erste Gruppe vorliegen. Außerdem wurden kürzlich **Bedaquilin** und **Delamanid** zur Therapie der multiresistenten Tuberkulose zugelassen. Neben den Antituberkulotika im engeren Sinn werden bei resistenter Tuberkulose auch (andere) Aminoglykoside, Fluorchinolone (vor allem Moxifloxacin) und Linezolid oder Clarithromycin eingesetzt.

30.2.1.1 Orale Erstrang-Antituberkulotika

Isoniazid

Isoniazid (**Iso**nicotinsäure**h**ydrazid, **INH**; z. B. Isozid®) ist aufgrund seiner ausgeprägten Bakterizidie das bedeutendste Tuberkulosemittel.

Wirkungsmechanismus, Resistenz. INH hemmt ein Schlüsselenzym der Mykolsäuresynthese (Enoyl-Reduktase, InhA) und zwar in Form eines NAD-Adduktes, das nach Aktivierung von INH zu einem Acyl-Radikal entsteht. Da nur die Zellwand von Mykobakterien Mykolsäuren enthält, ist die Wirkung selektiv. Darüber hinaus greift INH auch in die DNA-, RNA- und Proteinsynthese von Mykobakterien ein. Aufgrund dieser Eigenschaften wirkt es bakterizid auf proliferierende extra- und intrazelluläre Mykobakterien (*M. tuberculosis*). Gegen andere Bakterien ist es nicht wirksam. Eine Resistenz entwickelt sich unter Monotherapie sehr schnell (nach 6–8 Monaten 100 %ige Erregerresistenz). Resistente Bakterien sind nicht mehr zur enzymatischen Aktivierung von Isoniazid befähigt, auch eine Mutation der InhA reduziert die Wirksamkeit.

Kinetik. INH diffundiert in nekrotische Gewebe und Alveolarmakrophagen und erreicht hohe Konzentrationen in entzündlich veränderten Meningen und im Liquorraum (→ Anwendung bei tuberkulöser Meningitis). Bei der Metabolisierung von INH kann ein reaktives Zwischenprodukt entstehen, das für seine Hepatotoxizität verantwortlich ist. Die Halbwertszeit beträgt abhängig vom Metabolisierungstyp (schnelle, langsame Acetylierer) 1 bzw. 3 Stunden, die Ausscheidung von INH und seinen Metaboliten erfolgt renal.

Indikationen und Dosierung. INH ist in Kombination mit anderen Antituberkulotika zur Therapie von pulmonalen und extrapulmonalen Tuberkuloseformen, außerdem zur Chemoprophylaxe bei tuberkulosegefährdeten Kindern und AIDS-Patienten indiziert (Tagesdosis 200–300 mg).

Nebenwirkungen. In etwa 10 % der Fälle treten aufgrund eines Antagonismus zu Vitamin B_6 Störungen des zentralen und peripheren Nervensystems (z. B. Schwindel, Kopfschmerzen, Benommenheit, Hyperreflexie, Neuritiden) auf, die durch die Gabe von Vitamin B_6 (10 mg täglich) vermieden werden können. Transaminasenanstiege sind sehr häufig, schwere Leberschäden selten.

Interaktionen. INH verstärkt die hepatotoxischen Effekte anderer Pharmaka, z. B. von Rifampicin, steigert die Wirkung von Barbituraten, Phenytoin, Carbamazepin sowie Disulfiram und vermindert die Alkoholtoleranz.

Kontraindikationen. Bei Psychosen und Epilepsien sowie Neuritiden und akuten Hepatitiden ist Isoniazid kontraindiziert.

Pyrazinamid

Pyrazinamid (z. B. PYRAFAT®) weist strukturelle Ähnlichkeiten mit Isoniazid auf. Es ist hochwirksam gegen persistierende Bakterien in saurer Umgebung, z. B. in Makrophagen.

Der Wirkungsmechanismus ist nicht vollständig geklärt. Pyrazinamid diffundiert passiv in das Mykobakterium und wird dort zu **Pyrazincarbonsäure** hydrolysiert. Diese soll verhindern, dass die Proteinbiosynthese bei „schlafenden“ Bakterien wieder starten kann, und zwar durch Bindung an das ribosomale Protein S1, das bei der Trans-Translation eine Rolle spielt. Durch Ausschaltung potenzieller Persister senkt Pyrazinamid die Rezidivrate. Unter Monotherapie erfolgt eine sehr rasche Resistenzentwicklung. In resistenten Keimen ist die Pyrazinamidase inaktiviert, die die Aktivierung von Pyrazinamid zur bakterizid wirkenden Pyrazincarbonsäure bewirkt.

Pyrazinamid erreicht in allen Körperflüssigkeiten, inklusive Liquor, ausreichend hohe Konzentrationen. Die Ausscheidung erfolgt überwiegend renal in Form von Pyrazincarbonsäure und 5-Hydroxy-Pyrazincarbonsäure. Die Halbwertszeit beträgt 4–17 Stunden.

Pyrazinamid wird im Rahmen der Standardtherapie in Kombination mit anderen Antituberkulotika während der Initialphase (8 Wochen) einer Tuberkulosebehandlung gegeben (Tagesdosis 1,5–2,5 g).

Als Nebenwirkungen stehen gastrointestinale Beschwerden, Hyperurikämie sowie Photosensibilisierung im Vordergrund. In seltenen Fällen können auch Leberschäden bzw. eine Störung der Hämatopoese eintreten.

Pyrazincarbonsäure interferiert mit der Harnsäureausscheidung und schwächt die Wirkung von Urikosurika ab, Pyrazinamid verstärkt die Blutzuckersenkung oraler Antidiabetika.

Bei schwerer Leberschädigung und Gicht sowie in der Schwangerschaft ist Pyrazinamid kontraindiziert.

Rifamycine (Ansamycine)

Neben Isoniazid kommt dem Rifamycin **Rifampicin** (Rifampin; z. B. EREMFAT®) unter den verschiedenen Antituberkulotika die größte Bedeutung zu. Weitere Vertreter der Wirkstoffgruppe der Rifamycine sind **Rifabutin** (Mycobutin®) und **Rifapentin** (Priftin®), das von der EMA als Orphan Drug gegen Tuberkulose zugelassen ist. **Rifalazil** und **Rifamentan** befinden sich in klinischer Prüfung.

Wirkungen. Rifamycine besitzen ein breites Wirkungsspektrum, das neben Tuberkelbakterien auch einige atypische Mykobakterien (*M. kansasii*, *M. avium* und *M. marinum*) und *M. leprae* sowie zahlreiche Kokken und gramnegative Bakterien umfasst. Sie sind auch gegen langsam bzw. intermittierend wachsende intra- und extrazelluläre Keime wirksam. Rifabutin besitzt eine besonders starke Wirkung gegen *M. avium*.

Wirkungsmechanismus, Resistenz. Rifamycine hemmen die DNA-abhängige RNA-Polymerase und damit die bakterielle Transkription. Eine optimale Wirkung wird in neutralem oder alkalischem Milieu erzielt, in saurer Umgebung (z. B. in käsigem Gewebe) nimmt die Wirksamkeit ab. Eine Resistenz, die meist auf einer veränderten Zielstruktur beruht, entwickelt sich bei gramnegativen Kokken sehr rasch, bei Mykobakterien jedoch erst nach einer mehrwöchigen Therapie (Resistenzrate in Deutschland etwa 2 %). Innerhalb der Gruppe der Rifamycine besteht weitgehende Parallelresistenz, nicht aber zu anderen Antituberkulotika.

Kinetik. Die Gewebepenetration der Rifamycine übertrifft die vieler anderer Antiinfektiva. Hohe Konzentrationen finden sich u. a. in der Lunge und in Makrophagen. Die Metabolisierung erfolgt primär durch Desacetylierung, die Metaboliten sind teilweise aktiv. Die Halbwertszeit von Rifampicin beträgt zu Beginn der Therapie 2,5–5 Stunden, die von Rifapentin etwa 13 Stunden, die von Rifabutin 35–40 Stunden. Durch Induktion des eigenen Metabolismus verkürzt sich die Halbwertszeit vor allem von Rifampicin nach Mehrfachgabe.

Indikationen. Rifamycine dienen in erster Linie zur Tuberkulosebehandlung, ferner zur Therapie von atypischen Mykobakteriosen und der Lepra (jeweils Kombinationstherapie). Außerdem wird Rifampicin zur Prophylaxe der Meningokokken-Meningitis (Monotherapie, 2 Tage) und als Kombinationspartner bei der Therapie von MRSA-Infektionen sowie bei Protheseninfektionen mit Staphylokokken eingesetzt.

Dosierung. Die mittlere Tagesdosis von Rifampicin beträgt 450–600 mg, die von Rifabutin 150 mg. Rifapentin wird in einer Dosierung von

600 mg während der Initialphase 2-mal wöchentlich, während der Stabilisierungsphase nur 1-mal pro Woche gegeben.

Nebenwirkungen. Die Verträglichkeit ist im Allgemeinen gut, mögliche Nebenwirkungen sind Leberfunktionsstörungen, gastrointestinale Beschwerden, Überempfindlichkeitsreaktionen (Flu-Syndrom) sowie Verfärbungen von Urin und Haut. Im Tierversuch sind Rifamycine teratogen.

Interaktionen. Rifamycine (Rifampicin > Rifapentin > Rifabutin) vermindern durch Enzyminduktion die Wirkung von Arzneistoffen, die durch das CYP-System metabolisiert werden (z. B. von hormonellen Kontrazeptiva, Azol-Antimykotika). Ferner verstärken sie die Hepatotoxizität von Isoniazid und Paracetamol durch vermehrte Bildung toxischer Metaboliten. **Rifampicin** ist einer der **stärksten Induktoren** der **CYP-Enzyme** in Leber (CYP3A4, CYP1A2, CYP2C9, CYP2C8) und Darm (CYP3A4) und des **P-Glykoprotein-Transportsystems**. Die induzierenden Wirkungen können bis 14 Tage nach Absetzen der Therapie anhalten.

Kontraindikationen. Bei schweren Leberfunktionsstörungen und gleichzeitiger Gabe potenziell leberschädigender Pharmaka sind Rifamycine kontraindiziert.

Ethambutol

Das Wirkungsspektrum von Ethambutol (z. B. EMB-Fatol®) umfasst ausschließlich Mykobakterien (*M. tuberculosis, M. bovis, M. microti* und *M. africani*).

Ethambutol stört den Zellwandaufbau und macht die Zellwand u. a. auch für andere Antituberkulotika durchlässiger (Synergismus). Es blockiert die Arabinosyl-Transferase und hemmt dadurch die Biosynthese von Arabinogalactanen, über die Mykolsäuren mit Peptidoglykanen verknüpft sind. Ethambutol wirkt konzentrationsabhängig bakteriostatisch oder bakterizid auf extra- und intrazelluläre (in Makrophagen) proliferierende Keime. Die Resistenzentwicklung, die auf einer Mutation dieser Transferase beruht, erfolgt vergleichsweise langsam.

Ethambutol verteilt sich gut in verschiedene Gewebe (z. B. Lunge) und reichert sich in Erythrozyten und Makrophagen an. Obwohl Ethambutol schlecht liquorgängig ist, scheinen bei tuberkulöser Meningitis ausreichende Konzentrationen im Liquor erreicht zu werden. Die Ausscheidung erfolgt vorwiegend unverändert über die Nieren mit einer Halbwertszeit von 4 Stunden.

In Kombination mit anderen Tuberkulosemitteln ist Ethambutol zur Behandlung der pulmonalen und extrapulmonalen Tuberkulose indiziert. Die Dosierung beträgt 1-mal täglich 15–25 mg/kg. Bei Patienten mit Niereninsuffizienz ist das Dosierungsintervall zu verlängern.

Häufig treten dosisabhängig zunächst reversible, später irreversible Sehstörungen sowie Sensibilitätsstörungen (Taubheitsgefühl) auf. Erhöhte Harnsäurewerte werden bei etwa der Hälfte der Behandelten, vor allem bei Gichtpatienten, gefunden.

Bei einer Vorschädigung des Nervus opticus ist Ethambutol kontraindiziert. Ebenso soll es nicht bei Kindern unter 10 Jahren angewandt werden, da in diesem Alter ophthalmologische Kontrollen nur bedingt möglich sind.

30

30.2.1.2 Orale Zweitrang-Antituberkulotika

Protionamid (z. B. PETEHA®) hemmt ähnlich wie Isoniazid die Mykolsäuresynthese und infolgedessen den Zellwandaufbau. Das Wirkungsspektrum umfasst die Mykobakterien im engeren Sinn sowie einige atypische Mykobakterienarten. Protionamid wirkt auf proliferierende Keime bakterizid. Die Resistenzentwicklung tritt sehr rasch ein (80–100 % in 1–3 Monaten). Parallelresistenz zu den meisten anderen Antituberkulotika besteht nicht, zu Isoniazid ist sie möglich. Protionamid ist gut liquorgängig. Die Ausscheidung erfolgt renal, die Halbwertszeit liegt bei 2 Stunden. Protionamid ist bei Tuberkulose und Lepra indiziert, die Tagesdosis beträgt 0,75–1 g. Als Nebenwirkungen kommen gastrointestinale Beschwerden, Leberschädigungen, neurotoxische Symptome infolge eines

Vitamin-B_6-Mangels sowie allergische Reaktionen vor.

p-Aminosalicylsäure (PAS; GRANUPAS) wirkt bakteriostatisch gegen *M. tuberculosis*. Der Wirkungsmechanismus ist nicht vollständig aufgeklärt. Es wird angenommen, dass PAS die Synthese von sog. Mycobactinen hemmt, die für die Eisenaufnahme der Mykobakterien wichtig sind. Eine Resistenzentwicklung wird in Kombination mit anderen Tuberkulosemitteln selten beobachtet. Parallelresistenz zu anderen Antituberkulotika besteht nicht. Die Gewebegängigkeit von PAS ist begrenzt. Die Halbwertszeit beträgt ca. 1 Stunde. Die Ausscheidung erfolgt renal, vorwiegend in Form des inaktiven Acetyl-Derivats. Die Dosierung ist mit 4 g p. o. 3-mal täglich bzw. 10–15 g als Infusion (Handelsname PAS-Fatol N) 1-mal täglich sehr hoch. Als Nebenwirkungen treten gastrointestinale und hepatische Störungen, allergische Reaktionen sowie selten eine Hemmung der Schilddrüsenfunktion auf.

Terizidon (TERIZIDON RIEMSER), ein Prodrug von D-Cycloserin (in Deutschland nicht im Handel), wirkt gegen Bakterien des *Mycobacterium-tuberculosis*-Komplexes durch Beeinträchtigung der Zellwandsynthese. Cycloserin hemmt zwei Enzyme, die an der Synthese der Peptidvorstufe beteiligt sind, nämlich die Alanin-Racemase und die D-Alanyl-D-Alanyl-Ligase. Eine Resistenzentwicklung erfolgt durch Überexpression der Alanin-Racemase und/oder Mutation im Gen der D-Alanyl-D-Alanyl-Ligase. Parallelresistenz zu anderen Antituberkulotika besteht nicht. Wegen der **neurotoxischen Nebenwirkungen** (z. B. Schwindel, Kopfschmerzen, Konzentrationsschwäche, epileptiforme Anfälle), die schon in therapeutischen Dosen (3–4-mal täglich 250 mg) auftreten können, wird Terizidon nur in Ausnahmefällen angewandt.

30.2.1.3 Neue Antituberkulotika gegen multiresistente Tuberkulose

Bedaquilin (SIRTURO®) hemmt selektiv die ATP-Synthase in Mykobakterien und unterbindet dadurch die Energiegewinnung. Die Wirkung ist bakterizid in sich teilenden und sich nicht teilenden Tuberkulosebakterien. Bedaquilin verteilt sich in die meisten Gewebe (außer Gehirn), aus denen es nur sehr langsam wieder freigesetzt wird. Es wird über CYP3A4 metabolisiert (→ Interaktionen). Die Halbwertszeit beträgt ca. 5 Monate. Es ist in einer Dosierung von 400 mg/Tag p. o. über 2 Wochen, danach 200 mg p. o. 3-mal wöchentlich, zur Kombinationstherapie bei pulmonaler resistenter Tuberkulose indiziert. Nebenwirkungen sind Gelenk- und Kopfschmerzen, Transaminasenanstiege sowie z. T. schwerwiegende QT-Intervall-Verlängerungen.

Delamanid (Deltyba) hemmt die Mykolsäuresynthese und ist zur Kombinationstherapie der multiresistenten Tuberkulose indiziert, wenn andere Therapieoptionen nicht möglich sind. Delamanid wird durch Plasmaalbumin und in geringerem Ausmaß durch CYP3A4 metabolisiert. Die Dosierung beträgt 100 mg p. o. 2-mal täglich über 24 Wochen. Zu den wichtigsten Nebenwirkungen zählen QT-Intervall-Verlängerungen, Angstzustände, Parästhesien und Tremor, zu den häufigsten Übelkeit, Erbrechen und Schwindel. Bei gleichzeitiger Gabe starker CYP3A4-Inhibitoren sowie bei Hypoalbuminämie sind häufige EKG-Kontrollen erforderlich. Starke CYP3A4-Induktoren (z. B. Rifampicin) sind wegen erniedrigter Delamanid-Plasmaspiegel kontraindiziert.

30.2.1.4 Tuberkulosetherapie

Um eine Resistenzentwicklung zu vermeiden, wird die Behandlung der Tuberkulose immer in Form einer **Kombinationstherapie** durchgeführt. Bei nichtresistenter Tuberkulose empfiehlt die WHO als Standardtherapie für die **Initialphase** (2 Monate) eine Vierfach-Medikation mit Isoniazid, Rifampicin, Pyrazinamid und Ethambutol, für die **Stabilisierungs- bzw. Kontinuitätsphase** (4 Monate) eine Zweierkombination mit Isoniazid und Rifampicin. Bei sehr schwerem Krankheitsverlauf kann u. U. ein Fluorchinolon (z. B. Moxifloxacin) ergänzt werden. Besteht der Verdacht auf **Einfachresistenz gegen Isoniazid**, muss die Standardtherapie um

Ethambutol in der Stabilisierungsphase erweitert werden, um eine faktische Monotherapie mit Rifampicin zu verhindern und somit einer Resistenzentwicklung vorzubeugen. **Multiresistente** (MDR-TB) und **extensiv-resistente Mykobakterien-Stämme** (XDR-TB) sind vor allem in China, Indien und Russland auf dem Vormarsch, in Deutschland sind sie bislang selten. Die **MDR-TB** (Resistenz gegen Isoniazid und Rifampicin) und insbesondere die **XDR-TB** (Resistenz zusätzlich gegen Fluorchinolone und mindestens ein injizierbares Antituberkulotikum) erfordern den zusätzlichen Einsatz von mind. 3–4 Zweitrang-Antituberkulotika über einen Zeitraum von mind. 20 Monaten.

Der Gruppeneinteilung der WHO (◘ Tab. 30.10) liegt ein hierarchisches Prinzip zugrunde. Höchste Priorität haben immer Erstrang-Antituberkulotika. Stehen im Fall einer XDR-TB nicht genügend (mindestens 4) wirksame Antituberkulotika aus den Gruppen 1–4 zur Verfügung, kann auf Substanzen der Gruppe 5 bzw. die neuen Antituberkulotika Bedaquilin oder Delamanid ausgewichen werden. Grundsätzlich ist die Medikamentenkombination an die individuelle Resistenzsituation des Patienten anzupassen. Nach Beginn der Therapie ist in regelmäßigen Abständen zu prüfen, ob die Erreger gegen die verabreichten Antituberkulotika noch sensibel sind.

Schwangerschaft. Für die Behandlung der Tuberkulose während der Schwangerschaft wird eine Kombination aus **Isoniazid** und **Ethambutol** empfohlen, im 2. Trimenon kann auch **Rifampicin** gegeben werden, das allerdings wegen der Gefahr von Blutungen in den letzten Wochen vor dem errechneten Geburtstermin abgesetzt werden sollte.

◘ **Tab. 30.10** Gruppeneinteilung der Antituberkulotika. Nach WHO 2010

Nr.	Gruppe	Arzneistoff
Erstrang-Antituberkulotika		
1	Orale Erstrang-Antituberkulotika	Isoniazid, Rifampicin[1], Ethambutol, Pyrazinamid
Zweitrang-Antituberkulotika		
2	Injizierbare Antituberkulotika	Amikacin, Capreomycin[2], Kanamycin, Streptomycin
3	Fluorchinolone	Levofloxacin, Moxifloxacin
4	Orale Zweitrang-Antituberkulotika	p-Aminosalicylsäure, Cycloserin[2], Ethionamid[2], Protionamid, Terizidon
5	Zweitrang-Antituberkulotika mit unklarer Wirkung gegen *M. tuberculosis* (Anwendung nur bei Multiresistenzen)	Amoxicillin/Clavulansäure, Clarithromycin, Clofazimin[2], Hochdosis-Isoniazid, Imipenem/Cilastatin, Linezolid, Thiacetazon[2]

[1] Die Rifamycine Rifabutin und Rifapentin werden von der WHO der Gruppe 1 oder 4 zugeordnet,
[2] in Deutschland nicht im Handel

30.2.2 Antiinfektiva gegen atypische Mykobakteriosen

Zur Behandlung von Infektionen mit atypischen Mykobakterien (mycobacteria other than tuberculosis, MOTT) dienen insbesondere **Rifabutin** und **Rifampicin**, **Clofazimin**, **Ethambutol** und **Protionamid** (s. o.). Ferner wirken auch Clarithromycin und Azithromycin sowie Ciprofloxacin, Ofloxacin und Moxifloxacin gegen atypische Mykobakterien, vor allem gegen *M. avium*. Die bei AIDS-Patienten auftretenden Infektionen mit *M. avium* werden zunächst meist mit einer Kombination aus **Ethambutol**, **Rifabutin** (oder **Rifampicin**) und **Protionamid** behandelt, bei Resistenzen oder Unverträglichkeit kann auf die anderen genannten Antiinfektiva ausgewichen werden.

30.2.3 Antiinfektiva gegen Lepra

Die Lepra, verursacht durch *Mycobacterium leprae*, ist eine Infektionserkrankung der Haut und des Nervengewebes. Je nach Krankheitsbild lassen sich die keimreiche (multibazilläre) lepromatöse Lepra und die keimarme (paucibazilläre) tuberkuloide Lepra unterscheiden. Gefürchtet ist die akute Exazerbation der Lepra, die man als Leprareaktion (Typ I und II) bezeichnet. Eine Leprareaktion vom Typ II (Erythema nodosum leprosum) kann durch die Lepra-Medikamente selbst ausgelöst werden.

Therapie. Eine Kombinationstherapie aus **Dapson, Clofazimin** und **Rifampicin** ist bei multibazillärer Lepra erforderlich, bei paucibazillärer Form genügt die Zweierkombination aus Dapson und Rifampicin.

Dapson (DAPSON-Fatol) wirkt auf *M. leprae* durch Hemmung der Folsäuresynthese bakteriostatisch. Es ist zur Behandlung aller Formen und Stadien der Lepra geeignet. Bei richtiger Dosierung und Kontrolle der Nierenfunktionen sind Nebenwirkungen (hämolytische Anämien, zentralnervöse Störungen u. a.) selten. Allerdings führt Dapson vergleichsweise häufig zu einer Leprareaktion. Außerdem ist Dapson gegen einige Pilze (*Pneumocystis jiroveci*) und Protozoen (Plasmodien) wirksam.

Clofazimin (Lampren®, in D nicht im Handel) wirkt bakteriostatisch und schwach bakterizid gegen *M. leprae*, indem es an die DNA der Mykobakterien bindet. Ferner wirkt es gegen einige atypische Mykobakterien (z. B. *M. avium*). Clofazimin hat sich bei allen Formen und allen Stadien der Lepra bewährt, zudem beugt es dem Auftreten einer Leprareaktion vor. Resistenzen wurden bislang nur vereinzelt beobachtet. Sehr häufig ist bei einer Therapie mit Durchfall und Verfärbungen der Haare, Körperflüssigkeiten und Sekrete zu rechnen.

Dosierungsschema. Bei multibazillärer Lepra wird Clofazimin 1-mal pro Monat in einer Dosierung von 300 mg und dann täglich (50 mg) eingenommen. Rifampicin (600 mg) wird 1-mal pro Monat, Dapson (100 mg) täglich gegeben (Therapiedauer 12 Monate).

30.3 Antimykotika

Antimykotika sind Wirkstoffe zur Behandlung von Pilzinfektionen (Mykosen). Medizinisch wichtige Pilze werden nach dem DHS-System in **D**ermatophyten, **H**efen und **S**chimmelpilze eingeteilt.

Dermatophyten (z. B. *Trichophyton, Microsporum, Epidermophyton*) führen hauptsächlich zu **oberflächlichen Pilzinfektionen**, z. B. der Haut (Tinea), Nägel (Onychomykosen) und Haare. Sie kommen auch bei gesunden Personen vor.

Hefen (z. B. *Candida*-Spezies, *Cryptococcus*) können außerdem Schleimhäute und innere Organe befallen und **systemische Mykosen** verursachen, die hauptsächlich bei immungeschwächten Patienten beispielsweise nach Organtransplantationen auftreten.

Schimmelpilze (z. B. *Aspergillus*-Spezies, Zygomyzeten, *Pneumocystis jiroveci*) führen zu Infektionen der inneren Organe und sind ebenfalls nahezu ausschließlich bei immungeschwächten,

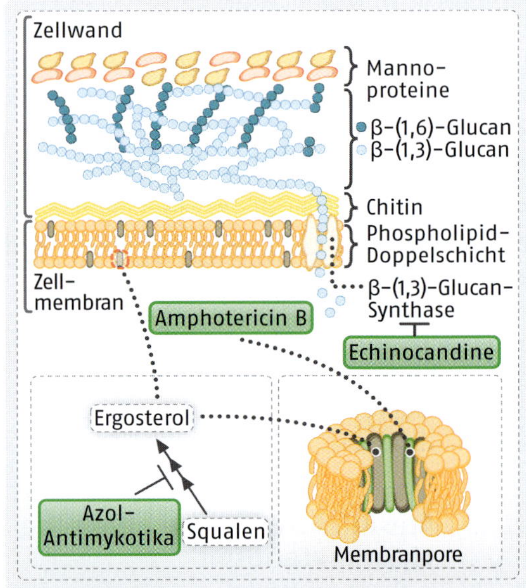

Abb. 30.4 Pilzzellwand und -membran sowie Angriffspunkte von Antimykotika

schwerstkranken Patienten anzutreffen, Haut und Nägel befallen sie seltener.

Invasive Mykosen haben in den letzten Jahren stetig zugenommen. Meist werden diese durch *Candida*-Spezies (vor allem *C. albicans*) verursacht. Aspergillen (vor allem *A. fumigatus*) sind als Erreger wesentlich seltener, allerdings sind entsprechende Infektionen mit einer höheren Letalität (teilweise bis zu 50 %) verbunden. Die Erfolgsrate von 60–70 % bei der Behandlung systemischer Mykosen ist im Vergleich zur antibiotischen Therapie relativ schlecht, da in der Regel stark immungeschwächte Patienten betroffen sind, deren körpereigene Abwehr die Erregerelimination nicht hinreichend bewältigt.

Angriffspunkte wichtiger Antimykotika (**o** Abb. 30.4) sind die

- Zellmembran durch Hemmung der Ergosterolsynthese (Azol-Derivate, Allylamine, Amorolfin, **o** Abb. 30.5) oder Störung der Membranfunktion (Polyene),
- Zellwand durch Hemmung der Glucansynthese (Echinocandine),
- Nucleinsäuresynthese (Hemmung durch Flucytosin).

Ähnlich wie Bakterien können auch Pilze **Biofilme** (z. B. an Kathetern) ausbilden sowie durch morphologische Veränderungen sowohl dem Immunsystem als auch einer Antimykotika-Therapie schwerer zugänglich sein.

30.3.1 Antimykotisch wirksame Azol-Derivate

Als Breitspektrum-Antimykotika erfassen die **Azole** einen Großteil der klinisch relevanten Mykosen. Während die älteren **Imidazol-Derivate** heute nur noch lokal bei Pilzbefall der Haut und Schleimhäute angewendet werden, stehen die neueren **Triazole** zur systemischen Applikation zur Verfügung.

Wirkungsmechanismus. Alle Azol-Antimykotika hemmen die Biosynthese von Ergosterol, einer Schlüsselkomponente der Zellmembran von Pilzen. Der Angriff erfolgt an der **Lanosterol-Demethylase** (CYP51), einem Cytochrom-P450-abhängigen Enzym (**o** Abb. 30.5). Ist das zytoplasmatische Ergosterol aufgebraucht, kommt es zur Einlagerung falscher Sterole in die

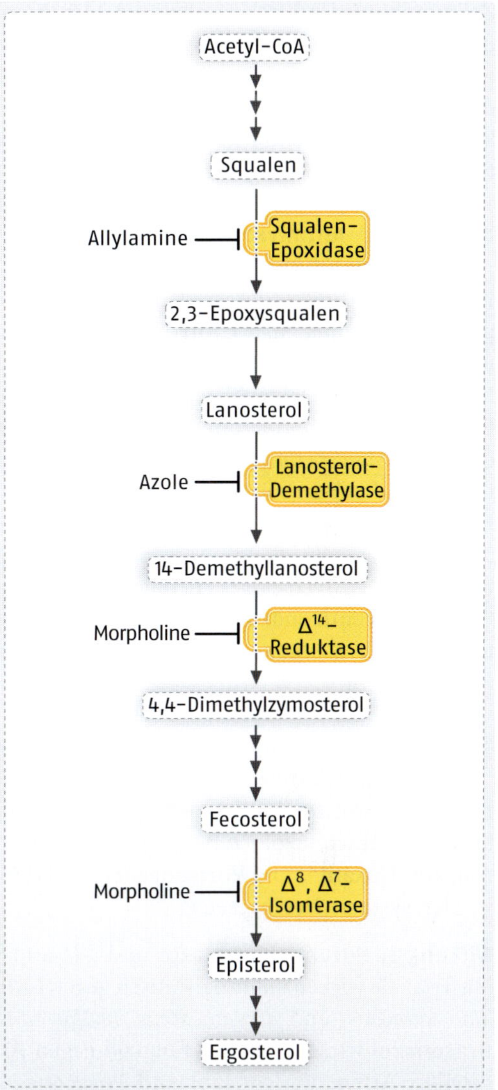

o Abb. 30.5 Beeinflussung der Ergosterolsynthese durch Antimykotika

Zellmembran. Dadurch werden die Membranintegrität und die normale Membranfunktion gestört sowie die Membranpermeabilität verändert. Azol-Antimykotika wirken in Abhängigkeit von der Konzentration und der Pilzspezies **fungistatisch** oder **fungizid**.

30.3.1.1 Azol-Antimykotika zur lokalen Anwendung

Imidazol-Antimykotika werden nur (noch) topisch angewendet, u. a **Clotrimazol** (z. B. Canesten®) zur Therapie der Vaginalkandidose, **Miconazol** (z. B. Daktar®) gegen Mundsoor und **Ketoconazol** (z. B. Terzolin®) zur Elimination der Hefe *Malassezia furfur*, die zu Kleienpilzflechte und seborrhoischem Ekzem sowie der Kopfschuppenkrankheit führen kann. Weitere Azol-Derivate zur lokalen Anwendung sind **Bifonazol** (z. B. Mycospor®), **Econazol** (z. B. Epi-Pevaryl®), **Fenticonazol** (z. B. Lomexin®), **Sertaconazol** (z. B. Mykosert®) und **Tioconazol** (Mykontral®).

30.3.1.2 Systemisch applizierbare Azol-Antimykotika

Die **Triazol-Antimykotika Fluconazol** (z. B. Diflucan®), **Itraconazol** (z. B. Sempera®), **Posaconazol** (Noxafil®) und **Voriconazol** (VFEND®) werden systemisch eingesetzt.

Wirkungsspektrum. **Fluconazol** und alle anderen Triazole wirken gut fungistatisch gegen *Candida albicans* und *Cryptococcus neoformans*. **Itraconazol** wirkt zusätzlich fungizid gegen *Aspergillus*-Arten. **Voriconazol** und **Posaconazol** sind noch effektiver gegen *Aspergillus*-Spezies. Außerdem sind sie gegen seltenere Schimmelpilze wie *Fusarium*- und *Scedosporium*, die als sog. Emerging Pathogens zunehmend häufiger schwere Infektionen bei immunsupprimierten Patienten hervorrufen, sowie auch gegen seltenere *Candida*-Arten (einschließlich *C. glabrata*, *C. krusei*) wirksam. Posaconazol hat zudem eine ausreichende Aktivität gegen Zygomyzeten (synonym Glomeromyzeten). Unwirksam sind alle Azol-Antimykotika gegen den Schimmelpilz *Pneumocystis jiroveci*, da in diesem die Lanosterol-Demethylase nicht exprimiert wird und er somit kein Ergosterol bildet.

Resistenz. Mögliche Ursachen einer Resistenz gegen Azol-Antimykotika, die vor allem während einer Langzeitbehandlung (z. B. bei AIDS-Patienten) auftritt, sind eine Überexpression von ERG11 (Gen, das für die Lanosterol-Demethylase kodiert), Punktmutationen in ERG11 (→ verminderte Affinität zu Azol-Antimykotika) sowie eine Überexpression von Effluxpumpen (aktiver Transport des Antimykotikums aus der Zelle). Verglichen mit der Resistenzentwicklung von Bakterien gegen Antibiotika scheint sich eine Resistenz gegen Azol-Antimykotika in Pilzen relativ langsam durch mehrere Punktmutationen zu entwickeln. Eine horizontale Übertragung von Resistenzgenen zwischen den Erregern (auch unterschiedlicher Spezies) ist nicht bekannt. Kreuzresistenzen sind allerdings beschrieben.

Kinetik. Fluconazol und Voriconazol werden bei oraler Anwendung gut resorbiert. Die Resorption von Itraconazol kann durch saure Getränke (z. B. Cola), die von Posaconazol durch eine fetthaltige Mahlzeit gesteigert werden.

Alle Triazole weisen eine ausgeprägte Gewebeverteilung auf, sie reichern sich u. a. im Stratum corneum der Haut an. Therapeutische Konzentrationen von Itraconazol in der Haut bleiben nach einer 4-wöchigen Behandlung noch über 2–4 Wochen erhalten, die Elimination aus der Haut erfolgt wahrscheinlich nur über die Hauterneuerung.

Itraconazol (durch CYP3A4) und Voriconazol (durch CYP2C19, CYP2C9, CYP3A4) werden hepatisch metabolisiert. Fluconazol und Posaconazol werden dagegen nur in sehr geringem Umfang vom CYP-Enzymsystem verstoffwechselt (Halbwertszeiten ▫ Tab. 30.11).

Indikationen. Triazol-Antimykotika werden bei Haut- und Schleimhautmykosen, die lokal nicht ausreichend behandelt werden können, sowie bei Systemmykosen eingesetzt. **Isavuconazol** (Cresemba®) ist neu zugelassen bei invasiver Aspergillose sowie bei Mukormykose, wenn

Amphotericin B nicht gegeben werden kann (Erhaltungsdosis 0,2 g p. o., i. v., 1-mal tgl.).

Dosierungen. Die üblichen Dosierungen der systemisch applizierbaren Azol-Antimykotika sind in ◘ Tab. 30.11 angegeben.

Nebenwirkungen. Neben gastrointestinalen Störungen stehen vor allem Lebererkrankungen (häufig Transaminasenanstiege, selten Hepatitis und akutes Leberversagen) im Vordergrund, sodass während einer Therapie die Leberfunktionsparameter kontrolliert werden müssen. Als Begleiterscheinungen einer Voriconazol-Therapie treten darüber hinaus Verwirrtheitszustände und vorübergehende Sehstörungen auf.

Interaktionen. Azole haben ein sehr starkes Interaktionspotenzial. Auch wenn das fungale CYP51-Enzym (s. Wirkungsmechanismus) ein relativ spezifisches Target für Azol-Antimykotika darstellt, haben sie dennoch auch eine gewisse Affinität zu humanen CYP-Enzymen. Alle Azol-Antimykotika hemmen CYP3A4 (Fluconazol am geringsten), Dosisanpassungen sind daher während einer Therapie mit Azol-Antimykotika bei allen CYP3A4-Substraten mit enger therapeutischer Breite (z. B. Ciclosporin, Tacrolimus) notwendig.

Besonders hoch ist das Interaktionsrisiko von Itraconazol und Voriconazol, die selbst CYP-Substrate sind, sodass bei gleichzeitigem Einsatz anderer CYP-Inhibitoren oder CYP-Induktoren mit bidirektionalen Wechselwirkungen zu rechnen ist.

Fluconazol und Voriconazol inhibieren außerdem CYP2C9 und CYP2C19. Itraconazol hemmt ferner das Transportprotein P-Glykoprotein (P-gp). Bei einer Kombination der Azole mit Substraten der entsprechenden Enzyme und Transporter ist deshalb Vorsicht geboten.

Kontraindikationen. Eine gleichzeitige Anwendung von CYP3A4-Substraten, die das QT-Intervall verlängern (z. B. Terfenadin, Erythromycin) ist wegen der Gefahr von Torsades de Pointes bei erhöhten Plasmaspiegeln kontraindiziert. Azol-Derivate wirken teratogen, ihre systemische Anwendung in der Schwangerschaft ist daher ebenfalls kontraindiziert. Bei Lebererkrankungen ist Vorsicht geboten.

◘ **Tab. 30.11** Triazol-Antimykotika

INN (HWZ)	Übliche Tagesdosis
Fluconazol (30 h)	0,05–0,4 g p. o., i. v.
Itraconazol (15–36 h)[1]	0,1–0,4 g p. o., 0,2 g i. v.
Posaconazol (35 h)	0,1–0,8 g p. o.
Voriconazol (6–9 h)[2]	0,4 g p. o., 8 mg/kg i. v.

[1] Itraconazol hemmt seinen eigenen Metabolismus, HWZ nach Mehrfachgabe ca. 36 h,
[2] HWZ dosisabhängig

30.3.2 Allylamine (Squalenepoxidasehemmer)

Die Allylamin-Derivate Terbinafin und Naftifin hemmen die Squalenepoxidase und blockieren die Umwandlung von Squalen in Lanosterol, einer Ergosterolvorstufe (◘ Abb. 30.5). Sie wirken auf zahlreiche Pilze fungistatisch. Ihre bei Dermatophyten fungizide Wirkung kommt durch die Akkumulation von Squalen zustande.

Terbinafin (z. B. Lamisil®) wirkt trotz eines breiten Wirkungsspektrums in vitro bei systemischer Gabe nahezu ausschließlich gegen Dermatophyten. Terbinafin wird mittels CYP2C9 und CYP3A4 metabolisiert, seine Halbwertszeit beträgt ca. 17 Stunden.

Die orale Gabe ist bei Dermatophytosen der Haut- und Schleimhaut, die lokal nicht ausreichend behandelt werden können, sowie bei Onychomykosen indiziert. Die Dosis beträgt 250 mg 1-mal täglich. Als Nebenwirkungen können bisweilen auch schwerwiegende Hautreaktionen und Geschmacksstörungen auftreten.

Als starker Inhibitor von CYP2D6 interferiert Terbinafin mit dem Abbau entsprechender Substrate (z. B. Amitriptylin, Nortriptylin, Codein).

30

Auch auf eine Lokaltherapie mit 1 % Terbinafin (z. B. Lamisil® Creme) sprechen zahlreiche Dermatophytosen gut an. Speziell für die Tinea pedis (Fußpilz) wurde eine Lösung entwickelt, die mittels eines bioadhäsiven Films eine sehr starke Penetration in die Haut und damit die Einmaltherapie ermöglicht (Lamisil® Once).

Naftifin (Exoderil®) wird nahezu vollständig bei der ersten Leberpassage inaktiviert und kann daher nicht oral, sondern nur lokal bei Dermatophyten-Infektionen der Haut bzw. Schleimhaut angewandt werden.

30.3.3 Polyen-Antimykotika

Zu den Polyen-Antimykotika, deren Grundstruktur ein amphiphiles Makrolid mit 4–7 Doppelbindungen bildet, gehören die fungiziden Substanzen **Amphotericin B** und **Nystatin** sowie das fungistatische **Natamycin**.

Polyen-Antimykotika bilden durch hydrophobe Wechselwirkungen ihres lipophilen Molekülteils mit Sterolen der Zellmembran Komplexe, wobei Poren entstehen, durch die Kaliumionen, andere Kationen und schließlich auch Aminosäuren und sonstige Moleküle die Zelle verlassen können (o Abb. 30.4). Polyen-Antimykotika haben zwar zu Ergosterol der Pilzzellmembran eine höhere Affinität als zu Cholesterol in tierischen Zellen, dennoch sind sie bei parenteraler Gabe relativ toxisch.

30.3.3.1 Amphotericin B

Amphotericin B (z. B. AmBisome®, Abelcet®) ist das einzige Polyen, das auch systemisch (parenteral) gegeben werden kann.

Wirkungsspektrum. Amphotericin B hat ein breites Wirkungsspektrum mit nur wenigen Lücken (z. B. *Pneumocystis jiroveci*). Es ist bei Kandidosen, Aspergillosen, Kryptokokkosen, Histoplasmosen und Infektionen mit *Blastomyces*- und *Mucor*-Arten sowie bei Protozoen-Erkrankungen (z. B. Leishmaniose) gut wirksam und zeichnet sich durch eine rasch einsetzende Fungizidie aus. Allerdings ist seine systemische Anwendbarkeit durch die geringe Löslichkeit und die sehr schlechte Verträglichkeit (Nephrotoxizität) stark beeinträchtigt.

Um die Verträglichkeit zu erhöhen, wurden **Amphotericin-B-Lipidformulierungen** (z. B. Liposomales Amphotericin B, AmBisome®; Amphotericin-B-Lipid-Komplex, Abelcet®) entwickelt. Die verminderte Nephrotoxizität lässt sich mit niedrigeren Wirkstoffkonzentrationen in der Niere erklären (unterschiedliche Pharmakokinetik!).

Kinetik. Konventionelles Amphotericin B wird zur systemischen Applikation in Form einer kolloidalen Lösung mit Natriumdesoxycholat intravenös infundiert. Im Blut wird es an Lipoproteine gebunden transportiert. Seine Gewebegängigkeit (z. B. Penetration ins ZNS) ist schlecht. 2–5 % der Dosis werden in biologisch aktiver Form renal, ein Teil (ca. 40 %) wird biliär ausgeschieden. Erhebliche Mengen werden im Körper über längere Zeit gespeichert. Die Halbwertszeit beträgt etwa 15 Tage.

Indikationen und Dosierungen. Amphotericin B wird zur Notfalltherapie lebensbedrohlicher Pilzinfektionen eingesetzt. Die Tagesdosis beträgt bei Monotherapie mit konventionellem Amphotericin B (z. B. Amphotericin B Bristol-Myers Squibb) 0,75–1 mg/kg Körpergewicht (max. Tagesdosis 1,5 mg/kg). Liposomales Amphotericin B und der Amphotericin-B-Lipid-Komplex werden mit 1–3 bzw. 5 mg/kg Körpergewicht höher dosiert. Daher ist Vorsicht geboten, um Verwechslungen und eine Überdosierung (→ Atem- und Herzstillstand!) mit konventionellem Amphotericin B zu vermeiden.

Außerdem wird Amphotericin B lokal bei Mundsoor und gastrointestinalen Hefemykosen (z. B. als Ampho-Moronal®) eingesetzt. Mit systemischen Nebenwirkungen ist wegen fehlender Resorption nicht zu rechnen, die Verträglichkeit ist in der Regel gut.

Nebenwirkungen. Im Vordergrund steht die Nephrotoxizität (→ ggf. akutes Nierenversagen, Dialysepflicht), die durch eine separate Infusion physiologischer Kochsalz-Lösung gesenkt werden kann. Außerdem können Fieber und Schüttelfrost, eine Thrombophlebitis an der Injektionsstelle und in seltenen Fällen neurotoxische und allergische Reaktionen sowie Leberparenchymschäden auftreten.

Interaktionen. Die gleichzeitige Gabe anderer nephrotoxischer Substanzen erhöht das Potenzial für Nierenschäden. Durch die von Amphotericin B ausgelöste Hypokaliämie, die durch Glucocorticoide verstärkt werden kann, kann u. a. die Wirkung von Herzglykosiden und Antiarrhythmika zunehmen.

Kontraindikationen. Bei drohendem Leber- und Nierenversagen ist Amphotericin B kontraindiziert.

30.3.3.2 Nystatin und Natamycin

Nystatin (z. B. Biofanal®) ist vor allem gegen *Candida*-Arten wirksam und ist bei oberflächlichen *Candida-albicans*-Infektionen indiziert, die besonders häufig bei Säuglingen, kachektischen Patienten, Diabetikern sowie nach langdauernder Antibiotika- oder Glucocorticoid-Behandlung z. B. in der Mundhöhle, der Vagina, perianal oder an den Fingernägeln auftreten. Bei peroraler Gabe wird es praktisch nicht resorbiert.

Natamycin (Infectomyk®) wird ähnlich wie Nystatin bei *Candida-albicans*-Infektionen eingesetzt. Daneben ist es gegen eine Reihe weiterer Pilze und gegen Trichomonaden wirksam.

30.3.4 Echinocandine

Echinocandine sind wasserlösliche cyclische Lipopeptide. Im Handel befinden sich derzeit **Anidulafungin** (Ecalta®), **Caspofungin** (CANCIDAS®) und **Micafungin** (Mycamine).

Wirkungsspektrum. Echinocandine sind gegen klinisch relevante *Candida*-Spezies (z. B. *C. albicans*, vor allem aber auch *C. glabrata* und *C. krusei*), Aspergillen und *Pneumocystis jiroveci* wirksam. Sie können auch gegen Biofilm-bildende *Candida*-Arten erfolgreich angewandt werden.

Wirkungsmechanismus. Echinocandine hemmen die β-(1,3)-D-Glucansynthese und damit den Aufbau einer wichtigen Komponente der Pilzzellwand (Abb. 30.4) mit der Folge der osmotischen Instabilität der Zelle bis hin zur Zelllyse.

Insbesondere die Zellwand von *Candida*- und *Aspergillus*-Arten ist reich an β-(1,3)-D-Glucan. Da Glucane in Säugetierzellen nicht vorkommen, handelt es sich bei dem Angriffspunkt der Echinocandine um ein selektives Target. Echinocandine wirken gegen *Candida*-Spezies fungizid, gegen Aspergillen fungistatisch. Sie haben einen postantifungalen Effekt, der bei *Candida*-Spezies bis zu 12 Stunden anhalten kann, bei Aspergillen ist er wesentlich kürzer.

Resistenz. Resistenzen während einer Behandlung sind selten. *Candida*-Spezies mit verminderter Empfindlichkeit sind beschrieben. Mögliche Ursachen sind Mutationen des Enzymkomplexes für die Glycansynthese oder eine Überexpression von Effluxpumpen.

Kinetik. Nach oraler Applikation werden Echinocandine nicht resorbiert, sie müssen intravenös gegeben werden. Ihre Gewebeverteilung ist ausgeprägt, Anidulafungin penetriert auch ins ZNS. **Caspofungin** wird durch *N*-Acetylierung und spontane Hydrolyse inaktiviert. In geringem Umfang sind auch Cytochrom-P450-Enzyme an seinem Metabolismus beteiligt, die Halbwertszeit beträgt 9–11 Stunden. **Micafungin** wird durch die hepatische Arylsulfatase, die Catechol-O-Methyltransferase und zu einem geringen Teil durch CYP3A4 verstoffwechselt und mit einer Halbwertszeit von 10–17 Stunden überwiegend fäkal ausgeschieden. **Anidulafungin** wird nicht hepatisch metabolisiert, sondern durch chemische Ringöffnung (spontane Degradation) im Plasma inaktiviert und durch unspezifische Peptidasen abgebaut. Mit einer Halbwertszeit von 24–40 Stunden wird es über die Fäzes ausgeschieden.

Indikationen. Echinocandine sind bei invasiven Kandidosen indiziert. Caspofungin ist darüber hinaus zur Therapie von Aspergillosen bei Neutropenie zugelassen. Micafungin darf wegen des Risikos von Lebertumoren nur dann eingesetzt werden, wenn andere Antimykotika nicht in Frage kommen.

Dosierung. Von Caspofungin beträgt die Normaldosierung 50–70 mg/Tag, von Anidulafungin nach einer Initialdosis (200 mg/Tag) 100 mg/Tag und von Micafungin in Abhängigkeit von der Indikation 50–150 mg/Tag.

Nebenwirkungen. Leberfunktionsstörungen (Anstieg der Leberenzyme), Fieber, Schüttelfrost und Hautreaktionen treten relativ häufig auf. Histamin-induzierte Reaktionen können durch eine langsame Infusion reduziert werden. Für Micafungin wurden im Tierversuch hepatozelluläre Tumoren nachgewiesen, weshalb die Anwendung stark eingeschränkt ist.

Interaktionen. Das Interaktionspotenzial der Echinocandine ist vergleichsweise gering. Caspofungin und Anidulafungin sind weder CYP-Inhibitoren noch CYP-Induktoren. **Micafungin** ist in geringem Umfang Substrat und Inhibitor von CYP3A4, daher erfordert insbesondere die gleichzeitige Anwendung mit z. B. Sirolimus, Nifedipin und Itraconazol Vorsicht.

30.3.5 Flucytosin

Flucytosin (Ancotil®) hat ein relativ schmales Wirkungsspektrum, das insbesondere *Cryptococcus neoformans*, einige *Candida*- und *Aspergillus*-Arten und die Erreger der Chromomykose umfasst. Da 20–50 % der *Candida*-Arten eine primäre Resistenz gegenüber Flucytosin aufweisen und sich außerdem häufig eine sekundäre Resistenz unter der Therapie entwickelt, sind Sensibilitätsprüfungen vor und während der Behandlung erforderlich.

Flucytosin-empfindlich sind nur solche Pilze, die das Enzym **Cytosindesaminase** bilden, das Flucytosin zu 5-Fluorouracil metabolisiert. Dieses blockiert in Form seines Metaboliten 5-Flurodesoxyuridin-monophosphat die Thymidilat-Synthetase und wird als falscher Baustein in Ribonucleinsäuren eingebaut.

Nach intravenöser Infusion verteilt sich Flucytosin rasch und gleichmäßig. Die gut liquorgängige Substanz wird vorwiegend unverändert renal ausgeschieden. Die Halbwertszeit beträgt 3–6 Stunden, bei Niereninsuffizienz ist sie auf 30–250 Stunden verlängert.

Flucytosin ist bei Systemkandidosen, Kryptokokken-Meningitis und Chromoblastomykosen indiziert. Zur Verzögerung der Resistenzentwicklung empfiehlt sich die Kombination mit Amphotericin B oder einem Azol-Antimykotikum (z. B. Fluconazol). Die Standarddosis beträgt 100–150 mg/kg KG täglich. Bei Patienten mit eingeschränkter Nierenfunktion ist eine Dosisreduktion erforderlich.

Als Nebenwirkungen können Übelkeit, Erbrechen, Diarrhö und Ekzeme und bei überhöhten Plasmakonzentrationen Leuko- und Thrombopenien vorkommen.

Irreversible Inhibitoren des 5-Fluorouracil abbauenden Enzyms Dihydropyrimidin-Dehydrogenase (z. B. Brivudin, ▸Kap. 30.4.3.1) können zu einer starken Erhöhung der Plasmaspiegel von 5-Fluorouracil und damit zu toxischen Reaktionen führen. Ein zeitlicher Abstand von mindestens 4 Wochen ist daher zwischen den Behandlungen erforderlich. Flucytosin ist teratogen und daher in der Schwangerschaft kontraindiziert.

30.3.6 Griseofulvin

Griseofulvin (Griseo-CT) ist ausschließlich gegen Dermatophyten (*Trichophyton*-, *Microsporon*- und *Epidermophyton*-Arten) fungistatisch wirksam. Aufgrund einer Störung der Mikrotubuli-Funktion hemmt es die Mitose und den zellulären Stofftransport, wodurch die Zellwandsynthese beeinträchtigt wird.

Die Resorption der schlecht wasserlöslichen Substanz lässt sich durch Mikronisierung (geringere Teilchengröße) sowie durch fettreiche Mahlzeiten verbessern. Griseofulvin reichert sich im Stratum corneum der Epidermis an. Es wird hepatisch metabolisiert und in Form seines aktiven Metaboliten renal ausgeschieden (Halbwertszeit ca. 20 Stunden).

Griseofulvin ist bei Dermatomykosen durch die oben genannten Erreger indiziert, sofern eine Lokaltherapie nicht ausreichend wirksam ist. Erwachsene erhalten üblicherweise 0,5–1 g

Griseofulvin (mikronisiert) täglich, aufgeteilt auf 2–4 Einzeldosen.

Als Nebenwirkungen können zentralnervöse und gastrointestinale Störungen, allergische Reaktionen sowie Neutropenie auftreten. Durch Enzyminduktion kann Griseofulvin die Zuverlässigkeit oraler Kontrazeptiva beeinträchtigen. Bei schweren Leberfunktionsstörungen und Porphyrien ist Griseofulvin kontraindiziert. Wegen der im Tierversuch embryotoxischen und mutagenen Wirkungen sollte es nicht bei Frauen mit Kinderwunsch oder in der Frühschwangerschaft eingesetzt werden.

30.3.7 Sonstige Antimykotika zur lokalen Anwendung

Amorolfin (Loceryl®) ist durch Hemmung der Ergosterolsynthese gegen zahlreiche humanpathogene Pilze wirksam, insbesondere gegen Dermatophyten sowie dimorphe, d. h. sowohl in ein- als auch in mehrzelliger Form vorkommende Pilze. Amorolfin wird ausschließlich topisch angewandt, der Wirkstoffgehalt beträgt 0,25 % bei der Creme bzw. 5 % bei einem Lack zur Behandlung von Nagelpilzinfektionen.

Das Pyridon-Derivat **Ciclopirox** (z. B. Batrafen®) ist ein Breitspektrum-Antimykotikum, dessen fungizide Wirkung durch vermehrte Bildung reaktiver Sauerstoffspezies zustande kommt. Ciclopirox penetriert gut in die tieferen Hornhautschichten und die Nägel. Die Konzentration in Lösungen und Cremes beträgt 1 %; für die Therapie der Onychomykose steht ein Lack zur Verfügung.

30.3.8 Pharmaka mit Wirkung auf Pneumocystis jiroveci

Eine Infektion der Lunge mit dem fakultativ pathogenen Pilz *Pneumocystis jiroveci*, d. h. eine *Pneumocystis*-Pneumonie (**PcP**), war die häufigste opportunistische Infektion bei HIV-Patienten (▸ Kap. 30.4.5). Aufgrund der nunmehr hochaktiven antiretroviralen Therapie erkranken heute allerdings fast nur noch unbehandelte Patienten mit fortgeschrittenem Immundefekt daran.

Mittel der **1. Wahl** ist die hochdosierte i. v. Gabe von **Co-trimoxazol** (▸ Kap. 30.1.4.2) für 21 Tage. Aufgrund der erforderlichen hohen Dosierung (Trimethoprim 15–20 mg/kg/Tag, Sulfamethoxazol 75–100 mg/kg/Tag) ist die Therapie oftmals mit schweren Nebenwirkungen (Myelo-, Leber- und Nierentoxizität, Arzneimittelexanthem, „Drug-Fever") verbunden. Bei respiratorischer Insuffizienz wird die adjuvante Gabe von Prednisolon empfohlen. Als Therapiealternativen bei Resistenz oder Unverträglichkeit (z. B. Sulfonamid-Allergie) kommen **Pentamidin** (s. u.), **Atovaquon** (Wellvone®) und **Clindamycin** in Kombination mit **Primaquin** (in D nicht mehr im Handel) oder **Dapson** in Kombination mit **Trimethoprim** in Betracht, wobei alle Alternativen weniger wirksam sind als Co-trimoxazol.

Pentamidin (Pentacarinat®), das fungizid auf *P. jiroveci* wirkt, ist Mittel der **2. Wahl**. Sein Wirkungsspektrum umfasst außerdem einige Trypanosomen und Leishmanien (▸ Kap. 30.5.2). Bei oraler Gabe wird Pentamidin nur in geringem Umfang resorbiert. Nach intravenöser Infusion verteilt es sich rasch in die Gewebe, bei inhalativer Applikation findet man nur in der Lunge hohe Konzentrationen. Insbesondere bei parenteraler Gabe ist das Nebenwirkungsprofil sehr ungünstig. Sehr häufig kommt es zu Nieren- und Pankreasschäden und zu schweren Elektrolyt- und Blutzuckerentgleisungen. Außerdem besteht das Risiko eines schweren Blutdruckabfalls und von Herzrhythmusstörungen (QT-Verlängerung). Die Dosierung beträgt 4 mg/kg KG täglich als Infusion über mindestens 5 Tage, danach 2 mg/kg KG täglich. Da die *Pneumocystis*-Pneumonie häufig von bakteriellen Superinfektionen begleitet ist und Pentamidin im Gegensatz zu Co-trimoxazol nicht antibakteriell wirkt, ist eine zusätzliche antibiotische Prophylaxe notwendig.

30.3.9 Therapie oberflächlicher und systemischer Mykosen

Tinea. Unter dem Begriff Tinea werden die Dermatophyteninfektionen der Haut, Nägel und Haare zusammengefasst. Die wichtigsten Erreger sind *Trichophyton rubrum*, *Trichophyton mentagrophytes* und *Microsporum canis*.

Besonders oft kommt die **Tinea pedis**, die Fußpilzerkrankung, vor. Die Behandlung erfolgt im Regelfall als Lokaltherapie, beispielsweise mit **Imidazol-Antimykotika** (z. B. Clotrimazol, Miconazol), **Ciclopirox**, **Naftifin**, **Terbinafin** oder **Amorolfin**. Um Rezidive zu vermeiden wird die Therapie in der Regel 3–4 Wochen über das Abklingen der Symptome hinaus fortgesetzt. Eine Ausnahme bildet die einmalige Anwendung einer 1 %igen filmbildenden Terbinafin-Lösung (z. B. Lamisil® ONCE). Bei Versagen der Lokaltherapie ist eine systemische Behandlung mit **Itraconazol** (7 Tage) oder **Fluconazol** (2–7 Wochen), **Terbinafin** (2–6 Wochen) oder **Griseofulvin** (3–6 Wochen, bei Befall von Haaren > 6 Monate) indiziert.

Nagelpilzerkrankungen (**Tinea unguium**, Onychomykosen) können lokal behandelt werden, wenn ein Mitbefall der Nagelmatrix ausgeschlossen ist und der Befallsgrad weniger als 50 % beträgt. Die Lokalbehandlung erfolgt mit Nagellacken (z. B. **Ciclopirox**-, **Amorolfin**-, **Bifonazol**-Nagellack). Für die systemische Therapie stehen die gleichen Antimykotika wie zur Behandlung der Tinea der freien Haut zur Verfügung. Die Behandlung ist langwierig, eine vollständige Heilung wird in weniger als 50 % der Fälle erreicht und Rezidive sind häufig.

Mukokutane Pilzinfektionen (Kandidosen). Die unkomplizierte **orale Kandidose** (Mundsoor), meist durch *Candida albicans* verursacht, wird mit topischen Polyenen (**Nystatin, Amphotericin B**) oder mit **topischen Azol-Antimykotika** (z. B. Miconazol) behandelt. Nystatin, Amphotericin B und Miconazol sind auch für Säuglinge zugelassen. Führt die lokale Therapie nicht zum Erfolg, ist eine systemische Behandlung vorzugsweise mit Fluconazol oder auch Itraconazol (7–14 Tage) möglich. Weitere Alternativen sind Posaconazol, Voriconazol und die Echinocandine. Eine Prophylaxe der oropharyngealen Kandidose mit Fluconazol kann bei HIV-Patienten notwendig sein.

Auch **Vulvovaginale Candida-Infektionen** werden in der Regel topisch mit **Azol-Antimykotika** (z. B. Clotrimazol) oder **Polyenen** (Amphotericin B, Nystatin) über mindestens 7 Tage behandelt. Alternativ kann eine systemische Therapie mit **Fluconazol** oder **Itraconazol** (1–3 Tage) durchgeführt werden. Bei rezidivierenden Kandidosen ist eine prolongierte Behandlung erforderlich.

Systemmykosen. Mit der steigenden Anzahl von immunsupprimierten Patienten (z. B. durch HIV-Infektion, Transplantationen, Chemotherapie) haben auch invasive Pilzerkrankungen in den letzten Jahren zugenommen. Da für den Therapieerfolg ein möglichst frühzeitiger Einsatz von Antimykotika ausschlaggebend ist, Pilzinfektionen aber relativ schwierig zu diagnostizieren sind, ist eine empirische Therapie (ohne histologischen Nachweis) und bei Hochrisikopatienten häufig sogar eine Primärprophylaxe erforderlich.

Für die **empirische Initialtherapie** ist liposomales Amphotericin B (3 mg/kg KG) Mittel der 1. Wahl, bei Unverträglichkeit oder Kontraindikationen (z. B. Niereninsuffizienz) wird Caspofungin empfohlen. Liegt ein Erregernachweis vor, kann gezielt behandelt werden. Zur Ersttherapie der **invasiven Aspergillose** werden **Voriconazol** und **liposomales Amphotericin B** als gleichwertig eingestuft. Für die ZNS-Aspergillose ist Voriconazol Mittel der Wahl. Als Zweittherapie kommen Caspofungin, Posaconazol, Itraconazol oder Amphotericin-B-Lipidkomplex in Frage. Bei **systemischen *Candida*-Infektionen** (Kandidämien) sind **Fluconazol** und die **Echinocandine** Mittel der 1. Wahl. Bei *Candida*-Infektionen des zentralen Nervensystems wird aufgrund seiner fungiziden Wirkung Amphotericin B mit Flucytosin, das gut ZNS-gängig ist, kombiniert. Eine Kombination aus Fluconazol, Amphotericin B und Flucytosin wird außerdem zur Behandlung von lebensgefährlichen **Kryptokokken-Infektionen** (z. B. Enzephalitis, atypische Pneumonie) eingesetzt, die bei dauerhaft immungeschwächten Patienten auftreten können.

30.4 Virustatika

Viele Viruserkrankungen heilen von selbst aus, sodass häufig nur eine symptomatische Therapie erforderlich und oft auch nur möglich ist. Bei lebensbedrohlichen Virusinfektionen (z. B. bei einer Herpes-simplex-Enzephalitis oder HIV-Infektion) muss dagegen versucht werden, die Viren direkt zu bekämpfen. Für die Arzneimitteltherapie geeignete **Virustatika** greifen an virusspezifischen Strukturen bzw. an solchen an, die virusbefallene Zellen deutlich stärker als normale Säugerzellen bilden.

Aufbau der Viren. Viren sind nicht zu einer eigenständigen Existenz befähigt, sondern bedienen sich bei ihrer Vermehrung (Replikation) des Stoffwechsels von Wirtszellen. Sie bestehen aus einzel- oder doppelsträngiger Nucleinsäure (DNA oder RNA), die von einer Proteinhülle, dem Kapsid, sowie teilweise auch von einer Lipidhülle umschlossen ist. In die Hülle sind Glykoproteine eingelagert, gegen die Antikörper gebildet werden können. Ferner enthalten Viren für die Virusreplikation essenzielle Enzyme.

Virusreplikation. Nach **Adsorption** an spezifische Rezeptoren der Zellmembran erfolgt die Penetration in die Wirtszelle durch **Endozytose**. Die nachfolgende Öffnung der Virushülle führt zur **Freisetzung der Virus-Nucleinsäure** und viraler Enzyme (**Uncoating**). Die **Transkription** der Virus-Nucleinsäure in mRNA bewirkt die Synthese von Enzymen, den sog. **frühen Proteinen** (z. B. Polymerase, Thymidinkinase, Ribonucleotid-Reduktase), sowie die von Struktur-(Hüll-)Proteinen, die wegen ihrer langsameren Bildung auch als **späte Proteine** bezeichnet werden. Meist finden bei DNA-Viren die Transkription und die Synthese neuer Nucleinsäure zur Virus-Replikation im Zellkern statt, während RNA-Viren vorzugsweise im Zytoplasma mRNA und genomische RNA mittels viraler Replikasen bilden. Bei Retroviren wird die virale RNA mittels der vom Virus mitgebrachten **Reversen Transkriptase** in DNA umgeschrieben und als solche mittels einer **Integrase** in das Genom der Wirtszelle integriert. Nach einer Latenzperiode beginnt die Synthese neuer Viruspartikel. Im letzten Schritt der Virusvermehrung erfolgt der Zusammenbau von Proteinen und Nucleinsäure zu Viruspartikeln (Reifung, Assemblierung), wodurch die Zelle nunmehr eine Vielzahl intakter **Virionen** enthält. Deren Freisetzung erfolgt mittels sog. Exosomen unter Fusion mit der Zytoplasmamembran.

Infektionsformen. Eine **lytische Virusinfektion** führt nach Virusreplikation zu einer direkten Zellschädigung durch das Virus und zum Zelluntergang. **Nichtlytische Viren** zerstören dagegen die infizierten Wirtszellen nicht direkt, die Zellschädigung kommt vielmehr durch die wirtseigene Immunabwehr, z. B. aufgrund eines veränderten Zellmetabolismus, zustande. Bei einer **latenten Infektion** ist die betroffene Zelle nicht beeinträchtigt, die Viren (z. B. Herpesviren) können symptomlos im Zellkern persistieren und unter bestimmten Bedingungen reaktiviert werden.

30.4.1 Wirkprinzipien der Virustatika

Virustatika (◻ Tab. 30.12) greifen in unterschiedliche Stadien der Virusreplikation ein. Eine Resistenzentwicklung kann durch Mutationen der Zielstrukturen stattfinden.

30.4.2 Influenzaviren hemmende Virustatika

Die Influenza (echte Virusgrippe) ist durch einen raschen Fieberanstieg, Schüttelfrost, trockenen Reizhusten, Muskel- und/oder Kopfschmerzen gekennzeichnet. Bei Kindern sind auch Fieberkrämpfe möglich. Die **saisonale Influenza** tritt meist zwischen November und April auf. Sie dauert normalerweise 5–7 Tage, verläuft oft komplikationslos und heilt dann auch von selbst aus. Vor allem bei älteren Patienten sowie insbesondere bei Pandemien muss dagegen mit zahlreichen Todesfällen gerechnet werden.

Influenzaviren sind durch eine besonders rasche Veränderung ihrer Oberflächenstruktur charakterisiert. Durch Punktmutationen der Oberflächenproteine **Hämagglutinin** (H) und

Tab. 30.12 Übersicht über die Angriffspunkte von Virustatika bei verschiedenen Viren

Viren	Angriffspunkte der Virustatika
Influenzaviren	▪ Neuraminidasehemmer: Oseltamivir, Zanamivir, ▪ Hemmung des Uncoating: Amantadin
Herpesviren	▪ Polymeraseinhibitoren: ▫ Nucleosid-Analoga: Aciclovir, Valaciclovir, Ganciclovir, Valganciclovir, Brivudin
Hepatitis-B-Viren[1]	▪ Polymeraseinhibitoren: ▫ Nucleosid-Analoga: Lamivudin, Telbivudin, Entecavir, ▫ Nucleotid-Analoga: Adefovir, Tenofovir
Hepatitis-C-Viren[1]	▪ Ribavirin (Wirkungsmechanismus unklar), ▪ HCV-Polymeraseinhibitoren (NS5B-Inhibitoren): ▫ Nucleotid-Analogon: Sofosbuvir (Prodrug), ▫ Nicht-nucleosidischer Inhibitor: Dasabuvir, ▪ NS5A-Inhibitoren: Daclatasvir, Ledipasvir, Ombitasvir, ▪ HCV-NS3/4A-Proteaseinhibitoren: Boceprevir, Telaprevir, Simeprevir, Paritaprevir
HIV	▪ Entryinhibitoren: Maraviroc (CCR5-Antagonist), Enfuvirtid (Fusionshemmer), ▪ Reverse-Transkriptase-Inhibitoren: ▫ Nucleosidische Reverse-Transkriptase-Inhibitoren (NRTI): Lamivudin, Emtricitabin, Abacavir u. a., ▫ Nucleotid-analoger Reverse-Transkriptase-Inhibitor (NTRTI): Tenovofir, ▫ Nicht-nucleosidische Reverse-Transkriptase-Inhibitoren (NNRTI): Etravirin, Rilpivirin, Efafirenz u. a., ▪ Integraseinhibitoren: Raltegravir, Dolutegravir, Elvitegravir, ▪ HIV-Proteaseinhibitoren: Atazanavir, Darunavir, Lopinavir u. a.

[1] Zur Therapie der Hepatitis B und C werden außerdem Alfa-Interferone eingesetzt (▶ Kap. 32.3.1). Sie induzieren eine Resistenz gegen virale Infektionen und modulieren das Immunsystem so, dass Viren neutralisiert und infizierte Zellen eliminiert werden.

Neuraminidase (N) entstehen regelmäßig neue Varianten (**Antigendrift**), die immer wieder zu Grippewellen führen und eine ständige Anpassung der Grippeimpfstoffe gegen eine saisonale Influenza erforderlich machen. Das Auftreten schwerer, weltweiter Grippeepidemien (Pandemien) mit Millionen von Todesfällen jeweils im Abstand von einigen Dekaden wird vor allem durch das Auftreten neuer gefährlicher Virusvarianten begünstigt, die durch **Rekombination des Erbguts** von Erregern entstehen, die primär nur Mensch oder Tier infizierten (**Antigenshift**, Reassortment).

Pharmaka, welche die Vermehrung von Influenzaviren hemmen, sind die **Neuraminidasehemmer** und **Amantadin**.

30.4.2.1 Neuraminidasehemmer

Für die Freisetzung von Influenzaviren aus den infizierten Zellen und ihre Verbreitung in den Atemwegen ist das Enzym **Neuraminidase** essenziell, das zu den wichtigen Hüllproteinen dieser Viren gehört. Neuraminidase spaltet von Glykoproteinen und Glykolipiden auf der Oberfläche von Wirtszellen, an die die Viren sich mittels Hämagglutinin anheften, terminale Sialinsäurereste ab, wodurch es zur Freisetzung der Viren kommt. Unterbleibt diese Reaktion, verklumpen die Viren und können deshalb keine weiteren Zellen infizieren.

Die Neuraminidasehemmer Oseltamivir und Zanamivir sind Sialinsäure-Analoga. Sie hemmen die katalytische Aktivität der Neuraminidase durch Bindung im aktiven Zentrum des Enzyms. Resistenzen sind vor allem gegen Oseltamivir beschrieben, bei H1N1-Viren der saisonalen Grippe der Jahre 2008/2009 wurde eine nahezu 100%ige Resistenz beobachtet. H3N2- und Influenza-B-Viren, die Haupterreger der saisonalen Influenza in Deutschland, sind dagegen bislang von der Resistenzentwicklung nicht betroffen.

Oseltamivir (Tamiflu®) ist ein Prodrug, das als Ester zu einem hohen Prozentsatz aus dem Gastrointestinaltrakt resorbiert wird. Die aktive Carbonsäure ist gut gewebegängig (z. B. in die Lunge). Die Ausscheidung erfolgt überwiegend renal mit einer Halbwertszeit von ca. 6–10 Stunden. **Zanamivir** (Relenza®), das bereits als aktive Carbonsäure vorliegt, wird inhalativ angewandt, da seine systemische Resorption bei peroraler Applikation mit 10–20 % nur gering ist.

Beide Neuraminidasehemmer sind zur Frühtherapie der Virusgrippe sowie zur Prophylaxe und Postexpositionsprophylaxe indiziert. Auch gegen das Schweinegrippevirus A(H1N1)2009 und das Vogelgrippevirus A(H5N1) sind sie wirksam. Oseltamivir wird über 5 Tage in einer Dosierung von 75 mg p. o. 2-mal täglich gegeben. Bei Niereninsuffizienz ist eine Dosisanpassung erforderlich. Die Dosierung von Zanamivir beträgt 2-mal täglich 10 mg inhalativ ebenfalls über 5 Tage.

Als Nebenwirkungen von Oseltamivir treten häufig Übelkeit und Erbrechen, gelegentlich Bewusstseinsstörungen und Krampfanfälle sowie erhöhte Leberenzyme im Blut auf. Außerdem wurden vor allem bei Kindern und Jugendlichen neuropsychiatrische Ereignisse beobachtet. Zanamivir kann außerdem gelegentlich zu Bronchospasmus, Dyspnoe und Enge im Rachenbereich führen (→ Vorsicht bei Patienten mit Asthma bronchiale).

Peramivir, ein Neuraminidasehemmer zur parenteralen Applikation, wurde im Rahmen der Schweinegrippe-Pandemie A(H1N1)2009 von der FDA als Emergency Use Authorization vorübergehend und schließlich dauerhaft zugelassen.

30.4.2.2 Amantadin

Amantadin (z. B. PK-Merz®) ist ein Virustatikum, das mit dem Uncoating der Influenzaviren interferiert (s. o.). Für dieses sowie für die Aggregation der Hüllproteine ist bei Influenza-A-Viren das **M_2-Protein** notwendig, das u. a. in der Virushülle einen Ionenkanal bildet, über den Protonen in das Virus transportiert werden. Der Abfall des pH-Werts im Viruspartikel führt zur Fusion der Strukturproteine der Virushülle mit der Endosomenmembran und damit zur Freisetzung des viralen Genoms. Als **M_2-Membranproteinhemmer** verhindert Amantadin diesen Prozess. Es ist prophylaktisch und therapeutisch gegen Infektionen mit Grippeviren der Untergruppe A wirksam. Aufgrund der raschen Resistenzentwicklung durch Punktmutation (Austausch einer Aminosäure am M_2-Ionenkanal) und der erheblichen neurologischen Nebenwirkungen wird es heute kaum noch als Virustatikum eingesetzt. Die Dosierung von Amantadin bei Influenza beträgt bei kurativem Einsatz 200 mg täglich über 10 Tage. Als Antiparkinsonmittel (▸ Kap. 17.2.6) findet es allerdings weiterhin Anwendung.

30.4.2.3 Pharmakotherapie der Influenza

Bei Patienten, die zu keiner Risikogruppe gehören, ist die Behandlung symptomatisch. Liegen Risikofaktoren (z. B. chronische Erkrankungen wie Asthma bronchiale, Diabetes mellitus, HIV u. a.) für einen besonders schweren Verlauf der Erkrankung vor – in Deutschland gibt es etwa 6000–13 000 Grippe-Todesfälle pro Jahr –, können Neuraminidasehemmer eingesetzt werden. Ihre Wirksamkeit ist allerdings nur belegt, wenn die Virusreplikation noch nicht weit fortgeschritten ist. Daher sollte die Behandlung innerhalb von 24 Stunden (max. 48 Stunden) nach Auftreten der ersten Krankheitserscheinungen einsetzen. In diesem Fall kann die Symptomatik um ca. 40 % gemildert, die Erkrankungsdauer um 0,8–1,5 Tage verkürzt und die Häufigkeit von Sekundärinfektionen um ca. 50 % reduziert werden. Insgesamt wird der klinische Nutzen der Neuraminidasehemmer derzeit als eher gering eingestuft. Für Risikopatienten ist die Grippeschutzimpfung (▸ Kap. 32.2.1.1) die am besten geeignete prophylaktische Maßnahme.

30.4.3 Antiherpetika

30.4.3.1 Nucleosid-Analoga

Zu den **Herpesviren** (DNA-Viren), bei denen eine antivirale Behandlung angezeigt ist, gehören **Herpes-simplex-Viren** (zwei Typen: HSV-1, HSV-2), das **Varizella-Zoster-Virus** (VZV) und das **Zytomegalievirus** (CMV). Zur Therapie von Herpesinfektionen kommen **Nucleosid-Analoga** und/oder deren Prodrugs zum Einsatz (◘ Tab. 30.13).

Wirkungsmechanismus. **Aciclovir**, **Penciclovir** (aus **Famciclovir**) und **Brivudin** werden selektiv durch die **virale Thymidinkinase**, die nur von infizierten Zellen gebildet wird, zum Monophosphat umgewandelt. Auch **Ganciclovir** wird überwiegend von viruseigenen Proteinkinasen aktiviert. Aus den Monophosphaten der Nucleosid-Analoga entstehen dann mittels zellulärer Enzyme **aktive Triphosphate**, die kompetitiv die DNA-Polymerase hemmen und nach Einbau in die Virus-DNA zum Kettenabbruch führen.

Resistente Herpesviren werden fast ausschließlich bei Langzeitsuppressionstherapie gefunden. Den resistenten Stämmen fehlt meist die Thymidinkinase, sodass die Aktivierung des Nucleosids zum Monophosphat ausbleibt.

Pharmakokinetik. Bei p. o. Gabe werden die Nucleosid-Analoga **Aciclovir**, **Ganciclovir** und **Penciclovir** nur schlecht resorbiert, oral besser resorbierbar sind sie in Form ihrer Prodrugs **Valaciclovir**, **Valganciclovir** (beides Esterprodrugs) und **Famciclovir**, das durch die Aldehydoxidase in das wirksame Penciclovir umgewandelt wird. Da die Ausscheidung der Substanzen vorwiegend unverändert renal erfolgt, ist bei Niereninsuffizienz eine Dosisreduktion unbedingt erforderlich. Die Halbwertszeiten betragen 3 Stunden für Aciclovir und Valaciclovir, 2 Stunden für Penciclovir/Famciclovir und 3–4 Stunden für Ganciclovir und Valganciclovir.

Das gut resorbierbare **Brivudin** unterliegt einem starken First-Pass-Metabolismus zu dem unwirksamen Metaboliten **Bromvinyluracil** (s. u.), die Bioverfügbarkeit beträgt daher nur 30 %. Die Ausscheidung von Brivudin und seiner Metaboliten erfolgt überwiegend renal, teilweise auch mit den Fäzes (Halbwertszeit 16 Stunden).

Indikationen, Dosierungen. Indikationen und Dosierungen sind in ◘ Tab. 30.13 zusammengefasst. Bei eingeschränkter Nierenfunktion muss bei allen Nucleosid-Analoga – mit Ausnahme von Brivudin – die Dosis der Kreatinin-Clearance entsprechend angepasst werden.

Nebenwirkungen. Als Nebenwirkungen von **Aciclovir/Valaciclovir** und **Famciclovir/Penciclovir** werden Kopfschmerzen, gastrointestinale Beschwerden und Exantheme beobachtet. Bei einer zu raschen i. v. Applikation von Aciclovir sowie bei Niereninsuffizienz besteht die Gefahr einer Nierenschädigung durch im Harn auskristallisierende Substanz. Auch eine gleichzeitige Gabe nephrotoxischer Pharmaka, z. B. von Ciclosporin, erhöht das Risiko von Nierenschäden durch die Nucleosid-Analoga. Unter der Gabe von **Ganciclovir** treten zusätzlich sehr häufig Neutro- und Thrombopenien auf, auch Fieber und Anämie sind häufig.

Als Nebenwirkungen von **Brivudin** wurden Transaminasenanstiege sowie Blutbildveränderungen beobachtet. Eine längere Behandlungsdauer (> 7 Tage) erhöht das Risiko für die Entstehung einer Hepatitis.

Interaktionen. Probenecid verzögert die Elimination der Guanosin-Analoga.

Kontraindikationen. Die gleichzeitige Einnahme von **Brivudin** mit **5-Fluorouracil** (5-FU) oder anderen 5-Fluoropyrimidinen (z. B. Flucytosin) ist kontraindiziert, da sie zu einer u. U. tödlichen Fluoropyrimidin-Toxizität führen kann. Bromvinyluracil, der Hauptmetabolit von Brivudin, hemmt nämlich irreversibel die Dihydropyrimidin-Dehydrogenase (DPD), die 5-Fluorouracil metabolisiert. Die vollständige

Tab. 30.13 Antiherpetika

INN (Handelspräparat)	Indikationen, Dosierungen
Guanosin-Analoga	
Aciclovir (z. B. Zovirax®)	▪ HSV-Infektionen: 0,2 g p. o. 5-mal tgl., bzw. 5 mg/kg KG i. v. 3-mal tgl., ▪ Herpes zoster: 0,8 g p. o. 5-mal tgl., bzw. 5–10 mg/kg KG i. v. 3-mal tgl., ▪ Herpes-labialis (Creme 50 mg/g), Augeninfektionen (Salbe 30 mg/g) jeweils 5-mal tgl.
Valaciclovir[1] (z. B. Valtrex®)	▪ HSV-Infektionen: 0,5 g p. o. 2-mal tgl., ▪ Herpes zoster: 1 g p. o. 3-mal tgl., ▪ Prophylaxe von CMV-Infektion und -Erkrankung: 2 g p. o. 4-mal tgl.
Famciclovir[1] (Famvir®)	▪ Herpes genitalis: 250 mg p. o. 3-mal tgl., ▪ Herpes zoster: 500 mg p. o. 3-mal tgl.
Ganciclovir (Cymeven®)	▪ CMV-Erkrankungen: initial 5 mg/kg KG i. v. 2-mal tgl., dann 6 mg/kg KG i. v. 1-mal tgl. an 5 Tagen der Woche
Valganciclovir[1] (Valcyte®)	▪ CMV-Retinitis: initial 0,9 g p. o. 2-mal tgl. (über 21 Tage), dann 1-mal tgl., ▪ Prophylaxe von CMV-Erkrankungen: 0,9 g p. o. 1-mal tgl.
Thymidin-Analogon	
Brivudin[2] (Zostex®)	▪ Herpes zoster: 125 mg p. o. 1-mal tgl.

[1] Prodrugs,
[2] nur bei immunkompetenten Erwachsenen

Enzymaktivität ist erst wieder nach etwa 18 Tagen hergestellt.

Bei neutropenischen Patienten sowie in der Schwangerschaft (wegen teratogener Wirkung im Tierversuch) und Stillzeit ist **Ganciclovir** kontraindiziert.

30.4.3.2 Lokaltherapeutika

Trifluridin (Triflumann®-Augentropfen), ein Thymidin-Analogon, kann aufgrund der fehlenden Selektivität für virale und zelleigene Polymerasen nur topisch appliziert werden. Indikationen sind durch Herpes-simplex-Viren ausgelöste Keratitiden. Außerdem wird **Tromantadin** (Viru-Merz® Serol Gel), ein Amantadin-Derivat (s. o.), bei Herpes-simplex-Infektionen lokal auf der Haut angewendet. Nachteilig ist, dass häufig Kontaktallergien auftreten. **Foscarnet** (Triapten® Antiviralcreme), ein Phosphonsäure-Derivat, hemmt reversibel die DNA-Polymerase von Herpes-simplex-, Varizella-Zoster-, Hepatitis-B-, Zytomegalie-, Epstein-Barr-Viren und HIV. Es ist zur topischen Anwendung bei HSV-Infektionen (Herpes labialis) als 2 %ige Creme (6-mal tgl.) im Handel.

30.4.3.3 Therapie von Herpesinfektionen (Beispiele)

Herpes-simplex-Infektionen. Herpes-simplex-Viren (HSV) persistieren lebenslang in Ganglienzellen und können rezidivierende Sekundärinfektionen auslösen (z. B. bei Stress, Fieber, UV-Strahlen). Während **Herpes labialis** (Lippenbläschen) hauptsächlich durch HSV-1 verursacht wird, wird **Herpes genitalis** (Genitalherpes) überwiegend durch HSV-2 ausgelöst. Bei leichten Herpes-labialis-Infektionen ist eine lokale Therapie mit Virustatika (z. B. **Aciclovir, Foscarnet**) ausreichend. Bei schwerem Verlauf (z. B. mit multiplen Bläschen) und bei Herpes genitalis ist eine systemische (orale) virustatische Therapie indiziert. Mittel der Wahl ist

30

Aciclovir. **Valaciclovir** und **Famciclovir** sind gleichwertige Alternativen. Sie haben eine bessere orale Bioverfügbarkeit als Aciclovir und müssen weniger häufig eingenommen werden. Die Behandlungsdauer beträgt 5–10 Tage. Schwere Herpeserkrankungen (z. B. Herpesenzephalitis), die vor allem bei AIDS-Patienten auftreten, erfordern eine **parenterale Therapie mit Aciclovir** (10 mg/kg KG i. v. täglich, mind. 14 Tage).

Herpes zoster. Die Gürtelrose ist eine durch das Varizella-Zoster-Virus (VZV) verursachte neurokutane Erkrankung, die durch starke Schmerzen gekennzeichnet ist. Schwer zu behandeln ist die **postherpetische Neuralgie** (PHN). Um einer Chronifizierung der Schmerzen vorzubeugen, ist neben der möglichst raschen antiviralen Therapie eine frühzeitige Schmerztherapie (neuropathische Schmerzen ▸Kap. 12.1.8) empfehlenswert. Bei Patienten über 50 Jahren oder mit Abwehrschwäche, bei Manifestation im Kopf-Hals-Bereich sowie bei ausgedehntem Bläschenbefall ist eine **systemische** antivirale Therapie über 5–7 Tage indiziert. Zur oralen Behandlung stehen die Virustatika **Aciclovir**, **Valaciclovir**, **Famciclovir** und **Brivudin** zur Verfügung. Brivudin hat aufgrund seiner langen Halbwertszeit den Vorteil der 1-mal täglichen Applikation (Aciclovir 5-mal täglich).

Zytomegalieviruserkrankungen. Die Primärinfektion mit dem Zytomegalievirus (CMV) verläuft bei immunkompetenten Personen zumeist asymptomatisch. Schwere Krankheitsverläufe (z. B. mit Ikterus, Hepatosplenomegalie, Chorioretinitis, neurologischen Störungen) können jedoch bei Primärinfektion oder Reaktivierung des latenten Virus bei **Immunsupprimierten**, insbesondere bei Transplantatempfängern und HIV-Infizierten, ferner bei Neugeborenen (kongenitale Infektion) auftreten. Mittel der Wahl zur Therapie der CMV-Retinitis bei HIV-Patienten sowie der CMV-Infektionsprophylaxe nach Organtransplantationen (über 100–200 Tage) ist **Valganciclovir**, alternativ kann Ganciclovir gegeben werden (◘ Tab. 30.13). Bei Resistenzen ist die intravenöse Gabe von **Foscarnet** (in der Schweiz als Foscavir® im Handel) oder des sehr nephrotoxischen Nucleotid-Analogons **Cidofovir** (in D seit 2014 nicht mehr im Handel), das zur Senkung der Nephrotoxizität nur in Kombination mit **Probenecid** (→ Senkung der tubulären Cidofovir-Sekretion) und unter reichlicher Flüssigkeitszufuhr gegeben werden darf, möglich.

30.4.4 Virustatika mit Wirkung gegen Hepatitisviren

Eine Hepatitis kann durch primär hepatotrope (Hepatitis A, B, C, D und E), die ca. 95 % aller Virushepatitiden verursachen, oder von nicht primär hepatotropen Viren (z. B. Epstein-Barr-Virus, Zytomegalievirus) ausgelöst werden. Die enteral übertragenen Formen (Hepatitis A und E) können durch konsequente Hygiene oder im Fall der Hepatitis A durch Impfung vermieden werden. Infektionen mit dem Hepatitis-B-, -C- und -D-Virus werden hauptsächlich parenteral und sexuell übertragen, können chronisch verlaufen und erhöhen das Risiko für die Ausbildung eines hepatozellulären Karzinoms. Virushepatitiden sind laut Infektionsschutzgesetz meldepflichtige Erkrankungen.

30.4.4.1 Hepatitis A

Die Hepatitis A wird durch das Hepatitis-A-Virus (HAV), ein RNA-Virus, hervorgerufen, das hauptsächlich durch kontaminierte Lebensmittel, Trinkwasser, aber auch durch Schmierinfektionen übertragen wird. Eine HAV-Infektion hinterlässt eine lebenslange Immunität. Sie zeigt keinen chronischen Verlauf und heilt auch ohne Behandlung meist aus. Zur Prophylaxe einer Hepatitis-A-Infektion kann eine **aktive Immunisierung** mit inaktivierten Hepatitis-A-Viren (Havrix®) oder mit hochgereinigtem Protein von Hepatitis-A-Viren (VAQTA®) durchgeführt werden (▸Kap. 32.2.1). Sie ist u. a. indiziert bei beruflich exponierten Personen (medizinischem Personal, Kanalarbeitern etc.) und bei Reisenden in Länder mit hoher Hepatitis-A-Durchseuchung. Kann eine aktive Immunisierung nicht mehr rechtzeitig erfolgen (z. B. nach engem Kontakt mit HAV-Infizierten oder kurzfristig geplanten Reisen in tropische Länder), ist eine **passive Immunisierung** mit humanem Immunglobulin (Beriglobin®) möglich.

30.4.4.2 Hepatitis B

Die Hepatitis B gehört weltweit zu den häufigsten Infektionskrankheiten. Sie wird hauptsächlich parenteral, sexuell und perinatal übertragen. Das Hepatitis-B-Virus (HBV) gehört im Gegensatz zu allen anderen Hepatitisviren zu den DNA-Viren (Hepadnaviren). Es ist ca. 100-mal infektiöser als das HI-Virus. Bei ca. 30 % der erwachsenen Infizierten kommt es zu einer akuten Hepatitis mit konsekutiver Heilung und Viruselimination, ca. 2 % entwickeln jedoch eine chronische Hepatitis. Leberzirrhose und Leberzellkarzinom stellen Spätkomplikationen der chronischen Hepatitis B dar.

Da eine **akute Hepatitis-B-Infektion** bei Erwachsenen zu einem hohen Prozentsatz spontan ausheilt, wird im akuten Stadium normalerweise keine Therapie empfohlen. Eine Infektion, die nach 6 Monaten nicht ausgeheilt ist und damit einer **chronischen Hepatitis B** entspricht, erfordert dagegen eine antivirale Behandlung. Zur Anwendung kommen Interferon alfa und nucleosidische bzw. nucleotidische Polymeraseinhibitoren.

Interferon alfa. Standard ist eine **Interferon-alfa-Monotherapie** mit pegyliertem Interferon alfa-2a (Peginterferon alfa-2a, Pegasys®) in einer Dosierung von 1-mal 180 µg s. c./Woche für 48 Wochen (▸ Kap. 32.3.1). Pegylierte Interferone werden langsamer metabolisiert und eliminiert als nicht pegylierte und müssen deshalb nur 1-mal pro Woche injiziert werden. Bei ca. 40 % der Patienten kommt es unter einer Interferon-alfa-Therapie zu einer Remission, bei nur 5 % zu einer Ausheilung der Erkrankung.

Häufige Nebenwirkungen sind grippeartige Symptome (Fieber, Müdigkeit, Kopfschmerzen, Myalgie, Schüttelfrost), Gewichtsverlust, Haarausfall, Thrombopenie, Leukopenie, Neuropathie, Depressionen und Beeinträchtigungen der bakteriellen Abwehr.

Kontraindikationen sind Schwangerschaft und Stillzeit, fortgeschrittene Leberzirrhose, vorbestehende schwere Herzkrankheiten, eine gleichzeitig durchgeführte Immunsuppression sowie psychiatrische oder Autoimmunerkrankungen.

Nucleosid- oder Nucleotid-Analoga. Zu den zur Therapie der chronischen Hepatitis B zugelassenen **Nucleosid-Analoga** gehören das Desoxycytidin-Analogon **Lamivudin** (Zeffix®), das Guanosin-Analogon **Entecavir** (Baraclude®) und das Thymidin-Analogon **Telbivudin** (Sebivo®). Die **Nucleotid-Analoga Adefovirdipivoxil** (Hepsera®) und **Tenofovirdisoproxil** (Viread®) sind Prodrugs, die nach Resorption in die mit Adenosinmonophosphat strukturell verwandten Nucleotide Adefovir und Tenofovir umgewandelt werden. Im Gegensatz zu einer Interferon-alfa-Therapie ist eine antivirale Behandlung mit einem Nucleosid- oder Nucleotid-Analogon in der Regel lebenslang durchzuführen.

Die Nucleosid- und Nucleotid-Analoga werden in die Zellen aufgenommen und durch zelluläre Kinasen zu den wirksamen Triphosphaten phosphoryliert, die die HBV-DNA-Polymerase hemmen und als falsche Substrate Kettenabbrüche bei der viralen Nucleinsäuresynthese hervorrufen (▸ Kap. 30.4.3). Die Nucleosid- bzw. Nucleotid-Analoga unterscheiden sich vor allem im Risiko einer Resistenzentwicklung, die sich durch einen Anstieg der HBV-DNA im Blut um mindestens 1 log-Stufe manifestiert. Resistente Patienten (meist unter einer Therapie mit Lamivudin, Telbivudin oder Adefovirdipivoxil) werden auf Substanzen mit niedrigerer Resistenzrate (z. B. Entecavir, Tenofovirdisoproxil) umgestellt.

Die Halbwertszeiten und Dosierungen sind in ◘ Tab. 30.14 zusammengefasst. Die intrazellulären Halbwertszeiten der Triphosphate betragen ca. 15–20 Stunden, sodass eine Einmalgabe pro Tag ausreicht. Alle Substanzen werden hauptsächlich renal in unveränderter Form ausgeschieden, metabolische Interaktionen sind unwahrscheinlich. Bei Niereninsuffizienz ist eine Dosisreduktion erforderlich.

Tab. 30.14 Nucleosid- und Nucleotid-Analoga zur Therapie der chronischen Hepatitis B

INN (HWZ)	Tagesdosis
Nucleosid-Analoga	
Entecavir (ca. 130 h)	0,5–1,0 mg p. o.
Lamivudin[1] (5–7 h)	100 mg p. o.
Telbivudin (ca. 42 h)	600 mg p. o.
Nucleotid-Analoga	
Adefovirdipivoxil (5–10 h)	10 mg p. o.
Tenofovirdisoproxil[1] (12–18 h)	245 mg p. o.

[1] Hemmen auch die Reverse Transkriptase von HIV (▶ Kap. 30.4.5.1)

Die am häufigsten berichteten Nebenwirkungen sind allgemeines Krankheitsgefühl, Müdigkeit, Infektionen der Atemwege, Kopfschmerzen, Übelkeit, Erbrechen, Diarrhö, erhöhte Leberenzymwerte und Muskelschmerzen.

Arzneistoffe, die die Nierenfunktion beeinflussen (z. B. Aminoglykoside), können zu veränderten Plasmakonzentrationen der Nucleosid- bzw. Nucleotid-Analoga führen.

Bei einer Schwangerschaft sind Entecavir und Adefovirdipivoxil kontraindiziert, eine Lamivudin- oder Tenofovirdisoproxil-Gabe kann, falls notwendig, in Betracht gezogen werden.

Impfung. Eine Impfung (▸ Kap. 32.2.1) mit gentechnisch hergestelltem Impfstoff (Engerix®-B) gehört bei Kindern zu den Standardimpfungen und sollte auch bei Erwachsenen mit erhöhtem Infektionsrisiko durchgeführt werden. Außerdem ist ein Kombinationsimpfstoff gegen Hepatitis A und B auf dem Markt (Twinrix™). Bei bereits erfolgter Exposition mit HBV-infiziertem Blut ist eine passive Immunisierung mit Hyperimmungammaglobulin (Hepatitis-B-Immunglobulin Behring) erforderlich.

30.4.4.3 Hepatitis C

Die Hepatitis C beruht auf einer Infektion mit dem zur Gruppe der RNA-Viren gehörenden Hepatitis-C-Virus (HCV), von dem 6 Genotypen mit ca. 100 Subtypen bekannt sind. Die Übertragung erfolgt parenteral, das sexuelle und perinatale Übertragungsrisiko ist gering. In Deutschland sind etwa eine halbe Mio. Menschen infiziert, vor allem Patienten mit Hämophilie, Drogenabhängige und Dialysepatienten. Weltweit wird die Zahl der HCV-Infizierten auf 130–150 Mio. geschätzt.

Die **akute Hepatitis C** verläuft meist **asymptomatisch**. Unbehandelt geht sie bei mehr als der Hälfte der Infizierten in eine **chronische Verlaufsform** über (positiver Nachweis von HCV-Antikörpern und von HCV-RNA im Serum ≥6 Monate). Etwa 20 % der Patienten mit chronischer Hepatitis C entwickeln nach ca. 20–25 Jahren eine **Leberzirrhose**, davon wiederum ca. 4 % pro Jahr ein **hepatozelluläres Karzinom**.

Eine **Chronifizierung** der akuten Hepatitis C kann durch eine Monotherapie mit **Interferon alfa** in nicht pegylierter oder pegylierter Form (▸ Kap. 32.3.1) über 24 Wochen verhindert werden.

Arzneistoffe zur Therapie der chronischen Hepatitis C

Die Behandlung der **chronischen Hepatitis C** erfolgt generell mit einer Kombinationstherapie. Zur Anwendung kommen **Ribavirin** und die neuen sog. „**Direct Acting Antivirals**" (DAA; ◘ Tab. 30.15).

Zu den „Direct Acting Antivirals" zählen die

- **HCV-Proteaseinhibitoren** (Suffix -previr),
- **NS5A-Inhibitoren** (Suffix -asvir) und die
- **HCV-Polymeraseinhibitoren** (Suffix -buvir).

Pegyliertes Interferon (▸ Kap. 32.3.1) spielt wegen der nebenwirkungsärmeren Alternativen heute nur noch eine untergeordnete Rolle.

Ribavirin. Ribavirin (z. B. Copegus®) ist ein Nucleosid-Analogon, das in vitro die Replikation einiger RNA- und DNA-Viren hemmt. Der Wirkungsmechanismus ist bislang nur teilweise bekannt. Ribavirin wird intrazellulär zum Mono-, Di- und Triphosphat umgewandelt. Das Monophosphat blockiert (u. a.) die Inosin-5'-Monophosphat-Dehydrogenase und damit die Bildung von Guanosin-Nucleotiden sowie als Folge auch die Nucleinsäuresynthese.

Ribavirin verteilt sich intensiv aus dem Plasma in andere Kompartimente und reichert sich beispielsweise in Erythrozyten an. Es wird teils unverändert, teils nach Riboseabspaltung renal ausgeschieden. Die pharmakokinetischen Parameter unterliegen einer sehr hohen intra- und interindividuellen Variabilität. Halbwertszeit und Dosierung sind ◘ Tab. 30.15 zu entnehmen.

Ribavirin ist zur Kombinationstherapie der chronischen Hepatitis C indiziert (s. u.). Ferner ist es zur Behandlung von schweren Infektionen der unteren Atemwege, die durch Respiratorische-Synzytial-Viren (RSV) verursacht werden, sowie gegen das in Westafrika endemische Lassafieber (Infektion mit Arenaviren) zugelassen.

Bei den Nebenwirkungen dominieren grippeähnliche Beschwerden, außerdem kann Ribavirin dosisabhängig eine reversible hämolytische Anämie (infolge der Anreicherung in Erythrozyten) auslösen. Im Tierversuch ist es teratogen und kanzerogen. Aufgrund der langen Halbwertszeit muss dementsprechend bis zu 6 Monate nach der Behandlung eine zuverlässige Kontrazeption gewährleistet sein.

HCV-Proteaseinhibitoren. Die im Jahr 2011 zugelassenen HCV-Proteaseinhibitoren **Boceprevir** (Victrelis®) und **Telaprevir** (INCIVO®) haben die Therapie der chronischen Hepatitis C vom Genotyp 1 revolutioniert. Im Vergleich zur Standardtherapie Peginterferon/Ribaverin führte die Dreifachkombination zu einer signifikanten Verbesserung des virologischen Ansprechens von ca. 40 % auf ca. 70 %. Durch die kürzliche Einführung von **Simeprevir** (OLYSIO®) und **Paritaprevir** (in Viekirax®), Proteasehemmer der 2. Generation mit niedrigerer Nebenwirkungsrate und Tablettenlast, haben Boceprevir und Telaprevir ihre Bedeutung heute allerdings bereits wieder weitgehend verloren.

HCV-Proteaseinhibitoren binden reversibel an die Seringruppe im aktiven Zentrum der HCV-NS3/4A-Protease. Diese ist für die Abspaltung bestimmter sog. Nichtstrukturproteine (z. B. NS3/4A) aus dem viralen Polyprotein verantwortlich (das HCV-Genom codiert für ein einziges Polyprotein, das durch Proteasen gespalten wird). Die Nichtstrukturproteine sind essenziell an der Entstehung des viralen RNA-Replikationskomplexes beteiligt. Fehlen sie, kann keine virale Replikation stattfinden. Mutationen in der Nähe der Bindungsstelle können insbesondere bei Monotherapie relativ rasch zur Resistenzentwicklung führen, mit Kreuzresistenzen innerhalb der Gruppe ist zu rechnen.

◘ **Tab. 30.15** Arzneistoffe zur Therapie der chronischen Hepatitis C

INN (HWZ)	Dosierung
Peginterferon alfa-2a (ca. 80 h)	180 µg/Woche s. c.
Peginterferon alfa-2b (ca. 30 h)	1,5 µg/kg/KG/Woche s. c.
Ribavirin (140–160 h)	0,8–1,2 g/Tag p. o.
HCV-NS3/4A-Proteaseinhibitoren	
Boceprevir (3–4 h)	800 mg p. o. 3 × tgl.
Paritaprevir[1] (5,5 h)[2]	150 mg p. o. 1 × tgl.
Simeprevir (41 h)	150 mg p. o. 1 × tgl.
Telaprevir (4–10 h)	750 mg p. o. 3 × tgl.
NS5A-Inhibitoren	
Daclatasvir (12–15 h)	60 mg p. o. 1 × tgl.
Ledipasvir[3] (47 h)	90 mg p. o. 1 × tgl.
Ombitasvir[1] (21–25 h)	25 mg p. o. 1 × tgl.
HCV-Polymeraseinhibitoren (NS5B-Inhibitoren)	
Dasabuvir (6 h)	250 mg p. o. 2 × tgl.
Sofosbuvir (Prodrug)[4]	400 mg p. o. 1 × tgl.

[1] In Fixkombination Viekirax®,
[2] geboostert mit Ritonavir,
[3] in Fixkombination mit Sofosbuvir (Harvoni®),
[4] HWZ des aktiven Metaboliten nicht bekannt

30

HCV-Proteaseinhibitoren werden hauptsächlich über CYP3A4 metabolisiert, bei der Metabolisierung von Telaprevir und vor allem von Boceprevir sind zusätzlich Aldo-Keto-Reduktasen beteiligt. Die Ausscheidung erfolgt überwiegend biliär/fäkal, die Halbwertszeiten und Dosierungen sind in ◘ Tab. 30.15 zusammengefasst.

Boceprevir und Telaprevir werden (bzw. wurden) in Kombination mit Peginterferon alfa/Ribavirin angewendet. Simeprevir wird darüber hinaus mit dem NS5B-Polymeraseinhibitor Sofosbuvir (s. u.) kombiniert. Die Fixkombination Viekirax® aus Paritaprevir, Ritonavir (als CYP3A4-Inhibitor zur Verlängerung der Paritaprevir-Halbwertszeit, sog. Booster ▸ Kap. 30.4.5.4) und Ombitasvir wird zusammen mit Dasabuvir (± Ribavirin) gegeben.

Das Nebenwirkungsprofil wurde für Boceprevir, Telaprevir und Paritaprevir nicht einzeln untersucht, sondern nur in der Kombinationstherapie erfasst. Häufige, zusätzlich zur Zweifachkombination Peginterferon/Ribavirin beobachtete Nebenwirkungen sind u. a. eine verstärkte Anämie durch Boceprevir und Telaprevir. Darüber hinaus dominieren bei Boceprevir Geschmacksstörungen, bei Telaprevir schwere Hautausschläge.

In der Kombinationstherapie mit Paritaprevir, Ritonavir, Ombitasvir und Dasabuvir wurde Pruritus häufig beobachtet. Außerdem sind vorübergehende ALT-Anstiege vor allem bei gleichzeitiger Anwendung Ethinylestradiol-haltiger Arzneimittel (z. B. hormonelle Kontrazeptiva) aufgetreten, die gleichzeitige Anwendung ist daher kontraindiziert.

Bei Simeprevir kommen Photosensitivitätsreaktionen (→ Sonnenschutzmaßnahmen), Hautausschläge und Bilirubinerhöhungen vor.

Das Wechselwirkungsrisiko der HCV-Proteaseinhibitoren ist relativ hoch. Sie sind alle Substrate von CYP3A4 und P-gp sowie Inhibitoren von P-gp (Substrat ist z. B. Digoxin) und weiteren Transportern z. B. OATP1B1 (Substrate sind z. B. Statine).

Boceprevir und das in Viekirax® enthaltene Ritonavir (als Booster für Paritaprevir) sind außerdem starke CYP3A4-Inhibitoren, sodass die Gefahr zahlreicher Interaktionen mit CYP3A4-Substraten, -Induktoren und -Inhibitoren besteht. CYP3A4-Substrate mit geringer therapeutischer Breite (z. B. Amiodaron, Astemizol, Terfenadin, einige Statine) sind deshalb kontraindiziert. (Simeprevir hemmt dagegen die hepatische Aktivität von CYP3A4 nicht.)

Paritaprevir und Ritonavir sind darüber hinaus Inhibitoren von BCRP und UGT1A1. Bei gleichzeitiger Gabe von BCRP-Substraten (z. B. einigen Statinen) und Arzneistoffen, die über UGT1A1 metabolisiert werden, insbesondere bei solchen mit enger therapeutischer Breite (z. B. Levothyroxin), ist eine Dosisanpassung erforderlich.

NS5A-Inhibitoren. **Daclatasvir** (Daklinza®), **Ledipasvir** (in Harvoni®) und **Ombitasvir** (in Viekirax®) hemmen das multifunktionelle Nichtstrukturprotein 5A (NS5A), das u. a. ein wesentlicher Bestandteil des HCV-Replikationskomplexes ist. Resistenzen entstehen durch Substitutionen am NS5A-Protein.

Daclatasvir wird vor allem via CYP3A4 metabolisiert und überwiegend über die Fäzes ausgeschieden. Bei gleichzeitiger Gabe starker CYP3A4-Inhibitoren ist eine Dosisreduktion erforderlich, starke CYP3A4-Induktoren sind kontraindiziert. Ledipasvir und Ombitasvir werden hauptsächlich unverändert mit dem Stuhl ausgeschieden. Die Halbwertszeiten und Dosierungen sind in ◘ Tab. 30.15 aufgelistet.

Daclatasvir und Ledipasvir werden zur Therapie der chronischen Hepatitis C jeweils mit Sofosbuvir kombiniert. Ombitasvir wird in Kombination mit geboostertem Paritaprevir (s. o.) und Dasabuvir eingesetzt. Auch eine Kombination mit Ribavirin ist jeweils möglich.

Die häufigsten Nebenwirkungen der Daclatasvir- und Ledipasvir-Kombinationen mit Sofosbuvir sind Ermüdung, Kopfschmerzen und Übelkeit. In Kombination mit Ribavirin dominieren die Nebenwirkungen des Kombinationspartners. Die Nebenwirkungen der Ombitasvir-Kombination sind unter Paritaprevir (s. o.) beschrieben.

Die NS5A-Inhibitoren sind Substrate und Inhibitoren von P-gp und anderen Transportern. Die gleichzeitige Gabe starker P-gp-Induktoren (z. B. Rifampicin, Carbamazepin) ist wegen verringerter Plasmaspiegel zu vermeiden. Ombitasvir hemmt außerdem UGT1A1.

Daclatasvir ist im Tierversuch teratogen und embryotoxisch, eine Anwendung in der Schwangerschaft ist daher kontraindiziert. Eine Empfängnisverhütung sollte bis 5 Wochen nach Therapieende fortgeführt werden.

HCV-Polymeraseinhibitoren. **Sofosbuvir** (Sovaldi®, in Harvoni®) ist ein **Nucleotid-Prodrug**, das in der Leber metabolisch über mehrere Schritte zu einem Uridin-Analogon und durch zelluläre Kinasen weiter zum Triphosphat aktiviert wird. Dieses hemmt die RNA-abhängige Polymerase NS5B, die entscheidend für die Replikation des Virusgenoms ist (zum Mechanismus vgl. Nucleosid-Analoga ▸Kap. 30.4.3.1, ▸Kap. 30.4.5.1). **Dasabuvir** (Exviera®) ist ein **nicht-nucleosidischer Inhibitor** desselben Enzyms. Resistenzmutationen scheinen beim NS5B-Protein seltener aufzutreten als bei der HCV-NS3/4A-Protease und beim NS5A-Protein.

Das aus Sofosbuvir gebildete Nucleosid-Analogon-Triphosphat wird in dephosphorylierter Form hauptsächlich renal ausgeschieden.

Dasabuvir wird in erster Linie durch CYP2C8 metabolisiert, Metaboliten und die unveränderte Substanz werden mit dem Stuhl ausgeschieden. Die gleichzeitige Anwendung von Gemfibrozil (CYP2C8-Inhibitor) sowie von Enzyminduktoren ist kontraindiziert.

Die Halbwertszeiten und Dosierungen sind in ◘ Tab. 30.15 zusammengefasst.

Sofosbuvir kann je nach HCV-Genotyp entweder in Kombination mit Ribavirin, mit Ribavirin plus Peginterferon oder auch mit einem NS5A-Inhibitor (Daclatasvir, Ledipasvir) angewendet werden.

Dasabuvir wird in der 3DAA-Kombination (3 „Direct Acting Antivirals") mit Paritaprevir/Ritonavir und Ombitasvir eingesetzt.

Sofosbuvir-spezifische Nebenwirkungen konnten bisher nicht identifiziert werden, da es nur in Kombination mit Ribavirin oder Ribavirin plus Peginterferon alfa untersucht wurde. Die dabei beobachteten Nebenwirkungen entsprachen im Wesentlichen denen der Kombinationspartner. Die Nebenwirkungen von Dasabuvir in Kombination mit Paritaprevir/Ritonavir und Ombitasvir sind unter Paritaprevir (s. o.) beschrieben.

Sofosbuvir ist P-gp-Substrat und darf nicht gleichzeitig mit starken P-gp-Induktoren (z. B. Johanniskraut) angewendet werden, da diese zu stark erniedrigten Plasmakonzentrationen führen.

Dasabuvir ist ein Inhibitor von BCRP (Transportersubstrate sind z. B. Imatinib, einige Statine) und von UGT1A1 (→ Dosisanpassung z. B. von Levothyroxin).

Therapie der chronischen Hepatitis C

Um das Risiko der Resistenzentwicklung zu minimieren, ist die Behandlung der chronischen Hepatitis C stets eine Kombinationstherapie aus Arzneistoffen mit unterschiedlichen Targets und unterschiedlichen Resistenzprofilen. Die aktuelle Empfehlung (Addendum zur Hepatitis-C-AWMF-Leitlinie, 2015) sieht für die in Deutschland am häufigsten vorkommende HCV-Genotyp-1-Infektion folgende gleichwertige, Interferon-freie (und damit nebenwirkungsärmere) Therapieoptionen vor:

- **Ledipasvir** plus **Sofosbuvir** ± **Ribavirin** für 8 oder 12 Wochen,
- **Paritaprevir** (mit Ritonavir als Booster) plus **Ombitasvir** plus **Dasabuvir** ± **Ribavirin** für 12 Wochen,
- **Simeprevir** plus **Sofosbuvir** ± **Ribavirin** für 12 Wochen oder,
- **Daclatasvir** plus **Sofosbuvir** ± **Ribavirin** für 12 Wochen.

Die Auswahl des Therapieregimes hängt u. a. vom Vortherapiestatus, von viralen Resistenzen und vom Zirrhosestatus ab. Die Behandlungsdauer kann sich bei Patienten mit kompensierter und dekompensierter Zirrhose bzw. vor oder nach Organtransplantation auf 24 Wochen verlängern. Durch die neuen Therapieansätze ist eine Heilung der Hepatitis C bei fast allen Patienten möglich, die dauerhafte virologische Ansprechrate liegt bei Ersttherapie bei über 95 %. Auch bei vorgeschädigter Leber oder bei Patienten, die auf eine Therapie mit Ribavirin und Interferon alfa nicht ansprachen (Non-Responder) sind die Therapieerfolge sehr gut. Nachteilig sind allerdings die bislang sehr hohen Therapiekosten.

Ähnliche, meist interferonfreie Therapieschemata werden auch für die Behandlung der anderen HCV-Genotypen angewendet.

Weitere HCV-Proteaseinhibitoren (z. B. Asunaprevir, Grazoprevir), NS5A-Inhibitoren (z. B. Elbasvir, Samatasvir) und HCV-Polymeraseinhibitoren (z. B. Beclabuvir) stehen vor der Zulassung.

Ein **Impfstoff** gegen Hepatitis C steht wegen der hohen Variabilität von HCV (mehrere Genotypen) derzeit nicht zur Verfügung.

30.4.4.4 Hepatitis D und E

Das **Hepatitis-D-**(delta-)Virus (HDV) ist ein inkomplettes RNA-Virus, das für seine Replikation die Hülle von HBV benötigt. Voraussetzung für eine durch HDV ausgelöste Hepatitis ist deshalb eine gleichzeitige akute oder persistierende Infektion mit HBV. Die Prognose ist schlechter als die der Hepatitis B, die Therapieerfolge z. B. mit Interferon alfa, Nucleosid-Analoga oder auch Ribavirin sind bislang unbefriedigend. Eine Impfung gegen Hepatitis B verhindert auch die Infektion mit Hepatitis D.

Die Übertragung des **Hepatitis-E-Virus** (RNA-Virus) erfolgt wie bei der Hepatitis A fäkal-oral, meist durch verseuchtes Trinkwasser. HEV kommt vor allem in Südostasien sowie in Teilen von Afrika, Mittel- und Südamerika, aber auch in der Türkei vor. Chronische Fälle treten nur bei immunsupprimierten Patienten auf. Mangels einer spezifischen Therapie kann nur symptomatisch behandelt werden. Ein Impfstoff befindet sich in klinischer Prüfung.

30.4.5 HIV, AIDS und antiretrovirale Wirkstoffe

Die zu Beginn der 80iger Jahre entdeckte lebensbedrohende Infektion mit dem zu den Retroviren gehörenden **Humanen Immundefizienz-Virus (HIV)** erforderte die sofortige Suche nach geeigneten Behandlungsmethoden. Neben antiretroviralen Wirkstoffen waren bzw. sind hierzu auch Pharmaka zur Therapie der bei diesen Patienten häufigen, schweren zusätzlichen Infektionskrankheiten notwendig. Diese opportunistischen Infektionen beruhen auf dem HIV-bedingten Defekt der zellulären Immunfunktion, insbesondere einer Zerstörung der T-Helferzellen. Das Endstadium der HIV-Erkrankung, das Vollbild von **AIDS** (Acquired Immuno-Deficiency Syndrome), ist durch erhöhte Anfälligkeit gegen solche opportunistische Erreger sowie durch ein vermehrtes Auftreten maligner Tumoren (Kaposi-Sarkomen) und Störungen des Nervensystems charakterisiert (◘ Tab. 30.16). Letztere beruhen auf einem Virusbefall des Gehirns.

Als **Retroviren** enthalten HI-Viren ihre genetische Information in Form von RNA. Mit seinem Oberflächenprotein gp120 heftet sich das HI-Virus an das **CD4-Oberflächenprotein** der Zielzellen an, dann fusionieren unter Beteiligung von Korezeptoren (CCR5, CXCR4) Virushülle und Zellmembran. Aus der viralen RNA bildet die **Reverse Transkriptase** daraufhin DNA, die von der **Integrase** in das humane Genom inkorporiert wird und dort lebenslang verbleibt. Die Virus-befallenen Zellen produzieren nunmehr virale RNA und funktionelle Virusproteine, die aus einem hochmolekularen Vorläuferprotein mittels einer **HIV-Protease** abgespalten werden.

Die besondere Schädigung von T-Helferzellen sowie von Makrophagen beruht auf deren starker Expression von CD4-Molekülen. Fallen diese für die spezifische Immunabwehr besonders bedeutsamen Zellen durch die HIV-Infektion aus, bricht die körpereigene Abwehr zusammen. Für die Stadieneinteilung der HIV-Infekti-

Tab. 30.16 Klinische Kategorien der HIV-Infektion. Nach CDC-Klassifikation[1] 1993

Kategorie		Erkrankung
A		Akute, symptomatische (primäre) HIV-Infektion oder asymptomatische HIV-Infektion
B	Zeichen der Immunschwäche (Beispiele)	Herpes zoster (z. B. Befall mehrerer Dermatome oder Rezidive), Kandidose (oropharyngeale, vulvovaginale), Listeriose, periphere Neuropathie
C	AIDS-definierende Erkrankungen (Beispiele)	CMV-Erkrankungen (z. B. CMV-Retinitis), HSV-Infektionen (z. B. Pneumonie), Histoplasmose, Kandidose (z. B. Bronchien, Lunge), Kaposi-Sarkom, Kryptokokkose, Lymphome, Mykobakteriosen, Pneumocystis-Pneumonie, Toxoplasmose (zerebral), Tuberkulose, Wasting-Syndrom

[1] Centers for Disease Control, USA

on stellt dementsprechend die CD4-Zellzahl die Grundlage dar.

Die erforderliche lebenslange Einnahme der antiretroviralen Wirkstoffe stellt hohe Anforderungen an die Langzeitverträglichkeit der Substanzen einerseits und an die Compliance der Patienten andererseits. Ein weiteres Problem stellt die Resistenzentwicklung dar, wobei ein entscheidender Fortschritt durch die **Kombination mehrerer Wirkstoffe** gelang. Durch die Entwicklung neuer Substanzen ist es heute trotz z. T. jahrzehntelanger Vorbehandlung meistens möglich, antiretroviral wirksame Kombinationen zusammenzustellen. Als Parameter der Wirksamkeit wird die Veränderung der CD4-Zellzahlen und von HIV-mRNA-Kopien (Viruslast) herangezogen.

Folgende Substanz- bzw. Wirkstoffgruppen werden zur HIV-Therapie eingesetzt:

- Nucleosidische bzw. Nucleotid-analoge Reverse-Transkriptase-Inhibitoren (NRTI; NTRTI),
- nicht-nucleosidische Reverse-Transkriptase-Inhibitoren (NNRTI),
- Proteaseinhibitoren (PI),
- Entryinhibitoren (CCR5-Antagonisten, Fusionshemmer),
- Integraseinhibitoren (INI).

30.4.5.1 Nucleosidische Reverse-Transkriptase-Inhibitoren (Nucleosid-Analoga, NRTI)

Nucleosid-Analoga, die zur HIV-Therapie eingesetzt werden, sind

- **Zidovudin** (Azidothymidin, AZT; Retrovir®) und **Stavudin** (D4T; Zerit®), beides Thymidin-Analoga,
- **Abacavir** (ABC; Ziagen®), ein Adenosin-Analogon,
- **Didanosin** (Didesoxyinosin, DDI; VIDEX®), sowie
- die Cytidin-Analoga **Emtricitabin** (FTC; Emtriva®) und **Lamivudin** (3TC; Epivir®).

Wirkungsmechanismus. Die gegen HIV wirksamen Nucleosid-Analoga („Nukes") bedürfen der **intrazellulären Phosphorylierung** durch Kinasen, die für die jeweiligen natürlichen Nucleoside spezifisch sind (z. B. durch die Thymidinkinase). Zielenzym der Triphosphate ist die **Reverse Transkriptase**, eine RNA-abhängige DNA-Polymerase. Die Bindungsstelle der Nucleoside am Enzym ist mit der Substratbindungsstelle identisch (kompetitive Hemmung). Die zur Replikation von Retroviren erforderliche Umschreibung der genetischen Information von RNA in DNA wird dadurch blockiert. Die Selektivität der nucleosidischen Hemmstoffe der Reversen Transkriptase beruht auf ihrer höheren Affinität zu diesem Enzym als zu den DNA-abhängigen DNA-Polymerasen

30

Tab. 30.17 Nucleosidische Reverse-Transkriptase-Inhibitoren (NRTI)

INN (HWZ)	Tagesdosis
Abacavir (1,5 h)	600 mg p. o.
Didanosin (1,4 h)	400 mg p. o.
Emtricitabin (10 h)	200 mg p. o.
Lamivudin (5–7 h)	300 mg p. o.
Stavudin (1,3–2,3 h)	80 mg p. o.
Zidovudin (1,2 h)	500–600 mg p. o.

menschlicher Zellen. Allerdings kann die Hemmung mitochondrialer Polymerasen beispielsweise Blutbildschäden, Myopathien und periphere Neuropathien verursachen (mitochondriale Toxizität).

Resistenz. Eine Resistenzentwicklung beruht auf Mutationen des Gens, das die Reverse Transkriptase kodiert. Aufgrund einer sterischen Hemmung wird der Einbau der NRTI (z. B. Lamivudin) zugunsten der natürlich vorkommenden Nucleoside verhindert. Innerhalb der Gruppe der Nucleoside besteht (partielle) **Parallelresistenz**. Grundsätzlich gilt, dass die Gefahr der Resistenzentwicklung umso größer ist, je höher die Viruslast unter der Therapie war. Bei einer Monotherapie setzt eine Resistenzentwicklung meist bereits nach etwa 6 Monaten ein. Durch gleichzeitige Gabe von HIV-Therapeutika mit unterschiedlichen Angriffspunkten kann die Resistenzentwicklung deutlich verlangsamt werden.

Kinetik. Antiretrovirale Nucleoside werden nach p. o. Gabe hinreichend resorbiert. Sie penetrieren gut in das Gehirn. Mit Ausnahme von Lamivudin und Emtricitabin ist die Halbwertszeit kurz (Tab. 30.17), die intrazelluläre Verweildauer jedoch deutlich länger. Zidovudin und Abacavir werden als Glucuronide, die anderen unverändert renal ausgeschieden.

Indikationen und Dosierungen. Nucleosid-Analoga sind zur Behandlung von HIV-1-Infektionen in der antiretroviralen Kombinationstherapie indiziert. Zidovudin ist darüber hinaus bei HIV-positiven Schwangeren zur Prävention der HIV-Transmission sowie zur Primärprophylaxe bei Neugeborenen zugelassen. Die erforderlichen Tagesdosen sind in Tab. 30.17 angegeben. Eine 1-mal tägliche Einnahme (Patientencompliance ↑) ist mit Ausnahme von Zidovudin möglich. Bei Nierenfunktionsstörungen ist eine Dosisanpassung erforderlich.

Nebenwirkungen. Die Verträglichkeit der NRTI ist in den ersten Wochen relativ gut. Als häufige Nebenwirkungen stehen Müdigkeit, Kopfschmerzen und gastrointestinale Störungen im Vordergrund. Problematisch sind allerdings die **Langzeitnebenwirkungen** wie Myelotoxizität, (lebensbedrohliche) Lactatazidosen, Hepatomegalie, Hepatosteatose, Polyneuropathie, Pankreatitiden, metabolische Störungen und insbesondere die Lipoatrophie (an Gesicht, Gesäß, Extremitäten). Diese Langzeitnebenwirkungen werden durch die **mitochondriale Toxizität** der NRTI erklärt, die durch die Hemmung der DNA-Polymerase-γ, die für die mitochondriale Nucleinsäuresynthese zuständig ist, verursacht wird. Diese mitochondriale Toxizität der verschiedenen Nucleosid-Analoga ist unterschiedlich stark ausgeprägt, besonders hoch ist sie bei **Stavudin** und **Didanosin**, deren häufigste Nebenwirkung eine periphere Neuropathie ist. Eine schwerwiegende Nebenwirkung von **Zidovudin** ist die Knochenmarkdepression. Bei **Abacavir**, das ein vergleichsweise geringes Lipoatrophie-Risiko aufweist, stehen bei einer genetischen Prädisposition (HLA-B*5701) teilweise lebensbedrohlich verlaufende Überempfindlichkeitsreaktionen, sog. **Hypersensitivitätsreaktionen**, im Vordergrund. Daher ist eine HLA-Testung vor einer Behandlung mit Abacavir Vorschrift. **Lamivudin** und **Emtricitabin** sind wegen der besonders hohen Selektivität der Wirkung auf virale DNA-Polymerasen am besten verträglich.

Interaktionen. Nephrotoxische Substanzen (z. B. Aminoglykoside) sowie Probenecid verzögern die Ausscheidung vorzugsweise renal eliminierter Nucleoside. Interaktionen infolge einer Blockade oder Induktion von CYP-Enzymen sind nicht zu erwarten.

Kontraindikationen. Bei Pankreaserkrankungen, Neuropathien, Funktionseinschränkungen der Eliminationsorgane sowie Alkoholmissbrauch sollen NRTI nicht angewandt werden.

30.4.5.2 Nucleotid-analoge Reverse-Transkriptase-Inhibitoren (NTRTI)

Der bislang einzige Nucleotid-analoge Hemmstoff der Reversen Transkriptase ist das AMP-Analogon **Tenofovir**. Aufgrund der schlechten Resorption aus dem Gastrointestinaltrakt und der unzureichenden Penetration in Zellen wird Tenofovir in Form des Prodrugs Tenofovirdisoproxilfumarat (Viread®) bzw. als Tenfoviralafenamid (in Genvoya®) eingesetzt.

Nach Esterhydrolyse erfolgt durch zelluläre Enzyme die Phosphorylierung zum aktiven Tenofovirdiphosphat, dessen Wirkungsspektrum neben HI-Viren auch HBV umfasst (▸ Kap. 30.4.4.2). Nicht nur im Wirkungsmechanismus (kompetitive Hemmung der Reversen Transkriptase, Kettenabbruch nach Einbau in die DNA), sondern auch hinsichtlich der Resistenzentwicklung gleicht Tenofovir den NRTI.

Die Bioverfügbarkeit von Tenofovir beträgt bei Einnahme zusammen mit einer Mahlzeit annähernd 40 %. Die Halbwertszeit des vorzugsweise unverändert renal ausgeschiedenen Wirkstoffs wird mit ca. 15 Stunden angegeben, die intrazelluläre Verweildauer ist jedoch länger.

Tenofovir ist zur Behandlung von HIV-1- und Hepatitis-B-Infektionen indiziert. Die Dosierung beträgt 1-mal täglich 245 mg. Am häufigsten wird es in Form der Kombinationspräparate Truvada® (zusammen mit Emtricitabin), Atripla® (zusammen mit Emtricitabin, Efavirenz) und Stribild® (zusammen mit Elvitegravir/Cobicistat, Emtricitabin) eingesetzt.

Die Verträglichkeit von Tenofovir ist gut. Nierenfunktionsstörungen können zwar auftreten, schwere Nierenschäden sind allerdings selten. Bei Patienten mit Nierenerkrankungen sollte Tenofovir nicht eingesetzt werden. Auch Knochenschäden sind bei Langzeitanwendung möglich.

30.4.5.3 Nicht-nucleosidische Reverse-Transkriptase-Inhibitoren (NNRTI)

Die nicht-nucleosidischen Hemmstoffe der Reversen Transkriptase von HIV-1 **Efavirenz** (SUSTIVA®), **Nevirapin** (Viramune®), **Etravirin** (INTELENCE®) und **Rilpivirin** (EDURANT®) binden selbst an das Enzym, einer Aktivierung bedarf es – anders als bei den NRTI – nicht.

Wirkungsmechanismus. Die allosterische Anlagerung nahe der Substratbindungsstelle führt zu einer Enzymhemmung, da das Substrat keinen Zugang mehr zu dem aktiven Zentrum findet. Infolge unterschiedlicher Bindungsstellen am Enzym wirken NRTI und NNRTI synergistisch.

Resistenz. Eine Resistenzentwicklung tritt durch Veränderungen in der Aminosäuresequenz der Reversen Transkriptase – insbesondere bei Efavirenz und Nevirapin – bei Monotherapie teilweise schon nach wenigen Tagen ein. Zwischen Efavirenz und Nevirapin besteht vollständige, zu Nucleosiden partielle Parallelresistenz. Etravirin und Rilpivirin sind in vitro gegen die meisten NNRTI-resistenten HIV-Stämme noch wirksam. Um eine Monotherapie mit NNRTI zu verhindern und einer Resistenzentwicklung entgegenzuwirken, sollten NNRTI aufgrund ihrer langen Halbwertszeit im Fall einer Therapiepause vorzeitig (z. B. vor den NRTI) abgesetzt werden.

Kinetik. Etravirin muss nach den Mahlzeiten, Rilpivirin mit einer Mahlzeit eingenommen werden, um eine optimale Resorption zu erzielen. Die Elimination der NNRTI erfolgt unter wesentlicher Beteiligung von CYP3A4, zum Abbau von Efavirenz trägt auch CYP2B6, zum Metabolismus von Etravirin in geringem Umfang auch die CYP2C-Familie bei. Die Halbwertszeiten der NNRTI (◘ Tab. 30.18) sind mit 25–55 h sehr lang.

Tab. 30.18 Nicht-nucleosidische Reverse-Transkriptase-Inhibitoren (NNRTI)

INN (HWZ)	Tagesdosis
Efavirenz (40–55 h)	600 mg p. o.
Etravirin (30–40 h)	400 mg p. o.
Nevirapin (25–45 h)	200–400 mg p. o.
Rilpivirin (45 h)	25 mg p. o.

Indikationen und Dosierungen. NNRTI sind zur Kombinationsbehandlung von HIV-1-infizierten Patienten indiziert. Die Dosierungen sind in Tab. 30.18 zusammengefasst.

Nebenwirkungen. NNRTI sind langfristig relativ gut verträglich. Anfangs treten jedoch häufig Hautreaktionen (Rash) auf, die vor allem unter einer Nevirapin-Therapie lebensbedrohlich (Erythema multiforme, Stevens-Johnson-Syndrom) verlaufen können. Auch schwerwiegende Hepatitiden sind unter der Therapie mit Nevirapin beschrieben. Eine einschleichende Therapie kann das Risiko für Nebenwirkungen an Haut und Leber senken.

Bei Efavirenz stehen ZNS-Störungen (Schwindel, Benommenheit, Albträume) und z. T. schwere psychoseähnliche Störungen, bei Rilpivirin Hypercholesterolämie und Transaminasenerhöhungen im Vordergrund.

Interaktionen. Efavirenz und Nevirapin induzieren CYP3A4 mäßig stark, Etravirin ist ein schwacher Induktor von CYP3A4 und ein schwacher Inhibitor von CYP2C9 und CYP2C19. Durch die CYP3A4-Induktion kann u. a. auch der Abbau von HIV-Proteaseinhibitoren beschleunigt werden. Die gleichzeitige Gabe anderer CYP3A4-Induktoren (z. B. Carbamazepin) kann zu unwirksamen NNRTI-Plasmaspiegeln führen.

Rilpivirin hat keinen induzierenden oder inhibitorischen Effekt auf CYP-Enzyme, ist aber ein Inhibitor von P-Glykoprotein in vitro, sodass Interaktionen mit P-gp-Substraten zu erwarten sind. Ein erhöhter Magen-pH-Wert führt zu einer verminderten Resorption von Rilpivirin.

Kontraindikationen. Die Anwendung von Efavirenz in der Schwangerschaft unterliegt wegen der Gefahr von Fehlbildungen der strengsten Indikationsstellung. Aufgrund der langen Halbwertszeit sind bei Frauen im gebärfähigen Alter empfängnisverhütende Maßnahmen bis 12 Wochen nach Therapieende zu empfehlen.

30.4.5.4 HIV-Proteaseinhibitoren (HIV-PI)

Ältere HIV-Proteasehemmer (Tab. 30.19) sind **Indinavir** (CRIXIVAN®), **Nelfinavir** (VIRACEPT®), **Ritonavir** (Norvir) und **Saquinavir** (INVIRASE®). Neuere Vertreter mit günstigeren pharmakokinetischen Eigenschaften, vor allem in Kombination mit niedrig dosiertem Ritonavir als CYP-Inhibitor zum sog. Boostern (s. u.), sind **Atazanavir** (REYATAZ®), **Darunavir** (PREZISTA®), **Fosamprenavir** (Telzir®), **Lopinavir** (in Kaletra®) und der erste nicht peptidische Proteaseinhibitor **Tipranavir** (Aptivus®).

Wirkungsmechanismus. Die Spaltung viraler Vorläuferproteine durch die **HIV-Protease** ist ein wichtiger Schritt für die Reifung des infektiösen Virus. Die Spaltung erfolgt stets vor einem Prolin, bevorzugt werden **Phenylalanin-Prolin-Bindungen** geöffnet. Proteaseinhibitoren mit Strukturähnlichkeit zu diesem Dipeptid hemmen die HIV-Protease kompetitiv, wodurch die Prozessierung viraler Polyproteinvorstufen blockiert wird und unreife, nicht infektiöse Viruspartikel entstehen.

Resistenz. Eine Resistenzentwicklung erfolgt durch multiple Genmutation. Treten beispielsweise mindestens 3 Resistenzmutationen der Protease gleichzeitig auf, nimmt die Wirksamkeit von Darunavir deutlich ab. Für ein Therapieversagen von Lopinavir, das eine hohe Resistenzbarriere hat, sind mindestens 6 kumulative PI-Resistenzen nötig. Die Abnahme der Empfindlichkeit der PI erfolgt zwar weniger schnell als bei nicht-nucleosidischen, aber rascher als bei den nucleosidischen Inhibitoren der Reversen Transkriptase. Innerhalb der Gruppe, nicht jedoch zu anderen Anti-HIV-Mitteln, besteht (partielle) Parallelresistenz.

Pharmakokinetische Verstärker (Booster). Durch Inhibition von CYP3A4 hemmt **Ritonavir** den First-Pass-Metabolismus anderer Proteaseinhibitoren und ermöglicht dadurch bei diesen eine gute und reproduzierbare Bioverfügbarkeit. Zudem steigt deren Wirkdauer durch Reduktion der hepatischen Clearance. Ihre Einzeldosen können daher reduziert und das Dosierungsintervall kann verlängert werden, wodurch sich das Einnahmeschema vereinfacht. In Analogie zur Verstärkung einer Immunstimulation wird diese Vorgehensweise als **Boostern** bezeichnet. Sie wird durch ein „/r" nach dem Wirkstoffnamen angegeben, z. B. Lopinavir/r (Kaletra®, Fixkombination von Lopinavir mit Ritonavir).

Die Dosierung von Ritonavir zur Verbesserung der Pharmakokinetik beträgt in der Regel 100 mg/Dosis, bei Tipranavir 200 mg/Dosis und liegt je nach Dosierungsintervall des Proteaseinhibitors zwischen 100–400 mg/Tag.

Als weiterer pharmakokinetischer Verstärker ohne antiretrovirale Aktivität wird der CYP3A-Inhibitor **Cobicistat** (Tybost™) in einer Dosierung von 150 mg eingesetzt (z. B. mit Atazanavir: „Atazanavir/c").

Kinetik, Dosierung. Proteaseinhibitoren sind vor allem in Kombination mit pharmakokinetischen Verstärkern ausreichend bioverfügbar. Alle HIV-Proteasehemmer unterliegen einer starken Metabolisierung in der Leber unter wesentlicher Beteiligung von CYP3A4. Die Halbwertszeiten der älteren Substanzen sind kurz, die neueren Proteasehemmer werden langsamer eliminiert (Halbwertszeiten und Dosierungen ◘ Tab. 30.19).

Nebenwirkungen. Insbesondere zu Therapiebeginn können leichte zentralnervöse und PI-typische gastrointestinale Störungen (z. B. sekretorische Diarrhö), aber auch Neuropathien und Hautausschläge auftreten. Sehr häufig kommt es bei längerer Anwendung durch Interferenz mit dem Lipidstoffwechsel von Hepatozyten und Adipozyten zu Lipidstoffwechselstörungen (**Dyslipidämie**), metabolischem Syndrom und Insulinresistenz. In der Folge ändert sich die Fettverteilung im Körper (**Lipodystrophie**). Der periphere Abbau von Fettgewebe bei gleichzeitig verstärkter Bildung im Bereich von Brust, Nacken und Stamm trägt wesentlich zu dem charakteristischen Erscheinungsbild eines mit einem Proteinaseinhibitor behandelten HIV-Patienten bei.

Atazanavir und Darunavir scheinen sich auf das Lipidprofil weniger ungünstig auszuwirken als z. B. Lopinavir oder Tipranavir. Bei Atazanavir-Patienten kommen allerdings sehr häufig Bilirubinerhöhungen vor, die Häufigkeit eines Ikterus liegt bei 10–20 %.

Bei einer Tipranavir-Therapie stehen deutliche Transaminasenerhöhungen (→ Lebertoxizität) im Vordergrund. Außerdem ist bei einer Behandlung mit Tipranavir, Darunavir und Fosamprenavir mit Hautreaktionen (selten auch mit schweren, z. B. Stevens-Johnson-Syndrom) zu rechnen, die auf ihre Sulfonamidstruktur zurückzuführen sind.

Bei Saquinavir-Patienten ist insbesondere auf QT-Zeit-Verlängerungen zu achten.

◘ **Tab. 30.19** HIV-Proteaseinhibitoren (HIV-PI)

INN (HWZ)	Tagesdosis[1]
Atazanavir (12 h)	300 mg p. o.
Darunavir (15 h)	800–1200 mg p. o.
Fosamprenavir (15–23 h)	1400 mg p. o.
Indinavir[2] (2 h)	2400 mg p. o.
Lopinavir (5–6 h)	800 mg p. o.
Nelfinavir[2] (3,5–5 h)	2500 mg p. o.
Saquinavir (7 h)	2000 mg p. o.
Tipranavir (5–6 h)	1000 mg p. o.

[1] Boosterung mit Ritonavir,
[2] ungeboostert

30

Die Behandlung mit Nelfinavir ist von z. T. erheblichen Diarrhöen begleitet, eine Indinavir-Therapie geht sehr häufig mit Nephrolithiasis, Hautproblemen (z. B. Alopezie, einwachsenden Nägeln) und Hyperbilirubinämie einher.

Interaktionen. Während die meisten Proteaseinhibitoren CYP3A4 hemmen, können Nelfinavir, Amprenavir (aus Fosamprenavir) und Tipranavir CYP3A4 und Glucuronyltransferasen induzieren. CYP3A4-Induktoren (z. B. Rifampicin) fördern den Abbau der Proteaseinhibitoren, CYP3A4-Inhibitoren (z. B. systemische Azol-Antimykotika) hemmen ihn. Zu beachten sind ferner Interaktionen, wenn verschiedene Proteasehemmer kombiniert werden.

Das hohe Risiko einer Wechselwirkung mit CYP3A4-Substraten erschwert den Einsatz von HIV-Proteaseinhibitoren bei multimorbiden Patienten.

Kontraindikationen. Relative Kontraindikationen sind schwere Leberfunktionsstörungen.

30.4.5.5 Entryinhibitoren (Eintrittshemmer)

Der erste Schritt des Eindringens von Viren in ihre Zielzellen besteht in der Adhäsion an spezifische Oberflächenproteine. Bei HIV sind dafür ein Glykoprotein (gp120) der Virusoberfläche und das CD4-Protein der Zellmembran verantwortlich („Attachment"). HIV infiziert daher bevorzugt Zellen mit starker CD4-Expression, z. B. T-Helferzellen. Außerdem sind für den Eintritt in die Wirtszelle Korezeptoren, z. B. CCR5 und CXCR4, erforderlich. Nach Bindung an die Korezeptoren fusionieren – vermittelt über das nun zugängliche Membranprotein gp41 – Virushülle und Zellmembran.

Korezeptorantagonisten

Maraviroc (CELSENTRI®) ist der erste und bislang einzige Vertreter der Klasse der **CCR5-Antagonisten**. Es bindet selektiv an den Chemokinrezeptor CCR5, wodurch das Eindringen von HI-Viren, die CCR5 als Korezeptor benötigen, in die Zielzellen unterbunden wird. Keine antivirale Aktivität besitzt es gegen Viren, die CXCR4 als Korezeptor nutzen können (CXCR4-trope Viren). Bei therapienaiven Patienten finden sich zu fast 90 % CCR5-trope Viren, bei Vorbehandelten sind es etwa 50 % (Tropismus-Shift). Reine CXCR4-trope Viren lassen sich fast nur bei fortgeschrittener Krankheit nachweisen. HIV-Isolate, die in vitro gegen NTRI, NNTRI, PI und den Fusionshemmer Enfuvirtid (s. u.) resistent sind, sind noch gegen Maraviroc empfindlich.

Nach oraler Applikation beträgt die Bioverfügbarkeit von Maraviroc 20–30 %. Es wird über CYP3A4 und nur unwesentlich über CYP2C9, CYP2D6 und CYP2C19 metabolisiert und sowohl in Form der inaktiven Metaboliten als auch unverändert überwiegend über die Fäzes ausgeschieden. Die Halbwertszeit beträgt ca. 13 Stunden.

Maraviroc ist in Kombination mit anderen antiretroviralen Arzneimitteln zur Therapie vorbehandelter Erwachsener indiziert, bei denen ausschließlich CCR5-trope Viren nachgewiesen wurden. Dafür ist eine ausreichend validierte und empfindliche Testmethode erforderlich (Tropismus-Test). Die Dosierung beträgt entweder 150 mg (z. B. mit geboosterten PI), 300 mg (z. B. mit Integrasehemmern) oder 600 mg (mit Efavirenz und anderen Enzyminduktoren) 2-mal täglich.

Maraviroc ist vergleichsweise gut verträglich. Als häufigste Nebenwirkungen treten Übelkeit, Bauchschmerzen, Hautausschläge sowie Schlaflosigkeit auf, Transaminasenanstiege werden gelegentlich beobachtet. Sein Lipidprofil wird als günstig beschrieben. Maraviroc hat keinen inhibitorischen oder induzierenden Effekt auf das Cytochrom-P450-Enzymsystem, ist aber Substrat von CYP3A4 und P-gp. Die gleichzeitige Einnahme von Pharmaka, die CYP3A4 inhibieren oder induzieren, erfordert daher eine Dosisanpassung.

Fusionsinhibitoren

Als erster, selektiv gegen HIV-1 wirkender Fusionshemmer wurde das synthetische Peptid **Enfuvirtid** (Fuzeon®) in die HIV-Therapie eingeführt. Seine antiretrovirale Aktivität beruht auf der Bindung an das virale Transmembranprotein gp41. Dadurch wird die Ausbildung einer hexahelikalen Struktur von gp41 gestört, die für die Fusion von Virushülle und menschlicher Zelle essenziell ist und somit das Eindringen der viralen RNA in die Zielzelle verhindert. Die Resistenzentwicklung, die auf Mutationen im gp41-Gen beruht, erfolgt ziemlich schnell, Parallelresistenzen zu anderen HIV-Therapeutika sind jedoch nicht bekannt.

Da Enfuvirtid im Gastrointestinaltrakt zerstört wird, muss es parenteral appliziert werden. Bei s.c. Injektion beträgt die Bioverfügbarkeit 84 %, die Halbwertszeit liegt bei ca. 4 h. Enfuvirtid eignet sich insbesondere für Patienten, bei denen die Krankheit trotz adäquater Therapie mit anderen HIV-Mitteln fortschreitet („Salvage-Substanz"). Die Dosierung beträgt 90 mg s. c. 2-mal täglich.

Als Nebenwirkungen treten fast immer schmerzhafte Lokalreaktionen an der Injektionsstelle auf. Sehr häufig sind zudem Kopfschmerzen und Schlaflosigkeit, häufig auch schwere zentralnervöse Störungen (z. B. Depressionen). Ferner kommen Infektionen von Haut und Schleimhäuten sowie Pneumonien, Pankreatitis und gastrointestinale Beschwerden vor.

30.4.5.6 Integraseinhibitoren (INI)

Neben **Raltegravir** (ISENTRESS®), dem ersten Integraseinhibitor, sind nunmehr auch **Dolutegravir** (Tivicay®) und **Elvitegravir** (in Stribild®) im Rahmen einer Kombinationsbehandlung zur Therapie von HIV-Infektionen zugelassen.

Wirkungsmechanismus. Die Integrase, die Endonuclease- und Nucleotidyltransferase-Aktivität besitzt, ist eines der Schlüsselenzyme im HIV-Replikationszyklus. Sie bindet an die Wirts-DNA und katalysiert die irreversible kovalente Bindung des viralen DNA-Stranges an die Wirts-DNA („Strangtransfer"). Integraseinhibitoren hemmen die katalytische Aktivität der Integrase und blockieren damit die Integration des HIV-Genoms in das Wirtszellgenom.

Resistenz. Resistenzen sind durch Mutationen am katalytischen Zentrum der Integrase bedingt. Sie treten besonders rasch unter einer Raltegravir-Therapie auf. Kreuzresistenz besteht zwischen Raltegravir und Elvitegravir, Dolutegravir scheint ein günstigeres Resistenzprofil zu haben.

Tab. 30.20 Integraseinhibitoren (INI)

INN (HWZ)	Dosierung
Dolutegravir (14 h)	50 mg p. o. 1 × tgl.[1]
Elvitegravir (13 h)[2]	150 mg p. o. 1 × tgl.
Raltegravir (9 h)	400 mg p. o. 2 × tgl.

[1] Bei Integraseinhibitor-Resistenz 50 mg 2 × tgl.,
[2] geboostert mit Cobicistat

Kinetik, Dosierung. Die orale Bioverfügbarkeit der Integraseinhibitoren wird durch die Einnahme mit einer fettreichen Mahlzeit erhöht. Raltegravir und Dolutegravir werden hauptsächlich von UDP-Glucuronyltransferasen (UGT1A1) in der Leber glucuronidiert und teils renal, teils über die Fäzes ausgeschieden. Elvitegravir wird hauptsächlich über CYP3A metabolisiert, nur in geringem Umfang glucuronidiert und hepatobiliär-fäkal ausgeschieden (Halbwertszeiten ▫ Tab. 30.20). Die Kombination mit dem auch als Pharmakoenhancer oder Booster bezeichneten CYP3A4-Inhibitor Cobicistat führt zu einer höheren Bioverfügbarkeit. Die Dosierungen sind in ▫ Tab. 30.20 angegeben.

Nebenwirkungen. Die Verträglichkeit der Integraseinhibitoren gilt als vergleichsweise gut. Häufige Begleiterscheinungen sind Schwindel, Schlaflosigkeit (Albträume), Müdigkeit und Bauchbeschwerden. Einzelfälle von schwerwiegenden, potenziell lebensbedrohlichen Haut- und Überempfindlichkeitsreaktionen (einschließlich Leberversagen) sind beschrieben.

Interaktionen. Starke UGT1A1-Induktoren (z. B. Rifampicin) erniedrigen, starke UGT1A1-Inhibitoren (z. B. Atazanavir) erhöhen die Plasmaspiegel von Raltegravir und Dolutegravir. CYP3A-Inhibitoren erhöhen, CYP3A-Induktoren erniedrigen die Plasmaspiegel von Elvitegravir und Cobicistat.

Raltegravir und Dolutegravir induzieren oder inhibieren das Cytochrom-P450-Enzymsystem nicht. Elvitegravir ist ein mäßiger Induktor von CYP2C9 und von UGT-Enzymen. Dolutegravir ist ein Inhibitor des OCT-2-Transporters (▸ Kap. 2.1.2.3), bei gleichzeitiger Gabe von Metformin ist ggf. eine Dosisanpassung erforderlich.

Kontraindikationen. CYP3A4-Substrate mit engem therapeutischem Konzentrationsbereich sind bei Behandlung mit Elvitegravir/Cobicistat kontraindiziert.

30.4.5.7 HIV-Infektion und antiretrovirale Therapie (ART)

In Deutschland leben derzeit etwa 70 000 HIV-1-Infizierte. HIV-2-Infektionen sind dagegen sehr selten, sie kommen vor allem in Westafrika vor (s. u.).

Hauptsächlich betroffen sind homosexuelle Männer, Personen aus Ländern mit hoher Verbreitung von HIV (z. B. Subsahara-Afrika, Teile der Karibik, einige Länder Südostasiens) und Menschen mit intravenösem Drogenkonsum. Die **Übertragung** (Transmission) der Infektion erfolgt entweder sexuell oder über kontaminiertes Blut, z. B. durch gemeinsame Verwendung von Spritzen (Drogenkonsum) bzw. durch Schnitt- oder Stichverletzungen mit kontaminierten Instrumenten (bei medizinischem Personal) oder von Schwangeren auf ihr Kind (insbesondere während der Geburt). Das Transmissionsrisiko korreliert dabei mit der Viruslast im Blut und anderen Sekreten.

Nach einer Inkubationszeit von einigen Tagen bis wenigen Wochen nach HIV-Exposition äußert sich die **akute HIV-Infektion** in unspezifischen grippeähnlichen Symptomen. Sie geht mit einer hohen Replikationsrate der HI-Viren einher, Antikörper sind in diesem frühen Stadium noch nicht nachweisbar. Mit deren Auftreten (Serokonversion) nimmt die Viruslast im Blut ab und erreicht einen über lange Zeit relativ stabilen Wert. Während dieser Latenzzeit von mehreren Jahren sind die Patienten klinisch asymptomatisch. Die Zahl der CD4-Zellen sinkt langsam, die Plasmaviruslast nimmt wieder zu. Schließlich können aufgrund der gestörten Immunabwehr zunächst verschiedene Infektionen wie z. B. oraler Soor oder Herpes zoster auftreten. Ohne antiretrovirale Therapie muss durchschnittlich 5–15 Jahre nach der HIV-Infektion mit AIDS-definierenden Erkrankungen gerechnet werden (◘ Tab. 30.16), meist liegt die CD4-Zellzahl dann unter 200/µl. Das Vollbild von **AIDS** manifestiert sich in lebensbedrohlichen opportunistischen Infektionen, wie z. B. *Pneumocystis-jiroveci*-Pneumonie, zerebraler Toxoplasmose und Reaktivierung von Zytomegalievirus-Infektionen. Auch eine aktive Tuberkulose und maligne Neubildungen z. B. der Haut (Kaposi-Sarkom) sind typische Folgen der Immunschwäche.

Eine totale Viruselimination und somit eine Heilung der HIV-Infektion ist bislang nicht möglich, daher hat die antiretrovirale Therapie lebenslang zu erfolgen. Sie kann die Krankheitsprogression vermindern, eine Wiederherstellung der zellulären Immunität bewirken und das Transmissionsrisiko reduzieren.

Therapieindikation. Alle symptomatischen Patienten sowie asymptomatische Patienten mit einem Abfall der CD4-Zellzahl unter 350/µl Blut sollten möglichst unverzüglich eine antiretrovirale Therapie beginnen. Die Kriterien zur Therapieindikation gelten auch für HIV-positive Schwangere, die allerdings, auch wenn für sie selbst keine Indikation zur Therapie besteht, ab der 28. Schwangerschaftswoche eine Transmissionsprophylaxe durchführen müssen, um das Infektionsrisiko des Neugeborenen zu senken.

Primärtherapie. Ein entscheidender Fortschritt bei der Behandlung der HIV-Infektion ist durch die Kombination mehrerer Virustatika gelungen, Dreierkombinationen sind heute Standard (HAART, hochaktive antiretrovirale Therapie bzw. CART, Combined Antiretroviral Therapy). Da bei etwa 10 % der Patienten in Deutschland resistente HIV-Varianten auftreten, sollte vor Therapiebeginn eine Resistenztestung durchgeführt werden, nach deren Ergebnis sich die Auswahl des Wirkstoffs zu richten hat.

Tab. 30.21 Empfohlene Dreifachkombinationen zur antiretroviralen Primärtherapie. Nach Deutsch-Österreichischer Leitlinie zur antiretroviralen Therapie der HIV-1-Infektion, 2014

Kombinationspartner 1 + 2	Kombinationspartner 3
NRTI bzw. NTRTI[1]: ■ Tenofovir + Emtricitabin ■ Abacavir[2] + Lamivudin Alternative: ■ Tenofovir + Lamivudin	■ NNRTI[1]: Efavirenz[3], Nevirapin, Rilpivirin ■ PI/r[1]: Atazanavir/r, Darunavir/r, Fosamprenavir/r, Lopinavir/r, Alternative: Saquinavir/r ■ INI[1]: Dolutegravir, Elvitegravir/c[4], Raltegravir

[1] NRTI: Nucleosidische Reverse-Transkriptase-Inhibitoren, NTRTI: Nucleotidische Reverse-Transkriptase-Inhibitoren, NNRTI: Nicht-nucleosidische Reverse-Transkriptase-Inhibitoren, PI/r: Proteaseinhibitoren geboostert mit Ritonavir, INI: Integraseinhibitoren,
[2] wegen Hypersensibilitätssyndrom nur bei negativem HLA-B*5701-Screening,
[3] wegen zerebraler Fehlbildungen nicht bei Schwangeren und Frauen mit Kinderwunsch,
[4] geboostert mit Cobicistat; nur in Fixkombination mit Tenofovir und Emtricitabin

Klassische Standardkombinationen (Tab. 30.21) bestehen immer aus zwei unterschiedlichen NRTI (bzw. NTRTI), dem sog. Nuke Backbone, und einem NNRTI, oder einem geboosterten PI (PI/r) bzw. einem Integraseinhibitor.

Kombinationspräparate. Die Nucleosidkombination Lamivudin und Abacavir (**Kivexa**®) und die Nucleosid-Nucleotidkombination Emtricitabin und Tenofovir (**Truvada**®) haben u. a. den Vorteil, dass sie 1-mal täglich eingenommen werden können. Die Kombination aus Lamivudin und Zidovudin (**Combivir**®) muss dagegen 2-mal täglich appliziert werden und geht stärker mit einer peripheren Lipoatrophie einher, sodass sie für die Primärtherapie nicht erste Wahl ist. **Trizivir**® (Zidovudin, Lamivudin, Abacavir) enthält drei Nucleosid-Analoga („Triple-Nuke") und ist schwächer wirksam als die im Folgenden genannten Kombinationen aus drei antiretroviralen Wirkstoffen mit unterschiedlichen Angriffspunkten.

Durch sog. All-in-one-Kombinationen oder Single-tablet-Regime zur 1-mal täglichen oralen Einnahme hat sich das Einnahmeschema im Vergleich zu früher sehr stark vereinfacht. Im Handel sind z. B. **Atripla**® (Emtricitabin, Tenofovir, Efavirenz), **Eviplera**® (Emtricitabin, Tenofovir, Rilpivirin), **Triumeq**® (Lamivudin, Abacavir, Dolutegravir) und **Stribild**® (Emtricitabin, Tenofovir, Elvitegravir/Cobicistat).

Therapieversagen, Folgetherapie. Durch die antiretrovirale Therapie erfolgt in der Regel eine Reduktion der HIV-RNA unter die Nachweisgrenze (< 20–50 HIV-RNA-Kopien/ml), in der Folge steigt die CD4-Zellzahl in Abhängigkeit von Alter, Begleiterkrankungen u. a. wieder an. Bei einer wiederholt messbaren Plasmavirämie ist eine Resistenzentwicklung wahrscheinlich, die durch genotypische Resistenztestung überprüft werden muss und bei positivem Ergebnis einen Therapiewechsel erfordert. Die unwirksamen Kombinationspartner der Dreifachkombination müssen ausgetauscht und durch neue Substanzen, bevorzugt aus einer anderen Substanzklasse, ersetzt werden. Da Therapiepausen die Resistenzentwicklung begünstigen können, sollte eine kontinuierliche antiretrovirale Therapie angestrebt werden.

Auch mangelnde Patientencompliance (Adhärenz) oder Arzneistoffinteraktionen sind mögliche Ursachen für ein Therapieversagen. Insbesondere beim Einsatz von geboosterten Proteaseinhibitoren kann aufgrund ihres komplexen Interaktionspotenzials ein Therapeutisches Drugmonitoring notwendig werden.

Postexpositionsprophylaxe (PEP). Die Infektiosität von HIV ist mit einer Transmissionswahrscheinlichkeit von 0,1–1 % um ein Vielfaches niedriger als die von Hepatitis C oder B. Dennoch ist z. B. bei tiefen Stich- oder Schnittverletzungen mit HIV-haltigem Blut eine Postexpositionsprophylaxe sinnvoll, wenn sie möglichst früh, d. h. im optimalen Fall innerhalb von 2 Stunden nach Exposition, eingeleitet wird. Sie erfolgt derzeit „off-label", keine antiretrovirale Substanz ist bislang dafür zugelassen.

Empfohlen wird eine vierwöchige Kombinationstherapie mit zwei NRTI bzw. NTRTI und einem PI oder Efavirenz. 6 Wochen und 3 Monate nach Behandlungsende sollte jeweils ein HIV-Antikörpertest durchgeführt werden.

Therapie von HIV-2-Infektionen. In Westafrika sind etwa 1–2 Mio. Menschen mit HIV-2 infiziert. HIV-2 ist weniger infektiös und weniger progressiv als HIV-1, und nur 20–25 % der Infizierten entwickeln unbehandelt überhaupt AIDS. Die Übertragungswege sind allerdings identisch. Generell spricht HIV-2 schlechter auf eine antiretrovirale Therapie an als HIV-1 und entwickelt auch schneller Resistenzen. Die WHO empfiehlt als Initialtherapie eine Dreifach-Nucleosid-Therapie.

30.5 Antiprotozoika

Protozoen sind einzellige tierische Lebewesen mit einem oder mehreren Zellkernen. Pathogene Protozoen zeichnen sich oft durch parasitäres Wachstum in verschiedenen Wirten aus. Während des Entwicklungszyklus erfolgt in diesen Fällen ein Wirtswechsel, insbesondere zwischen Tier bzw. Mensch und Insekt. Das Insekt wird dann zum Vektor (Überträger) der Erkrankung auf das Tier bzw. den Menschen. Zu den humanpathogenen Protozoen gehören verschiedene Flagellaten (z. B. Trypanosomen, Leishmanien, Lamblien und Trichomonaden), Rhizopoden (z. B. Amöben) und Sporozoen (z. B. Plasmodien und Toxoplasmen).

30.5.1 Malaria

Die Malaria ist die wichtigste und am weitesten verbreitete Protozoenerkrankung und zugleich eine der bedeutsamsten Infektionskrankheiten überhaupt. Mehrere hundert Mio. Menschen leben in malariaverseuchten Gebieten (Endemiegebieten). Die Zahl der jährlichen Erkrankungen wird auf etwa 300 Mio., die Zahl der Todesfälle auf ca. 1 Mio. geschätzt. In Mitteleuropa findet man Malaria bei Fernreisenden infolge einer mangelhaften Malariaprophylaxe. Die Krankheit äußert sich in regelmäßigen oder unregelmäßigen Fieberschüben, Schüttelfrost und Anämie, in schweren Fällen Delir und metabolischer Azidose. Multiorganversagen ist die häufigste Todesursache.

Malariaerreger. Die weiteste Verbreitung und zugleich höchste Letalität findet man bei der **Malaria tropica**, die durch eine Infektion mit *Plasmodium falciparum* bedingt ist. **Malaria tertiana** wird durch *Plasmodium vivax* und *Plasmodium ovale*-Subspezies, **Malaria quartana** durch *Plasmodium malariae* und die **Knowlesi-Malaria** durch *Plasmodium knowlesi* (in Südostasien) hervorgerufen. Die Übertragung der Plasmodien erfolgt durch den Stich weiblicher Anophelesmücken. Die Malariaparasiten vermehren sich geschlechtlich in der Mücke (**Sporogonie**) und ungeschlechtlich im Menschen (**Schizogonie**). Die einzelnen Phasen sind in o Abb. 30.6 dargestellt.

30.5.1.1 Malariamittel

Zu den Malariamitteln zählen

- die Hemmstoffe der Hämoglobinverwertung mit den 4-Aminochinolinen **Chloroquin** und **Piperaquin** sowie den Arylaminoalkoholen **Chinin**, **Mefloquin** und **Lumefantrin**,
- die Artemisinin-Derivate **Artemether**, **Dihydroartemisinin** (Artenimol) und **Artesunat**,
- **Proguanil**, ein Hemmstoff der Nucleinsäuresynthese,
- **Atovaquon**, ein Hemmstoff der Atmungskette, und
- **Primaquin**, das als einziges Malariamittel gegen Hypnozoiten (Ruhestadium; bei M. tertiana) wirkt.

Malariamittel sind gegen die verschiedenen Entwicklungsstadien der Malariaerreger unterschiedlich wirksam (o Abb. 30.6). Zur Malariaprophylaxe und -therapie dient ferner **Doxycyclin**.

Resistenzentwicklung. Ein besonderes Problem bei der Malariabehandlung und -prophylaxe stellt die Resistenzentwicklung dar. So ist heute z. B. ein großer Teil der *Plasmodium-falciparum*-Stämme gegen Chloroquin resistent.

Hemmstoffe der Hämoglobinverwertung

Die 4-Aminochinoline **Chloroquin** und **Piperaquin** sowie die Arylaminoalkohole **Chinin, Mefloquin** und **Lumefantrin** wirken gegen Blutschizonten durch Hemmung der Hämoglobinverwertung.

Plasmodien benötigen für ihre Vermehrung essenzielle Aminosäuren, die die erythrozytären Formen der Erreger aus Hämoglobin gewinnen, das in der parasitären Nahrungsvakuole proteolytisch gespalten wird. **4-Aminochinoline**, die sich als Dikationen in der sauren Nahrungsvakuole anreichern, führen über ein unbekanntes Membrantarget zu einer Verklumpung der Hämoglobintransportvesikel, sodass der für die Protozoen essenzielle Hämoglobinabbau nicht mehr stattfinden kann und diese absterben.

Ähnlich wirken die **Arylaminoalkohole**, die die Verschmelzung der Hämoglobintransportvesikel mit der Nahrungsvakuole, vermutlich über eine Hemmung der Calciumfreisetzung, verhindern.

Chloroquin (Resochin®) ist ein Blutschizontenmittel, das gegen alle humanpathogenen Malariaerreger wirkt. Allerdings sind Chloroquin-resistente Stämme weit verbreitet, die durch eine Mutation an einem Transportergen den Wirkstoff rascher als sensible Stämme eliminieren, sodass bei resistenten Parasiten intrazellulär keine wirksamen Konzentrationen erreicht werden.

Nach oraler Applikation wird Chloroquin rasch und vollständig aus dem Darm resorbiert und in zahlreichen Organen und Geweben (z. B.

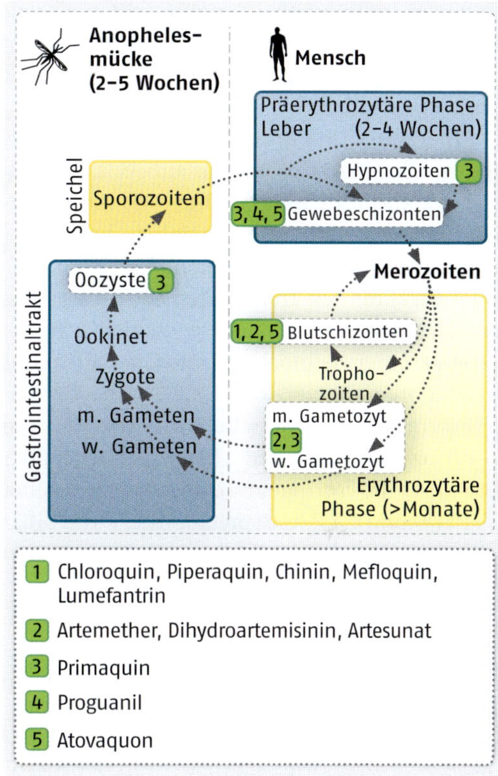

o **Abb. 30.6** Entwicklungszyklus der Malariaerreger und Angriffspunkte der Malariamittel

Leber, Auge, Erythrozyten) angereichert, aus denen es nur langsam freigesetzt wird. Chloroquin wird in der Leber z. T. zu einem aktiven Metaboliten metabolisiert und zu 40–70 % unverändert renal ausgeschieden. Die Halbwertszeit liegt zwischen 30 und 60 Tagen.

Chloroquin ist in Gebieten ohne Chloroquin-Resistenz (zurzeit nur Mittelamerika, einschließlich Haiti und Dominikanischer Republik) zur Therapie, notfallmäßigen Selbstbehandlung (s. u.) und Prophylaxe der Malaria indiziert. Die Dosierungen sind ▫ Tab. 30.22 zu entnehmen. Wird Chloroquin in der Malariabehandlung nur kurzfristig oder wie bei der Malariaprophylaxe niedrig dosiert eingesetzt, ist es relativ gut verträglich. Schwerere Nebenwirkungen wie Schädigung der Retina treten ab einer kumulativen Gesamtdosis von über 50 g Chloro-

30

quin, z. B. im Rahmen einer Basistherapie rheumatischer Erkrankungen auf. Chloroquin kann zur Malariaprophylaxe in der Schwangerschaft eingesetzt werden.

Piperaquin (in Eurartesim®), das strukturelle Ähnlichkeit zu Chloroquin aufweist, ist auch gegen Chloroquin-resistente *Plasmodium*-Stämme wirksam. Wahrscheinlich hemmt es aufgrund seiner symmetrischen, doppelten Chinolin-Struktur den Transporter, der Chloroquin aus der parasitären Vakuole ausschleust. Resistenzen können dennoch auftreten, vor allem unter Monotherapie.

Piperaquin erreicht hohe Konzentrationen in Erythrozyten. Es wird hauptsächlich über CYP3A4, in geringem Umfang auch über CYP2C9 und CYP2C19 metabolisiert und biliär ausgeschieden. Die Halbwertszeit beträgt etwa 22 Tage (Dosierung ◘ Tab. 30.22).

Als Nebenwirkungen von Piperaquin stehen QT-Zeit-Verlängerungen im Vordergrund. Es darf nicht zu den Mahlzeiten eingenommen werden, da diese die Bioverfügbarkeit vervielfachen. Außerdem sind leichte phototoxische Reaktionen möglich. Piperaquin ist ein CYP3A4-Inhibitor, auf bidirektionale Interaktionen muss bei gleichzeitiger Gabe anderer CYP3A4-Substrate sowie CYP3A4-Inhibitoren und -Induktoren geachtet werden.

Chinin (Chininum hydrochloricum, in D als Malariamittel nicht im Handel), das älteste Malariamittel, gehört ebenfalls zu den Blutschizontoziden. Es ist vergleichsweise toxisch, dennoch ist es seit Jahrzehnten Mittel der Wahl zur Behandlung einer komplizierten Malaria tropica, die insbesondere in den Entwicklungsländern nicht selten zum Tod führt. Aufgrund der Resistenzzunahme gegen besser verträgliche Malariamittel hat es außerdem einen gewissen Stellenwert als Reservemittel. Allerdings treten auch Chinin-resistente *P.-falciparum*-Stämme auf.

Nach oraler Gabe wird Chinin rasch resorbiert. Es wird nahezu vollständig biotransformiert, die Metaboliten werden renal ausgeschieden. Die Halbwertszeit beträgt ca. 11 Stunden.

Chinin ist indiziert zur intravenösen und oralen Therapie schwerer Malariaformen (komplizierter Malaria tropica). Zur Wirkungsverstärkung wird es mit **Doxycyclin** oder **Clindamycin** kombiniert (Dosierung ◘ Tab. 30.22).

Als Nebenwirkungen kommen neurotoxische Reaktionen (Seh- und Hörstörungen), Herzrhythmusstörungen, Lebertoxizität sowie Hypoglykämien durch Insulinfreisetzung vor. Außer seiner Antimalaria-Wirkung besitzt Chinin muskelrelaxierende Eigenschaften und ist zur Behandlung von Wadenkrämpfen (Limptar® N) auf dem Markt.

Mefloquin (Lariam®) ist wie Chinin ein hochwirksames Blutschizontozid, das auch gegen multiresistente *Plasmodium-falciparum*-Stämme noch aktiv ist. Eine Resistenzentwicklung ist vor allem in Südostasien (z. B. Kambodscha) zu beobachten.

Mefloquin wird bei oraler Gabe gut resorbiert. In Erythrozyten reichert es sich etwa um den Faktor 2 im Vergleich zur Plasmakonzentration an. Es wird über CYP3A4 metabolisiert und mit einer Halbwertszeit von etwa 21 Tagen in Form inaktiver Metaboliten überwiegend fäkal ausgeschieden.

Die Dosierungen zur Prophylaxe sind in ◘ Tab. 30.22 zusammengefasst. Dank besser verträglicher Alternativen ist es bei der Malariatherapie nicht mehr Mittel der ersten Wahl.

Als Nebenwirkungen treten häufig zentralnervöse und psychiatrische Störungen auf. Sie sind dosisabhängig und kommen daher bei der Therapie häufiger vor als bei der Prophylaxe. Bei Epilepsie und psychischen Störungen ist Mefloquin daher kontraindiziert. Auch bei bestimmten Berufsgruppen (z. B. Piloten, Tauchern), für die räumliche Orientierung und ungestörte Konzentration unbedingt notwendig sind, sollte auf den Einsatz von Mefloquin verzichtet werden.

Lumefantrin (in Riamet®) wirkt auch gegen Chloroquin-resistente Stämme von *Plasmodium falciparum* sowie gegen die anderen humanpathogenen Plasmodienarten. Aus dem Gastrointestinaltrakt wird Lumefantrin nur bei Einnahme zusammen mit einer fettreichen Mahlzeit gut resorbiert. Die Biotransformation erfolgt über CYP3A4, die Halbwertszeit beträgt 4–6

Tage. Als gefährliche Nebenwirkung ist die QT-Intervall-Verlängerung zu beachten. Bei Patienten mit verlängertem QT-Intervall ist Lumefantrin dementsprechend kontraindiziert. Wegen seiner Eigenschaft als CYP2D6-Inhibitor ist auf entsprechende Interaktionen zu achten. Lumefantrin wird in fixer Kombination mit Artemether (s. u.) eingesetzt.

Artemisinin-Derivate

Artemisinin ist ein Pflanzeninhaltsstoff von *Artemisia annua*, dem einjährigen Beifuß. Zu den besser löslichen Derivaten zählen **Artemether**, **Dihydroartemisinin** (aktiver Metabolit von Artemether) und **Artesunat** (◘ Tab. 30.22). Die Wirkung beruht auf der Spaltung ihres endocyclischen Peroxids. Die dabei entstehenden reaktiven Radikale zerstören durch Alkylierung Makromoleküle des Parasiten, z. B. eine Ca^{2+}-ATPase des endoplasmatischen Retikulums. Außerdem wird die Nucleinsäure- und Proteinbiosynthese in Malariaparasiten gehemmt. Artemisinine wirken gegen die erythrozytären Formen und Gametozyten von *P. falciparum* und *P. vivax*, ferner auch gegen Leishmanien. Artemether wird über CYP3A4/5 zum wirksamen Dihydroartemisinin demethyliert, das weiter durch die UDP-Glucuronyltransferase (CYP-unabhängig) metabolisiert wird. Da die Halbwertszeiten der Artemisinine kurz sind (ca. 2 Stunden), müssen sie mit Wirkstoffen mit längerer Halbwertszeit kombiniert werden. Bei längerer Anwendung hoher Dosen können Artemisinin-Derivate neurotoxische Wirkungen auslösen.

Artemisinin-basierte Kombinationspräparate

Das Kombinationspräparat Riamet® mit **Artemether** (schnell, aber kurz wirksam) und **Lumefantrin** (lang wirksam, s. o.) ist zur Therapie der unkomplizierten Malaria tropica sowie zur Akutbehandlung anderer Malariaformen indiziert. Das Kombinationspräparat Eurartesim® enthält das schnell wirkende **Dihydroartemisinin** und das lang wirkende **Piperaquintetraphosphat** (s. o.) und wird zur Behandlung der unkomplizierten Malaria tropica eingesetzt.

Hemmstoffe der Nucleinsäuresynthese

Eine Unterdrückung der Vermehrung der Malariaerreger gelingt ferner durch Eingriff in den Folsäurestoffwechsel. **Proguanil** (Paludrine®) ist ein Prodrug, dessen aktiver Metabolit **Cycloguanil** (s. u.) die Dihydrofolatreduktase hemmt. Er lagert sich durch Wasserstoffbrückenbindungen in der Substratbindetasche des Zielenzyms an und verhindert so die Reduktion der Dihydrofolsäure zur Tetrahydrofolsäure. Diese dient als wichtiger Überträger von Ein-Kohlenstoff-Fragmenten, die zum Aufbau der Purinnucleotide für die Nucleinsäuresynthese benötigt werden. Cycloguanil entsteht oxidativ aus Proguanil durch CYP2C19. Möglicherweise werden langsame Metabolisierer (▸ Kap. 6.1) nicht in ausreichendem Umfang gegen eine Malariainfektion geschützt. Die Halbwertszeit von Cycloguanil beträgt 20 Stunden. Der Wirkstoff und seine Metaboliten werden renal ausgeschieden. Proguanil, das sehr wirksam gegen die präerythrozytären, intrahepatischen Formen von *Plasmodium falciparum* ist, dient zusammen mit Chloroquin zur Malariaprophylaxe bei Reisen in Gebiete mit mäßiger Chloroquin-Resistenz (auch bei Schwangeren). In Kombination mit Atovaquon (s. u.) wird es außerdem zur Malariatherapie empfohlen (Dosierungen ◘ Tab. 30.22). Bei Monotherapie ist es infolge einer Resistenzentwicklung nur unzureichend wirksam. Proguanil wird im Allgemeinen gut toleriert. Gastrointestinale Beschwerden können insbesondere zu Behandlungsbeginn auftreten.

Hemmstoffe der Atmungskette

Atovaquon, das keine Strukturverwandtschaft zu anderen Malariamitteln aufweist, ist ein weiteres Blutschizontenmittel (○ Abb. 30.6). Es wirkt kausalprophylaktisch gegen Plasmodien, da es auch die primären Leberstadien der Schizonten tötet. Außerdem ist es gegen *Toxoplasma gondii* und den Pilz *Pneumocystis jiroveci* wirksam. Infolge struktureller Ähnlichkeit mit Ubichinon hemmt Atovaquon den Ubichinon-vermittelten Elektronentransport auf einen bestimmten Cytochromkomplex (Cytochrom-bc_1-Komplex) in der Mitochondrienmembran

Tab. 30.22 Malariaprophylaxe (nach Deutsche Gesellschaft für Tropenmedizin, DGT 2013) und Therapie der Malaria tropica (DGT 2015)

INN	Dosierung
Malariaprophylaxe	
Atovaquon/Proguanil (250 mg/100 mg)	1 Tabl. tgl. (1 Tag vor Ein- bis 1 Woche nach Ausreise)
Chloroquin (250 mg Chloroquinphosphat)[1]	2 Tabl. 1 × wöchentl. (1 Woche vor Ein- bis 4 Wochen nach Ausreise)
Doxycyclin (100 mg)[2]	1 Tabl. tgl. (1 Tag vor Ein- bis 4 Wochen nach Ausreise)
Mefloquin (250 mg)	1 Tabl. 1 × wöchentl. (2–3 Wochen vor Ein- bis 4 Wochen nach Ausreise)
Proguanil (100 mg) in Kombination mit Chloroquin	2 Tabl. tgl. (1 Woche vor Ein- bis 4 Wochen nach Ausreise)
Therapie der unkomplizierten Malaria tropica	
Artemether/Lumefantrin (20 mg/120 mg)	4 Tabl. zu Beginn, 4 Tabl. nach 8 h, jeweils 2 × 4 Tabl. an Tag 2 und 3
Atovaquon/Proguanil (250 mg/100 mg)	4 Tabl. tgl. (Einmaldosis) über 3 Tage
Dihydroartemisinin/Piperaquin (40 mg/320 mg)	3–4 Tabl. tgl. (Einmaldosis) über 3 Tage
Chloroquin-Base[3]	10 mg/kg KG zu Beginn, 5 mg/kg KG jeweils nach 6, 24, 48 h
Therapie der komplizierten Malaria tropica	
Artesunat[4]	2,4 mg/kg KG i. v. zu Beginn, nach 12, 24, 48 und 72 h
Chininhydrochlorid (in Kombination mit Doxycyclin bzw. Clindamycin)	20 mg/kg KG i. v. über 4 h (Loading dose), nach Therapiepause (4 h) 10 mg/kg KG i. v. alle 8 h

[1] Nicht in Asien, Afrika, Südamerika wegen Chloroquin-Resistenz,
[2] „off-label"-Anwendung,
[3] vor allem zur Therapie der Malaria quartana (bei Malaria tropica wegen Resistenzen nicht mehr Mittel der Wahl); 250 mg Chloroquinphosphat ≙ 155 mg Chloroquin-Base
[4] in Deutschland nicht zugelassen.

von Protozoen. Dies führt zum Zusammenbruch des mitochondrialen Membranpotenzials, wodurch der gesamte mitochondriale Stoffwechsel sowie sämtliche Transportprozesse der Mitochondrienmembran zum Erliegen kommen und die Parasiten absterben. Infolge einer raschen Resistenzentwicklung durch Punktmutationen im Cytochrom-b-Gen ist die **Kombination** mit einem synergistischen Malariamittel z. B. mit **Proguanil** (z. B. Kombinationspräparat Malarone®) erforderlich. Die Kombination ist zur Prophylaxe und Behandlung der Malaria tropica indiziert. Die Einnahme von Atovaquon zusammen mit einer fettreichen Mahlzeit begünstigt die Resorption der hochlipophilen Substanz wesentlich. Die Ausscheidung erfolgt in unveränderter Form fäkal mit einer Halbwertszeit von 2–3 Tagen (Dosierung Tab. 30.22). Atovaquon ist gut verträglich, gastrointestinale Störungen und Kopfschmerzen sind die häufigsten Nebenwirkungen.

Primaquin. Das 8-Aminochinolin-Derivat Primaquin (in D z. Zt. nicht im Handel) ist das einzige Malariamittel, das gegen Hypnozoiten von *Plasmodium ovale* und *P. vivax* wirkt. Ferner besitzt es gewebeschizontozide und gametozide, jedoch keine blutschizontoziden Effekte. Als Wirkungsmechanismus wird ein Eingriff in die mitochondriale Atmungskette der Plasmodien ähnlich wie bei Atovaquon angenommen. Nach oraler Applikation wird Primaquin vollständig resorbiert. Es wird in der Leber oxidiert und mit einer Halbwertszeit von 4–10 Stunden ausgeschieden. Die Metaboliten führen bei Personen mit einem Glucose-6-phosphat-Dehydrogenase-Mangel zu einer Verarmung an reduziertem Glutathion mit der Folge einer lebensbedrohlichen Hämolyse. Primaquin ist indiziert zur vollständigen Ausheilung der Malaria tertiana (**Rezidivprophylaxe**). Die Nebenwirkungen (Appetitlosigkeit, Brechreiz, Methämoglobinbildung) sind im Allgemeinen gering. Bei Personen mit einem genetisch bedingten Glucose-6-phosphat-Dehydrogenase-Mangel und bei Schwangeren ist es kontraindiziert.

30.5.1.2 Prophylaxe und Therapie der Malaria

Malaria tritt nach einem infektiösen Mückenstich frühestens 6 Tage nach Einreise in ein Endemiegebiet auf. Nach Verlassen des Malariagebietes muss innerhalb von 3 Monaten mit einer Malaria tropica und innerhalb eines Jahres (in Einzelfällen bis zu 5 Jahren) mit einer Malaria tertiana und quartana gerechnet werden, sofern keine wirksame Chemoprophylaxe durchgeführt wurde.

Malariaprophylaxe. Neben der Vermeidung von Insektenstichen (**Expositionsprophylaxe**) ist bei höherem Infektionsrisiko eine **medikamentöse Malariaprophylaxe** (Chemoprophylaxe) indiziert. Sie kann die Infektion mit dem Parasiten zwar nicht verhindern, da Sporozoiten von keiner der derzeit zur Verfügung stehenden Substanzen angegriffen werden, aber mittels Blutschizontoziden (**suppressive Prophylaxe**) die Krankheitsentwicklung im Körper und damit das Auftreten klinischer Symptome unterbinden. Hierzu können Atovaquon kombiniert mit Proguanil (Malarone®), Mefloquin, Doxycyclin (in D nicht dafür zugelassen, aber von der WHO empfohlen), Chloroquin in Kombination mit Proguanil, sowie Primaquin (in D nicht dafür zugelassen) eingesetzt werden (◘ Tab. 30.22). Eine Langzeitprophylaxe, die bei längerem Aufenthalt in einer Hochrisikoregion erforderlich sein kann, erfolgt „off-label".

Notfallmäßige Selbstbehandlung. In Endemiegebieten mit niedrigem und mittlerem Risiko, in denen keine Chemoprophylaxe durchgeführt wird, wird bei Verdacht auf Malaria eine Notfallselbstbehandlung (**Stand-by-Therapie**) empfohlen, wenn innerhalb von 24 Stunden nach Auftreten der ersten Symptome (z. B. Fieber > 38°) keine fachgerechte medizinische Versorgung möglich ist. Zur Anwendung kommen Artemether/Lumefantrin, Atovaquon/Proguanil, in bestimmten Regionen auch Chloroquin.

Malariatherapie. Die akute Erkrankung wird durch direkten mikroskopischen Nachweis der Plasmodien im Blut diagnostiziert. Die Therapie richtet sich danach, welche Form der Malaria vorliegt. Sie ist außerdem vom Infektionsgebiet (Resistenzen) und von einer evtl. durchgeführten Malariaprophylaxe, bei der **Malaria tropica** zusätzlich vom Schweregrad der Erkrankung abhängig.

Die unkomplizierte Malaria tropica (Falciparum-Malaria) wird oral entweder mit **Atovaquon/Proguanil**, **Artemether/Lumefantrin** oder **Dihydroartemisinin/Piperaquin** behandelt (◘ Tab. 30.22). Bei der komplizierten Malaria tropica wird zunächst **Artesunat** (Import aus China) oder **Chinin** (Import aus dem Ausland), meist in Kombination mit Doxycyclin oder Clindamycin, intravenös eingesetzt. Nach mindestens 24-stündiger intravenöser Behandlung kann bei Besserung des Zustands auf eine orale Anschlusstherapie, z. B. mit Artemether/Lumefantrin umgestellt werden. Außerdem sind supportive Maßnahmen zur Behandlung von z. B. Fieber, Hypoglykämie, Anämie sowie zur Prävention von Nierenversagen erforderlich.

Die Malaria tertiana und Knowlesi-Malaria werden wie eine Malaria tropica behandelt. Im Fall einer Malaria tertiana müssen die Hypnozoiten in der Leber durch die anschließende Gabe von **Primaquin** eliminiert werden, um Rezidive zu verhindern (**Rezidivprophylaxe**). Zur Therapie der Malaria quartana wird Chloroquin eingesetzt.

Prophylaxe und Therapie in der Schwangerschaft. Eine Malaria in der Schwangerschaft stellt für Mutter und Kind ein hohes Risiko dar. Ab dem 1. Trimenon wird die Prophylaxe oder Notfallselbstbehandlung mit Mefloquin empfohlen („off-label"). Doxycyclin und Primaquin sind in der Schwangerschaft kontraindiziert. Die unkomplizierte Malaria tropica wird im ersten Trimenon mit Chinin in Kombination mit Clindamycin, im zweiten und dritten Trimenon mit Artemether/Lumefantrin behandelt.

30.5.2 Sonstige durch Protozoen verursachte Tropenkrankheiten

Mehr als eine Milliarde Menschen leiden weltweit unter Tropenkrankheiten, Menschen in Entwicklungsländern sind in besonderem Maß davon betroffen. Da es in diesen Ländern weitgehend an moderner medizinischer Versorgung, insbesondere an wirksamen und sicheren Medikamenten mangelt, werden die armutsassoziierten Erkrankungen, zu denen u. a. die Schlafkrankheit, Chagas oder Leishmaniose gehören, als sog. vernachlässigte Tropenkrankheiten (**Neglected Tropical Diseases**, NTD) bezeichnet.

30.5.2.1 Trypanosomeninfektionen

Die durch eine Infektion mit *Trypanosoma brucei gambiense* (westafrikanische Form) bzw. *rhodesiense* (ostafrikanische Form) bedingte **Schlafkrankheit** tritt südlich der Sahara auf und wird durch einen Stich der **Tsetsefliege** hervorgerufen. Sie ist in ihrem ersten Stadium durch Fieber, lokalisierte Ödeme und Lymphknotenschwellung, im zweiten Stadium durch eine Meningoenzephalitis mit neurologischen und psychischen Störungen (Schlafstadium) charakterisiert. Zur Therapie des ersten Stadiums werden **Suramin** (Germanin®) und bei *Trypanosoma gambiense* **Pentamidin** (Pentacarinat®) angewendet. Im zweiten Stadium werden das ZNS-gängige, aber sehr toxische **Melarsoprol** (Arsobal®), dessen Wirkung auf der Inaktivierung einer Reihe von Enzymen durch Bindung von Arsen an SH-Gruppen beruht, **Eflornithin** (Ornidyl®) und **Nifurtimox** (Lampit®) eingesetzt.

Trypanosoma cruzi ist der Erreger der **Chagaskrankheit** (amerikanische Trypanosomiasis), die in Mittel- und Südamerika sehr verbreitet ist. Zumeist sind Kinder betroffen. Die akute Phase der Erkrankung, die durch **Raubwanzen** übertragen wird, ist durch Allgemeinsymptome wie Fieber, Übelkeit, Durchfälle, Hepatosplenomegalie sowie Ödeme im Gesicht gekennzeichnet. In der chronischen Krankheitsphase kommt es u. a. zu Kardiomegalie und zu Magen-Darm-Atonie. Zur Behandlung der akuten Krankheitsphase dient **Nifurtimox**. Durch die Substanz entstehen toxische Peroxide, die von dem Mikroorganismus infolge eines Enzymmangels wesentlich langsamer als von menschlichen Zellen abgebaut werden. Außerdem kann **Benznidazol** (Radanil®) eingesetzt werden, dessen antiprotozoische Wirkung durch Bildung freier Radikale im Rahmen seiner Metabolisierung erfolgt. Die Behandlung ist von erheblichen Nebenwirkungen (z. B. Agranulozytose) begleitet.

30.5.2.2 Leishmaniosen

Infektionen durch *Leishmania*-Spezies, die durch **Sandfliegen** übertragen werden, können als **kutane** (CL), **mukokutane** (MCL) und **viszerale** (VL oder Kala-Azar) Leishmaniasis, bei der Milz und Leber befallen sind, auftreten. Die nach Deutschland importierten Erkrankungen stammen häufig aus den Urlaubsländern um das Mittelmeer („Reisedermatose").

Therapiestandard der **kutanen** (mit komplexen Läsionen) und **mukokutanen Leishmaniosen** sind gemäß WHO **Antimonverbindungen mit 5-wertigem Antimon** (Antimonate, in D nicht im Handel), z. B. **Stibogluconat-Natrium** (Pentostam®) oder **Meglumin-Antimonat** (Glucantime®). Die Dosierung beträgt 20 mg/kg KG täglich (für ca. 20–30 Tage). Die schwerwiegenden kardiotoxischen Nebenwirkungen (z. B. Arrhythmien) korrelieren mit der kumulativen Dosis und treten in der Regel erst nach dem 20. Behandlungstag auf. Antimonate werden häufig mit Allopurinol oder Pentoxifyllin kombiniert. **Allopurinol** (▸ Kap. 12.2.7.2), das in den Purinstoffwechsel eingreift, hat synergistische Effekte zu Antimonaten. **Pentoxifyllin** (▸ Kap. 23.2.6.1) kann als TNF-α-Inhibitor eine Entzündungshemmung und eine Reduktion der Gewebeschädigung bewirken.

Einfache Läsionen können außerdem lokal mit dem Aminoglykosid-Antibiotikum **Paro-**

momycin (Leshcutan®, Israel) oder mit Antimonpräparaten (periläsional) behandelt werden.

Pentamidin (Pentacarinat®, s. o.) ist gegen bestimmte *Leishmania*-Spezies wirksam. Schwere Nebenwirkungen (z. B. Nephrotoxizität, Diabetes mellitus) sind bei nur 3 Einzelinjektionen (jeweils 4 mg/kg KG) innerhalb von 7 Tagen zur Behandlung kutaner Leishmaniosen seltener als bei der Therapie der viszeralen Leishmaniose, bei der Pentamidin jeden 2. Tag (max. 10 Anwendungen) appliziert werden muss.

Miltefosin (Hexadecylphosphocholin, Impavido®) wird zur Behandlung von Leishmaniosen in einer Dosierung von 150 mg/Tag (p. o.) für 28 Tage gegeben. Wegen seiner fetotoxischen Wirkung und der langen Halbwertszeit von 100–150 Stunden ist während und bis 5 Monate nach der Behandlung eine zuverlässige Kontrazeption erforderlich.

Liposomales Amphotericin B kann als Alternative zu Stibogluconat in einer Dosierung von 2–3 mg/kg KG täglich (parenteral) über 2 Wochen gegeben werden („off-label"). Auch Therapieversuche mit **Azol-Antimykotika** (z. B. Itraconazol, 200 mg/Tag über 6 Wochen) zeigten positive Ergebnisse.

Von den beschriebenen Wirkstoffen ist liposomales Amphotericin B Mittel der 1. Wahl zur Therapie der **viszeralen Leishmaniose**, Mittel der 2. Wahl ist Miltefosin. Antimonpräparate dienen wegen der oft gravierenden Nebenwirkungen und Resistenzen als Reservemittel.

30.5.2.3 Amöbiasis

Als Amöbiasis bezeichnet man den Befall mit der Darmamöbe ***Entamoeba histolytica***. Sie kommt vor allem in subtropischen und tropischen Regionen mit schlechten hygienischen Verhältnissen vor. Die Infektion erfolgt durch die Aufnahme von Zysten mit der Nahrung oder mit Wasser. Die Amöbiasis kann sich äußern als akute oder chronisch-rezidivierende **Amöbenruhr** mit blutig-schleimigen Durchfällen, **Gewebeamöbiasis** (z. B. Amöbenhepatitis) oder **latente Amöbiasis**, die in die anderen Formen übergehen kann.

Die Behandlung intestinaler Amöbiasis erfolgt mit **Paromomycin** (Humatin®, 500 mg p. o. 3-mal täglich über 10 Tage). Das Mittel der Wahl bei invasiver Amöbiasis (z. B. Amöbenleberabszess) ist **Metronidazol** (z. B. Arilin®, 0,75 g i. v., p. o. 3-mal täglich über 10 Tage). Da es nicht ausreichend gegen Amöben im Darmlumen wirksam ist, muss eine Nachbehandlung mit **Paromomycin** erfolgen.

30.5.3 Toxoplasmose

Toxoplasma gondii ist ein weitverbreitetes Protozoon. Die Infektion des Menschen kann durch Aufnahme von rohem, zystenhaltigem Fleisch oder von mit infektiösen Parasitenstadien kontaminierter Nahrung oder Erde (Katzenkot) erfolgen. Bei immunkompetenten Personen verläuft die Toxoplasmainfektion in der Regel asymptomatisch, okuläre Toxoplasmose und Enzephalitis treten äußerst selten auf. Erfolgt jedoch während der frühen Schwangerschaft eine Infektion der Mutter, kann eine **pränatale Infektion** entweder zum Fruchttod oder zu mehr oder weniger stark ausgeprägten, irreparablen Schäden beim Kind (intrazerebralen Verkalkungen, Hydro- oder Mikrozephalus, Erblindung) führen. Seronegative Schwangere sollten regelmäßig auf eine mögliche Infektion untersucht werden.

Wirkstoffe gegen *Toxoplasma gondii* sind **Spiramycin** (▸ Kap. 30.1.3.3), **Pyrimethamin** kombiniert mit **Sulfadiazin** (▸ Kap. 30.1.4.2) sowie **Clindamycin** (▸ Kap. 30.1.3.3) und **Atovaquon** (▸ Kap. 30.5.1.1).

Pränatale Toxoplasmose. Zur Behandlung der pränatalen Toxoplasmose wird bis zur 16. Schwangerschaftswoche das Makrolid-Antibiotikum **Spiramycin**, danach die Kombination mit den Folsäureantagonisten **Pyrimethamin** und **Sulfadiazin** bei gleichzeitiger Gabe von Folsäure (zur Vermeidung schwerer Knochenmarksschäden) gegeben. Blutbild und Leberwerte müssen engmaschig kontrolliert werden. Auch **Neugeborene** werden mit Pyrimethamin/Sulfadiazin bei gleichzeitiger Gabe von Folsäure behandelt, die Behandlungsdauer richtet sich nach der Schwere der Erkrankung.

Die okuläre Toxoplasmose kann außerdem mit Clindamycin, die zerebrale Toxoplasmose immunsupprimierter Patienten mit Atovaquon behandelt werden.

30.5.4 Trichomoniasis

Infektionen mit *Trichomonas vaginalis* (Geißeltierchen) werden durch Sexualkontakte übertragen. Sie führen bei der Frau zu Vaginitis, Vulvitis und Urethritis bei gleichzeitigem Fluor vaginalis. Beim Mann verläuft die Infektion oft symptomlos. Zur Behandlung von *Trichomonas*-Infektionen ist **Metronidazol** (z. B. Arilin®, 2 g täglich über 3 Tage) geeignet. Grundsätzlich ist eine Behandlung des Partners mit durchzuführen. In der Schwangerschaft ist Metronidazol kontraindiziert. Bei Schwangeren empfiehlt sich eine Lokaltherapie mit **Clotrimazol** oder **Natamycin** bzw. die orale Gabe von **Amoxicillin**.

30.6 Anthelminthika (Wurmmittel)

Würmer (Helminthen) sind mehrzellige Organismen mit ausdifferenzierten Organen und einem Nervensystem. Im Rahmen ihrer sexuellen Vermehrung entstehen Eier und Larven, die den Körper des Wirts verlassen (z. B. über Ausscheidung mit dem Stuhl). Die humanpathogenen Würmer lassen sich in **Zestoden** (Bandwürmer, z. B. Rinder-, Schweine-, Fisch-, Fuchs- und Hundebandwurm), **Nematoden** (Fadenwürmer, z. B. Spul- und Madenwurm, Hakenwurm, Trichine) und **Trematoden** (Saugwürmer, z. B. Darmpärchenegel) einteilen. Mehr als 1 Milliarde Menschen sind von Wurminfektionen betroffen. In Mitteleuropa dominieren intestinale Infektionen mit Spul- und Madenwürmern und Bandwürmern.

Anthelminthika sind Wirkstoffe, die den menschlichen und tierischen Organismus vom Wurmbefall befreien. Sie greifen entweder in den Stoffwechsel (→ Energieverlust der Parasiten: Albendazol, Mebendazol, Niclosamid, Pyrvinium) oder in neuromuskuläre Übertragungsmechanismen (→ Lähmung der Parasiten: Praziquantel, Pyrantel) ein.

Albendazol und **Mebendazol** sowie **Praziquantel** sind oral bioverfügbar und somit auch bei systemischem Wurmbefall wirksam, während **Niclosamid**, **Pyrantel** und **Pyrvinium** lokal im Darm wirken und daher nur bei intestinalem Wurmbefall eingesetzt werden können.

Indikationen und Dosierungen der Anthelminthika sind in ◘ Tab. 30.23 zusammengefasst.

Benzimidazole. Die Benzimidazol-Derivate Albendazol und Mebendazol wirken gegen die meisten humanpathogenen Fadenwürmer (Nematoden) und einige Bandwürmer (Zestoden).

Albendazol (Eskazole®) ist Mittel der Wahl der **zystischen** und **alveolären Echinokokkose** (Befall mit dem Fuchs- bzw. Hundebandwurm). Auch bei einem Trichinen- und Zwergfadenwurmbefall ist es indiziert. Albendazol wird nach oraler Gabe sehr schlecht resorbiert, fetthaltige Nahrung verbessert die Bioverfügbarkeit um das Fünffache. Die aktive Form stellt Albendazolsulfoxid dar, das infolge eines ausgeprägten First-Pass-Effekts zu einem hohen Prozentsatz entsteht. Die Halbwertszeit des aktiven Metaboliten beträgt 8 Stunden. Als Nebenwirkungen treten gastrointestinale Beschwerden, Kopfschmerzen, Schwindel, Haarausfall und Exantheme auf. Eine längere Behandlung kann zu einem Anstieg der Leberenzymwerte und zu Myelosuppression (Blutbildkontrollen!) führen. In der Schwangerschaft ist Albendazol kontraindiziert.

Mebendazol (z. B. VERMOX®) ist Mittel der Wahl bei **Peitschenwurmbefall** (weitere Indikationen ◘ Tab. 30.23). Seine Bioverfügbarkeit beträgt nach oraler Gabe nur etwa 20 %. Dementsprechend ist Mebendazol bei niedriger Dosierung hauptsächlich **lokal** im Darmlumen wirksam und eignet sich daher besonders zur Behandlung eines intestinalen Wurmbefalls. Bei extraintestinalem Parasitenbefall (z. B. bei Trichinose, Echinokokkose) sind hohe Dosierungen erforderlich, um systemische anthelminthisch wirksame Konzentrationen zu erreichen. Als Nebenwirkungen werden gelegentlich intestinale Beschwerden beobachtet. Bei schweren Leberschäden und zugleich erforderlicher hoher

Tab. 30.23 Anthelminthika

INN	Indikation	Dosierung
Albendazol	Trichinose	400 mg 2 × tgl. über 6 Tage
	Echinokokkose (Befall mit Fuchs- oder Hundebandwurm)	400 mg 2 × tgl. über 28 Tage, dann therapiefreies Intervall von 14 Tagen; 2–3 Behandlungszyklen
	Zwergfadenwurmbefall	400 mg 1 × tgl. über 3 Tage
Mebendazol	Intestinaler Wurmbefall (Spul-, Maden- und Hakenwürmer, Schweine- und Rinderbandwurm)	100–600 mg tgl. über 3 Tage, je nach Wurmart
	Trichinose	1,5 g tgl. über 14 Tage
	Zystische Echinokokkose (Befall mit Fuchsbandwurm)	Bis 4,5 g tgl. über 4–6 Wochen
	Alveoläre Echinokokkose (Befall mit Hundebandwurm)	Bis 4,5 g tgl. bis zu 2 Jahre
Niclosamid	Rinder-, Schweine-, Fisch-, Zwergbandwurmbefall	2000 mg (einmalig)
Praziquantel	Rinder- und Schweinebandwurmbefall	5–10 mg/kg KG (einmalig)
	Befall mit Südamerikanischem Fischbandwurm	10 mg/kg KG (einmalig)
	Zwergbandwurmbefall	15–25 mg/kg (einmalig)
	Befall mit Saugwürmern	40–75 mg/kg KG in 3 ED[1] im Abstand von 4 Stunden
	Neurozystizerkose (ZNS-Infektion mit Larven des Schweinebandwurms)	50 mg/kg KG tgl. in 3 ED[1] über 15 Tage
Pyrantel	Spulwurm-, Madenwurmbefall	10 mg/kg KG (Einmalgabe)
	Befall mit Amerikanischem Hakenwurm	10 mg/kg KG tgl. über 3 Tage
Pyrvinium	Madenwurmbefall	5 mg/kg KG (max. 400 mg, Einmalgabe)

[1] Einzeldosen

Dosierung sollte Mebendazol nicht gegeben werden. Außerdem ist die gleichzeitige Gabe von Metronidazol wegen des Auftretens schwerer Hautreaktionen (z. B. Stevens-Johnson-Syndrom) kontraindiziert.

Praziquantel. Praziquantel wirkt anthelminthisch gegen **Bandwürmer** (Handelspräparate Cesol®, Cysticide®) und **Saugwürmer** (Handelspräparat Biltricide®). Praziquantel ist nach oraler Gabe trotz eines ausgeprägten First-Pass-Effekts ausreichend bioverfügbar und passiert die Blut-Hirn-Schranke, die Liquorspiegel betragen etwa 10–20 % der Plasmaspiegel. Die Ausscheidung erfolgt in Form hydroxylierter Metaboliten (Beteiligung von CYP-Enzymen) vorwiegend renal mit einer Halbwertszeit von 1–2,5 Stunden. Als Nebenwirkungen können vorübergehend Kopfschmerzen, Schläfrigkeit, gastrointestinale Beschwerden und Urtikaria auftreten. CYP-Induktoren wie Phenytoin und Carbamazepin, die bei der Neurozystizerkose häufig zur Krampfhemmung eingesetzt werden, beschleunigen die metabolische Inaktivierung von Praziquantel mit dem Risiko des Therapieversagens.

Niclosamid. Niclosamid (Yomesan®), das im Darm nicht resorbiert wird, tötet dort Bandwürmer zuverlässig ab. Die Bandwurmgliederketten gehen im Ganzen oder auch in einzelnen kleineren Teilen mit den Stuhlentleerungen ab. Weil die Bandwurmeier nicht abgetötet werden, muss bei Befall mit dem Schweinebandwurm zur **Vermeidung einer Zystizerkose** (Gewebeinfektion mit Larven des Schweinebandwurms) 2 Stunden nach der Niclosamid-Applikation ein hochdosiertes salinisches Abführmittel (z. B. Glaubersalz) gegeben werden, damit auch die unteren, reife Eier enthaltenden Glieder des Parasiten möglichst schnell ausgeschwemmt werden. Als Nebenwirkungen treten gelegentlich Magen-Darm-Beschwerden auf.

Pyrantel. Pyrantelembonat (Helmex®) ist ein Standardmittel bei Befall mit **Fadenwürmern** (z. B. dem Spul-, Maden-, Haken- und Todeswurm). Aus dem Magen-Darm-Trakt wird es nur geringfügig resorbiert. Als Nebenwirkungen können häufig gastrointestinale Störungen, Kopfschmerzen, Schwindel und Transaminasenerhöhungen auftreten. Bei Leberschäden ist Pyrantel kontraindiziert.

Pyrvinium. Pyrviniumhemiembonat (z. B. Pyrcon®), ein Cyaninfarbstoff, ist ein ebenfalls gut verträgliches und hochwirksames Mittel gegen **Madenwürmer**. Es wird nicht resorbiert, sondern nahezu vollständig mit den Fäzes, die es rot färbt, ausgeschieden. Die Einmalgabe von 5 mg/kg KG sollte nach 2–4 Wochen wiederholt werden. Häufig müssen auch enge Kontaktpersonen mitbehandelt werden. Bei Leberschäden, entzündlichen Darmerkrankungen und Niereninsuffizienz ist Pyrvinium kontraindiziert.

Sonstige in Deutschland nicht zugelassene Anthelminthika. Diethylcarbamazin (DEC; Hetrazan®, USA) wird vor allem bei einem Befall mit Filarien eingesetzt. Als Nebenwirkungen kommen entzündliche Reaktionen vor, die durch absterbende Parasiten hervorgerufen werden. **Ivermectin** (Stromectol™, USA) wirkt sehr gut gegen zahlreiche Nematoden. Der Wirkungsmechanismus besteht in einer Lähmung der Parasiten infolge einer Öffnung von Chloridkanälen. Ivermectin ist zur Behandlung der Onchozerkose (Flussblindheit) und der Lymphatischen Filariose (in Kombination mit Albendazol) indiziert. **Oxamniquin** (Mansil®, Brasilien) ist bei Infektionen mit *Schistosoma mansoni* (Darmpärchenegel) wirksam.

30.7 Desinfektionsmittel und Antiseptika

Als **Desinfektionsmittel** werden antimikrobiell wirksame Substanzen bezeichnet, die zur **Infektionsprophylaxe** dienen. Hauptanwendungsgebiete im medizinischen Bereich sind die Flächen-, Instrumenten- und Händedesinfektion. Von **Antiseptika** spricht man, wenn Desinfektionsmittel auf oder im lebenden Gewebe verwendet werden (eine Ausnahme stellt der Begriff Händedesinfektion dar, man spricht nicht von Händeantiseptik). Antiseptika werden sowohl **prophylaktisch** (z. B. präoperativ) als auch **therapeutisch** (z. B. Wundantiseptik) eingesetzt.

Bei der besonders wichtigen **Händedesinfektion** wird zwischen der hygienischen und der chirurgischen Händedesinfektion unterschieden. Mit der hygienischen Händedesinfektion soll die **transiente** Hautflora (vorübergehend auf der Haut vorkommende Mikroorganismen) reduziert werden. Sie gilt als äußerst wirksame Maßnahme zur Unterbrechung von Infektionsketten in medizinischen Einrichtungen und damit zur **Prophylaxe nosokomialer Infektionen**. Mit der chirurgischen Händedesinfektion soll darüber hinaus auch die **residente** Flora (ständig auf der Hornschicht lebende Keime) des Operationspersonals reduziert werden. Eine gute Langzeitwirkung (**Remanenzwirkung**) erfordert dabei die Penetration des Desinfektionsmittels in tiefere Hornschichten, die erforderliche Einwirkzeit des Desinfektionsmittels ist daher entsprechend länger.

Wirkungsmechanismen. Zielstrukturen von Desinfektionsmitteln sind häufig mikrobielle Proteine. **Halogene** führen zur Denaturierung von Proteinen, z. B. durch Zerstörung der Struktur von Membranproteinen und Enzymen infolge deren Halogenierung. **Aldehyde** reagieren mit Amino- oder Säureamidgruppen mikrobieller Proteine und wirken damit ebenfalls eiweißdenaturierend. Die dadurch bedingten Störungen der Membranpermeabilität führen zum Zelltod von Mikroorganismen. Da Aldehyde jedoch generell auf diese Weise mit Proteinen reagieren, erleiden sie durch Serum, Eiter u. a. einen Wirkungsverlust (**Eiweißfehler**). **Alkohole** und **Phenole** schädigen Membranproteine, **Detergenzien** infolge ihrer Oberflächenaktivität auch die geordnete Struktur der Membranlipide. Organische und anorganische **Oxidationsmittel** oxidieren Mercaptogruppen zu Disulfiden. Durch Substanzen mit besonders hohem Oxidationspotenzial werden auch Nucleinsäuren angegriffen. Auch **Säuren** und **Basen** wirken antimikrobiell. Sie führen pH-abhängig zur Hydrolyse von Säureamiden und Phosphorsäureestern, Nucleinsäuren werden in ihre Bausteine gespalten. Bereits im schwach sauren Milieu bewirken Säuren ferner eine Eiweißdenaturierung.

Resistenzen sind selten, können aber auftreten. So sind z. B *Proteus-mirabilis*-Stämme gegen Chlorhexidin, Streptokokken gegen quartäre Ammoniumverbindungen und Chlorhexidin sowie verschiedene *Pseudomonas-aeruginosa*-Spezies gegen Formaldehyd resistent. Die Resistenzquote von Viren, Pilzen und Protozoen gegen Desinfektionsmittel ist insgesamt gering.

30.7.1 Halogene

Chlor (Cl_2) wird zur Trinkwasserentkeimung eingesetzt. Die bei der Reaktion mit Wasser entstehende hypochlorige Säure (HClO) trägt wesentlich zur mikrobiziden Wirkung bei, da sie einerseits selbst bakterizid wirkt und andererseits langsam atomaren Sauerstoff abgibt. **Hypochlorite**, die Salze der hypochlorigen Säure (z. B. NaOCl), haben Bedeutung als billige und gut wirksame Flächendesinfektionsmittel (sie sind z. B. gegen *Clostridium difficile* sporozid wirksam). **Tosylchloramid** (Chloramin T; z. B. Clorina®) setzt hypochlorige Säure bzw. Chlor langsamer frei als Hypochlorite und greift demzufolge infizierte Gewebe und die unversehrte Haut weniger stark an. Es dient außer zur Flächen- und Händedesinfektion (0,25–0,5%ig) zur Wundreinigung (2%ig) sowie zu Mund-, Blasen- und Vaginalspülungen (0,05–0,25%ig).

Iod (I_2) **und Iod-Komplexe** gehören noch immer zu den wichtigsten Desinfektionsmitteln, da sie schnell und zuverlässig wirken, bakterizide, sporozide, fungizide und viruzide Eigenschaften haben und auch Protozoen abtöten. In alkoholischer Lösung (**Iodtinktur**, Iodgehalt bis zu 10 %) kann Iod zur Desinfektion kleinerer Wunden und vor chirurgischen Eingriffen zur Desinfektion des Operationsfeldes eingesetzt werden. Komplexe von Iod mit amphiphilen Polymeren (**Iodophore**), insbesondere mit Polyvinylpyrrolidon (Povidon-Iod; z. B. Betaisodona®: 10 g Povidon-Iod/100 ml), werden zur Haut-, Schleimhaut- und Instrumentendesinfektion verwendet. Die Sofort- und Remanenzwirkung der Iodkomplexe ist wegen der niedrigeren Konzentration an freiem Iod geringer als bei den alkoholischen Iod-Lösungen. Die Verträglichkeit ist im Allgemeinen gut, allerdings kann es zu lokalen Reizungen kommen. Insbesondere bei Anwendung an Schleimhäuten oder auf größeren Wundflächen besteht infolge von Resorption die Gefahr systemischer Nebenwirkungen (z. B. Nierenschäden). Alle Iod-haltigen Desinfektionsmittel dürfen bei Patienten mit Hyperthyreose sowie vor oder nach einer Radioiod-Behandlung und bei Säuglingen (bei großflächigem Einsatz) nicht angewandt werden.

30.7.2 Silberverbindungen

Ionisches Silber (z. B. Biatain®) besitzt neben bakteriziden adstringierende und ätzende Eigenschaften und ist in Verbänden und Wundauflagen für exsudierende Wunden enthalten.

30.7.3 Oxidationsmittel

Molekularer Sauerstoff kann wegen seiner geringen Reaktionsfähigkeit nicht als Desinfektionsmittel genutzt werden; dagegen sind Substanzen, aus denen reaktive Sauerstoffspezies entstehen, als Desinfizienzien gebräuchlich. Sie werden zur Haut-, Flächen und Instrumentendesinfektion verwendet. **Wasserstoffperoxid** (H_2O_2) wird in 3 %iger Lösung und **Kaliumpermanganat** ($KMnO_4$) in der starken Verdünnung von 1:10 000 insbesondere zur Reinigung von Wunden und zum Ablösen von Verbänden eingesetzt. Auch **anorganische** (z. B. Peroxomonoschwefelsäure, H_2SO_5) und **organische Persäuren** sind wirksame Desinfektionsmittel, Peressigsäure und Magnesiummonoperoxyphthalat (MMPP) wirken u. a. gegen *Clostridium difficile* sporozid.

30.7.4 Alkohole und Aldehyde

Die bakterizide Wirkung aliphatischer Alkohole nimmt von Ethanol zu Propanol zu, primäre Alkohole sind wirksamer als sekundäre und tertiäre. Die bakterizide Wirkung ist an einen gewissen Wassergehalt gebunden, absolute Alkohole hemmen lediglich das Wachstum von Mikroorganismen. Der Wirkungseintritt ist sehr rasch, selbst Mykobakterien sterben innerhalb einer Minute ab. Sporen werden dagegen nicht abgetötet. Verwendet werden **Ethanol** (z. B. Sterillium® Virugard), **n-Propanol** (1-Propanol; Skinman® clear) und **Isopropanol** (2-Propanol; z. B. Aktivin® DHH). Das Hauptanwendungsgebiet der Alkohole ist die **Händedesinfektion** (Ethanol 70–80%ig, n-Propanol und Isopropanol 60–70%ig). Eingesetzt werden häufig Alkohol-Kombinationen. So enthält beispielsweise das Präparat Monorapid® Synergy als wirksame Bestandteile 57,6 % Ethanol (96%ig) und 10 % 1-Propanol, in Sterillium® ist u. a. eine Mischung aus 1- und 2-Propanol (30 % und 45 %) enthalten. Die empfohlene Einwirkzeit beträgt (mind.) 30 Sekunden für die hygienische und (mind.) 1,5 min für die chirurgische Händedesinfektion. Aromatisch substituierte, in Kombinationsdesinfektionsmitteln verwendete Alkohole sind **Benzylalkohol** und **Phenoxyethanol**.

Formaldehyd (Methanal) wirkt bakterizid und stark viruzid, bei längerer Einwirkung auch sporozid. Er dient hauptsächlich zur Raum-, Flächen- und Wäschedesinfektion. Das zur Flächen- und Wäschedesinfektion eingesetzte Lysoform® enthält 7,5 % Formaldehyd in wässriger Lösung. Akute Vergiftungen können durch Einatmen der Dämpfe bei der Raumdesinfektion auftreten. Bei chronischer Formaldehydexposition beobachtet man häufig Konjunktivitiden und Rhinopharyngitiden. Außerdem kann ein allergisches Kontaktekzem auftreten. **Glutaraldehyd** (Glutaral; z. B. Korsolex®-Endo-Desinfectant) wirkt bakterizid, viruzid und sporozid und wird zur Instrumentendesinfektion (1–2%ig) verwendet.

30.7.5 N-haltige Heterocyclen

Die **8-Hydroxychinoline** Chinolinolsulfat (z. B. Chinosol®) und Clioquinol (Linola® Sept) werden als **Hautantiseptika** eingesetzt. Die Sensibilisierungsrate ist relativ hoch.

Aus der Acridinreihe wird **Ethacridin** (Rivanol®) als Antiseptikum bei der Behandlung infizierter Wunden und Pyodermien (z. B. Impetigo contagiosa) verwendet. Salben enthalten 0,2 % der Wirksubstanz, für feuchte Verbände oder Spülungen sind 0,025–0,1 %ige Lösungen (auch für den Mundbereich, z. B. NeoChinosol®) üblich. Kontaktallergien treten relativ häufig auf.

Das Hexahydropyrimidin-Derivat **Hexetidin**, das ein breites antimikrobielles Spektrum besitzt, wird in 0,1 %iger Lösung als Mund- und Rachenantiseptikum (Hexoral®) sowie in Form von Vaginaltabletten (Vagi-Hex®) zur Prophylaxe und Therapie von Scheiden- und Vaginalinfektionen eingesetzt.

30.7.6 Phenole

Alle Phenol-Derivate sind gegen Bakterien, Pilze und behüllte Viren gut wirksam, gegen Sporen und unbehüllte Viren dagegen unwirksam. Aliphatisch substituierte Phenol-Derivate sind z. B. Thymol, Eugenol und die PHB-Ester (z. B. Methylparaben). **Thymol** wird wegen seines angenehmen Geruchs und Geschmacks bevorzugt in Mundwässern und Zahnpasten benutzt. **Eu-**

genol, der Hauptbestandteil des Nelkenöls, wird vor allem in der Zahnheilkunde eingesetzt. **p-Hydroxybenzoesäureester** (PHB-Ester) werden zur Erhöhung der Haltbarkeit pharmazeutischer Zubereitungen sowie zur Konservierung von Lebensmitteln verwendet. Es besteht das (geringe) Risiko einer Paragruppen-Allergie (Kreuzallergie zu Lokalanästhetika vom Estertyp und Sulfonamiden), die sich in Kontaktekzemen äußert.

Halogenierte (z. B. Triclosan) und **aromatisch substituierte Phenole** (z. B. o-Phenyl-phenol in Kodan® Tinktur forte) gehören zu den wirksamsten und zugleich wenig reizenden Desinfektionsmitteln der Phenolreihe. Ihr Anwendungsbereich erstreckt sich auf die Haut-, Schleimhaut- und Wundantiseptik sowie auf die Instrumenten- oder Wäschedesinfektion. Die Anwendung von Triclosan als Konservierungsmittel in Kosmetika, die in der Vergangenheit weit verbreitet war, ist heute nur noch sehr eingeschränkt erlaubt, da bei großflächiger Anwendung über längere Zeit mit systemischen Nebenwirkungen (z. B. Leberschäden) gerechnet werden muss.

30.7.7 Quartäre Ammoniumverbindungen und Biguanide

Oberflächenaktive **quartäre Ammoniumverbindungen** (QAV) bezeichnet man auch als Invertseifen, da sie im Gegensatz zu den anionenaktiven Seifen kationenaktive Kolloidelektrolyte darstellen. Zu dieser Stoffgruppe gehören **Benzalkoniumchlorid** (z. B. Laudamonium®), **Dequaliniumchlorid** (z. B. Fluomizin® zur Therapie der bakteriellen Vaginose), **Didecyldimethylammoniumchlorid** (z. B. Amosept®), **Mecetroniumetilsulfat** (z. B. Bestandteil von Sterillium®) sowie **Octenidindihydrochlorid** (z. B. Bestandteil von Octenisept®). Mykobakterien und Sporen werden nicht abgetötet und auch gegen unbehüllte Viren sind sie nur wenig wirksam. Die bakterizide Wirkung nimmt im alkalischen Bereich zu. Durch Eiweiß, Eiter und Serum werden quartäre Ammoniumverbindungen inaktiviert, mit anionenaktiven Tensiden (z. B. Seifen) sind sie unverträglich (**Seifenfehler**). Invertseifen penetrieren gut in die obere Hornschicht und wirken dort gegen die residente Hautflora. Sie werden daher als 0,05–0,2 %ige Lösungen zur Händedesinfektion eingesetzt. Ferner dienen sie als Mund- und Rachendesinfizienzien, zu Wund- und Vaginalspülungen und zur Konservierung von äußerlich anzuwendenden Arzneimitteln. **Octenidin** gehört zu den Antiseptika der ersten Wahl für akute kontaminierte und chronische Wunden.

Zu den **Biguaniden** zählen Chlorhexidin und Polyhexanid (PHMB). **Chlorhexidin** (z. B. Chlorhexamed®) besitzt starke bakterizide Eigenschaften und eine gute Haftfähigkeit an der Haut. In 0,2%iger Konzentration hat sich die rasch wirksame Substanz zur Instrumenten- und Händedesinfektion sowie zur Verhütung von Infektionen bei urologischen Eingriffen (Katheterisierung usw.) bewährt. Sie wird ferner zur vorübergehenden Keimzahlverminderung im Mundraum (0,1–0,2 %) eingesetzt. Durch organisches Material wird ihre Wirkung stark vermindert. Als Nebenwirkungen können Braunfärbungen von Zähnen und Zahnfüllungen auftreten. Auch **Polyhexanid** (PHMB; z. B. Almyrol® Lösung) hat eine breite antimikrobielle Wirkung, darüber hinaus einen sehr geringen Eiweißfehler und eine hohe Remanenz. Die antimikrobielle Wirkung tritt allerdings vergleichsweise langsam ein (nach bis zu 20 min). Es zählt zu den Mitteln der ersten Wahl für schlecht heilende chronische bzw. kritisch kolonisierte Wunden (z. B. bei Verbrennungen 2. Grades) und ist dafür in verschiedenen Zubereitungen (z. B. in Schaumstoffwundauflagen, Draco Foam PHMB) im Handel. Außerdem wird es zur Instrumentendesinfektion eingesetzt.

31 Onkologika

Etwa jeder dritte bis vierte Todesfall in den Industrieländern ist heute auf maligne (bösartige) Tumoren zurückzuführen. Krebs ist somit nach den Erkrankungen des Herz-Kreislaufsystems zur zweithäufigsten Todesursache geworden. Aufgrund der fortschreitenden Alterung der Bevölkerung nimmt die Zahl der Krebsfälle ständig zu.

Bösartige Tumorarten. Unter pathologischen Gesichtspunkten werden bösartige Tumoren (**Malignome**) eingeteilt in Tumore des Nervensystems sowie solche mesenchymalen (**Sarkome**) und epithelialen (**Karzinome**) Ursprungs. **Präkanzerosen** sind Gewebeveränderungen, aus denen sich stets (obligate Präkanzerose) oder gehäuft (fakultative Präkanzerose, Dysplasie) bösartige Tumoren entwickeln. In bestimmten Fällen lässt sich histologisch eine Geschwulstanlage noch vor Realisierung zum manifesten Tumor diagnostizieren. Bei einem solchen **Carcinoma in situ** erfolgte noch kein Durchbruch der Basalmembran, d. h. es liegt noch kein komplettes malignes Wachstum vor.

Therapiestrategien bei malignen Tumoren. Nach der Diagnose einer malignen Erkrankung muss eine Nutzen-Risiko-Relation bezüglich der zu ergreifenden Maßnahmen angestellt werden. Diese orientieren sich an der Lebenserwartung des Patienten, der Art und dem Stadium des Tumors (Typ, Volumen, Wachstumsgeschwindigkeit, Entdifferenzierungsgrad, Genetik der Zellen) sowie der Wirksamkeit und Verträglichkeit (Beeinflussung der Lebensqualität) der Therapie.

Die **Behandlungsmöglichkeiten** von malignen Tumoren umfassen die operative Entfernung, medikamentöse Therapie („Chemotherapie") und Bestrahlung, die je nach Art, Größe und Lokalisation des Tumors unterschiedliche Erfolgsaussichten haben. Bei der Therapie unterscheidet man eine **kurative Therapie**, bei der die Heilung Behandlungsziel ist, und eine **palliative Therapie**, die (lediglich) die Linderung der Beschwerden und/oder eine Verlangsamung des Krankheitsverlaufs zum Ziel hat.

Mit den zur Verfügung stehenden onkologisch wirksamen Arzneistoffen ist eine Heilung, d. h. die Abtötung aller entarteter Zellen, nur bei wenigen bösartigen Tumoren möglich, z. B. bei kindlichen embryonalen Tumoren, Lymphomen, akuten lymphatischen Leukämien, Morbus Hodgkin, Hodentumoren oder Osteosarkomen. Die Mehrzahl der soliden Tumoren, z. B. Bronchial-, Pankreas-, oder Ovarialkarzinomen, ist dagegen medikamentös nur einer palliativen Behandlung zugänglich. Vielfach steht der Heilung eine **Resistenzentwicklung der Tumorzellen** unter der Therapie oder das Auftreten schwerwiegender, dosisbegrenzender Nebenwirkungen entgegen. Dann kann nur ein Teil der Krebszellen irreversibel geschädigt bzw. klinisch lediglich eine längerfristige Remission erzielt werden, da sich die anderen Zellen anschließend wieder vermehren und so zum Rezidiv führen. Durch eine vorübergehende Tumorremission werden jedoch die Beschwerden oft geringer und die Lebensqualität und Lebensdauer können zunehmen.

Eine Möglichkeit der Wirkungssteigerung ohne einen parallelen Anstieg schwerer Toxizität besteht in der intermittierenden Verabreichung von Onkologika in **Behandlungszyklen**. Die Erholungszeit der durch die Onkologika geschädigten normalen Gewebe (z. B. Knochenmark und Darmepithel) ist meist kürzer als die der Tumorzellen, sodass sich nach einem entsprechenden Therapieintervall die normalen Gewebe im Gegensatz zu dem Tumor bereits wieder erholt haben können.

Wird bei einer Tumortherapie nicht nur medikamentös behandelt, sondern werden auch operative und/oder strahlentherapeutische Maßnahmen durchgeführt, so kann die medikamentöse Therapie als adjuvante oder neo-adjuvante Chemotherapie erfolgen. Bei der **adjuvanten Chemotherapie** werden Onkologika im Anschluss an eine Operation oder Bestrahlung zur Behandlung von Mikrometastasen und Tumorresten eingesetzt. Die **neo-adjuvante Chemotherapie** dient der Schädigung des Tumors und der Verkleinerung der Tumormasse vor der Operation bzw. der Bestrahlung.

Die Behandlung mit Onkologika erfolgt heute vielfach durch Kombination mehrerer Wirkstoffe. Die **Kombinationstherapie** (Polychemotherapie) der Tumoren hat den Vorteil, dass die Resistenzentwicklung der Tumorzellen verzögert und oft eine Wirkungssteigerung ohne Erhöhung der Toxizität erreicht wird.

Zur Behandlung maligner Tumore stehen zahlreiche Wirkstoffe mit unterschiedlichen Wirkungsmechanismen zur Verfügung, die in den nachfolgenden Kapiteln (▸Kap. 31.1 bis ▸Kap. 31.8) vorgestellt werden. Darüber hinaus werden auf dem Gebiet der Tumortherapie ständig neue Wirkstoffe entwickelt, sodass Onkologika die zurzeit am schnellsten wachsende Arzneistoffgruppe darstellen. Dies sowie die ständig wachsenden Erkenntnisse aus klinischen Studien haben auch zur Folge, dass die Therapieschemata bei malignen Tumoren besonders häufig geändert werden. Am Ende des Kapitels sind aktuelle Beispiele medikamentöser Tumorbehandlungen (Mamma-, Prostata-, Kolonkarzinom und Melanom) exemplarisch dargestellt (▸Kap. 31.9).

31.1 Zytostatika

Wirkstoffe aus der Gruppe der (klassischen) Zytostatika, deren erste Vertreter in den 1940er Jahren in die Therapie eingeführt wurden, zählen auch heute noch zu den am häufigsten angewendeten Onkologika, die bei einer Vielzahl von Tumorerkrankungen eingesetzt werden. Aufgrund ihres Wirkungsmechanismus werden sie in verschiedene Substanzgruppen (Antimetaboliten, Alkylanzien, Topoisomerasehemmstoffe, Mitosehemmstoffe und zytostatisch wirksame Antibiotika) eingeteilt. Allen diesen klassischen Zytostatika ist gemeinsam, dass sie **unspezifisch die Zellteilung blockieren** und daher insbesondere das Wachstum schnell proliferierender Zellen hemmen. Da sowohl Tumorzellen als auch gesunde Zellen betroffen sind, besitzen diese Wirkstoffe eine **geringe therapeutische Breite**.

Nebenwirkungen. Besonders starke Nebenwirkungen haben Zytostatika an Geweben mit hoher Proliferationsrate (Wechselgeweben). Als Folge dieser Schädigung kommt es zu einer **Knochenmarksuppression** (Myelosuppression) mit Leuko- und Thrombopenien sowie zu einem Abfall der Erythrozytenzahl, woraus u. a. eine Schwächung der Immunabwehr, eine erhöhte Blutungsneigung und Anämien resultieren. Ferner treten **Magen-Darm-Störungen** durch Schleimhautschäden auf. Diese äußern sich in Mukositis, Stomatitis, Erbrechen, Appetitlosigkeit, Oberbauchbeschwerden, Resorptionsstörungen und Diarrhö. **Haarausfall** ist ein weiteres häufiges Symptom. Ferner können **Funktionsstörungen der Leber, Nieren und Lungen** auftreten. Zu achten ist auch auf die er-

◘ Tab. 31.1 Antimetaboliten

INN
Folsäureantagonisten
Methotrexat, Pemetrexed
Antagonisten von Pyrimidin- und Purin-Basen
Fluorouracil, Tegafur[1], Capecitabin, Gemcitabin, Decitabin, Azacitidin, Cytarabin, Mercaptopurin, Tioguanin, Cladribin, Fludarabin, Nelarabin, Pentostatin

[1] In fixer Kombination mit Gimeracil und Oteracil

höhte **Infektionsgefahr** aufgrund der immunsuppressiven Wirkung sowie auf eine **Hyperurikämie** infolge des Zytolyse-bedingten verstärkten Anfalls von Purinkörpern. Bei der Abschätzung des Nutzen-Risiko-Verhältnisses ist außerdem zu berücksichtigen, dass nach der Behandlung mit vielen Zytostatika die Rate von **Zweitmalignomen** zunimmt.

Die genannten Nebenwirkungen sind bei klassischen Zytostatika prinzipiell ähnlich. Je nach Wirkstoff können jedoch bestimmte Nebenwirkungen besonders schwerwiegend auftreten und dosislimitierend sein.

Kontraindikationen. Wegen ihrer mutagenen, teratogenen und embryotoxischen Wirkungen sollten Zytostatika bei Schwangeren nicht eingesetzt werden, es sei denn, es liegt eine vitale Indikation vor. Weitere Kontraindikationen sind aktive Infektionen, Immundefizienz, Funktionsstörungen des hämatopoetischen Systems, Ulzera des Magen-Darm-Trakts sowie ausgeprägte Leber- und Nierenfunktionsstörungen.

31.1.1 Antimetaboliten

Antimetaboliten verdrängen natürliche Stoffwechselbausteine (Metaboliten) und führen zur Bildung funktionsuntüchtiger Makromoleküle oder sie blockieren Enzyme durch Komplexbildung. In beiden Fällen werden dadurch der Stoffwechsel und die Zellteilung gestört. Ihre Wirkung ist weitgehend unspezifisch, d. h. der Stoffwechsel aller sich schnell teilender Zellen ist in gleicher Weise betroffen.

31.1.1.1 Folsäureantagonisten

Durch geringfügige chemische Abwandlung der Folsäure wurden Folsäureantagonisten (◘ Tab. 31.1) entwickelt, die eine wesentlich höhere Affinität zur Dihydrofolsäure-Reduktase als Folsäure selbst besitzen und auf diese Weise die Übertragung von Einkohlenstoff-Fragmenten auf Nucleinsäurebausteine verhindern. Die Folge ist eine gestörte Nucleinsäuresynthese.

Methotrexat (z. B. Methotrexat Lederle) sowie dessen mittels des Enzyms Folylpolyglutamat-Synthetase gebildeten Polyglutamate, die intrazellulär zurückgehalten werden (Trapping), hemmen die Dihydrofolsäure-Reduktase bzw. die Thymidilat-Synthase. Methotrexat wird als Zytostatikum bei zahlreichen Tumorerkrankungen eingesetzt, u. a. bei akuter lymphatischer Leukämie, Non-Hodgkin-Lymphom, Mammakarzinom, Osteosarkom, malignen Trophoblastentumoren und Kopf-Hals-Tumoren.

Die Höhe der Dosierung hängt in hohem Maß von der Art des Tumors und vom Behandlungsschema ab. Üblich sind Einzeldosen von 20 mg bis 12 g/m² Körperoberfläche. Bei Dosierungen ab 100 mg/m² Körperoberfläche wird davon ausgegangen, dass zunächst die Tumorzellen und erst später andere Körperzellen durch Methotrexat beeinflusst werden und es dadurch möglich ist, durch rechtzeitige Gabe des Antidots **Calciumfolinat** (z. B. Leucovorin®) gesunde Körperzellen vor der Zerstörung zu bewahren (Rescue). Zeitpunkt der Gabe und Dosis von Calciumfolinat ist nach Messung der Methotrexatkonzentrationen im Plasma festzulegen. Bei Patienten mit Niereninsuffizienz muss die Dosis mittels Therapeutischem Drug Monitoring individuell angepasst werden, da Methotrexat überwiegend renal eliminiert wird. Die wichtigsten Nebenwirkungen von Methotrexat sind Myelosuppression und Mukositis.

In deutlich niedrigerer Dosierung (7,5–15 mg einmal wöchentlich) ist Methotrexat ferner bei **Autoimmunerkrankungen**, insbesondere bei rheumatoider Arthritis (▸ Kap. 12.2.3.1) sowie schwerer, gegen übliche Pharmaka therapieresistenter Psoriasis indiziert (z. B. Lantarel®).

Pemetrexed (ALIMTA®) ist ein weiterer Folsäureantagonist, der sowohl die Thymidilat-Synthase als auch die Dihydrofolat-Reduktase und die Glycinamidribonucleotidformyl-Transferase blockiert und damit die folatabhängige Biosynthese von Thymidin und Purinnucleotiden hemmt. Pemetrexed wird durch Transportsysteme in die Zelle aufgenommen und in der Zelle wie Methotrexat durch das Enzym Folylpolyglutamat-Synthase in Polyglutamate überführt. Pemetrexed ist zugelassen für die First-line-Therapie bei Patienten mit nicht-kleinzelligem Bronchialkarzinom und in Kombination mit Cisplatin für die Primärtherapie des Pleuramesothelioms (Einzeldosis 500 mg/m^2 Körperoberfläche i. v.). Häufige Nebenwirkungen sind Myelosuppression, Mukositis und sensorische Neuropathie.

31.1.1.2 Antagonisten von Pyrimidin- und Purin-Basen

Pyrimidin-Analoga. Fluorouracil (5-Fluorouracil, 5-FU; z. B. 5 FU-cell®) blockiert nach Umwandlung in 5-Fluordesoxyuridin-triphosphat und 5-Fluordesoxyuridin-monophosphat zusammen mit Folinsäure die Thymidilat-Synthase und damit die Methylierung von Desoxyuridylsäure zu Thymidylsäure. Die Folge ist eine Hemmung der DNA-Synthese. Daneben wird 5-Fluordesoxyuridin-monophosphat als falscher Baustein in die RNA eingebaut. 5-FU wird u. a. bei kolorektalen, hepatozellulären, Ösophagus-, Magen-, Pankreas- und Mammakarzinomen angewandt.

Neben der systemischen Gabe (z. B. 750–1000 mg/m^2 i. v. an den Tagen 1–5 alle 4 Wochen) kann 5-FU auch intraarteriell zur lokalen Therapie appliziert werden, z. B. bei Lebertumoren. Außerdem wird es topisch bei aktinischen Keratosen, M. Bowen und nicht operablen Hauttumoren (Efudix®) sowie in Kombination mit Salicylsäure bei Warzen (Verrumal®) eingesetzt (▸ Kap. 18.6.3.1). Wichtigste Nebenwirkungen bei systemischer Anwendung sind eine dosislimitierende Myelosuppression und gastrointestinale Symptome. Da der Abbau von 5-FU durch Dihydropyrimidin-Dehydrogenase (DPD) erfolgt und bei diesem Enzym genetische Varianten existieren, kann es nach Verabreichung von Standarddosen in Einzelfällen zu starken toxischen Wirkungen kommen.

Tegafur, eine Vorstufe von 5-Fluorouracil, wird als fixe Kombination mit Gimeracil und Oteracil (Teysuno®) bei fortgeschrittenem Magenkrebs zusammen mit Cisplatin eingesetzt. Nach Bioaktivierung zu 5-FU mittels CYP2A6 wird der von der Dihydropyrimidin-Dehydrogenase katalysierte 5-FU-Abbau durch Gimeracil reversibel blockiert. Als Folge dieser kompetitiven Hemmung steigt die 5-FU-Plasmakonzentration. Oteracil ist ein Orotatphosphoribosyltransferase-Hemmer, der die Aktivität von 5-FU in der normalen Magen-Darm-Mukosa reduzieren soll. Die Standard-Behandlungszyklus besteht aus der Gabe von zweimal täglich 25 mg Tegafur/m^2 Körperoberfläche für 21 Tage, gefolgt von einer 7-tägigen Pause. Die Nebenwirkungen sind qualitativ denen von 5-FU vergleichbar, treten jedoch seltener auf. Wie bei 5-FU besteht ein erhöhtes Toxizitätsrisiko bei Patienten mit einem genetisch bedingten DPD-Mangel.

Capecitabin (Xeloda®), ebenfalls ein Prodrug von 5-Fluorouracil, wird nach enzymatischer Abspaltung der Seitenkette in der Leber durch die im Tumor vermehrt vorkommende Thymidin-Phosphorylase in die Wirkform überführt. Zugelassen ist Capecitabin bei Kolorektal-, Kolon-, Magen- und Mammakarzinom. Die Standarddosierung beträgt bei Monotherapie 1250 mg/m^2 Körperoberfläche p. o. zweimal täglich über 14 Tage, gefolgt von einer 7-tägigen Therapiepause. Die am häufigsten berichteten und/oder klinisch relevanten Nebenwirkungen sind gastrointestinale Störungen, Hand-Fuß-Syndrom, Abgeschlagenheit, Asthenie, Anorexie, Kardiotoxizität, erhöhte Nierenfehlfunktion und Thrombose/Embolie.

Gemcitabin (Difluor-Cytarabin; z. B. Gemzar®) wird intrazellulär in die aktiven Di- und Triphosphate überführt. Als Diphosphat hemmt es die Umwandlung von Cytidindiphosphat in

Desoxycytidindiphosphat und damit den Einbau von Desoxycytidinphosphat in die DNA. Außerdem wird die RNA-Synthese durch Gemcitabintriphosphat inhibiert. Gemcitabin ist indiziert bei Blasen-, Bronchial-, Pankreas-, Mamma- und Ovarialkarzinomen. Die Substanz wird in einer Standarddosierung von 1000 mg/m² Körperoberfläche einmal wöchentlich über 30 Minuten infundiert. Sehr häufig treten gastrointestinale Störungen, erhöhte Leberenzyme, Proteinurie, Hämaturie, Atemnot und allergische Hautausschläge auf.

Decitabin (Dacogen®) ist ein Cytidin-Desoxynucleosid-Analogon, das die DNA-Methyltransferase hemmt. Da die Methylierung von Cytosinbasen in Genabschnitten häufig zur Folge hat, dass die betroffenen Gene nicht mehr abgelesen werden, kann eine durch Decitabin bewirkte Hypomethylierung von Genpromotoren zur Reaktivierung von Tumorsuppressor-Genen und Apoptose von Tumorzellen führen. Decitabin ist zugelassen bei akuter myeloischer Leukämie, falls eine Standard-Induktionstherapie nicht in Frage kommt. Während eines Behandlungszyklus werden üblicherweise 20 mg/m² Körperoberfläche einmal täglich an 5 aufeinanderfolgenden Tagen verabreicht. Die häufigsten Nebenwirkungen sind Pyrexie, Anämie und Thrombozytopenie.

Azacitidin (5-Azacytidin, Vidaza®) ist ein Pyrimidin-Analogon, dessen Einbau in die DNA ebenfalls zu einer Hemmung von DNA-Methyltransferasen führt. Zugelassen ist Azacitidin zur Therapie des myelodysplastischen Syndroms sowie bei chronischen und akuten myeloischen Leukämien, wenn bei den betroffenen Patienten keine Knochenmarktransplantation durchgeführt werden kann. Die Standarddosierung beträgt 75 mg/m² Körperoberfläche einmal täglich s.c. während einer Woche, daran schließt sich eine Pause von drei Wochen an. Als Nebenwirkungen treten häufig hämatologische Reaktionen (v.a. Thrombozytopenie, Neutropenie und Leukopenie), gastrointestinale Störungen sowie Reaktionen an der Injektionsstelle auf.

Cytarabin (Cytosin-arabinosid; z.B. Alexan®), ein Strukturanalgon von Cytidin, wird in phosphorylierter Form in die DNA eingebaut und stört so deren weitere Replikation. Ferner hemmt es (als Triphosphat) die DNA-Polymerase. Cytarabin wird bei akuten lymphatischen und myeloischen Leukämien, Blastenschub der chronisch-myeloischen Leukämie, Non-Hodgkin-Lymphom sowie intrathekal bei leukämischer ZNS-Infiltration eingesetzt. Die Dosierung richtet sich nach dem Leukämietyp und dem Therapiestadium (z.B. 100–200 mg/m² Körperoberfläche täglich als Dauerinfusion über 5–7 Tage im Rahmen der Induktionstherapie). Als Nebenwirkungen kommen neben sehr häufigen gastrointestinalen Störungen u.a. Pneumonie, Anorexie, Thrombophlebitiden und Verwirrtheitszustände vor.

Purin-Analoga. Mercaptopurin (6-Mercaptopurin; z.B. Puri-Nethol®) wirkt als kompetitiver Hemmstoff der Purinbiosynthese nach Umwandlung in die intrazelluläre Wirkform 6-Mercaptopurin-ribonucleotid. Durch die Hemmung verschiedener Enzyme, u.a. der Adenylosuccinat-Synthetase und der Phosphoribosylpyrophosphatamido-Transferase, werden die DNA- und RNA-Synthese unterdrückt. Mercaptopurin wird ferner zu etwa 30 % in Form falscher Nucleotide in die DNA eingebaut.

Die Bioverfügbarkeit von Mercaptopurin schwankt zwischen 5 und 37 %, da die Substanz mittels Thiopurinmethyl-Transferase methyliert und damit inaktiviert wird und bei diesem Enzym ein genetischer Polymorphismus existiert: Bis zu 10 % der Patienten weisen eine deutlich reduzierte Enzymaktivität auf, die bei Gabe von Standarddosen (100 mg/m² Körperoberfläche/Tag) zu erheblicher Toxizität führen kann. Vor Beginn einer Therapie ist daher der Phänotyp des Patienten zu bestimmen.

Eine wichtige Indikation sind akute lymphatische Leukämien. Sehr häufige Nebenwirkungen betreffen Knochenmarksdepression mit Leukozytopenie und Thrombozytopenie. Durch Hemmung der Xanthinoxidase beeinträchtigt Allopurinol, das häufig zur Behandlung der im

Rahmen einer Zytostatikatherapie auftretenden sekundären Hyperurikämie eingesetzt wird, den Abbau von Mercaptopurin und erhöht dessen Toxizität. Daher muss bei gleichzeitiger Gabe der beiden Substanzen eine Dosisreduktion von Mercaptopurin vorgenommen werden.

Tioguanin (6-Thioguanin; Thioguanin-Aspen®) wird zur aktiven Ribonucleotidform bioaktiviert und besitzt als solche ähnliche Wirkungen wie Mercaptopurin. Indikationen sind akute Leukämien und chronisch myeloische Leukämie. Die Standard-Dosierung beträgt 80 mg/m² Körperoberfläche/Tag. Als Nebenwirkungen treten besonders häufig Knochenmarksdepression und gastrointestinale Störungen auf.

Cladribin (z. B. LITAK®) ist eine die DNA-Polymerase hemmende Analog-Substanz von Desoxyadenosin mit hoher Spezifität für lymphoide Zellen. Sie ist in einer Dosierung von 0,09 mg/kg/Tag i. v. für 7 Tage bei Haarzellleukämie indiziert. Die häufigsten Nebenwirkungen umfassen Knochenmarksdepression (insbesondere Neutropenie, Thrombozytopenie und Anämie) sowie Immunsuppression mit Infektionen und Fieber.

Fludarabin (z. B. Fludara®), ein Hemmstoff der DNA-Polymerase bzw. Ribonucleotid-Reduktase, ist bei chronisch lymphatischen Leukämien indiziert. Die Substanz wird in einer Tagesdosis von 25 mg/m² Körperoberfläche i. v. während 5 Tagen verwendet. Sehr häufig treten Myelosuppression und gastrointestinale Störungen auf.

Nelarabin (Atriance®) wird in der Zelle durch Adenosin-Desaminase, die insbesondere in T-Zellen mit hoher Aktivität vorliegt, zu Guanosin-Arabinosid demethyliert und dann durch Kinasen stufenweise zum aktiven Triphosphat umgewandelt. Der Einbau dieser falschen Nucleotidbausteine führt zu einer Hemmung der DNA-Synthese. Indiziert ist Nelarabin bei akuter lymphoblastischer T-Zell-Leukämie sowie lymphoblastischem T-Zell-Lymphom, die auf mindestens zwei vorausgegangene andere Therapien nicht oder nur unzureichend angesprochen haben. Die Substanz wird bei Erwachsenen an 3 Tagen innerhalb eines Behandlungszeitraums von 3 Wochen i. v. in einer Dosierung von jeweils 1 500 mg/m² Körperoberfläche infundiert. Die dosislimitierende Nebenwirkung von Nelarabin ist eine Neurotoxizität mit ausgeprägter Somnolenz, Konvulsionen und peripheren Neuropathien.

Pentostatin (NIPENT®), ein Analogon von Hypoxanthin, hemmt die Adenosin-Desaminase. Dadurch kommt es zur Anreicherung von Desoxy-Adenosintriphosphat (dATP), das seinerseits die DNA-Synthese durch Wechselwirkung mit der Ribonucleotid-Reduktase blockiert. Indiziert ist Pentostatin bei Haarzell-Leukämien. Die Substanz wird üblicherweise im Abstand von 2 Wochen in einer Dosierung von 4 mg/m² Körperoberfläche verabreicht. Als Nebenwirkung ist neben gastrointestinalen Störungen und einer Myelosuppression eine besonders stark ausgeprägte Unterdrückung von CD_4-positiven Lymphozyten zu nennen.

31.1.2 Alkylanzien

Unter diesem Begriff werden reaktionsfähige, meist bifunktionelle Zytostatika (▫ Tab. 31.2) zusammengefasst, deren Wirkung vor allem auf der Alkylierung von Nucleinsäuren beruht. Nach Aktivierung zu Carbokationen reagieren diese Stoffe außer mit Proteinen u. a. mit Guanin der Desoxyribonucleinsäuren und führen zu multiplen DNA-Veränderungen (Vernetzung von DNA-Strängen = **Cross-link-Bildung**, abnormer Basenpaarung, Spaltung von DNA-Ketten u. a.). Dadurch wird die Nucleinsäure-Reduplikation und damit die Zellteilung beeinträchtigt.

31.1.2.1 Stickstofflost-Derivate

Lost (Dichlordiethylsulfid) wurde im ersten Weltkrieg als Kampfstoff eingesetzt. Bei der Autopsie der Gefallenen stellte man neben schweren Reizungen der Haut und des Respirationstrakts eine Schädigung aller stark proliferierender Gewebe, besonders des Knochenmarks und der lymphatischen Organe, fest. Aufgrund dieses Befundes wurde Lost als Chemotherapeutikum in Betracht gezogen. Da es sich jedoch als zu toxisch und schwer handhabbar

▫ Tab. 31.2 Alkylanzien

INN
Stickstofflost-Derivate
Cyclophosphamid, Ifosfamid, Trofosfamid, Melphalan, Chlorambucil, Bendamustin
N-Nitrosoharnstoff-Derivate
Carmustin, Lomustin
Platin-Komplexe
Cisplatin, Carboplatin, Oxaliplatin
Sonstige Alkylanzien
Mitomycin, Procarbazin, Dacarbazin, Temozolomid, Trabectedin, Busulfan, Treosulfan, Thiotepa

erwies, wurden in der Folgezeit Derivate der Analogsubstanz **Stickstofflost** entwickelt, die eine geringere Toxizität als Lost besitzen und therapeutisch anwendbar sind.

Ein klassisches Stickstofflost-Derivat ist **Cyclophosphamid** (z. B. Endoxan®), das als Prodrug erst im Organismus in die eigentliche Wirkform umgewandelt wird und gut oral applizierbar ist. Überwiegend in der Leber erfolgt mittels CYP2B6 die Aktivierung zu 4-Hydroxy-Cyclophosphamid, das unter Abspaltung von Acrolein in weitere aktive (alkylierende) sowie inaktive Metaboliten überführt wird. Die Bioaktivierung geht mit einer Autoinduktion von CYP2B6 einher, d. h. nach mehrfacher Gabe von Cyclophosphamid wird ein höherer Anteil der Dosis in die Wirkform überführt.

Cyclophosphamid wird bei zahlreichen Tumorformen angewendet, insbesondere bei soliden Tumoren und hämatologischen Neoplasien. Es besitzt zusätzlich immunsuppressive Wirkungen und wird daher auch zur Behandlung von bedrohlich verlaufenden Autoimmunkrankheiten (z. B. progredienten Formen von Lupus Nephritis und Wegener-Granulomatose) sowie zur Immunsuppressionstherapie bei Organtransplantationen eingesetzt. Dosierung und Dosierungsintervalle variieren je nach Protokoll erheblich.

Zu den sehr häufigen Nebenwirkungen zählen Immunsuppression, Myelosuppression und Alopezie. Darüber hinaus kann das bei der Metabolisierung von Cyclophosphamid gebildete Acrolein urotoxische Nebenwirkungen (hämorrhagische Zystitis, Induktion von Blasenkarzinomen) hervorrufen. Zu deren Vermeidung kann **Mesna** (Natrium-2-mercaptoethansulfonat; z. B. Uromitexan®) eingesetzt werden, das mit Acrolein ein nicht toxisches, renal ausscheidbares Additionsprodukt bildet. Mesna verringert außerdem den Abbau von 4-Hydroxy-Cyclophosphamid im Urin. Als Nebenwirkung von Mesna besteht u. a. die Gefahr allergischer Reaktionen vom Spättyp.

Das Cyclophosphamid-Isomer **Ifosfamid** (z. B. Holoxan®) wird in analoger Weise unter Bildung von Acrolein bioaktiviert. Es ist zur Behandlung verschiedener solider und hämatologischer Tumoren zugelassen. Die übliche Dosierung beträgt 1,2–2,4 g/m^2 Körperoberfläche i. v. an 5 aufeinander folgenden Tagen. Im Vergleich zu Cyclophosphamid tritt häufiger eine ZNS-Toxizität (Psychose, Enzephalopathie u. a.) auf, die auf einer vermehrten Seitenkettenoxidation (CYP3A4-abhängigen Bildung von Chloracetaldehyd) beruht.

Trofosfamid (Ixoten®), ebenfalls ein Prodrug, unterliegt einem komplexen Stoffwechsel durch CYP3A4. Dabei entstehen zunächst sowohl Ifosfamid als auch in geringerem Ausmaß Cyclophosphamid, die anschließend auf den beschriebenen Wegen bioaktiviert werden. Die Substanz ist zur Therapie von Non-Hodgkin-Lymphomen nach Versagen der Standardtherapie zugelassen. Dabei werden täglich 150 mg Trofosfamid p. o. empfohlen. Häufige Nebenwirkungen sind Leukopenie, gastrointestinale Störungen und Alopezie.

Melphalan (Alkeran®), ein Phenylalaninderivat von Stickstofflost, wird über Aminosäuretransporter in die Zellen aufgenommen. Es wird zur Therapie des Multiplen Myeloms und des fortgeschrittenen Ovarialkarzinoms nach Versagen der Standardtherapie angewandt. Die übliche Dosierung beträgt 0,2–0,25 mg/kg Körpergewicht/Tag p. o. über 4–5 Tage peroral alle 4–8 Wochen. Bei intravenöser Anwendung ist die Dosierung je nach Protokoll verschieden. Als Nebenwirkungen werden häufig gastrointestinale Beschwerden (bei hoher Dosierung dosislimitierend), Myelodepression, Alopezie und Einschränkungen der Ovarialfunktion beschrieben.

Chlorambucil (Leukeran®) bewirkt zusätzlich zur Hemmung der DNA-Replikation eine zytosolische Anreicherung von p53 und Aktivierung des Apoptose-Aktivators Bax, wodurch Apoptose induziert wird. Anwendungsgebiete sind chronisch lymphatische Leukämien, niedrig maligne Non-Hodgkin-Lymphome sowie Waldenström-Makroglobulinämie. Chlorambucil wird üblicherweise als Einmaldosis alle 14 Tage gegeben. Die anfängliche Dosierung als Monotherapeutikum beträgt 0,4 mg/kg Körpergewicht, ab dem 2. Behandlungskurs wird stufenweise um 0,1 mg/kg Körpergewicht bis zum Wirkungseintritt oder zum Auftreten toxischer Wirkungen gesteigert. Zu den häufigen Nebenwirkungen zählen Myelosuppression, gastrointestinale Störungen sowie Krampfanfälle.

Bendamustin (Levact®) zeigt in vitro eine relativ geringe Kreuzresistenz mit anderen Alkylanzien oder Anthrazyklinen. Dies soll auf einer vergleichsweise länger andauernden DNA-Interaktion beruhen, was jedoch nicht eindeutig geklärt ist. Bendamustin wird angewandt bei chronischer lymphatischer Leukämie, Non-Hodgkin-Lymphomen und multiplem Myelom. Ein typisches Behandlungsregime besteht in der Gabe von 100–150 mg/m^2 Körperoberfläche an den Tagen 1 und 2 alle 4 Wochen. Die häufigsten Nebenwirkungen sind Myelosuppression, allergische Reaktionen, Fieber und gastrointestinale Symptome.

31.1.2.2 N-Nitrosoharnstoff-Derivate

Weitere Alkylanzien sind die N-Nitrosoharnstoff-Derivate **Carmustin** (BCNU; z. B. CARMUBRIS®) und **Lomustin** (CCNU; Cecenu®), die eine strukturelle Ähnlichkeit mit den Stickstofflost-Derivaten aufweisen. Abbauprodukte der Nitrosoharnstoffe hemmen darüber hinaus die DNA-Polymerase und damit auch die Reparatur von DNA-Schäden, wobei die molekularen Mechanismen der Beeinflussung des Zellwachstums nicht vollständig geklärt sind und sich bei den verschiedenen Substanzen unterscheiden.

Infolge ihrer Lipophilie zeichnen sich die Nitrosoharnstoff-Derivate durch gute Penetration ins ZNS aus. Daher werden diese Verbindungen bei Hirntumoren und Hirnmetastasen anderer Tumoren eingesetzt. Weitere Indikationen sind Morbus Hodgkin sowie Tumorerkrankungen der Haut und der Lunge. Die Richtdosen betragen für Carmustin 200 mg/m^2 Körperoberfläche i. v. und für Lomustin 70–100 mg/m^2 p. o. alle 6 Wochen. Schwere Nebenwirkungen, insbesondere die Schädigung des Knochenmarks, begrenzen jedoch den Einsatz dieser Zytostatika. Unter der Behandlung mit Carmustin wurden neben den für Zytostatika üblichen unerwünschten Wirkungen pulmonale Infiltrate beobachtet.

31.1.2.3 Platin-Komplexe

Zu den Alkylanzien im weiteren Sinn gehören die Platin-Derivate **Cisplatin** (Generika), **Carboplatin** (z. B. Carbomedac®) und **Oxaliplatin** (z. B. Riboxatin®). Es handelt sich dabei um planare Komplexe mit zweiwertigem Platin als Zentralatom, wobei Carboplatin und Oxaliplatin im Vergleichzu Cisplatin stabiler sind. Die eigentliche Wirkform der Platinverbindungen ist ein elektrophiler Aquo-Komplex, der vor allem intrazellulär entsteht. Er bewirkt Vernetzungen von DNA-Strängen und hemmt auf diese Weise die Zellteilung. Infolge der höheren Stabilität tritt die Wirkung von Carboplatin und Oxaliplatin langsamer ein und hält länger an als bei Cisplatin.

Indikationen von Cisplatin sind Hoden-, Ovarial-, Zervix-, Endometrium-, Bronchial-, Ösophagus- und Harnblasenkarzinome, ferner Karzinome im Kopf- und Halsbereich sowie Ostesarkome. Carboplatin wird beim Ovarial- und Bronchialkarzinom sowie bei Karzinomen im Kopf- und Halsbereich angewendet. Oxaliplatin ist zur Therapie des Kolon- und kolorektalen

Karzinoms in Kombination mit Fluorouracil und Folinsäure zugelassen.

Übliche Dosierungen betragen für Cisplatin 50–120 mg/m^2, für Carboplatin 400 mg/m^2 und für Oxaliplatin 85 mg/m^2 Körperoberfläche als einmalige i. v. Infusion. Entsprechend dem klinischen Verlauf wird die Behandlung nach etwa 3–4 Wochen wiederholt.

Zusätzlich zu den beschriebenen typischen Nebenwirkungen einer Zytostatika-Therapie können bei Anwendung von Cisplatin eine schwere Nierenschädigung mit z. T. irreversiblem Nierenversagen sowie ein (Hochton-)Hörschaden auftreten. Durch ausreichende Hydratation mit physiologischer Kochsalzlösung unter Zusatz von Glucose kann die Nephro- und Ototoxizität herabgesetzt werden. Ferner kann **Amifostin** (Ethyol®) eingesetzt werden. Dieses ist ein Prodrug, das durch alkalische Phosphatasen in gesunden Zellen zum aktiven Thiol-Metaboliten dephosphoryliert wird, der gesundes Gewebe gegen die Wirkungen von Strahlen, Alkylanzien und Platin-Derivate schützt. Eine Vorbehandlung mit Amifostin (910 mg/m^2 Körperoberfläche) reduziert die Nierenschädigung von Cisplatin. Die häufigsten Nebenwirkungen von Amifostin sind Übelkeit, Erbrechen, Hitzegefühl und Blutdruckabfall.

Carboplatin besitzt eine geringere Nephro- und Ototoxizität, jedoch eine höhere Myelotoxizität als Cisplatin.

Oxaliplatin weist eine relativ hohe Neurotoxizität auf, die sich als periphere sensorische Neuropathie äußert. Der Schweregrad dieser Nebenwirkung ist mit genetischen Varianten der Glutathion-S-Transferasen assoziiert, die Oxaliplatin verstoffwechseln.

31.1.2.4 Sonstige Alkylanzien

Mitomycin (Mitomycin C; z. B. AMECYTINE®) wird aus Kulturen von *Streptomyces caespitosus* isoliert. Es handelt sich um ein Prodrug, das nach Metabolisierung als bifunktionelles Alkylans zu einer Quervernetzung von DNA-Strängen führt. Mitomycin wird in der palliativen Tumortherapie bei kolorektalen, Leber-, Magen-, Mamma-, Ösophagus-, Zervix-, Bronchial-, Pankreas- und Harnblasenkarzinom sowie bei Kopf-Hals-Tumoren eingesetzt. Eine typische Dosierung beträgt 10–20 mg/m^2 Körperoberfläche i. v. alle 6 Wochen. Bei Blasenkarzinomen erfolgt die Applikation intravesikal.

Unter einer Mitomycin-Behandlung treten bei bis zu 10 % der Patienten schwerwiegende toxische Organveränderungen (interstitielle Pneumonitis und/oder Nephrotoxizität) auf. Bei einer Kombination mit Bleomycin oder Vinca-Alkaloiden wird die Lungentoxizität verstärkt.

Procarbazin (Natulan®), ein Prodrug, wird im Organismus zu zytotoxischen Metaboliten biotransformiert, denen die wesentlichen Wirkungen der Substanz zugeschrieben werden. Die Metaboliten alkylieren die DNA und hemmen sowohl die Inkorporation von kleinen DNA-Präkursoren als auch die RNA- und Protein-Synthese. Procarbazin wird zur Therapie von Hodgkin-Lymphomen und anaplastischen oligodendroglialen Tumoren eingesetzt. Die übliche Dosierung beträgt bei Hodgkin-Lymphomen 100 mg/m^2 Körperoberfläche p. o. für 7 bis 14 Tage in Kombination mit anderen Zytostatika. Aufgrund seiner genotoxischen Wirkung besteht die Gefahr von Zweittumoren. Eine weitere bedeutsame Nebenwirkung ist die Myelotoxizität.

Dacarbazin (Imidazolcarboxamid, D. T. I. C., z. B. Detimedac®) ist zur Behandlung des metastasierenden Melanoms sowie von Morbus Hodgkin und von Weichteilsarkomen zugelassen. Die übliche Dosierung beim malignen Melanom beträgt 200–250 mg/m^2 Körperoberfläche i. v. über 5 Tage alle 3 Wochen. Als wesentliche Nebenwirkungen sind u. a. gastrointestinale Beschwerden, Anämie, Leuko- und Thrombopenien beschrieben.

Das Triazen **Temozolomid** (z. B. TEMODAL®) wird bei physiologischem pH-Wert spontan hydrolysiert und decarboxyliert. Durch einen weiteren Biotransformationsschritt entsteht ein Methyldiazoniumion, das DNA-Addukte mit guaninreichen DNA-Sequenzen bildet. Die Substanz besitzt eine hohe Bioverfügbarkeit, unterliegt keinem hepatischen Metabolismus und überwindet die Blut-Hirn-Schranke.

Temozolomid wird bei rezidivierenden oder progredienten Hirntumoren (u. a. Glioblastoma multiforme) i. v. oder p. o. eingesetzt. Bei erstmalig diagnostiziertem Glioblastoma multiforme wird es initial in Kombination mit fokaler Strahlentherapie angewendet. Danach folgen bis zu 6 Zyklen Temozolomid-Monotherapie in einer typischen Dosierung von 150–200 mg/m² einmal täglich für 5 Tage, abwechselnd mit 23 Tagen ohne Behandlung. Häufigste Nebenwirkungen sind Übelkeit und Erbrechen.

Trabectedin (Yondelis®) wurde ursprünglich aus der Seescheide *Ecteinascidia turbinata* isoliert, heute wird es vollsynthetisch hergestellt. Die DNA-Bindung der Substanz erfolgt anders als bei den oben beschriebenen Alkylanzien nicht an N-7 von Guaninbasen in der großen Furche der DNA, sondern an exocyclischen N-2-Stickstoffen von Guaninbasen der kleinen Furche. Diese Bindung führt zu einer Konformationsänderung, wodurch u. a. Nucleasen an die Bindungsstellen rekrutiert werden, die DNA-Strangbrüche induzieren.

Trabectedin wird hauptsächlich in der Leber über CYP3A4 metabolisiert. Indiziert ist es zur Behandlung von Weichteilsarkomen, die auf eine Behandlung mit Anthracyclinen (s. u.) und Ifosfamid nicht angesprochen haben oder bei Patienten, die diese Wirkstoffe nicht tolerieren. Eine weitere Indikation sind Rezidive von zunächst platinsensitiven Ovarialkarzinomen in Kombination mit pegyliertem liposomalem Doxorubicin. Die typische Dosierung zur Behandlung von Weichteilsarkomen beträgt 1,5 mg/m² Körperoberfläche als i. v. Infusion über 24 Stunden alle 3 Wochen. Die häufigsten Nebenwirkungen sind Blutbildungsstörungen, vor allem Neutropenie, Kopfschmerzen, Übelkeit, Erbrechen und Anorexie sowie Erhöhungen der Muskel- und Leberenzyme.

Busulfan (z. B. Myleran®), ein Alkylans mit bevorzugter Hemmwirkung auf myeloische Vorläuferzellen, wird über Glutathion-S-Transferasen metabolisiert und zeigt große interindividuelle Biotransformations-Unterschiede (ca. 50–100 %). Es wird insbesondere zur Behandlung chronisch-myeloischer Leukämien sowie in hohen Dosen zur sog. Konditionierung (Hochdosis-Chemotherapie oder Ganzkörperbestrahlung plus Chemotherapie) vor einer allogenen hämatopoetischen Stammzelltransplantation eingesetzt.

Die Standarddosis beträgt 2–4 mg p. o. täglich in Therapiezyklen oder kontinuierlich. Eine wichtige Nebenwirkung von Busulfan, deren Pathomechanismus nicht abschließend geklärt werden konnte, ist die venöse Verschlusskrankheit der Leber (venous occlusive disease; VOD).

Treosulfan (Ovastat®), ein Busulfan-Derivat, wird zu einem reaktiven Epoxid bioaktiviert. Die Substanz dient zur palliativen Therapie epithelialer Ovarialkarzinome nach Versagen Platin-haltiger Standardtherapien. Eine typische Dosierung beträgt pro Zyklus 400–600 mg/m² Körperoberfläche p. o., verteilt auf 4 Dosen während 28 Tagen, gefolgt von einer behandlungsfreien Pause von ebenfalls 28 Tagen. Die dosisbegrenzende Nebenwirkung ist die Myelosuppression.

Thiotepa (Tepadina®) ist ein Prodrug, das durch oxidativen Metabolismus mittels CYP3A4 und CYP2B6 zu aktivem (alkylierendem) Tepa biotransformiert wird. Dieses wird in Kombination mit anderen Chemotherapeutika u. a. zur Konditionierung (s. o.) vor hämatopoetischer Stammzelltransplantation zur Behandlung von hämatologischen Erkrankungen angewandt. Die Dosierung variiert in Abhängigkeit von den zusammen mit Thiotepa applizierten Chemotherapeutika. Die häufigsten Nebenwirkungen sind Infektionen, Erkrankungen des Gastrointestinaltrakts, hämorrhagische Zystitis und Schleimhautentzündung.

31.1.3 Topoisomerasehemmstoffe

Eine wichtige Voraussetzung für die Verpackung der DNA im Zellkern ist ihre Verdrillung. Um im Rahmen der Zellteilung eine Neusynthese der DNA ohne großen Energieaufwand zu ermöglichen, existieren Enzyme, die DNA-Stränge vorübergehend unterbrechen können, um sie nach erfolgreicher Replikation wieder zusammen zu fügen. Diese sog. **Topoisomerasen** können als reversible Nucleasen angesehen

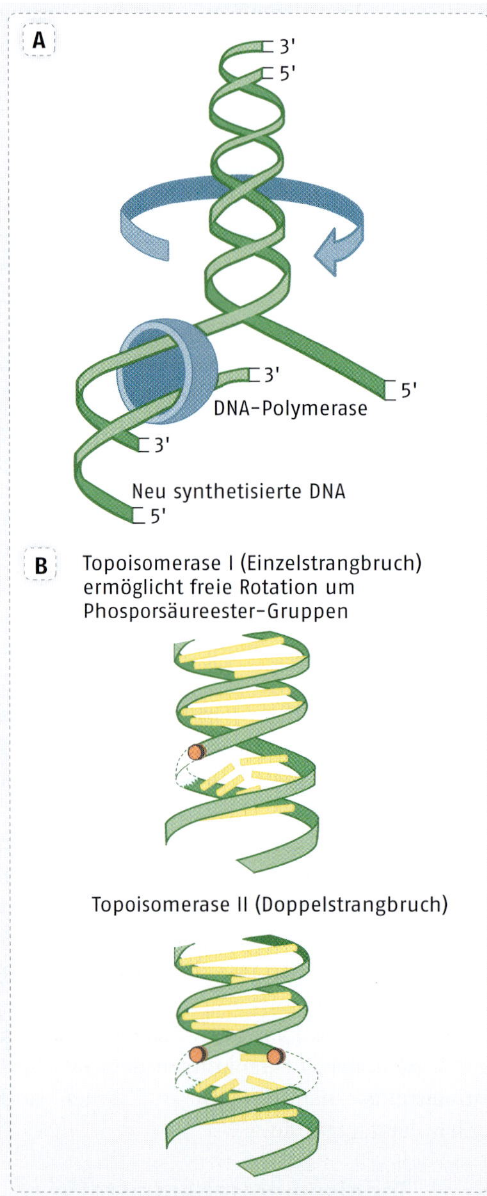

Abb. 31.1 Funktionsprinzip der Topoisomerasen. Bei der in Teil **A** dargestellten Replikation der DNA durch DNA-Polymerase wäre eine energieaufwändige Rotation der zu replizierenden DNA in Pfeilrichtung notwendig. **B** Daher erfolgt eine Spaltung der DNA durch Topoisomerasen

werden, die kovalent an eine Phosphatgruppe der DNA binden, die Esterbindung spalten und anschließend wieder verknüpfen (Abb. 31.1).

Man unterscheidet zwei Formen: **Topoisomerase I** spaltet lediglich einen Strang der doppelsträngigen DNA und erlaubt damit eine freie Rotation des Gegenstrangs um eine Phosphodiesterbindung, eine Voraussetzung für die Replikation. **Topoisomerase II** bindet kovalent an beide DNA-Stränge, spaltet sie temporär und ermöglicht dadurch die in Abb. 31.1 beschriebene Rotation. Anschließend wird die Bruchstelle verschlossen und das Enzym dissoziiert von der DNA.

Die Hemmung dieser Enzyme führt dazu, dass der stabilisierte Komplex aus Topoisomerase und DNA Strangbrüche hervorruft und deswegen die Zelle stirbt. In vielen Tumoren ist die Aktivität der Topoisomerasen erhöht, sodass Topoisomerasehemmstoffe eine gewisse Tumorselektivität besitzen. Verschiedene Topoisomerasehemmstoffe wirken untereinander bzw. zusammen mit Alkylanzien oder Platin-Derivaten synergistisch und werden daher bei vielen Tumorerkrankungen als Kombinationspartner verwendet. Negativ ist, dass insbesondere Hemmstoffe der Topoisomerase II die Entwicklung von Zweittumoren und Zweitleukämien begünstigen.

Topotecan (z. B. HYCAMTIN®), ein Hemmstoff der Topoisomerase I, ist zugelassen zur Monotherapie beim metastasierten Ovarialkarzinom nach Versagen einer Primär- oder Folgetherapie sowie beim rezidivierten kleinzelligen Bronchialkarzinom (SCLC), bei dem eine Wiederbehandlung mit dem in der Primärtherapie angewandten Behandlungsschema nicht erfolgen kann bzw. nicht mehr erfolgversprechend ist. In Kombination mit Cisplatin wird es ferner bei rezidivierendem Zervixkarzinom angewandt.

Als Monotherapeutikum wird die Substanz üblicherweise in einer täglichen Dosierung von 1,5 mg/m² Körperoberfläche an 5 aufeinander folgenden Tagen, gefolgt von einer 16-tägigen Pause, verabreicht. Die wichtigste Nebenwirkung ist eine intestinale Mukositis. Dosislimitierend sind meist hämatologische Nebenwirkungen.

Irinotecan (z. B. Campto), ebenfalls ein Topoisomerase I-Hemmer, wird durch Esterasen zu dem aktiven Metaboliten SN-38 verstoffwechselt. SN-38 wird dann durch die Glucuronyltransferase UGT1A1 glucuronidiert. Bei Patienten mit einer genetischen Störung dieses Enzyms ist die Toxizität von Irinotecan daher signifikant erhöht. Irinotecan wird insbesondere bei Patienten mit metastasiertem Dickdarm- oder Mastdarmkrebs als Monotherapeutikum oder in Kombination mit anderen Onkologika eingesetzt.

Bei Monotherapie beträgt die empfohlene Dosierung 350 mg/m^2 Körperoberfläche i. v. alle 3 Wochen. Zusätzlich zu den typischen Zytostatika-Nebenwirkungen ist eine verzögert einsetzende Diarrhö eine charakteristische dosisbegrenzende Irinotecan-Nebenwirkung. Ferner tritt innerhalb der ersten 24 Stunden oft ein akutes cholinerges Syndrom auf.

Etoposid (z. B. Vepesid®) ist ein partialsynthetisch hergestelltes, die Topoisomerase II hemmendes Podophyllotoxin-Derivat. (Podophyllotoxin selbst ist ein Mitosehemmstoff, aber kein Topoisomerasehemmer und dient zur Lokaltherapie von Condylomata acuminata; Handelspräparat Condylox®). Neben Etoposid ist **Etoposidphosphat** (Etopophos®) im Handel, das durch alkalische Phosphatasen zu Etoposid biotransformiert wird. Die gleichzeitige Gabe von Etoposidphosphat mit Phosphataseinhibitoren ist daher zu vermeiden.

Etoposid bzw. Etoposidphosphat werden bei einer Vielzahl maligner Erkrankungen (z. B. Bronchialkarzinomen, Leukämien, Lymphomen) verwendet. Die üblichen Dosierungen liegen im Bereich von 100–200 mg/m^2 Körperoberfläche als Dauerinfusion (eine zu rasche Gabe kann zu Hypotension führen) täglich an 3–5 aufeinander folgenden Tagen alle 3–4 Wochen. Als sehr häufige Nebenwirkungen werden eine dosislimitierende Myelosuppression sowie gastrointestinale Störungen, Alopezie und Blutdruckveränderungen beobachtet.

31.1.4 Mitosehemmstoffe

Eine Hemmung des Zellzyklus ist außerdem durch Blockade der Mitose möglich. Die auf diese Weise wirkenden Pharmaka (◘ Tab. 31.3) hemmen den Aufbau der Kernspindeln (z. B. Colchicin, Vinca-Alkaloide, deren Derivate sowie Eribulin) oder blockieren deren Abbau (Taxane). Der Angriffspunkt ist in beiden Fällen eine Untereinheit des Tubulindimers, allerdings sind die Bindungsstellen der genannten Pharmaka verschieden.

Einer der am längsten bekannten Mitosehemmstoffe ist das Herbstzeitlosenalkaloid **Colchicin**, das während des Kernteilungsvorgangs in der Metaphase die Ausbildung der Teilungsspindel verhindert und zu polyploiden Kernen führt. Seine geringe therapeutische Breite schließt jedoch die Verwendung als Zytostatikum aus.

31.1.4.1 Vinca-Alkaloide, Eribulin

Vincristin (Vincristinsulfat TEVA®) und **Vinblastin** (Vinblastinsulfat TEVA®), zwei Alkaloide aus *Catharanthus roseus*, sowie die partialsynthetisch gewonnenen Derivate **Vinorelbin** (z. B. Navelbine®) und **Vinflunin** (Javlor®) hemmen die Zellteilung in der Metaphase (◘ Tab. 31.3). Darüber hinaus blockieren sie die DNA- und RNA-Synthese.

Vincristin und Vinblastin werden insbesondere zur Therapie der akuten lymphatischen Leukämie, von malignen Lymphomen und multiplem Myelom angewandt. Weitere Indikationen sind verschiedene solide Tumoren und Sarkome. Vincristin ist außerdem zur Behandlung der therapierefraktären idiopathischen thrombozytopenischen Purpura indiziert. Vinorelbin wird bei nicht-kleinzelligen Bronchialkarzinomen und beim metastasierten Mammakarzinom angewandt. Vinflunin ist zur Therapie des fortgeschrittenen oder metastasierten Übergangszellkarzinoms des Urothels nach Versagen einer Platin-haltigen Therapie zugelassen.

Die Richtdosen betragen – einmal wöchentlich pro m^2 Körperoberfläche – von Vincristin 1,4 mg, von Vinblastin 6 mg und von Vinorelbin

◘ Tab. 31.3 Mitosehemmstoffe

INN
Vinca-Alkaloide
Vincristin, Vinblastin, Vinorelbin, Vinflunin
Taxane
Paclitaxel, Docetaxel, Cabazitaxel
Eribulin

25–30 mg. Vinflunin wird in einer Dosis von 320 mg/m^2 Körperoberfläche alle 3 Wochen gegeben.

Bei Vincristin ist im Gegensatz zu Vinblastin und Vinflunin nicht die Schädigung des Knochenmarks, sondern die neurotoxische Wirkung (periphere Neuropathie) der dosisbegrenzende Faktor. Vinorelbin soll eine niedrigere Affinität zu axonalen Mikrotubuli haben und deswegen weniger neurotoxisch wirken.

Eribulin (HALAVEN®) ist ein synthetisch hergestelltes Analogon von Halichondrin B, einem Stoff, der aus dem pazifischen Meeresschwamm *Halichondria okadai* isoliert wurde und tumorhemmende Eigenschaften besitzt. Es hemmt die Polymerisation von Tubulin-Monomeren und verhindert damit den Aufbau des Spindelapparats.

Die Substanz ist als Monotherapeutikum indiziert bei Patientinnen mit fortgeschrittenem oder metastasiertem Brustkrebs, bei denen nach mindestens einer Chemotherapie eine weitere Progression eingetreten ist. Eribulin wird in einer Dosierung von 1,23 mg/m^2 Körperoberfläche mittels intravenöser Kurzinfusion verabreicht, die Gabe erfolgt jeweils am 1. und 8. Tag eines 3 Wochen dauernden Behandlungszyklus. Als Nebenwirkungen treten bei über der Hälfte der Patientinnen Fatigue und schwere Blutbildungsstörungen (Neutropenie) auf. Weitere sehr häufige Nebenwirkungen sind gastrointestinale Beschwerden und Appetitminderung, periphere Neuropathien, Kopfschmerzen, Alopezie sowie Schmerzen in Muskeln und Gelenken.

31.1.4.2 Taxane

Taxane (◘ Tab. 31.4) beschleunigen zunächst die Bildung von Mikrotubuli, binden dann aber an die β-Tubulinuntereinheit und verhindern so die Desaggregation des Spindelapparats. In der G_2-Phase zum Stofftransport gebildete Spindeln können danach nicht mehr umgebaut werden, insbesondere entstehen in der Mitosephase keine Kernspindeln. Somit wird der Zellzyklus in der G_2- bzw. M-Phase blockiert, wodurch die Zellen schlussendlich absterben. Eine im Rahmen der Behandlung eintretende Resistenzentwicklung beruht sehr wahrscheinlich auf der vermehrten Bildung von ABC-Auswärts-Transportern bzw. einer Strukturänderung der β-Untereinheit des Tubulindimers.

Paclitaxel (z. B. TAXOL®) wird u. a. beim Ovarial- und Mammakarzinom – nach Versagen einer Standardtherapie – sowie beim nichtkleinzelligen Bronchialkarzinom (in Kombination mit Cisplatin) und beim Kaposi-Sarkom angewandt. Die übliche Dosierung beträgt als i. v. Infusion 175 mg/m^2 Körperoberfläche, eine Wiederholung der Therapie ist nach ca. 3 Wochen möglich. Zur Vermeidung von Überempfindlichkeitsreaktionen ist eine Prämedikation mit Dexamethason sowie einem H_1- und einem H_2-Antihistaminikum durchzuführen. Sofern Überempfindlichkeitsreaktionen, die z. T. durch den Lösungsvermittler Cremophor EL bedingt sind, durch die erwähnte Prämedikation verhindert werden, ist die Verträglichkeit von Paclitaxel vergleichsweise gut. Als Nebenwirkung kann neben einer Knochenmarksuppression eine periphere Neuropathie auftreten.

Docetaxel (z. B. TAXOTERE®) ist indiziert bei metastasierten oder lokal fortgeschrittenen Mammakarzinomen, die sich trotz Chemotherapie progredient entwickeln oder während adjuvanter Therapie rezidivieren. Weitere Indikationen sind Bronchialkarzinome, hormonrefraktäre metastasierende Prostatakarzinome, Adenokarzinome des Magens sowie Kopf-Hals-Karzinome. Die Substanz wird über CYP3A4 verstoffwechselt. Die typische Dosierung beträgt 60–100 mg/m^2 Körperoberfläche als einstündige Infusion alle 3 Wochen. Auch hierbei ist eine Prämedikation mit Dexamethason zur Vermeidung von Unverträglichkeitsreaktionen sinnvoll. Die häufigsten Nebenwirkungen sind Neutropenie, Anämie, Alopezie, Übelkeit, Erbrechen, Stomatitis, Diarrhö und Asthenie.

Cabazitaxel (JEVTANA®) ist nach einer Behandlung mit Docetaxel in der Zweitlinientherapie zusammen mit Prednison oder Prednisolon beim hormonrefraktären Prostatakarzinom zugelassen. Die Substanz wird hauptsächlich über CYP3A4 metabolisiert. Als Dosierung werden 25 mg/m^2 Körperoberfläche alle 3 Wochen als einstündige Infusion empfohlen. Hauptnebenwirkungen sind schwere Blutbildungsstörungen und Diarrhö. Eine Prämedikation mit Antihistaminika und Glucocorticoiden ist angezeigt.

31.1.5 Zytostatisch wirksame Antibiotika

Einige Antibiotika (◘ Tab. 31.4), die wegen ihrer toxischen Eigenschaften nicht zur Behandlung bakterieller Infektionen verwendet werden, haben Eingang in die Therapie als Zytostatika gefunden. Obwohl synthetischen Ursprungs, werden auch Mitoxantron und Amsacrin beschrieben, da sie in ihrer Wirkung den Anthracyclinen gleichen.

◘ **Tab. 31.4** Zytostatisch wirksame Antibiotika

INN
Anthracycline
Daunorubicin, Doxorubicin, Epirubicin, Idarubicin, Pixantron
Sonstige zytostatisch wirksame Antibiotika
Bleomycin, Dactinomycin, Mitoxantron, Amsacrin

31.1.5.1 Anthracycline

Diese aus Streptomyces-Arten isolierten Antibiotika besitzen eine zytotoxische Wirkung, die in der S-Phase am stärksten ausgeprägt ist und auf mehreren synergistischen Mechanismen beruht. Wesentlich sind hierbei eine Interkalation in die DNA, die zur Hemmung der Nucleinsäuresynthese führt, eine Induktion von Strangbrüchen durch Hemmung der Topoisomerase II, eine Biotransformation zu freien Radikalen, welche ebenfalls Doppelstrangbrüche hervorrufen, sowie eine Bindung an Bestandteile der Zellmembran, die die Membranfluidität und -permeabilität erhöhen.

Der Einsatz der Anthracycline (◘ Tab. 31.4) wird allerdings durch ihre **Kardiotoxizität** eingeschränkt. Diese wird vermutlich durch eine Interaktion der Anthracycline mit der vorwiegend in Kardiomyozyten lokalisierten Topoisomerase II beta hervorgerufen. Dadurch kommt es u. a. zu einem DNA-Strangbruch, der zu einer mitochondrialen Dysfunktion mit Bildung von reaktiven Sauerstoffspezies und Schädigung der Kardiomyozyten führt. Die Kardiotoxizität korreliert mit der applizierten Gesamtdosis und ist häufig irreversibel. Aus diesem Grund sollten die vorgeschriebenen Gesamtdosen nicht überschritten werden. Ferner treten sehr häufig Knochenmarkdepression, Übelkeit, Erbrechen und Alopezie als Nebenwirkungen auf.

Daunorubicin (Daunoblastin®), aus *Streptomyces coeruleorubidus* und *peucetius* isoliert, ist zur Remissionsinduktion bei akuter lymphatischer und akuter myeloischer Leukämie indiziert.

Doxorubicin (z. B. Adrimedac®) ist ein Hydroxy-Derivat von Daunorubicin mit breitem Wirkspektrum, das außer bei akuten Leukämien und Lymphomen bei einer Reihe von Karzinomen und Sarkomen angewandt wird. Die Elimination erfolgt durch Biotransformation zum zytotoxisch aktiven Doxorubicinol. Neben der Kardiotoxizität ist zu beachten, dass Doxorubicin als sog. „Radiosensitizer" klassifiziert wurde, d. h., dass bei gleichzeitiger Strahlentherapie die therapeutischen und toxischen Effekte der Substanz stärker ausgeprägt sind. Die Kombination mit Amphotericin B führt zu einer erhöhten Nephrotoxizität. Ferner wurden Interaktionen mit Substraten des Transportproteins P-Glykoprotein beobachtet.

Epirubicin (z. B. FARMORUBICIN®), ein Epimer von Doxorubicin (4'-Epidoxorubicin), ist bei ähnlichem Wirkungsspektrum nach den bisherigen Untersuchungen weniger kardiotoxisch als Doxorubicin. Die Elimination erfolgt wiederum vorwiegend durch Biotransformation (aktiver Metabolit Epirubicinol). Indikationen sind Mammakarzinome, kleinzelliges Bronchialkarzinom sowie fortgeschrittene Ovarialkarzinome, Magenkarzinome und Weichteilsarkome. Außerdem ist Epirubicin – intravesikal appliziert – zur Rezidivprophylaxe oberflächlicher Harnblasenkarzinome zugelassen.

Idarubicin (Zavedos®), das 4-Desmethoxy-Derivat von Daunorubicin, kann aufgrund seiner höheren Lipophilie besser in die Zellen eindringen und wirkt stärker als die anderen Anthracycline. Zur Wirkung trägt das durch Biotransformation entstehende Idarubicinol bei. Die Substanz wird insbesondere zur Kombinationstherapie bei akuten myeloischen Leukämien verwendet.

Die typische intravenöse Dosierung beträgt für Daunorubicin 20–120 mg/m^2 und für Idarubicin 12 mg/m^2 Körperoberfläche an 3 Tagen, für Doxorubicin 60–75 mg/m^2 bzw. für Epirubicin 75–90 mg/m^2 Körperoberfläche als Einzeldosis. Die Behandlung wird nach 3–6 Wochen wiederholt. Wegen der kardiotoxischen Effekte soll die kumulative lebenslange Gesamtdosis bei Daunorubicin und Doxorubicin 550 mg/m^2, bei Epirubicin 900 mg/m^2 und bei Idarubicin 120 mg/m^2 Körperoberfläche nicht übersteigen.

Mit **Dexrazoxan** (z. B. CARDIOXANE®) ist ein Prodrug verfügbar, das intrazellulär zum Eisen-Chelatbildner biotransformiert wird, der die Eisen-vermittelte Bildung freier Radikale von Anthracylinen verhindern soll. Es ist zugelassen zur Vorbeugung von chronischer kumulativer Kardiotoxizität durch Verwendung von Doxorubicin oder Epirubicin bei Patientinnen mit Brustkrebs. Die Substanz wird ca. 30 Minuten vor dem Anthracyclin in dessen 10-facher Dosis i. v. appliziert.

Pixantron (Pixuvri®) ist ein zytotoxisches Aza-Anthracendion, das anders als die zuvor genannten Anthrazykline die Topoisomerase II nur schwach inhibiert, jedoch die DNA direkt alkyliert und Doppelstrangbrüche induziert. In Tiermodellen war die Kardiotoxizität im Vergleich zu Doxorubicin etwas geringer. Pixantron ist zugelassen zur Therapie von Patienten mit mehrfach rezidivierten oder therapierefraktären aggressiven Non-Hodgkin-B-Zell-Lymphomen (NHL). Die empfohlene Dosis liegt bei 50 mg/m^2 Pixantron an Tag 1, 8 und 15 von bis zu sechs 28-Tage-Zyklen.

31.1.5.2 Sonstige zytostatisch wirksame Antibiotika

Bleomycin (z. B. Bleomedac®), das aus *Streptomyces verticillus* gewonnen wird, ist ein Glykopeptid-Komplex. Seine zytostatische Wirkung beruht wie bei den Anthracyclin-Derivaten auf der Interkalation in die DNA und der Bildung freier Radikale. Bleomycin wird in Kombination mit anderen Zytostatika angewendet bei Hodentumoren und malignen Lymphomen sowie zur intrapleuralen Therapie von malignen Pleuraergüssen.

Die übliche Dosierung beträgt 15–60 mg intravenös einmal wöchentlich bzw. 60 mg intrapleural als Einzeldosis. Bei etwa 1 % der Patienten wurden schwere anaphylaktische Reaktionen beobachtet. Daher sollte vor Therapiebeginn eine Testdosis von 1 mg Bleomycin, gefolgt von einer vierstündigen Beobachtungszeit, verabreicht werden. Bei einer Gesamtdosis > 400 mg traten Sklerodermien und interstitielle plasmazelluläre Pneumonien, z. T. mit Entwicklung von Lungenfibrosen auf.

Das aus Actinomyceten isolierte **Dactinomycin** (Actinomycin D; Lyovac-Cosmegen®) bindet stabil an DNA und hemmt die RNA-Synthese. Außerdem wird die Bildung von freien Radikalen sowie eine Hemmung der Topoisomerase II diskutiert. Auf molarer Basis ist Dactinomycin eines der potentesten Zytostatika. Die Substanz ist zugelassen zur Behandlung von Chorionkarzinomen, Wilms-Tumoren, Ewing-Sarkomen und kindlichen Rhabdomyosarkomen.

Die Tagesdosis beträgt 10–15 µg/kg intravenös für 5 Tage. Wichtige Nebenwirkungen sind venöse Verschlusskrankheit der Leber und Lungentoxizität. Dactinomycin wirkt stark ätzend auf die Haut, ruft Irritationen an Augen, Schleimhäuten und Atemwegen hervor und ist bei oraler Gabe extrem toxisch. Daher müssen Pulver und Lösung mit besonderer Sorgfalt gehandhabt und angewendet werden.

Mitoxantron (z. B. Novantron®) wirkt wie die Anthracycline durch Interkalation in die DNA und durch Hemmung der Topoisomerase II zytotoxisch. Radikale tragen vermutlich nicht wesentlich zur Wirkung bei. Indikationen sind insbesondere fortgeschrittene Mammakarzinome, hochmaligne Lymphome, akute myeloische Leukämien sowie fortgeschrittene und hormonresistente Prostatakarzinome in Kombination mit niedrig dosierten oralen Glucocorticoiden. Die Dosierung beträgt 10–14 mg/m^2 Körperoberfläche täglich 3-mal wöchentlich intravenös. Unter den Nebenwirkungen steht die Knochenmarkdepression im Vordergrund. Die kardiotoxische Wirkung ist geringer als bei Doxorubicin.

Amsacrin (Amsidyl®) hat einen ähnlichen Wirkmechanismus wie Mitoxantron. Es ist zugelassen zur Therapie der akuten myeloischen und akuten lymphatischen Leukämie nach Versagen anderer Therapien. Die Dosierung beträgt 75–150 mg/m^2 Körperoberfläche i. v. über 5 Tage. Störungen der Knochenmarkfunktion (Anämien, Leuko- und Thrombopenien) sowie Hyperurikämie, Herzrhythmusstörungen, Herzinsuffizienz, Hypokaliämie u. a. sind bedeutsame Nebenwirkungen.

31.2 Monoklonale Antikörper

Monoklonale Antikörper (zur Nomenklatur ▸ Kap. 32.4.6) spielen eine zunehmende Rolle in der Tumortherapie. Sie sind u. a. gegen Wachstumsfaktoren, Rezeptoren oder Oberflächenantigene gerichtet und ermöglichen somit eine selektivere Beeinflussung tumorspezifischer Veränderungen als die klassischen Zytostatika. Aufgrund der immunmodulatorischen Wirkung der monoklonalen Antikörper zählen Überempfindlichkeits- und Infusionsreaktionen (z. B. Dyspnoe, Exantheme, Blutdruckveränderungen, Fieber, Schüttelfrost und Übelkeit/Erbrechen) zu den typischen Nebenwirkungen dieser Substanzen.

31.2.1 Antikörper gegen Wachstumsfaktoren und deren Rezeptoren

31.2.1.1 VEGF- und EGFR-Antikörper

Bevacizumab (Avastin®) bindet an den Gefäßwachstumsfaktor **VEGF** (Vascular Endothelial Growth Factor) und hemmt dadurch dessen Wechselwirkung mit seinen Rezeptoren. Als Folge davon kommt es zu einer Reduzierung der Tumorvaskularisation und damit des Tumorwachstums. Die Behandlung mit Bevacizumab führt dementsprechend zu einer ausgeprägten antitumoralen Aktivität bei einer Reihe bösartiger Tumoren. Zugelassen ist Bevacizumab – jeweils in Kombination mit klassischen Zytostatika wie z. B. Paclitaxel, Capecitabin oder Carboplatin – zur Therapie des metastasierten bzw. fortgeschrittenen Kolon-, Rektum-, Peritoneal-, Nierenzell-, Mamma-, Ovarial-, Eileiter-, Zervix- und nicht-kleinzelligen Bronchialkarzinoms.

Die Dosierung beträgt 5–15 mg/kg Körpergewicht alle 2 oder 3 Wochen als i. v. Infusion. Als Nebenwirkungen wurden u. a. Stomatitis, Hypertonie, Blutungen, Obstipation, Asthenie, Fieber, Dyspnoe, intraabdominale Entzündungen, Hautveränderungen und Infusionsreaktionen beschrieben.

Cetuximab (Erbitux®) ist ein Antikörper gegen den epidermalen Wachstumsfaktor-Rezeptor (Epidermal Growth Factor Receptor, **EGFR**). EGFR-Signalwege sind an der Steuerung der Überlebensfähigkeit von Zellen, des Zellzyklus sowie der zellulären Invasion bzw. Metastasierung beteiligt. Cetuximab, das an EGFR mit etwa 5–10-fach höherer Affinität als endogene Liganden bindet, hemmt die Funktion des Rezeptors und induziert dessen Internalisierung sowie die Apoptose von EGFR-exprimierenden Tumorzellen. Durch die Bindung des Antikörpers an die Tumorzellen werden außerdem Immunzellen rekrutiert, die sich gegen die Tumorzellen richten und diese abtöten (antibody dependent cellular cytotoxicity, ADCC). Darüber hinaus wird die Expression von Angiogenesefaktoren durch das Tumorgewebe und dadurch die Neovaskularisierung von Tumoren unterdrückt. Cetuximab ist zugelassen in Kombination mit klassischen Zytostatika (z. B. Irinotecan) oder Bestrahlung zur Therapie des fortgeschrittenen kolorektalen Karzinoms und des Plattenepithelkarzinoms im Kopf- und Halsbereich.

Vor der Therapie mit Cetuximab ist bei Patienten mit kolorektalem Karzinom der Nachweis von EGFR sowie eine Untersuchung des K-ras-Gens bei den zu behandelnden Patienten erforderlich. K-RAS (Kirsten rat sarcoma 2 viral oncogene homolog) ist ein kleines GTP-bindendes Protein, das bei der Weiterleitung von Wachstumsfaktor-Signalen von Bedeutung ist. Bestimmte Mutationen im k-ras-Gen führen dazu, dass das Protein konstitutiv, d. h. ständig aktiviert ist. Liegt in einem Tumor zusätzlich zu EGFR eine solche Mutante vor, ist eine Hemmung der EGFR-Signalaktivität nutzlos. Cetuximab ist daher nur bei solchen Patienten indiziert, die den Wildtyp des k-ras-Gens besitzen.

Die Dosierung beträgt initial 400 mg/m² Körperoberfläche, danach einmal wöchentlich 250 mg/m² Körperoberfläche. Als Nebenwirkungen treten u. a. sehr häufig Hautreaktionen, sonstige allergische Reaktionen, Hypomagnesiämie, Übelkeit, Diarrhö, Konjunktivitis und Atemnot auf.

Panitumumab (Vectibix®) bindet wie Cetuximab mit hoher Affinität und Spezifität an **EGFR** und blockiert dessen Aktivierung. Er ist zugelassen zur Therapie des metastasierten Kolonkarzinoms in Kombination mit anderen Zytostatika (z. B. mit Folinsäure, Fluorouracil und Irinotecan) oder – nach Versagen verschiedener Zytostatikaregime – als Monotherapeutikum. Wie bei der Behandlung mit Cetuximab müssen die Patienten vor Therapiebeginn auf genetische Mutationen im k-ras-Gen untersucht werden.

Die Elimination von Panitumumab unterliegt einer nichtlinearen Pharmakokinetik: Mit steigenden Dosen nimmt die Clearance der Substanz ab, während die AUC überproportional ansteigt. Die empfohlene Dosierung beträgt 6 mg/kg Körpergewicht i. v. alle 2 Wochen. Häufigste Nebenwirkung ist ein akneartiger Hautausschlag, der direkt mit der eigentlichen Wirkung von Panitumumab zusammenhängt, da EGFR auch auf epithelialen Zellen der Haut und Haarfollikel vorkommt. Weitere sehr häufige Nebenwirkungen sind gastrointestinaler Art wie Übelkeit, Erbrechen und Durchfall, allgemeine Abgeschlagenheit sowie Dyspnoe und Husten.

31.2.1.2 HER2-Antikörper

Trastuzumab (Herceptin®) ist ein gegen die extrazelluläre Domäne von **HER2** (auch als HER2/neu oder ErbB-2 bezeichnet) auf Karzinomzellen gerichteter Antikörper. Bei HER2 handelt es sich um einen Wachstumsfaktor-Rezeptor (EGF-Rezeptor), dessen Expression unter anderem bei Mamma- und Magenkarzinomen mit einer schlechten Prognose assoziiert ist. Trastuzumab ist zugelassen zur Behandlung des HER2-positiven Mammakarzinoms im Frühstadium sowie des HER2-positiven metastasierten Mamma- und Magenkarzinoms. Vor Therapiebeginn ist obligatorisch ein HER2-Test durchzuführen, da nur HER2-positive Karzinome ansprechen.

Bei intravenöser Anwendung wird Trastuzumab entweder alle 3 Wochen in einer Dosis von 6 mg/kg Körpergewicht oder wöchentlich in einer Dosis von 2 mg/kg Körpergewicht verabreicht. Bei der ersten Injektion werden als loading dose 8 bzw. 4 mg/kg Körpergewicht appliziert. Trastuzumab kann auch subkutan in einer Dosis von 600 mg (unabhängig vom Körpergewicht) alle 3 Wochen angewendet werden (Herceptin® SC). Zu den schwerwiegendsten und/oder häufigsten Nebenwirkungen gehören kardiale Dysfunktion, Infusionsreaktionen, Hämatotoxizität (insbesondere Neutropenie), Infektionen und unerwünschte pulmonale Störungen.

Bei dem **Antikörper-Wirkstoff-Konjugat Trastuzumab Emtansin** (Kadcyla®) ist der gegen HER2 gerichtete Antikörper Trastuzumab über einen stabilen Thioether-Linker kovalent an den Mikrotubuli-Inhibitor **DM1** gekoppelt. Nach Bindung an HER2 auf Karzinomzellen wird das Konjugat Rezeptor-vermittelt internalisiert und nachfolgend lysosomal abgebaut. Dabei werden DM1-haltige Katabolite freigesetzt, die die Polymerisation von Tubulin hemmen und einen apoptotischen Zelltod induzieren. Somit wird bei diesem Konjugat die Antikörper-abhängige zelluläre Zytotoxizität von Trastuzumab mit der erst in der Tumorzelle einsetzenden zytostatischen Wirkung von DM1 kombiniert. Trastuzumab Emtansin ist zugelassen zur Behandlung des therapierefraktären HER2-positiven, inoperablen oder metastasierten Mammakarzinoms.

Die empfohlene Dosis beträgt 3,6 mg/kg Körpergewicht i. v. alle 3 Wochen. Zu den häufigsten Nebenwirkungen zählen Pyrexie, Thrombozytopenie, Erbrechen, Bauchschmerzen, Übelkeit, Obstipation, Diarrhö, Dyspnoe und Pneumonitis.

Pertuzumab (Perjeta®) bindet spezifisch an die extrazelluläre Dimerisierungsdomäne (Subdomäne II) von **HER2** und hemmt dadurch die ligandenabhängige Heterodimerisierung mit anderen Rezeptoren der HER-Rezeptorfamilie, einschließlich EGFR, HER3 und HER4. Als Folge wird u. a. die über mitogenaktivierte Proteinkinase (MAP) und Phosphoinositid-3-Kinase (PI3K) vermittelte intrazelluläre Signaltransduktion blockiert, was zu zellulärem Wachstumsstopp und Apoptose führt. In vitro wurden in Kombination mit Trastuzumab synergistische antitumorale Effekte in HER2-überexprimierenden Zellen beobachtet.

Der **HER2-Dimerisierungsinhibitor** ist indiziert in Kombination mit Trastuzumab und Docetaxel bei Patienten mit HER2-positivem metastasiertem oder lokal rezidivierendem, inoperablem Mammakarzinom, die zuvor noch keine anti-HER2-Therapie oder Chemotherapie erhalten haben. Außerdem wird es zur neoadjuvanten Behandlung des Mammakarzinoms eingesetzt.

Die empfohlene Dosis beträgt initial 840 mg i. v., gefolgt von Erhaltungsdosen zu 420 mg i. v. alle 3 Wochen. Als Nebenwirkungen treten u. a. Exantheme, Diarrhö, Infusionsreaktionen und Anaphylaxie auf.

31.2.2 Antikörper gegen CD-Oberflächenantigene

Rituximab (MabThera®) ist gegen das **CD20**-Oberflächenantigen gerichtet. Dieses wird von einigen entarteten Lymphomzellen stark exprimiert, kommt aber auch auf gesunden B-Zellen und deren Entwicklungsstufen vor, sodass die Gabe der Substanz bei 70–80 % der Patienten vorübergehend zu einer B-Zell-Depletion führt. Da CD20 nicht von den Stammzellen des Knochenmarks exprimiert wird und diese daher intakt bleiben, kann sich die B-Zell-Population nach Abschluss der Therapie allmählich wieder neu aufbauen. Indiziert ist der Antikörper in Kombination mit einer Chemotherapie für die Behandlung des Non-Hodgkin-Lymphoms und der chronischen lymphatischen Leukämie. Ferner wird er in Kombination mit Methotrexat bei therapierefraktärer Rheumatoider Arthritis (▸ Kap. 12.2.3.2) und in Kombination mit Glucocorticoiden bei Granulomatose mit Polyangiitis angewendet.

Rituximab wird bei Lymphomen und Leukämien in einer Dosierung von 375 mg/m^2 Körperoberfläche langsam i. v. infundiert. Die Zeitabstände anschließender Applikationen sind je nach Krankheitsbild verschieden und können auch als subkutane Injektion (MabThera® SC) in einer Dosis von 1400 mg erfolgen. Vor allem bei der ersten Verabreichung treten häufig Infusionsreaktionen auf, weshalb mit einem Analgetikum (z. B. Paracetamol) und einem H_1-Antihistaminikum prämediziert werden sollte. Weiterhin werden sehr häufig bakterielle und virale Infektionen, Exantheme sowie Übelkeit berichtet.

Ofatumumab (Arzerra®) bindet an einer anderen Stelle als Rituximab an **CD20**. Diese Bindung an sein Epitop führt zu einer starken Aktivierung des Komplementsystems. Die betroffenen B-Zellen werden dadurch lysiert und zwar weitgehend unabhängig von der Anzahl der CD20-Moleküle auf der Zelloberfläche. Zusätzlich werden natürliche Killerzellen rekrutiert. Ofatumumab ist zur Behandlung der chronischen lymphatischen Leukämie zugelassen.

Die empfohlene Dosierung beträgt bei refraktärer chronischer lymphatischer Leukämie 300 mg für die erste und 2000 mg für die weiteren Infusionen. Das Therapieregime sieht wöchentliche Infusionen über 8 aufeinander folgende Wochen vor, darauf folgt eine Pause von 4–5 Wochen. Danach wird der Antikörper alle 4 Wochen einmal appliziert. Die wesentlichen Nebenwirkungen stellen Blutbildungsstörungen, vor allem Neutropenien mit einem stark erhöhten Risiko für Infektionen, und Hautausschläge dar. Zur Prophylaxe von Infusionsreaktionen werden die Patienten mit Glucocorticoiden, Paracetamol und H_1-Antihistaminika vor jeder Infusion vorbehandelt.

Obinutuzumab (Gazyvaro®) ist ein weiteres gegen **CD20** gerichtetes Pharmakon. Durch Veränderung im Fc-Anteil des Antikörpers wurde die Affinität für sog. Fcγ-RIII-Rezeptoren erhöht, die sich unter anderem auf natürlichen Killerzellen und Makrophagen befinden und die zelluläre Zytotoxizität vermitteln. Obinutuzumab hat dadurch verglichen mit Rituximab eine stärkere zellabtötende Wirkung und zeigte in klinischen Studien eine höhere antileukämische Wirksamkeit. Der Antikörper ist zugelassen in Kombination mit Chlorambucil zur Therapie von Patienten mit nicht vorbehandelter chronischer lymphatischer Leukämie, die aufgrund von Begleiterkrankungen für eine Therapie mit Fludarabin nicht geeignet sind.

Im ersten Behandlungszyklus werden an Tag 1 – zur Überprüfung der Verträglichkeit – 100 mg, an Tag 2900 mg und an den Tagen 8 und 15 jeweils 1000 mg, in weiteren 5 Behandlungszyklen alle 4 Wochen 1000 mg verabreicht. Zur Prophylaxe eines Tumorlysesyndroms sollten vor Beginn der Infusion z. B. Allopurinol oder Uricase verabreicht werden. Die häufigsten Nebenwirkungen sind infusionsbedingte Reaktionen wie z. B. Übelkeit, Erbrechen, Schüttelfrost, Fieber, Dyspnoe, Hyper-/Hypotonie, Tachykardie, Kopfschmerzen und Diarrhö. Daher muss jede Anwendung unter engmaschiger Überwachung erfolgen. Ferner können Tumor-Lysesyndrom, Anaphylaxie, Neutropenie, Thrombozytopenie sowie eine Verschlechterung bestehender Herzerkrankungen auftreten. Außerdem besteht die Gefahr der Reaktivierung einer Hepatitis-B-Infektion und einer progressiven multifokalen Leukenzephalopathie.

Brentuximabvedotin (ADCETRIS®), ein Antikörper-Wirkstoff-Konjugat, besteht aus dem gegen **CD30** gerichteten Antikörper Brentuximab und dem an Mikrotubuli angreifenden Zytostatikum MMAE (Monomethyl-Auristatin E), das über einen Linker kovalent an den Antikörper gebunden ist. Nach Bindung des Antikörper-Konjugates an CD30 wird der Komplex in die Zelle aufgenommen, MMAE proteolytisch freigesetzt und so selektiv in CD30-positiven Zellen eine Apoptose ausgelöst. Da CD30 von den Tumorzellen des Hodgkin- und anaplastisch großzelligen Lymphoms stark exprimiert wird, ist Brentuximabvedotin zur Behandlung dieser Erkrankungen zugelassen.

MMAE wird hauptsächlich über CYP3A4 verstoffwechselt, daher sind Interaktionen mit CYP3A4-Inhibitoren und -Induktoren zu beachten. Die empfohlene Dosierung beträgt 1,8 mg/kg Körpergewicht i. v. alle 3 Wochen. Zu den häufigsten Nebenwirkungen zählen periphere sensorische Neuropathie, Müdigkeit, Übelkeit, Erbrechen, Diarrhö, Neutropenie, Fieber und Infektionen der oberen Atemwege. Außerdem können Thrombozytopenie, demyelinisierende Polyneuropathie, Tumorlyse-und Stevens-Johnson-Syndrom sowie eine progressive multifokale Leukenzephalopathie auftreten.

Catumaxomab (Removab®) ist ein **trifunktioneller Antikörper**, der einerseits gegen das Transmembranprotein **EpCAM** (epithelial cell adhesion molecule) und andererseits gegen das Oberflächenantigen **CD3** gerichtet ist. EpCAM wird von einer großen Mehrheit der Tumoren an der Zelloberfläche exprimiert, CD3 ist Teil des T-Zell-Rezeptors, der für die Antigenerkennung dieser Zellen wichtig ist. Ein dritter funktionaler Molekülteil des Antikörpers befindet sich in dessen Fc-Region, an die Makrophagen, dendritische Zellen und natürliche Killerzellen binden können. Durch die Wirkungen von Catumaxomab werden Tumorzellen, T-Zellen und akzessorische Immunzellen in enge räumliche Nähe gebracht, wodurch eine konzertierte Immunreaktion gegen Tumorzellen begünstigt wird. Nutzbar ist das hier beschriebene Therapieprinzip zur Behandlung des malignen Aszites, bei dessen Pathogenese insbesondere metastasierte Ovarialkarzinome und gastrointestinale Tumoren ursächlich sind. Catumaxomab ist daher zur intraperitonealen Immuntherapie eines malignen Aszites bei Patienten mit EpCAM-positiven Tumoren indiziert, sofern keine Standardtherapie mehr wirksam ist.

Die Dosierung erfolgt stufenweise, beginnend mit 10 µg bis 150 µg zu 4 Zeitpunkten. Diese müssen mindestens 2 Tage voneinander getrennt sein. In der Regel erstreckt sich der Zeitraum über 11 Tage, 20 Tage sollten aber nicht überschritten werden. Häufige Nebenwirkungen sind gastrointestinale Beschwerden, Lymphopenie, Fieber, Müdigkeit, Schüttelfrost, Knochenmarkschädigung u. a.

31.2.3 Checkpoint-Inhibitoren

Das Immunsystem (▸ Kap. 32.1) verfügt über eine Reihe von Mechanismen, um überschießende Abwehrreaktionen von T-Lymphozyten zu verhindern. Tumoren missbrauchen diese Immunkontrollpunkte oder auch Checkpoints, um die gegen sie gerichtete Immunabwehr außer Kraft zu setzen. Hier greifen Checkpoint-Inhibitoren ein: Sie hemmen die Signalwege und geben damit den T-Zellen wieder die Möglichkeit, den Tumor zu attackieren.

Ipilimumab (YERVOY®) ist ein gegen das Protein **CTLA-4** (Cytotoxic T-lymphocyte antigen-4) gerichteter Antikörper. Dieses Protein ist ein negativer Regulator der T-Zell-Aktivierung. Die Blockade von CTLA-4 führt demzufolge zu einer verstärkten Aktivierung, Proliferation und Einwanderung von zytotoxischen T-Lymphozyten in das Tumorgewebe und zu dessen Zerstörung. Zugelassen ist der Antikörper zur Behandlung des fortgeschrittenen Melanoms.

Das empfohlene Induktionsregime beträgt 3 mg/kg i. v. alle 3 Wochen für insgesamt 4 Dosen. Aufgrund der gesteigerten oder einer sogar überschießenden Aktivität des Immunsystems können immuntoxische Reaktionen im Magen-Darm-Trakt, der Leber, an der Haut, am Nervensystem sowie an endokrinen Organen auftreten. Ggf. muss die Therapie unterbrochen oder ganz abgebrochen werden. Weitere häufige Nebenwirkungen äußern sich in Übelkeit, Erbrechen und Durchfall, Appetitminderung, Hautausschlägen und Juckreiz sowie Abgeschlagenheit.

Nivolumab (z. B. OPDIVO®) bindet an den sog. Checkpoint-Rezeptor **PD-1** (Programmed Death 1 Receptor) auf T-Zellen. PD-1 ist als negativer Regulator der T-Zell-Aktivierung an der Kontrolle von T-Zellreaktionen maßgeblich beteiligt. Eine Bindung der von antigenpräsentierenden Zellen exprimierten Liganden PD-L1 und PD-L2 an PD-1 bewirkt eine Hemmung der T-Zellproliferation und Zytokinausschüttung. Nivolumab blockiert die Bindung der Liganden an PD-1 und potenziert damit die T-Zellreaktion einschließlich der Tumorabwehrreaktion. Dadurch kommt es zu einer Verringerung des Tumorwachstums. Nivolumbab ist zugelassen zur Therapie des fortgeschrittenen Melanoms sowie des nicht-kleinzelligen Lungenkarzinoms nach vorheriger Chemotherapie.

Die empfohlene Dosis beträgt 3 mg/kg Körpergewicht, die alle 2 Wochen intravenös über einen Zeitraum von 60 Minuten verabreicht wird. Die häufigsten Nebenwirkungen sind Müdigkeit, Hautausschlag, Pruritus, Diarrhö und Übelkeit, ferner können immuntoxische Reaktionen auftreten.

31.2.4 Sonstige Antikörper

Siltuximab (SYLVANT®) bindet an die lösliche Form von humanem **IL-6** (Interleukin-6). Dadurch wird dessen Bindung an lösliche und membranständige IL-6-Rezeptoren und die nachfolgende Signaltransduktion verhindert. Das Zytokin IL-6 (▸ Kap. 12.2.3.2) wird von verschiedenen Zelltypen gebildet und ist an zahlreichen physiologischen Prozessen (z. B. Sekretion von Immunglobulinen, Stimulation der Differenzierung hämatopoetischer Vorläuferzellen) beteiligt. Bei bestimmten malignen Erkrankungen scheint eine übermäßige IL-6-Produktion eine zentrale Rolle bei der Tumorprogression zu spielen. Unter anderem wurde IL-6 bei der Castleman-Krankheit (Morbus Castleman), einer mit Hypertrophie von Lymphknoten und Hyperplasie von Blutgefäßen und Follikeln einhergehenden seltenen Erkrankung des Lymphsystems, für die übermäßige Proliferation von Plasmazellen in Verbindung gebracht. Siltuximab hat den Status eines Orphan Drug und ist indiziert zur Behandlung von Patienten mit Castleman-Krankheit, bei denen mehrere Lymphknoten und/oder andere Organe befallen sind.

Die empfohlene Dosierung beträgt 11 mg/kg alle 3 Wochen. Die häufigsten Nebenwirkungen sind Infektionen (einschließlich die der oberen Atemwege), Juckreiz und makulopapulöser Hautauschlag. Gelegentlich können anaphylaktische Reaktionen auftreten.

31.3 Kinasehemmer

Durch molekularbiologische Untersuchungen konnte eine Reihe Tumor-spezifischer Signaltransduktionskaskaden, an denen Kinasen maßgeblich beteiligt sind, identifiziert werden. Hieraus ergaben und ergeben sich – nicht zuletzt in Kombination mit konventionellen Zytostatika – bedeutsame neue Therapieansätze. Von Vorteil ist nicht zuletzt die Möglichkeit der peroralen Applikation der Kinasehemmer.

31.3.1 Bcr-Abl-Tyrosinkinasehemmer

Imatinib (Glivec®) ist ein Hemmstoff der Tyrosinkinase Bcr-Abl, deren Aktivität bei Patienten mit chronisch myeloischer Leukämie deutlich erhöht ist, wodurch die Proliferation weißer Blutzellen stark zunimmt. Bcr-Abl entsteht durch reziproke Gen-Translokation zwischen Chromosom 9 und 22, wodurch es zur Bildung des sog. **Philadelphia-Chromosoms** kommt. Imatinib hemmt die Bindung von ATP an die Tyrosinkinase und verhindert so deren Aktivierung. Weitere Zielstrukturen, deren aktives Zentrum durch Imatinib blockiert wird, sind PDGFR (platelet derived growth factor receptor) und der Stammzellfaktor c-Kit (CD119). Imatinib ist zugelassen zur Therapie Bcr-Abl-positiver chronischer myeloischer Leukämien, myelodysplastischer Erkrankungen mit Genumlagerungen des PDGFR, hypereosinophiler Syndrome sowie gastrointestinaler Stromatumoren.

Nach oraler Gabe wird eine hohe interindividuelle Variabilität der Plasmakonzentrationen beobachtet, die zum Teil auf eine unterschiedlich starke Biotransformation durch CYP3A4 zurückgeführt werden kann. Die Halbwertszeit beträgt 18 Stunden, die Dosierung 400–600 mg einmal täglich. Häufige Nebenwirkungen sind Diarrhö, Übelkeit, Erbrechen, periphere Ödeme, Kopfschmerzen, Myalgien, Exantheme, Müdigkeit, Gewichtszunahme, Neutrozytopenie, Thrombozytopenie, Anämie und erhöhte Leberenzyme.

Weitere Bcr-Abl-Tyrosinkinasehemmer sind in ◘ Tab. 31.5 zusammengestellt.

◘ **Tab. 31.5** Sonstige Bcr-Abl-Tyrosinkinasehemmer

INN (Handelspräparat)	Tagesdosis	Hauptindikationen
Bosutinib (Bosulif®)	500 mg	Philadelphia-Chromosom-positive chronisch-myeloische Leukämie
Dasatinib (SPRYCEL®)	2 × tgl. 70 mg	Wie Bosutinib plus akute lymphatische Leukämie
Nilotinib (Tasigna®)	2 × tgl. 300 mg	Erstlinientherapie der Philadephia-Chromosom-positiven chronisch-myeloischen Leukämie
Ponatinib (Iclusig®)	45 mg	Wie Dasatanib

Tab. 31.6 Sonstige EGFR-Tyrosinkinasehemmer

INN (Handelspräparat)	Tagesdosis	Hauptindikationen
Afatinib (GIOTRIF®)	40 mg	Nicht-kleinzelliges Bronchialkarzinom
Gefitinib (IRESSA®)	250 mg	Wie Afatinib
Lapatinib (Tyverb®)	1250–1500 mg	HER2/neu-positives fortgeschrittenes oder metastasiertes Mammakarzinom zusammen mit einem anderen Onkologikum, z. B. Capecitabin

31.3.2 EGFR-Tyrosinkinasehemmer

Erlotinib (Tarceva®) ist ein Inhibitor des Epidermal Growth Factor Receptor Typ 1 (EGFR, auch als HER1 oder ErbB-1 bezeichnet), einem Mitglied der ErbB-Tyrosinkinasen-Familie, zu der auch HER2/neu (ErbB-2), HER3 (ErbB-3) und HER4 (ErbB-4) zählen. Die EGFR-Stimulation durch extrazelluläre Bindung der Liganden EGF und TGFα führt zur Autophosphorylierung und Aktivierung verschiedener intrazellulärer Signalmoleküle, die letztlich die Zellproliferation fördern. EGFR ist bei verschiedenen Tumorarten (z. B. beim nicht-kleinzelligen Bronchialkarzinom, Kolon-, Prostata-, Ovarialkarzinom sowie bei Kopf-Hals-Tumoren) überexprimiert oder mutiert, was zu einer unkontrollierten Zellproliferation und Hemmung der Apoptose führen und damit das Wachstum des Tumors und dessen Ausbreitung fördern kann. Erlotinib hemmt die EGFR-Tyrosinkinase-Aktivität und ist zugelassen zur Behandlung von Patienten mit nicht-kleinzelligem Lungenkarzinom und metastasiertem Pankreaskarzinom.

Es wird u. a. durch CYP3A4 verstoffwechselt, sodass bei gleichzeitiger Gabe von CYP3A4-Hemmstoffen oder -Induktoren seine Pharmakokinetik beeinflusst werden kann. Die mittlere Halbwertszeit liegt bei 36 Stunden, die Dosierung beträgt 100–150 mg einmal täglich. Häufigste Nebenwirkungen sind Diarrhöen, veränderte Leberfunktionswerte, Haut- (trockene Haut, Follikulitis, Hautrisse u. a.) und Augenerkrankungen (Keratitis, Konjunktivitis u. a.). Gelegentlich wurden Magen-Darm-Perforationen, interstitielle Lungenerkrankungen und Niereninsuffizienz beschrieben.

In Tab. 31.6 sind weitere EGFR-Tyrosinkinasehemmer angegeben.

31.3.3 ALK-Tyrosinkinasehemmer

Crizotinib (Xalkori®) und **Ceritinib** (Zykadia®) sind selektive Inhibitoren der anaplastischen Lymphom-Kinase (ALK). Diese Kinase ist bei ca. 5 % der Patienten mit nicht-kleinzelligem Bronchialkarzinom überaktiv und maßgeblich am Tumorwachstum beteiligt. Dementsprechend werden Crizotinib und Ceritinib zur Behandlung des ALK-positiven, nicht-kleinzelligen Bronchialkarzinoms angewendet.

Die Metabolisierung beider Substanzen erfolgt hauptsächlich über CYP3A4, die Halbwertszeit beträgt 31–42 Stunden. Die empfohlene Dosierung für Crizotinib liegt bei zweimal täglich 250 mg, die für Ceritinib bei 750 mg einmal täglich. Zu den häufigen Nebenwirkungen zählen Diarrhö, Übelkeit, Erbrechen, Obstipation, Bauchschmerzen, verminderter Appetit, Ösophaguserkrankungen, Hautausschlag, Sehstörungen, Müdigkeit, Leberwert-Abweichungen und Anämie. Die schwerwiegendsten Nebenwirkungen sind Hepatotoxizität, interstitielle Lungenerkrankung, Neutropenie und QTc-Intervall-Verlängerung.

31.3.4 JAK-Tyrosinkinasehemmer

Ruxolitinib (Jakavi®) ist ein selektiver Hemmer der Janus-assoziierten Kinasen (JAK) JAK1 und JAK2. Diese zytosolischen Tyrosinkinasen phosphorylieren verschiedene Substrate (STAT u. a.) und sind so an der Signaltransduktion einer Reihe von Zytokinen und Wachstumsfaktoren beteiligt, die für die Hämatopoese und die

Immunfunktion von Bedeutung sind. Bei den sog. myeloproliferativen Neoplasien Myelofibrose und Polycythaemia vera sind JAK1 und/oder JAK2 oft mutiert und überaktiviert, was mit einem Anstieg proinflammatorischer Zytokine und einer gesteigerten Proliferation hämatopoetischer Vorläuferzellen einher geht. Durch die Hemmung der überaktivierten JAK1/2 wird somit die Zytokinproduktion verringert und die Myeloproliferation reduziert. Ruxolitinib ist zugelassen zur Behandlung verschiedener Formen der Myelofibrose sowie der Hydroxycarbamid-insensitiven Polycythaemia vera.

Die Substanz wird hauptsächlich über CYP3A4, aber auch über CYP2C9 metabolisiert. Die Halbwertszeit beträgt 3 Stunden, die empfohlene Dosierung 10–25 mg zweimal täglich. Die am häufigsten berichteten unerwünschten Arzneimittelwirkungen sind Blutbildveränderungen (Anämie, Thrombozytopenie und Neutropenie), Blutergüsse, Infektionen, Schwindel und Kopfschmerzen.

31.3.5 Bruton-Tyrosinkinasehemmer

Ibrutinib (IMBRUVICA®) ist ein Inhibitor der Bruton-Tyrosinkinase (BTK). Diese ist ein Mitglied der Familie der Tec-Kinasen und ein wichtiges Molekül im Signalweg des B-Zell-Antigen- (BCR) und des Zytokin-Rezeptors. Der BCR-Signalweg reguliert u. a. die Migration, Chemotaxis und Adhäsion von B-Zellen und ist an der Pathogenese verschiedener B-Zell-Malignome beteiligt. Ibrutinib ist indiziert zur Behandlung des Mantelzell-Lymphoms, des Morbus Waldenström und der chronischen lymphatischen Leukämie bei therapierefraktären Patienten sowie bei Patienten mit bestimmten Genmutationen (17p-Deletion oder TP53-Mutation).

Die Substanz wird hauptsächlich über CYP3A4 metabolisiert und die Wirkstoffspiegel werden durch zahlreiche (auch schwache) CYP3A4-Inhibitoren und -Induktoren klinisch relevant beeinflusst. Die Halbwertszeit wird mit 4–13 Stunden angegeben, die Dosierung beträgt 420–560 mg einmal täglich. Die häufigsten Nebenwirkungen sind Neutropenie, Anämie, Diarrhö, muskuloskelettale Schmerzen, Infektion der oberen Atemwege, Blutergüsse, Hautausschläge, Übelkeit und Fieber.

31.3.6 BRAF-Serin/Threonin-Kinasehemmer

Vemurafenib (Zelboraf®) und **Dabrafenib** (Tafinlar®) sind selektive Hemmstoffe der BRAF-Serin-Threonin-Kinase. Bestimmte Mutationen des BRAF-Gens aktivieren die Proteinkinase dauerhaft, was zu einer Überstimulation nachgeschalteter Kinasen (MEK, ERK) und einer Steigerung der Zellproduktion führt. Dies verhilft den entsprechenden Zellen zu einem Wachstumfaktor-unabhängigen Wachstum. Besonders beim malignen Melanom kommen Mutationen im Codon 600 (V600E und V600K) mit einer relativ hohen Frequenz vor. Vemurafenib und Dabrafenib hemmen bevorzugt die mutierten Formen von BRAF und sind daher zur Therapie von Patienten mit nicht resezierbarem oder metastiertem Melanom mit einer $BRAF^{V600}$-Mutation indiziert.

Vemurafenib wird nur geringfügig metabolisiert, ist aber ein Hemmstoff von CYP1A2 und ein Induktor von CYP3A4. Die Verstoffwechselung von Dabrafenib verläuft primär über CYP2C8 und CYP3A4. Die Halbwertszeit beträgt bei Vemurafenib 57 Stunden, bei Dabrafenib 3 Stunden. Als Dosierung werden 960 mg Vemurafenib bzw. 150 mg Dabrafenib zweimal täglich empfohlen. Die häufigsten Nebenwirkungen sind Gelenkschmerzen, Müdigkeit, Ausschlag, Photosensivitätsreaktion, Übelkeit, Alopezie und Pruritus. Kutane Plattenephithelkarzinome werden sehr häufig beobachtet und können meist operativ entfernt werden.

31.3.7 MEK-Tyrosin/Threonin-Kinasehemmer

Trametinib (Mekinist®) ist ein selektiver Hemmer der Mitogen-aktivierten, über extrazelluläre Signale regulierten Kinasen 1 (MEK1) und 2 (MEK2). Bei Melanomen und anderen Tumoren sind MEK-Kinasen häufig überaktiviert (insbesondere durch mutierte BRAF-Formen (▸ Kap. 31.3.6) und bewirken durch Stimulation des nachgeschalteten, mit extrazellulären Signalen verbundenen Kinase-Signalübertragungswegs (ERK) eine gesteigerte Zellproliferation. Trametinib ist zugelassen zur Monotherapie oder in Kombination mit dem BRAF-Inhibitor Dabrafenib zur Therapie des nicht resezierbaren oder metastasierten Melanoms mit einer $BRAF^{V600}$-Mutation.

Die Substanz wird vorwiegend durch Deacetylierung mittels hydrolytischer Enzyme (z. B. Carboxylesterasen) verstoffwechselt, sodass Interaktionen mit anderen Wirkstoffen wenig wahrscheinlich sind. Die Halbwertszeit beträgt 127 Stunden, die empfohlene Dosierung einmal täglich 2 mg. Zu den sehr häufigen Nebenwirkungen zählen akneähnliche Hautreaktionen, Fatigue, periphere Ödeme, Übelkeit und Diarrhö.

31.3.8 mTOR-Serin/Threonin-Kinasehemmer

Temsirolimus (Torisel®) ist ein selektiver Hemmstoff der Serin/Threonin-Kinase **mTOR** (mammalian target of rapamycin). mTOR spielt einerseits eine wichtige Rolle bei der IL-2-Signaltransduktion, weshalb mTOR-Inhibitoren seit einigen Jahren als Immunsuppressiva eingesetzt werden (▸ Kap. 32.4.1). Andererseits ist mTOR ein zentrales Signalprotein im PI3K-AKT-mTOR-Signalweg (PI3K = Phosphoinositid-3-Kinasen), der über die Regulation der Proteinsynthese einen wesentlichen Einfluss auf den Zellzyklus und damit das Zellwachstum ausübt. Zudem aktiviert mTOR die Synthese von Transkriptionsfaktoren wie HIF (hypoxia-inducible factor), die es dem Tumor ermöglichen, sich an eine hypoxische Umgebung zu adaptieren und angiogenetische Proteine wie VEGF zu bilden. Die Hemmung von mTOR führt daher zu einer Wachstumsverzögerung mit Anreicherung der Zellen in der G1-Phase, indem die Bildung zellzyklusregulatorischer Proteine wie Cyclin D oder c-myc unterbunden oder die Aktivität verschiedener Proteine blockiert wird. Zugelassen ist Temsirolimus zur Therapie des fortgeschrittenen Nierenzellkarzinoms bei Patienten, die bestimmte prognostische Risikofaktoren aufweisen. Eine weitere Indikation ist das refraktäre Mantelzell-Lymphom, ein Subtyp des B-Zell-Lymphoms.

Temsirolimus wird in der Leber größtenteils über CYP3A4 in seinen aktiven Metaboliten Sirolimus umgewandelt. Die Halbwertszeit von Temsirolimus beträgt 17 Stunden, die von Sirolimus 54 Stunden. Die empfohlene Dosierung beträgt beim Nierenzellkarzinom 25–175 mg einmal wöchentlich. Sehr häufige Nebenwirkungen sind bakterielle und virale Infektionen im Bereich der oberen Atemwege und des Harntrakts, Blutbildungsstörungen (Anämie, Thrombozytopenie), Stoffwechselstörungen (Hyperglykämie, Hypercholesterolämie, Hyperlipidämie), Schlaf- und Geschmackempfindungsstörungen, Atembeschwerden, Husten, Übelkeit, Erbrechen, Diarrhö, abdominelle Schmerzen, Hautausschlag, Juckreiz, Nagelveränderungen sowie Rücken- und Gelenkschmerzen.

Everolimus (z. B. Afinitor®), ebenfalls ein selektiver mTOR-Hemmer, wird bei verschiedenen Tumoren eingesetzt (Nierenzellkarzinom, Hormonrezeptor-positives Mammakarzinom, renale neuroendokrine Tumoren pankreatischen Ursprungs, Angiomyolipom und subependymales Riesenzellastrozytom). Die empfohlene Dosierung bei diesen Indikationen beträgt 10 mg einmal täglich. In niedrigerer Dosis wird es als Immunsuppressivum verwendet und ist in ▸ Kap. 32.4.2.2 näher beschrieben.

31.3.9 PI3K-Lipidkinasehemmer

Phosphoinositid-3-Kinasen (PI3K) bilden eine Familie strukturell verwandter Enzyme, die die Phosphorylierung von Phospholipiden in der Zellmembran katalysieren und so an wichtigen zellulären Funktionen wie Zellproliferation, Differenzierung, Migration und Zelladhäsion beteiligt sind.

Idelalisib (Zydelig®) hemmt selektiv die Isoform PI3Kδ (p110δ), die bei verschiedenen Malignomen hyperaktiv ist und eine zentrale Rolle für Signaltransduktionswege in B-Zellen spielt. Dadurch werden die Proliferation, das Homing und die Retention maligner B-Lymphozyten inhibiert. Idelalisib wird in Kombination mit Rituximab zur Behandlung der chronischen lym-

Tab. 31.7 Sonstige Multikinasehemmer

INN (Handelspräparat)	Tagesdosis	Hauptindikationen
Axitinib (Inlyta®)	5–10 mg, 2 × tgl.	Zweitlinientherapie des Nierenzellkarzinoms
Cabozantinib (COMETRIQ®)	140 mg	Fortgeschrittenes oder metastasiertes Schilddrüsenkarzinom
Lenvatinib (LENVIMA®)	24 mg	Radioiodtherapie-refraktäres Schilddrüsenkarzinom
Nintedanib (Vargatef®)	150–200 mg, 2 × tgl.	Nicht-kleinzelliges Lungenkarzinom, idiopathische Lungenfibrose
Pazopanib (Votrient®)	800 mg	Fortgeschrittenes und/oder metastasiertes Nierenzellkarzinom, Weichteilsarkome
Regorafenib (Stivarga®)	160 mg über 3 Wochen, danach 1 Woche Pause	Therapierefraktäres Kolorektalkarzinom, gastrointestinale Stromatumore
Vandetanib (Caprelsa®)	300 mg	Wie Cabozantinib

phatischen Leukämie bei therapierefraktären Patienten sowie bei Patienten mit bestimmten Genmutationen (17p-Deletion oder TP53-Mutation) angewandt. Außerdem wird es als Monotherapeutikum bei Patienten mit therapierefraktärem follikulärem Lymphom eingesetzt.

Die Substanz wird über Aldehydoxidase, CYP3A4 und UGT1A4 metabolisiert. Da ein inaktiver Hauptmetabolit ein starker CYP3A4-Hemmer ist, sind Interaktionen mit CYP3A4-Substraten zu beachten. Die Halbwertszeit beträgt 8 Stunden, die Dosierung zweimal täglich 150 mg peroral. Häufige Nebenwirkungen sind Diarrhö, Exantheme, Infektionen, Neutropenie, Pyrexie und erhöhte Leberenzyme.

31.3.10 Multikinasehemmer

Mit **Sorafenib** (Nexavar®) und **Sunitinib** (Sutent®) wurden erstmals gezielt sog. Multikinasehemmer entwickelt. Sie zeigen in vitro und in vivo sowohl antiproliferative als auch antiangiogene Eigenschaften. Diese Wirkungen beruhen auf der Hemmung der Kinasenaktivität sowohl der Tumorzellen als auch der Tumorgefäße. Sorafenib hemmt die Tyrosinkinase-Rezeptoren VEGFR2–3, PDGFRβ, c-KIT und FLT-3 sowie die Serin/Threonin-Kinasen CRAF, BRAF und BRAF^{V600E}. Sunitinib und sein aktiver Hauptmetabolit Desethylsunitinib inhibieren die Tyrosinkinase-Rezeptoren VEGFR1–3, PDGFRα-β, c-KIT, FLT-3, CSF1R und RET. Von besonderer Bedeutung für die Wirkungen dieser Substanzen ist die Hemmung von VEGFR.

Beide Multikinasehemmer sind zur Behandlung von Patienten mit fortgeschrittenem Nierenzellkarzinom zugelassen. Sorafenib ist zusätzlich beim hepatozellulären Karzinom und differenzierten Schilddrüsenkarzinom, Sunitinib außerdem nach Versagen der Therapie mit Imatinib zur Behandlung gastrointestinaler Strumatumoren sowie des neuroendokrinen Tumors der Bauchspeicheldrüse indiziert.

Beide Substanzen werden in der Leber durch oxidativen Abbau mittels CYP3A4 metabolisiert. Sorafenib unterliegt dazu einer UGT1A9-vermittelten Glucuronidierung und damit einem enterohepatischen Kreislauf. Die Halbwertszeit von Sorafenib wird mit 25–48 Stunden, die von Sunitinib und Desethylsunitinib mit 40–60 bzw. 80–100 Stunden angegeben. Die empfohlene Dosis von Sorafenib beträgt 400 mg zweimal täglich, bei Sunitinib werden 37,5–50 mg einmal täglich empfohlen.

Das Spektrum an **Nebenwirkungen** der Multikinasehemmer ist erheblich. Dazu gehören Hypertonie, Störungen der Schilddrüsenfunktion (Hypothyreose), gastrointestinale Störungen (Diarrhö, Erbrechen, Obstipation, Stomatitis u. a.), Hautausschlag, Alopezie, Hand-Fuß-Syndrom (palmar-plantare Erythrodysästhesie, d. h. erythematöse Hautveränderungen an Handinnenflächen und Fußsohlen mit je nach Schweregrad unterschiedlich starken Schmerzen), Störungen des Geschmacksempfindens, Appetitlosigkeit, Arthralgien, Kopfschmerzen und erhöhte Leberenzymwerte (Lipase, Amylase u. a.). Außerdem wurden Verlängerungen des QTc-Intervalls, Herzinsuffizienz, Thrombo-Embolien und gastrointestinale Perforationen berichtet. Unter der Therapie mit diesen Substanzen sollten regelmäßige Kontrollen des Blutdrucks sowie der Schilddrüsen- und Leberfunktion erfolgen.

◘ Tab. 31.7 enthält weitere Multikinasehemmer.

31.4 Sonstige Onkologika mit unterschiedlichen Wirkmechanismen

Das Retinoid **Tretinoin** (all-trans-Retinsäure, Vitamin-A-Säure; z. B. Vesanoid®) bindet, wie in ▸ Kap. 31.4 beschrieben, an nukleäre **RA- und RX-Rezeptoren** und aktiviert die Transkription von Genen für Zellwachstum und Differenzierung. In hämatopoetischen Zelllinien kann es die Zelldifferenzierung induzieren und die Zellproliferation hemmen, wobei der genaue Wirkungsmechanismus bisher ungeklärt ist. Tretinoin ist (außer zur Behandlung von Hautkrankheiten wie Acne vulgaris) zur Induktion der Remission bei akuter Promyelozytenleukämie zugelassen, die durch das Auftreten unreifer Vorläuferzellen im peripheren Blut gekennzeichnet ist.

Die Halbwertszeit beträgt 0,7 Stunden. Es werden täglich 45 mg/m^2 Körperoberfläche peroral bis zur kompletten Remission verabreicht, die Höchstdauer der Behandlung beträgt 90 Tage. Eine bedeutsame Nebenwirkung ist das Retinsäuresyndrom (RAS) mit Fieber, Dyspnoe, Pleura-und Perikardergüssen, ferner Hypotonie sowie in schweren Fällen Leber- und Nierenversagen.

Alitretinoin (9-cis-Retinsäure; Panretin® Gel) aktiviert alle bekannten Subtypen der **RA- und RX-Rezeptoren.** Es ist für die topische Behandlung von Hautläsionen bei Patienten mit AIDS-bedingtem Kaposi-Sarkom zugelassen. Voraussetzung für seine Anwendung ist, dass die Läsionen Ulkus- und Lymphödem-frei sind sowie keine Behandlung eines intestinalen Kaposi-Sarkoms erforderlich ist. Außerdem sollten die Läsionen nicht auf eine systemische antiretrovirale Therapie angesprochen haben und einer Radio- oder anderen Chemotherapie nicht zugänglich sein.

Der Wirkstoff wird in dem Gel 0,1 %ig angewandt. Nebenwirkungen treten fast ausschließlich topisch in Form von Erythemen und Blasenbildung auf.

Bexaroten (Targretin®), ein Retinoid der 3. Generation, bindet an **RX-Rezeptoren** und aktiviert diese. Wie bei Tretinoin und Alitretinoin ist der antineoplastische Wirkmechanismus unbekannt. Die Substanz wird zur Behandlung von Hautmanifestationen beim kutanen T-Zell-Lymphom eingesetzt.

Bexaroten wird durch CYP3A4 abgebaut und induziert vermutlich auch dieses Enzym. Die Halbwertszeit liegt bei 1–3 Stunden. Die Dosierung beträgt anfänglich täglich 300 mg/m^2 und wird dann – über täglich 200 mg/m^2 – auf 100 mg/m^2 Körperoberfläche und Tag reduziert. Die zahlreichen Nebenwirkungen bestehen vor allem in ausgeprägten Hyperlipidämien (Triglycerid- und Cholesterol-Erhöhung) sowie Hypothyreose.

Thalidomid, Lenalidomid, Pomalidomid: Thalidomid wurde in den 1950er Jahren als Schlafmittel eingeführt (Handelspräparat Contergan®) und aufgrund schwerwiegender **teratogener Wirkungen** (v. a. Phokomelie, „Robbengliedrigkeit") Anfang der 1960er Jahre wieder vom Markt genommen. Später wurde erkannt, dass Thalidomid – über bisher nicht vollständig aufgeklärte Mechanismen – immun-

31

modulatorische, antiinflammatorische und antineoplastische Wirkungen besitzt und die Angiogenese sowie die Bildung verschiedener hämatopoetischer Vorläuferzellen hemmt. Es wird daher heute zur Therapie des Multiplen Myeloms (Handelspräparat Thalidomide Celgene®) eingesetzt. Analogsubstanzen sind **Lenalidomid** (REVLIMID®) und **Pomalidomid** (IMNOVID®), die eine stärkere antiangiogene und antineoplastische Wirkung als Thalidomid aufweisen und ebenfalls beim Multiplen Myelom und/oder myelodysplastischen Syndromen angewandt werden.

Die Halbwertszeiten liegen bei 6,5 (Thalidomid), 3 (Lenalidomid) bzw. 9,5 (Pomalidomid) Stunden. Thalidomid wird mit Melphalan und Prednison kombiniert und in einer Dosis von 200 mg/Tag während maximal 12 Zyklen von jeweils 6 Wochen appliziert. Lenalidomid wird in Kombination mit Dexamethason oder als Monotherapeutikum verabreicht, die Dosierung beträgt 25 mg/Tag an den Tagen 1–21 der sich wiederholenden 28-Tage-Zyklen. Die Anwendung von Pomalidomid erfolgt ebenfalls zusammen mit Dexamethason in einer Dosis von 4 mg/Tag, wiederum an den Tagen 1–21 sich wiederholender 28-Tage-Zyklen. Häufige Nebenwirkungen sind Somnolenz, Neutro-, Leuko-, Lympho- und Thrombozytopenie, Anämie, periphere Neuropathie, Dysästhesie, Tremor, Obstipation und periphere Ödeme.

Gebärfähige Frauen müssen im Zeitraum von 4 Wochen vor Behandlungsbeginn bis 4 Wochen nach Beendigung der Therapie eine zuverlässige Kontrazeptionsmethode anwenden. Da die Substanzen in der Samenflüssigkeit auftreten, müssen alle männlichen Patienten während der Behandlung und für 7 Tage nach Beendigung der Behandlung Kondome verwenden, wenn ihre Partnerin gebärfähig ist und nicht verhütet.

Arsentrioxid (TRISENOX®) wird bei Patienten mit promyeloischer Leukämie (akuter Promyelozytenleukämie; APL), bei denen eine Therapie mit anderen Zytostatika bzw. Retinoiden keinen Behandlungserfolg gebracht hat, eingesetzt. Der Wirkmechanismus ist weitgehend ungeklärt.

Die Halbwertszeit der Substanz wird mit 10–14 Stunden angegeben. Im Rahmen einer Induktionstherapie wird Arsentrioxid zunächst in einer Dosis von 0,15 mg/kg Körpergewicht täglich intravenös gegeben, bis eine Knochenmarkremission erreicht ist. 3–4 Wochen nach Ende der Induktionstherapie wird eine Konsolidierungstherapie mit derselben Dosis über 5 Wochen (jeweils 5 Tage Therapie und 2 Tage Pause) durchgeführt. Die Nebenwirkungen von Arsentrioxid umfassen u. a. Hyperglykämie, Hypokaliämie, Neutropenie und erhöhte Alaninamino-Transferase-Plasmaspiegel. Zu beachten ist außerdem die Verlängerung der QTc-Zeit, die zu gefährlichen Herzrhythmusstörungen führen kann. Als spezifische Nebenwirkung kann ferner das sog. Leukozyten-Aktivierungssyndrom (APL-Differenzierungssyndrom) auftreten, das durch Fieber, Dyspnoe, Gewichtszunahme, Lungeninfiltrate und Pleura- bzw. Perikardergüsse gekennzeichnet ist. Wegen der hauptsächlichen Ausscheidung von Arsentrioxid über die Niere ist bei Patienten mit eingeschränkter Nierenfunktion besondere Vorsicht geboten.

Hydroxycarbamid (Hydroxyharnstoff; z. B. Litalir®) **hemmt** die **Ribonucleosiddiphosphat-Reduktase**, wodurch der Übergang der Zellen von der G_1- in die S-Phase blockiert wird. Auf diese Weise wird eine Synchronisation des Tumorzellwachstums erreicht. Die Substanz wird bei Melanomen, chronisch-myeloischer Leukämie, Polyzythämie und anderen neoplastischen Erkrankungen angewandt.

Die Richtdosis beträgt 20–30 mg/kg Körpergewicht täglich. Wesentliche Nebenwirkungen sind u. a. Knochenmarkdepression, neurologische und gastrointestinale Störungen sowie Hautveränderungen.

Mifamurtid (Muramyltripeptid-Phosphatidylethanolamin, MTP-PE; Mepact®) ist ein vollsynthetisches Analogon des mykobakteriellen Zellwandbestandteils Muramyldipeptid. Es bindet spezifisch an **NOD2**, einen Oberflächenrezeptor, der hauptsächlich auf Monozyten, Makrophagen und dendritischen Zellen vorkommt. Die dadurch induzierte Aktivierung dieser Zellen führt zu einer gesteigerten Freisetzung von Zytokinen wie Tumornekrosefaktor α (TNF-α), Interleukinen und Adhäsionsmolekülen, die letztlich zur Zerstörung der Tumorzellen führt. Zugelassen wurde die Substanz zur Behandlung hochmaligner, resezierbarer, nicht metastasierter Osteosarkome nach makroskopisch vollständiger Resektion.

Die Halbwertszeit liegt bei ca. 2 Stunden. Die liposomale Suspension wird in einer Dosierung von 2 mg/m^2 Körperoberfläche zweimal wöchentlich über 12 Wochen und dann einmal wöchentlich über 24 Wochen appliziert. Nebenwirkungen treten sehr zahlreich auf, darunter vor allem Anämien, gastrointestinale Störungen mit Anorexie, Erbrechen, Diarrhö oder Obstipation, Herz-Kreislaufstörungen mit Tachykardie, Hypo- oder Hypertonie, Dyspnoe, Tachypnoe sowie Schmerzen in Muskeln und Gelenken.

Bortezomib (VELCADE®), ein Bor-haltiges Pyridincarboxamid, ist ein **Proteasom-Inhibitor**. Er hemmt selektiv die chymotrypsinartige Aktivität des 26S-Proteasoms, eines Proteinkomplexes, der für den Abbau zellulärer Proteine von großer Bedeutung ist. Für diesen Abbau werden zunächst bestimmte Proteine in der Zelle mit Ubiquitin markiert und dadurch von dem 26S-Proteasom erkannt und abgebaut. Insbesondere Tumorzellen reagieren auf die Hemmung dieses Ubiquitin-Abbauwegs sehr empfindlich. Es kommt zu einer Veränderung der den Zellzyklus kontrollierenden Regulatorproteine und Transkriptionsfaktoren: Zellwachstum, Angiogenese, Zell-Zell-Interaktionen und Metastasierung werden verhindert. Bortezomib ist zugelassen zur Behandlung von Patienten mit multiplem Myelom und Mantelzell-Lymphom.

Als Peptid wird Bortezomib intravenös verabreicht. Die Dosierung beträgt 1,3 mg/m^2 Körperoberfläche zweimal wöchentlich über einen Zeitraum von 2 Wochen, gefolgt von einer 10-tägigen Therapiepause. Die häufigsten Nebenwirkungen sind gastrointestinale Symptome (Erbrechen, Diarrhö, Obstipation), Blutbildveränderungen (Thrombozytopenie) sowie Neuropathien. Bei Diabetikern kann es zu Hyper- bzw. Hypoglykämien kommen, sodass eine häufige Blutzuckerkontrolle indiziert ist.

Vismodegib (Erivedge®) ist ein oral verfügbarer Inhibitor des sog. **Hedgehog**-(Hh-)Signalweges. Dieser hat eine wichtige Funktion während der Embryonalentwicklung und ist bei verschiedenen Tumoren (Basalzellkarzinom, Medulloblastom u. a.) übermäßig aktiviert. Das über das Hedgehog-Transmembranprotein Smoothened (SMO) abgegebene Hedgehog-Transduktionssignal führt zur Aktivierung von Zielgenen, die insbesondere an der Proliferation, dem Überleben und der Differenzierung von Zellen beteiligt sind. Vismodegib bindet an und hemmt das SMO-Protein, wodurch die Hedgehog-Signaltransduktion blockiert wird. Es ist zugelassen zur Therapie des symptomatischen metastasierten oder lokal fortgeschrittenen Basalzellkarzinoms.

Die Halbwertszeit beträgt 4–12 Tage, die empfohlene Dosis 150 mg einmal täglich peroral. Da Vismodegib ein Substrat von P-Glykoprotein, CYP2C9 und CYP3A4 ist, sind zahlreiche Interaktionen möglich. Die häufigsten Nebenwirkungen sind Muskelspasmen (bei ca. 75 % der Patienten), Alopezie, Dysgeusie, Gewichtsverlust, Müdigkeit (jeweils bei ca. 50 % der Patienten) und Übelkeit. Vismodegib ist **teratogen** und verursachte bei verschiedenen Tierspezies schwere Missbildungen (v. a. kraniofaziale Anomalien, Mittellinienfehlbildungen und Gliedmaßendefekte). Daher dürfen Frauen, die die Substanz einnehmen, nicht schwanger sein oder während der Behandlung und noch 24 Monate nach der letzten Dosis schwanger werden. Da die Substanz in Spermien nachweisbar ist, müssen männliche Patienten während und bis zu 2 Monate nach der Behandlung beim Geschlechtsverkehr mit einer Frau ein Kondom anwenden.

Olaparib (Lynparza®) ist ein Inhibitor der **PARP** (Poly-ADP-Ribose-Polymerase). Dieses Enzym spielt eine wichtige Rolle bei der Reparatur von DNA-Einzelstrangbrüchen, die im menschlichen Organismus regelmäßig stattfinden. Bei einer PARP-Hemmung durch Olaparib können die Einzelstrangbrüche nicht mehr repariert werden und es kommt zu Doppelstrangbrüchen. Bei normalen Zellen werden diese mittels homologer Rekombinationsreparatur repariert, für die funktionelle BRCA-(breast cancer susceptibility-)Gene erforderlich sind. Bei einigen Tumorarten sind die BRCA-Gene (BRCA1 oder BRCA2) jedoch mutiert, sodass alternative Wege aktiviert werden, die zu einer genomischen Instabilität führen und letztlich eine Apoptose der Tumorzellen auslösen. Dementsprechend ist Olaparib zugelassen zur Therapie von BRCA-mutierten Karzinomen wie dem epithelialen Ovarialkarzinom, Eileiterkarzinom oder primären Peritonealkarzinom. Vor Behandlungsbeginn muss der Nachweis einer BRCA1- oder BRCA2-Mutation (in der Keimbahn oder im Tumor) erbracht worden sein.

Die Halbwertszeit wird mit 12 Stunden angegeben. Die empfohlene Dosierung beträgt 400 mg zweimal täglich peroral. Olaparib wird hauptsächlich über CYP3A4 metabolisiert, daher sind CPY3A4-vermittelte Interaktionen möglich. Die am häufigsten beobachteten Nebenwirkungen sind Übelkeit, Erbrechen, Diarrhö, Dyspepsie, Erschöpfung, Kopfschmerzen, Dysgeusie, verminderter Appetit, Schwindel, Anämie, Neutropenie und Lymphopenie.

Asparaginase: Gewisse Leukämie- und Tumorzellarten sind – im Gegensatz zu normalen Zellen – für ihren Stoffwechsel auf die Zufuhr von Asparagin angewiesen, da ihnen das Enzym Asparagin-Synthetase fehlt. Behandelt man solche Tumorformen mit Asparaginase (Asparaginase medac), die Asparagin zu Asparaginsäure hydrolysiert, werden diese durch Erniedrigung des Asparagingehalts im Plasma bzw. in der Extrazellularflüssigkeit in ihrem Wachstum gehemmt. Allerdings kommt es relativ rasch zur Resistenzentwicklung.

Neben Asparaginase ist **Pegaspargase** (Oncaspar®) verfügbar, bei der Asparaginase mit Polyethylenglycol konjugiert ist, um die Halbwertszeit zu erhöhen (Verlängerung der Halbwertszeit der nicht pegylierten Substanz von 14–22 Stunden auf 5,8 Tage). Der Indikationsbereich von Asparaginase bzw. Pegaspargase umfasst vor allem verschiedene Leukämien und Lymphome, insbesondere im Bereich der pädiatrischen Onkologie.

Die empfohlene Einzeldosierung beträgt für Asparaginase 6000 IE und für Pegaspargase 2500 IE/m^2 Körperoberfläche. Als Nebenwirkungen sind u. a. Erbrechen, Fieber, Leberfunktions- und Gerinnungsstörungen, Abnahme der Leukozyten und Thrombozyten, hämorrhagische Pankreatitiden sowie allergische Reaktionen zu nennen.

31.5 Hormone und Hormonantagonisten

Hormone und Hormonantagonisten sind keine Zytostatika im eigentlichen Sinn, sie können aber mit Erfolg bei solchen Tumoren eingesetzt werden, deren Wachstum hormonabhängig ist. Dies trifft in hohem Prozentsatz für Prostata-, Mamma- und Korpuskarzinome des Uterus zu, sofern deren Entdifferenzierung nicht zu weit fortgeschritten ist, d. h. die Tumorzellen noch Hormonrezeptoren besitzen.

Bei der Behandlung dieser sexualhormonabhängigen Tumoren unterscheidet man eine ablative, additive und kompetitive Therapie. Bei der **ablativen Therapie** werden die Keimdrüsen entfernt (Orchiektomie, Ovariektomie) oder ihre Hormonproduktion medikamentös ausgeschaltet, bei der **additiven Therapie** werden (meist gegengeschlechtliche) Hormone appliziert, die in den hormonellen Regelkreis eingreifen und so die endogene Hormonproduktion hemmen. Unter der **kompetitiven Therapie** versteht man die Behandlung mit Hormonantagonisten.

Der Hormonentzug unterdrückt die Zellproliferation und ist für einen Teil der Tumorzellen zusätzlich das Signal, Apoptose auszulösen. Die Möglichkeiten des Eingriffs in die Regelkreise zur Reduktion der hormonellen Stimulation des

Tumorwachstums sind in Abb. 31.2 exemplarisch für das Mammakarzinom dargestellt. Unabhängig von der gewählten Methode kann dadurch bei etwa 30 % der Frauen ein Mammakarzinom zur Remission gebracht werden. In der Regel ist eine Hormontherapie für die Patienten deutlich weniger belastend als die Behandlung mit klassischen Zytostatika.

31.5.1 GnRH-Analoga und GnRH-Antagonisten

GnRH-Analoga. Die Verabreichung synthetischer Gonadoliberin-(GnRH-)Analoga (▸Kap. 21.8.1) bewirkt initial die Ausschüttung von Lutropin und Follitropin und damit einen Anstieg der Testosteronblutspiegel. Bei längerer Anwendung der Substanzen tritt jedoch infolge einer Down-Regulation der entsprechenden Rezeptoren eine antigonadotrope Wirkung auf. Sie sind insbesondere zur palliativen Behandlung des fortgeschrittenen hormonempfindlichen Prostata- und Mammakarzinoms indiziert.

Von **Buserelin** (z. B. Profact®) gibt man 7 Tage lang 3-mal täglich (in achtstündigen Abständen) 0,5 mg s. c., danach wird auf nasale Applikation umgestellt (3-mal täglich vor und nach den Mahlzeiten je 0,4 mg in jedes Nasenloch). Alternativ kann ein Implantat angewandt werden. **Goserelin** (z. B. Zoladex®) steht ebenfalls als Implantat (3,6 und 10,8 mg) zur Verfügung, das Dosierungsintervall beträgt 28 Tage bzw. 3 Monate. Von **Leuprorelin** (z. B. Enantone®) und **Triptorelin** (z. B. Decapeptyl®) werden 1- bzw. 3-Monatsdepots s. c. injiziert. Die unerwünschten Wirkungen der GnRH-Analoga wurden bereits in ▸Kap. 21.8.1 beschrieben.

Zu Beginn der Therapie muss bei Patienten, die vorher nicht mit Hormonen behandelt wurden, infolge des vorübergehenden Anstiegs des Testosteronblutspiegels mit einer Verstärkung der Tumorsymptome, meist mit vermehrten Schmerzen im Bereich der Knochenmetastasen, gerechnet werden. Diesen kann durch die vorübergehende Gabe von Antiandrogenen vorgebeugt werden. Beim Mammakarzinom kommt es dagegen nicht zu einer initialen Verschlechterung des Zustands. Da GnRH-Analoge auch nicht zur Zystenbildung führen, eignen sie sich in besonderer Weise zum Einsatz in der Prämenopause.

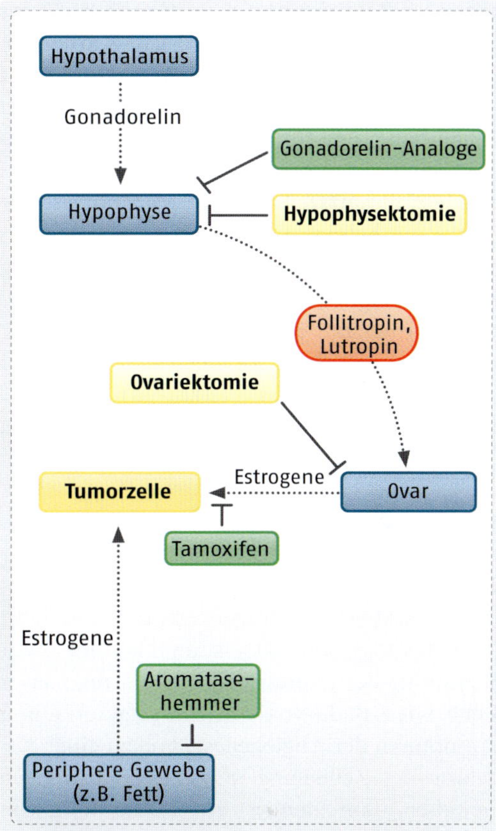

Abb. 31.2 Möglichkeiten des Eingriffs in die hormonellen Regelkreise beim Mammakarzinom. Nach Wander

GnRH-Antagonisten. Diese Stoffgruppe wurde bereits in ▸Kap. 21.8.1 beschrieben.

31.5.2 Estrogene

Das Estradiolderivat **Estramustin-17β-dihydrogenphosphat** (z. B. Estramustin-Uropharm®) weist keine Affinität zum Estrogenrezeptor auf, jedoch wird es im Organismus in die aktiven Metaboliten Estramustin und Estromustin bioaktiviert, die in vitro zytotoxisch auf Prostata-

31

karzinom-Zelllininen wirken. Ca. 10–15 % der beiden Metaboliten werden zu den Estrogenen Estradiol und Estron hydrolysiert. Estramustin-17β-dihydrogenphosphat wird zur palliativen Behandlung des fortgeschrittenen hormonrefraktären Prostatakarzinoms angewendet.

Die Halbwertszeit liegt bei 1,2 Stunden. Die Dosierung beträgt 3-mal täglich 280 mg während 4 Wochen, danach wird die Behandlung mit 2-mal täglich 280 mg, oder – falls erforderlich – wieder mit 3-mal täglich 280 mg fortgesetzt. Häufige Nebenwirkungen sind kardiovaskuläre Komplikationen (Herzinsuffizienz, ischämische Beschwerden, Thromboembolien), Ödeme, Gynäkomastie und Libidoverlust.

31.5.3 Antiestrogene

31.5.3.1 Estrogenrezeptor-Antagonisten

Tamoxifen (z. B. Nolvadex®) ist ein kompetitiver, selektiver Estrogenrezeptor-Modulator (SERM, ▸ Kap. 21.8.4.1). Dadurch kommt es zur Hemmung der Expression Estrogen-regulierter Gene, wie z. B. die von Wachstumsfaktoren und Promotoren der Angiogenese, und zu einer Abnahme der Zellteilung in estrogenabhängigen Geweben. Tamoxifen ist zur Behandlung von Mammakarzinomen im Rahmen einer adjuvanten Therapie indiziert. Es senkt das Rezidivrisiko und verlängert die Überlebenszeit, insbesondere bei Estrogenrezeptor-positiven Tumoren. Außerdem wird es zur Palliativbehandlung metastasierter Mammakarzinome verwendet.

Die Halbwertszeit beträgt ca. 7 Tage. Tamoxifen wird hauptsächlich über CYP3A4 zu N-Desmethyl-Tamoxifen metabolisiert, welches weiter über CYP2D6 zu dem aktiven Metaboliten 4-Hydroxy-N-Desmethyl-Tamoxifen (Endoxifen) verstoffwechselt wird. Bei Patienten mit fehlendem CYP2D6 zeigt sich eine um etwa 75 % niedrigere Konzentration an Endoxifen im Vergleich zu Patienten mit normaler CYP2D6-Aktivität. Die Dosierung beträgt 20–40 mg p. o. täglich. Häufige Nebenwirkungen sind Hitzewallungen, vaginale Blutungen, Fluor vaginalis, Pruritus vulvae, Schmerzen im Bereich des erkrankten Gewebes, gastrointestinale Störungen, Kopfschmerzen, Benommenheit, Flüssigkeitsretention und Alopezie.

Toremifen (Fareston®) ist mit Tamoxifen strukturell eng verwandt und wird wie dieses zur Behandlung hormonabhängiger, metastasierender Mammakarzinome eingesetzt (Tagesdosis 60 mg p. o.). Mit einer Halbwertszeit von 5 Tagen wird Toremifen über CYP3A4 zu dem Hauptmetaboliten N-Desmethyl-Toremifen (Halbwertszeit 11 Tage) verstoffwechselt.

Fulvestrant (Faslodex®) ist ein Estrogenrezeptor-Antagonist mit höherer Rezeptor-Affinität als die von Tamoxifen. Darüber hinaus verhindert die lange Seitenkette von Fulvestrant Konformationsänderungen des Rezeptors, sodass Transkriptionsfaktoren nicht aktiviert werden können. Da auch die Dimerisierung des Rezeptors durch Fulvestrant blockiert wird, kommt es zu einer vollständigen Rezeptor-Deaktivierung. Der Rezeptor-Antagonist-Komplex wird außerdem beschleunigt abgebaut mit der Folge einer Rezeptor-Downregulation. Fulvestrant ist indiziert zur Behandlung von postmenopausalen Frauen mit Estrogenrezeptor-positivem, lokal fortgeschrittenem oder metastasiertem Mammakarzinom.

Die Substanz wird durch CYP3A4 verstoffwechselt, ohne den Abbau anderer Substanzen zu beeinflussen. Die Halbwertszeit liegt bei 50 Tagen. Fulvestrant wird einmal monatlich intramuskulär in einer Dosis von 500 mg (zwei aufeinander folgende Injektionen à 250 mg) verabreicht. Die häufigsten Nebenwirkungen sind Reaktionen an der Injektionsstelle, Asthenie, Übelkeit und erhöhte Leberenzymwerte.

31.5.3.2 Aromatasehemmer

Aromatase ist für die Estrogensynthese essenziell, weil es die oxidative Entfernung der C-19-Methylgruppe und gleichzeitig die Aromatisierung des Rings A katalysiert. Der Enzymkomplex kommt nicht nur im Ovar, sondern auch in peripheren Geweben, z. B. in der Muskulatur, im Fettgewebe, aber auch in den Zellen eines Mammakarzinoms vor. Aromatasehemmer können daher zur Therapie von Mammakarzinomen eingesetzt werden. Durch Gabe eines Aromatasehemmers werden die Estradiol- und Estronblutspiegel stark gesenkt. Nichtsteroidale Substanzen (Anastrozol und Letrozol) hemmen die Aromatase reversibel, während steroidale Hemmstoffe wie Exemestan direkt an der Bindungsstelle für Androstendion angreifen und eine irreversible Hemmung zur Folge haben.

Anastrozol (z. B. Arimidex®, Halbwertszeit 40–50 Stunden, Dosierung 1 mg pro Tag peroral) ist zugelassen zur Behandlung des fortgeschrittenen Mammakarzinoms bei postmenopausalen Frauen. Es besteht auch die Möglichkeit, die Substanz bei solchen Frauen einzusetzen, die bereits mehrere Jahre mit Tamoxifen adjuvant behandelt wurden.

Letrozol (z. B. Femara®) hat ein ähnliches Indikationsspektrum wie Anastrozol. An der Elimination von Letrozol, bei der ein Carbinolmetabolit gebildet wird, sind CYP3A4 und CYP2A6 beteiligt. Die Halbwertszeit beträgt etwa 48 Stunden, die Dosierung 2,5 mg pro Tag peroral.

Der irreversible Aromatasehemmstoff **Exemestan** (z. B. AROMASIN®) ist zugelassen zur Behandlung des Estrogenrezeptor-positiven, invasiven, frühen Mammakarzinoms sowie bei postmenopausalen Frauen, bei denen bereits 2–3 Jahre lang eine adjuvante Therapie mit Tamoxifen durchgeführt wurde. Bemerkenswert ist, dass auch Patientinnen mit viszeralen Mammakarzinom-Metastasen von Exemestan profitieren können. Die Substanz unterliegt einem ausgeprägten First-Pass-Effekt, der durch CYP3A4 und Aldoketoreduktasen katalysiert wird. Die Halbwertszeit liegt bei 24 Stunden, die Dosis bei 25 mg täglich peroral.

31.5.4 Gestagene

Das Gestagen **Megestrolacetat** (Megestat®) hemmt das Wachstum der Zellen von Mamma- und Endometriumkarzinomen. Der Mechanismus der zytostatischen Wirkung ist noch nicht vollständig aufgeklärt, jedoch werden die antiestrogenen Effekte (Abnahme der Estrogenrezeptoren der Tumorzellen, beschleunigte Oxidation von Estradiol zu dem schwächer wirksamen Estron, verminderte Estrogenbildung) als besonders wesentlich erachtet.

Megestrolacetat ist zur palliativen Behandlung des fortgeschrittenen Mammakarzinoms und des Rezeptor-positiven Endometriumkarzinoms indiziert. Die Halbwertszeit wird mit 15–20 Stunden angegeben. Die Dosierung liegt bei 160–320 mg täglich peroral. Die häufigste Nebenwirkung ist eine Gewichtszunahme (bei 85 % der Patienten), außerdem treten sehr häufig Blutdruckanstieg, Obstipation und Dyspnoe auf.

31.5.5 Antiandrogene

Antagonisten der männlichen Sexualhormone sind das Steroid-Derivat **Cyproteronacetat** (Cyproteronacetat-GRY®, ▸ Kap. 21.8.3.4) sowie die nichtsteroidalen Verbindungen **Flutamid** (z. B. Fugerel®), **Bicalutamid** (z. B. Casodex®) und **Enzalutamid** (Xtandi®). Sie binden an Androgenrezeptoren, besitzen jedoch keine intrinsische Aktivität. Cyproteronacetat senkt aufgrund seiner gestagenen Wirkungskomponente zudem über den hormonellen Rückkopplungsmechanismus den Testosteronblutspiegel. Dieser Effekt fehlt bei den nichtsteroidalen Wirkstoffen. Enzalutamid bindet stärker am Androgenrezeptor als die anderen Antiandrogene und blockiert zusätzliche Schritte im Rezeptor-Signalweg (u. a. die Translokation aktivierter Rezeptoren in den Nukleus sowie die Bindung an die DNA). Wie die GnRH-Analogen sind Antiandrogene zur Behandlung des fortgeschrittenen Prostatakarzinoms indiziert.

Die Dosierung beim Prostatakarzinom beträgt von Cyproteronacetat (Halbwertszeit 44 Stunden) 300 mg i. m. pro Woche, von Flutamid (Halbwertszeit 6 Stunden) dreimal täglich 250 mg p. o., von Bicalutamid (Halbwertszeit 5–7,5 Tage) einmal täglich 50 mg p. o. und von Enzalutamid (Halbwertszeit 5,8 Tage) einmal täglich 160 mg p. o. Enzalutamid ist ein starker Induktor von CYP3A4 sowie ein moderater Induktor von CYP2C9 und CYP2C19. Daher kann es die Wirkstoffspiegel vieler gängiger Arzneimittel beeinflussen.

Die häufigste Nebenwirkung der Antiandrogene ist eine Gynäkomastie. Daneben können kardiovaskuläre Störungen, Übelkeit und Appetitlosigkeit, verringerte Libido und Spermienproduktion sowie Leberschädigungen auftreten. Da Flutamid, Bicalutamid und Enzalutamid den Testosteronspiegel nicht senken, führen sie nur selten zu Potenzstörungen.

Ebenfalls zur Therapie des Prostatakarzioms zugelassen ist der Inhibitor der Androgen-Biosynthese **Abirateronacetat** (▸ Kap. 21.8.3.6).

31.5.6 Glucocorticoide

Glucocorticoide wie z. B. **Dexamethason** oder **Prednison** (▸ Kap. 21.7.1) werden aufgrund ihrer antiproliferativen und antiödematösen Wirkungen bei verschiedenen Tumoren (Leukämien, Lymphomen, Hirntumoren, Mammakarzinomen) in Kombination mit anderen Substanzen eingesetzt.

31.6 Supportive Arzneistoffe bei der Tumortherapie

Zytokine. Wie in ▸ Kap. 32.1 beschrieben, wirken bestimmte Zytokine immunmodulierend, antiproliferativ und zytotoxisch und können daher bei Tumorerkrankungen angewandt werden.

Aldesleukin (Proleukin® S), ein Interleukin 2, erhöht die Zytotoxizität von natürlichen sowie Lymphokin-aktivierten Killer-Zellen und steigert die Interferon-γ-Produktion. Es wird zur Behandlung von Nierenzellkarzinomen eingesetzt.

Interferon alfa-2a (Roferon®-A) und **Interferon alfa-2b** (IntronA®) wirken als direkte Inhibitoren des Tumorzellwachstums. Außerdem wird die Immunantwort gegen den Tumor gesteigert, indem natürliche Killerzellen aktiviert und Tumor-Antikörper produziert werden. Außer bei Hepatitis B und C werden die Interferone bei verschiedenen Leukämieformen, insbesondere Haarzell-Leukämie (hier wurden besonders eindrucksvolle Ergebnisse erzielt), ferner bei Non-Hodgkin-Lymphomen, Melanomen, Nierenzellkarzinomen, HIV-assoziierten Kaposi-Sarkomen und anderen soliden Tumoren in Kombination mit klassischen Chemotherapeutika eingesetzt.

Tumornekrosefaktor-α (TNFα) kann durch Interaktion mit einem Subtyp seiner Rezeptoren (TNFR1) Apoptose induzieren. Darüber hinaus interferiert TNFα mit der Angiogenese, der Zeladhäsion und Infiltration des Tumors mit Lymphozyten, Monozyten und Granulozyten.

Rekombinanter Tumornekrosefaktor-α1-a (Tasonermin; Beromun®) wird bei nicht resezierbaren Weichteilsarkomen in Kombination mit Melphalan benutzt. Ziel der Therapie, die als isolierte Extremitätenperfusion (isolated limb perfusion; ILP) durchgeführt wird, ist die Vermeidung oder wenigstens das Herauszögern der Amputation. Die ILP, bei der die zu- und abführenden Gefäße der betroffenen Extremität für die Dauer der Behandlung abgeklemmt werden, erlaubt den Einsatz hoher Dosen. Dabei werden in der Extremität etwa 200-fach höhere Konzentrationen als im Körperkreislauf erreicht.

Histamindihydrochlorid (Ceplene®) wird ausschließlich in Kombination mit IL-2 eingesetzt. Es soll die durch IL-2 mobilisierten T-Lymphozyten schützen und dadurch deren Zytotoxizität insbesondere gegen im Organismus verbliebene Leukämiezellen erhöhen. Die Anwendung ist beschränkt auf die Erhaltungstherapie erwachsener Patienten mit akuter myeloischer Leukämie, die sich in der ersten Remission befinden.

Die Halbwertszeit beträgt 0,75–1,5 Stunden, die Dosierung zweimal täglich 0,5 mg. Zu beachten ist, dass die Substanz einige Minuten nach IL-2 und an einer anderen Körperstelle als dieses subkutan appliziert werden muss und die Injektion langsam erfolgt, da bei zu schneller Gabe oder Applikation in ein Gefäß ausgeprägte Hypotonie, Tachykardie und Synkopen auftreten können. Wechselwirkungen sind zu beachten mit Arzneistoffen, die den Histamin-Stoffwechsel beeinflussen (z. B. MAO-Hemmer und Malariamittel), ferner mit H_1- und H_2-Antihistaminika sowie mit Arzneistoffen, die eine antihistaminische Wirkkomponente besitzen (z. B. Antipsychotika oder tricyclische Antidepressiva).

Palifermin (Kepivance®) ist ein humaner, aus 140 Aminosäuren bestehender, rekombinant hergestellter **Keratinozyten-Wachstumsfaktor**, der sich von der endogenen Substanz durch das Fehlen der ersten 23 Aminosäuren unterscheidet. Es induziert die Proliferation und fördert die Differenzierung von Epithelzellen durch Bindung an Oberflächenrezeptoren, ferner werden zytoprotektive Mechanismen des Wirkstoffs diskutiert. Palifermin wird daher zur Verringerung von Häufigkeit, Dauer und Schweregrad einer oralen Mukositis, die durch Strahlen- oder Chemotherapie hervorgerufen wird, angewandt.

Die Halbwertszeit liegt bei 4,5 Stunden. Die Dosierung beträgt 60 µg/kg und Tag i. v. als Bolusinjektion an 3 Tagen vor und 3 Tage nach der Chemo- bzw. Strahlentherapie. Als Nebenwirkungen werden Geschmacksirritationen sowie Anschwellen oder Verfärbung der Zunge beschrieben.

Sonstige. Koloniestimulierende Faktoren und ihr Einsatz zur Verkürzung einer Leukopenie im Rahmen einer Tumorchemotherapie wurden in ▸Kap. 32.3.1, **Mesna** zur Verringerung der Nebenwirkungen von Stickstofflost-Derivaten in ▸Kap. 31.1.2.1, **Dexrazoxan** zur Reduktion der Kardiotoxizität von Anthracyclinen in ▸Kap. 31.1.5.1 beschrieben.

31.7 Photodynamische Therapie

Unter einer photodynamischen Therapie versteht man die Behandlung mit einem Wirkstoff, der durch Licht lokal aktiviert wird. **Temoporfin** (Foscan®), eine aus der Gruppe der Porphyrine stammende Substanz, wird im Rahmen einer solchen Therapie zur palliativen Behandlung von Plattenepithelkarzinomen im Kopf- und Halsbereich verwendet.

Die Substanz wird in einer Dosierung von 0,15 mg/kg Körpergewicht infundiert. Nach einer Wartezeit von 96 Stunden wird der Tumorbereich mit einem Laser der Wellenlänge 652 nm bestrahlt. Die dabei gebildeten hochreaktiven Sauerstoffspezies führen zu einer lokalen Apoptoseinduktion und damit zu einer Reduktion des Tumors. Während der Behandlung kann eine unerwünschte Aktivierung von Temoporfin auch durch Tageslicht erfolgen. Die Patienten müssen daher während der ersten 15 Tage nach einer Temoporfin-Injektion Haut und Augen vor direktem Sonnenlicht und heller Raumbeleuchtung schützen. Als Nebenwirkungen können neben der generellen Photosensibilisierung Schmerzen am Injektionsort sowie Dysphagie und Gesichtsödeme auftreten.

Eine weitere zur photodynamischen Therapie geeignete Substanz ist **Methyl-5-amino-4-oxopentanoat** (Metvix® Creme), der Methylester der 5-Aminolävulinsäure, der zur Therapie aktinischer Keratosen und von Basalzellkarzinomen eingesetzt wird. Die relativ selektive Wirkung an Tumorzellen im Vergleich zu normalen Zellen ergibt sich aus der stärkeren Anreicherung von 5-Aminolävulinsäure-Methylester im oberflächlich gelegenen entarteten Gewebe. Das Prodrug wird in der Haut zu 5-Aminolävulinsäure, einem frühen Baustein der Porphyrinsynthese, hydrolysiert. Im Rahmen der Hämsynthese entsteht der sehr starke Photosensibilisator Protoporphyrin IX. Seine Licht-induzierte Anregung führt zur Bildung von reaktiven Sauerstoffspezies. Schäden, die zum Zelltod durch Nekrose und/oder Apoptose führen, betreffen essentielle Zellstrukturen, z. B. Membranen und Mikrotubuli. Zweimalige okklusive Applikation der Creme auf die Läsionen und Bestrahlung mit Licht der Wellenlänge 570–670 nm (75 J/cm^2) im Abstand von einer Woche reduziert die Größe des veränderten Areals. Als Nebenwirkungen treten Symptome einer vorübergehenden lokalen phototoxischen Reaktion (u. a. lokale Ödeme, Erytheme), ferner gelegentlich Kopfschmerzen, Übelkeit, Augenirritationen und Schwindel auf.

31.8 Radioaktive Isotope

Die Therapie maligner Tumoren mit radioaktiven Isotopen ist eine Variante der üblichen Strahlentherapie. Das Gewebe wird hierbei nicht von außen bestrahlt, sondern die Strahlungsquelle wird in den Organismus eingebracht.

Radioaktiver Phosphor (^{32}P, β-Strahler mit einer Halbwertszeit von 14 Tagen) wird als Phosphat zur Behandlung der Polyzythämie verwendet. Vollremissionen, die mehrere Jahre anhalten, werden in einem hohen Prozentsatz der Fälle erreicht, doch treten bei längerer Behandlung nicht selten Leukämien auf.

Radioaktives Iod (^{131}I, β- und γ-Strahler mit einer Halbwertszeit von 8 Tagen) wurde unter ▸Kap. 21.3.4.1 besprochen.

Radioaktives Radium (^{223}Ra-Dichlorid, α-Strahler mit einer Halbwertszeit von 11 Tagen; Xofigo®) wird angewendet zur Behandlung von Erwachsenen mit kastrationsresistentem Prostatakarzinom und symptomatischen Knochenmetastasen ohne bekannte viszerale Metastasen. Es imitiert Calcium und wird selektiv im Knochen, insbesondere in Bereichen von Knochenmetastasen eingelagert, indem es Komplexe mit Hydroxylapatit bildet. Die α-Teilchen (Reichweite ca. 100 µm) lösen in den angrenzenden Zellen DNA-Doppelstrangbrüche aus, wodurch ein lokaler zytotoxischer Effekt erzielt wird.

In **Ibritumomab-Tiuxetan** (Zevalin®) ist ein Radiotherapeutikum mit einem Antikörper zur Kombinationsbehandlung von (CD20-positiven) Non-Hodgkin-Lymphomen und follikulären Lymphomen. Der Wirkstoff enthält den β-Strahler ^{90}Yttrium, der mittels eines Chelators (Tiuxetan) stabil an einen anti-CD20-Antikörper (Ibritumomab) gebunden ist. Nach Bindung des Antikörperanteils an die Zielstruktur auf dem Lymphom wirkt die ^{90}Yttrium-Strahlung (Reichweite ca. 5 mm) auf Ziel- und benachbarte Zellen zytotoxisch. Um zu verhindern, dass CD20-Strukturen auf normalen B-Zellen durch Ibritumomab-Tiuxetan angegriffen werden und damit der tumorspezifische Effekt abnimmt, wird vor Behandlungsbeginn eine geringe Dosis von Rituximab gegeben, um die Bindungsstellen der nicht-tumoralen B-Zellen abzusättigen. Als Nebenwirkungen treten insbesondere Fieber, Infektionen sowie Blutbildveränderungen auf.

31.9 Beispiele medikamentöser Tumorbehandlungen

31.9.1 Mammakarzinom

Neben operativen und strahlentherapeutischen Maßnahmen stehen für die Behandlung eines Mammakarzinoms Chemo-, endokrine, und Antikörper-Therapie sowie die Kombination bzw. Sequenz dieser Therapieformen zur Verfügung. Durch dieses systemische Therapieregime lassen sich Rezidivrate und Mortalität unabhängig vom Lymphknoten-Status reduzieren. Dies gilt für die **Chemotherapie** insbesondere bei Gabe von Anthracyclinen und Taxanen, für die **Endokrintherapie** mit Ovarialfunktions-Hemmstoffen (GnRH-Analoga), Tamoxifen und Aromatasehemmern sowie für den **Antikörper Trastuzumab**. So kann beispielsweise mit alleiniger adjuvanter (s. u.) Anthracyclin-haltiger Chemotherapie oder mit endokriner Tamoxifen-Behandlung die kumulative 15-Jahres-Mortalitätsrate um jeweils etwa 30 % gesenkt werden. Noch wirksamer ist offensichtlich eine Wirkstoffkombination. Darüber hinaus belegen die aktuellen Studien die hohe Effektivität einer adjuvanten Antikörpertherapie mit Trastuzumab (eventuell kombiniert mit Pertuzumab) bei Patientinnen mit HER2-überexprimierenden Tumoren. Bei bislang allerdings noch kurzer Nachbeobachtung wurde konsistent in allen Trastuzumab-Studien eine Reduktion der Rezidivrate um 50 % im Vergleich zur adjuvanten Standardtherapie gezeigt. Deshalb sollte für jede Frau mit einem invasiven Mammakarzinom eine an die individuelle Tumorbiologie angepasste adjuvante systemische Therapie in Betracht gezogen werden.

Ist eine Chemotherapie indiziert, kann diese vor der Operation (neoadjuvant) oder danach (adjuvant) durchgeführt werden. Beide Verfahren sind hinsichtlich des Gesamtüberlebens gleichwertig. Die Empfehlungen zur **adjuvanten Therapie** des Mammakarzinoms berücksichtigen Tumorgröße, Lymphknotenstatus, Grading, Hormonrezeptor-, HER2- sowie Menopausenstatus und Alter als wichtigste Faktoren zur Entscheidung über Notwendigkeit und Art der Behandlung. Indikationen für ein solches Vorgehen bestehen bei **nodal-** und **HER2-positiven Tumoren** (Standard ist hier die simultane Therapie mit Trastuzumab über die Dauer von 1 Jahr in Kombination mit einer adjuvanten Chemotherapie), **endokrin nicht sensitiven Tumoren** (Estrogen- und Progesteron-Rezeptor-negativ), **fraglich endokrin sensitiven Tumoren**, **schlecht differenziertem Tumorgewebe** (Grading G3) und einem **Erkrankungsalter < 35 Jahre**. Dabei soll das Regime ein Taxan enthalten. Eine Anthracyclin- und Taxan-haltige adjuvante Standard-Chemotherapie dauert 18–24 Wochen mit 6–8 Behandlungszyklen. Eine **neoadjuvante Therapie** wird als Standardbehandlung bei Patientinnen mit **lokal fortgeschrittenen, primär inoperablen** oder **inflammatorischen Mammakarzinomen** im Rahmen eines multimodalen Therapiekonzepts angesehen. Vorteilhaft ist dabei die höhere Rate an brusterhaltenden Operationen. Außerdem erlaubt sie eine zuverlässige Beurteilung der Chemosensitivität des Tumors gegenüber den eingesetzten Wirkstoffen.

Ältere Patientinnen profitieren ebenso wie jüngere von einer Chemotherapie, haben aber ein erhöhtes Risiko für hämatologische Toxizität und therapiebedingte Todesfälle. Die veränderten Organfunktionen im Alter und eventuell vorliegende Komorbiditäten sind bei der Indikationsstellung von adjuvanten Therapiemaßnahmen zu berücksichtigen. Ist bereits von vornherein zu erwarten, dass adjuvante Chemotherapeutika nicht in adäquater Dosis verabreicht werden können, sollte ganz darauf verzichtet werden. Bei Frauen unter 40 Jahren liegt das Risiko für eine Ovarialinsuffizienz nach adjuvanter Chemotherapie je nach Art und Anzahl der Chemotherapie-Zyklen zwischen 10 % und 80 %.

Bei Patientinnen mit Estrogen- und/oder Progesteron-Rezeptor-positiven Tumoren ist eine **endokrine Behandlung** indiziert. Diese soll allerdings erst nach Abschluss der Chemotherapie begonnen werden. Bei **prämenopausalen Patientinnen** ist Tamoxifen das **endokrine Therapeutikum** der Wahl. Die antiestrogene Behandlung mit 20 mg/Tag soll über eine Zeitdauer von 5 Jahren bzw. bis zum Rezidiv erfolgen. Bei der **postmenopausalen Frau** sind Aromatasehemmer Tamoxifen hinsichtlich des krankheitsfreien Überlebens überlegen. Es kommen in diesen Fällen folgende endokrine Therapieschemata zum Einsatz: 5 Jahre Tamoxifen oder 5 Jahre Aromatasehemmer; 2–3 Jahre Tamoxifen gefolgt von Aromatasehemmern bis zu einer Gesamttherapiedauer von 5 Jahren; 2–3 Jahre Aromatasehemmer gefolgt von Tamoxifen bis zu einer Gesamttherapiedauer von 5 Jahren; 5 Jahre Tamoxifen gefolgt von 5 Jahren Aromatasehemmern.

Eine **primäre antiestrogene systemische Therapie** stellt eine Option für postmenopausale Patientinnen mit rezeptorpositivem und HER2-negativem Tumor dar, bei denen eine Operation kontraindiziert ist oder abgelehnt wird.

Bei Patientinnen mit **metastasiertem Mammakarzinom** ist bei Tumoren mit **positivem Hormonrezeptorstatus** die endokrine Therapie die Therapie der Wahl. Bei prämenopausalen Patientinnen erfolgt die Ausschaltung der Ovarialfunktion mit GnRH-Analoga oder es wird eine Ovarektomie in Kombination mit Tamoxifen durchgeführt. Bei prä- und postmenopausalen Patientinnen, die HER2/neu überexprimieren, kann mit Trastuzumab bzw. Lapatinib sowohl in Monotherapie als auch durch zusätzliche Kombination mit einem Chemotherapeutikum eine Verlängerung der Überlebenszeit erreicht werden.

31.9.2 Prostatakarzinom

Im nichtmetastasierten Stadium sprechen initial nahezu alle Adenokarzinome der Prostata auf eine **hormonablative Therapie** an. Jedoch ist der Nutzen einer Behandlung des **lokal begrenzten** Prostatakarzinoms mit primärer Hormonablation durch keine Studie gesichert. Vielmehr ist für Patienten mit einem solchen Tumor die **radikale Prostatektomie** die primäre Therapieoption.

Beim **lokal fortgeschrittenen** Prostatakarzinom mit regionalen Lymphknotenmetastasen haben dagegen Patienten mit einer sofortigen hormonablativen Therapie einen, wenn auch nur geringen, signifikanten Vorteil bezüglich des Gesamtüberlebens. Prädiktive Faktoren hierfür und für das Therapieansprechen sind die PSA-Basiswerte und die PSA-Verdopplungszeit. Patienten mit einem Basis-PSA-Wert von über 50 ng/ml haben ein hohes Risiko, am Prostatakarzinom zu versterben, und sollten sofort hormonablativ therapiert werden. Patienten mit einem Basis-PSA-Wert von unter 8 ng/ml weisen andererseits ein extrem niedriges Risiko auf, innerhalb von sieben Jahren einem Prostatakarzinom zu erliegen. Bei Patienten mit einem Basis-PSA-Wert zwischen 8 und 50 ng/ml ist die PSA-Verdopplungszeit ein bedeutsamer Prognosefaktor für das Letalitäts-Risiko: Bei einer PSA-Verdopplungszeit von unter 12 Monaten ist wiederum eine sofortige hormonablative Therapie indiziert. (Dies bedeutet, dass bei Patienten mit einem Basis-PSA-Wert von unter 50 ng/ml die ersten 2 Jahre nach Diagnosestellung zur Bestimmung der PSA-Verdopplungszeit dienen sollten.)

Patienten mit einem lokal fortgeschrittenen Prostatakarzinom, die eine hormonablative Therapie erhalten sollen, können bilateral orchiektomiert oder mit dem Effekt einer chemischen Kastration mit **GnRH-Agonisten** bzw. **GnRH-Antagonisten** oder mit einem geeigneten **Antiandrogen** behandelt werden. Von den Antiandrogenen ist lediglich für **Bicalutamid** 150 mg/Tag die Äquieffektivität mit der Orchiektomie nachgewiesen.

Patienten mit symptomatischem **metastasiertem Prostatakarzinom** ist ebenfalls eine medikamentöse oder operative Androgendeprivation zu empfehlen. Der Patient soll hierbei über den palliativen Charakter der Therapie, ihren Einfluss auf die Lebensqualität und die mit einer Androgendeprivation verbundenen unerwünschten Wirkungen sowie die Tatsache, dass eine Verlängerung des Gesamtüberlebens fraglich ist, aufgeklärt werden. Hat sich ein Patient mit **metastasiertem, kastrationsresistentem und progredientem Prostatakarzinom** gegen ein abwartendes Verhalten und für die Umstellung der Behandlung entschieden, soll eine der folgenden Optionen angeboten werden: die Behandlung mit dem Androgensyntheseblocker **Abirateronacetat** (▸ Kap. 21.8.3.6) oder eine Chemotherapie mit **Docetaxel**. Bei multiplen Knochenmetastasen im kastrationsresistenten Stadium kann das Radionuklid **Radium-223** zur Schmerztherapie eingesetzt werden. Diese Therapiemaßnahme führt bei Patienten in gutem Allgemeinzustand ohne Nachweis viszeraler Metastasen eventuell auch zu einer Verlängerung der Überlebenszeit. Zur Prävention von Komplikationen durch Knochenmetastasen im kastrationsresistenten Stadium soll der monoklonale Antikörper **Denosumab** (▸ Kap. 21.4.3.2) oder als Bisphosphonat **Zoledronat** (▸ Kap. 21.4.3.1) unter Aufklärung von Nutzen und Schaden angeboten werden.

31.9.3 Kolonkarzinom

Voraussetzung für eine **adjuvante Chemotherapie beim Kolonkarzinom** ist die R0-Resektion des Primärtumors bei Patienten mit einem Lymphknoten-positiven Kolonkarzinom (Stadium III), da im Stadium II ohne zusätzliche Risikofaktoren der absolute Nutzen einer adjuvanten Therapie nur zwischen 2–5 % liegt.

Im Stadium III soll für die adjuvante Chemotherapie in erster Linie eine Oxaliplatin-haltiges Therapieregime eingesetzt werden, z. B.

FOLFOX4-Schema mit Folinsäure (200 mg/m² Körperoberfläche als 2-h-Infusion an Tag 1 und 2) und 5-Fluorouracil (400 mg/m² als Bolus, danach 600 mg/m² als 22-h-Infusion an Tag 1 und 2) in Kombination mit Oxaliplatin (85 mg/m² als 2-h-Infusion an Tag 1); die Wiederholung erfolgt an Tag 15: 1 Zyklus umfasst somit 2 Wochen, insgesamt werden 12 Zyklen verabreicht. Eine adjuvante Therapie mit einem ähnlichen Protokoll unter Einbeziehung von Irinotecan (**FOLFIRI-Schema**) statt Oxaliplatin ist auf Basis der vorliegenden Studiendaten als Erstlinientherapie nicht zu empfehlen. Bei Kontraindikationen gegen ein Oxaliplatin-haltiges Zytostatika-Regime ist dann eine Monotherapie mit Fluoropyrimidinen durchzuführen. Dabei werden orale (Capecitabin) den mittels Infusion zu applizierenden (5-Fluorouracil) Fluoropyrimidinen vorgezogen, z. B. Capecitabin 2 × 1250 mg/m² p. o. an den Tagen 1–14; alle 3 Wochen für 8 Zyklen.

Im Unterschied dazu zeigen Patienten mit einer Indikation für eine **intensivierte systemische Therapie**, z. B. bei Vorliegen von Leber- oder Lungenmetastasen mit neoadjuvanter Behandlungsintention oder bei primärer Inoperabilität, verbesserte Ansprechraten auf eine Irinotecan-basierte gegenüber einer Oxaliplatin-basierten Chemotherapie. Patienten, die für ein Oxaliplatin-/Irinotecan-haltiges Protokoll nicht geeignet sind, können mit **5-Fluorouracil/ Folinsäure plus Bevacizumab** behandelt werden. Diese Kombination ist vor allem dann geeignet, wenn als Therapieziel eine Verlängerung des progressionsfreien und des Gesamtüberlebens bei guter Lebensqualität im Vordergrund steht (9,2 versus 5,5 Monate bei alleiniger Therapie mit 5-Fluorouracil/Folinsäure). Bei Hinzunahme von **Irinotecan** in dieses Therapieregime wird eine Verlängerung des Gesamtüberlebens auf 20 Monate gegenüber 15 Monate mit Irinotecan plus 5-Fluorouracil/Folinsäure, d. h. mit der Dreierkombination ohne Bevacicumab, erreicht. Die zusätzliche Gabe von **Bevacizumab** verlängert jedoch nicht das Gesamtüberleben bei dem Therapieregime Oxaliplatin plus 5-Fluorouracil/Folinsäure (21 versus 20 Monate).

Cetuximab kann seiner Zulassung entsprechend in Kombination mit einer Irinotecan-haltigen Therapie in der Erstlinienbehandlung des metastasierten Kolonkarzinoms eingesetzt werden. Allerdings profitieren ausschließlich Patienten mit Wildtyp-K-RAS exprimierenden Tumoren von dieser Therapie.

In der Drittlinientherapie von Patienten mit metastasierten Tumoren, die ein Wildtyp-k-ras-Gen exprimieren und bei denen Fluoropyrimidin-, Oxaliplatin- und Irinotecan-haltige Chemotherapieregime versagt haben, kann eine Behandlung mit **Panitumumab** erfolgen.

31.9.4 Melanom

Die einzige kurative Behandlung des hochgradig malignen Melanoms, der häufigsten tödlich verlaufenden Hautkrankheit mit stark steigender Inzidenz, ist die vollständige Exzision unter Einhaltung eines Sicherheitsabstands in Abhängigkeit von Tumordicke und nachgewiesenen Mikrometastasen.

Bei **lokoregionalen Metastasen** (Stadium II und III) verlängert eine adjuvante Systemtherapie mit **Interferon alfa-2a** oder **-2b** bzw. ihren pegylierten Derivaten das rezidivfreie und das Gesamtüberleben im Vergleich zu unbehandelten Kontrollpatienten signifikant. Auch bei Patienten mit bis 2 cm vom Primärtumor entfernten **Satellitenmetastasen** und im Verlauf der Lymphgefäße bis zur regionären Abflussstation auftretenden **In-transit-Metastasen** können noch **lokale Verfahren** angewandt werden. Dazu gehört die **intratumorale Therapie** mit **Interleukin 2** (Aldesleukin, 2–3 Applikationen/Woche über 2–57 Wochen mit 3–18 MIU/Applikation) als wirksame lokale Immuntherapie mit Ansprechraten von über 80 %. Ein weiterer Therapieansatz ist das Auslösen einer Kontaktallergie und damit einer Immunreaktion durch 4-wöchige **lokale Immuntherapie** mit **Dinitrochlorbenzol** oder **Diphencypron**. Die **intratumorale Elektrochemotherapie** mit **Bleomycin** oder **Cisplatin**, eine Kombinationstherapie

pie aus einer lokalen Therapie mit Bleomycin oder Cisplatin und elektrischen Impulsen mithilfe eines intraläsionalen Applikators, hat sich ebenso als effektive und verträgliche Therapieoption von In-transit-Metastasen erwiesen. Durch die elektrischen Impulse werden die Zellmembranen für Chemotherapeutika durchlässig, was deren erhöhte Aufnahme in die Tumorzellen bewirkt. In 80 % der Fälle werden Komplettremissionen beschrieben. Schließlich stehen die **lokale** und die **regionale Chemotherapie** als isolierte **Extremitätenperfusion** zur Verfügung. Eine prinzipielle Überlegenheit des einen gegenüber den anderen lokalen Verfahren ist nicht erwiesen. Der Einsatz hängt von patientenindividuellen Faktoren ab.

Bei der Therapie des **fernmetastasierten Melanoms** (Stadium IIIC–IV) kommen zunehmend Arzneistoffe, die **mutierte Onkogene gezielt inhibieren**, zum Einsatz. Voraussetzung dafür ist der vorherige molekularbiologische Nachweis einer entsprechenden Mutation. Bei 50 % der Primärmelanome ist das Onkogen BRAF mutiert ($BRAF^{V600E}$, Austausch von Valin durch Glutamat an Aminosäureposition 600). Diese Mutation ist für die Entwicklung und Progression des Melanoms von großer Bedeutung. Eine Behandlung mit dem **BRAF-Inhibitor Vemurafenib** (960 mg p. o. zweimal täglich) zeigt bei 50 % der Patienten ein klinisches Ansprechen auf die Therapie (im Vergleich zu 5 % unter einer Behandlung mit **Dacarbazin**, 1000 mg/m^2 Körperoberfläche alle 3 Wochen, s. u.). Weiterhin führt Vemurafenib zu einer signifikanten Verbesserung der Überlebensraten nach 6 Monaten (85 %) im Vergleich zu Dacarbazin (64 %). Ähnlich wirksam im Vergleich zu Dacarbazin erweist sich der BRAF-Inhibitor **Dabrafenib**, dessen Wirkung durch Kombination mit dem MEK-Inhibitor (▸Kap. 31.3.7) **Trametinib** noch weiter gesteigert werden kann. Insbesondere Melanompatienten mit hoher Tumorlast profitieren von der Behandlung mit einem der beiden BRAF-Inhibitoren. Die Dauer des Ansprechens ist jedoch aufgrund der Entwicklung von Resistenzmechanismen begrenzt und beträgt letztendlich nur 5–7 Monate. Für Melanompatienten mit BRAF-Wildtyp sind BRAF-Inhibitoren kontraindiziert. Bei 5 % der Melanome (gehäuft bei akral-lentiginösen und Schleimhautmelanomen) findet sich statt einer BRAF-Mutation eine aktivierende c-kit-Mutation, die mit **Imatinib** (400 mg/d, ▸Kap. 31.3.1) behandelt werden kann.

Bei nicht resezierbarem oder metastasiertem Melanom des Stadiums III bis IV besteht auch die Option einer **Immuntherapie**. So ergibt sich mit dem CTLA-4-inhibierenden Antikörper (▸Kap. 31.2.3) **Ipilimumab** gegenüber der Kontrollgruppe eine signifikante Verlängerung des medianen Gesamtüberlebens von 6,5 auf 10 Monate. Es werden vier Zyklen mit Ipilimumab (3 mg/kg Körpergewicht alle drei Wochen) empfohlen. Da das Ansprechen auf Ipilimumab mit bis zu drei Monaten verzögert eintreten kann, soll die Beurteilung des Tumoransprechens auf Ipilimumab erst nach Abschluss der vier Applikationen erfolgen. Eine Erstlinientherapie mit dem Checkpoint-Inhibitor **Nivolumab** (3 mg/kg Körpergewicht alle zwei Wochen, so lange ein klinischer Nutzen besteht) ist wirksamer als eine Monotherapie mit Ipilimumab. In ersten klinischen Studien erzielte Nivolumab ein medianes Gesamtüberleben von 16,8 Monaten mit 1- und 2-Jahresüberlebensraten von 62 % bzw. 43 %. Darüber hinaus liegen valide Studiendaten vor, dass die Kombinationstherapie von Nivolumab und Ipilimumab eine höhere Wirksamkeit auf das progressionsfreie Überleben sowie das Gesamtüberleben aufweist als eine Ipilimumab-Monotherapie. Als weiterer Checkpoint-Inhibitor steht **Pembrolizumab** (2 mg/kg Körpergewicht alle drei Wochen bis zum Fortschreiten der Erkrankung, ▸Kap. 32.4.6) für die Monotherapie des nicht resezierbaren Melanoms zur Verfügung. Für die letztgenannten beiden Checkpoint-Inhibitoren besteht im Gegensatz zur Behandlung mit Kinase-Inhibitoren insbesondere beim BRAF-Wildtyp sowie beim Ipilimumab-refraktären Melanom ein hoher Zusatznutzen.

Alternativ zu einer Immuntherapie kann dem Melanompatienten mit nicht resezierbaren

Metastasen auch die lange etablierte systemische Monochemotherapie mit Dacarbazin angeboten werden. Dieses bislang am häufigsten bei metastasierten Melanomen verwendete Zytostatikum (▸Kap. 31.1.2.4) gilt als Referenztherapeutikum in vielen Studien. Darüber hinaus wurden die Chemotherapeutika Temozolomid, Carboplatin, Cisplatin, Paclitaxel, Vindesin, Detorubicin und Fotemustin als Einzelsubstanzen untersucht. Für keine der Substanzen konnte im Vergleich zu Darcabazin eine signifikante Verlängerung der Überlebenszeit beim metastasierten Melanom gezeigt werden. Polychemotherapien liefern zwar höhere Ansprechraten, jedoch verlängert sich das mediane Gesamtüberleben bei keiner der getesteten Kombinationen signifikant.

32 Immunologisch wirkende Pharmaka

32.1 Überblick über die Immunabwehr

Zur Abwehr potenziell schädlicher Stoffe, Mikroorganismen oder anderer Krankheitserreger stehen dem Organismus **unspezifische** (angeborene) und **spezifische** (adaptive) humorale und zelluläre **Abwehrmechanismen** zur Verfügung (◘ Tab. 32.1).

Unspezifische humorale Abwehr. Hierzu gehören das **Komplementsystem**, **Lysozym**, bestimmte **Zytokine** und die **Akute-Phase-Proteine**.

Die biologischen Wirkungen des **Komplementsystems** bestehen in der Erregerabwehr und der Auslösung einer lokalen Entzündung. Es besteht aus mehr als 30 aktivierbaren Glykoproteinen, die vor allem von Leberzellen, Makrophagen und Lymphozyten synthetisiert werden. Nach Aktivierung durch Antigen-Antikörper-Komplexe („**klassischer Weg**") oder durch Oberflächenstrukturen von Bakterien, Viren, Pilzen oder Protozoen („**alternativer Weg**") reagieren die einzelnen Komponenten des Systems in einer festgelegten Reihenfolge miteinander. Beide Aktivierungswege münden in eine gemeinsame Endstrecke und führen zur Perforation der Zellwand mit anschließender Zelllyse.

In ähnlicher Weise wie das Komplementsystem wirkt **Lysozym**, das beim Zerfall phagozytierender Zellen frei wird und Wandstrukturen grampositiver Bakterien (z. B. Staphylokokken, Streptokokken) spaltet.

Das Wirkungsspektrum der **Zytokine** wird in ▸ Kap. 32.3.1 behandelt.

Akute-Phase-Proteine („Anti-Entzündungsproteine") bauen u. a. Lipide zerstörter Zellen ab (z. B. das C-reaktive Protein) oder wirken als Proteinase-Inhibitoren (z. B. α_1-Antitrypsin). Letztere verhindern eine überschießende und damit lebensbedrohliche Aktivierung des Komplement-, Gerinnungs- und Fibrinolysesystems durch Proteasen der Granulozyten.

◘ **Tab. 32.1** Übersicht über die unspezifischen und spezifischen Abwehrmechanismen des Immunsystems

Humorale Abwehr	Zelluläre Abwehr
Unspezifisch	
▪ Komplementsystem, ▪ Lysozym, ▪ Zytokine, ▪ Akute-Phase-Proteine	▪ Makrophagen, ▪ Granulozyten, ▪ natürliche Killerzellen (NK-Zellen)
Spezifisch	
▪ B-Lymphozyten (→ Plasmazellen, Antikörperbildung)	▪ T-Lymphozyten (CD4-, CD8-T-Zellen)

Unspezifische zelluläre Abwehr. Für die unspezifische zelluläre Abwehr sind sog. **Phagozyten** (vor allem Makrophagen und Granulozyten) und **natürliche Killerzellen** (NK-Zellen) verantwortlich.

Makrophagen sind zusätzlich als **antigenpräsentierende Zellen** (APZ) wesentlich an der spezifischen Immunantwort (s. u.), an allergischen Reaktionen sowie an der Transplantatabstoßung und Elimination von Tumorzellen beteiligt. Weiterhin synthetisieren sie u. a. verschiedene Enzyme (z. B. Cyclooxygenase-2), einige Komplementfaktoren und viele Zytokine.

Eine wichtige Rolle bei der unspezifischen Abwehr spielen die sog. **Toll-like-Rezeptoren** (TLR), die auf der Zelloberfläche von Makrophagen und Granulozyten oder in Endosomen exprimiert werden. Sie erkennen bestimmte Bestandteile von Bakterien oder Viren (TLR4 z. B. bakterielle Lipopolysaccharide), wodurch intrazelluläre Signalkaskaden ausgelöst werden, die zur unspezifischen Abwehr dieser Krankheitserreger führen. Derzeit unterscheidet man 10 verschiedene humane Toll-like-Rezeptoren (TLR1–TLR10). Ein Arzneistoff, der in dieses System eingreift, ist **Imiquimod** (z. B. Aldara®). Es ist ein Agonist an TLR7 und TLR8 und wird zur äußerlichen Behandlung von Condylomata acuminata (Feigwarzen) und kleiner superfizieller Basalzellkarzinome eingesetzt.

Natürliche Killerzellen sind große granulierte Lymphozyten, die insbesondere Virus-infizierte Zellen und Tumorzellen zerstören. Im Gegensatz zu den anderen Lymphozyten besitzen sie auf ihrer Oberfläche keine Antigen-Rezeptoren.

Spezifische humorale Abwehr. Empfindet der Körper eine resorbierte oder parenteral zugeführte Substanz als fremd (antigen), bildet er dagegen Abwehrstoffe (**Antikörper**). Das Ergebnis ist ein sog. **Antigen-Antikörper-Komplex** (Immunkomplex).

Hierbei spielen **B-Lymphozyten** eine zentrale Rolle, die im Knochenmark (**b**one marrow) ihre Prägung erhalten. Sie weisen bestimmte Oberflächenmerkmale (B-Zell-Rezeptoren) auf und können dadurch mit einem spezifischen Antigen reagieren. Nach Antigenkontakt differenzieren und proliferieren sie zu **Plasmazellen**, die schließlich die spezifischen Antikörper produzieren. Neben den Plasmazellen werden auch sog. **Gedächtniszellen** gebildet, die ebenfalls im Blut zirkulieren und ein Antigen bei erneuter Exposition unter Umständen noch nach Jahren wieder erkennen. Sie sind dafür verantwortlich, dass Wiederbegegnungen mit dem gleichen Antigen anders verlaufen als Erstbegegnungen, da nunmehr schnell eine große Zahl von Plasmazellen gebildet wird, die dann in größerem Ausmaß humorale Antikörper produzieren. Eine Plasmazelle ist in der Lage, pro Sekunde etwa 2000 identische Antikörpermoleküle zu synthetisieren.

Antikörper, die auch als **Immunglobuline** (Ig) bezeichnet werden, sind symmetrische Glykoproteine. Sie bestehen aus jeweils zwei identischen leichten (L-Ketten, L = „light chain") und schweren Peptidketten (H-Ketten, h = „heavy chain"), die durch Disulfidbrücken miteinander verbunden sind. Zwischen der L- und H-Kette liegt die Antigenbindungsstelle. Dieser Molekülbezirk wird deshalb **Fab-Stück** (**A**ntigen-**b**indendes **F**ragment) genannt. Verglichen mit dem Fab-Stück sind die Aminosäuresequenzen der Enden der H-Ketten wesentlich konstanter, was in der Bezeichnung **Fc-Stück** (c = constant) zum Ausdruck kommt. Aufgrund struktureller Unterschiede in den H-Ketten können die Antikörper in fünf Klassen (IgG, IgA, IgM, IgD und IgE) unterteilt werden.

Immunglobulin G (IgG) kann als Prototyp der Immunglobuline angesehen werden. Es ist beim Menschen das einzige Immunglobulin, das Membranen passieren kann (mittels aktiven Transports). Deshalb gelangt es auch durch die Plazenta in den Kreislauf des ungeborenen Kindes und trägt dort zur Ausschaltung von Mikroorganismen bei.

Immunglobulin A (IgA) ist auf Abwehrvorgänge an den Schleimhautoberflächen des Organismus spezialisiert. Es hat die Aufgabe, die Anlagerung und das Eindringen von Erregern in Schleimhäute zu verhindern. Immunglobulin A wird in der Muttermilch gefunden, sodass Neugeborene durch Stillen am immunologischen Schutz der Mutter partizipieren.

Immunglobulin M (IgM) sind die größten Antikörper. Sie treten bei Erst-Immunisierungen immer zuerst auf („**Sofort-Antikörper**"). Ihre Konzentration sinkt aber schnell wieder auf niedrige Werte ab, während die IgG-Konzentration noch steigt.

Immunglobulin D (IgD) kommt nicht nur im Serum vor, sondern ist wie auch IgM an Membranen reifer B-Lymphozyten gebunden.

Immunglobulin E (IgE, Reagin) ist an der Immunantwort auf Parasitenbefall, insbesondere bei Wurmerkrankungen, beteiligt. Mastzellen und basophile Granulozyten haben auf ihrer Oberfläche Rezeptoren für das Fc-Fragment von IgE (daher die Bezeichnung „**zytophiler Antikörper**"). Die Interaktion von zellständigem IgE mit dem entsprechenden Antigen kann allergische Reaktionen vom Soforttyp auslösen.

Spezifische zelluläre Abwehr. Die **T-Lymphozyten**, die ihre immunologische Prägung im Thymus erhalten, sind für spezifische zelluläre Abwehrmechanismen verantwortlich. Wie die B-Lymphozyten besitzen die T-Lymphozyten an ihrer Oberfläche strukturspezifische Rezeptoren, sog. T-Zell-Rezeptoren, die Antigene an Zelloberflächen binden können. Die von den Makrophagen bzw. dendritischen Zellen phagozytierten und zu Fragmenten von ca. 8–9 Aminosäuren prozessierten Antigene werden den T-Lymphozyten in einer immunogenen Form präsentiert. Makrophagen und dendritische Zellen werden deshalb als **antigenpräsentierende Zellen** (APZ) bezeichnet.

Die Präsentation von Antigenen bedarf der Hilfe der **humanen Leukozytenantigene** (HLA), die erstmals im Rahmen von Unverträglichkeitsreaktionen auf Leukozyten gefunden wurden. Man unterscheidet zwei Untergruppen:

- **HLA-Moleküle der Klasse I**, die auch als **MHC-Klasse-I**-Moleküle (**ma**jor **h**istocompatibility complex) bezeichnet werden, kommen auf den Oberflächen aller kernhaltigen Zellen vor,
- **HLA-Moleküle der Klasse II** (**MHC-Klasse II**) werden dagegen nur von antigenpräsentierenden Zellen gebildet.

HLA-Moleküle vermitteln insbesondere dem Immunsystem die Information „selbst" bzw. „nicht-selbst" und spielen daher bei der Abstoßung körperfremder Zellen (**Transplantatabstoßung**) eine entscheidende Rolle. Trägt eine körperfremde oder virusinfizierte Zelle bzw. eine Tumorzelle ein Antigen, kombiniert mit einem MHC-Klasse-I-Komplex, so wird sie von sog. **CD8-T-Lymphozyten** (CD = cluster of differentiation) erkannt, die CD8-Moleküle als charakteristische Oberflächenstrukturen aufweisen. Zu diesem Zelltyp gehören die **zytotoxischen T-Zellen** (Killer-T-Zellen), die nach Bindung an die Zielzelle und Stimulation durch Zytokine aus den T-Helferzellen die Zielzelle lysieren oder sie zur Apoptose zwingen. Eine andere Subpopulation von T-Lymphozyten weist spezifische CD4-Moleküle als Oberflächenstrukturen auf (**CD4-T-Lymphozyten**). Diese Zellen erkennen Antigene nur in Kombination mit MHC-Klasse-II-Molekülen. Diese Antigenpräsentation führt zur klonalen Expansion und Differenzierung der CD4-T-Lymphozyten in sog. **T-Helfer-(TH-)Zellen. TH1-Zellen** aktivieren bevorzugt Makrophagen, **TH2-Zellen** vorwiegend B-Lymphozyten. TH1-Zellen bilden Interleukin-2 (IL-2), welches das Wachstum und die Differenzierung von zytotoxischen CD8-T-Lymphozyten stimuliert, sowie γ-Interferon und Tumornekrosefaktor-β (TNF-β), die insbesondere Makrophagen aktivieren. TH2-Zellen produzieren vor allem IL-4 und IL-10, die für die Aktivierung von B-Zellen und deren Differenzierung zu Plasmazellen und damit für die Antikörperbildung wichtig sind.

32.2 Immunisierung, Impfung (Vakzination)

Gegen zahlreiche Infektionskrankheiten wird bei der Ersterkrankung eine Immunität aufgebaut, die z. T. lebenslänglich bestehen bleibt. Immunität kann aber auch durch Zufuhr von unschädlichen Antigenen bzw. Antigen-Produzenten (**aktive Immunisierung**) oder von Antikörpern (**passive Immunisierung**) vermittelt werden.

Bei einer **Simultanimpfung** wird gleichzeitig eine aktive und passive Immunisierung durchgeführt.

32.2.1 Aktive Immunisierung (Aktivimpfung)

Bei der aktiven Immunisierung löst das im Impfstoff enthaltene Antigen die Bildung von Antikörpern aus, die dem Organismus eine spezifische Immunität gegen dieses Antigen verleihen. Der auf diese Weise erworbene Schutz bleibt z.T. jahre- bis lebenslang bestehen. Voraussetzung für eine sinnvolle Aktivimpfung ist, dass der Impfstoff genügend Antigen enthält, im Gegensatz zu der entsprechenden Erkrankung jedoch das Allgemeinbefinden möglichst nicht beeinträchtigt. Bei den Aktivimpfungen unterscheidet man Standardimpfungen (Routineimpfungen) und Indikationsimpfungen.

Standardimpfungen bieten einen guten Schutz gegen gefährliche und weitverbreitete Infektionskrankheiten. Sie sind von der Ständigen Impfkommission (STIKO) am Robert Koch-Institut empfohlen und sollten bei jedem durchgeführt werden (s. aktueller Impfkalender, o Abb. 32.1). Eine Ausnahme bilden Lebend-Impfstoffe (s.u.), die bei immunsupprimierten Personen kontraindiziert sein können.

Von den Standardimpfungen abzugrenzen sind die **Indikationsimpfungen** (z.B. Reiseimpfungen), die bei Risikogruppen mit individuell erhöhtem Expositions-, Erkrankungs- oder Komplikationsrisiko sowie auch zum Schutz Dritter durchgeführt werden.

Die **Grundimmunisierung** dient zum Aufbau eines ausreichenden Impfschutzes. Hierzu sind häufig mehrere Impfungen im Abstand von einigen Wochen (o Abb. 32.1) erforderlich. Mit einer **Auffrischimpfung** kann ein abgefallener Antikörpertiter wieder auf das erforderliche Niveau angehoben werden. Der **Durchimpfungsgrad** besagt, welcher Prozentsatz der Bevölkerung geimpft wurde. Nur ein hoher Durchimpfungsgrad ermöglicht den Abbruch von Infektionsketten.

Impfstoffarten. Nach der Art der verwendeten Antigene unterscheidet man

- Impfstoffe mit attenuierten, d.h. abgeschwächten (vermehrungsfähigen, apathogenen oder avirulenten) Erregern (Lebend-Impfstoffe),
- Impfstoffe mit inaktivierten Erregern bzw. deren isolierten Antigenen (Tot-Impfstoffe) und
- Toxoid-Impfstoffe mit entgiftetem Toxin.

Lebend-Impfstoffe sind die Impfstoffe gegen Gelbfieber, Masern, Mumps, Röteln, Varizellen, Rotaviren und Typhus (orale Applikation).

Zu den **Tot-Impfstoffen** gehören als Zubereitungen inaktivierter (nicht mehr vermehrungsfähiger) Viren der Frühsommer-Meningoenzephalitis-(FSME-)Impfstoff, Japanische-Enzephalitis-Virus-Impfstoff, Grippe-Impfstoff, Hepatitis-A-Impfstoff, Poliomyelitis-Impfstoff sowie der Tollwut-Impfstoff bzw. als Zubereitungen abgetöteter Bakterien der Cholera-Impfstoff.

Zur Immunisierung mit **isolierten Antigenen** werden eingesetzt der Haemophilus-influenzae-b-, Pertussis-, Typhus- (intramuskuläre Applikation), Pneumokokken-, Meningokokken-, Hepatitis-B- und Humane-Papillomvirus-Impfstoff.

Toxoid-Impfstoffe sind der Diphtherie- und Tetanus-Impfstoff.

Impfstoffe werden heute hauptsächlich aus gentechnologisch gewonnenen Antigenen (z.B. Hepatitis-B-Impfung) oder aus in Zellkulturen gezüchteten Viren hergestellt. Auf humanen diploiden Zellen werden z.B. Hepatitis-A-Viren vermehrt (HDC-Impfstoffe), auf Hühnerembryonen z.B. der FSME-, Gelbfieber- und Grippe-Impfstoff gewonnen.

Verbesserung der Immunantwort. Durch Bindung des Antigens an bestimmte Trägerstoffe und durch orale Applikation eines Impfstoffs kann die Immunantwort verbessert werden.

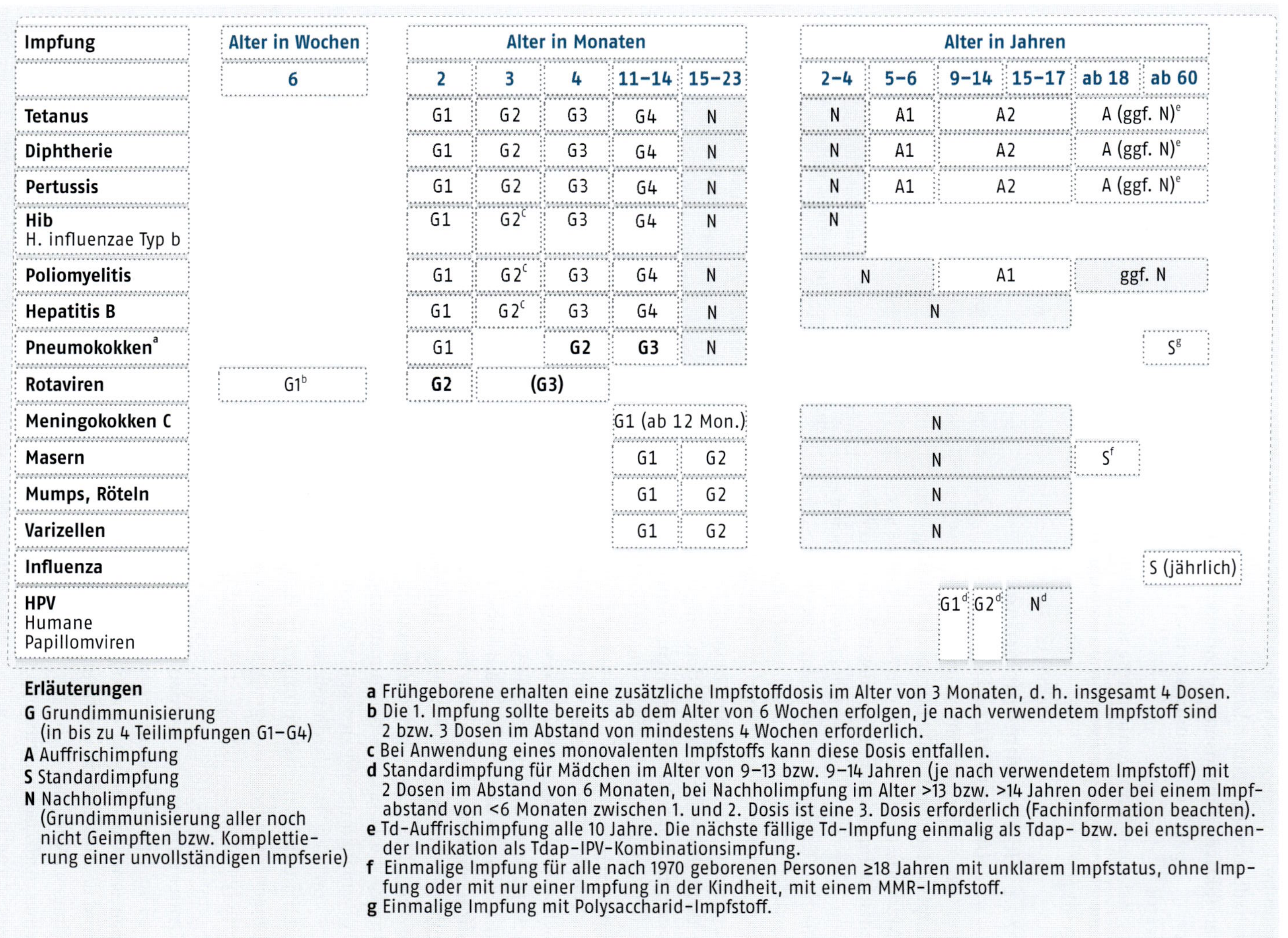

Impfung	Alter in Wochen	Alter in Monaten					Alter in Jahren					
	6	2	3	4	11–14	15–23	2–4	5–6	9–14	15–17	ab 18	ab 60
Tetanus		G1	G2	G3	G4	N	N	A1	A2		A (ggf. N)[e]	
Diphtherie		G1	G2	G3	G4	N	N	A1	A2		A (ggf. N)[e]	
Pertussis		G1	G2	G3	G4	N	N	A1	A2		A (ggf. N)[e]	
Hib H. influenzae Typ b		G1	G2[c]	G3	G4	N	N					
Poliomyelitis		G1	G2[c]	G3	G4	N	N		A1		ggf. N	
Hepatitis B		G1	G2[c]	G3	G4	N	N					
Pneumokokken[a]		G1		**G2**	**G3**	N						S[g]
Rotaviren	G1[b]	**G2**	(G3)									
Meningokokken C					G1 (ab 12 Mon.)		N					
Masern					G1	G2	N				S[f]	
Mumps, Röteln					G1	G2	N					
Varizellen					G1	G2	N					
Influenza												S (jährlich)
HPV Humane Papillomviren									G1[d] G2[d]	N[d]		

Erläuterungen

G Grundimmunisierung (in bis zu 4 Teilimpfungen G1–G4)
A Auffrischimpfung
S Standardimpfung
N Nachholimpfung (Grundimmunisierung aller noch nicht Geimpften bzw. Komplettierung einer unvollständigen Impfserie)

a Frühgeborene erhalten eine zusätzliche Impfstoffdosis im Alter von 3 Monaten, d. h. insgesamt 4 Dosen.
b Die 1. Impfung sollte bereits ab dem Alter von 6 Wochen erfolgen, je nach verwendetem Impfstoff sind 2 bzw. 3 Dosen im Abstand von mindestens 4 Wochen erforderlich.
c Bei Anwendung eines monovalenten Impfstoffs kann diese Dosis entfallen.
d Standardimpfung für Mädchen im Alter von 9–13 bzw. 9–14 Jahren (je nach verwendetem Impfstoff) mit 2 Dosen im Abstand von 6 Monaten, bei Nachholimpfung im Alter >13 bzw. >14 Jahren oder bei einem Impfabstand von <6 Monaten zwischen 1. und 2. Dosis ist eine 3. Dosis erforderlich (Fachinformation beachten).
e Td-Auffrischimpfung alle 10 Jahre. Die nächste fällige Td-Impfung einmalig als Tdap- bzw. bei entsprechender Indikation als Tdap-IPV-Kombinationsimpfung.
f Einmalige Impfung für alle nach 1970 geborenen Personen ≥18 Jahren mit unklarem Impfstatus, ohne Impfung oder mit nur einer Impfung in der Kindheit, mit einem MMR-Impfstoff.
g Einmalige Impfung mit Polysaccharid-Impfstoff.

Abb. 32.1 Impfkalender (Standardimpfungen) für Säuglinge, Kinder, Jugendliche und Erwachsene. Nach Epidemiologisches Bulletin Nr. 34, 2015, www.rki.de/impfkalender

Während **Fluid-Impfstoffe** keine zusätzlichen Hilfsstoffe enthalten, ist bei einem **Adsorbat-Impfstoff** das Antigen an ein Adsorptionsmittel, z. B. Aluminiumhydroxid, adsorbiert (z. B. FSME-, Diphtherie-, Tetanus- und Hepatitis-B-Impfstoff). Durch die verzögerte Abgabe des Antigens wird eine verstärkte Antikörperbildung erreicht.

Ein guter Schutz gegen fäkal-oral übertragene Erreger entsteht insbesondere durch die **orale** Verabreichung attenuierter Erreger. Im Gegensatz zur parenteralen Applikation tragen dann nämlich nicht nur Serum-Antikörper, sondern auch Sekret-Antikörper (IgA) zum Impfschutz bei. (Dieses Prinzip wurde erstmals von Sabin bei der – heute nicht mehr üblichen – Polio-Schluckimpfung realisiert.)

Nebenwirkungen. Relativ häufig können an der Injektionsstelle Rötung, Schwellung und Druckempfindlichkeit sowie Kopfschmerzen, Müdigkeit, Magen-Darm-Beschwerden und leichtes Fieber auftreten. Schwerwiegende Impfreaktionen sind – insbesondere bei den Standardimpfungen – selten.

Impfschemata. Um die Zahl der Impftermine zu reduzieren, wurden **Kombinations-Impfstoffe** (Mehrfach-Impfstoffe; ◘ Tab. 32.2) entwickelt, bei denen gewährleistet ist, dass keine ungünstige gegenseitige Beeinflussung der einzelnen Antigenkomponenten erfolgt.

Während bei Schutzimpfungen mit Tot- und Toxoid-Impfstoffen keine Mindestwartezeiten erforderlich sind, bis eine andere Impfung vorgenommen werden kann, soll bei Lebend-Impfstoffen, sofern diese nicht simultan verabreicht werden, ein Zeitraum von einem Monat bis zur nächsten Impfung nicht unterschritten werden.

◘ **Tab. 32.2** Mehrfach-Impfstoffe (Auswahl)

Impfung gegen	Handelspräparat
Diphtherie, Tetanus	Td-Impfstoff Mérieux®, Td-pur®, Td-RIX®
Diphtherie, Tetanus, Pertussis	Boostrix®, Infanrix®
Diphtherie, Tetanus, Poliomyelitis	Revaxis®
Diphtherie, Tetanus, Pertussis, Poliomyelitis	Boostrix® Polio, Repevax®
Diphtherie, Tetanus, Pertussis, Poliomyelitis, Haemophilus-influenzae-Typ-b	Infanrix®-IPV + Hib, Pentavac®
Diphtherie, Tetanus, Pertussis, Poliomyelitis, Haemophilus-influenzae-Typ-b, Hepatitis B	Infanrix hexa®
Masern, Mumps, Röteln	M-M-RvaxPro®, Priorix®
Masern, Mumps, Röteln, Varizellen	Priorix-Tetra®
Hepatitis A, Typhus	Hepatyrix®, Viatim®
Hepatitis A, Hepatitis B	Twinrix™ Erwachsene, Twinrix™ Kinder

32.2.1.1 Standardimpfungen

Folgende Impfungen zählen, wie oben erwähnt (◘ Abb. 32.1), zu den Standardimpfungen:

- **Diphtherie-Impfung** mit einem mit Formaldehyd behandelten und an Aluminiumhydroxid adsorbierten Diphtherie-Formol-Toxoid.
- **Tetanus-(Wundstarrkrampf-)Impfung** mit einem ebenfalls mit Formaldehyd behandelten und an Aluminiumhydroxid adsorbierten Tetanustoxin (Tetanus-Formol-Toxoid).
- **Pertussis-(Keuchhusten-)Impfung** mit adsorbierten inaktivierten azellulären Pertussis-Fraktionen und Pertussis-Toxoid.
- **Haemophilus-influenzae-b-Impfung** mit dem Kapsel-Polysaccharid des Erregers, das an ein Trägerprotein gebunden ist.
- **Poliomyelitis-(Kinderlähmung-)Impfung** mit inaktivierten Viren (parenterale Applika-

tion, Salk-Impfstoff). Der Lebend-Impfstoff nach Sabin, der oral verabreicht wird (Schluckimpfung), wird wegen des – wenn auch sehr geringen – Risikos einer Vakzine-assoziierten paralytischen Poliomyelitis (VAPP) heute nicht mehr empfohlen.

- **Masern-Impfung**, die mit Masern-Lebend-Impfstoff als Kombinationsimpfung Masern/Mumps/Röteln (MMR) verabreicht wird.
- **Mumps-Impfung**, die nur noch als Kombinationsimpfung z. B. Masern/Mumps/Röteln durchgeführt wird.
- **Röteln-Impfung**, die deshalb wichtig ist, weil, falls eine Schwangere in den ersten Monaten der Schwangerschaft an Röteln erkrankt, beim Embryo die Gefahr einer Embryopathie mit Innenohrtaubheit, Sehstörungen, Herzfehlern u. a. besteht. Sie wird nur noch als Kombinationsimpfung Masern/Mumps/Röteln durchgeführt.
- **Hepatitis-B-Impfung** mit einem Impfstoff, der das Oberflächenantigen (HBsAg) des Hepatitis-B-Virus enthält und gentechnologisch hergestellt wird.
- **Pneumokokken-Impfung**, die bei Säuglingen und Kleinkindern bis zum vollendeten 2. Lebensjahr mit einem siebenvalenten Konjugatimpfstoff durchgeführt wird. Kinder nach dem 2. Lebensjahr, Jugendliche und Erwachsene erhalten einen Polysaccharid-Impfstoff, der gereinigte Polysaccharide der 23 bekannten Kapseltypen von *Streptococcus pneumoniae* enthält.
- **Meningokokken-Impfung**, die mit einem Konjugatimpfstoff durchgeführt wird und nicht gleichzeitig mit dem Pneumokokken-Konjugatimpfstoff oder MMR- und Varizellen-Impfstoff oder MMRV eingesetzt werden soll.
- **Rotavirus-Impfung.** Rotaviren gehören zu den häufigsten Erregern der akuten Gastroenteritis bei Säuglingen und Kleinkindern. Sie werden fäkal-oral übertragen und haben eine Inkubationszeit von 1–3 Tagen. Die wässrigen, nicht blutigen Durchfälle, die meist bis zu 7 Tagen bestehen bleiben, führen zu einer schweren Dehydratation.
- **Varizellen-Impfung**, die meist als Kombinationsimpfung mit der ersten MMR-Impfung durchgeführt wird.
- **HPV-(Humanes-Papillomvirus-)Impfung**, die der Reduktion des Gebärmutterhalskrebsrisikos (HPV-Typen 16 und 18) dient oder zur Prävention von hochgradigen Dysplasien der Zervix, Zervixkarzinomen, hochgradigen dysplastischen Läsionen der Vulva sowie von äußeren Genitalwarzen (Condylomata acuminata) appliziert wird (Typen 6, 11, 16 und 18 des HPV).
- **Grippe-(Influenza-)Impfung**, die mit den jeweiligen aktuellen inaktivierten Grippeviren jedes Jahr durchgeführt wird.

32.2.1.2 Indikationsimpfungen

Indikationsimpfungen sind laut STIKO bei Risikogruppen vorzunehmen, die ein erhöhtes Expositions- (z. B. beruflich), Erkrankungs- oder Komplikationsrisiko für die jeweilige Infektion aufweisen (→ www.rki.de). Reiseimpfungen werden für Personen empfohlen, die in Länder mit einer hohen Prävalenz der jeweiligen Infektion reisen.

Hepatitis-A-Impfung. Die Übertragung einer Hepatitis A erfolgt fäkal-oral. Kontaminierte Speisen sowie unzureichende hygienische Verhältnisse (bei Ferntourismus) stellen Hauptinfektionsquellen dar. In Industrienationen sind vorzugsweise solche Personen gefährdet, die häufigen Kontakt mit Ausscheidungsprodukten (z. B. Klärwerksarbeiter, Tätigkeit in Kindertagesstätten) haben.

Impfung gegen Frühsommer-Meningoenzephalitis. Die Frühsommer-Meningoenzephalitis (FSME) ist eine virusbedingte Infektionskrankheit, die von Zecken (Ixodes ricinus) übertragen wird und endemisch vor allem in Süddeutschland und Österreich mit zunehmender Verbreitung vorkommt.

Tollwut-Impfung. Die unbehandelt stets tödliche Tollwut wird durch ein neurotropes RNA-Virus hervorgerufen. Die Übertragung auf den Menschen erfolgt meist durch Beißen oder

Kratzen. Alle warmblütigen Tiere können befallen werden. Allerdings kommt die terrestrische Tollwut in Deutschland seit einigen Jahren nicht mehr vor. Lediglich Fledermäuse sind noch mit dem Virus infiziert. Nach Tollwutexposition sind bei Personen ohne Grundimmunisierung insgesamt sechs Injektionen (unmittelbar nach Exposition sowie nach 3, 7, 14 und 28 Tagen) und zusätzlich – zum sofortigen Schutz – die Gabe eines Hyperimmunglobulins (s. u.) erforderlich.

Reiseimpfungen. Um der erhöhten Infektionsgefahr bei Reisen (außerhalb Westeuropas und Nordamerikas) zu begegnen, ist ein ausreichender Impfschutz erforderlich. Welche Impfungen im Einzelfall notwendig sind, orientiert sich am Zielgebiet und den dort geplanten Aktivitäten (→ www.rki.de). Die Einreisebestimmungen einiger Staaten fordern derzeit z. B. eine Gelbfieber-Impfung (STAMARIL®). Seit einigen Jahren ist in Europa auch ein Impfstoff gegen das Japanische-Enzephalitis-Virus zugelassen (IXIARO®). Dieses Virus kommt hauptsächlich in Ost- und Südostasien vor.

Thyphus-Impfung. Die Typhuserreger (*Salmonella typhi*) werden fäkal-oral, meist über Trinkwasser oder durch kontaminierte Speisen übertragen. Es stehen ein oral (Typhoral® L) und ein parenteral (Typherix®) zu applizierender Impfstoff zur Verfügung. Eine Typhus-Impfung ist besonders vor Reisen in die Endemiegebiete Asiens, Südamerikas und Nordafrikas indiziert.

32.2.2 Passive Immunisierung und Serumtherapie

Im Gegensatz zur Aktivimpfung, bei der man durch Antigen-Gaben die körpereigene Antikörperproduktion anregt, werden bei der passiven Immunisierung dem Patienten in Tieren oder Menschen vorgebildete Antikörper injiziert. Als Sera werden in der Immuntherapie hauptsächlich die aus menschlichem Blut stammenden Antikörperpräparate, die **Immunglobulin-Präparate**, verstanden. Vorteilhaft ist der sofortige Eintritt, nachteilig die kurze Dauer des Schutzes, der nur einige Wochen beträgt. Eine passive Immunisierung ist nur dann indiziert, wenn eine Infektion wahrscheinlich ist, die Inkubationszeit für eine eigene Antikörperproduktion nicht ausreicht und geeignete Antiifektiva nicht zur Verfügung stehen.

Unter bestimmten Umständen kann die passive auch mit einer aktiven Immunisierung kombiniert werden (**Simultanimpfung**). Eine Simultanimpfung (z. B. mit TETAGAM® P/Tetanol® pur) ist z. B. bei Gefahr einer Tetanus-Infektion indiziert.

Humane Immunglobuline. Antikörper-haltige Fraktionen aus Humanblut werden in Form von

- unspezifischen (polyvalenten) Immunglobulin-Präparaten, die ein Gemisch verschiedener Antikörper (vorwiegend IgG) enthalten, und
- spezifischen Immunglobulin-Präparaten (Hyperimmunglobulinen), in denen Antikörper gegen einen (speziellen) Erreger angereichert sind,

eingesetzt.

Das Risiko einer Virusinfektion des Empfängers wird durch die Auswahl geeigneter Spender, spezielle Methoden der Immunglobulin-Gewinnung und Prüfung der Seren, z. B. auf HBsAg und HIV-Antikörper sowie Bestimmung der Transaminaseaktivität, mit sehr großer Wahrscheinlichkeit ausgeschlossen.

Die Halbwertszeit der Immunglobuline zur intramuskulären Anwendung beträgt ca. 3 Wochen, die maximalen Titer werden nach 3–5 Tagen erreicht. Die injizierbare Menge ist begrenzt.

Bei den Immunglobulinen zur i. v. Applikation liegt die Halbwertszeit des mit Pepsin behandelten Immunglobulins bei ca. 2 Tagen, die des mit Plasmin behandelten Präparats bei 10–20 Tagen und die des mit β-Propiolacton und Säure behandelten Gammaglobulins bei 2–7 Wochen.

Indikationen für unspezifische Human-Immunglobuline sind die Prophylaxe und evtl. der Therapieversuch von Viruserkrankungen sowie angeborene und erworbene Antikörpermangelzustände.

Immunglobuline zur i. v. Anwendung sind besonders dann angezeigt, wenn ein rascher Anstieg der Immunglobulin-Spiegel und/oder eine größere Menge von Immunglobulinen erforderlich ist.

Spezifische Immunglobuline, die aus einer beschränkten Anzahl ausgewählter Plasmen mit hohen Antikörpertitern gegen den entsprechenden Erreger von Rekonvaleszenten oder von aktiv immunisierten Blutspendern gewonnen werden, stehen für die Prophylaxe bzw. Therapie verschiedener viraler und bakterieller Infektionen zur Verfügung.

32.3 Immunmodulatoren

Immunmodulatoren sind Stoffe, die die Aktivität des Immunsystems beeinflussen. Zu den körpereigenen Immunmodulatoren gehören zahlreiche **Zytokine**, wie Interleukine (IL), Interferone (IFN), Tumornekrosefaktoren (TNF), hämatopoetische Wachstumsfaktoren und Chemokine. Daneben werden pflanzliche Immunstimulanzien und solche aus Organextrakten oder Mikroorganismen sowie Inosiplex mit fraglichem Erfolg eingesetzt.

32.3.1 Zytokine

Zytokine sind körpereigene, regulatorisch wirkende Proteine oder Glykoproteine mit einer Molekularmasse von 10–65 kDa. Die meisten Zytokine werden von mehreren Zelltypen produziert und wirken auch auf unterschiedliche Zellen. Ihre Wirkung wird über membranständige Rezeptoren (**Zytokin-Rezeptoren**, s. u.) parakrin und autokrin vermittelt. Überschneidungen im Wirkspektrum (Pleiotropie) beugen Störungen durch Ausfall einzelner Komponenten vor.

Von stimulierten Lymphozyten synthetisierte Zytokine bezeichnet man auch als **Lymphokine**. Zytokine, die chemotaktisch wirken, werden auch als **Chemokine** bezeichnet.

Neben den Zytokinen und ihren genannten Rezeptoren kennt man auch **Zytokin-Antagonisten** sowie sog. **lösliche Zytokin-Rezeptoren**, die systemische Zytokin-Effekte verhindern.

Interleukine. Als Interleukine werden Zytokine bezeichnet, die vorzugsweise die Lymphozytenfunktion stimulieren. Man kennt heute mehr als 70 Interleukine. Ein **rekombinantes humanes Interleukin-2** (rhIL-2, Aldesleukin, Proleukin® S) wird zur Behandlung des metastasierenden Nierenkarzinoms genutzt. Es unterscheidet sich von natürlichem Interleukin-2 dadurch, dass die erste Aminosäure (Alanin) fehlt, Cystein in Position 125 durch Serin ersetzt ist und es außerdem nicht glykosyliert ist. Die biologische Aktivität entspricht der von natürlichem IL-2. Aldesleukin stimuliert über den IL-2-Rezeptor das Wachstum aktivierter T-Zellen und aktiviert B-Lymphozyten sowie natürliche Killerzellen (NK-Zellen).

Die Nebenwirkungen betreffen nahezu jedes Organ: Haut (Pruritus, Erythem, exfoliative Dermatitis), Nervensystem (Depressionen, Halluzinationen, Neuropathien, Parästhesien), Gastrointestinaltrakt (Erbrechen, Durchfall, Blutungen, Obstipation), Respirationstrakt (Dyspnoe, Lungenembolie, Husten, Hypoxie), Kreislauf (Hypotonie, Ödeme, Tachykardie, Arrhythmie, Herzinfarkt), Blutbild (Anämie, Thrombozytopenie, Granulozytopenie, Lymphopenie). Ferner können Fieber, Schüttelfrost, Kopf- und Gelenkschmerzen auftreten.

Interferone. Nach ihrer Herkunft unterscheidet man α-, β- und γ-Interferone.

α-Interferone (IFN-α, früher als Leukozyten-Interferon bezeichnet) werden von verschiedenen Zellen des lymphatischen Systems gebildet.

β-Interferon (IFN-β, das frühere Fibroblasten-Interferon) wird von Fibroblasten und Epithelzellen produziert.

γ-Interferon (IFN-γ, sog. Immun-Interferon oder T-Zell-Interferon) entsteht in Lymphozyten nach Freisetzung von IL-2 infolge einer Antigenexposition.

Interferon-α und -β wirken außer immunmodulierend und antiproliferativ auch antiviral (**Typ-I-Interferon**), während Interferon-γ insbesondere immunmodulierende Eigenschaften aufweist (**Typ-II-Interferon**). Außer in ihren Wirkungen unterscheiden sich Typ-I- und Typ-II-Interferone auch in ihren Rezeptoren. So gibt es einen gemeinsamen Rezeptor für Interferon-α und -β sowie einen anderen für Interferon-γ. Beide Rezeptortypen sind mit Tyrosinkinasen (▸Kap. 3.1.2.2) assoziiert.

Die antiproliferative Wirkung der Interferone, die sich in einer Hemmung oder Verlangsamung der Zellteilung äußert, betrifft insbesondere rasch proliferierende Gewebe. Die immunmodulierende Wirkung wird dadurch erklärt, dass Interferone natürliche Killerzellen sowie T-Lymphozyten aktivieren können und die Bildung von MHC-Molekülen der Klasse I fördern. IFN-γ induziert ferner die Synthese von MHC-Molekülen der Klasse II sowie von Fc-Rezeptoren und aktiviert Makrophagen. Fremde Zellen können somit vom Immunsystem besser erkannt werden.

Als Proteine müssen Interferone parenteral appliziert werden. IFN-α und IFN-β werden mit einer Halbwertszeit von 2–4 Stunden, IFN-γ wird mit einer $t_{1/2}$ von 30 min aus dem Plasma eliminiert. Im Gewebe sollen Interferone jedoch länger verweilen.

Die Indikationen der Interferone sind in ◘ Tab. 32.3 zusammengefasst.

Als Nebenwirkungen treten grippeartige Symptome wie Fieber, Schüttelfrost, Abgeschlagenheit, Erbrechen und Muskelschmerzen auf. Das Fieber ist wahrscheinlich auf die Stimulation der IL-1-Bildung in Makrophagen zurückzuführen. Weitere Nebenwirkungen sind Bewusstseinsstörungen, Lethargie, Depressionen und Blutbildveränderungen (Leuko- und Thrombozytopenien).

Tumornekrosefaktoren (TNF). Sie beeinflussen das Zellwachstum. Die beiden Faktoren, **TNF-α** und **TNF-β**, unterscheiden sich in ihrem Bildungsort, nicht aber in ihrer Wirkung. Tumorzellen können durch TNF einerseits in ihrem Wachstum verlangsamt oder abgetötet (Apoptose-Induktion), andererseits aber auch stimuliert werden. TNF-α ist einer der wichtigsten Entzündungsmediatoren. Die gegen TNF-α gerichteten Antikörper Infliximab, Adalimumab, Golimumab und Certolizumab-Pegol und das als löslicher TNF-α-Rezeptor fungierende Fusionsprotein Etanercept wurden für die Therapie der rheumatoiden Arthritis und auch bei Psoriasis-Arthritis zugelassen und werden dort im Detail besprochen (▸Kap. 12.2.3.2). Darüber hinaus werden Infliximab, Adalimumab und Golimumab auch bei der Behandlung chronisch entzündlicher Darmerkrankungen eingesetzt (▸Kap. 25.3.2).

◘ **Tab. 32.3** Indikationen von rekombinant hergestellten Interferonen. Näheres (insbesondere Koapplikationen mit anderen Substanzen) s. bei den jeweils indizierten Krankheiten

INN (Handelspräparat)	Indikationen
Interferon alfa-2a (Roferon®-A)	Haarzell-Leukämie, chron. Hepatitis B und C, malignes Melanom, chron.-myeloische Leukämie, kutanes T-Zell-Lymphom, Nierenzellkarzinom, follikuläres Non-Hodgkin-Lymphom, Kaposi-Sarkom
Interferon alfa-2b (IntronA®)	Haarzell-Leukämie, chron. Hepatitis B und C, chron.-myeloische Leukämie, follikuläre Lymphome, Karzinoid, malignes Melanom
Peginterferon alfa-2a (Pegasys®)	Chronische Hepatitis B und C
Peginterferon alfa-2b (PegIntron®)	Chronische Hepatitis C
Interferon beta-1a (AVONEX®, Rebif®)	Schubförmige Multiple Sklerose
Interferon beta-1b (Betaferon®, Extavia®)	Schubförmige Multiple Sklerose (MS), sekundär progrediente MS
Interferon gamma-1b (Imukin®)	Septische Granulomatose, maligne Osteopetrose

Hämatopoetische Wachstumsfaktoren. Zu diesen gehören vor allem die **koloniestimulierenden Faktoren**, die zur vermehrten Bildung und Aktivierung von Leukozyten führen, ferner das die Erythrozytenbildung fördernde **Erythropoetin** (EPO) und das die Thrombozytenbildung induzierende **Thrombopoetin** (TPO). Die Bildung der koloniestimulierenden Faktoren erfolgt in Monozyten, Fibroblasten und Endothelzellen. EPO (z. B. Abseamed®) wird zur Behandlung von Anämien (z. B. im Rahmen einer chronischen Niereninsuffizienz) und illegal als Dopingmittel eingesetzt.

Der **Granulozyten-Makrophagen-koloniestimulierende-Faktor** (GM-CSF) fördert, wie aus dem Namen hervorgeht, die Bildung von Granulozyten und Makrophagen. Der zu einem späteren Zeitpunkt der Zelldifferenzierung eingreifende **Granulozyten-koloniestimulierende-Faktor** (G-CSF) führt demgegenüber zu einer selektiven Vermehrung neutrophiler Granulozyten. Die Leukozytenbildung stimulieren ferner der **Makrophagen-koloniestimulierende-Faktor** (M-CSF) und der mit IL-3 identische multi-CSF, der auch die Bildung von Thrombozyten und Retikulozyten fördert.

Folgende **Wachstumsfaktoren** werden zur Verkürzung der Leukopenie im Rahmen einer zytotoxischen Tumortherapie eingesetzt:

- **Filgrastim** (z. B. Neupogen®), eine nicht-glykosylierte Form des humanen G-CSF,
- **Lenograstim** (GRANOCYTE® 13/34 Mio IE), eine glykosylierte Form von G-CSF, sowie
- die pegylierte Form von Filgrastim **Pegfilgrastim** (z. B. Neulasta®).

Die Dosierung beträgt 5–10 µg/kg s. c. täglich im Anschluss an die Chemotherapie, bis die Anzahl der neutrophilen Granulozyten nach dem tiefsten Absinken der Werte wieder den normalen Bereich erreicht hat. Aufgrund der längeren Halbwertszeit der pegylierten Form von Filgrastim muss Pegfilgrastim nur noch einmal in einer Dosis von 6 mg s. c. pro Chemotherapiezyklus appliziert werden.

Als Nebenwirkungen können vor allem Knochenschmerzen sowie Fieber, Muskelschmerzen und Blutdruckabfall auftreten. Auch Überempfindlichkeitsreaktionen (einschließlich anaphylaktischer Reaktionen) sind möglich. Bei myeloischer Leukämie ist die Gabe koloniestimulierender Faktoren kontraindiziert.

Chemokine. Ebenfalls zu den Zytokinen gehören die Chemokine (**chemoattractant cytokines**). Sie stellen eine Superfamilie kleiner proinflammatorischer Proteine dar, die chemotaktisch wirken, d. h. bei der Migration von Immunzellen aus dem Blut in das entzündete Gewebe eine große Rolle spielen. Aufgrund der Struktur der terminalen Cysteine lassen sich die Chemokine in 4 Klassen untergliedern (CXC, CC, C, CX3C). **Chemokin-Rezeptoren** gehören zu den G-Protein-gekoppelten Rezeptoren. Bekannte Chemokine sind IL-8, Gro-α, -β, -γ (growth-related-oncogenes), PF-4 (platelet factor 4), RANTES (regulated upon activation, normal T-cell expressed and secreted), MIP-1α (monocyte inflammatory protein 1α) u. a.

PDWHF. Die **PDWHF**-(platelet-derived wound healing factors = thrombozytäre Wachstumsfaktoren)Lösung wird aus Thrombozyten des jeweiligen Patienten gewonnen und enthält eine Reihe von Zytokinen, u. a. Beta-Thromboglobin, platelet-derived growth factor (PDGF), platelet factor 4 (PF-4), transforming growth factor-β (TGF-β). Die Lösung wird lokal zur Behandlung von chronischen, schlecht heilenden Wunden unterschiedlicher Genese (z. B. diabetischen Fußulcera, venös- und arteriell-bedingten Ulcera und zur Wundvorbehandlung vor einer Hauttransplantation) eingesetzt.

Als Nebenwirkungen werden Juckreiz, leichtes Brennen und gelegentlich eine verstärkte Fibrinbildung im Wundbereich berichtet.

32.3.2 Immunstimulanzien

Präparate mit pflanzlichen Extrakten aus **Echinacea purpurea** oder **Echinacea pallida** werden als Immunstimulanzien zur vorbeugenden und unterstützenden Therapie grippaler Infekte eingesetzt. Die Wirksamkeit dieser Präparate ist jedoch stark umstritten.

Für **Inosin** wird eine Steigerung der Zytotoxizität von Killerzellen sowie eine Aktivierung von T-Zellen und Makrophagen postuliert. Das Handelspräparat delimmun® enthält zusätzlich zu Inosin Dimepranol-4-acetamidobenzoat, das den Transport von Inosin in die Lymphozyten erhöhen soll. Die Kombination wird als **Inosiplex** bezeichnet. Sie wird bei verschiedenen viralen Infektionen (Herpes simplex, viralen Enzephalopathien u. a.) mit fraglicher Wirksamkeit eingesetzt. Als Nebenwirkung wurde eine durch die Metabolisierung von Inosin bedingte vorübergehende Erhöhung der Harnsäure im Serum beschrieben.

Verschiedene Präparate, die **lysierte Bakterienzellen** oder **abgetötete Bakterien** zur Immunstimulation enthalten, werden u. a. zur Aktivierung der körpereigenen Abwehrkräfte oder bei chronischen Harnwegsinfekten – ebenfalls mit fraglichem Erfolg – eingesetzt. Symbioflor® 1 enthält z. B. Zellen und Autolysate von *Enterococcus faecalis*, Uro-Vaxom® lysierte *E.-coli*-Bakterien.

32.4 Immunsuppressiva

Immunsuppressiva dienen zur Unterdrückung von Immunreaktionen.
Wichtige Substanzen sind

- die Calcineurininhibitoren **Ciclosporin**, **Tacrolimus** und **Pimecrolimus**,
- die TOR-(targets-of-rapamycin-)Inhibitoren **Sirolimus** und **Everolimus**,
- **Glucocorticoide**,
- das lösliche Fusionsprotein **Belatacept**,
- einige **Zytostatika** (z. B. Azathioprin) und
- monoklonale **Antikörper** (z. B. Basiliximab).

Immunsuppressiva werden bei Organtransplantationen, chronischer Glomerulonephritis mit nephrotischem Syndrom, chronisch entzündlichen Darmkrankheiten, Myasthenia gravis, Autoimmunhepatitis, entzündlichen rheumatischen Erkrankungen (z. B. rheumatoider Arthritis, Dermatomyositis, Lupus erythematodes, Sklerodermie), Multipler Sklerose, schwerer Psoriasis, thrombopenischer Purpura u. a. eingesetzt.

Die Initialbehandlung mit Immunsuppressiva sollte nur in einer Klinik erfolgen. Dabei ist der Nutzen sorgfältig gegen das Therapierisiko abzuwägen.

Substanzen, die vorzugsweise bei Autoimmunkrankheiten zum Einsatz kommen (z. B. bei rheumatoider Arthritis), werden bei den entsprechenden Krankheiten besprochen.

32.4.1 Calcineurininhibitoren

32.4.1.1 Ciclosporin

Ciclosporin (z. B. Sandimmun® Optoral) ist ein von einem Pilz gebildetes cyclisches Polypeptid aus 11 Aminosäuren. Der Wirkstoff hemmt die Freisetzung von IL-2 aus T-Helferzellen. Infolge des Mangels an IL-2 kommt es nicht zur Ausreifung von T-Zellen zu zytotoxischen Zellen.

Mechanistisch gesehen, bindet Ciclosporin, nachdem es in die T-Zelle gelangt ist, mit hoher Affinität an ein zytosolisches Protein aus der Gruppe der Immunophiline, das **Ciclophilin** (○ Abb. 32.2). Der Ciclosporin-Ciclophilin-Komplex hemmt dann die Calcium-abhängige Protein-Phosphatase-Aktivität des Calcineurin-Calmodulin-Komplexes, der in T-Zellen normalerweise zwei Phosphatgruppen vom **nukleären Faktor aktivierter T-Zellen (NF-AT)** abspaltet. Dadurch wird die Translokation dieses Transkriptionsfaktors in den Zellkern und somit die IL-2-Synthese gehemmt. Die Phagozytoseaktivität der Zellen des retikuloendothelialen Systems unterdrückt Ciclosporin dagegen nicht. Aus diesem Grund wird die bakterielle Abwehr des Organismus nur wenig beeinflusst.

Ciclosporin wird hauptsächlich zur Prophylaxe der Transplantatabstoßung nach allogenen Transplantationen (z. B. Niere, Leber, Herz, Herz-Lunge, Lunge, Pankreas) meist in Kombination mit anderen Immunsuppressiva (s. u.) sowie bei einigen Autoimmunkrankheiten (z. B. rheumatoider Arthritis, schwerer Psoriasis, schwerer atopischer Dermatitis), bei schwerer endogener Uveitis und bei fokal segmentaler Glomerulosklerose

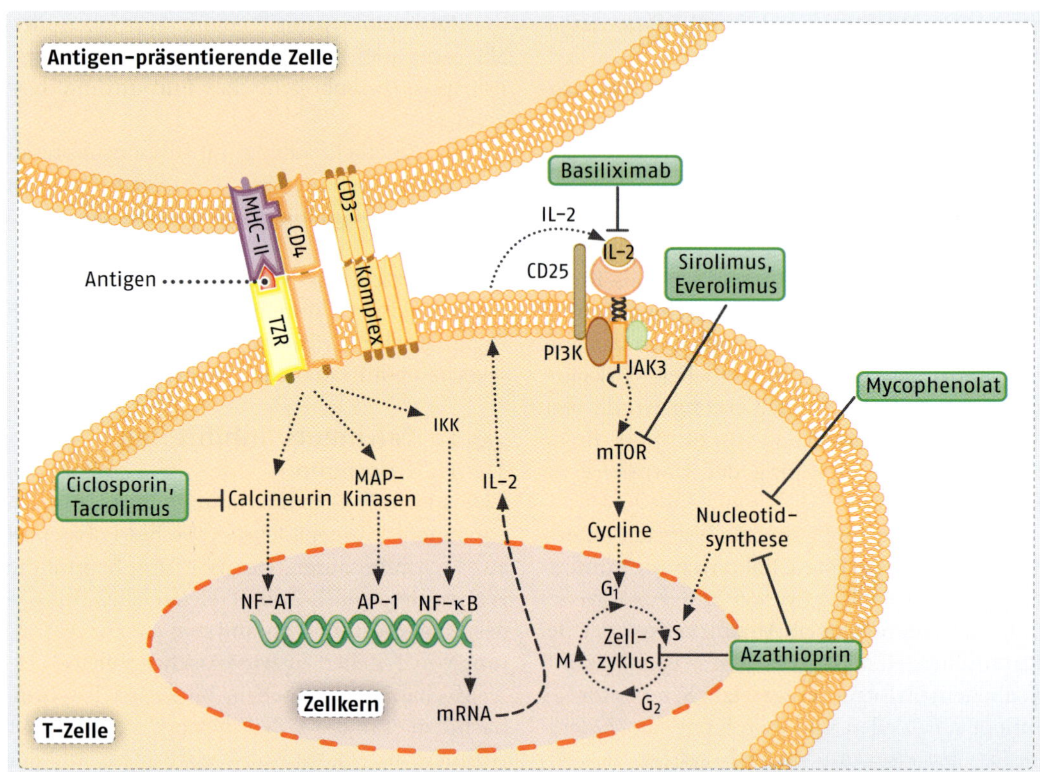

o Abb. 32.2 Vereinfachte schematische Darstellung des Wirkungsmechanismus von Ciclosporin, Tacrolimus, Basiliximab, Sirolimus, Everolimus, Mycophenolat und Azathioprin. Erkennung eines Antigens durch den T-Zell-Rezeptor (TZR) bewirkt eine Aktivierung der T-Zelle. Wird diese aktiviert, binden verschiedene Transkriptionsfaktoren (NF-AT, AP-1, NF-κB) z. B. an die Promotorregion des IL-2-Gens und führen u. a. zur IL-2-mRNA-Synthese. Ciclosporin und Tacrolimus hemmen die Aktivität der Proteinphosphatase Calcineurin und inhibieren somit die Aktivierung des Transkriptionsfaktors NF-AT. Basiliximab verhindert, dass IL-2 am IL-2-Rezeptor binden kann und hemmt auf diese Weise die T-Zell-Proliferation. Sirolimus und Everolimus greifen in die T-Zell-Proliferation ein, indem sie an mTOR-Proteine binden, deren Funktion für einen geregelten Ablauf des Zellzyklus wichtig ist. Mycophenolsäure hemmt die Inosin-Monophosphat-Dehydrogenase, welche ein wichtiges Enzym in der De-novo-Purinsynthese ist. Der aktive Metabolit von Azathioprin (6-Mercaptopurin; 6-MP) hemmt den Zellzyklus, indem er ebenfalls die Purinnucleotidsynthese blockiert. Darüber hinaus wird 6-MP auch als falscher Baustein in die DNA und RNA eingebaut. **TZR** T-Zell-Rezeptor, **NF-AT** nuclear factor of activated T cells, **AP-1** Aktivatorprotein-1, **NF-κB** nuclear factor kappa B, **MAP** mitogen activated protein, **IKK** IκB-Kinase, **IL-2** Interleukin-2, **JAK3** Janus-Kinase 3, **PI3K** Phosphoinositid-3-Kinase, **mTOR** mammalian target of rapamycin. Nach Halloran

und membranöser Glomerulonephritis eingesetzt. Seit der Einführung von Ciclosporin hat die Zahl erfolgreicher Organtransplantationen erheblich zugenommen. Da es im Gegensatz zu anderen Immunsuppressiva nur wenig myelotoxisch ist, kann es auch bei Knochenmarkstransplantationen eingesetzt werden.

Bei oraler Applikation beträgt die Bioverfügbarkeit von Ciclosporin nur etwa 35 % (20–50 %, abhängig von der galenischen Zubereitung). Es wird hauptsächlich mittels CYP3A4 nahezu quantitativ metabolisiert. Die Halbwertszeit liegt zwischen 6 und 16 Stunden. Die Ausscheidung der Metaboliten erfolgt biliär und renal.

Die tägliche Erhaltungsdosis bei Organtransplantationen beträgt 2–6 mg/kg, auf zwei Einzeldosen verteilt. Initial müssen höhere Tagesdosen (10–15 mg/kg) gegeben werden. Aufgrund der schwankenden Bioverfügbarkeit, des Interaktionspotenzials und der Nephrotoxizität ist ein **Drugmonitoring** erforderlich.

Eine bedeutsame Nebenwirkung ist die **dosisabhängige Nierenschädigung**, die von einer Abstoßungsreaktion nach einer Nierentransplantation unterschieden werden muss. Weitere – ebenfalls dosisabhängige – unerwünschte Wirkungen sind reversible Störungen der Leberfunktion, Kardiotoxizität, Hyperlipidämie, Tremor, Kopfschmerzen, Hypertrichose, Gingivahyperplasie, Hypertonie und Ödeme.

Ciclosporin interagiert mit einer Vielzahl anderer Substanzen (→ Fachinformation). Aufgrund seiner geringen therapeutischen Breite (s. o.) sind diese Interaktionen von großer Relevanz. CYP3A4-Inhibitoren wie z. B. Azol-Antimykotika (Itraconazol u. a.) oder Grapefruitsaft hemmen den Ciclosporin-Abbau in der Leber. Ciclosporin hemmt seinerseits die CYP3A4-Aktivität und die von P-Glykoprotein und kann deshalb die Plasmakonzentrationen gleichzeitig applizierter Pharmaka, die Substrate dieses Enzyms bzw. dieses Transporters sind, steigern. Ferner darf Ciclosporin nicht zusammen mit nephrotoxischen Substanzen gegeben werden.

32.4.1.2 Tacrolimus

Das Makrolid-Lacton (z. B. Prograf®) wird von einem Bakterium gebildet. Der molekulare Wirkungsmechanismus von Tacrolimus gleicht dem von Ciclosporin (**o** Abb. 32.2). Jedoch bildet Tacrolimus mit einem anderen Immunophilin, dem **FK-Bindungs-Protein-12** (FKBP-12, Makrophilin), einen Komplex. Dieser hemmt ebenso wie der Ciclosporin-Ciclophilin-Komplex die Calcium-abhängige Protein-Phosphatase-Aktivität des Calcineurin-Calmodulin-Komplexes (s. o.). Tacrolimus blockiert außerdem die Aktivierung von B-Zellen, und zwar einerseits indirekt durch seine Wirkung auf T-Zellen, andererseits direkt über eine Blockade der TNF-α-Gentranskription.

Tacrolimus ist zur Prophylaxe von Transplantatabstoßungen bei Leber-, Nieren- oder Herztransplantationen zugelassen und wird meist in Kombination mit anderen Immunsuppressiva (s. u.) eingesetzt.

Zur Behandlung des schweren atopischen Ekzems ist eine topische Formulierung von Tacrolimus (Protopic®) im Handel.

Die orale Bioverfügbarkeit von Tacrolimus ist sehr variabel, sie beträgt im Mittel ca. 20–25 %. Deshalb ist ein **Drugmonitoring** sinnvoll. Die Substanz wird nahezu vollständig hepatisch biotransformiert, es entstehen mindestens neun Metaboliten. Der 31-O-demethylierte Metabolit besitzt eine mit Tacrolimus vergleichbare immunsuppressive Potenz. Die Halbwertszeit ist sehr variabel und beträgt beim gesunden Probanden im Mittel 43 Stunden, bei erwachsenen Nierentransplantationspatienten ca. 16 Stunden. Wie Ciclosporin ist auch Tacrolimus ein CYP3A4- und ein P-Glykoprotein-Substrat, sodass ähnliche Wechselwirkungen wie bei Ciclosporin zu beachten sind (→ Fachinformation).

Die Dosierung erfolgt aufgrund der geringen therapeutischen Breite individuell und liegt zwischen 0,1 und 0,3 mg/kg/Tag, verteilt auf zwei Einzeldosen. Die Nebenwirkungen gleichen denen von Ciclosporin. Allerdings verursacht Tacrolimus keine Gingivahyperplasie und Hypertrichose. Daneben wurden neurotoxische Symptome (Parästhesien, Störungen des Sehvermögens) und depressive Zustände sowie Schlaf- und Traumstörungen beobachtet.

32.4.1.3 Pimecrolimus

Pimecrolimus (Elidel®) ist strukturell verwandt mit Tacrolimus und wird nur lokal als Creme zur Therapie des atopischen Ekzems eingesetzt (▸ Kap. 28.3.2.2).

32.4.2 TOR-Inhibitoren

32.4.2.1 Sirolimus

Sirolimus (Rapamycin; Rapamune®) bindet wie Tacrolimus an das Immunophilin FKBP-12. Der Sirolimus/FKBP-Komplex blockiert allerdings nicht den Calcineurin-Calmodulin-Komplex, sodass die Substanz die IL-2-Synthese nicht

32

hemmt. Der Komplex bindet an sog. **TOR-Proteine** (**t**argets **o**f **r**apamycin), die eine Phosphatidyl-Inositol-3-Kinase-Domäne besitzen und bei der IL-2-Signaltransduktion eine wichtige Rolle spielen (Abb. 32.2). Über diesen Mechanismus soll Sirolimus die Proliferation von T- und B-Zellen inhibieren.

Die orale Bioverfügbarkeit von Sirolimus ist sehr variabel und beträgt im Mittel ca. 15 %. Die Halbwertszeit wird mit 50–80 Stunden angegeben. Da Sirolimus hauptsächlich über CYP3A4 abgebaut wird, können Hemmer oder Induktoren von CYP3A4 zu klinisch relevanten Interaktionen führen (→ Fachinformation).

Die Dosierung liegt initial für 2–3 Monate nach Transplantation bei 6 mg/Tag, später bei ca. 2 mg täglich. Aufgrund der hohen pharmakokinetischen Variabilität muss die Dosis individuell angepasst werden (**Drugmonitoring**).

Als häufigste Nebenwirkungen wurden Ödeme, Lymphozelen, Diarrhö, Anämie, Thrombozytopenie, Hyperlipidämie, Hypokaliämie, Infektionen der Harnwege, Arthralgien, Wundheilungsstörungen u. a. beobachtet.

Sirolimus wird nicht nur zur Prophylaxe von Organabstoßungen (Niere), sondern auch in der interventionellen Kardiologie zur Stentbeschichtung eingesetzt (▸Kap. 23.3.1.2).

32.4.2.2 Everolimus

Everolimus (z. B. Certican®) ist ein synthetisches Derivat von Sirolimus und ebenfalls ein TOR-Inhibitor. Wirkungen, Wirkungsmechanismus und Nebenwirkungen von Everolimus entsprechen daher denen von Sirolimus.

Die orale Bioverfügbarkeit von Everolimus ist größer und seine Halbwertszeit (ca. 20–40 Stunden) geringer als die von Sirolimus. Wie dieses wird Everolimus hauptsächlich durch CYP3A4 metabolisiert. Es kann deshalb zu Interaktionen mit CYP3A4-Induktoren oder -Hemmern kommen (→ Fachinformation).

Die Dosierung (initial 0,75 mg zweimal täglich) muss ebenfalls individuell eingestellt werden.

32.4.3 Glucocorticoide

Die biochemischen und pharmakologischen Eigenschaften der Glucocorticoide wurden bereits unter ▸Kap. 21.7.1 beschrieben. Glucocorticoide (z. B. Methylprednisolon) sind Bestandteil der meisten immunsuppressiven Therapieschemata und werden dabei meist mit anderen Immunsuppressiva kombiniert. Ihre immunsuppressive Wirkung beruht vor allem auf einer proximalen Blockade der T-Zell-Aktivierungskaskade, indem sie in die Transkription von Zytokinen (IL-1, IL-2, IL-6 u. a.) eingreifen und damit deren Synthese unterdrücken (s. u.). Dadurch hemmen sie die Aktivierung von Lymphozyten, vermindern die Entwicklung der Monozyten zu Makrophagen und inhibieren deren Phagozytoseaktivität.

Die Zytokin-Synthese wird durch Transkriptionsfaktoren (z. B. NF-κB, AP-1) reguliert, indem diese an definierte DNA-Bindungsstellen bestimmter Gene binden. Bei entzündlichen und immunologischen Prozessen kommt dem Transkriptionsfaktor NF-κB (nuclear factor-kappa B) eine besondere Rolle zu, da über ihn viele proinflammatorische Zytokine reguliert werden. Wenn der aus einer p50- und p65-Untereinheit bestehende Transkriptionsfaktor an ein inhibitorisches Protein (z. B. IκB-α) gebunden vorliegt, ist er inaktiv. Durch eine Reihe spezifischer Aktivatoren (z. B. IL-1β, TNF-α) wird er durch deren Rezeptoren aktiviert, indem bestimmte Kinasen (IKK-α und IKK-β) den NF-κB-Inhibitor IκB-α phosphorylieren. Auf diese Phosphorylierung folgt die Proteolyse von IκB-α, sodass dieses die NF-κB-Untereinheiten p50 und p65 nicht mehr daran hindern kann, in den Zellkern zu wandern und dort die Transkription proinflammatorischer Gene zu starten. Glucocorticoide beeinflussen diesen Prozess auf verschiedene Weise: Sie binden im Zytoplasma an ihren, in nahezu allen Zellen vorhandenen, intrazellulären Rezeptor (**Glucocorticoid-Rezeptor**), wodurch die Translokation des Komplexes in den Zellkern induziert wird. Im Zellkern kann der Komplex u. a. an die NF-κB-Untereinheiten binden und diese inaktivieren, sodass die Transkription proinflammatorischer und immunmodulierender Proteine verhindert wird. Darüber hinaus kann der Glucocorticoid-Rezeptor-Komplex sowohl mit sog. Glucocorticoid-responsiven-Elementen (GRE) als auch mit negativen-Glucocorticoid-responsiven-Elementen (nGRE) interagieren. Als möglicher Mechanismus wird eine GRE-vermittelte Hochregulation der IκB-α-Synthese postuliert: Nach dieser Annahme bindet IκB-α sofort an die Untereinheiten von NF-κB, wodurch diese nicht in den Zellkern wandern können. Ferner soll eine Bindung des Glucocorticoid-Rezeptor-Komplexes an nGRE die Transkription proinflammatorischer Proteine (Interleukine, COX-2, iNOS etc.) verhindern. Ein weiterer durch Glucocorticoide hemmbarer Transkriptionsfaktor ist AP-1 (FOS/JUN), der ebenfalls die Transkription einiger proinflammatorischer und immunmodulierender Gene reguliert.

Glucocorticoide greifen damit in sehr frühe Phasen der Immunreaktion ein. Zu Therapiebeginn tritt häufig eine Lymphopenie auf, welche früher als ursächlich für die immunsuppressiven Effekte angesehen wurde. Sie beruht jedoch nur auf einer Umverteilung der Lymphozyten in das Knochenmark, eine Zerstörung der Lymphozyten erfolgt nicht.

Zur Verminderung von Nebenwirkungen (▸ Kap. 21.7.1) bei der oftmals lebenslänglichen Behandlung von Autoimmunerkrankungen werden Glucocorticoide mit mittellanger Halbwertszeit (z. B. Prednisolon, Methylprednisolon) eingesetzt, um den zirkadianen Rhythmus der Cortisol-Sekretion möglichst wenig zu stören.

32.4.4 Belatacept

Belatacept (Nulojix™) ist ein lösliches Fusionsprotein, bestehend aus der extrazellulären Domäne des humanen zytotoxischen T-Lymphozyten-Antigens-4 (**CTLA-4**) und der Fc-Domäne des humanen IgG1-Antikörpers. Bei der Immunantwort gegen ein transplantiertes Organ spielen aktivierte T-Zellen eine große Rolle. Für die vollständige Aktivierung von T-Lymphozyten muss u. a. der auf T-Zellen exprimierte CD28-Rezeptor die CD80-Domäne von antigenpräsentierenden Zellen erkennen. Wie das natürlich vorkommende CTLA-4 bindet Belatacept mit großer Affinität an das **CD80-Molekül** von antigenpräsentierenden Zellen, sodass die Kostimulation und Aktivierung von T-Zellen ausbleibt und somit die Zytokinproduktion gehemmt wird. Belatacept wird deshalb auch als **Kostimulationsinhibitor** bezeichnet.

Belatacept ist in Kombination mit einem Glucocorticoid und Mycophenolat für die Prophylaxe einer Nierentransplantatabstoßung bei Erwachsenen zugelassen.

Die Halbwertszeit schwankt und wird im Mittel mit ca. 9 Tagen angegeben.

Die Dosierung beträgt 10 mg/kg i. v. am Tag der Transplantation (vor der Implantation) sowie nach der Transplantation an den Tagen 5, 14, 28, danach am Ende der Woche 8 und Woche 12. In der Erhaltungsphase werden nach Woche 16 alle 4 Wochen nur noch 5 mg/kg i. v. appliziert.

Als sehr häufige Nebenwirkungen sind Infektionen der Atem- und Harnwege, Anämie, Leukopenie, Proteinurie, Hämaturie, Schlaflosigkeit, Kopfschmerzen, Gliederschmerzen, Bauchschmerzen, Diarrhö und Übelkeit beschrieben.

Es hat sich gezeigt, dass Transplantatempfänger, die seronegativ gegen das Epstein-Barr-Virus (EBV) sind, oder deren Serostatus unbekannt ist, nicht mit Belatacept behandelt werden dürfen, da diese Patienten ein höheres Risiko für eine Post-Transplantations-Lymphoproliferationsstörung haben als EBV-positive Patienten. Vor Beginn einer Therapie sollte deshalb immer eine EBV-Serologie durchgeführt werden.

32.4.5 Zytostatika

Von den Zytostatika, die alle generell immunsuppressiv wirken, werden u. a. Azathioprin, Mycophenolatmofetil, Cyclophosphamid (▸ Kap. 31.1.2.1) und Methotrexat (▸ Kap. 31.1.1.1) als Immunsuppressiva eingesetzt.

Azathioprin (z. B. Imurek®) wird im Organismus fast vollständig in den wirksamen Metaboliten **6-Mercaptopurin** umgewandelt. Der langsam verlaufende Biotransformationsprozess ermöglicht eine gleichmäßige und protrahierte Wirkung, die mit 6-Mercaptopurin selbst nicht erreicht werden kann. Nicht alle Eigenschaften von Azathioprin lassen sich jedoch durch seine Umwandlung in 6-Mercaptopurin erklären. Es wird vermutet, dass der Imidazolrest des Azathioprins Sulfhydrylgruppen zu binden vermag und dadurch einen eigenen immunsuppressiven Effekt ausübt.

Azathioprin ist in Kombination mit anderen Immunsuppressiva zur Prophylaxe von Transplantatabstoßungsreaktionen (Niere, Leber, Herz, Lunge, Pankreas) zugelassen. Ferner wird die Substanz bei vielen Autoimmunkrankheiten (z. B. Autoimmunhepatitis, systemischem Lupus erythematodes, Pemphigus vulgaris) meist in Kombination mit einem Glucocorticoid, um dessen Dosierung reduzieren zu können, eingesetzt.

Die Dosierung beträgt bei Organtransplantationen 1–4 mg/kg, bei Autoimmunkrankheiten 1–3 mg/kg täglich.

Als Nebenwirkungen wurden wie bei anderen Antimetaboliten u. a. Störungen der Hämatopoese (Leuko-, Thrombozytopenie), ferner gastrointestinale Beschwerden, Appetitlosigkeit und Cholestase beobachtet.

Allopurinol erhöht durch Hemmung der Biotransformation von Azathioprin dessen Toxizität.

Bei schweren Knochenmarksdepressionen, stärkeren Leber- und Nierenfunktionsstörungen sowie während der Gravidität und Stillzeit ist Azathioprin kontraindiziert.

Mycophenolatmofetil (z. B. CellCept®) ist ein semisynthetisches Derivat der Mycophenolsäure, die aus *Penicillium glaucum* isoliert werden kann. Der aktive Metabolit **Mycophenolsäure** (Myfortic®) hemmt die Inosin-Monophosphat-Dehydrogenase, die ein wichtiges Enzym in der De-novo-Purinsynthese ist (Abb. 32.2). Da T- und B-Zellen für ihre Proliferation u. a. von dieser abhängig sind, hemmt Mycophenolsäure die Lymphozytenproliferation und die Antikörperbildung.

Mycophenolatmofetil wird in Kombination mit Ciclosporin und einem Glucocorticoid zur Prophylaxe akuter Transplantatabstoßungen bei Patienten mit allogener Nieren-, Leber- oder Herztransplantation eingesetzt. Mycophenolsäure ist nur bei Nierentransplantation zugelassen.

Die Halbwertszeit von Mycophenolsäure wird mit ungefähr 12 Stunden angegeben.

Die Dosierung von Mycophenolatmofetil beträgt zweimal täglich 1,5 g, die von Mycophenolsäure zweimal täglich 720 mg.

Die Nebenwirkungen sind vielfältig. Insbesondere können Fieber, Infektionen, Ödeme, Anämie, Leukopenie, Thrombozytopenie und Hypertonie auftreten.

32.4.6 Therapeutische Antikörper

Als weitere Möglichkeit der Immunsuppression kommt die Anwendung von monoklonalen Antikörpern oder polyklonalen Antilymphozyten-Globulinen in Frage.

Monoklonale Antikörper. Aufgrund der Vielzahl monoklonaler Antikörper, die heute in der Therapie zahlreicher Erkrankungen eingesetzt werden, hat man sich hinsichtlich der Endungen auf eine einheitliche Nomenklatur geeinigt: Es enden

- **murine** (Maus-)Antikörper auf -**monab** bzw. -**omab** (z. B. Catumaxomab),
- **chimäre** (Maus/Mensch-)Antikörper auf -**ximab** (z. B. Infliximab),
- **humanisierte** Antikörper auf -**zumab** (z. B. Natalizumab) und
- **vollständig humane** Antikörper auf -**mumab** (z. B. Adalimumab).

Mit Ausnahme von Basiliximab werden die pharmakologischen Eigenschaften und therapeutischen Besonderheiten der monoklonalen Antikörper bei den jeweiligen Indikationen beschrieben.

Basiliximab (Simulect®) ist ein monoklonaler, chimärer Maus-Mensch-Antikörper, der aus den variablen Regionen eines murinen Anti-CD25-Antikörpers und den konstanten Regionen des menschlichen IgG1 besteht. Während Ciclosporin und Tacrolimus (s. o.) die Transkription des IL-2-Gens hemmen, bindet Basiliximab spezifisch an die α-Untereinheit (auch als CD25 bezeichnet) des IL-2-Rezeptors, der auf der Oberfläche aktivierter T-Zellen exprimiert wird (Abb. 32.2). Die T-Zell-Proliferation wird dadurch verhindert, weil IL-2 nicht mehr an seinen Rezeptor binden kann. Ruhende T-Zellen bleiben unbeeinflusst, da die α-Untereinheit des IL-2-Rezeptors praktisch nur auf aktivierten T-Zellen exprimiert wird.

Basiliximab ist in Kombination mit Ciclosporin und einem Glucocorticoid zur Prophylaxe der akuten Nierentransplantatabstoßung bei Kindern und Erwachsenen zugelassen. Darüber hinaus wird der Antikörper, wiederum zusammen mit Ciclosporin sowie einem Glucocorticoid und entweder Azathioprin oder Mycophenolatmofetil, auch zur immunsuppressiven Dauer-(Erhaltungs-)Therapie eingesetzt.

Basiliximab wird nach i. v. Applikation mit einer Halbwertszeit von ca. 7 Tagen abgebaut.

Die Dosierung beträgt 20 mg innerhalb von 2 Stunden vor der Transplantation, gefolgt von weiteren 20 mg (über 30 min infundiert) am Tag 4 nach der Transplantation. Dieses Dosierungsschema gewährleistet eine effektive Immunsuppression über 30–45 Tage.

Als Nebenwirkungen sind u. a. hauptsächlich Obstipation, Harnwegsinfekte, Schmerzen, Ödeme und Hypertonie beschrieben.

In Tab. 32.4 sind die zurzeit zugelassenen monoklonalen Antikörper zusammengefasst. Ihre pharmakologischen Eigenschaften und ihr therapeutischer Stellenwert werden bei den jeweiligen Indikationen beschrieben.

Polyklonale Antilymphozyten-Globuline oder Antithymozyten-Globuline. Sie werden gewonnen, indem man Zellen des menschlichen Lymphsystems (z. B. Lymphoblasten oder Thymuslymphozyten) als Immunogene Tieren (z. B. Kaninchen) injiziert und anschließend die gebildeten Immunsera separiert. Es entsteht eine Vielzahl von Antikörpern gegen die verschiedenen Oberflächenproteine der Lymphozyten. Gleichzeitig mit den Antikörpern gegen Lymphozyten bilden sich auch solche gegen Granulozyten, Thrombozyten und Serumproteine, die durch Adsorption entfernt werden müssen. Bereits nach einmaliger Injektion von Antilymphozytenserum bzw. dem daraus gewonnenen Antilymphozyten-Globulin kommt es dosisabhängig zu einer starken Lymphopenie.

Die Antilymphozyten-Globuline sind, meist in Kombination mit anderen Immunsuppressiva, zur Prophylaxe und Therapie von Abstoßungsreaktionen bei Transplantation von Niere, Leber, Bauchspeicheldrüse und Herz zugelassen.

Die Dosierung richtet sich nach der Anzahl der CD3-T-Zellen oder der Gesamtlymphozytenzahl und beträgt ca. 1–1,5 mg/kg/Tag.

Häufige Nebenwirkungen sind Thrombozytopenien, Neutropenien, Leukopenien, Fieber, Schüttelfrost, Erytheme, Durchfall, Erbrechen und Schmerzen.

Das Handelspräparat Thymoglobuline® enthält z. B. Antihuman-T-Zell-Immunglobulin vom Kaninchen.

32.4.7 Immunsuppressive Therapie bei Transplantationen

Bei jeder Transplantation kommt es wegen Unterschieden z. B. in den Histokompatibilitätsantigenen des zu transplantierenden Organs und des Empfängerorganismus zu Immunreaktionen gegen das Transplantat. Um einer Organabstoßung nach Transplantation vorzubeugen, wird das Immunsystem des Empfängers pharmakologisch supprimiert. Manchmal ist es notwendig, das Immunsystem des Empfängers bereits vor der Transplantation auf diese vorzubereiten. Diese Vorbereitungszeit wird als **Induktionsphase** bezeichnet. Um nach der Transplantation eine frühe Abstoßung des Organs zu verhindern, muss das Immunsystem durch Kombinationen (s. o.) verschiedener Immunsuppressiva stark gehemmt werden. Diese sog. **Initialphase** dauert einige Monate. In der sich anschließenden **Erhaltungsphase** wird versucht, die Anzahl der kombinierten Immunsuppressiva und deren Dosierungen zu reduzieren, da die Gefahr einer Abstoßung mit der Zeit abnimmt.

Tab. 32.4 Monoklonale Antikörper, die in Deutschland derzeit (Stand: August 2015) zur Therapie zugelassen sind

INN (Handelspräparat)	Antikörpertyp	Bindung an	Indikationen
Onkologische, hämatologische Indikationen			
Bevacizumab (Avastin®)	Humanisiert	VEGF	Kolorektales Karzinom, Mammakarzinom u. a.
Brentuximab (ADCETRIS®)	Chimär	CD30	Hodgkin-Lymphom u. a.
Catumaxomab (Removab®)	Murin (Ratte/Maus)	EpCAM	Maligner Aszites bei EpCAM-positiven Karzinomen
Cetuximab (Erbitux®)	Chimär	EGFR	Kolorektales Karzinom, Karzinome im Kopf- und Halsbereich
Denosumab (z. B. XGEVA®)	Human	RANKL	Knochentumore, -metastasen
Eculizumab (Soliris)	Humanisiert	C5-Komplement	Paroxysmale nächtliche Hämoglobinurie u. a.
Ibritumomab-Tiuxetan (Zevalin®)	Murin (^{90}Y-markiert)	CD20	NHL
Ipilimumab (YERVOY®)	Human	CTLA-4	Malignes Melanom
Nivolumab (OPDIVO®, Nivolumab BMS®)	Human	PD-1	Fortgeschrittenes Melanom (Opdivo®), NSCLC (Nivolumab BMS®)
Obinutuzumab (Gazyvaro®)	Humanisiert	CD20	CLL
Ofatumumab (Arzerra®)	Human	CD20	CLL
Panitumumab (Vectibix®)	Human	EGFR	Kolorektales Karzinom
Pembrolizumab (KEYTRUDA®)	Humanisiert	PD-1	NSCLC, fortgeschrittenes Melanom
Pertuzumab (Perjeta®)	Humanisiert	HER2	Mammakarzinom
Ramucirumab (Cyramza®)	Human	VEGFR-2	Magenkarzinom
Rituximab (MabThera®)	Chimär	CD20	NHL, CLL, RA
Siltuximab (Sylvant®)	Chimär	IL-6	Castleman-Krankheit
Trastuzumab (Herceptin®)	Humanisiert	HER2	Mammakarzinom, Magenkarzinom
(Auto-)Immunerkrankungen, Transplantatabstoßung			
Adalimumab (Humira®)	Human	TNF-α	RA, AS, juvenile RA, PsA, Psoriasis, M. Crohn, CU
Alemtuzumab (Lemtrada®)	Humanisiert	CD52	Multiple Sklerose

Tab. 32.4 Monoklonale Antikörper, die in Deutschland derzeit (Stand: August 2015) zur Therapie zugelassen sind (Fortsetzung)

INN (Handelspräparat)	Antikörpertyp	Bindung an	Indikationen
Basiliximab (Simulect®)	Chimär	CD25	Nierentransplantation
Belimumab (Benlysta®)	Human	BLys	Lupus erythematodes
Canakinumab (Ilaris®)	Human	IL-1β	Cryopyrin-assoziierte periodische Syndrome, juvenile idiopathische Arthritis, Gichtarthritis
Certolizumab-Pegol (Cimzia®)	Humanisiert	TNF-α	RA, AS, PsA
Golimumab (Simponi®)	Human	TNF-α	RA, AS, PsA, CU
Infliximab (REMICADE®), (Remsima®, biosimilar), (Inflectra, biosimilar)	Chimär	TNF-α	RA, AS, PsA, Psoriasis, M. Crohn, CU
Natalizumab (TYSABRI®)	Humanisiert	α4-Integrin	Multiple Sklerose
Secukinumab (Cosentyx®)	Human	IL-17A	Psoriasis
Tocilizumab (RoActemra®)	Humanisiert	IL-6-Rezeptor	RA, juvenile idiopathische Arthritis
Ustekinumab (STELARA®)	Human	IL-12/IL-23	Psoriasis, PsA
Vedolizumab (ENTYVIO®)	Humanisiert	α4β7-Integrin	M. Crohn, CU
Sonstige Indikationen			
Abciximab (ReoPro®)	Chimär	GPIIb/IIIa-Rezeptor	PTCA u. a.
Besilesomab (Scintimun®)	Murin	NCA-95 von Granulozyten	Diagnostikum bei Osteomyelitis
Omalizumab (Xolair®)	Humanisiert	IgE	Allergisches Asthma, Urtikaria
Palivizumab (Synagis®)	Humanisiert	Epitop des RSV	Prävention RSV
Ranibizumab (Lucentis®)	Humanisiert	VEGF-A	Makulaödem, -degeneration
Sulesomab (LeukoScan®)	Murin	NCA-90 von Granulozyten	Diagnostikum bei Osteomyelitis

AS Ankylosierende Spondylitis, **BLys** B-Lymphozyten-Stimulator, **CLL** Chronisch lymphatische Leukämie, **CTLA-4** Cytotoxic T-lymphocyte-associated protein 4, **CU** Colitis ulcerosa, **PD-1** „Programmed Death" – 1, **EGFR** Epidermal growth factor receptor, **EpCAM** Epitheliales Zelladhäsionsmolekül, **HER2** Human epidermal growth factor receptor 2, **IgE** Immunglobulin E, **IL** Interleukin, **NCA** Non specific cross-reacting antigen, **NSCLC** Non small cell lung cancer (nichtkleinzelliges Lungenkarzinom), **NHL** Non-Hodgkin-Lymphom, **PsA** Psoriasis-Arthritis, **PTCA** Perkutane Koronarintervention, **RA** Rheumatoide Arthritis, **RANKL** Rezeptoraktivator des NF-κB-Liganden, **RSV** Respiratory syncytial virus, **TNF-α** Tumornekrosefaktor-α, **VEGF** Vascular endothelial growth factor

32

Während dieser in der Regel lebenslangen Erhaltungstherapie sind die Nebenwirkungen der Immunsuppressiva (z. B. Infektionen, s. o.) besonders zu beachten.

32.4.8 Therapie der Multiplen Sklerose

Die **Multiple Sklerose** (MS) ist eine chronisch entzündliche Autoimmunkrankheit des zentralen Nervensystems unklarer Genese. Bei der schubförmig verlaufenden MS (ca. 85 % aller MS-Patienten; Erkrankungsgipfel um das 30. Lebensjahr) sind Frauen bis zu dreimal häufiger betroffen als Männer, während an der selteneren primär progredienten Form (Erkrankungsgipfel zwischen dem 40. und 50. Lebensjahr) Männer genauso häufig erkranken wie Frauen.

Bei der Erkrankung migrieren aktivierte T-Lymphozyten aus den Lymphknoten in die Blutbahn und überwinden dann die Blut-Hirn-Schranke. Hierzu ist es erforderlich, dass Adhäsionsmoleküle wie Selektine und Integrine dieser Zellen mit ihren entsprechenden Rezeptoren an den Gefäßendothelzellen interagieren. Im ZNS schädigen die immunkompetenten Zellen dann die Myelinscheiden von Nerven, weshalb deren Leitungsgeschwindigkeit abnimmt. Dadurch lassen sich die bei der MS typischen Symptome wie schnelle Ermüdbarkeit, Sensibilitätsstörungen, Kribbeln, Schmerzen, Gangunsicherheit und Spastik bis hin zur Lähmung erklären. Ein weiteres typisches (Früh-)Symptom ist eine einseitige Optikusneuritis (mit Sehschwäche).

Eine Heilung der Erkrankung ist bisher nicht möglich. Die Therapie ist somit nur symptomatisch, wobei es das Ziel ist, die Schubfrequenz bzw. die Schwere der Schübe zu verringern, dauerhafte neurologische Defizite zu unterbinden und einen progressiven Verlauf der MS zu verlangsamen. Unbehandelt kommt es zu einer schleichenden Zunahme klinischer Symptome und neurologischer Ausfallerscheinungen. Bei ca. einem Drittel der berufstätigen MS-Patienten führt die Erkrankung trotz Therapie zu einer Frühberentung.

Klinisch unterscheidet man bei der MS-Therapie zwischen einer **Schub**- und einer **verlaufsmodifizierenden Therapie**.

Zur **Therapie eines akuten Schubs** werden 1000 mg Methylprednisolon/Tag i. v. für 3–5 Tage unter engmaschiger Kontrolle von Blutzucker, Elektrolyten und Blutdruck appliziert. Falls sich die Symptomatik nicht bessert, kann diese Glucocorticoid-Pulstherapie auch mit erhöhter Dosis wiederholt werden (bis zu 2000 mg Methylprednisolon/Tag über maximal 5 Tage).

32.4.8.1 Arzneistoffe für die verlaufsmodifizierende Therapie

Für die **verlaufsmodifizierende Therapie** der schubförmigen MS sind folgende Pharmaka in Deutschland zugelassen:

- Interferon beta-1b (z. B. Betaferon®, 8 Mio IE jeden 2. Tag s. c., ▸ Kap. 32.3.1),
- Interferon beta-1a (AVONEX®, 30 µg einmal pro Woche i. m., oder Rebif, 22 µg oder 44 µg dreimal pro Woche s. c., ▸ Kap. 32.3.2),
- Glatirameracetat,
- die monoklonalen Antikörper Natalizumab und Alemtuzumab,
- Azathioprin (z. B. Imurek®, 2–3 mg/kg KG/Tag, ▸ Kap. 32.4.5),
- Fingolimod,
- Teriflunomid,
- Dimethylfumarat und
- Mitoxantron.

Glatirameracetat (Copaxone®) ist ein Immunmodulator, der aus einem polymerisierten Gemisch der vier wichtigsten Aminosäuren (L-Glutaminsäure, L-Alanin, L-Tyrosin, L-Lysin) des basischen Myelinproteins im selben Verhältnis wie im Myelin besteht. Es ist indiziert zur Reduktion der Schubfrequenz bei Patienten mit schubförmig remittierender MS, die ohne Hilfe gehfähig sind. Die Substanz ist ferner indiziert zur Behandlung von Patienten mit einer klar definierten ersten klinischen Episode (klinisch isoliertem Syndrom) und einem hohen Risiko, eine klinisch gesicherte MS zu entwickeln. Bei primär oder sekundär progredienter MS ist Glatirameracetat nicht zugelassen.

Als Wirkungsmechanismus vermutet man, dass die Substanz das Autoantigen aus seiner Bindung an den MHC-Komplex und an spezifische Effektorzellen verdrängt und die Zahl von Suppressorzellen, die die Entzündung im ZNS unterdrücken können, erhöht. Mit dem Wirkungseintritt der Substanz ist frühestens 3 Monate nach Therapiebeginn zu rechnen.

Zur Pharmakokinetik liegen nur relativ wenige Erfahrungen vor. Subkutan appliziertes Glatirameracetat wird gut resorbiert, der überwiegende Teil der Dosis bereits im Gewebe abgebaut.

Die Dosierung beim Erwachsenen beträgt einmal täglich 20 mg s. c.

Als Nebenwirkungen sind vor allem Reaktionen an der Injektionsstelle beschrieben. Als „sofortige Post-Injektionsreaktion" treten subjektive Luftnot mit Engegefühl im Thorax, Angst, Gefäßerweiterung, Herzjagen und Brustschmerzen auf. Ferner wird sehr häufig über Herzklopfen, Vasodilatation, Synkopen und Tachykardie berichtet. Auch Übelkeit, Kopfschmerzen, Schwitzen, Arthralgien und grippeähnliche Nebenwirkungen werden sehr häufig beobachtet.

Über Wechselwirkungen ist noch wenig bekannt. Wegen der Bindung von Glatirameracetat an Plasmaproteine kann es evtl. andere Substanzen aus der Plasmaeiweißbindung verdrängen.

Natalizumab (TYSABRI®) ist ein humanisierter monoklonaler Antikörper, der an das Adhäsionsmolekül Alpha-4-Integrin bindet. Dadurch werden Immunzellen daran gehindert, die Blut-Hirn-Schranke zu überqueren. Der Entzündung im Gehirn soll somit entgegengewirkt werden (s. o.). Wegen der Gefahr von lebensbedrohlichen Nebenwirkungen (s. u.) ist Natalizumab derzeit jedoch nur bei schubförmiger, remittierend verlaufender, Interferon-beta-resistenter MS mit hoher Krankheitsaktivität oder bei rasch fortschreitenden Verläufen indiziert.

Die mittlere Halbwertszeit ist mit ca. 16 Tagen angegeben.

Die Dosierung beträgt 300 mg alle 4 Wochen in Form einer ca. einstündigen intravenösen Infusion.

Als Nebenwirkungen wurden vor allem Harnwegsinfekte, Nasopharyngitis, Urtikaria, Kopfschmerzen, Erbrechen, Arthralgien, Fieber und Abgeschlagenheit sowie Überempfindlichkeitsreaktionen beschrieben. Natalizumab hat ein erhöhtes Risiko für die Entwicklung einer **progressiven multifokalen Leukoenzephalopathie** (PML, teilweise mit Todesfolge). Dies ist eine durch das JC-Virus (JCV) hervorgerufene opportunistische Infektion. Patienten mit Anti-JCV-Antikörpern, einer Behandlungsdauer über 2 Jahre, und einer Vorbehandlung mit Immunsuppressiva (z. B. Azathioprin, Mitoxantron, s. u.) weisen ein erhöhtes Risiko auf, eine PML zu entwickeln.

Natalizumab ist deshalb nur als Monotherapeutikum zugelassen und darf nicht zusammen mit Immunsuppressiva wie Azathioprin oder Mitoxantron gegeben werden, da dabei das Infektionsrisiko ansteigt. Eine Kombinationstherapie mit Interferon beta oder Glatirameracetat ist ebenfalls kontraindiziert.

Vor Beginn einer Natalizumab-Therapie sollte immer die Immunkompetenz des Patienten sowohl klinisch als auch laborchemisch untersucht werden.

Alemtuzumab (Lemtrada®) ist ein humanisierter monoklonaler Antikörper, der gegen das Glykoprotein CD52 auf der Zelloberfläche von T- und B-Lymphozyten gerichtet ist, und diese so eliminiert. Ursprünglich war der Antikörper für eine kleine Untergruppe von Patienten mit chronisch lymphatischer Leukämie vom B-Zell-Typ (kleines Marktsegment!) zugelassen. Nach Zurücknahme dieser Zulassung durch den Hersteller erfolgte die Neuzulassung zur Behandlung der schubförmig-remittierenden MS, da T- und B-Lymphozyten bei MS eine Rolle spielen.

Die Halbwertszeit ist anscheinend sehr variabel. Nach der ersten Applikation wurden Werte um 8 Stunden, nach Mehrfachgabe bis zu 6 Tage gemessen.

Die empfohlene Dosis beträgt im ersten Behandlungsjahr jeweils 12 mg (als 4-stündige Infusion) an 5 aufeinander folgenden Tagen und ein Jahr später jeweils 12 mg an 3 aufeinander folgenden Tagen.

Die häufigsten beobachteten Nebenwirkungen waren Atemwegsinfektionen, Kopfschmerzen, Fieber, autoimmune Schilddrüsenerkrankungen, Hautausschlag und Zytopenien.

Eine HIV-Infektion stellt eine absolute Kontraindikation dar. Schilddrüsenerkrankungen, Nephropathien, Infektionen oder Erkrankungen mit geschwächtem Immunsystem sind relative Kontraindikationen.

Fingolimod (Gilenya®) ist ein Strukturanalogon zu Sphingosin-1-Phosphat (S1P) und unterdrückt den bei einer MS essenziellen Austritt von aktivierten T-Lymphozyten aus dem Lymphknoten in die Blutbahn (s. o.). Der aktive Metabolit Fingolimod-Phosphat (s. u.), ein Agonist an 4 der 5 bekannten S1P-Rezeptoren ($S1P_1$, $S1P_3$, $S1P_4$, $S1P_5$), bindet besonders stark an die $S1P_1$-Rezeptoren der Lymphozyten. Als Folge dieser starken agonistischen Bindung kommt es zu einer „Downregulation" und schließlich zur Internalisierung von lymphozytären $S1P_1$-Rezeptoren, weshalb die Lymphozyten nicht mehr in die Blutbahn emigrieren können, sondern sequestriert in den Lymphknoten verbleiben. Pharmakologisch gesehen ist Fingolimod-Phosphat ein S1P-Rezeptor-Agonist, mechanistisch allerdings – infolge der Internalisierung der $S1P_1$-Rezeptoren – schlussendlich ein funktioneller Antagonist.

Die orale Bioverfügbarkeit von Fingolimod beträgt ca. 93 %. Die Substanz wird endogen durch Sphingosinkinasen (stereoselektiv) zum aktiven Metaboliten (S)-Fingolimod-Phosphat phosphoryliert, der mit einer Halbwertszeit von ca. 6–9 Tagen ausgeschieden wird. Die oxidative Biotransformation erfolgt hauptsächlich über CYP4F2 und CYP3A4.

Die empfohlene Dosis beträgt einmal täglich 0,5 mg p. o.

Häufige Nebenwirkungen sind Infektionen, Lymphopenie, Leukopenie, Depressionen, Kopfschmerzen, verschwommenes Sehen, Husten, Diarrhö, Ekzeme, Alopezie, erhöhte Leberenzymwerte, Hypertonie und Bradykardie. Nach der ersten Einnahme muss deshalb die Herzfrequenz mindestens für 6 Stunden kontinuierlich überwacht werden. Wegen der Gefahr eines Makulaödems sollte 3–4 Monate nach Therapiebeginn eine ophthalmologische Untersuchung erfolgen. Patienten mit einem Immundefizienzsyndrom, einem erhöhten Risiko für opportunistische Infektionen oder mit einer schweren aktiven Infektion (z. B. Hepatitis, Tuberkulose), mit malignen Erkrankungen oder mit schweren Leberfunktionsstörungen (Child-Pugh-Stadium C) dürfen nicht mit Fingolimod behandelt werden. Schwangerschaft und Stillzeit sind weitere Kontraindikationen. Die gleichzeitige Gabe von Fingolimod mit anderen Bradykardie-induzierenden Substanzen (z. B. Betablockern, Verapamil, Digoxin) sollte aufgrund eines additiven Effekts nur mit großer Vorsicht erfolgen (s. o.). Vorsicht ist auch bei gleichzeitiger Gabe von CYP3A4-Hemmern angebracht, da der Metabolismus von Fingolimod (s. o.) dadurch gehemmt werden kann.

Teriflunomid (AUBAGIO®) ist der aktive Metabolit des seit langer Zeit in der Rheumatologie verwendeten Basistherapeutikums Leflunomid (▸ Kap. 12.2.3.1). Es hemmt das mitochondriale Enzym Dihydroorotat-Dehydrogenase, das für die De-novo-Pyrimidinsynthese proliferierender Lymphozyten notwendig ist. Dadurch wird die Anzahl aktivierter Lymphozyten reduziert. Die Substanz ist bei schubförmig-remittierender MS zugelassen.

Die orale Bioverfügbarkeit beträgt annähernd 100 %. Teriflunomid wird hauptsächlich unverändert, wahrscheinlich durch direkte Sekretion (die Substanz ist Substrat des Effluxtransporters BCRP) mit einer Halbwertszeit von ca. 19 Tagen biliär ausgeschieden.

Die empfohlene Dosis beträgt 14 mg p. o. einmal täglich.

Die am häufigsten berichteten Nebenwirkungen sind Diarrhö, Übelkeit, erhöhte Leberenzymwerte, Alopezie und Infektionen der Atem- und Harnwege.

Substanzen, die zu einer Induktion von Transportproteinen führen (z. B. Rifampicin, Carbamazepin), sollten während der Behandlung mit Teriflunomid nur mit Vorsicht eingesetzt werden. Ähnliches gilt für CYP2C8- (z. B. Repaglinid) und CYP1A2-Substrate (z. B. Theophyllin), da Teriflunomid ein CYP2C8-Inhibitor und ein schwacher CYP1A2-Induktor ist.

Bei Patienten mit schwerer Leberfunktionsstörung (Child-Pugh-Stadium C), schwerer Nierenfunktionsstörung, mit signifikant beeinträchtigter Knochenmarkfunktion sowie bei schwangeren und stillenden Frauen darf die Substanz nicht angewendet werden. Der Blutdruck der Patienten muss vor und während der Therapie regelmäßig kontrolliert und wenn notwendig adäquat behandelt werden.

Dimethylfumarat (Tecfidera®), das seit langem schon in der Psoriasistherapie eingesetzt wird, ist nun auch für Patienten mit schubförmig-remittierender MS zugelassen. Die pharmakologischen Eigenschaften und Besonderheiten sind in ▸ Kap. 28.1.1.2 dargestellt.

Bei MS-Patienten beträgt die Anfangsdosis 120 mg zweimal täglich, die nach einer Woche auf die empfohlene Dosis von 240 mg zweimal täglich erhöht wird.

Mitoxantron (Ralenova®), ein synthetisches Anthracendion-Derivat, interkaliert in die DNA und führt durch Bindung an den Topoisomerase-II-DNA-Komplex zu DNA-Einzel- und Doppelstrangbrüchen und somit zu einer Blockierung des Zellzyklus. Bei MS kommt es durch Mitoxantron zu einer Verringerung der Antikörperbildung durch B-Zellen und zu einer Abnahme der Myelin-Zerstörung durch aktivierte Makrophagen. Der Mechanismus, der diese Wirkungen erklären könnte, ist allerdings noch unklar. Die Substanz wird bei nicht-rollstuhlpflichtigen Patienten mit sekundär-progredienter oder progressiv schubförmiger MS eingesetzt, wenn eine vorausgegangene immunmodulierende Therapie nicht vertragen wurde oder unwirksam war.

Nach intravenöser Gabe verteilt sich Mitoxantron rasch aus dem Plasma in das Gewebe (Verteilungsvolumen im Steady-state ca. 4000 Liter). Die Halbwertszeit wird mit ca. 9 Tagen angegeben.

Die Dosierung beträgt 12 mg/m² Körperoberfläche in Form einer Kurzinfusion (mindestens 5 min) alle 3 Monate. Bei wiederholter Gabe wird eine Dosisanpassung vorgenommen, die sich hauptsächlich an der Anzahl der Leukozyten und Thrombozyten im Blut (als Maß der Knochenmarksuppression) und an möglichen Anzeichen einer Infektion orientiert.

Die Nebenwirkungen sind typisch für Zytostatika und umfassen hauptsächlich Myelosuppression, Thrombozytopenie, Leukozytopenie, Harnwegsinfektionen, Infektionen der oberen Atemwege, Kopfschmerzen, Arrhythmien, Übelkeit, Stomatitis, erhöhte Leberenzym- und Blutharnstoffwerte, Alopezie, abdominale Schmerzen sowie Menstruationsstörungen (Dys- und Amenorrhö). Auch wurden Fälle von akuter myeloischer Leukämie beschrieben. Aufgrund des **kardiotoxischen Potenzials** von Mitoxantron, darf die Substanz nicht mit anderen herzschädigenden Pharmaka appliziert werden. In ca. halbjährigen Abständen sollte die Herzfunktion (z. B. EKG, Bestimmung der Ejektionsfraktion) überprüft werden. Das Risiko für kardiale Nebenwirkungen (z. B. eine dilatative Kardiomyopathie) steigt mit der kumulativen Dosis, weswegen die Zulassung auf eine Gesamtdosis von 100 mg/m² Körperoberfläche begrenzt wurde.

Bei einer linksventrikulären Ejektionsfraktion von < 50 %, einer Neutrophilenzahl von < 1500/mm³, bei schweren Infektionen sowie während der Schwangerschaft und Stillzeit darf Mitoxantron nicht angewendet werden.

32.4.8.2 Stufentherapieschema der Multiplen Sklerose

Dem Stufentherapieschema der deutschen Gesellschaft für Neurologie entsprechend, sollte nach Diagnosesicherung eines **klinisch isolierten Syndroms** oder einer milden bis moderaten Verlaufsform der **schubförmigen MS** möglichst frühzeitig eine verlaufsmodifizierende Therapie mit einem **Interferon-beta**-Präparat oder **Glatirameracetat** begonnen werden. Im Fall einer

schubförmigen MS sind auch **Dimethylfumarat** oder **Teriflunomid** geeignet. Patienten, die mit den genannten Pharmaka nicht ausreichend stabilisiert sind bzw. Patienten mit einer hochaktiven Verlaufsform können mit **Fingolimod** oder **Alemtuzumab** oder **Natalizumab** (Substanzen der 1. Wahl) oder **Mitoxantron** (Substanz der 2. Wahl) behandelt werden.

Patienten mit einer **sekundär progredienten MS** (SPMS) können von einer **Interferon-beta-** bzw. **Mitoxantron**-Therapie profitieren, wenn klinisch und kernspintomografisch eine entzündliche Krankheitsaktivität nachweisbar ist. Bei der **primär progredienten Form** der MS (PPMS) konnte bisher noch keine sichere Wirkung einer immunmodulierenden Therapie gezeigt werden.

32.4.8.3 Therapie von Begleitsymptomen bei Multipler Sklerose

Neben einer verlaufsmodifizierenden Therapie der schubförmigen MS hat die Behandlung von Begleitsymptomen einen hohen Stellenwert.

Bei Patienten mit einer Spastik kann z. B. eine Therapie mit **Baclofen** (z. B. Lioresal®, 5–120 mg/Tag) oder mit dem aus dem Dickextrakt von **Cannabis sativa** hergestellten Spray (Sativex®, Hauptinhaltsstoffe 9-Tetrahydrocannabinol und Cannabidiol, individuelle Ermittlung der optimalen Dosis erforderlich) versucht werden. Eventuelle neuropathische Schmerzen können z. B. mit **Amitriptylin** (z. B. Amitriptylin-CT, 25–150 mg/Tag) oder **Gabapentin** (z. B. Neurontin®, 800–2400 mg/Tag), Blasenfunktionsstörungen mit **Trospiumchlorid** (z. B. Spasmex®, 30–45 mg/Tag) und kognitive Störungen mit **Donepezil** (z. B. Aricept®, 10 mg/Tag) behandelt werden.

Zur Verbesserung der Gehfähigkeit wurde **Fampridin** (Fampyra®), ein neuronaler Kaliumkanalblocker, der zu einer Verlängerung der Repolarisation und zu einer Verstärkung der Aktionspotenzialbildung in demyelinisierten Axonen führen soll, zugelassen. Aufgrund des Wirkungsmechanismus ist die Substanz nur zur Verbesserung der Gehfähigkeit von erwachsenen MS-Patienten mit Gehbehinderung indiziert und hat keinen verlaufsmodifizierenden Effekt.

Nach oraler Aufnahme wird Fampridin, wahrscheinlich durch CYP2E1, nur teilweise metabolisiert. Die Ausscheidung erfolgt zu 90 % in unveränderter Form hauptsächlich renal über den OCT2-Transporter. Die Halbwertszeit wird mit ca. 6 Stunden angegeben.

Die empfohlene Dosierung beträgt 10 mg zweimal täglich p. o. im Abstand von 12 Stunden auf nüchternen Magen.

Die berichteten Nebenwirkungen betreffen hauptsächlich das Nervensystem und umfassen im Wesentlichen Krampfanfälle, Schlaflosigkeit, Angst, Gleichgewichtsstörungen, Schwindel, Tremor, Kopfschmerzen und Asthenie. Darüber hinaus traten Harnwegsinfekte sehr häufig auf. Zu beachten ist, dass besonders in den ersten 8 Behandlungswochen das Sturzrisiko erhöht sein kann.

Eine gleichzeitige Gabe von Fampridin und Substraten von OCT2-Transportern (z. B. Propranolol, Metformin) bzw. Inhibitoren von OCT2 (z. B. Cimetidin) sollte vermieden werden.

Bei Patienten mit anamnestischen Krampfanfällen sowie eingeschränkter Nierenfunktion (Kreatinin-Clearance < 80 ml/min), aber auch bei Schwangerschaft und Stillzeit ist Fampridin kontraindiziert.

33 Kontrastmittel und Radiopharmaka

Kontrastmittel werden bei der Röntgendiagnostik, Kernspintomographie und Sonographie (Ultraschalluntersuchung) zur besseren Darstellung der Strukturen und Funktionen von Organen eingesetzt. Auch bei der Positronen-Emissions-Tomographie (PET) werden sog. Marker oder Tracer als Diagnostika benötigt.

33.1 Röntgenkontrastmittel

Röntgenkontrastmittel dienen zur röntgenologischen Darstellung von Hohlorganen und Hohlräumen des Körpers, z. B. des Magen-Darm-Trakts, der Gallenblase und der Gallenwege (Cholecystographie, Cholangiographie), des Nierenbeckens und der ableitenden Harnwege (Pyelographie, Urographie), der Gefäße (Angiographie), der Liquorräume (Myelo- und Ventrikulographie), der Bronchien (Bronchographie) oder von Uterus und Eileiter (Hysterosalpingographie).

Man unterscheidet positive und negative Kontrastmittel.

Positive Kontrastmittel (z. B. Bariumsulfat, Iodverbindungen) enthalten Elemente mit hoher Ordnungszahl und absorbieren daher Röntgenstrahlen stärker als körpereigene Gewebe.

Negative Kontrastmittel sind gasförmige Stoffe (z. B. Luft, CO_2), die Röntgenstrahlen schwächer absorbieren als Körperstrukturen. Negative Kontrastmittel kommen in der Röntgendiagnostik heute meist nur noch in Kombination mit einem positiven Kontrastmittel zur Doppelkontrastdarstellung (z. B. bei Magen-Darm-Untersuchungen, Arthrographien) zum Einsatz.

33.1.1 Bariumsulfat

Da **Bariumionen** sehr toxisch sind, können sie nur in Form des schwer löslichen und daher nicht resorbierbaren Bariumsulfats eingesetzt werden. **Bariumsulfat** (z. B. Micropaque®) wird als Suspension zur röntgenologischen Darstellung des Magen-Darm-Kanals verwendet. Seine Kontrastintensität ist sehr gut.

Bei Verdacht auf eine Perforation im Magen-Darm-Trakt, Ischämie der Darmwand und nekrotisierender Enterokolitis darf Bariumsulfat nicht verwendet werden, da in die Bauch- bzw. Brusthöhle gelangtes Bariumsulfat schwere Fremdkörperreaktionen hervorrufen kann. Auch bei Schluckstörungen muss auf Bariumsulfat verzichtet werden, da es sonst zu einem Kontrastmitteleintritt in die Lunge kommen kann.

33.1.2 Wasserlösliche iodhaltige Röntgenkontrastmittel

Die Röntgendichte und damit der erzielte Kontrast steigt mit der Anzahl der Iodatome pro Molekül. Da in der Regel sehr hohe Dosen an

Kontrastmitteln (bis zu 30 g) benötigt werden, kommen nur Substanzen mit geringer systemischer Toxizität in Betracht.

Röntgenkontrastmittel zur intravasalen Applikation (z. B. bei Uro- oder Angiographien) müssen gut wasserlöslich sein, pH-neutral reagieren, eine geringe Osmolarität und eine niedrige Viskosität aufweisen. Iodhaltige wasserlösliche Röntgenkontrastmittel lassen sich in

- ionische monomere und dimere sowie
- nichtionische monomere und dimere

Verbindungen einteilen.

Ionische iodhaltige Röntgenkontrastmittel. Da die älteren ionischen Monomere, z. B. **Amidotrizoesäure** (s. u.), eine sehr hohe Osmolalität besitzen, die etwa 5–6-mal höher ist als die des Blutes, dürfen sie wegen der Gefahr von Störungen des Wasser- und Elektrolythaushalts nicht intravenös appliziert werden. Osmo- und Chemotoxizität sind bei solchen ionischen hochosmolaren Kontrastmitteln stärker ausgeprägt als bei nichtionischen. Demzufolge sind auch die daraus resultierenden Nebenwirkungen auf die verschiedenen Organe sowohl qualitativ als auch quantitativ größer.

Die entsprechenden Substanzen **Amidotrizoesäure** (z. B. Gastrografin®), **Ioxitalaminsäure** (Telebrix®) und **Ioxaglinsäure** (Hexabrix®) werden fast vollständig durch glomeruläre Filtration ohne wesentliche Rückresorption renal ausgeschieden (nephrotrope Kontrastmittel).

Die **neueren nichtionischen Kontrastmittel** sind aufgrund ihrer niedrigeren Osmolalität besser verträglich und werden deshalb heute bevorzugt verwendet. Sowohl **monomere** wie **Iopromid** (Ultravist®) als auch **dimere** nichtionische Kontrastmittel wie **Iodixanol** (VISIPAQUE®) werden überwiegend renal eliminiert und eignen sich daher u. a. zur Darstellung der ableitenden Harnwege.

Deiodierung. Trotz der relativ festen aromatischen Bindung von Iod erfolgt im Organismus teilweise eine Deiodierung (bis etwa 1 %). Das dadurch in den Organismus gelangte Iod stört die Funktionsdiagnostik der Schilddrüse über Wochen bis Monate. Bei Hyperthyreose sind iodhaltige Röntgenkontrastmittel aufgrund der Deiodierung kontraindiziert.

Nebenwirkungen. Mit Überempfindlichkeitsreaktionen (Übelkeit, Brechreiz, Urtikaria, Glottisödem, Blutdruckabfall, Bronchialobstruktion) bis hin zum schweren Schock muss vor allem nach parenteraler Applikation gerechnet werden. Weitere Nebenwirkungen betreffen insbesondere die Nieren, die Schilddrüse und das Herz-Kreislauf-System. Nach intrathekaler Anwendung wurden außerdem neurotoxische Effekte (z. B. Krämpfe) berichtet. Nach oraler und lokaler Anwendung treten schwere Nebenwirkungen nur in seltenen Fällen auf. Nach Applikation nichtionischer iodhaltiger Röntgenkontrastmittel wurden außerdem mehrere Fälle von Sehstörungen beschrieben, die auf eine Penetration der Blut-Hirn-Schranke mit nachfolgender reversibler kortikaler Erblindung zurückgeführt werden.

Kontraindikationen. Iodhaltige wasserlösliche Röntgenkontrastmittel sind bei Neigung zu Überempfindlichkeitsreaktionen, Hyperthyreose, Nieren- und Leberinsuffizienz sowie schweren Herz-Kreislauf-Störungen kontraindiziert.

33.1.3 Fettlösliche iodhaltige Röntgenkontrastmittel

Zur Darstellung der Lymphgefäße und Lymphknoten (Lymphographie) können die wasserunlöslichen Ethylester der iodierten **Fettsäuren aus Mohnöl** (Lipiodol® Ultra-Fluid) eingesetzt werden. Das Kontrastmittel darf nur intralymphatisch und nicht intravenös, intraarteriell oder intrathekal appliziert werden. Die Elimination erfolgt durch Phagozytose mittels alveolärer Makrophagen und Metabolisierung zu freien Fettsäuren und Natriumiodid, das durch glomeruläre Filtration ausgeschieden wird.

33.2 Kontrastmittel für die Kernspintomographie (Magnetresonanztomographie, MRT)

Durch den Einsatz spezieller Kontrastmittel kann die diagnostische Wertigkeit der Kernspintomographie erheblich verbessert werden. Man unterscheidet gewebeunspezifische und gewebespezifische MRT-Kontrastmittel.

33.2.1 Gewebeunspezifische Kontrastmittel

Gewebeunspezifische Kontrastmittel sind **paramagnetische Gadolinium-** und **Mangan-Chelatkomplexe** (s.u.). Da Gadoliniumionen sehr toxisch sind können sie nur in Form stabiler Chelatkomplexe eingesetzt werden. Als Komplexbildner, welche die pharmakokinetischen Eigenschaften (Verteilung, Elimination) sowie die Verträglichkeit der Komplexe bestimmen, werden u.a. **DTPA** (Diethylentriaminpentaessigsäure, Gadopentetsäure, z.B. in Magnevist®) und **DOTA** (1,4,7,10-Tetraazacyclododecatetraessigsäure, z.B. in Dotarem®) oder andere ionische und nichtionische Verbindungen verwendet. Manchmal werden den Kontrastmitteln auch sog. Gadoliniumfänger zugesetzt wie z.B. Calteridol-Calcium (in ProHance® enthalten). Der Calteridol-Calcium-Komplex ist wesentlich instabiler als der entsprechende Komplex mit Gadolinium (Gadoteridol) und kann daher evtl. freigesetzte Gadoliniumionen unter Abgabe von Calciumionen sofort komplexieren. Die gewebeunspezifischen Gadolinium-Komplexe sind hydrophil und verteilen sich nach intravenöser Applikation rasch im gesamten Extrazellularraum (extrazelluläre Kontrastmittel). Sie sind nicht an Plasmaproteine gebunden. Die intakte Blut-Hirn-Schranke überwinden sie nicht. Allerdings können sie eine geschädigte Blut-Hirn-Schranke passieren und so Tumoren oder Infarkte im Gehirn sichtbar machen. Sie werden nicht metabolisiert, sondern unverändert durch glomeruläre Filtration über die Nieren ausgeschieden. Die Halbwertszeiten der verschiedenen Gadolinium-Chelatkomplexe liegen bei 1–2 Stunden.

Eine Ausnahme von den oben genannten Substanzen bildet ein Gadolinium-DTPA-Komplex (**Gadofosveset**; Vasovist®), der eine Plasmaproteinbindung von über 80 % und eine vergleichsweise lange Halbwertszeit von ca. 18 Stunden hat. Durch die Bindung an Plasmaalbumin wird die Verweildauer im Blut erhöht und die Relaxivität verbessert, weshalb sich Gadofosveset zur MR-Angiographie eignet.

Hepatobiliäre paramagnetische Metallkomplexe. Durch liphophile Modifikation der Gadolinium-Komplexliganden entstehen sog. hepatobiliäre Kontrastmittel, die sich von den gewebeunspezifischen Gadolinium-Komplexen nur bezüglich ihrer Elimination unterscheiden. Sie werden in bestimmtem Umfang unverändert biliär (MultiHance® 2–4 %, Primovist® ca. 50 %) ausgeschieden und daher als leberspezifische Kontrastmittel eingesetzt.

Ein weiteres MRT-Kontrastmittel zur Detektion von Leberläsionen ist **Mangafodipir** (Teslascan®), ein Chelatkomplex, der paramagnetisches Mangan enthält. Im Gegensatz zu Gadolinium wird Mangan im Plasma aus dem Komplex freigesetzt, wobei Metallion und Komplexbildner unterschiedliche pharmakokinetische Eigenschaften besitzen. Die Manganionen werden von normalem Leber- und Pankreasparenchym aufgenommen und hauptsächlich fäkal eliminiert, der Chelatbildner wird dagegen vorwiegend renal ausgeschieden.

33.2.2 Gewebespezifische superparamagnetische Eisenoxide

Eisenoxide, die in einer kristallinen Suspension von kleinen Partikeln vorliegen, zeichnen sich durch ausgeprägten Paramagnetismus aus. Sie werden als superparamagnetische Eisenoxidpartikel (SPIO, superparamagnetic iron oxide) bezeichnet. In Abhängigkeit von der Partikelgröße und der stabilisierenden Ummantelung (Dextran, Carboxydextran, Stärke etc.) reichern sie sich in bestimmten zellulären Bestandteilen verschiedener Organe an und bewirken dort eine Verzerrung des Magnetfelds, die zu einem ausgeprägten Signalverlust in der Umgebung des Eisenoxids führt (negative Verstärker).

Größere Eisenoxidpartikel (ca. 300 nm Durchmesser) führen – oral oder rektal appliziert – als darmspezifisches Kontrastmittel zur Auslöschung des Signals im Intestinum. Sie werden nicht resorbiert.

Eisenoxidpartikel mit einem Durchmesser zwischen 80–150 nm werden nach intravenöser Applikation von Zellen des retikuloendothelialen Systems (RES) vor allem der Leber und zu einem geringeren Teil auch der Milz phagozytiert. In den Zellen des RES wird der Eisenoxidkern abgebaut und dem körpereigenen Eisenpool zugeführt. Maligne Leberläsionen besitzen, im Gegensatz zu benignen Veränderungen, in der Regel keine funktionalen von-Kupffer-Zellen, weshalb innerhalb der Läsion keine Eisenoxidpartikel aufgenommen werden können und somit dort kein Signalabfall auftritt. Folglich ist anhand der MRT mit superparamagnetischen Eisenoxid-Partikeln eine Unterscheidung zwischen benignen und malignen Läsionen möglich.

Kleinere Eisenoxidpartikel (20–40 nm Durchmesser) – als USPIO (**u**ltrasmall **s**uper**p**aramagnetic **i**ron **o**xide) bezeichnet – reichern sich spezifisch in den Makrophagen der Lymphknoten an, was wiederum eine Differenzierung von gesunden und durch Metastasen veränderten Lymphknoten ermöglicht.

Nebenwirkungen der MRT-Kontrastmittel wie Unwohlsein, Schmerzen, Vasodilatation (Wärmegefühl), Parästhesie (Kältegefühl) sind vorübergehend. Anaphylaktoide Reaktionen (Hypotonie, Atemnot, Juckreiz, Urtikaria, Gesichtsödeme, Hautausschlag) können vor allem bei den superparamagnetischen Eisenoxid-Partikeln wegen des Ummantelungsmaterials (z. B. Dextran) auftreten. Anaphylaktischer Schock und Bronchospasmus sind allerdings selten. Das Nebenwirkungsrisiko wird insgesamt im Vergleich zu den Röntgenkontrastmitteln als niedriger eingeschätzt.

33.3 Kontrastmittel für die Sonographie

Ultraschallkontrastmittel (Echosignalverstärker) enthalten gasförmige Mikrobläschen (1–10 µm), die aufgrund der vielen kleinen Grenzflächen eine starke Echogenität bewirken. Die Mikrobläschen sind mit einer Hülle umgeben, die hart (z. B. Galactose, Albumin) oder flexibel (z. B. Phospholipide) sein kann. Als adsorbierte bzw. eingeschlossene Gase werden entweder Luft oder schwer wasserlösliche (lipophile) Gase verwendet. Letztere haben eine längere Verweildauer im Blut und ermöglichen dadurch eine längere Kontrastdauer. Sowohl die Hülle als auch das verwendete Gas beeinflussen die Verteilung der Ultraschallkontrastmittel im Körper.

Echovist® ist ein sog. **Rechtsherzkontrastmittel**. Nach intravenöser Injektion werden die D-Galactose-Mikropartikel und die Luftbläschen durch das Konzentrationsgefälle so schnell im Plasma aufgelöst, dass sie nur das rechte Herz und nicht mehr die Lunge erreichen. Somit kann mit Echovist® nur das venöse System dargestellt werden. Im Präparat Levovist® (**Linksherzkontrastmittel**) enthalten die D-Galactose-Mikropartikel einen Palmitinsäurezusatz, wodurch die mikrometergroßen Luftbläschen im Plasma länger stabil bleiben und bei der ersten Herz-Lungenpassage nicht sofort zerstört werden. Dadurch bietet Levovist® auch noch im arteriellen System eine gute Kontrastierung.

SonoVue® ist ein **transpulmonales Ultraschallkontrastmittel**, das Schwefelhexafluorid-Mikrobläschen enthält, die von einer Phospholipidhülle umgeben sind. Schwefelhexafluorid ist ein schwer wasserlösliches, inertes, ungiftiges Gas, das mit einer Halbwertszeit von etwa 12 min abgeatmet wird.

Die Suspensionen von Echovist®, Levovist® und SonoVue® werden unmittelbar vor der Anwendung aus dem Granulat bzw. Pulver und sterilem Wasser durch kräftiges Schütteln hergestellt.

Auch OPTISON™ ist wie SonoVue® ein lungengängiges Echokontrastmittel. Sein Kontrastverstärkender Effekt beruht auf perflutrenhaltigen Mikrosphären aus hitzebehandeltem Humanalbumin. Perflutren-Gas wird in weniger als 10 min – hauptsächlich über die Lungen – nahezu vollständig ausgeschieden.

Die Verträglichkeit der Ultraschallkontrastmittel ist im Allgemeinen gut. Die häufigsten Nebenwirkungen sind Kälte-/Wärmegefühl sowie Schmerzen bzw. Brennen an der Injektionsstelle. Im Fall des Humanalbumin enthaltenden OPTISON™ sind in seltenen Fällen allergieähnliche Symptome aufgetreten.

33.4 Radiopharmaka für die Positronen-Emissions-Tomographie (PET)

Mithilfe der Positronen-Emissions-Tomographie können physiologische Funktionen und biochemische Prozesse dargestellt werden. Dazu werden sog. **Radiopharmaka** (Tracer) benötigt. Bei diesen handelt es sich um Moleküle des körpereigenen Stoffwechsels (z. B. Glucose, Aminosäuren, Peptide, Substrate des Fettstoffwechsels etc.), die mit kurzlebigen Radionukliden (Positronenstrahlern) markiert werden.

PET wird in der onkologischen Diagnostik zur Tumorlokalisierung, zur Bestimmung von Tumorwachstumsraten und Metastasierung sowie zur Verlaufskontrolle während einer Therapie eingesetzt. In der Neurologie findet sie Anwendung in der Epilepsie- und Alzheimer-Diagnostik sowie zur Diagnose von Ischämie und Schlaganfall. In der Kardiologie dient PET der Untersuchung von Durchblutung und Stoffwechsel des Myokards und zur Infarktdiagnostik.

Die verwendeten Radionuklide sind vor allem die Isotope der Elemente Fluor, Kohlenstoff und Sauerstoff (^{18}F, ^{11}C und ^{15}O). Beim Zerfall dieser entstehen Positronen, die instabil sind und bei ihrer Vernichtung Gammastrahlen aussenden. Diese werden von einem PET-Scanner detektiert und mithilfe eines Computers wird dann ein Bild der Tracer-Verteilung im Körper berechnet.

Da die Positronenstrahler relativ kurze physikalische Halbwertszeiten haben, kommen sie in der Natur nicht vor, sondern müssen unmittelbar vor der Anwendung mittels Kernreaktionen in einem Zyklotron (Teilchenbeschleuniger) hergestellt und anschließend in die Synthese zur entsprechend markierten biologischen Substanz eingebracht werden.

Die breiteste Anwendung findet derzeit **[^{18}F]-Fludeoxyglucose** ([^{18}F]-2-Fluor-2-desoxyglucose), die sich nach Injektion zunächst im gesamten Körper verteilt und dann in Gebieten eines erhöhten Glucosestoffwechsels, z. B. in einem Tumor, anreichert.

[^{18}F]-Fludeoxyglucose wird für bildgebende Verfahren in der onkologischen Diagnostik sowie bei neurologischen (Lokalisation epileptogener Zonen) und kardiologischen Fragestellungen (Erkennung von vitalem Myokardgewebe) eingesetzt.

Bisher wurden keine spezifischen Nebenwirkungen beobachtet. Die Strahlenexposition ist verhältnismäßig gering und größenordnungsmäßig etwa mit der einer Röntgenuntersuchung oder eines Transatlantikfluges vergleichbar, sodass das Risiko für Krebs und Erbgutschäden im Allgemeinen als niedrig gilt.

Kontraindikationen sind Überempfindlichkeit gegen den Wirkstoff oder einen Hilfsstoff und Schwangerschaft.

34 Toxikologie

Die Toxikologie ist die Lehre von den für Menschen, Tiere und Umwelt schädlichen Eigenschaften chemischer Verbindungen. Gifte sind dementsprechend – im weitesten Sinn definiert – Substanzen oder Substanzgemische, die schädliche Wirkungen hervorrufen. In der Praxis werden jedoch nur solche Stoffe als Gift bezeichnet, bei denen das Risiko, dass sie zu einer Schädigung führen, verhältnismäßig groß ist.

„Alle Ding sind Gift und nichts ohn Gift. Allein die Dosis macht, dass ein Ding kein Gift ist". (Paracelsus).

Neben der Dosis bzw. der Substanzkonzentration sind für die Risikoermittlung die **Giftstärke** („Giftigkeit", Toxizität) der toxischen Substanz und die **Giftexposition** (Verweildauer im Körper sowie Art, Häufigkeit und Dauer der Einwirkung) von besonderer Bedeutung. So können niedrige Gift-Konzentrationen bei langer Einwirkungsdauer ebenso einen toxischen Effekt hervorrufen wie höhere Konzentrationen bei kurzer Einwirkungsdauer. Die Dosis bzw. Konzentration, die auch bei langer Einwirkungsdauer noch keine toxischen Wirkungen auslöst, wird als **Schwellenwert** (Grenzwert, no-effect level bzw. no-observed-effect level, **NOEL**) bezeichnet.

Vergiftungsarten. Nach der Häufigkeit der Giftaufnahme, der Geschwindigkeit des Eintretens, den Wirkorten und der Dauer der Symptome unterscheidet man akute, chronische, lokale, systemische, reversible und irreversible Vergiftungen.

Akute Vergiftungen sind in der Regel durch eine einmalige Giftaufnahme sowie durch relativ kurz nach der Aufnahme der toxischen Substanz einsetzende und (sofern die Vergiftung nicht zum Tode führt) meist auch wieder schnell abklingende Symptome charakterisiert. Ihre Zahl ist nicht genau bekannt, die Schätzungen liegen für Deutschland bei 150 000–200 000 pro Jahr. In der Mehrzahl der Fälle (zu ca. 75–80 %) wird das Gift peroral zugeführt, der Anteil inhalativer Intoxikationen liegt bei etwa 15 %, und akute Vergiftungen durch Einwirkung an der Haut erfolgen zu ungefähr 4–8 %.

Bei **chronischen Vergiftungen** erstreckt sich die Giftexposition über einen längeren Zeitraum, der Beginn ist schleichend und die Symptome halten lange an. Der Giftstoff kumuliert dabei langsam zu toxischen Konzentrationen bzw. geringe Schädigungen addieren sich im Laufe der Zeit und führen dadurch zu Vergiftungssymptomen. In diesem Zusammenhang ist die **Langzeittoxizität** von besonderer Bedeutung. Man versteht darunter toxische Effekte, die erst nach einer langen Latenzperiode manifest werden, insbesondere die **mutagenen** und damit auch **karzinogenen** (Krebs auslösenden) **Wirkungen**.

Lokal toxische Verbindungen rufen nur Schädigungen an den Körperstellen hervor, mit denen sie direkt in Kontakt kommen, z. B. Verätzungen an Haut oder Schleimhäuten durch Säuren oder Laugen.

Bei **systemisch wirkenden Stoffen** ist dagegen ein spezielles Organ (organspezifische Wirkung) oder der gesamte Organismus betroffen (z. B. Tod durch HCN).

Bei **reversiblen** (z. B. zentralnervösen Störungen durch Ethanol, nicht jedoch bei **irreversiblen toxischen Effekten** (z. B. akutem Nierenversagen durch Quecksilber, DNA-Mutationen bei malignen Tumoren) ist der Körper in der Lage, den durch das Gift hervorgerufenen Schaden selbst wieder zu beseitigen.

Art und Zahl der Vergiftungen. Waren in der Vergangenheit kriminelle Vergiftungen häufig, ist heute dieser Teil der Toxikologie weitgehend in den Hintergrund getreten. Bei den **akuten Vergiftungen** werden nur noch wenige durch Schwermetalle (Blei, Quecksilber, Thallium) oder Metalloide (z. B. Arsen, Antimon) hervorgerufen. Am häufigsten sind Vergiftungen durch Einnahme von Arzneimitteln, insbesondere von Analgetika, Antidepressiva und Neuroleptika, vielfach in **suizidaler Absicht**, gefolgt von Vergiftungen mit Haushaltsmitteln und technischen bzw. gewerblichen Produkten. Vergiftungsstatistiken und ihre Beurteilung werden jedoch dadurch erschwert, dass in etwa 40–50 % der klinisch behandelten Fälle **Kombinationsvergiftungen** vorliegen. Die gleichzeitige Einnahme einer Überdosis eines Arzneimittels zusammen mit Alkohol ist ein relevantes Beispiel hierfür.

34.1 Allgemeinmaßnahmen bei Vergiftungen

Die ersten und besonders wichtigen Behandlungsmaßnahmen im Rahmen der **Soforthilfe** bestehen darin, die Vitalfunktionen, d. h. Atmung und Kreislauf, aufrecht zu erhalten, Krämpfe zu unterdrücken und eine weitere Giftzufuhr sowie -resorption zu verhindern. Die beiden erstgenannten Maßnahmen – Aufrechterhaltung von Atmung und Kreislauf, Therapie von Krämpfen – werden auch unter der Bezeichnung **Elementarhilfe** zusammengefasst. Sie entsprechen den allgemein üblichen Notfallmaßnahmen. Ist die Vergiftungsursache bekannt und eine wirksame **Behandlung mit einem Antidot** möglich, muss dieses – sofern verfügbar – ebenfalls möglichst rasch eingesetzt werden. Nach den Sofortmaßnahmen wird im Rahmen der **weiterführenden Therapie** angestrebt, die Elimination des in den Organismus gelangten Giftes zu beschleunigen und die gestörten Körperfunktionen wieder zu normalisieren.

34.1.1 Aufrechterhaltung der Vitalfunktionen

Atmung. Die Atemwege sind freizuhalten bzw. freizumachen. Bei nicht ausreichender Spontanatmung muss unverzüglich assistiert beatmet werden. Zufuhr von Sauerstoff ist vor allem bei zyanotischen Patienten indiziert, doch darf eine Beatmung mit reinem Sauerstoff nicht länger als 6–8 Stunden durchgeführt werden (Gefahr eines toxischen Lungenödems).

Durch **Reizgase** (z. B. Chlor, Phosgen u. a.) und andere Giftstoffe (z. B. Phenoxycarbonsäuren), aber auch durch Substanzen, die bei **Erbrechen** in die Atemwege aspiriert wurden, kann ein **toxisches Lungenödem** hervorgerufen werden. Als erste Symptome treten Hustenreiz, Atembeschwerden und Unruhe auf. Das Vollbild des Lungenödems, das sich z. T. erst nach einem beschwerdefreien Intervall entwickelt, ist durch Zyanose, Entleerung bräunlichen Schaums aus Mund und Nase sowie Tachykardie charakterisiert. Unbehandelt erfolgt der Tod durch Erstickung oder Herzversagen.

Bereits bei Verdacht auf ein sich entwickelndes toxisches Lungenödem muss sofort ein **Glucocorticoid** als Inhalat gegeben werden (z. B. Beclometasondipropionat; Junik® 100 µg Dosieraerosol). Beim manifesten Lungenödem sind zudem folgende Maßnahmen durchzuführen: Hochlagerung des Oberkörpers, Sauerstoffzufuhr, endotracheale Intubation zur Beatmung und Absaugen von Sekret, Gabe von Furosemid und evtl. zur Sedierung Diazepam.

Kreislaufstillstand und Herzrhythmusstörungen. Bei Kreislaufstillstand muss durch Thoraxkompression (Herzmassage) – falls möglich gleichzeitig mit assistierter Beatmung – versucht werden, eine Mindestzirkulation aufrecht zu erhalten. Bei **Asystolie** kann unter Fortführung der Thoeraxkompression/Beatmung 1 mg Adrenalin i. v. oder intraossär gegeben werden, bei fehlendem Erfolg ist ein Herzschrittmacher zu legen. Bei **Kammerflimmern** oder pulsloser Kammertachykardie ist die erste und wichtigste Maßnahme die **Defibrillation**, an die sich eine sofortige Thoraxkompression bzw. Beatmung über zwei Minuten anschließt. Bei **bradykarden Herzrhythmusstörungen** eignet sich Atropin (i. v.), bei nicht ausreichender Wirkung kann – unter ständiger EKG-Kontrolle – Orciprenalin parenteral verabreicht werden. Bei schweren, lebensbedrohlichen ventrikulären Tachykardien ist Lidocain angezeigt. Bei einem **Schock** – aschgrauen, kalten Armen und Beinen, kaum tastbarem schnellem Puls über 100 Schlägen/min, systolischem Blutdruck unter 100 mmHg, oberflächlicher und schneller Atmung – sind die unter ▸Kap. 23.2.5, angegebenen Maßnahmen durchzuführen.

Elektrolyt-, Wasser- und Säure-Basen-Haushalt. Durch laufende Kontrolle der Elektrolyt- und Wasserbilanz müssen Elektrolyt- und Wasserverluste ermittelt und durch Infusionen ausgeglichen werden. Bei einer (metabolischen) **Azidose** werden 8,4 %ige Natriumhydrogencarbonat-Lösungen, bei (metabolischer) **Alkalose** 1 M L-Argininhydrochlorid- oder L-Lysinhydrochlorid-Lösungen unter genauer Überwachung des Säure-Basen-Haushalts infundiert.

Therapie von Krämpfen. Bei Vergiftungen mit einer Reihe von Krampfgiften, z. B. Strychnin oder Lokalanästhetika, hat sich **Diazepam** in einer Dosierung von 10–20 mg langsam i. v. bewährt. Bei unzureichendem Erfolg können unter EKG-Kontrolle 1–2-mal 250 mg **Phenytoin** i. v., danach 750 mg in 500 ml 0,9 %iger Kochsalzlösung als Dauerinfusion über 24 Stunden appliziert werden. Als Alternative kann eine Kurznarkose, z. B. mit Thiopental, evtl. in Kombination mit einem stabilisierenden Muskelrelaxans durchgeführt werden.

34.1.2 Maßnahmen zur Verhinderung der Giftresorption (primäre Giftentfernung)

Zu den bedeutsamsten und effektivsten therapeutischen Maßnahmen bei Vergiftungen gehört sowohl im ambulanten Bereich als auch in der Klinik die **Giftentfernung vor der Resorption** bzw. die **Verhinderung einer weiteren Giftaufnahme** in den Organismus, die **primäre Gifelimination**. Bei **inhalativer Giftaufnahme** ist das Retten aus der mit dem Gift belasteten Umgebung die entscheidende Erstmaßnahme. Bei **peroraler Giftaufnahme** muss versucht werden, die Resorption der im Gastrointestinaltrakt vorhandenen toxischen Substanz durch Gabe von Adsorbenzien (s. u.) zu verhindern oder zumindest zu vermindern (wichtigste Maßnahme!) und/oder – ebenfalls vor der Resorption – das entsprechende Gift mit sog. **Lokalantidoten** in eine weniger toxische oder schlechter resorbierbare Form zu bringen. Nur noch von untergeordneter Bedeutung sind induziertes Erbrechen und Magenspülung.

Adsorbenzien. Unter Adsorbenzien versteht man Substanzen, die andere Stoffe (gasförmige oder gelöste) physikalisch binden (adsorbieren). Adsorbierte Stoffe werden nicht oder zumindest schlechter im Magen-Darm-Kanal resorbiert. Das wirksamste, universell einsetzbare und am häufigsten verwendete Adsorbens ist **Carbo medicinalis** (Medizinische Kohle, **Aktivkohle**; Ultracarbon®), ein durch Verkohlung von pflanzlichem Material gewonnenes Pulver mit zahlreichen Poren und damit großer innerer Oberfläche, das eine Vielzahl unterschiedlicher Stoffe zu adsorbieren vermag. Wird die Aktivkohlesuspension (in reichlich Wasser) rasch nach der Aufnahme des Gifts verabreicht, resultieren wesentlich niedrigere Plasmaspiegel des Giftstoffs. Carbo medicinalis wird daher vielfach auch als

Universalantidot bezeichnet. Die Dosierung beträgt bei Erwachsenen ca. 50–100 g, bei Kindern ca. 1 g/kg KG. Wache und kooperative Patienten können die Kohlesuspension trinken, ansonsten sollte diese durch eine nasogastrale Verweilsonde instilliert werden. Bei Giftstoffen, die biliär ausgeschieden werden (z. B. Amitriptylin, Phenytoin, Herzglykosiden), ist auch die **wiederholte Gabe von Aktivkohle** sinnvoll, da der erneut in das Darmlumen gelangte Giftstoffanteil gebunden werden kann (Unterbrechung des enterohepatischen Kreislaufs). Als relevantes Risiko bei der Verabreichung von Aktivkohle ist Aspiration zu nennen.

Provoziertes Erbrechen. Wegen der meist nur teilweisen Entleerung des Magens und der nicht unerheblichen Gefahren (z. B. Aspiration von Erbrochenem, Herz-Kreislaufbelastung) hat das Auslösen von Erbrechen seine Bedeutung in der Vergiftungstherapie sehr stark verloren. Unbedingte Voraussetzung für provoziertes Erbrechen ist die Ansprechbarkeit sowie die Kooperationsbereitschaft des Patienten. **Medikamentös induziertes Erbrechen** ist zwar mit **Ipecacuanha-Sirup** (7 g Ipecacuanhae radix auf 100 ml Sirup) im Prinzip für Kinder und Erwachsene möglich, wird jedoch nur noch selten – fast ausschließlich bei Kleinkindern – angewandt. Die Giftaufnahme darf maximal eine Stunde zurückliegen. Die Latenzzeit bis zum Erbrechen liegt bei 20–30 min. Die Dosierung beträgt bei Erwachsenen 30 ml, bei Kindern 5–20 ml. **Kontraindikationen** für provoziertes Erbrechen sind Vergiftungen u. a. mit Säuren und Laugen (Perforationsgefahr) sowie mit Lösemitteln und Schaumbildnern, ferner Schock, respiratorische und kardiale Insuffizienz, Krämpfe, außerdem – wiederum wegen Aspirationsgefahr – Bewusstlosigkeit mit fehlenden Rachenreflexen.

Magenspülung. Bei Berücksichtigung der seit der Giftaufnahme vergangenen Zeit, entsprechender Indikation, Beachtung der Kontraindikationen und Einhaltung der notwendigen Vorsichtsmaßnahmen ist die Magenspülung zwar eine Möglichkeit, um in den Magen gelangtes Gift zumindest teilweise (zu ca. 30 %) wieder aus dem Organismus zu entfernen. Doch belastet sie den Patienten in der Regel noch stärker als provoziertes Erbrechen und kann meist erst nach beträchtlicher Verzögerung (infolge Transport, Vorbereitungszeit) durchgeführt werden. Sie hat daher, vor allem bei Kindern, aber auch bei Erwachsenen zugunsten des Einsatzes von Carbo medicinalis stark an Bedeutung verloren. Eindeutig indiziert ist eine Magenspülung nur noch bei Vergiftungen mit besonders toxischen Substanzen (z. B. Phosphorsäureestern). In diesen Fällen ist sie auch noch nach eventuell vorausgegangenem Erbrechen durchzuführen. Zur Vermeidung einer Aspiration wird heute bei allen Patienten eine endotracheale Intubation vor Beginn der Magenspülung vorgenommen. Kontraindiziert ist eine Magenspülung im Schock, bei Krämpfen sowie bei fortgeschrittenen Säuren- und Laugenvergiftungen.

Darmentleerung. Selbst bei Giftstoffen, die bereits den Magen passiert haben, kann – wenigstens teilweise – durch beschleunigte Darmpassage (**forcierte Diarrhö**) die Resorption im Darm verhindert werden. Hierzu eignen sich Natriumsulfat (Glaubersalz) und Sorbit.

Einsatz von Lokalantidoten. Eine lokale Entgiftung ist durch Bildung schwerlöslicher und damit schlecht resorbierbarer Salze oder Überführung der Giftstoffe in unwirksame Verbindungen möglich. **Calciumgluconat** bildet mit Fluoriden und Oxalsäure schwerlösliches Calciumfluorid bzw. -oxalat, **Natriumsulfat** mit Barium- oder Bleisalzen schwerlösliches Barium- bzw. Bleisulfat, **Kaliumhexacyanoferrat (II)** mit Kupfersalzen schwerlösliches Kupferhexacyanoferrat (II), **Natriumchlorid** mit Silbernitrat schwerlösliches Silberchlorid. Durch **Ammoniumcarbonat** wird Formaldehyd in Hexamethylentetramin überführt. **Natriumthiosulfat** reagiert mit Iod zu Natriumtetrathionat und Natriumiodid, mit Brom zu Natriumsulfat und Natriumbromid. **Silikone** dienen als Entschäumer nach Einnahme schaumbildender Substanzen (Spül- oder Waschmitteln).

34.1.3 Behandlung mit Antidoten

Als Antidote (Gegenmittel) im engeren Sinn werden Substanzen bezeichnet, welche (spezifisch) die Toxizität resorbierter Gifte vermindern oder aufheben. Allerdings stehen Antidote nur für verhältnismäßig wenige Stoffe zur Verfügung. Sie sind in ◘ Tab. 34.1) zusammengestellt.

◘ **Tab. 34.1** Antidote (Beispiele)

INN (Handelspräparat)	Wirksam bei Vergiftung mit
Acetylcystein (Fluimucil® Antidot)	Paracetamol
Ascorbinsäure (Vitamin C-loges®)	Chromverbindungen (sechswertigen); Methämoglobinbildnern
Atropinsulfat (Atropinsulfat 100 mg Köhler)	Phosphorsäureestern, Carbamaten
Beclometasondipropionat (Junik®)	Reizgasen
Biperiden (Akineton®)	Neuroleptika
Calciumtrinatriumpentetat, DPTA (Ditripentat-Heyl®)	Gold (Au), Chrom (Cr), Eisen (Fe), Mangan (Mn), Blei (Pb), Plutonium (Pu), Zink (Zn)
Deferoxamin (Desferal®)	Eisen (Fe)
Digitalis-Antitoxin (Digitalis-Antidot)	Herzglykosiden
Dimercaptopropan-Natriumsulfonat, DMPS (Dimaval®)	Arsen (As), Gold (Au), Chrom (Cr), Quecksilber (Hg), Blei (Pb)
Dimethylaminophenol (4-DMAP Köhler)	Blausäure, Cyaniden, Schwefelwasserstoff
Ethanol	Ethylenglycol, Methanol
Ferrihexacyanoferrat(II) (Antidotum Thallii-Heyl®)	Thallium (Tl), Cäsium (Cs)
Flumazenil (Anexate®)	Benzodiazepinen
Folinsäure (Leucovorin®)	Folsäureantagonisten
Fomepizol (Fomepizole Opi)	Ethylenglycol, Methanol
Glucagon (GlucaGen®)	Antidiabetika, Insulin
Hydroxocobalamin	Blausäure, Cyaniden
Kaliumiodid	Iod (radioaktivem)
Naloxon (Naloxon Inresa)	Opioiden
Natriumthiosulfat (Natriumthiosulfat Köhler)	Blausäure, Cyaniden
Neostigminbromid (Neostig Carino)	Curare-Alkaloiden, stabilisierenden Muskelrelaxanzien
Obidoximchlorid (Toxogonin®)	Phosphorsäureestern, Carbamaten
Penicillamin (Metalcaptase®)	Gold (Au), Cobalt (Co), Kupfer (Cu), Quecksilber (Hg), Blei (Pb), Zink (Zn)
Physostigminsalicylat (Anticholium®)	Parasympatholytika, Phenothiazinen, tricyclischen Antidepressiva
Phytomenadion (Konakion® MM)	Vitamin-K-Antagonisten
Propranolol (Dociton®)	β-Sympathomimetika
Pyridoxin (B_6-Vicotrat®)	Isoniazid
Sauerstoff	Kohlenmonoxid (CO), Kohlendioxid (CO_2)
Schlangengiftserum, polyvalent	Schlangentoxinen
Toloniumchlorid (Toluidinblau Köhler)	Methämoglobinbildnern

34.1.4 Beschleunigung der Giftelimination

Als sekundäre Giftelimination werden die Maßnahmen zur Entfernung von Giftstoffen **nach Resorption** bezeichnet.

Hämodialyse. Mit der „künstlichen Niere" wird heparinisiertes und damit ungerinnbar gemachtes, aus einer Arterie entnommenes Blut außerhalb des Körpers (extrakorporal) an einer von Dialysierflüssigkeit umspülten Membran mit sehr großer Oberfläche dialysiert und danach in eine Vene zurückgepumpt. Dabei diffundieren zum Durchtritt durch die Dialysiermembran befähigte Stoffe aus dem Blut durch die Membran in die Dialysierflüssigkeit und werden auf diese Weise aus dem Blut entfernt. In der Regel ist dies bei Substanzen der Fall, die in der Niere ultrafiltriert werden. **Indikationen für eine Hämodialyse** sind u. a. lebensbedrohliche Vergiftungen mit verschiedenen Alkoholen (Ethanol, Ethylenglycol, Isopropanol, Methanol), Barbituraten, Carbamazepin, Chinin, Metformin, Paraldehyd, Salicylaten, Arsen-, Calcium-, Quecksilber-, Lithium- und Thallium-Verbindungen. Ungeeignet ist eine Hämodialyse bei Vergiftungen mit Hypnotika, Psychopharmaka, Herbiziden und Insektiziden.

Hämoperfusion. Bei einer Hämoperfusion wird das heparinisierte Blut über speziell präparierte Adsorbenzien geleitet und dadurch bei einer Reihe von Giftstoffen eine verbesserte Clearance erreicht. Neben Aktivkohle werden die Polystyrolharze Amberlite XAD-4 oder XR-010 benutzt. Voraussetzung für den Einsatz des Verfahrens ist naturgemäß, dass das Gift ausreichend an das Adsorbens gebunden wird. Nachteilig ist, dass neben den Giftstoffen auch körpereigene Substanzen bzw. Blutbestandteile adsorbiert werden. So nehmen während einer Hämoperfusion die Thrombozyten um ca. 30–40 % und die Leukozyten um ca. 10 % ab. Thrombozytopenie ist daher eine wichtige Kontraindikation. Als Komplikationen können Gerinnungsstörungen und Blutdruckabfall auftreten. Das Verfahren wird heute nur noch bei schwersten Vergiftungen angewandt, bei denen die endogene Clearance unzureichend ist, die wiederholte Gabe von Aktivkohle eine Kontraindikation darstellt (z. B. bei paralytischem Ileus) oder der Zustand des Patienten sich trotz intensivtherapeutischer Maßnahmen zunehmend verschlechtert.

Forcierte Diurese. Mit einer forcierten Diurese, d. h. mit der Steigerung des Harnflusses durch Infusion großer Flüssigkeitsmengen und evtl. gleichzeitiger Gabe von Schleifendiuretika (▸ Kap. 26.1.2), wird versucht, die renale Elimination des inkorporierten Giftstoffs zu beschleunigen. Verändert man zusätzlich durch Zufuhr alkalisierender bzw. azidifizierender Substanzen den Urin-pH-Wert, um den Ionisierungsgrad der zu eliminierenden Stoffe und damit ihre Ausscheidung zu erhöhen, spricht man von **forcierter alkalischer** bzw. **forcierter saurer Diurese**. Eine Alkalisierung des Harns lässt sich mit **Natriumhydrogencarbonat**, eine Ansäuerung mit **Ascorbinsäure** erreichen. Da das Verfahren jedoch den extrakorporalen Eliminationsverfahren bezüglich Effektivität deutlich unterlegen ist und zugleich mit einer Reihe von Gefahren (Elektrolytentgleisung, insbesondere Hypokaliämie, interstitiellem Ödem, Hypervolämie) belastet ist, kommt es nur noch selten in Betracht. Als **Indikationen** gelten: Für eine forcierte neutrale Diurese Vergiftungen mit Lithiumsalzen, für eine forcierte alkalische Diurese Intoxikationen mit Phenobarbital und Salicylaten. Ferner ist eine Rhabdomyolyse bei erhaltener Nierenfunktion eine wichtige Indikation, mit dem Ziel, die Myoglobinkonzentration (→ Nierenschädigung) zu reduzieren. Je nach Harnvolumen und zentralem Venendruck kann der Infusionslösung Furosemid hinzugefügt werden. **Kontraindikationen** sind Schock, Herzinsuffizienz, Nierenfunktionsstörungen, Ödeme, Verdacht auf Hirnödem und Krämpfe.

Unterbrechung des enterohepatischen Kreislaufs. Die Elimination einer Reihe von Stoffen mit einem relevanten enterohepatischen Kreislauf (u. a. tricyclischen Antidepressiva, herzwirksamen Glykosiden, Antikoagulanzien vom Phenprocoumon-Typ oder Knollenblätterpilzgifte) kann durch mehrfache tägliche, sog. repetitive Gabe (Instillation) von **Carbo medicinalis** oder **Colestyramin** deutlich beschleunigt werden, da damit ihre erneute Resorption nach Ausscheidung in den Darm unterbrochen wird.

34.2 Ausgewählte Vergiftungen

34.2.1 Atmungsgifte

Atmungsgifte können zu einer Reizung bzw. Schleimhautschädigung der Luftwege und/oder Ausbildung eines toxischen Lungenödems (z. B. Nitrose Gase, Schwefeldioxid), Hemmung des Sauerstofftransports (Kohlenmonoxid) oder Blockade der zellulären Atmungsenzyme und damit innerer Erstickung (z. B. Blausäure, Cyanide) führen.

Kohlenmonoxid. Die Vergiftung mit Kohlenmonoxid (CO), das durch unvollständige Verbrennung kohlenstoffhaltiger Materialien (bei hoher Temperatur und niedrigem Sauerstoffgehalt) entsteht, gilt international als Hauptursache tödlicher Vergiftungen. In Deutschland sterben jährlich mehr als 350 Menschen durch Kohlenmonoxid aus Gasthermen und Kaminen sowie durch offenes Feuer in Innenräumen. CO-Intoxikationen durch das Einatmen von Auspuffgasen in suizidaler Absicht sind heute aufgrund des niedrigeren CO-Gehalts der Auspuffgase (wegen Katalysatortechnik) deutlich zurückgegangen. CO ist vor allem deshalb gefährlich, weil es als geruch- und farbloses Gas nicht bemerkt wird.

CO, das wie Sauerstoff an Hämoglobin gebunden wird (1 CO auf 1 zweiwertiges Eisen), verdrängt diesen kompetitiv aus seiner Hämoglobinbindung (CO + Hb ⇋ Hb–CO). Infolge seiner 200 (–300)-mal größeren Affinität zu Hämoglobin als Sauerstoff sind bereits bei einem CO-Gehalt der Luft von nur 0,07 % nach Erreichen des dynamischen Gleichgewichts 50 % des Oxyhämoglobins in CO-Hämoglobin umgewandelt. Bedeutungsvoll für das Verständnis der CO-Vergiftung ist ferner, dass von den noch zur Verfügung stehenden, d. h. noch nicht von CO-besetzten O_2-Bindungsstellen die O_2-Abgabe an die Gewebe umso schwerer erfolgt, je mehr von den jeweils vier Hämeinheiten pro Hämoglobinmolekül mit Kohlenmonoxid besetzt sind (**Haldane-Effekt**). Bei einer CO-Vergiftung ist somit die O_2-Versorgung des Körpers schlechter, als es nach der prozentualen Blockade von O_2-Bindungsstellen durch CO zu erwarten wäre. Da andererseits die CO-Hämoglobinbindung voll reversibel ist, kann durch Erniedrigung der CO-Konzentration oder durch Erhöhung der Sauerstoffkonzentration in der Einatmungsluft gebundenes CO wieder vollständig verdrängt werden.

Die ersten **Vergiftungssymptome** (Kopfschmerzen, Ohrensausen, Flimmern vor den Augen, Schwindel, Herzklopfen) als Folge der Hypoxie treten auf, wenn 15–20 % des Hämoglobins mit CO besetzt sind. Bei 30–40 % blockierten O_2-Bindungsstellen wird der Vergiftete bewusstlos. Beträgt der CO-Hämoglobingehalt 60 % und mehr, kommt es zu Krämpfen und schließlich zur Atemlähmung. Unbehandelt tritt der Tod ein. Da CO-Hämoglobin ähnlich wie Oxyhämoglobin eine kirschrote Farbe besitzt, ist der Patient nicht zyanotisch. Als Spätschäden einer CO-Vergiftung sieht man nicht selten zentralnervöse hypoxämische Schäden: Parkinsonismus, Hör- und Sehstörungen, Antriebsschwäche u. a.

Die **Therapie** einer Kohlenmonoxidvergiftung besteht darin, den Vergifteten sofort in eine CO-freie, sauerstoffreiche Atmosphäre zu bringen, ihn notfalls assistiert zu beatmen (Mund-zu-Nase-Beatmung) und möglichst rasch eine Beatmung mit reinem Sauerstoff, am besten unter Überdruck, anzuschließen. Außerdem ist eine Azidose, die dadurch entsteht, dass CO-beladenes Hämoglobin Kohlendioxid aus den Geweben schlechter aufnehmen kann, durch Infusionen von Natriumhydrogencarbonat zu beseitigen. Zur Behandlung des bei schweren CO-Vergiftungen auftretenden Hirnödems werden

Glucocorticoide, insbesondere Dexamethason, eingesetzt.

Kohlendioxid. Da Kohlendioxid (CO_2) spezifisch schwerer ist als Luft, kann es sich in Gärkellern, Silos, Brunnen usw. so stark anreichern, dass Personen, die solche Räume betreten, infolge Sauerstoffmangels ersticken. Als weitere Vergiftungsquelle kommt komprimiertes CO_2 in Form von Trockeneis in Betracht. Bei einem CO_2-Gehalt der Alveolarluft von 3–4 Vol.-% kommt es zu einer Stimulation des Atemzentrums und damit zu einer Hyperventilation. Erreicht der CO_2-Gehalt der Luft dagegen 8–10 %, treten Kopfschmerzen, Schwindel, respiratorische Azidose, Tachykardie, Krämpfe und Bewusstlosigkeit („Kohlendioxid-Narkose") auf. Der Tod tritt nach 30–60 min ein. Ist der Vergiftete aus der CO_2-Atmosphäre geborgen, wird assistiert beatmet.

Blausäure und Cyanide. Vergiftungen mit Blausäure (HCN), einem charakteristisch riechenden Gas, bzw. Cyaniden (z. B. KCN) kommen u. a. in der metallverarbeitenden und chemischen Industrie sowie in suizidaler Absicht vor. Vergiftungen durch Einatmen von HCN sind relativ selten. Die meisten Blausäure-Intoxikationen werden durch deren Salze, die Cyanide, hervorgerufen, aus denen bei peroraler Applikation die Magensalzsäure die schwache Säure HCN freisetzt. Die Dosis letalis beträgt etwa 1 mg/kg Körpergewicht. Von bitteren Mandeln sind für den Erwachsenen 60–80, für Kinder 5–10 Stück tödlich.

Cyanide bzw. Blausäure führen zu **innerer Erstickung**, da die Cytochromoxidase als letztes Glied der Atmungskette durch Komplexbindung des Cyanidions mit dem dreiwertigen Eisen des Enzyms reversibel blockiert wird und dadurch der Sauerstoff des Blutes von den Zellen nicht mehr verwertet werden kann. Als **Symptome** treten bei Einnahme kleiner Mengen Kopfschmerzen, Schwindel, Hautrötung, Tachykardie und Hyperpnoe, in schwereren Fällen Bewusstlosigkeit, Krämpfe, Atemstillstand und schließlich der Tod auf. Überlebt der Vergiftete, können u. U. wie bei einer CO-Vergiftung Störungen des Zentralnervensystems zurückbleiben.

Die **Therapie** einer schweren Blausäurevergiftung erfolgt wegen des schnellen Wirkungseintritts und der hohen Toxizität von HCN häufig zu spät. In den Fällen, in denen eine Therapiechance besteht, sind möglichst rasch folgende Maßnahmen zu ergreifen: Beatmung mit reinem Sauerstoff oder, falls möglich, Sauerstoffüberdruckbeatmung sowie intravenöse Infusion von **Hydroxocobalamin** (Cyanokit®) 5 g innerhalb von 25–30 min i. v. (evtl. wiederholen). Die Wirkung von Hydroxocobalamin beruht darauf, dass Cobalt eine noch größere Affinität zu Cyanid aufweist als Eisen und daher durch das Antidot unter Bildung von Cyanocobalamin die Blockade der Cytochromoxidase aufgehoben wird. Die Gabe von Hydroxocobalamin hat die früher übliche Injektion von **4-Dimethylaminophenol-hydrochlorid** (4-DMAP) 3–4 mg/kg, gefolgt von der langsamen i. v. Gabe von **Natriumthiosulfat** 50–100 mg/kg, weitgehend abgelöst. 4-DMAP wirkt dadurch, dass es nach eigener Oxidation durch Oxyhämoglobin einen Teil des Hämoglobins in Methämoglobin umwandelt. Dadurch entsteht in der Blutbahn dreiwertiges Eisen, welches Cyanidionen unter Bildung von Cyanmethämoglobin bindet und so die blockierten Atmungsenzyme regeneriert. Natriumthiosulfat beschleunigt die Umwandlung von Cyanid in Rhodanid (Thiocyanat). Bei Aufnahme einer nicht tödlichen Cyanid-Dosis ist eine **körpereigene Entgiftung** durch die Rhodanid-Synthetase möglich, die Cyanid (CN^-) in das wesentlich ungiftigere Rhodanid (Thiocyanat, SCN^-) überführt.

Schwefelwasserstoff. Obwohl Schwefelwasserstoff (H_2S) in niedrigen Konzentrationen an seinem typischen Geruch nach faulen Eiern leicht bemerkt werden kann, wird er wegen einer raschen Blockade der Geruchsrezeptoren durch höhere H_2S-Konzentrationen u. U. nicht wahrgenommen. Am häufigsten kommen Schwefelwasserstoffvergiftungen bei Arbeiten in Abwasserkanälen vor. Im Organismus wird H_2S zu

Sulfat oxidiert und als solches ausgeschieden. Der Wirkungsmechanismus einer H_2S-Vergiftung ist noch immer weitgehend unklar. In höheren Konzentrationen blockiert Schwefelwasserstoff bzw. das aus diesem im Organismus gebildete Hydrogensulfid-Ion wie Blausäure die Cytochromoxidase, darüber hinaus werden weitere Enzyme, z. B. Monoaminoxidasen, gehemmt. Bei der **akuten Vergiftung** durch das Gas kommt es rasch zum Bewusstseinsverlust sowie zu zentraler Atemlähmung, bei langsamer verlaufender Vergiftung zur Reizung der Augen und Atemwege, zu Übelkeit, Erbrechen, Atemnot und Krämpfen. Überlebt der Vergiftete, können Schäden des Myokards und des Zentralnervensystems zurückbleiben. Die **Therapie** erfolgt durch künstliche Beatmung, im Übrigen symptomatisch. Auch wird die Applikation von 4-DMAP – wie früher bei einer Blausäurevergiftung – empfohlen, das eine höhere Affinität zu Hydrogensulfidionen als die Cytochromoxidase besitzt.

34.2.2 Alkohole

Methanol. Methanol wird u. a. als Lösemittel für Lacke und Polituren sowie in Reinigungsmitteln (Haushaltsreinigern) verwendet. Die meisten Methanolvergiftungen kommen dadurch zustande, dass Ethanol mit dem wesentlich stärker toxischen Methanol verwechselt, mit Methanol kriminell verunreinigte („gestreckte") ethanolhaltige Getränke getrunken oder Methanol von den Betroffenen absichtlich, z. B. bei Suizidversuchen, eingenommen wird. Die Dosis letalis beträgt 30–50 (–100) ml. Wegen der hohen Wasserlöslichkeit wird Methanol relativ langsam, jedoch trotzdem vollständig aus dem Gastrointestinaltrakt resorbiert. Es verteilt sich fast ausschließlich im Körperwasser. Die Halbwertszeit ist von der aufgenommenen Menge abhängig (bei Einnahme geringer Mengen ca. 3 Stunden, bei Zufuhr großer Mengen ca. 30 Stunden). Die hohe Toxizität ist durch die Oxidation von Methanol zu Formaldehyd und Ameisensäure im Organismus bedingt. Letztere führt wegen ihrer schlechten und langsamen Ausscheidbarkeit sowie wegen ihrer ebenfalls nur langsamen Oxidation zu CO_2 zu einer schweren Azidose.

Als erste **Vergiftungssymptome** treten nach einer Latenz von Stunden gastrointestinale Beschwerden, Schwindel, Kopfschmerzen, Übelkeit und Erbrechen auf. Später werden die Patienten bei Einnahme großer Methanolmengen bewusstlos und sterben – unbehandelt – an einer Atemlähmung. Die für eine Methanolvergiftung typische Schädigung des Gesichtssinns beginnt – meist am dritten Tag – mit einem (reversiblen) Retinaödem, wodurch das Sehvermögen beeinträchtigt wird. Später kommt es in vielen Fällen zu einer irreversiblen Sehnervenschädigung (Optikusatrophie) mit der Gefahr der völligen Erblindung.

Die **Behandlung** einer Methanolvergiftung verfolgt vor allem zwei Ziele: die Oxidation von Methanol zu hemmen und die Methanolkonzentration im Blut zu erniedrigen. Eine kompetitive Hemmung der enzymatischen Oxidation von Methanol durch die Alkohol-Dehydrogenase lässt sich durch die Zufuhr des natürlichen Substrats Ethanol erreichen. Man gibt daher schon bei Verdacht auf eine Methanolvergiftung 30–40 ml Ethanol (120 ml Weinbrand) und hält bei erwiesener Vergiftung eine Ethanolkonzentration von 1 mg/ml Blut (1 ‰) – notfalls durch Infusion – während 5 Tagen aufrecht. Eine weitere Möglichkeit zur Unterdrückung der Biotransformation von Methanol besteht in der Gabe des Alkohol-Dehydrogenase-Inhibitors **Fomepizol** (4-Methylpyrazol; Fomepizole OPI). Eine effektive Erniedrigung der Methanolkonzentration im Blut ist durch Hämodialyse möglich. Wird die beschriebene Therapie rasch und konsequent durchgeführt, lassen sich sowohl Todesfälle als auch Spätschäden (Erblindung) weitgehend vermeiden.

Ethanol. Bei dem enormen Verbrauch alkoholartiger Getränke verwundert die große Zahl akuter und chronischer Alkoholvergiftungen nicht. Die mittlere Letaldosis, die allerdings von Patient zu Patient stark schwankt, beträgt für den erwachsenen Mitteleuropäer ca. 3,5–6 ml reines Ethanol/kg Körpergewicht. Chronische

Schäden (s. u.) sind bei Männern bei täglicher Einnahme von mehr als 50 ml, bei Frauen schon bei geringeren Mengen – etwa ab 25–30 ml/Tag – zu erwarten. Der **Wirkungsmechanismus** von Ethanol ist noch weitgehend unklar. Nachgewiesen ist u. a. eine Stimulation von GABA-Rezeptoren, eine Hemmung von NMDA- und Kainat-Rezeptoren sowie – bei chronischer Applikation – eine Desensibilisierung von Nicotinrezeptoren.

Bereits im Magen wird Ethanol zu ca. 20 % sowie im oberen Dünndarm zu 80 % resorbiert. Die Resorptionsgeschwindigkeit hängt vom Füllungszustand des Magen-Darm-Kanals ab: Nüchtern wird Ethanol wesentlich rascher als nach einer Mahlzeit aufgenommen. CO_2-haltige Getränke beschleunigen infolge rascherer Magenentleerung die Resorption. Die Verteilung erfolgt vorrangig im Körperwasser (Verteilungsvolumen bei Männern 0,68 l/kg, bei Frauen 0,55 l/kg). Ethanol passiert ungehindert die Plazentaschranke und geht auch in die Muttermilch über. Ungefähr 95 % der resorbierten Alkoholmenge werden biotransformiert und nur etwa 5 % in unveränderter Form ausgeschieden. Der **Hauptbiotransformationsweg** (ca. 90–95 %) von Ethanol besteht in der Dehydrierung durch die Alkohol-Dehydrogenase zu **Acetaldehyd** und anschließender Oxidation mittels der Aldehyd-Dehydrogenase sowie der Aldehydoxidase zu **Essigsäure**. Dieser **Alkoholabbau** ist, weitgehend unabhängig von der Blutalkoholkonzentration, **linear** und nicht, wie eigentlich zu erwarten, exponentiell. Schon bei niedrigen Ethanolkonzentrationen wird nämlich das für die Dehydrierung zu Acetaldehyd und ebenso für die weitere Oxidation zu Essigsäure erforderliche Nicotinamid-Adenin-Dinucleotid (NAD^+) nicht rasch genug nachgeliefert. Die Bereitstellung von NAD^+ bestimmt somit die Reaktionsgeschwindigkeit. Das Vorkommen von mehr als 10 Aldehyd-Dehydrogenase-Isoenzymen mit verschiedener Enzymaktivität erklärt die unterschiedlich starke Ethanolwirkung bei einzelnen Bevölkerungsgruppen, z. B. die geringere Alkoholverträglichkeit bei einem Großteil der japanischen oder chinesischen Bevölkerung. Ein zweiter, mengenmäßig weniger bedeutsamer oxidativer Abbau (ca. 3–8 %) – ebenfalls zu Essigsäure – erfolgt durch Cytochrom-P450-abhängige Monooxygenasen (MEOS = mikrosomales Ethanol-oxidierendes Enzym-System), die induzierbar sind. Pro Stunde nimmt die Blutalkoholkonzentration – bei einer interindividuellen Schwankungsbreite von etwa 30 % – beim Mann um etwa 0,15 Promille, bei der Frau etwas weniger ab. Aufgrund dieser Eliminationskinetik 0. Ordnung lässt sich aus einem gemessenen Alkoholblutspiegel leicht berechnen, wie hoch die Blutalkoholkonzentration zu einem bestimmten Zeitpunkt war.

Wie bei der früheren Äthernarkose unterscheidet man bei einer **akuten Alkoholvergiftung** ein Exzitations-, Toleranz- und Asphyxiestadium. Außer den zentralnervösen Störungen beobachtet man eine Abnahme der Muskelleistung, die Hautgefäße werden wegen einer Hemmung des Vasomotorenzentrums und z. T. auch durch direkten Angriff an der Gefäßmuskulatur erweitert (Auskühlungsgefahr!). Wegen der gleichzeitigen Verengung der Gefäße im Gebiet des N. splanchnicus fällt der Blutdruck jedoch zunächst nicht ab. Bei schwerer Ethanolvergiftung kommt es dagegen zu einem – zentralbedingten – Schock. Die Herzfrequenz und die Diurese werden gesteigert, der Grundumsatz nimmt durch erhöhte Wärmebildung und -abgabe zu. In der Folge kommt es zu einer vom Grad der Alkoholvergiftung abhängigen Hypoglykämie.

Die **Therapie** einer akuten Alkoholvergiftung erfolgt symptomatisch: Überwachung von Kreislauf und Atmung, assistierte Beatmung bei Ateminsuffizienz, ggf. Schockbehandlung sowie Kontrolle des Blutglucosespiegels, der Elektrolyte, der Alkali-Reserve, des Wasserhaushalts und der Wärmeregulation. Außerdem wird bei Kreislauf- und respiratorischer Insuffizienz sowie bei einer Alkoholblutkonzentration >4 g/l (>4 Promille) eine Hämodialyse durchgeführt. Sedativa oder Clomethiazol (s. u.) dürfen nicht gegeben werden! Aktivkohle ist wie bei einer Methanolvergiftung nicht wirksam.

Ein **chronischer Alkoholismus** äußert sich in **zentralnervösen** (geistigen und seelischen) **Störungen** , die schwerste Grade annehmen können (Delirium tremens, Korsakow-Syndrom, alkoholische Demenz), einer **Polyneuropathie**, die – zumindest teilweise – auf einem Vitamin-B_1- und Zinkmangel beruht, typischen **Kapillarerweiterungen** im Gesicht, einer hypaziden oder anaziden **Gastritis** und insbesondere einer **Leberschädigung** (Fettleber, alkoholbedingten toxischen Hepatitis, Leberzirrhose). Nicht selten findet man bei chronischem Alkoholismus auch Zeichen einer durch eine Kardiomyopathie bedingten **Myokardinsuffizienz**, einer akuten oder chronischen **Pankreatitis** sowie einer **Störung der Erythropoese**. Bedeutsam ist ferner, dass der tägliche Konsum von höherprozentigen alkoholischen Getränken das **Krebsrisiko**, u. a. von Mund- und Rachen- sowie von Ösophaguskarzinomen, erhöht.

Das **Alkoholdelir** (Delirium tremens) ist eine typische akute organische Psychose, die meist als **Entzugsdelir** bei plötzlicher und unkontrollierter Abstinenz, seltener bei kontinuierlich fortgesetztem Trinken als **Kontinuitätsdelir** auftritt. Die Latenz zwischen Entzug und Delir beträgt in der Regel 1–3 Tage, die Dauer eines Delirs 2–5 Tage. Unbehandelt führen 20–30 % der Alkoholdelirien zum Tod. Beim Vollbild des Delirs ist das Bewusstsein getrübt, die zeitliche und örtliche Orientierung sind gestört, es kommt zu optischen und akustischen Halluzinationen. Die Patienten sind außerdem psychomotorisch erregt und erhöht suggestibel. Das Gesicht ist gerötet, ferner beobachtet man grobschlägigen Tremor und starkes Schwitzen.

Die **Therapie des chronischen Alkoholismus** ist schwierig. Eine vollständige Alkoholabstinenz ist fast nur während einer Entziehungskur in einer geschlossenen Anstalt gewährleistet. Jedoch werden nach der Entlassung sehr viele Trinker wieder rückfällig (Rezidivquote bis 70 %). Bei **Entziehungskuren** werden vor allem **Benzodiazepine** (▸ Kap. 11.3.1) und **Clomethiazol** (Distraneurin®) eingesetzt, die sich darüber hinaus zur Therapie des Delirium tremens bewährt haben. Doch ist auch ihre Anwendung sehr problematisch, da zwar die Alkoholentwöhnung dadurch erleichtert wird, sich jedoch eine (alternative) Abhängigkeit entwickeln kann, vor allem wenn diese Substanzen über längere Zeit (mehr als 14 Tage) verordnet werden. Bei einer Infusionsbehandlung von Clomethiazol in der Klinik ist vor allem als schwere Nebenwirkungen auf eine **Atemdepression** (Gefahr der Atemlähmung, Todesfälle sind vorgekommen!) sowie auf einen Blutdruckabfall zu achten. Gelegentlich wurden auch Niesreiz, Tränen der Augen und allergische Hautreaktionen beobachtet.

Acamprosat (Campral®) stellt ein weiteres Prinzip zur Alkoholentwöhnung dar. Es gehört zur Gruppe der **Anticraving-Substanzen**, d. h. zu Stoffen, die das Verlangen nach Alkohol verringern. Als Agonist an GABA-Rezeptoren und Antagonist an NMDA-Rezeptoren stellt Acamprosat das beim Alkoholiker gestörte Gleichgewicht zwischen exzitatorischen und inhibitorischen Neuronen wieder her. Die Rückfallrate kann mit Acamprosat um etwa 50 % verringert werden. Als Nebenwirkungen wurden gastrointestinale Beschwerden und Juckreiz, selten Verwirrtheit und Schlafstörungen beobachtet. Ein Suchtpotenzial besteht nicht. Bei Kindern und Patienten über 65 Jahre sowie bei schweren Nieren- und Leberfunktionsstörungen ist Acamprosat kontraindiziert.

34.2.3 Säuren

Die häufigsten Säurevergiftungen werden durch **Eisessig**, **Salzsäure**, **Schwefelsäure** und **Salpetersäure** hervorgerufen.

An Haut und Schleimhaut rufen konzentrierte Säuren lokale **Verätzungen** hervor, die zu Nekrosen und Narben mit Keloidbildung führen können. Wegen der eiweißkoagulierenden Wirkung und der Bildung eines Ätzschorfs, der das darunterliegende Gewebe schützt, bleiben aber die als **Koagulationsnekrosen** bezeichneten Gewebedefekte im Gegensatz zu Laugenvergiftungen (s. u.) meist oberflächlich. Dies gilt jedoch nicht für Verätzungen mit **Fluorwasserstoff** (Flusssäure), da dieser in undissoziierter Form auch in tieferliegende Haut- bzw. Schleimhautschichten gut penetriert und dadurch schwere und sehr schmerzhafte sowie schlecht heilende Entzündungen bewirkt, die eine spezielle Behandlung erfordern. **Therapeutisch** werden Säureverletzungen an Haut und Auge sofort mit Wasser ausgiebig gespült. Anschließend behandelt man die verletzten Stellen wie eine Verbrennung. Lokale Verätzungen mit Flusssäure werden zunächst mit Hyaluronidase zusammen mit einem Lokalanästhetikum (z. B. 2 %iger Procain-Lösung), anschließend mit 10 %iger Calciumgluconat-Lösung (zur Bildung von unlöslichem Calciumfluorid) – ebenfalls mit Lokalanästhetikum-Zusatz – unterspritzt, bis die Schmerzen verschwunden sind. Beim Wiederauftreten der Schmerzen ist die Behandlung zu wiederholen.

34.2.4 Laugen

Am häufigsten sind Vergiftungen mit **Natronlauge**, **Kalilauge** und **Ammoniakflüssigkeit** (Salmiakgeist). Laugenvergiftungen sind noch gefährlicher als Säurevergiftungen, da das Gewebe verflüssigt wird und kein fester Ätzschorf entsteht (Bildung einer sog. **Kolliquationsnekrose**). Durch das nekrotisierte Gewebe können die Basen in tiefere Gewebsschichten eindringen. An der **Haut** findet man wie nach Einwirkung von Säure lokale Verätzungen, die wegen der Verletzung tieferer Hautschichten schlecht heilen und ausgeprägte Narben hinterlassen. Laugenspritzer, die ins Auge gelangen, können zu völliger Erblindung führen. Die **Therapie** entspricht der einer Säurevergiftung.

34.2.5 Methämoglobinbildner

Zahlreiche Substanzen, z. B. Chlorate, Perchlorate, Nitrite, Nitrate, NO, Nitroverbindungen, aromatische Amine sowie verschiedene Arzneistoffe (z. B. Glyceroltrinitrat, Sulfonamide), die zu diesen Verbindungsklassen gehören, können dadurch zu Vergiftungserscheinungen führen, dass sie Hämoglobin durch Oxidation von Fe^{2+} zu Fe^{3+} in braunes **Methämoglobin** (Ferrihämoglobin) umwandeln. Dieses ist nicht mehr in der Lage, Sauerstoff zu transportieren, da sein dreiwertiges Eisen Sauerstoff nicht mehr koordinativ zu binden vermag. Nach dem Reaktionsmechanismus unterscheidet man Substanzen, die selbst (direkt) mit Hämoglobin reagieren (z. B. Chlorate), von Stoffen, die erst nach Metabolisierung (indirekt) zu einer solchen Reaktion befähigt sind (z. B. aromatische Amino- und Nitroverbindungen).

In den Erythrozyten kann Methämoglobin mithilfe verschiedener Enzymsysteme, insbesondere mittels der Methämoglobinreduktase, wieder zu Hämoglobin reduziert werden. Für die dafür erforderliche Bereitstellung von H_2 zur Regeneration von NADPH aus NAD^+ ist die Glucose-6-phosphat-Dehydrogenase von entscheidender Bedeutung. Ein genetischer Mangel an diesem Enzym (▸ Kap. 6.2) hat daher erhebliche Bedeutung. Bei davon betroffenen Personen sind Methämoglobin-bildende Stoffe erheblich giftiger. Auch Säuglinge reagieren besonders empfindlich, da sie noch nicht über genügende Mengen an Methämoglobinreduktase verfügen und ihr Hämoglobin leichter oxidierbar ist.

Als Folge einer Methämoglobinämie beobachtet man **Symptome eines Sauerstoffmangels**. Dementsprechend treten ab etwa 20–30 % Methämoglobin im Blut neben grau-blasser Haut Kopfschmerzen, Abgeschlagenheit, Herzklopfen und Schwindel auf. Bei höheren Methämoglobinkonzentrationen (60–80 %) kommt es zu Bewusstseinsverlust, Schock, Untertemperatur und schließlich zum Tod.

Die **Therapie** einer Methämoglobinvergiftung besteht darin, durch intravenöse Injektion des Reduktionsmittels **Toloniumchlorid** (Toluidinblau „Köhler“), die körpereigene enzymatische Reduktion von Methämoglobin zu beschleunigen, indem NAD^+ zu NADPH reduziert wird. Günstig erweist sich in einigen Fällen, z. B. bei einer Nitritvergiftung, auch die Durchführung einer Hämodialyse.

34.2.6 Schwermetalle und Metalloide

Zahlreiche Schwermetalle sind **Kapillar-** und **Enzymgifte**. Ihre toxischen Effekte sind nicht auf einen einheitlichen Reaktionsmechanismus zurückzuführen, sondern beruhen auf einer Reihe von Angriffspunkten, die allerdings in ihrer Bedeutung nur teilweise bekannt sind. Gesichert ist, dass Schwermetallionen Eiweiß denaturieren (von Bedeutung bei der akuten oralen Vergiftung), hohe Affinität zu SH-Gruppen besitzen, Magnesium-, Calcium-, Zink- oder andere mehrwertige Kationen aus deren Komplexbindung mit Eiweißen verdrängen und dadurch katalytische Zentren in Enzymen beeinflussen. Außerdem reagieren sie mit anderen funktionellen Gruppen in Biomolekülen. Da sie sich z. T. in verschiedenen Organen, insbesondere im Magen-Darm-Kanal, in der Leber und den Nieren, anreichern, werden diese besonders geschädigt. Während früher akute Schwermetallvergiftungen im Vordergrund standen, kommt heute der chronischen Exposition erheblich größere Bedeutung zu. Besonders problematisch ist, dass nicht nur bei den als giftig bekannten Stoffen, z. B. Arsenverbindungen, sondern auch bei lebensnotwendigen Spurenelementen (z. B. Cobalt, Mangan, Selen) **karzinogene Wirkungen** beschrieben wurden.

Für die **Therapie von Schwermetallvergiftungen** stehen als Antidote **Chelatbildner** (s. u.) zur Verfügung, die gleichzeitig eine Entgiftung und eine beschleunigte Ausscheidung der giftigen Metallionen bewirken sollen. Die Bildung des Chelats, d. h. die Komplexbildung zwischen dem Schwermetallion und dem Chelatbildner, führt dadurch zu einer Entgiftung, dass die Schwermetallionen u. a. von funktionell wichtigen Enzymen entfernt und dadurch gestörte Funktionen wiederhergestellt werden. Gleichzeitig verhindert das Abfangen noch nicht an Proteine gebundener Ionen einen weiteren Funktionsausfall. Erwünscht ist darüber hinaus eine Mobilisierung von (biologisch inaktiven) Schwermetallionen aus Depots. Für die therapeutische Anwendbarkeit eines Chelatbildners ist es wichtig, dass seine Affinität zu toxischen Metallionen hoch, die zu körpereigenen Ionen dagegen niedrig ist. Ferner sind, um eine rasche Ausscheidung der gebildeten Chelate zu erreichen, Chelatbildner erforderlich, die sehr hydrophile und damit im Tubulusapparat wenig resorbierbare sowie in einem relativ weiten pH-Bereich (pH 4–7,4) stabile Komplexe bilden. (Bei in saurem Urin instabilen Chelaten bestünde die Gefahr einer Tubulusschädigung durch die infolge der Urinkonzentrierung hohen Metallionenkonzentrationen.)

2,3-Dimercaptopropan-1-sulfonsäure (DMPS; Dimaval®) ist peroral applizierbar und wird vor allem zur Therapie von anorganischen und organischen Quecksilber- sowie von chronischen Bleivergiftungen, ferner bei Intoxikationen mit Arsen, Antimon, Chrom, Cobalt und Kupfer eingesetzt. Mit seinen beiden benachbarten SH-Gruppen bildet es mit Metallionen stabile, renal ausscheidbare Komplexe. Als Nebenwirkungen wurden gelegentlich Schüttelfrost, Fieber und Exantheme sowie in Einzelfällen Transaminasenerhöhung, Stevens-Johnson-Syndrom und Erythema exsudativum multiforme beobachtet.

Calcium-trinatrium-pentetat (Calcium-Ditripentat; DTPA; Ditripentat-Heyl®), ein Calcium-Trinatrium-Salz der Diethylentriaminpentaessigsäure, eignet sich zur Therapie von Vergiftungen mit Cadmium, Chrom, Eisen, Mangan, Zink und vor allem mit Blei und Plutonium. Ca^{2+} wird dabei aus seiner Chelatbindung verdrängt und durch Metallionen mit höherer Stabilitätskonstante ausgetauscht. Die Metallchelate sind gut nierengängig. Als Nebenwirkungen wurden Temperaturerhöhungen, Parästhesien, Thrombophlebitis sowie Ex- und Enantheme beobachtet. Bei höherer Dosierung besteht die Gefahr einer Nierenschädigung. Außerdem muss mit einer Verarmung an essenziellen Mineralstoffen, insbesondere von Zink, gerechnet werden.

Deferoxamin (Desferal®), eine aus Actinomyceten gewonnene Base, steigert die Eisenausscheidung. Durch die drei im Molekül enthaltenen Hydroxamsäuregruppen werden Eisenionen in einen gut wasserlöslichen Komplex überführt, der renal ausgeschieden wird. Als Nebenwirkungen kommen anaphylaktoide Reaktionen mit Blutdruckabfall vor, ferner ist eine Nierenschädigung möglich.

Deferipron (Ferriprox) wird bei Patienten mit erhöhten Eisenblutspiegeln eingesetzt, die

Tab. 34.2 Symptome und Akuttherapie von Schwermetallvergiftungen

Vergiftung durch	Symptome (Auswahl)	Akuttherapie
Blei	Akute Vergiftung: Erbrechen, Darmkoliken, Blutdruckabfall, Leber-, Nieren- und ZNS-Schädigung, hämolytische Anämie; Chronische Vergiftung: Bleianämie, -blässe, -kolik, Lähmungen	Natriumsulfat, Aktivkohle, Calciumtrinatriumpentetat
Quecksilber	Akute Vergiftung (mit Sublimat): Stomatitis, Ösophagitis, Gastroenteritis mit Erbrechen, blutige Diarrhö, schwere Tubulusschädigung der Niere, Anurie; Chronische Vergiftung: Stomatitis, Kopfschmerzen, Tremor, Schlaflosigkeit, Sprachstörungen, Depression, Kachexie	Aktivkohle, DMPS, Opioide, Parasympatholytika
Cadmium	Akute Vergiftung: Husten, Übelkeit, Erbrechen, Diarrhö, Atemnot, nach Latenz bei schweren Vergiftungen Lungenödem; Chronische Vergiftung: anhaltender Husten und Schnupfen, Hyp- und Anosmie, chronische Bronchitis, Nierenschädigung, gelber Cadmiumsulfid-Saum an den Zähnen, kanzerogenes Risiko	Aktivkohle, DMPS (mit fraglichem Erfolg)
Thallium	Akute Vergiftung: Übelkeit, Erbrechen (nicht obligat), nach Latenz von 2–3 Tagen schwere Gastroenteritis, Polyneuropathie, Thallium-Enzephalopathie, nach 2–3 Wochen typischer Haarausfall, Sehstörungen; Chronische Vergiftung: leichter Haarausfall, Polyneuritis, Kachexie	Aktivkohle, wiederholte Gabe von kolloidalem Ferrihexacyanoferrat(II)
Arsen	Akute Vergiftung durch Arsentrioxid: Blutdruckabfall, intensiver Durst, Übelkeit, Erbrechen, Gastroenteritis, wässrige Diarrhö, wegen des starken Wasser- und Elektrolytverlusts Hämokonzentration, Nierenfunktionsstörung, Tachykardie, Schock; Chronische Vergiftung: Hyperkeratosen, Hautpigmentierung, „Arsenschnupfen", Polyneuritis, kanzerogenes Risiko	Wie bei Quecksilber
Chrom	Akute Vergiftung durch Chrom-VI-Verbindungen: starke Ätzwirkung, schwere gastrointestinale Symptome, Schock (der rasch zum Tod führen kann), bei Überlebenden Thrombozythämie, Anämie, Niereninsuffizienz, Leberschaden	Sofortiges Trinken von 300 ml Wasser, Ascorbinsäure zur Reduktion von Cr^{6+}- zu Cr^{3+}-Verbindungen, Schockbekämpfung, ggf. Hämodialyse
Eisen	Akute Vergiftung: heftiges Erbrechen, hämorrhagische Gastritis, Durchfälle, Schock; toxische Hepatitis, Nierentubulusnekrose; Chronische Eisenüberladung: genetisch bedingte (primäre) Hämochromatose; sekundär (Hämosiderose) meist infolge häufiger Bluttransfusionen, z. B. bei myelodysplastischem Syndrom	P. o. (5–10 g) und gleichzeitig parenterale Gabe (1–2 g) von Deferoxamin, sonst symptomatisch
Selen	Akute Vergiftung durch H_2Se: starke Reizung von Auge, Nase und oberen Luftwegen, Lungenödem; Akute Vergiftung durch Selenite und Selenate: gastrointestinale Störungen, Leberschäden; Chronische Vergiftung: zentralnervöse und gastrointestinale Symptome, Leberschäden, Porphyrinurie	Bei H_2Se-Vergiftungen Behandlung des Lungenödems, bei Intoxikation mit Seleniten und Selenaten resorptionsverhindernde Maßnahmen

Tab. 34.2 Symptome und Akuttherapie von Schwermetallvergiftungen (Fortsetzung)

Vergiftung durch	Symptome (Auswahl)	Akuttherapie
Mangan	Akute Vergiftung durch Kaliumpermanganat: Glottisödem, Aspirationspneumonie, Erbrechen, blutige Diarrhö; Chronische Vergiftung: Mangan-Enzephalitis mit Parkinson-artigen Symptomen, Parästhesien, Intelligenzdefekten	Wie bei Vergiftungen mit Cr^{6+}-Verbindungen
Nickel	Akute Vergiftung durch Nickeltetracarbonyl: toxisches Lungenödem; Chronische Schäden: Kontaktdermatitis, kanzerogenes Risiko	Symptomatisch, DMPS

eine Behandlung mit Deferoxamin nicht vertragen. Die wichtigsten Nebenwirkungen sind Neutropenie und Agranulozytose unklarer Genese, die eine wöchentliche Kontrolle der Neutrophilenzahl erfordern. Weitere unerwünschte Wirkungen sind u. a. Erbrechen, Magenschmerzen und Appetitzunahme.

In Tab. 34.2 sind toxikologische Angaben zu Schwermetall- und Metalloid-Vergiftungen zusammengestellt.

34.2.7 Radioaktive Isotope

Radioaktive Stoffe werden in steigendem Maß in der Diagnostik (z. B. bei nuklear-medizinischen Untersuchungen) und Therapie (z. B. bei der Behandlung von Schilddrüsen- und Prostatakarzinomen) eingesetzt. Aus toxikologischer Sicht sind jedoch vor allem radioaktive Isotope, die bei der Kernspaltung als radioaktiver Abfall entstehen, sowie radioaktiver „fall-out" bei Reaktorkatastrophen oder Atombombenversuchen von Bedeutung. Toxische Effekte können die radioaktiven Verbindungen wegen ihrer α, β- und/oder γ-Strahlung auslösen. Bei Einwirkung von außen rufen **α-Strahler**, da sie nur eine sehr geringe Eindringtiefe besitzen, nur Schäden in der Epidermis hervor. Durch **β-Strahler**, die Elektronenstrahlen emittieren, sind auch tieferliegende Hautschichten betroffen, **γ-Strahler** bewirken gleiche Störungen wie eine Röntgenbestrahlung. Inkorporierte radioaktive Isotope schädigen vor allem Organe mit hoher Mitoserate wie z. B. das Knochenmark, darüber hinaus solche, in denen sie angereichert werden. Außer somatischen können sie dabei auch genetische Schäden hervorrufen. Ferner besteht die Gefahr der Entstehung maligner Tumoren. Die radiobiologische Wirkung ist außer von der Art und der Stärke der Strahlung auch von der Halbwertszeit des radioaktiven Zerfalls (physikalischen Halbwertszeit) und der Halbwertszeit (biologischen Halbwertszeit) abhängig: Je stärker die Strahlung und je länger die physikalische und die Halbwertszeit, umso stärker ist der Effekt.

Unter den radioaktiven Stoffen kommt **Uran** wegen seiner Verwendung bei der Kernspaltung besondere Bedeutung zu, nicht zuletzt wegen der schwierigen sicheren Beseitigung des radioaktiven Abfalls. Der α-Strahler ^{239}**Plutonium**, der in der Natur nur in sehr geringen Mengen vorkommt, entsteht im nuklearen Brennstoffkreislauf durch Neutronenbeschuss von Uranatomen. Aufgrund seiner langen Halbwertszeit (24 065 Jahre) besitzt er ein besonderes Gefahrenpotenzial. Nach Aufnahme in den Körper findet man die höchsten Konzentrationen in der Leber und den Knochen. ^{90}**Strontium** (Radiostrontium), ein β-Strahler mit einer Halbwertszeit von 28 Jahren, gehört zu den gefährlichsten Produkten bei Atombombenexplosionen. Aufgrund seiner nahen chemischen Verwandtschaft mit Calcium wird es in den Knochen eingebaut, besonders gefährdet sind Jugendliche wegen des in diesem Alter ausgeprägten Knochenwachstums. ^{226}**Radium** wird ähnlich wie Strontium in den Knochen eingebaut und kann selbst in Mikrogramm-Mengen Knochenmarkschäden oder

Osteosarkome hervorrufen. Bei Bergleuten, die radiumhaltiges Erz abbauten, traten in einem hohen Prozentsatz Bronchialkarzinome auf.

Eine (einmalige) **schwere akute Strahlenschädigung** durch radioaktive Isotope führt nach einer Latenz von Stunden bis Tagen zu Kopfschmerzen, Erschöpfung, Übelkeit, Erbrechen, Blutungen und Diarrhö. Bei tödlichen Strahlendosen tritt der Tod nach etwa 10 Tagen ein. Bei Überlebenden zeigen sich in der Folgezeit Thrombo- und Neutropenien, Anämie, Hämorrhagien, Diarrhö und Fieber. Als Spätschäden ist vor allem das gehäufte Auftreten von Leukämien zu nennen. Bei wiederholter – auch geringer – Strahlenbelastung kumulieren die Wirkungen. Nuklearmedizinische Untersuchungen mit radioaktiven Verbindungen dürfen daher nur nach strenger Indikationsstellung durchgeführt werden. Die **therapeutischen Maßnahmen** nach einer Strahlenschädigung sind vorwiegend symptomatisch. Eine Behandlung mit Chelatbildnern ist nur sinnvoll, solange keine Einlagerung in den Knochen erfolgt ist. Sog. Strahlenschutzmittel, z. B. die Thiole Cystein und Cysteamin, wirken nur, wenn sie prophylaktisch, d. h. vor einer Bestrahlung gegeben werden.

34.2.8 Pflanzengifte

34.2.8.1 Alkaloide

Nicotin und Tabakrauchen. In Deutschland rauchen derzeit etwa 30 % der Männer und 25 % der Frauen. Da Rauchen generell und insbesondere inhalatives Zigarettenrauchen die Gesundheit nachweislich stark schädigen, sind Tabak und das in ihm enthaltene Hauptalkaloid Nicotin mit Abstand die bedeutsamsten Umweltgifte. Die **tödliche Nicotindosis** von 40–60 mg ist zwar schon in einer Zigarre oder in 5 Zigaretten enthalten, doch sind akute Nicotinvergiftungen durch Rauchen selten, da ein großer Teil des Nicotins – ohne mit dem Rauch eingeatmet zu werden – in die Luft der Umgebung übergeht. Häufiger werden akute Nicotinvergiftungen durch nicotinhaltige Pflanzenschutzmittel, die Rohnicotin oder Nicotinsulfat enthalten, hervorgerufen. Die **Vergiftungserscheinungen** setzen mit Kopfschmerzen, verstärktem Speichelfluss, Übelkeit und Erbrechen, Diarrhö, Tremor, Tachykardie und Schwächegefühl in den Beinen ein. Bei schweren Vergiftungen treten dann tonisch-klonische Krämpfe auf, schließlich kann es zu Schock, Koma, Atemlähmung und Herzstillstand kommen. Die **Therapie** ist, abgesehen von resorptionsverhindernden Maßnahmen – insbesondere durch Gabe von Carbo medicinalis – symptomatisch.

Die bei **langjährigem Rauchen** von Tabak entstehenden Schäden sind weniger auf Nicotin als auf andere Substanzen, z. B. Teerbestandteile (aliphatische und aromatische Kohlenwasserstoffe, Phenole u. a.), Alkohole, Amine, Nitrosamine, Ammoniak, Stickoxide, Kohlenmonoxid und giftige Schwermetalle (z. B. Cadmium) zurückzuführen. Man sollte daher korrekter von einer **chronischen Raucher- bzw. Tabakvergiftung** als von einer chronischen Nicotinvergiftung sprechen. Eindeutig statistisch gesichert ist, dass Rauchen die Entwicklung arteriosklerotischer Veränderungen beschleunigt und Raucher dementsprechend häufiger an einer **koronaren Herzkrankheit** leiden. Rauchen kann ferner andere obliterierende **Gefäßerkrankungen** (z. B. Thrombangiitis obliterans, Stenosen der Beinarterien) auslösen oder verstärken, die Magensaftsekretion stimulieren sowie den duodenogastralen Reflux fördern und damit das Auftreten von **Magen- und Zwölffingerdarmgeschwüren** begünstigen. Weiterhin kann Rauchen den Grundumsatz steigern, Schäden an männlichen und weiblichen Keimzellen hervorrufen und damit die Missbildungsrate erhöhen, das Auftreten von Karzinomen fördern sowie die Frühgeburtenrate vergrößern und das Geburtsgewicht vermindern. **Bronchialkarzinome** (Plattenepithelkarzinome) treten bei schwachen Rauchern (< 10 Zigaretten/Tag) 15-mal, bei mittelstarken Rauchern (10–20 Zigaretten/Tag) 18-mal, bei starken Rauchern (20–40 Zigaretten/Tag) 40-mal und bei sehr starken Rauchern (> 40 Zigaretten/Tag) 60-mal häufiger als bei Nichtrauchern auf. Auch Kehlkopf-, Mundhöhlen- und Ösophaguskarzinome findet man vermehrt bei Rauchern. Wird das Rauchen eingestellt, sinkt das Krebsrisiko wieder mit zunehmender Dauer des Nichtmehr-Rauchens. Als zusätzliche Gefahren des chronischen Tabakrauchens sind Reizungen der Schleimhaut der oberen Luftwege (Lähmung der Tätigkeit der Flimmerhärchen, Störung der Schleimproduktion der Drüsenzellen) und als deren Folge chronische Pharyngitis, Laryngitis und insbesondere **chronisch obstruktive Bronchitis** (COPD, ▸Kap. 24.1.2) sowie eine Schädigung der Retina bzw. des Nervus opticus (**Tabak-Amblyopie**) zu nennen. Insgesamt gesehen ist die Lebenserwartung von Rauchern – proportional zur Stärke des Rauchens – deutlich verringert. Auch die passiv Mitrauchenden sind erheblich gefährdet (in den Zugpausen geht ein Großteil der Substanzen im sog. Nebenstromrauch direkt in die Luft über, teilweise ist die Schadstoffkonzentration, z. B. von Nitrosaminen, im Nebenstrom sogar höher als im Hauptstrom).

Nicotinhaltige Kaugummis, Pflaster oder **Lutschtabletten** (z. B. Nicorette®) können zwar die Raucherentwöhnung erleichtern, doch ist, um eine anhaltende Wirkung zu erreichen, eine gleichzeitige Psychotherapie dringend geboten. Dies gilt auch für andere Raucherentwöhnungsmittel wie Vareniclin und Bupropion.

Vareniclin (Champix®) ist ein partieller Agonist am neuronalen n-Cholinozeptor-Subtyp $(\alpha_4)_2(\beta_2)_3$, der für die Suchtwirkung von Nicotin von zentraler Bedeutung ist. Die Interaktion von Nicotin mit diesem Rezeptor führt zur Freisetzung von Dopamin, einem Botenstoff des endogenen Belohnungssystems, und damit zur Abhängigkeit. Vareniclin bindet mit höherer Affinität, jedoch niedrigerer intrinsischer Aktivität als Nicotin an den Rezeptor und reduziert dadurch Entzugserscheinungen in der Abstinenzphase. Nach einer Einnahme über zwölf Wochen kann mit einer Abstinenzrate von ca. 45 % gerechnet werden. Als häufigste Nebenwirkung tritt leichte bis mäßige Übelkeit auf, weitere unerwünschte Wirkungen sind Kopfschmerzen, Schlafstörungen und abnorme Träume.

Der selektive Noradrenalin-Wiederaufnahmehemmer **Bupropion** (Zyban®) wird nicht nur als Antidepressivum, sondern auch zur Raucherentwöhnung eingesetzt. Der genaue Wirkungsmechanismus ist unklar, vermutlich wird die Nicotinabstinenz durch Verringerung der synaptischen Wiederaufnahme von Dopamin und Noradrenalin erreicht. Ein Jahr nach Beendigung der üblichen sieben- bis neunwöchigen Therapie lag die Abstinenzrate bei Rauchern in der Verumgruppe bei ca. 30 %, in der Placebo-Gruppe bei etwa 15 %.

Sonstige Alkaloide. Aconitin (Acetylbenzoylaconin) ist das Hauptalkaloid von *Aconitum napellus*, dem **blauen Eisenhut**, der als giftigste Pflanze in Europa gilt. Es kommt in allen Teilen der frischen Pflanze vor. Das rasch über Schleimhäute und z. T. auch über die Haut resorbierte Aconitin löst zunächst eine Anästhesie der Zunge und im Mundhöhlenbereich aus und führt ferner zu Übelkeit und Erbrechen, z. T. auch Diarrhöen und kolikartigen Leibschmerzen. Im weiteren Verlauf kommt es zu Parästhesien am gesamten Körper mit Ameisenlaufen und einem charakteristischen Kältegefühl, schließlich zu starken Schmerzen, Herzrhythmusstörungen und Lähmungen. Der Tod erfolgt durch Kammerflimmern oder Atemlähmung, die Dosis letalis für den Erwachsenen beträgt 3–6 mg (entsprechend 2–15 g der Wurzel). Die Giftwirkung von Aconitin kommt dadurch zustande, dass es spannungsabhängige Natriumkanäle öffnet oder deren Schließung verhindert. Durch den verlängerten Na^+-Einstrom ist initial die Erregbarkeit gesteigert, später tritt eine Lähmung auf.

Das **Chinolizidin-Alkaloid Cytisin** ist das giftige Hauptalkaloid des Goldregens (*Laburnum anagyroides*). Die Vergiftungssymptome (Übelkeit, Erbrechen, tonisch-klonische Krämpfe) gleichen denen einer Nicotinvergiftung. Meist verhindert das rasch einsetzende Erbrechen die weitere Giftresorption und damit eine schwerere Vergiftung.

Das **Chinolizidin-Alkaloid Spartein** ist das Hauptalkaloid verschiedener Ginster-Arten, z. B. des Besenginsters (*Cytisus scoparius*), daneben wird es in Lupinen-Arten gefunden. Die antiarrhythmisch wirkende Substanz ist ein unter pharmakokinetischen Gesichtspunkten bedeutsames Substrat von Cytochrom P450 2D6. Leichtere Sparteinvergiftungen äußern sich in Schwindel, Schläfrigkeit, Kopfschmerzen, Sehstörungen, Herzklopfen und Parästhesien in den Extremitäten. Bei schweren (bis schwersten) Vergiftungen kommt es zu Bradykardie und Herzstillstand.

Vergiftungen mit **Colchicin** (▸ Kap. 12.2.7.1), dem Hauptinhaltsstoff von *Colchicum autumnale* (Herbstzeitlose), kommen vor allem bei Kindern nach Einnahme von Samen oder Blüten vor. Da es sich bei Colchicin um ein Mitosegift handelt, treten die Vergiftungserscheinungen erst nach einer Latenz von 2–5 Stunden auf. Sie entsprechen weitgehend denen einer Arsenvergiftung (Brennen und Kratzen im Mund, akute Gastroenteritis mit Erbrechen, Koliken und wässrigen Durchfällen), weshalb Colchicin auch als „vegetabilisches Arsenik" bezeichnet wurde. Der Tod tritt bei erhaltenem Bewusstsein durch Atem- und Kreislaufinsuffizienz ein (Dosis letalis für Kinder 1,2–1,5 g der Samen).

Coniin ist das Hauptalkaloid des gefleckten Schierlings (*Conium maculatum*). Giftig sind alle Pflanzenteile. An den Ganglien entsprechen die Coniinwirkungen denen von Nicotin, an der quergestreiften Muskulatur denen von Curarealkaloiden. Bei oraler Aufnahme wirken 0,5–1 g Coniin für den Menschen tödlich. In der Antike wurden Schierlingsauszüge („Schierlingsbecher") zur Tötung von zum Tode Verurteilten verwendet (vgl. Tod des Sokrates). Neben vegetativen Störungen (verstärktem Speichelfluss, Übelkeit, Erbrechen, Durchfällen) kommt es bei einer Coniinvergiftung zu einer in den Beinen beginnenden aufsteigenden **Lähmung der quergestreiften Muskulatur**. Der Tod tritt bei vollem Bewusstsein durch Atemlähmung ein.

Pyrrolizidin-Alkaloide kommen weltweit in zahlreichen Pflanzen vor. Schwerpunktmäßig finden sie sich in Asteraceae, Boraginaceae und Fabaceae. Chemisch sind die Pyrrolizin-Alkaloide **Ester sog. Necinbasen** mit verschiedenen Mono- oder Dicarbonsäuren (**Necinsäuren**). Etwa 95 dieser Alkaloide sind mutagen, genotoxisch, karzinogen und teratogen. Die höchste Toxizität besitzen die cyclischen Diester, zu denen die sehr verbreiteten Alkaloide **Senecionin** und **Senkirkin** gehören. Interessanterweise sind die **genuinen Alkaloide ungiftig**. Erst nach Resorption werden sie in der Leber zu toxischen Metaboliten (Dehydropyrrolizidinen) biotransformiert. Akute Vergiftungen mit Pyrrolizidin-Alkaloiden kommen beim Menschen kaum vor. Jedoch besteht bei ihrer Einnahme langfristig die Gefahr von **schweren Leberschäden** (Verschluss von Lebervenen, Leberzirrhose, Lebertumoren). Aus diesem Grund ist der Genuss von Kräutertees der oben genannten Pflanzen gefährlich.

Strychnin, ein Indolalkaloid, ist der Hauptinhaltsstoff der Brechnuss (Strychni semen), den Samen des indischen Baumes *Strychnos nux vomica*. Die frühere Verwendung als Rodentizid sowie als Tonikum („Stärkungsmittel") ist obsolet. Strychnin ist ein typisches **Krampfgift**. Seine Wirkung kommt durch eine Blockade von Glycin-Rezeptoren (GlyR) im Rückenmark zustande. Die tödliche Dosis für den Menschen liegt bei 0,1–0,3 g. Niedrige Dosen führen zu gesteigerten Reflexen. Durch höhere Dosen werden Unruhe, Angst, Atemnot, Nackensteifigkeit und dann plötzlich (!) tetanische Krämpfe ausgelöst. Der Tod erfolgt durch Atemlähmung.

Die **Therapie** der genannten Alkaloidvergiftungen besteht in resorptionsverhindernden (Gabe von Aktivkohle) sowie symptomatischen Maßnahmen (u. a. bei drohender Atemlähmung künstliche Beatmung, bei Bradykardie Atropin, bei Vorhofflimmern Kardioversion, bei Kammerflimmern Defibrillation, bei Krämpfen Gabe von Diazepam).

34.2.8.2 Pflanzliche Proteine

Zu den äußerst giftigen Pflanzeninhaltsstoffen gehören verschiedene in Fabaceen-Samen vorkommende Eiweißstoffe, z. B. **Abrin** in der Paternostererbse (*Abrus precatorius*) und **Phasin** in der Garten- und Feuerbohne (*Phaseolus vulgaris* und *P. coccineus*), ferner das in Rizinus-Samen enthaltene **Ricin**. Sowohl Abrin als auch Phasin sind keine Einzelsubstanzen, sondern stellen Proteingemische dar. Die genannten Proteine sind gegenüber Proteasen des Magen-Darm-Trakts stabil. Die Samen der nur in tropischen und subtropischen Gebieten wachsenden **Paternostererbse** werden zu Schmuckgegenständen verarbeitet und gelangen auf diese Weise in zahlreiche Länder. Bereits ein einzelner bei der Schmuckherstellung durchstochener und damit Verdauungssäften zugänglicher Same – die unverletzte Schale ist für Verdauungssäfte praktisch undurchlässig – kann tödlich sein. Auch **Rizinus-Samen** werden zu Schmuckketten verarbeitet. Je nach Ricin-Gehalt ist in einem bis wenigen Samen die für einen Erwachsenen tödliche Dosis von etwa 0,25 g Ricin enthalten.

Phasin wird wie Abrin und Ricin beim Kochen zerstört, von **ungekochten Bohnenkernen** sind dagegen bereits wenige für Kinder letal. Als **Vergiftungssymptome** treten nach einer Latenz von einigen Stunden (bis evtl. 1–2 Tagen) heftiges Erbrechen sowie eine hämorrhagische, nach wenigen Tagen zum Tode führende Gastroenteritis auf. Die **Therapie** besteht in möglichst rascher primärer Giftelimination durch Gabe von Carbo medicinalis und evtl. vorsichtiger Magenspülung. Ferner sind Elektrolyt- und Flüssigkeitsverluste zu ersetzen, falls erforderlich ist eine Schocktherapie durchzuführen.

34.2.9 Pilzgifte

Bei Intoxikationen mit Pilzen hat es sich bewährt, zwischen rasch (innerhalb von 15 min und 2 Stunden) und verzögert (erst nach 5–48 Stunden) zu Symptomen führenden Vergiftungen zu unterscheiden, da bei letzteren die zu erwartenden Folgen wesentlich schwerwiegender sind. Zu dieser Gruppe gehören die Knollenblätterpilz-, Frühjahrslorchel- und Schleierlings-Vergiftungen.

Knollenblätterpilzvergiftung. Die gefährlichste Pilzvergiftung mit den meisten Todesfällen wird durch Knollenblätterpilze (Amanita phalloides, virosa und verna), die oft mit Champignons verwechselt werden, hervorgerufen. Bei den in den

Tab. 34.3 Pilzvergiftungen (Beispiele)

Pilzart, Giftstoff	Symptome	Therapie
Frühjahrslorchel, **Gyromitrin**	Ähnlich wie bei einer Knollenblätterpilzvergiftung	Aktivkohle, sonst symptomatisch
Schleierlinge, **Orellanin**	Nach langer Latenz von Tagen bis u. U. Wochen gastrointestinale Beschwerden, Kopf-, Gelenk-, Muskelschmerzen, infolge Nierenschädigung nach initialer Polyurie Oligurie, Anurie	Aktivkohle, sonst symptomatisch
Satanspilz, Speiteufel, Giftreizker, Giftstoffe nicht genau bekannt	Bereits innerhalb von 1–2 Stunden heftige Gastroenteritis mit Erbrechen und schweren Durchfällen, meist nicht lebensgefährlich	Aktivkohle, Ausgleich des Wasser- und Elektrolytverlusts
Risspilze, **Muscarin**	Rasch, d. h. nach 30–120 min auftretendes massives Schwitzen, verstärkter Speichelfluss, Miosis, Bradykardie, Bronchospasmus, gastroin testinale Beschwerden, evtl. Krämpfe, Schock, Lungenödem	Sofortige Infusion von Atropin als Antidot in hoher Dosierung
Fliegen- und Pantherpilz, **Ibotensäure, Muscimol** (Muscarin nur in sehr geringer Konzentration)	Nach einer Latenz von 0,5–3 h toxische Psychose (Rauschdroge)mit u. a. Halluzinationen Synästhesien, Störungen des Persönlichkeits-, Orts-und Zeitgefühls	Aktivkohle, evtl. Magenspülung, Neuroleptika-Gabe

Pilzen enthaltenen Giften handelt es sich um thermostabile, cyclische Octapeptide mit **α**- und **β-Amanitin** als wichtigste Vertreter. Diese hemmen die DNA-abhängige RNA-Polymerase II und damit die Nucleinsäuresynthese im Zellkern sowie konsekutiv die Proteinsynthese. Besonders stark geschädigt werden das Darmepithel sowie Leber und Nieren. Nach einer langen Latenz von 6–12 (ggf. bis 48) Stunden beginnen die Vergifteten zu erbrechen, fühlen sich schwer krank und verlieren durch starke Durchfälle u. U. so viel Wasser und Elektrolyte, dass der Kreislauf zusammenbricht. Wird diese gastrointestinale Phase überwunden, entwickelt sich nach einer zweiten Latenzperiode von 2–3 Tagen ein hepatorenales Syndrom mit Ikterus, Blutungen, hepatischer Enzephalopathie und ggf. akutem Nierenversagen. Die Therapiemöglichkeiten sind durch die lange Latenz bis zum Auftreten der ersten Symptome eingeschränkt. Neben Maßnahmen zu einer schnellstmöglichen Giftelimination (Magenspülung, Aktivkohle, ggf. Duodenalsonde) wird Silibinin (Legalon® SIL), ein Inhaltstoff der Mariendistel (*Silybum marianum*), in einer Tagesdosis von 20–50 mg/kg KG infundiert, das die Aufnahme der Amanitine in die Leberzellen hemmt. Gleichzeitig müssen Elektrolyt- und Flüssigkeitsverluste ausgeglichen werden. Bei akutem Nierenversagen ist eine Hämodialyse erforderlich, ggf. ist eine extrakorporale Leberunterstützungstherapie oder sogar eine Lebertransplantation notwendig. Trotz intensivmedizinischer Betreuung beträgt die Mortalität bei Erwachsenen etwa 10–15 %, bei Kindern bis zu 50 %.

In ◘ Tab. 34.3 sind weitere wichtige, bei Verzehr zu Intoxikationen führende Giftpilze zusammengestellt.

34.2.10 Tierische Gifte

Schlangengifte. Die europäischen Giftschlangen gehören zur Familie der **Vipern**. Wichtige außereuropäische Schlangen sind u. a. die zu den **Elapiden** zählenden Kobra-Arten und die Klapperschlangen (*Crotalus*-Arten). Weltweit ist mit etwa 1,7 Mio. Schlangenbissen pro Jahr zu rechnen. Von diesen verlaufen ca. 40 000 tödlich. Am gefährlichsten mit 100 %iger Mortalität ist der Biss der Schwarzen Mamba (*Dendroaspis polylepsis*).

Die Schlangengifte enthalten – in unterschiedlicher Zusammensetzung und Konzentration – Peptide und Enzyme. **Toxische Peptide** kommen vor allem im Gift von Elapiden vor: **Neurotoxine** binden an n-Cholinozeptoren der muskulären Endplatte und verhindern damit die Wechselwirkung von Acetylcholin mit dessen Rezeptoren (curareartiger Effekt), die Gruppe der **Cardiotoxine** erhöht die Ionenpermeabilität von Zellmembranen und führt außerdem zu einer verstärkten Histaminausschüttung aus Mastzellen. Eine dritte Gruppe, die **Dendrotoxine**, hemmt spannungsabhängige Kaliumkanäle.

Als **toxische Enzyme** findet man in Elapidengiften vor allem **Phospholipasen** und **Hyaluronidasen**, im Gift von Vipern außerdem **Proteasen**. Wichtige Phospholipasen sind die **Bungarotoxine** mit neurotoxischer Wirkung. Andere Phospholipasen wirken myotoxisch. Die in den Schlangengiften enthaltenen Proteasen führen zu Gerinnungsstörungen und Hämorrhagien sowie zusammen mit Hyaluronidasen und Phospholipasen zu schweren Gewebszerstörungen.

Die **Vergiftungserscheinungen** nach einem Schlangenbiss unterscheiden sich nach der jeweiligen Schlangenart und damit der Giftzusammensetzung. Nach Elapidenbissen stehen die curareartigen Lähmungen im Vordergrund. Nach einem Vipernbiss entwickelt sich um die Bissstelle in kurzer Zeit ein starkes, sich schnell ausbreitendes, hämorrhagisches Ödem. Nach ½–1 Stunde treten Übelkeit und Erbrechen, Angst- und Schwächegefühl sowie Atemnot und evtl. Schocksymptome auf. Der Tod erfolgt meist durch periphere oder zentrale Atemlähmung.

Unter den **therapeutischen Erstmaßnahmen** stehen die Aufrechterhaltung der Vitalfunktionen sowie die Ruhigstellung der betroffenen Gliedmaßen im Vordergrund. Bei schweren Intoxikationen wird nach Testung auf Verträglichkeit (intrakutan oder konjunktival) möglichst rasch **Schlangengift-Serum** (Schlangengift-Immunserum Behring) injiziert. Bei Kreuzotterbissen ist allerdings das Risiko einer anaphylaktischen Reaktion durch das Serum größer als das Risiko der Vergiftung!

Insektengifte. Die bedeutsamsten Insektengifte in Mitteleuropa stammen von den zu den Hautflüglern (Hymenopteren) zählenden **Bienen** und **Wespen**. Zu letzteren gehören auch als größte Art die **Hornissen**. Hymenopterengifte enthalten als wichtigste Inhaltsstoffe biogene Amine, Polypeptide und Enzyme. Von den **biogenen Aminen** ist **Histamin** in allen Hautflüglergiften vorhanden, **Serotonin** kommt zusätzlich im Gift der (gemeinen) Wespe und in dem von Hornissen vor, **Acetylcholin** ist ein zusätzlicher Bestandteil des Hornissengifts. Die drei Stoffe wirken zwar schmerzerregend, rufen aber in den vorliegenden Konzentrationen keine deutlichen Allgemeinsymptome hervor.

Stärkere Unterschiede als bei den biogenen Aminen werden in der Zusammensetzung der **Polypeptide** bei den verschiedenen Hautflügler-Arten gefunden. So enthält Bienengift neben einem Mastzellen-degranulierenden Peptid (**MCD-Peptid**) das membranschädigend wirkende **Melittin** und das durch Blockade eines Calcium-abhängigen Kaliumkanals neurotoxische **Apamin**. Im Wespen- und Hornissengift kommen Peptide mit kininartiger Wirkung vor. Als **Enzyme** findet man im Bienengift **Hyaluronidase** und **Phospholipase A**, im Wespen- und Hornissengift außerdem **Phospholipase B**. Hyaluronidase spaltet Bindegewebegrundsubstanzen (Hyaluronsäure, Chondroitinsulfat), Phospholipasen bauen Membranphospholipide ab.

Die nach Bienen- oder Wespen- (einschließlich Hornissen-)Stichen auftretenden üblichen **Symptome** bestehen in örtlicher Entzündung mit Brennen, Jucken, Rötung, Quaddelbildung und Schmerzen, auch zahlreiche Stiche sind nicht lebensbedrohlich. Meist gehen die Beschwerden bald zurück, in seltenen Fällen kann es zu einer lokalen Nekrose kommen. Bei allergischer Reaktionslage besteht dagegen die Gefahr eines anaphylaktischen Schocks mit u. U. tödlichem Ausgang.

Therapeutisch kann eine Lokalbehandlung mit kühlenden Umschlägen sowie einem H_1-Antihistaminikum- oder Glucocorticoid-haltigem Gel durchgeführt werden. Zur Prophylaxe einer erneuten anaphylaktischen Reaktion bei einem nochmaligen Stich kann bei allergisch reagierenden Personen eine Desensibilisierung durchgeführt werden.

34.2.11 Insektizide

Pyrethrine und Pyrethroide. Als **Pyrethrine** werden pulverisierte Blüten verschiedener *Pyrethrum*-Arten (Pyrethri flos, „Insektenpulver“) sowie gereinigte Extrakte bezeichnet. Unter Lichteinwirkung kommt es zu einer teilweisen oxidativen Zersetzung der Wirkstoffe. Ein zweiter Weg zu zuverlässig wirkenden Insektiziden dieses Typs besteht in der Synthese photostabiler Derivate, sog. **Pyrethroide** (u. a. Allethrin I, Permethrin, Fenvalerat). Ihre höhere Stabilität verbessert die Effektivität gegen Insekten, erhöht aber auch die Humantoxizität.

Pyrethrine und Pyrethroide führen zu einer verlängerten Öffnung spannungsabhängiger Natriumkanäle der Nervenzellmembran. Bestimmte Pyrethroide (z. B. Permethrin) können bei Warmblütern kurze Folgen mehrerer Nervenimpulse und dadurch ein sog. **T-Syndrom** (benannt nach dem Hauptsymptom Tremor) hervorrufen. Andere (z. B. Fenvalerat) können dagegen infolge langanhaltender Nervenimpulsfolgen zu Choreoathetose (Hyperkinese der Arme, Beine und Gesichtsmuskulatur) und Salivation (**CS-Syndrom**) führen.

Pyrethrine und viele Pyrethroide werden nur in geringem Umfang (0,5–2 %) von intakter Haut und Schleimhaut, dagegen gut bei (versehentlicher) peroraler Applikation resorbiert. Die Elimination erfolgt durch Biotransformation zu zahlreichen polaren Metaboliten. Diese intensive Biotransformation trägt zur vergleichsweise geringen Toxizität der Pyrethrum-Verbindungen beim Menschen bei. Die Halbwertszeiten betragen ca. 12–24 Stunden.

Pyrethroide werden nicht nur als Insektizide in Landwirtschaft und Haushalt angewandt, sondern auch medizinisch genutzt. So dienen sie zur Beseitigung von Ektoparasiten bei Menschen (Kopf-, Kleider-, Filzläusen, ▸Kap. 28.6.4) und Haustieren (z. B. Läusen, Flöhen, Lausfliegen, Zecken). Ferner werden sie als Repellenzien eingesetzt.

Vergiftungen mit Pyrethrinen/Pyrethroiden treten vorzugsweise bei unsachgemäßem Umgang sowie bei Anwendung in geschlossenen, schlecht gelüfteten Räumen auf. Unter den Symptomen stehen Parästhesien sowie Irritationen der Schleimhäute (Augen, Bronchialschleimhaut, Magen-Darm-Trakt) im Vordergrund. Die orale Aufnahme größerer Dosen führt zu Schmerzen im Oberbauch, Übelkeit und Erbrechen sowie zentralnervösen Beschwerden (wie Muskelzuckungen, Bewusstseinsstörungen und Krämpfen). Die **Therapie** ist symptomatisch.

Phosphorsäureester (Alkylphosphate). Eine weitere Gruppe hochwirksamer Kontaktinsektizide sind Phosphorsäureester bzw. Thiophosphorsäureester. Trotz ihrer für den Menschen hohen Toxizität haben diese Substanzen weltweite Verbreitung gefunden. Zu ihnen gehören u. a. die Phosphorsäureester **Paraoxon** (E 600®) und **Dichlorvos** (DDVP, Detia) sowie die Thiophosphorsäureester **Nitrostigmin** (Parathion, E 605®) und **Malathion** (Carbofos). Außer als Insektizide wurden Phosphorsäureester als chemische Kampfstoffe (**Nervengase**) entwickelt. Hierzu zählen **Sarin**, **Soman**, **Tabun** u. a. Ihre Toxizität ist sehr hoch (z. B. LD_{50} von Soman 0,14 mg/kg peroral). Die Wirkung der Phosphorsäureester und ihrer Analoga beruht auf der **Hemmung der Acetylcholinesterase** durch Phosphorylierung der Aminosäure Serin des esteratischen Zentrums des Enzyms.

Phosphor- und Thiophosphorsäureester werden rasch und gut aus dem Gastrointestinaltrakt resorbiert. Auch über die Lungen und durch die Haut können die Stoffe zu einem erheblichen Prozentsatz aufgenommen werden. Infolge der Anreicherung von Acetylcholin treten als Zeichen der **muscarinischen Wirkung** Übelkeit, Erbrechen, Diarrhö, Schweißausbruch, Miosis, vermehrte Speichelproduktion und Bronchialsekretion, Bronchokonstriktion, Bradykardie und evtl. Kammerflimmern sowie als Zeichen der **nicotinischen Wirkung** Muskelschwäche und fibrilläre Zuckungen auf. Weitere Symptome sind zentralnervöse Störungen (Angstgefühl, Kopfschmerzen, Krämpfe, Atemlähmung) sowie Leber- und Nierenschäden. Der Tod tritt infolge Atemlähmung oder durch ein Lungenödem ein. Bei Erwachsenen kann die Aufnahme von 100–200 mg Parathion zum Tod führen, bei Kindern liegt die tödliche Dosis wesentlich niedriger.

Neben resorptionsverhindernden Maßnahmen und einer symptomatischen Behandlung der zentral bedingten Krämpfe und des drohenden Lungenödems ist bei Vergiftungen mit Phosphor- und Thiophosphorsäureestern eine **spezifische und kausale Therapie** möglich: Es wird sofort **Atropin** hochdosiert i. v. bis zur Normalisierung der vegetativen Funktionen injiziert. Die Atropininjektion ist bis zur Gifteliminaton zu wiederholen, da die Atropinwirkung nur relativ kurz anhält, die Serinphosphorsäureester aber nur langsam gespalten werden. Ferner können **Acetylcholinesterase-Reaktivatoren**, z. B. **Obidoxim** (Toxogonin®) oder **Pralidoxim** (PAM) langsam i. v. injiziert werden. Die Anwendung dieser Substanzen hat jedoch außerordentlich vorsichtig zu erfolgen, da überhöhte Dosen ihrerseits eine Hemmwirkung auf das Enzym ausüben und außerdem das Auftreten von Kammerflimmern begünstigen können. Die **Reaktivierung der Acetylcholinesterase** erfolgt folgendermaßen: Zunächst bindet das quartäre Stickstoffatom des Reaktivators an das anionische Zentrum der Cholinesterase. Nun erfolgt ein Angriff der Oxim-Gruppe an dem mit Serin über eine schwer hydrolysierbare Esterbindung verknüpften Phosphorsäureester. Unter Bildung eines Oximphosphats wird diese Esterbindung gelöst und damit das Enzym reaktiviert.

Die Reaktivierbarkeit des vergifteten Enzyms hängt dabei nicht nur vom jeweiligen Organophosphat, sondern auch von der Zeit ab, die bis zur Gabe des Reaktivators vergangen ist. Der Zeitfaktor ist durch die sog. **Alterung** des vergifteten Enzyms bedingt. Dieser Alterungsprozess beruht auf der Spaltung einer der Phosphorsäureester-Gruppen, wodurch eine stabilere Monoalkoxy-phosphoryl-acetylcholinesterase gebildet wird. Die Chance eines antagonistischen Effekts durch Anwendung von Acetylcholinesterase-Reaktivatoren ist somit umso geringer, je länger die Latenz zwischen Giftaufnahme und Behandlung ist.

Carbamidsäureester (Carbamate). Neben den Phosphorsäureestern werden Carbamidsäureester (Carbamate) als Insektizide angewandt. Auch diese führen durch Blockade der Cholinesterase zum Tod der Insekten. Zu dieser Stoffgruppe zählen u. a. **Butoxicarboxim** (Plant Pin®), **Methomyl** (Lannate®) und **Proxopur** (Baygon®). Die Vergiftungssymptome entsprechen denen der Phosphorsäureester. Wie bei den therapeutisch verwendeten indirekten Parasympathomimetika (▸Kap. 20.1.2) erfolgt auch bei den als Insektizide eingesetzten Stoffen die Hydrolyse der Serincarbamidsäureester wesentlich langsamer als die von Acetylserin, jedoch deutlich rascher als bei den entsprechenden Organophosphaten. Infolgedessen ist bei den Insektiziden vom Carbamidsäureestertyp die Wirkdauer kürzer als bei den Phosphorsäureestern. Vergiftungssymptome sind meist nach 24 Stunden abgeklungen. Mehr als 80 % der resorbierten Substanz werden innerhalb von 24 Stunden eliminiert. Todesfälle sind selten.

Die **Therapie** einer Carbamidsäureestervergiftung besteht wie bei einer Organophosphatvergiftung in der möglichst raschen Gabe hoher Atropin-Dosen. Acetylcholinesterase-Reaktivatoren werden wegen ihrer geringen Wirksamkeit bei Carbamatvergiftungen dagegen nicht verwendet.

34.2.12 Rodentizide

Unter Rodentiziden versteht man Mittel zur Nagetierbekämpfung. Besonders weite Verbreitung haben **Cumarin-Derivate**, z. B. **Brodifacoum** (z. B. Brodifacoum Festköder); oder **Bromadiolon** (z. B. Contrax-top), als Ratten- und Mäusegift gefunden. Ihr Wirkungsmechanismus ist mit dem der Antikoagulanzien vom Dicoumarol-Typ (▸Kap. 23.1.3.3) identisch. Als Vergiftungssymptome treten – allerdings erst nach Abbau des im Körper vorhandenen Prothrombins – schwere Blutungen auf, insbesondere in das Gehirn, das Auge oder den Gastrointestinaltrakt, mit der Gefahr der Entwicklung eines Schocks.

Die **Therapie** besteht bei schweren Vergiftungen mit Blutung in der intravenösen Zufuhr von Blutfraktionen mit den Gerinnungsfaktoren II, VII, IX und X. Das Antidot Vitamin K führt erst nach 1–3 Tagen zur Wiederherstellung der Gerinnungsfähigkeit des Blutes, da die Leber die Gerinnungsfaktoren erst wieder synthetisieren muss. Daher dürfen bei akuten, durch Cumarin-Derivate hervorgerufenen Blutungen Vitamin-K-Präparate nur zusätzlich gegeben werden.

34.2.13 Bakterientoxine

Zahlreiche Bakterien bilden Endo- oder Exotoxine, die den menschlichen Organismus schwer schädigen können. Unter **Endotoxinen** versteht man aus toten gramnegativen Bakterien freigesetzte Lipopolysaccharide (LPS) der Bakterienzellwand, die im Organismus durch Stimulation von Immunzellen die Bildung und Freisetzung von Entzündungsmediatoren hervorrufen. Hohe Endotoxinkonzentrationen führen infolge überschießender Mediatorbildung zur Organschädigung und in schweren Fällen zum septischen Schock. **Exotoxine**, bei denen es sich um Polypeptide oder Proteine handelt, werden dagegen von lebenden Bakterien gebildet und freigesetzt. Aufgrund ihrer Angriffspunkte können zytolytische (membranschädigende) und intrazellulär wirkende Exotoxine differenziert werden. Zu den durch Porenbildung in der Zellmembran **zytolytisch wirkenden Exotoxinen** gehören z. B. das sog. α-Toxin von *Staphylococcus aureus*, Streptolysin O (SLO) von *Streptococcus pyogenes* und Hämolysin von *E. coli*. **Intrazellulär angreifende Exotoxine** besitzen dagegen in der Regel Enzymeigenschaften. Diphtherie-, Cholera- oder Pertussistoxin weisen beispielsweise ADP-Ribosyltransferase-Aktivität auf. Nach Spaltung von Nicotinamid-Adenin-Dinucleotid (NAD) in Nicotinamid und ADP-Ribose übertragen sie letztere auf ein Zielprotein, dessen Funktion dadurch verändert oder blockiert wird.

34.2.13.1 Bakterielle Lebensmittelintoxikation

Werden Lebensmittel, insbesondere zubereitete Speisen, ohne genügende Konservierung oder Kühlung aufbewahrt, besteht die Gefahr, dass sich Mikroorganismen darin vermehren und durch die Bildung von Exotoxinen zu Lebensmittelintoxikationen führen. Man unterscheidet dabei zwei Krankheitsbilder, von denen das erste durch Enterotoxine, das zweite durch Botulinumtoxine (Neurotoxine) hervorgerufen wird.

Enterotoxine. Manche kontaminierte Lebensmittel enthalten von Bakterien (z. B. von *Staphylococcus aureus*, *Bacillus cereus*, *Clostridium perfringens*) gebildete Exotoxine, die am Darm angreifen und daher als Enterotoxine bezeichnet werden. Durch die hohe Hitzestabilität werden S.-aureus-Enterotoxine auch bei der Lebensmittelzubereitung nicht unschädlich gemacht. Sie rufen nach einigen Stunden Inkubationszeit Übelkeit, Erbrechen, Durchfälle und ggf. Bauchkrämpfe hervor. Fieber ist im Gegensatz zu bakteriellen Infektionen selten. In den meisten Fällen ist die Erkrankung selbstlimitierend und endet nach 8–24 h. Die Therapie besteht in einer ausreichenden Flüssigkeits- und Elektrolytzufuhr, um eine Hypovolämie und Hypotonie zu vermeiden. Enterotoxine können auch im Rahmen bakterieller **Lebensmittelinfektionen** gebildet werden (z. B. durch *E. coli*, Salmonellen). Im Gegensatz zur Lebensmittelintoxikation werden bei der Lebensmittelinfektion Bakterien mit dem kontaminierten Lebensmittel aufgenommen, die sich dann im Menschen vermehren können und dort Enterotoxine bilden.

Botulinumtoxine. Im Gegensatz zu den oben genannten Intoxikationen ist der **Botulismus**, die Vergiftung mit den von *Clostridium botulinum* (einem anaeroben Bakterium) gebildeten **Neurotoxinen**, den Botulinumtoxinen, stets lebensbedrohlich. Hauptvergiftungsquellen sind Fleisch-, Fisch- und Gemüsekonserven (→ aufgeblähte Konservendosen) sowie nicht korrekt konservierte Fleisch- und Wurstwaren. Durch saures Milieu können das Wachstum von *Clostridum botulinum* sowie die Toxinbildung verhindert werden.

Botulinumtoxine – man kennt derzeit 8 Subtypen (A–H) – sind strukturell sehr ähnliche Proteinkomplexe bestehend aus einem leichten Protein, dem eigentlichen Neurotoxin , das eine zinkhaltige Endopeptidase ist, und dem schweren, sog. Hüllprotein, das das Neurotoxin vor proteolytischem Abbau (z. B. im Gastrointestinaltrakt) schützt. Trotz ihres Proteincharakters werden die Toxine z. T. unverändert resorbiert. Die Botulinumtoxine sind die stärksten bekannten Gifte, die tödliche Dosis für den Menschen wird bei oraler Applikation auf 0,06 µg geschätzt. Im Gegensatz zu den thermostabilen Enterotoxinen sind sie thermolabil und werden durch 5–10 min langes Kochen zerstört. (Zur therapeutischen Anwendung von Botulinumtoxin A vgl. ▸ Kap. 15.1.4).

Die meisten Botulinumtoxine blockieren die exozytotische Freisetzung von Acetylcholin aus den Speichervesikeln in den synaptischen Spalt dadurch, dass sie wichtige Proteine (z. B. Synaptobrevin oder SNAP25) des Vesikelfusionsapparates spalten und damit die Exozytose der Vesikel verhindern. Die Folge sind Acetylcholinmangel-Symptome, die denen einer Atropinvergiftung gleichen: Akkommodationslähmung, Pupillenerweiterung, Doppeltsehen, Ptosis, Sprach- und Schluckstörungen, Muskelschwäche, Atemnot, Krämpfe (kein Fieber, keine Diarrhö!). Die Latenz bis zum Auftreten der Symptome beträgt 12–24 Stunden und mehr, die Rekonvaleszenz dauert meist mehrere Wochen. In schweren Fällen tritt der Tod zwischen dem 2. und 10. Tag infolge Atemlähmung, Herzstillstand oder (Aspirations-)Bronchopneumonie ein.

Die **therapeutischen Maßnahmen** haben einerseits zum Ziel, die (weitere) Resorption von Botulinumtoxin durch primäre Giftelimination

(Gabe von Aktivkohle, schnelle Darmentleerung mit Natriumsulfat) zu vermeiden, und andererseits mit polyvalentem **Botulismus-Antitoxin** noch im Blut zirkulierendes Toxin zu inaktivieren (meist erfolgt die Injektion aber zu spät). Vielfach ist auch assistierte Beatmung erforderlich. Trotz Intensivbehandlung beträgt die Letalität noch immer ca. 10–20 %.

34.2.14 Karzinogene (Kanzerogene)

Karzinogene sind Substanzen, die eine Umwandlung von normalen Zellen in Tumorzellen durch Mutation der DNA und damit die Initiierung eines Tumors bewirken. Die karzinogene Wirkung kann somit als mutagener (gentoxischer) Effekt interpretiert werden. Da eine **Wirkungskumulation** stattfindet, bestimmen die Konzentration der kanzerogenen Substanz sowie die Einwirkungsdauer im Zielgewebe die Wahrscheinlichkeit der Krebsentstehung. Charakteristisch ist, dass die durch die Karzinogene ausgelösten Veränderungen meist erst nach einer langen Latenzperiode von 10–20 Jahren manifest und damit diagnostizierbar werden.

Viele karzinogene Verbindungen sind nicht selbst wirksam, sondern werden erst durch Biotransformation in den eigentlichen krebserzeugenden Stoff, das **ultimale Karzinogen**, umgewandelt. Man bezeichnet solche Verbindungen als **Präkanzerogene** oder **sekundäre Kanzerogene**. Ein typisches Beispiel hierfür sind die polycyclischen aromatischen Kohlenwasserstoffe wie u. a. Benzo[a]pyren, das in kanzerogene Epoxide und außerdem in nicht kanzerogene Metaboliten umgewandelt wird.

Primäre Karzinogene (z. B. Lost oder Stickstofflost, s. u.) wirken dagegen selbst, d. h. ohne metabolische Aktivierung, krebserzeugend.

Promotoren sind Stoffe, die selbst keine DNA-Veränderung auslösen, d. h. keine Tumorinitiierung bewirken, die aber die Realisationsphase verkürzen, d. h. die Proliferation der Tumorzellen fördern. Zu den Promotoren gehören u. a. Phorbolester des Crotonöls, z. B. **12-Tetradecanoyl-phorbol-13-acetat** (TPA). Auch **Dioxine** besitzen eine Promotorfunktion. Bestimmte Hormone, z. B. **Estrogene** beim hormonsensiblen (Estrogenrezeptor-positiven) Mammakarzinom, können ebenfalls das Tumorwachstum beschleunigen.

Kokarzinogene sind Substanzen, die den initiierenden Effekt eines Karzinogens erhöhen. So können z. B. Verbindungen, die eine Enzyminduktion von Monooxygenasen hervorrufen, infolge der dadurch gesteigerten Umwandlung von Präkanzerogenen in ultimale Kanzerogene die Krebsentstehung fördern. Wird andererseits die Entgiftung reaktiver Zwischenprodukte, die bei der Biotransformation von Präkanzerogenen entstehen, gehemmt, z. B. infolge des Verbrauchs von Glutathion beim Metabolismus nicht kanzerogener Substanzen, kann die karzinogene Wirkung ebenfalls verstärkt werden.

Kanzerogene aromatische und polycyclische aromatische Kohlenwasserstoffe. Typische Beispiele von sekundär krebserzeugenden, aromatischen Kohlenwasserstoffen sind **Benzen** (**Benzol**), **Benzo[a]pyren**, **3-Methylcholanthren**, **Benzo[a]anthracen** und **Dibenzo[a,h]anthracen**. Sie entstehen – mit Ausnahme von Benzol – bei der unvollständigen Verbrennung von organischem Material und kommen ubiquitär vor. Höhere Konzentrationen findet man im Zigarettenrauch, in Teeren, Autoabgasen und Ruß. Kennzeichnend für diese Stoffe ist, dass sie bereits in einer Gesamtdosis im Mikrogrammbereich vor allem **lokal** am Einwirkungsort Tumoren erzeugen (z. B. Hautkrebs bei Straßenarbeitern, Lungenkrebs bei Rauchern). Der kanzerogene Effekt kommt den reaktionsfähigen Metaboliten zu. Unter diesen sind besonders **Diol-Epoxide** zu nennen, die durch Epoxidhydrolasen nur langsam hydrolysiert werden. Außerdem können im Organismus aus aromatischen Kohlenwasserstoffen hochreaktive Radikale sowie aktive Sauerstoffspezies gebildet werden. Aromatische Kohlenwasserstoffe sind darüber hinaus häufig Enzyminduktoren.

Kanzerogene aromatische Amine. In gleicher Weise wie die polycyclischen aromatischen Kohlenwasserstoffe sind auch die kanzerogenen aromatischen Amine, wie z. B. **Diphenylamin**, **Benzidin**, **β-Naphthylamin** und **2-Acetylaminofluoren** (2-Fluorenylacetamid), sekundäre Kanzerogene. **Kanzerogene Azofarbstoffe**, z. B. **Buttergelb** (4-Dimethylamino-azobenzol), werden rasch zu aromatischen Aminen biotransformiert. Die Aktivierung zu den ultimalen Kanzerogenen erfolgt meist über Oxidation am Stickstoff und weitere Biotransformationsschritte zu Zwischenprodukten (Nitreniumionen), die mit Proteinen und Nucleinsäuren reagieren können. Neben den genannten synthetischen Verbindungen können kanzerogene aromatische Amine bei starkem Erhitzen (Braten, Grillen) von eiweißhaltigen Lebensmitteln, z. B. Fisch oder Fleisch, durch Pyrolyse von Aminosäuren, u. a. von Tryptophan und Glutaminsäure, entstehen. Im Gegensatz zu den aromatischen Kohlenwasserstoffen wirken die aromatischen Amine nicht bevorzugt lokal am Expositionsort tumorerzeugend, sondern rufen in für die jeweilige Substanz typischen Organen (z. B. Benzidin Harnblasentumoren) Tumoren hervor (**Organotropie**). Die bevorzugte Tumorlokalisation beruht auf der hohen Konzentration in den betroffenen Organen und daneben auch auf der Freisetzung von kanzerogenen Metaboliten aus deren Konjugationsprodukten.

N-Nitroso-Verbindungen. N-Nitroso-Verbindungen (Nitrosamine, Nitrosamide, Nitrosoharnstoffe), z. B. **Dimethylnitrosamin** oder ***N*-Nitroso-*N*-methylharnstoff**, kommen in Lebensmitteln (insbesondere in gepökelten Räucherwaren) sowie im Tabakrauch vor. Sie entstehen aus sekundären Aminen bzw. Amiden und Nitrit. Nitrit wurde früher infolge der beschränkten Kühlmöglichkeiten in erheblichem Umfang zur Konservierung von Fleisch- und Wurstwaren verwendet. Aus den durch Reaktion von Nitrit mit Aminogruppen entstandenen Nitroso-Verbindungen werden durch oxidative Biotransformationsreaktionen alkylierende Verbindungen, z. B. aus Dimethylnitrosamin CH_3^+, gebildet. Die Organspezifität der durch diese Substanzen im Tierversuch ausgelösten Tumoren ist wie bei den aromatischen Aminen relativ stark ausgeprägt: Symmetrische Alkylnitrosamine erzeugen vor allem Lebertumoren, nach oraler Gabe von Nitrosomethylharnstoff wurden Magentumoren, bei intravenöser Applikation Hirntumoren beobachtet. Um die von N-Nitroso-Verbindungen ausgehenden Gefahren zu verringern, wurde die Verwendung von Nitrit stark eingeschränkt. Reduktionsmittel, z. B. Ascorbinsäure, verhindern die Nitrosaminbildung im sauren Magensaft, sofern sie gemeinsam mit dem potenziellen Nitrosaminbildner verabfolgt werden und gegenüber dem Nitrit in ausreichender Konzentration vorliegen.

Sonstige alkylierende Subsanzen. Weitere Alkylanzien sind Epoxide (z. B. Ethylenoxid), halogenierte Ether, Ethylenimin-Derivate, Schwefel- und Stickstofflost sowie Alkylsulfonsäureester. Diese Verbindungen werden u. a. als Synthesezwischenprodukte oder zur Schädlingsbekämpfung (z. B. zur Entwesung pflanzlicher Drogen) eingesetzt und sind z. T. auch in Zytostatika enthalten. Die alkylierenden Substanzen wirken kanzerogen durch DNA-Alkylierung. Bifunktionelle Stoffe, wie z. B. Lost-Derivate oder Platin-Verbindungen, führen zu einer Verknüpfung der beiden Einzelstränge der DNA (Interstrand Cross-linking). Ähnlich wie die aromatischen Kohlenwasserstoffe, allerdings erst in höheren Dosen als diese, rufen sie vor allem Tumoren lokal am Applikationsort hervor.

Karzinogene Naturstoffe. Zu den karzinogenen Naturstoffen zählen insbesondere die von dem Pilz *Aspergillus flavus* durch Befall von Lebensmitteln (z. B. Erdnüssen) gebildeten **Aflatoxine.** So ruft beispielsweise Aflatoxin B_1 schon in der sehr niedrigen Gesamtdosis von 100 µg bei Ratten Lebertumoren hervor. Ähnlich wie polycyclische aromatische Kohlenwasserstoffe wird Aflatoxin B_1 zum Epoxid biotransformiert, das dann mit Guanin der DNA reagiert. Das leber- und nierentoxische **Ochratoxin A** (LD_{50} 2–20 mg/kg) kommt verbreitet in schlecht gelagerten, mit Schimmelpilzen kontaminierten Ernteprodukten (u. a. im Weizen, Mais, Erdnüssen, Sojabohnen, grünen Kaffebohnen) vor. **Cycasin** aus Cycadennüssen, die in Asien als Nahrungsmittel verwendet werden, rief bei Ratten Darm-, Leber- und Nierentumoren, das im Sassafras-Öl enthaltene **Safrol** Lebertumoren hervor.

Pyrrolizidin-Alkaloide wurden in ▸Kap. 34.2.8.1 besprochen.

Nach Gabe der früher als Immunstimulans verwendeten, geno- und nephrotoxisch wirkenden, in der Osterluzei (*Aristolochia clematitis*) vorkommenden **Aristolochiasäure** wurden u. a. Magen-, Nieren- und Blasenkarzinome beobachtet.

Anorganische krebserregende Stoffe. Unter den anorganischen krebserzeugenden Stoffen sind **Schwermetallionen** (z. B. von Beryllium, Cadmium, Chrom, Mangan, Nickel, Blei, vgl. ▸Kap. 34.2.6), **Metalloide** (z. B. Arsen) sowie Asbest (faserförmiges Magnesium- neben Calciumsilikat) zu nennen. Ihre kanzerogene Wirkung kommt durch Angriff an der DNA zustande, wodurch u. a. Punktmutationen hervorgerufen werden. Weitere Angriffspunkte sind an der Zellreplikation beteiligte Enzyme. Tumoren treten bei Chrom und Nickel bevorzugt an der Lunge, bei Beryllium an Lunge und Knochen sowie bei Arsen an Lunge und Haut auf.

Sachregister

B

C

E

F

G

H

J

K

L

S

U

V

W